Enzyklopädie
des Blinden- und Sehbehindertenwesens

Deutscher Blindenverband e.V. (Hrsg.)

Enzyklopädie des Blinden- und Sehbehindertenwesens

Von
Professor Dr. Heinrich Scholler

C. F. Müller, Heidelberg

Nachweise: Bildmaterial und statistische Daten haben für diese Veröffentlichung freundlicherweise zur Verfügung gestellt Christoffel-Blindenmission, Bensheim; Bund der Kriegsblinden Deutschlands e.V., Bonn; Bundes-Blindenerziehungsinstitut, Wien; Deutsche Blindenstudienanstalt, Marburg; Royal National Institute for the Blind, London; World Health Organization, Genf; Centre Louis Braille, Strasbourg; International Council for Education of the visually Handicapped, Bensheim; AKG Bilderdienst, Berlin S. 178, 231, 261, 373, 515; Associated Press, Frankfurt S. 440; Historia-Photo Hamburg S. 326; Ullstein Bilderdienst Berlin S. 65, 104, 175, 309, 324, 331, 337, 374, 424.

© C. F. Müller Juristischer Verlag GmbH, Heidelberg
Satz und Druck: Laub GmbH & Co., Elztal-Dallau
Bindearbeit: Verlagsbuchbinderei Georg Kränkl, Heppenheim
Printed in Germany
ISBN 3-8114-2188-3

Vorwort
des Deutschen Blindenverbandes

Mit diesem Buch legt der Deutsche Blindenverband eine neue „Enzyklopädie des Blinden- und Sehbehindertenwesens" vor. Er verwirklicht mit dem Nachschlagewerk ein seit langem geplantes Vorhaben. Bereits 1981 hat sich der Vorstand unseres Verbandes auf Betreiben seines inzwischen verstorbenen Ehrenmitgliedes Prof. Alfred Stoeckel für die Herausgabe eines solchen Werkes entschieden.

Das Buch bietet sowohl dem fachlich besonders interessierten als auch dem informationssuchenden Leser die wichtigsten Angaben und Hinweise zum Blinden- und Sehbehindertenwesen. Es enthält Biografien namhafter blinder und sehbehinderter Persönlichkeiten sowie Berichte über Organisationen und Strukturen des Blinden- und Sehbehindertenwesens in der Bundesrepublik Deutschland und darüber hinaus in zahlreichen anderen Ländern der Erde. Der aktuelle Entwicklungsstand wird stichwortartig, aber dennoch umfassend beschrieben und durch Bilder, Tabellen und Grafiken ergänzt.

Der Deutsche Blindenverband dankt dem Autor, Prof. Dr. Heinrich Scholler, dafür, daß er spontan, ehrenamtlich und mit großem Engagement den Auftrag übernahm, das Vorhaben unseres Vorstandes in die Tat umzusetzen. Mit diesem Werk hat der Autor die Vorstellungen und Wünsche des Deutschen Blindenverbandes weit übertroffen.

Die erste „Enzyklopädie des Blindenwesens" hat Alexander Mell im Jahre 1900 verfaßt und herausgegeben. Versuche, nach dem Ersten und Zweiten Weltkrieg das Werk zu aktualisieren und fortzuschreiben, blieben in Ansätzen stecken. Deshalb ist es uns eine besondere Freude, nach 90 Jahren endlich eine neu konzipierte Enzyklopädie vorlegen zu können.

Der Deutsche Blindenverband trägt mit dieser Herausgabe seinem Satzungsauftrag Rechnung, die Öffentlichkeit über das Blinden- und Sehbehindertenwesen zu informieren und so Verständnis für die Situation blinder und sehbehinderter Menschen zu wecken.

Möge diese Enzyklopädie ihren Zweck als Nachschlagewerk und als Arbeitshilfe in diesem Sinne erfüllen.

Bonn, im September 1990

Armin Kappallo
Vorsitzender des
Deutschen Blindenverbandes

Vorbemerkung

Die Enzyklopädie des allgemeinen Blinden- und Sehbehindertenwesens geht auf eine Initiative des Deutschen Blindenverbandes im Jahre 1981 zurück. Eine entscheidende Rolle hat dabei Professor Alfred Stoeckel gespielt, einer der Pioniere und Gründungsmitglieder des Reichsdeutschen Blindenverbandes von 1912. Er hat bis in die letzten Lebensjahre als Ehrenmitglied des Vorstandes des Deutschen Blindenverbandes die Idee einer Enzyklopädie verfolgt.

Mit Alfred Stoeckel war ich nicht nur über Jahre hinweg durch diese gemeinsame Aufgabe freundschaftlich verbunden; ihm danken wir darüber hinaus auch die Begeisterung und innere Anteilnahme, die er auf alle seine Freunde übertrug und ohne die das vorliegende Werk nicht hätte entstehen können.

Es war auch ein Anliegen des Deutschen Blindenverbandes, ein solches Werk als Leistung der Blindenselbsthilfe zu schaffen. In jeder Epoche mußten Blinde und Sehbehinderte gegen alte oder neue Vorurteile der Gesellschaft ankämpfen, hatten Kommunikations- und Informationsdefizite zu überwinden, ohne hierfür das notwendige Instrumentarium zur Verfügung zu haben. Diesem Umstand soll gerade durch eine neue Enzyklopädie abgeholfen werden.

Die große Fülle des Stoffes, der neben vielfältigen historischen und personalen Daten auch eine Schilderung der Infrastruktur des Blinden- und Sehbehindertenwesens in einzelnen Ländern und der Blindenorganisationen bietet, hat es notwendig gemacht, in der Aufbereitung lexikalische Komponenten mit themenorientierten Abschnitten zu kombinieren.

Die vorgelegte Arbeit folgt so in etwa dem Vorbild des enzyklopädischen Handbuches des Blindenwesens von Alexander Mell (1900), lehnt sich aber gleichzeitig auch an das von Carl Strehl 1927 und 1930 in zwei Teilen herausgegebene Handbuch der Blindenwohlfahrt an.

Gegen Ende seines Lebens hatte Carl Strehl noch einmal die Herausgabe eines Handbuches oder einer Enzyklopädie beabsichtigt, die aber nicht ausgeführt wurde. Die im Archiv der Deutschen Blindenstudienanstalt noch vorhandenen Manuskripte konnten zur Bearbeitung dieser neuen allgemeinen enzyklopädischen Darstellung herangezogen werden, wofür ich der Deutschen Blindenstudienanstalt danken möchte.

Die Enzyklopädie des Blinden- und Sehbehindertenwesens soll auch das Verständnis für die Gegenwartsfragen Blinder und Sehbehinderter verbessern und somit eine Kommunikationshilfe zwischen Behinderten und Nichtbehinderten sein.

Noch einige Hinweise zur Methodik der Enzyklopädie sollen folgen: Soweit biographische Daten der Enzyklopädie Mells entnommen sind, wurden sie je nach ihrer aktuellen Bedeutung gekürzt. Dabei habe ich Wert darauf gelegt, daß auch manche Formulierungen Mells, vor allem dort, wo sie eine bestimmte

Atmosphäre wiedergeben, aufgenommen wurden, ohne daß dies immer durch Anführungszeichen gekennzeichnet ist.

Leider konnten andererseits nicht alle unvollständigen Daten, wie sie sich bei Mell oder auch bei anderen Quellen zeigen, durch eigene Recherchen vervollständigt werden. Dafür stand weder genug Zeit zur Verfügung, noch war der Kreis der Mitarbeiter groß genug.

Dies gilt auch für Literaturangaben, die auf ein Minimum reduziert wurden, aber doch dem Leser das Weiterarbeiten ermöglichen. Allerdings wurden alle Literaturangaben recherchiert und vervollständigt. Gelegentlich waren die Literaturangaben und Quellenhinweise in den Landesberichten unzureichend, ohne daß in allen Fällen Abhilfe geschaffen werden konnte.

In einem Verzeichnis der Informationsquellen wird auf die vielen Einrichtungen und Persönlichkeiten hingewiesen, die Berichte oder Daten zur Verfügung gestellt haben. Diese Berichte wurden – wenn sie in fremden Sprachen abgefaßt waren – übersetzt, gekürzt oder erweitert. Für die inhaltliche Richtigkeit dieser Berichte und für die Vollständigkeit der Angaben kann keine Gewähr übernommen werden. Die Landesberichte geben vielmehr die Auffassung der jeweilig referierenden Einrichtungen oder Persönlichkeiten wieder. Auch konnte trotz redaktioneller Bemühungen nicht eine einheitliche Form der Länderberichte erreicht werden.

Aus bestimmten Ländern, wie zum Beispiel Irak und Iran, die aufgrund langer kriegerischer Konflikte unter kaum zu bewältigenden Problemen von Blindheit unter Soldaten und Zivilbevölkerung gelitten haben, gingen kaum Informationen ein.

Die geographischen Angaben – vor allem aus älteren Quellen, aber auch aus solchen des 19. und 20. Jahrhunderts – wurden anhand des amerikanischen Thesaurus überprüft und korrigiert. Dabei wurde immer – außer bei rein historischen Daten – der gegenwärtige geographische Begriff gewählt. Hinsichtlich der osteuropäischen, insbesondere der russischen, geographischen Termini wurden jedoch nicht der amerikanische Thesaurus, sondern die deutschen Termini zugrunde gelegt.

Die Motive der früheren enzyklopädischen Veröffentlichungen wie die von Baczko, Wilson oder Mell unterscheiden sich von den Beweggründen, welche den Herausgeber dieses Werkes veranlaßt haben, eine neue Enzyklopädie herauszubringen. Standen bei den früheren Veröffentlichungen noch die Beweggründe im Vordergrund, einen Nachweis für die Bildungsfähigkeit Blinder zu liefern, so trat nunmehr das Interesse einer Selbstdarstellung der Blinden und eine Beschreibung ihres Selbstverständnisses in Geschichte und Gegenwart hervor. Vor allem sollte dem Mangel an Informationen auf diesem Gebiet dadurch abgeholfen werden, daß die Selbsthilfeorganisationen des Deutschen Blindenwesens sich mit diesem Thema befaßten.

Großer Wert wurde auch auf statistische Angaben gelegt, weil sie besser als andere Ausführungen den Trend der Entwicklung aufzeigen.

Alle Angaben beziehen sich auf die Jahre 1986/88, wobei bei den einzelnen Landesberichten der Redaktionsschluß verschieden lag. Die Arbeit, die 1982 begonnen wurde, konnte 1989 abgeschlossen werden. Allerdings mußte ein ungleicher Datenschluß mit Hinblick vor allem auf das neue „Blindenlehrertaschenbuch" 1988 und für die neue WHO-Statistik 1987 in Kauf genommen werden.

Die neuen Daten aus diesen beiden Veröffentlichungen sowie die Ergebnisse der Vollversammlung der World Blind Union (WBU) in Madrid wurden ebenfalls eingearbeitet.

Schließlich soll darauf hingewiesen werden, daß die Arbeit nur mit einer einzigen voll bezahlten, für 3 Jahre verpflichteten Mitarbeiterin zu bewältigen war, bei der immerhin Texte umfangreicher Art aus 9 Sprachen übersetzt werden mußten.

Dieses Buch hätte nicht entstehen können, ohne daß eine Reihe von aufopferungsbereiten Mitarbeiterinnen und Mitarbeitern bereit gewesen wäre, sich für diese Idee einzusetzen.

Hier möchte ich vor allem Frau Blanka Béji dankend erwähnen, die dieses Werk über alle Jahre hinweg begleitet und die fremdsprachlichen Texte übersetzt hat.

München, im Sommer 1990 *Heinrich Scholler*

Benutzeranleitung

Die Enzyklopädie des Blinden- und Sehbehindertenwesens ist in alphabetischer Reihenfolge geordnet.

Drei Schwerpunkte – Persönlichkeiten, Institutionen und geschichtliche Entwicklung – sind voneinander nicht getrennt, sondern ordnen sich in historischer Reihenfolge ein.

Die drei Schwerpunkte werden wie folgt beschrieben: Biographische Daten von blinden Persönlichkeiten oder Sehenden, die auf dem Gebiet des Blinden- und Sehbehindertenwesens Bahnbrechendes geleistet haben. Berichte über Länder und Organisationen hinsichtlich der Entwicklung und gegenwärtigen Situation des Blinden- und Sehbehindertenwesens, und schließlich Eintragungen über nationale und internationale Agenturen und Institutionen bezüglich der Arbeit der Blinden und für Blinde.

Am Ende der Landesberichte befinden sich Hinweise auf Adressen und Persönlichkeiten und weiterführende Literatur, so daß sowohl mit dem Handbuch selbst eine Vertiefung der jeweiligen Frage erfolgen kann, als auch ein Weiterarbeiten aufgrund der Hinweise möglich ist. Durch Querverweisungen und Hinweise ist dadurch der innere Zusammenhang des enzyklopädischen Handbuches gesichert.

Durch **Fett**- und *Kursiv*druck sind die Ober- und Untergruppierungen, vor allem in den Landesberichten und in den Berichten über Institutionen gekennzeichnet.

Literaturangaben sind am Ende der Berichte und der Biographien dort angegeben, wo sie zweckmäßig oder erforderlich erscheinen; gleiches gilt für Kürzel, die sich über das Abkürzungsverzeichnis entschlüsseln lassen.

Die Aufnahme von Adressen stellt sich bei der hohen Mobilität einerseits und der geringen Organisationsstärke der Einrichtungen der Blinden andererseits immer als Problem dar, da sich Anschriften und Niederlassungen häufig in kurzer Zeit ändern. Dennoch wollten wir hier dem Wunsch eines großen Kreises entgegenkommen, der über unmittelbare Kontakte eine Vertiefung der Kenntnisse der Probleme des Blinden- und Sehbehindertenwesens wünscht.

Das Bildmaterial ist ein weiteres Hilfsmittel zur plastischen Darstellung der geschichtlichen Entwicklung.

Übersicht der benützten geografischen Nachschlagewerke

- Atlante internationale del Touring Club Italiano, Mailand 1968
- Leon E. Seltzer (Hrsg.), „The Columbia Lippincott Gazetteer of the World", 3. Aufl., Columbia 1964
- Knaurs Großer Weltatlas, 7. A., München 1980
- J. Penzler (Hrsg.), „Ritters Geographisches – Statistisches Lexikon", 2. Bd., 8. A., Leipzig 1895
- H. Rudolph, „Ortlexikon von Deutschland", Leipzig 1859
- Dt. Reichsbahn/Dt. Bundespost (Hrsg.), „Das Ortsbuch für das Deutsche Reich", Berlin 1930

Mitarbeiter und Informationsquellen
– alphabetisch nach Ländern geordnet –

Nachfolgenden Organisationen und Fachleuten des Deutschen und Internationalen Blindenwesens gebührt ein besonderer Dank für die Mitarbeit an dem enzyklopädischen Handbuch des Blinden- und Sehbehindertenwesens.

Wo innerhalb einer Organisation ein bestimmter Spezialist mit der Erarbeitung und Informationsübermittlung besonders betraut war, ist der Name dieses Mitarbeiters nach der Organisation in einem Klammerzusatz erwähnt.

ÄTHIOPIEN:	Dr. Bairu Tafla, Hamburg
ALGERIEN:	Organisation Nationale des Aveugles Algeriens, Algier (A. Laghouati)
AUSTRALIEN:	Australian National Council of and for the Blind, Victoria (Dianne B. White, Executive Secretary)
BANGLADESCH:	Jalalabad Blind Welfare Association Bangladesch National Society for the Blind (Nur Muhammed, Chairman)
BULGARIEN:	Bulgarischer Blindenverband, Sofia
BUNDESREPUBLIK DEUTSCHLAND:	Deutsche Blindenstudienanstalt (Jürgen Hertlein, Rainer Witte)
DEUTSCHE DEMOKRATISCHE REPUBLIK:	Dr. Hannelore Michailov-Beger
FINNLAND:	Finnischer Zentralblindenverband, Helsinki (Arvo Karvinen, Secretary General)
FRANKREICH:	Pierre Barthélémy, Paris
GRIECHENLAND:	School for the Blind of Northern Greece, Thessaloniki (Fr. Dimitriout Dimitra) und Lighthouse for the Blind of Greece, Athen (Iphigenia Polydaura)
GROSSBRITANNIEN:	Royal National Institute for the Blind, London (Kenneth R. Whitton)
HONGKONG:	Society for the Blind, Hongkong (L. Stumpf, gest.)
INDIEN:	The National Association for the Blind, Bombay (Suresh C. Ahuja, Chairman)
IRAN:	Khazaeli-Schule, Teheran The Welfare Organization Park Shar
IRLAND:	National Council for the Blind of Ireland, Dublin (O. Power)
ISLAND:	The Icelandic Association of the Blind (Rósa Guómundsdóttir, Arnbór Helgason)

ISRAEL:	Ministry of Labour and Social Affairs, Jerusalem (Nathan Dieckstein) Services for the Visually Handicapped in Israel
ITALIEN:	Unione Italiana Dei Ciechi, Rom und Roberto Gobetti
JAPAN:	Taiko Takeuchi, Dipl.-Sozialpädagogin, München, ehemalige Mitarbeiterin der Japan Braille Library for the Blind Nippon Lighthouse, Welfare Center for the Blind (Hinoyuki Seki, Executive Director)
JUGOSLAWIEN:	Savez Slepih Jugoslavije, Beograd (Milovan Bojović, Secretary Generale)
KANADA:	Montreal Association for the Blind (Dr. John Sims, Director Generale)
KUWAIT:	Ministry of Education, Institute of Special Education
LUXEMBURG:	Association des Aveugles du Luxembourg (Léon Schuller, Präsident)
MALTA:	Department of Social Services, Welfare Division, Centru Hidma Socjali, St. Venera (Alfred Zammit, Montebello, Principal Welfare Officer)
NORWEGEN:	Huseby Utdanningssenter for Synshemmede, Oslo (Berit Aaserud, Principal)
ÖSTERREICH:	Österreichischer Blindenverband, Wien (Franz Fritz)
PAKISTAN:	Pakistan Association of the Blind, Karachi (Dr. Fatima Shah)
PHILIPPINEN:	Ephpheta, Manila
POLEN:	Polski Zwiazek Niewidomych (dt: Polnischer Blindenverband) (W. Kopydowski)
RUMÄNIEN:	Asociatia Nevăzătorilor Din Republica Socialistă România, Consiliul Central, Bukarest (Prof. George Anastasiu, Président)
SAUDI-ARABIEN:	Ministry of Education, Department for the Education of the Blind (Scheich Abdullah Al-Ghanim, ehemaliger Präsident der WBU [1984–1988])
SCHWEDEN:	Synskdades Riksförbund (Schwedischer Blindenverband), Stockholm (Anders Arnör und Havelock Davidson)
SCHWEIZ:	Schweizerischer Blinden- und Sehbehindertenverband, Bern (Ella Joss) und Schweizerischer Zentralverein für das Blindenwesen, St. Gallen
SINGAPUR:	Singapore Association for the Blind (Winston Tan, Assistant Director)
SPANIEN:	ONCE, Madrid (Pedro Zurita und Enrique Sanz Jiménez, Abteilungsleiter PR)

SÜDAFRIKA:	The South African National Council for the Blind, Pretoria (Anne Hadley, Librarian)
	Die Suid-Afrikaanse Nasionale Raad vir Blindes, Pretoria (H. C. MacCale, Secretary)
SÜDKOREA:	United World Mission, Seoul
TAIWAN:	Committee for the Blind of Taiwan, Taipei (Robert und Linda Lu)
TSCHECHOSLOWAKEI:	Savaz Slepych (dt: Blindenverband der CSSR), Prag und
	Union of Invalids in the Czechoslovak Socialist Republic Federal Committee, Prag (Matej Kruml, Generalsekretär)
TÜRKEI:	Milli Egitim Genclik ve spor Bakanligi (dt: Ministerium für Bildung, Jugend, Erziehung und Sport, Abteilung Sondererziehung) (Cemal Seker)
TUNESIEN:	Union Nationale des Aveugles de la Tunisie (Yahia Yahia)
UdSSR:	Vserossijskoje Občestwo Slepych (dt: Allrussischer Blindenverband) (B. Zimin)
UNGARN:	Vágog S. Gyengenlatok Orszagos Scóvetsége, Budapest (dt: Ungarischer Blindenverband) (István Bódi)
USA:	Helen Keller International, New York (Ronald F. Kozuspk, Public Information Officer)
	American Foundation for the Blind, Washington (Edward T. Ruch, Regional Consultant)
ZYPERN:	St. Barnabas School for the Blind, Nikosia (P. Theophylactou, Headmaster)

Abkürzungsverzeichnis

AAWB	American Association of Workers for the Blind
ABV	Allgemeiner Blindenverband
ACGI	Associate of the City and Guilds of London Institute
AEVH	Association for Education of the Visually Handicapped
AFB	American Foundation for the Blind
AFOB	American Foundation for Overseas Blind
ALA	American Library Association
Anst.	Anstalt
B.	Baczko (siehe Hauptquellen)
BA	Bachelor of Arts
Bart	Baronet
BBC	British Broadcasting Corporation
BCL	Bachelor of Civil Law
Bd.	Band/Bände
Beiträge	Marburger Beiträge zum Blindenbildungswesen
BFBA	British and Foreign Blind Association
BKD	Bund der Kriegsblinden Deutschlands
BL	Bachelor of Law
bl., Bl.	blind; der, die, die Blinde, -n
BLIStA	Deutsche Blindenstudienanstalt, Marburg
BLitt	Bachelor of Letters
BSc	Bachelor of Science
BSHG	Bundessozialhilfegesetz
BVG	Bundesversorgungsgesetz
BWK	Blindenwohlfahrtskammer
CBE	Commander of the Order of the British Empire
CBM	Christoffel Blindenmission
CEng	Chartered Engineer
CH	Companion of Honour
DBE	Dame Commander of the Order of the British Empire
DBV	Deutscher Blindenverband
DCL	Doctor of Civil Law
DD	Doctor of Divinity
Dir.	Direktor
DKBW	Deutsches Katholisches Blindenwerk
DL	Deputy Lieutenant
Dr.	Doctor – jur., med., phil.
Dr Sc	Doctor Scientiarum
DSc	Doctor of Science
DSO	Companion of the Distinguished Service Order
DVBS	Deutscher Verein für Blinde und Sehbehinderte in Studium und Beruf
EBU	European Blind Union

EG	Europäische Gemeinschaft
erbl.	erblindet
ev.	evangelisch
FBA	Fellow of the British Academy
FCA	Fellow of the Institute of Chartered Accountants
FCS	Fellow of the Chemical Society
FGS	Fellow of the Geological Society
FIMA	Fellow of the Institute of Mathematics and its Applications
FInstPet	Fellow of the Institute of Petroleum
FRAeS	Fellow of the Royal Aeronautical Society
FRAS	Fellow of the Royal Astronomical Society
FRCO	Fellow of the Royal College of Organists
FRCP	Fellow of the Royal College of Physicians, London
FRCS	Fellow of the Royal College of Surgeons of England
FRGS	Fellow of the Royal Geographical Society
FRIC	Fellow of the Royal Institute of Chemistry
FRS	Fellow of the Royal Society
FRSA	Fellow of the Royal Society of Arts
FRSE	Fellow of the Royal Society of Edinburgh
FSA	Fellow of the Society of Antiquaries
FZS	Fellow of the Zoological Society
GBE	Knight Grand Cross of the Order of the British Empire
GCStJ	Bailiff Grand Cross of the Order of Saint John of Jerusalem
GCVO	Knight Grand Cross of the Royal Victorian Order
gegr.	gegründet
GG	Grundgesetz
GIAA	Groupement des Intellectuels Aveugles et Amblyopes
HKI	Helen Keller International
IAPB	International Agency for the Prevention of Blindness
IBSA	International Blind Sport Association
ICEVH	International Council for Education of the Visually Handicapped
IFB	International Federation of the Blind
ILO	International Labour Organization
INjA	Institut Nationale des jeunes Aveugles de Paris (auch INJA)
insbes.	insbesondere
Inst.	Institut
ISOD	International Sport Organization for the Disabled
Jg.	Jahrgang
Jh.	Jahrhundert
JP	Justice of the Peace
JVIB	Journal of Visual Impairment and Blindness (USA)
Kü.	Kühnau (siehe Hauptquellen)
KCVO	Knight Commander of the Royal Victorian Order
KGStJ	Knight of Grace of the Order of Saint John of Jerusalem
LB	Louis Braille – Zeitschrift (Frankreich, siehe Hauptquellen)
Lit.	Literatur
LittD	Doctor of Letters
LLD	Doctor of Laws
LSE	London School of Economics
LPF	Lebenspraktische Fähigkeiten
Ltd	Limited

LThK.	Lexikon für Theologie und Kirche
M.	Mell (siehe Hauptquellen)
MA, M.A.	Master of Arts, Magister Artium
Mo.	Moser (siehe Hauptquellen)
MBE	Member of the Order of the British Empire
MC	Military Cross
MCSP	Member of the Chartered Society of Physiotherapy
MD	Doctor of Medicine
MINechE	Member of the Institution of Mechanical Engineers
MUDr	Medical University Doctor
MusBac	Bachelor of Music
MusD	Doctor of Music
n (= z.B. 1.038)	– betrifft die Tabellen 2 bis 13 bei → Deutschland, Bundesrepublik, S. 144–148 –: Die Grundgesamtheit der Untersuchung des Infratest Gesundheitsforschung umfaßte alle während des Untersuchungszeitraumes (11.08.1980 bis 13.10.1980) in der Bundesrepublik Deutschland und West-Berlin lebenden Zivil- und Kriegsblinden, die Blindengeld beziehen. Die Auswahl der zu befragenden Zielpersonen erfolgte durch eine geschichtete (Bundesländer und Altersgruppen) mehrstufige Zufallsstichprobe mit dem gewichteten Stichprobenumfang n = 1.038
NAC	National Accreditation Council for Agencies Serving the Blind and Visually Handicapped
NIB	National Institute for the Blind
OBE	Officer of the Order of the British Empire
ONCE	Organización Nacional de Ciegos de Espana
PhD, Dr. phil.	Doctor of Philosophy, Doctor philosophiae
Prof.	Professor
R.	Riemann (siehe Hauptquellen)
RBK	Reichsblindenkammer
RBV	Reichsdeutscher Blindenverband
RCSB	Royal Commonwealth Society for the Blind
RNDr	Doktor der Naturwissenschaften
RNIB	Royal National Institute for the Blind
S.	Stoeckel (siehe Hauptquellen)
SANCB	South African National Council for the Blind
St	Saint
Th Re.	Theologische Realenzyklopädie
TMMG	Teacher of Massage and Medical Gymnastics
UNDP	United Nations Development Programme
UNESCO	United Nations Educational, Scientific, and Cultural Organization
UNICEF	United Nations International Children's Emergency Fund
Univ.	Universität
UNRRA	United Nations Relief and Rehabilitation Administration
VbGD	Verein der blinden Geistesarbeiter Deutschlands
VBS	Verband der Blinden- und Sehbehindertenpädagogen
VC	Victoria Cross
VH	Valentin Haüy – Zeitschrift (Frankreich)
VzFB	Verein zur Förderung der Blindenbildung
W.	Witton (Mitarbeiter des RNIB, London)

WBC	World Braille Council
WBU	World Blind Union
WCWB	World Council for the Welfare of the Blind
WHO	World Health Organization
WK I, WK II od. 1. Wk, 2. WK	1./2. Weltkrieg

Hauptquellen

1. Nachschlagewerke und Monographien

American Foundation for the Blind, Serving the Visually Handicapped in the U.S., Directory of Agencies, New York, 1975

Baczko, Ludwig von, Nachrichten von einigen merkwürdigen Blinden, in: *Baczko, Ludwig von,* Über mich selbst und meine Unglücksgefährten, die Blinden, Leipzig 1807

Gill, J.M., International Directory of Agencies for the Visually Disabled, Brunel University, England, 1984

ders., International Guide to Aids and Services for the Deaf-Blind, Brunel University, England, 1986

Guttenberg, A. Ch. v., Der blinde Mensch, Berlin 1968

Koestler, Frances A., The unseen Minority – social History of Blindness in the United States, New York 1976

Kretschmer, R., Geschichte des Blindenwesens vom Altertum bis zum Beginn der allgemeinen Blindenbildung, Ratibor 1925

Kühnau, Joh. Christoph, Die blinden Tonkünstler, Berlin 1810

The Library Congress, That All May Read, National Library Service for the Blind and Physically Handicapped, Washington 1983

Mell, Alexander, Encyklopädisches Handbuch des Blindenwesens, Wien und Leipzig 1900

Moser, Hans Joachim, Blinde Musiker aus sieben Jahrhunderten, Hamburg 1956

Riemann, Hugo, Musiklexikon, Mainz 1959–67

Rodenbach, Alexander, Lettres sur les Aveugles, 1829

Stoeckel, Alfred, Von Homer bis Helen Keller, Bonn 1983

Strehl, Carl, Handbuch der Blindenwohlfahrtspflege I, Berlin 1927, II. Marburg 1930

Wilson, James, Biography of the Blind, Birmingham 1835

2. Zeitschriften

Der Blindenfreund, jetzt: blind – sehbehindert – Zeitschrift für das Sehgeschädigten-Bildungswesen

Corriere dei Ciechi – Zeitschrift (Italien)

horus – Marburger Beiträge zur Integration Sehgeschädigter,
  früher: Marburger Beiträge zum Blindenbildungswesen,
  früher: Marburger Beiträge zum Blind – Sehen

Journal of Visually impairment and Blindness (USA)

Louis Braille – Zeitschrift (Frankreich)

Valentin Haüy – Zeitschrift (Frankreich)

Wissenschaftliche Blätter zu Problemen des Blinden- und Sehschwachenwesens, Herausgeber: Blinden- und Sehschwachen-Verband der DDR

A

Abigaus, 4. Jh., bl. spanischer Priester. Zeitgenosse des hl. Hieronymus, der ihn zu trösten versuchte: „Betrübe dich nicht, Abigaus, dass du entbehren musst, dessen sich die Ameisen, Fliegen und auch die Schlangen erfreuen, nämlich der Augen des Leibes." Diese Worte soll übrigens Hieronymus vom hl. Antonius übernommen haben. *M.*

Abu Muhammed Sulaimān Abu Mihrān, genannt 'ala'maš (heißt soviel wie Halb-Bl.), *10.10.680, † Mai 765 in Kufa, Irak. A. war ein berühmter Iman. Er studierte Jura und wurde als talentierter Erzähler bekannt.

Aderkas, Ottokar v., *1859 in Peudehof auf Ösel, Kaiserlich-russischer Staatsrat und bedeutender Förderer des Bl.-Wesens in Rußland. Nach dem Jurastudium trat er 1881 in den russ. Staatsdienst, zunächst am St. Petersburger Bezirksgericht als Untersuchungsrichter. Im selben Jahr begann unter dem Staatssekretär v. Grot die Reform des Gefängniswesens in Rußland. Deshalb ließ sich A. noch im selben Jahr in die Obergefängnisverwaltung versetzen. Schon im folgenden Jahr übertrug v. Grot A. das Amt eines Sekretärs des neugeschaffenen → Marien-Bl.-Fürsorgevereins. In dieser Position blieb er, bis er 1894 Mitglied des Verwaltungsrates dieses Vereins wurde. Über zahlreiche Besuche von Bl.-Anst. in Mittel- und Westeuropa veröffentlichte A. mehrere ausführliche Berichte in russischer Sprache. 1885 und 1888 war er Delegierter Rußlands auf den Bl.-Lehrerkongressen in Amsterdam und Köln. 1886 gründete er die erste russ. Zeitschrift für Fragen der Bl.-Fürsorge, deren erster Redakteur er gewesen ist. 1886 veröffentlichte A. über das neue Petersburger Bl.-Inst. des Marienvereins eine Schrift, in der er vorschlug, das Inst. dem Andenken des Kaisers Alexander II. und dessen Gemahlin Kaiserin Maria Alexandrowna zu widmen. A. regte an, dem Marien-Bl.-Verein das Kapital zugänglich zu machen, das Kaiser Alexander II. bereits 1880 als Stiftung dem Andenken seiner verstorbenen Gemahlin gewidmet hatte. Dieser Vorschlag fand allgemeinen Anklang und hatte zur Folge, daß auf kaiserliche Verfügung hin dieses Kapital in Höhe von fast eineinhalb Millionen Rubel dem Petersburger Bl.-Institut geschenkt wurde, wobei das Inst. den Namen „Alexander-Marien-Bl.-Inst." und der Bl.-Fürsorgeverein den Namen der Kaiserin verliehen erhielt. Zeitweilig war A. Mitglied des Verwaltungsrates der Blessigschen Bl.-Arbeits-Anst. in Petersburg, Sekretär der Kommission, die das neue Gebäude des Petersburger Bl.-Inst. baute. Er beteiligte sich bei der Gründung und Einrichtung der Bl.-Mädchenschule in Petersburg, des Bl.-Asyls der Fürstin Wolkonsky und anderer Bl.-Anst. in Rußland. Aus der direkten Bl.-Arbeit schied A. 1895 aus, als er Direktor der Zentralverwaltung der unter kaiserlichem Schutz stehenden Kinderasyle und Waisenhäuser Rußlands wurde. Es handelte sich um rd. 200 Anst. mit 13.000 Zöglingen. *M.*

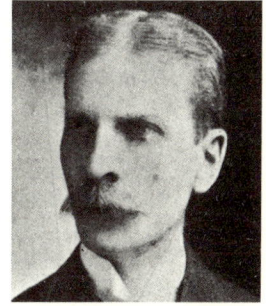

Ottokar v. Aderkas

Ägypten, Arabische Republik
(Al Jumhuriya Misr Al Arabiya). *Fläche:* 1.001.449 km^2. *Einwohner:* 49.411.000.
Bl.-Ursachen, Bl.-Vorsorge und Statistik: Trachom und akute Ophthalmie (Augenentzündung) sind die Krankheiten, die vor allem im beiderseitigen Zusammenwirken unter der ägyptischen Bevölkerung einen hohen Prozentsatz von Fällen der Erbl. verursachen.

Diese beiden Krankheiten sind seit ältester Zeit in Ä. bekannt. Die Zahl der Bl. wurde zwar seit dem Jahre 1907 immer wieder erfaßt, sie schwankt jedoch erheblich. Eine Statistik gibt den Prozentsatz der Bl. in Ä. im Jahre 1907 mit 3,3%, eine andere dagegen mit 1,3% an.

Im Vergleich zu anderen Behinderungsarten machte 1970 der Prozentsatz der Bl. in Ä. angeblich etwa 15,3% aus, gegenüber 31,0% im Jahre 1967. Aber nur 1.090 von 100.000 Bl. besuchten die Grundschule für Bl. (Ahmad 1978, S. 49–52).

Ägypten

Jahr	Bevölkerungszahl	davon Blinde	%
1907	11.189.980	148.280	1,3 %
1917	12.718.255	154.329	1,2 %
1927	14.718.864	109.934	0,8 %
1937	15.920.964	86.727	0,5 %
1947	18.966.767	75.344	0,4 %
1960	26.159.000	92.358	0,36 %
1970	34.500.000	100.000	0,45 %

Quelle: Ahmad 1978, S. 33

Aus der folgenden Tabelle läßt sich feststellen, daß sich in Ä. im Vergleich zu anderen Ländern der Welt eine hohe Quote von Bl. befindet.

Land	Zahl der Bl. je 1.000 Einwohner
Ägypten	4,00
Australien	0,70
Großbritannien	2,07
Bundesrepublik Deutschland	0,70
Italien	1,00
Japan	2,00
Kanada	1,46
Schweiz	0,50–0,60
Spanien	0,90
USA	1,98

Quelle: Ahmad 1978, S. 47 (Stand 1974)

Die Statistiken weisen einen Rückgang der Anzahl der Bl. in Ä. auf ca. 100.000 aus. Die unermüdlichen Anstrengungen, die in diesem Jahrhundert von seiten der Gesundheitsbehörden zur Bekämpfung der beiden Krankheiten unternommen wurden, haben dieses günstige Resultat hervorgebracht. Der zweite Grund des Rückganges der Erblindungen ist die Verwendung von Antibiotika und chemotherapeutischen Mitteln in großem Umfang. Der dritte Grund ist die Erhöhung des Lebensstandards der Bevölkerung.

Schulen: In Ä. wurde 1870 die erste Schule für Bl. errichtet, und zwar als Bewahranstalt für bl. Kinder, aber nicht als Sonderschule im pädagogischen Sinne. Erst 1957 hat das Kultusministerium den bl. Kindern erlaubt, die Abschlußprüfung der Grundschule abzulegen; 1957/58 wurde die erste Realschule für Bl. errichtet. Es befinden sich derzeit in Ä. 20 Grundschulen für Bl., davon 13 eigene Schulen und 7 angeschlossene Kleinklassen an Schulen für Gehörlose, dazu noch drei Realschulen, zwei Gymnasien und eine Berufsschule für Bl. Manche dieser Schulen sind Internatsschulen; einige Bl.-Schulen werden von Institutionen, Verbänden und Privatinitiativen unterstützt (11 staatliche, 4 von der koptisch-orthodoxen Kirche und 4 christliche Schulen).

Einrichtungen für Sehbehinderte: Über sehbehinderte Kinder in Ä. gibt es noch keine genauen Statistiken. Nur in vier Großstädten, nämlich in Kairo, Alexandria, Gizeh und Beni Suef, gibt es eigene Schulen, die eine Grund- und Realschule für Sehbehinderte umfassen. Dazu gibt es auch manche Kleinklassen für Sehbehinderte in allgemeinen Grundschulen.

Blindenberufe: Nach der vorliegenden Statistik von 1970 sind von den 100.000 Bl. 80.000 ohne Arbeit, von diesen wiederum 43.863 arbeitsunfähig. 5.663 gehen einer selbständigen Beschäftigung nach, und nur 4.030 Bl. stehen im Angestelltenverhältnis. Die traditionellen Bl.-Berufe sind in 2 Gruppen aufzuteilen. Zu der 1. Gruppe gehören Bl.-Handwerke (Bürstenmacher usw.) und Hilfskräfte in Familienkleinbetrieben (Handel oder Landwirtschaft). Zur 2. Gruppe zählen akademische Berufe, die mit einem sehr hohen gesellschaftlichen Status verbunden sind. An der → „Al-Ashar" (die blühende Moschee), die zugleich die berühmteste islamische Universität ist, studieren viele Bl. Koran, arabische Literatur und Sprachwissenschaft und „Hadith" (Forschungen aus Mohammeds Leben). Nach der erreichten Doktorwürde wirken viele als Lehrer und Professoren an der Universität oder als Regierungsberater für Religionsangelegenheiten. Ansonsten arbeiten sie als Koranlehrer im Schuldienst oder privat als Koranzitatoren und Notare.

Blindenzeitschriften und Blindendruckerei: Seit 1961 gibt das St.-Didymos-Inst. für Bl., das von der koptischen Kirche unterhalten wird, eine Punktschriftzeitschrift heraus. Die Schulbücher werden im Rehabilitationszentrum gedruckt.

Rehabilitationszentrum: In Kairo gibt es ein Reha-Zentrum, und zwar das „Demonstration Centre for Rehabilitation of the Blind". Es werden Umschulungskurse angeboten, Berufsausbildungskurse (vorwiegend Masseurkurse) und Bl.-Handwerkskurse. Dem Zentrum ist eine geschützte Werkstatt für 450 Bl. angeschlossen. Außerdem werden die 1.800 bl. Schulkinder und 500 bl. Studenten mit Schulbüchern und Skripten versorgt. Es werden noch 8 weitere Beratungsstellen unterhalten, die den Bl. Unterricht im Lesen und Erlernen eines Handwerks vermitteln.

Adresse: Demonstration Centre for Rehabili-

tation of the Blind (Palace of Light), 184 Aziz El-Masri Street, ex Cessr El-Suess, Cairo.
Persönlichkeit: Taha Hussain.
Lit.: L. B. Ahmad: „Über die Betreuung des blinden Kindes" (arabisch), Kairo 1978.

Äthiopien, Sozialistisches
(Hebresebawit Ytopya). *Fläche:* 1.221.900 km^2. *Einwohner:* 42.198.000. *Zahl der Bl.:* 300.000.
Allgemeines: Die hohe Zahl der Bl. in Ä. läßt sich auf verschiedene Katastrophen, wie andauernde Kriege, Bürgerkriege und Hungersnöte, Krankheiten und Epidemien, Mangel an Hygiene und jeder ärztlichen Versorgung, zurückführen. Nach allerdings unzuverlässigen statistischen Informationen lebt die Masse der bl. Äthiopier im Hochland. Nach neuesten statistischen Erhebungen soll Ä. 42 Mill. Einwohner haben. Ob darin auch die 2 Mill. Auslandsäthiopier enthalten sind, ist unklar. Während man 1960 nur 100.000 Bl. in Ä. schätzte (0,5 % der Gesamtbevölkerung), schätzte man 1984 die Zahl der Bl. auf 300.000, obwohl bei realistischer Betrachtung die Zahl noch höher liegen dürfte. Da es keine gesetzliche Blindheitsdefinition gibt, muß man bei einer weiten Definition der Blindheit von einer viel höheren Schätzung der Sehgeschädigten ausgehen. Es besteht keine Erforschung der Blindheitsursachen, mit Ausnahme von Erhebungen von 1983, die in Verbindung mit der „Eritrean Peoples Liberation Front" (EPLF) und dem „Research and Information Centre on Eritrea" (RICE) in Rom ermittelt wurden. In diesem Teil Ä. (Eritrea) wurden die blutigsten Schlachten des Befreiungskrieges und seit 20 Jahren ein zermürbender Bürgerkrieg ausgetragen, so gibt es viele Kriegs-Bl. Grauer Star und Glaukom sind weitere Ursachen für Blindheit. Flußblindheit dagegen ist unbekannt. Daraus folgt, daß es keine Ansammlungen oder gettoartigen Zusammenballungen Bl. in bestimmten Gebieten gibt. Die modernen ökonomischen und pädagogischen Zentren der großen Städte wie auch die traditionellen Bildungszentren ziehen natürlich Bl. an. Neben Arbeitsunfällen in den neu entstehenden Industrierevieren spielt auch ein von Jungen betriebenes Spiel eine gefährliche Rolle: Das Buhe-Jiraf-Spiel wird mit Peitschen in der ersten Augustwoche durchgeführt. Beim Einschlagen der Peitschen in Felsgestein verletzen sich die jungen Leute nicht selten, insbesondere an den Augen, aufgrund des Absplitterns von Felsstücken.
Der soziale Status der Blinden: Der Mangel an wissenschaftlichen Unterlagen und die Vielschichtigkeit der äthiopischen Gesellschaft und ihrer verschiedenen Gruppen macht es schwer, eine allgemeine Beschreibung zu geben. Das Verhalten gegenüber Bl. wird von religiösen Motiven, sozialen Wertvorstellungen und von kulturell-sozialen Elementen bestimmt. Die Komplexität der äthiopischen Gesellschaft besteht in ihrer verschiedenartigen Zusammensetzung aus ethnisch, linguistisch und religiös völlig unterschiedlichen Gruppierungen. In diesen verschiedenen Gruppen besteht eine einheitliche Einstellung gegenüber den Behinderten im allgemeinen und den Sehgeschädigten im besonderen. In einigen ethnischen Gruppen findet man kaum bl. Bettler, obwohl sie in keiner Weise reicher oder wohlhabender sind als andere Gruppen, die viele bl. Bettler in ihren Reihen haben. Ihrer Kulturauffassung widerspricht das Betteln Behinderter oder Erbl. In den anderen ethnischen Gruppen erwartet man vom Bl. geradezu, daß er durch den Bettel seinen Lebensunterhalt verdient. Auch Nichtbehinderte simulieren Behinderungen, um vom Betteln zu leben. Das Verhalten der christlichen und moslemischen Bevölkerungsgruppen im Norden und in der Zentralregion ist gegensätzlich: Auf der einen Seite sieht man Bl. als Opfer des Zornes Gottes an und fühlt Mitleid mit ihnen. Indem man sich ihrer annimmt, hofft man selbst eine Entsühnung und das Wohlgefallen Gottes zu gewinnen. Auf der anderen Seite glaubt man, daß sie außernatürliche Kräfte besäßen, und man neigt dazu, sie zu verehren. Man fragt sie um Rat und um medizinische Hilfe und Anweisung. In der äthiopischen Tradition gab es keinen ursprünglichen Bl.-Beruf, den diese Gruppe der Behinderten seit jeher ausgeübt hätte. Das bedeutet andererseits nicht, daß die Bl. in allen Berufen arbeiten könnten. Im Gegenteil, Sehgeschädigte versuchten sich in bestimmten Berufen, weil sie hier leichter Zugang hatten. Andererseits wurde niemand daran gehindert, Bl. einen ungewöhnlichen Beruf zu ergreifen, auch wenn er mit äußerst großen Schwierigkeiten des Zugangs und der Ausübung verbunden sein sollte. So gab es immer Bl. als Lehrer, Richter, Geschäftsleute, Bauern, Handwerker usw., es gab auch immer einige, die anspruchsvolle Positionen in der Militär- und Zivilverwaltung

Äthiopien

ausübten. 2 Distrikte im besonderen, und zwar Tchertcher im Osten und Shirie im Norden, wurden in diesem Jahrhundert lange Zeit von Bl. verwaltet. Der Militärkommandeur der Provinz Ilubabor (1935 bis 1936) war bl.; er war der letzte militärische Kommandeur, der sich den italienischen faschistischen Angreifern ergeben hatte. Ein Schritt zur Diskriminierung Bl. war die Anordnung der Kultusverwaltung und des Erziehungsministeriums, daß Lehrer nur dann diesen Beruf ergreifen dürfen, wenn sie auch an die Wandtafel des Klassenzimmers schreiben könnten. Diese Diskriminierung war ein Ergebnis des Modernisierungsprozesses des Erziehungswesens in Ä. Der Lehrberuf und die Kirchenmusik sind die Berufe, in welchen sich bl. Äthiopier schon immer ausgezeichnet hatten.

Die traditionellen Schulen in Äthiopien: Die traditionelle Erziehung lag in den Händen von religiösen Einrichtungen wie der orthodoxen-äthiopischen Kirche, der Moschee und der Synagoge. Alle 3 Einrichtungen basierten in ihrem Unterrichtssystem auf dem Auswendiglernen des Unterrichtsstoffes. Bücher dienten eigentlich nur als Erinnerungshilfe. Auf diese Weise waren die Bl. im Grunde genommen gar nicht besonders behindert. Von diesen 3 religiösen Einrichtungen hatte die äthiopisch-orthodoxe Kirche das verbreitetste Schulsystem im Lande unterhalten. Dieses differenzierte Schulsystem der äthiopisch-orthodoxen Kirche umfaßte 3 Zweige: die Schule des Hymnal-Gesanges und der Riten, die Schule der Dichtkunst und die Schule der Schriftinterpretation. Die meisten Klöster und vollausgebauten Kirchen verfügten über diese Schularten, und Bl. konnten ungehindert und uneingeschränkt daran teilnehmen. In der Tat sind eine große Zahl berühmter Bl. als Absolventen dieser Schulen in die Geschichte eingegangen. Absolventen dieser Kirchenschulen wurden von den Dörfern als Schullehrer angestellt, die gleichzeitig auch den Kirchendienst mit versahen. Arbeitslosigkeit unter den Bl. war eigentlich unbekannt. Obwohl diese Kirchenschulen kostenlos allen offenstanden, fand man immer wieder bl. Bettler an Kirchen und auf Straßen und Plätzen. Dieses relativ lukrative Betteln würde natürlich in Konflikt geraten sein mit einer allgemeinen Schul- oder Ausbildungspflicht moderner und formeller Art für alle Sehgeschädigten. Bei dem Versuch, bl. Kinder in moderne Heimsonderschulen einzuschulen, wurde wiederholt die Forderung gestellt, diesen Schülern zusätzlich zu den Kosten für Schule und Verpflegung eine monatliche Rente auszuzahlen (Gehalt), die den üblichen Einkünften durch Bettelei entsprochen hätte.

Moderne Einrichtungen für Blinde: Moderne Ausbildungseinrichtungen für Bl. wurden vom Ausland angeregt und finanziert. Die erste Bl.-Schule (Braille-School) wurde von der American Presbyterian Mission in Dembi-Dollo, Western Wollegga, vor ca. 60 Jahren eröffnet. Ca. 20 bis 30 Schüler wurden aufgenommen, und eine amerikanische Lehrkraft unterrichtete Bl.-Schrift und Elementarfächer. Missionare unterrichteten darüber hinaus in Bibelkunde. Das offenkundige Ziel dieser Ausbildung war es, Bl. zu Laienpriestern auszubilden, und tatsächlich wurden einige sehr erfolgreiche Prediger herangebildet. Der wohl führende Absolvent dieser Schule war der spätere Pastor Gidada Solon, der die Säule der presbyterianischen Kirche dieser Region wurde. Die Schule war jedoch nur einige Jahre in Funktion, da angeblich die finanziellen Stiftungsmittel bald erschöpft waren. Informationen darüber besitzt die Bethel-Kirche in Addis Abeba. Unter Leitung der „Swedish Evangelical Mission" wurde die zweite Bl.-Schule errichtet; diese schulische Mission war gleichzeitig auch die Gründerin der Mekane-Jesus-Kirche in Ä. Diese Bl.-Schule war integriert in eine Regelschule für Sehende in Addis Abeba, so daß die bl. Schüler gleichzeitig zusammen mit den Sehenden die Schule besuchen konnten. Nur Sonderklassen für Punktschriftunterricht und Braille-Techniken sowie handwerkliche Gruppen zur Fertigung von Bürsten usw. erfolgten in getrennten Klassenräumen. Ca. 10 bis 20 bl. Schüler im Alter von 10 bis 50 Jahren waren in der Schule eingeschrieben. An diesen Schulen wurden Bl. sowohl von der äthiopischen Regierung als auch von den protestantischen Missionskirchen als Lehrer und Dolmetscher angestellt. Einige von ihnen haben auch eine weitere Ausbildung an der neugegründeten Univ. in Addis Abeba genossen. Diese zweite Bl.-Schule wurde 1960 von Addis Abeba nach Bako verlegt. Ca. 225 km westlich von Addis Abeba wurde auch ein großes landwirtschaftliches Projekt von der Mekane-Jesus-Kirche in Angriff genommen. Die Schülerzahl wurde auf 20 bis 30 ausgedehnt; die Finanzierung erfolgte durch den Verkauf der Produkte des landwirtschaftlichen Projektes und teilweise durch finanzielle Zuwendungen der schwedischen Mutterkirche. Später übernahmen die → „Christoffel Blindenmission" und → „Brot für die Welt" Teile der Finanzierung dieses Schulprojektes. Kurz nach der Errichtung der „Swedish Evangelical Mission School for the Blind" wurden drei weitere Bl.-Schulen in Addis Abeba gegründet: Die erste Schule war eine Schule für Knaben, die vom Kaiser Haile Selassie gegründet wurde und unter die Kontrolle einer Menoniten-Mission (amerikanisch) gestellt wurde. Die Finanzierung übernahm später die „Haile Selassie I Foundation". Die Kapazität umfaßte 40 bis 50 bl. Schüler im Alter von 5 bis 15 Jahren. 1960 wurde diese Schule nach Sebbeta, ca. 20 km südlich von Addis Abeba, verlegt, und sie wurde umorganisiert. Sie wurde in eine integrierte Schule für Knaben und Mädchen mit einer Kapazität von 120 Schülern umgewandelt. Angeschlossen wurde auch eine Punktschriftdruckerei. 1974 wurde diese Schule von der Regierung übernommen, als die „Haile Selassie I Foundation" die Unterstützung einstellte. Die anderen beiden Bl.-Schulen wurden ebenfalls in den 50er Jahren von der Kaiserin Menen in Addis Abeba errichtet. Eine war eine Mädchenschule, die den Charakter eines Waisenhauses ohne jede formelle Ausbildung hatte. Dort waren eigentlich nie mehr als 15 bl. Waisenmädchen eingeschult und untergebracht. Sie erhielten von Lehrerinnen der „Sudan-Interior Mission" Unterricht in Punktschrift sowie in christlicher Religion. Später wurde diese Schule nach Sebbeta transferiert. Ältere Schülerinnen wurden entlassen. Die zweite Schule, die ebenfalls von der Kaiserin gegründet worden war, war Teil einer religiösen Schule für Eunuchen. 2 äthiopische Bl. wurden als Punktschriftlehrer angestellt. Nach dem Tod der Kaiserin hat sich diese Schule aufgrund finanzieller Schwierigkeiten aufgelöst. Kurz darauf erhielt die „Haile Selassie I Foundation" das Vermächtnis eines eritreischen Geschäftsmannes, der in Dire Dawa verstorben war. Mit diesen Mitteln und weiteren Zuwendungen wurde um 1960 eine Schule unter seinem Namen in Asmara eröffnet. Die Schule, die 40 bis 50 Schüler aufnehmen konnte, wurde in den ersten Monaten der Revolution ebenfalls von der Regierung übernommen. In den letzten Jahren vor der Revolution wurden 2 weitere Schulen eröffnet, eine in Gimbi und die andere in Wolamo Soddo. Beide wurden von der Christoffel-Blindenmission errichtet und ebenfalls mit Mitteln von „Brot für die Welt" betrieben. Die Gimbi-Schule war insofern eine neue Schule, in Gestalt einer Pionierschule, als sie die modernsten Unterrichtsmethoden mit dem Versuch verband, die bl. Schüler nicht aus der Gesellschaft herauszunehmen, sondern durch mannigfaltige Interaktionen am Ort selbst in die Gesellschaft zu integrieren. Sie wurde dadurch ein Vorbild für weitere Schulgründungen in Afrika und Asien. Im Jahre 1968 wurde die „Rehabilitation Agency for the Disabled" gegr.

Höhere Schulbildung: Alle bisher erwähnten Bl.-Schulen haben nur eine rudimentäre Grundausbildung angeboten. Selbst die besten von ihnen führten nur bis zur 6. Grundschulklasse. Jedoch haben manche Schulen ihren erfolgreichen Schülern die Möglichkeit eingeräumt, auf normale Sekundarschulen zu gehen. Es gab auch immer Bl., die sich ohne Hilfe jeder schulischen Einrichtung ihren Weg durch die Sekundarstufe erkämpft haben. Es gab eine ganze Reihe von Studenten, die sich an den beiden Univ. in Addis Abeba und Asmara und am „Teachers Training College" eingeschrieben haben. Sie bevorzugten Studienrichtungen wie Erziehungswissenschaften, Sozialarbeit und Rechtswissenschaft. Fast alle Absolventen haben eine entsprechende Position nach Abschluß des Studiums gefunden, obgleich die Pioniere unter ihnen ungeheure Schwierigkeiten überwinden mußten. Einige haben post-graduierte Studien in Europa und Amerika absolviert. Eine kleinere Gruppe wurde in Massage in Addis Abeba und Berlin ausgebildet, von welchen 2 heute noch in Feloa angestellt sind und ihren Beruf ausüben.

Andere Hilfseinrichtungen: Das Problem der Arbeitslosigkeit und der Arbeitsbeschaffung ist für ungelernte Bl. bzw. Bl. ohne Schul- oder Spezialausbildung besonders gravierend, da auch gerade hier die Zahl der Bl. vor allem in den großen Städten ständig wächst. Für sie wurden einige geschützte Werkstätten auf privater Ebene und weniger auf Regierungsebene gegründet. Die „United Abilities Company" hatte mit Hilfe von Wohlfahrtseinrichtungen und der Haile Selassie I Foundation 300 Behinderte beschäftigt, von welchen ⅓ bl. waren. Die Firma erzeugt Schirme und Batterien und ist kostenmäßig selbsttragend. Eine größere Werkstätte für Bürstenherstellung und Weberei bestand in Bakko (zumindest bis 1975). Die Selbsthilfeeinrichtung, der äthiopische

Afghanistan

Blindenverband – heute „Ethiopian National Association of the Blind" (ENAB) –, hatte schon in den ersten 15 Jahren ein Zentrum zur Erzeugung von Teppichen und Lampenschirmen gegründet und geleitet (Production Center No 1). Im Jahre 1973 kam eine weitere Werkstätte und ein Ausbildungszentrum auf dem Areal der deutschen evangelischen Kirche in Addis Abeba (Production Center No 2) hinzu. Eine Schweizer Hilfsorganisation unter der Leitung von Herrn und Frau Lüthi hat ebenfalls ein Produktionszentrum für verschiedene Produkte und Hilfsmittel errichtet. Die ENAB unter Leitung von ursprünglich Amare Assefa – heute Tamre Leben – hatte nach den Umsturzereignissen von 1974/75 die Schulen in Sebbeta, Bakko und Wolamo Soddo übernommen. Im „Production Center No 2" werden bis zu 50 Bl. in Herstellung von Teppichen und Weben von Stoffen beschäftigt. Ein umfangreiches Ausbildungsprogramm ist diesem Zentrum angefügt. Gleichzeitig hat die ENAB ein Mobility-Zentrum errichtet. In der „Kennedy-Library" gibt es ein Zentrum zur Herstellung von Punktschriftbüchern und Tonbändern mit Verleih an Studenten.

Adresse: Ethiopian National Association of the Blind, PO Box 30057, Addis Abeba.
Persönlichkeit: Bairu Tafla.
Lit.: H. Scholler: „Einige Probleme des Blindenwesens in Äthiopien", in: Umschau des europäischen Blindenwesens 1976/1.

Afghanistan, Demokratische Republik
(De Afghánistan Demokratik Djamhuriat).
Fläche: 647.497 km^2. *Einwohner:* 13 Mill.
Hauptursachen: Katarakt (31,1%), Hornhauterkr. (19,8%), Glaukom (6,6%), Netzhauterkr. (6,8%). *Bl.-Definition:* weniger als 1/60 (Stand 1979).

Es wird angenommen, daß in A. 2% der Gesamtbevölkerung sehgeschädigt ist. Genaue statistische Zahlen liegen uns aber nicht vor. Die Blindheitsursachen sind vor allem Trachom, Katarakt und Glaukom. In Kabul gibt es 2 Bl.-Schulen, das „Noerb Blind Institute" und das "Noor Eye Institute".

Afrika (Regionalbericht)
Allgemeines: Der afrikanische Kontinent umfaßt das weiße (Nord-)A., das sogenannte braune Äthiopien und Schwarz-A. Diese drei verschiedenen ethnographischen Regionen A. haben in der langen Geschichte dieses Kontinentes und seiner einzelnen Kulturen sich ständig mit dem medizinischen, sozialen und psychologischen Problem der Blindheit beschäftigen müssen. Galt doch Blindheit durch Erkranken im Abendland als ägyptische Krankheit und sprach man von Blindheit auch als von der „ägyptischen Finsternis"; dabei handelte es sich um eine Erbl. als Folge des Trachoms. Aus dem ägyptischen Kulturkreis ist auch die erste Darstellung des bl. Künstlers, eines bl. Harfenisten, überliefert worden. Diese erste Darstellung eines berufstätigen Bl. zeigt bereits den Versuch der Kompensation des ausgefallenen Gesichtssinnes durch Gehör, Gesang und Sprache. Die große Bedeutung, welche das Auge für das physische und psychische Leben bereits im alten Ägypten hatte, ist aus den vielfältigen heilbringenden und schützenden Aufgaben des göttlichen Horus-Vogels zu erkennen. Horus ist gleichzeitig Symbol des Guten und des Schutzes vor dem Bösen, insbesondere aber auch vor dem bösen Blick. Auf den bildlichen Darstellungen der äthiopischen Volkskunst wird der böse Mensch oder das Böse schlechthin durch Einäugigkeit oder durch kleine Augen wiedergegeben, während der gute und fromme Mensch durch überdimensionale Großäugigkeit dargestellt wird.

Mit der Verbreitung des Islams über Nord-A. hinweg ist die vom Christentum vertretene, dem Schicksalsglauben entgegengesetzte Haltung zu Krankheit und Gebrechlichkeit im allgemeinen und zur Blindheit im speziellen durch die islamische Auffassung verdrängt worden. Doch auch der Koran kennt die positive Bewertung des Menschen, der bl. ist, und wohl deswegen sind in den islamischen Kulturbereichen so viele hervorragende Bl. als Künstler, Wissenschaftler, vor allem aber als Dichter und Sänger, hervorgetreten (H. Scholler/Bèji: „Blinde Dichter und Denker der arabischen Kultur", in: horus 1983/4, S. 14–16). Im westlichen Äthiopien geht die vom Christentum verbreitete Einstellung den Bl. gegenüber weiter, wenn sich auch in Äthiopien noch sehr viele traditionelle schwarzafrikanische Verhaltensweisen erhalten haben. So wurde Bl. auf der einen Seite die Möglichkeit geboten, als Lehrer des Ge'ez, als Rezitatoren des Alten und Neuen Testamentes in Ge'ez aufzutreten oder auch als Liturgen an den Gottesdiensten teilzunehmen, um dadurch ihren Lebensunterhalt zu verdienen. Ähnlich wie im islamischen Kulturbereich, wo der Bl. oft als Koranrezitator auftrat, konnte in Äthiopien der Sehgeschädigte als Rezitator des Alten und Neuen Testamentes nicht nur seinen Lebensunterhalt finden, sondern auch eine anerkannte Stellung in der Gesellschaft erreichen und behaupten. Ähnlich wie im mittelalterlichen Europa hat auch in Äthiopien – und das gleiche gilt für den Islam – der Buchdruck und die Verbreitung der Heiligen Schrift in Druck sowie die Alphabetisierung immer größerer Bevölkerungskreise diese traditionellen akademischen oder geistlichen Bl.-Berufe verdrängt. Das Urteil vieler Europäer über den niedrigen Stand des Bl.-Wesens und der Bl.-Berufe in den afrikanisch-islamischen Kulturkreisen oder in Äthiopien rührt daher, daß sie diese Kulturkreise nicht mehr in ihrer Hochblüte antreffen konnten, sondern vielmehr dekadente Kulturformen vorfanden, die überdies durch den Zusammenstoß mit den Gedanken und den Exportartikeln der modernen Welt schwer gelitten hatten. In Äthiopien wie auch in den übrigen schwarzafrikanischen traditionellen oder autochthonen Teilen A. wurden Bl. entweder vor den Dorf- und Sippengenossen versteckt, oder sie wurden ausgestoßen und mußten als wandernde Bettler ihren Unterhalt suchen. Diese sogenannte Ausstoßung erfolgte nicht nur, weil man in der Blindheit eine Strafe Gottes oder eine Schande für das Dorf und die Familie sah, sondern weil gleichzeitig das Umherziehen bettelnder Bl. eine Art Umverteilung der Lasten auf die ganze Gesellschaft darstellte, war doch die einzelne Großfamilie überfordert, ein, zwei oder drei Bl. zu ernähren. Neben dieser Art kennt man sowohl in Äthiopien wie in anderen Teilen A. auch die ambivalente Einstellung der Gesellschaft zu ihren bl. Minoritäten. Wenn auf der einen Seite Ausstoßung aus der Familie und dem Dorfverband oder Verbergen in der Hütte als Ausdruck eines rigorosen Verhaltens des Stärkeren gegenüber dem Schwächeren gedeutet werden kann, so besteht aber auch daneben eine andere Einstellung, die den Bl. als einen mit übermenschlichen Fähigkeiten ausgestatteten Menschen sieht und fürchtet. So haben nicht wenige Bl. in afrikanischen Kulturen als Wahrsager oder Zauberer eine gesicherte und anerkannte Stellung gefunden. Dieses Phänomen, das die afrikanischen Bl. mit ihren Schicksalsgefährten in anderen mittelalterlichen oder frühneuzeitlichen Gesellschaften teilen, mag sowohl Ausdruck einer geglückten Kompensation oder Überkompensation des ausgefallenen Sinnes durch andere sein, kann aber auch als Selbstschutzmechanismus der Gesellschaft vor barbarischen Lösungen der endgültigen Ausrottung gedeutet werden. Keinesfalls ist es richtig, davon auszugehen, daß in den afrikanischen Gesellschaften der Bl. vor der ersten Kulturberührung oder dem Kulturkontakt mit der weißen Kulturwelt keinen Platz oder keine Chance gehabt habe. So konnten zum Beispiel bl. Frauen im Rahmen des polygamen Familien- und Ehesystems leichter eine Ehe eingehen, wenn ihnen auch in der Regel die Rolle der ersten Frau versagt war.

Verhütung: Es darf nicht unerwähnt bleiben, daß Blindheit in A. stets mit dem Phänomen des Überirdischen und Schicksalhaften verbunden war sowie mit dem Erbe der Kolonialzeit, dem Bettelwesen, einherging. Damit war der Bl. sich selbst überlassen und blieb ein Gegenstand des Mitleids. Im folgenden soll hier auf Trachom- und Onchozerkose als Erbl.-Ursachen mit schwerwiegenden Folgen eingegangen werden, bei deren Bekämpfung in den letzten Jahren bereits bedeutende Erfolge errungen werden konnten. Das Trachom und seine Folgeinfektionen sind in großen Teilen A. noch endemisch. Es gibt Länder, in denen 30 bis 50 Prozent der Erbl. auf Trachom zurückzuführen sind, was vor allem auf der fehlenden Erstbehandlung sowie auf den Komplikationen der Krankheit beruht. Nicht zu Unrecht wird Trachom als Krankheit der Armut bezeichnet. Daraus leiten sich auch die Maßnahmen zu seiner Bekämpfung ab. Trachom hat nachweislich dort seinen Schrecken für die Menschen und die Wirtschaft des Landes verloren, wo die hygienischen Einrichtungen in Dörfern und Siedlungen verbessert worden sind, das betrifft vor allem die Versorgung mit Trinkwasser. Die Bereitstellung von sauberem Trinkwasser ist eine notwendige Voraussetzung dafür, die Einhaltung der persönlichen Hygiene zu gewährleisten. Diese erste und wichtigste prophylaktische Maßnahme muß von den Regierungen der jeweiligen Länder auf nationaler Ebene gelöst werden. Alle anderen Aktivitäten auf diesem Gebiet haben nur partiellen Erfolg und vermögen das Übel nicht an der Wurzel zu packen. Weiterhin muß die Bevölkerung darüber aufgeklärt werden, daß die Krankheit kaum auftreten wird, wenn im Wohnbereich und in der Familie die hygienischen Grundregeln streng beachtet werden. Laut Statistik sind gerade auch Säuglinge und Kleinkinder sehr häufig von Trachom befal-

Afrika

len. Wird die Krankheit nicht behandelt, treten Komplikationen auf, die letztlich zur völligen Blindheit führen können. Die Onchozerkose oder „Flußblindheit", wie sie meist genannt wird, steht nach Trachom an zweiter Stelle bei den Erbl.-Ursachen. Die → WHO schätzte 1974, daß im Weltmaßstab 20–30 Mill. Menschen an dieser parasitären Krankheit leiden, hauptsächlich in Westafrika sowie in Mittel- und Südamerika. In einigen westafrikanischen Siedlungen sind 20 bis 50 % der Bevölkerung infiziert. Die Krankheit wird durch Stiche von infizierten Schwarzen Fliegen (auch Kriebelmücken genannt) übertragen. Onchozerkose kann durch Zerstörung der Hornhaut, der Iris und der Netzhaut zur Blindheit führen, auch Formen von Katarakt und Glaukom werden mitunter durch die Onchozerkose-Infektion hervorgerufen. Die WHO und andere Organisationen haben in den letzten Jahren verschiedene Projekte zur Kontrolle der Onchozerkose eingeleitet. Heilmittel sind wohl verfügbar, haben aber höchst unerwünschte Nebenwirkungen. Zusätzlich zu den sozialen und physischen Aspekten der Onchozerkose hat die Krankheit auch schwerwiegende ökonomische Auswirkungen auf die fruchtbaren Flußgebiete, in denen sie endemisch ist.

Die WHO hat bereits die Verhütung der Blindheit als eine der Prioritäten des Internationalen Technischen Hilfsprogrammes anerkannt. Das → „International Agency for the Prevention of Blindness", das 1975 als zentrale koordinierende Organisation und als internationaler Partner des WCWB (→ WBU) ins Leben gerufen worden ist, hat schon in 55 Ländern nationale Komitees. WHO und → IAPB konzentrieren ihre Kräfte auf die Bekämpfung der vier „Giganten" Trachom, Onchozerkose, Xerophthalmie und Katarakt. Zahlreiche Maßnahmen zur Einschränkung der Krankheit setzen sich das Ziel, die Schwarzen Fliegen auszurotten. Beispiel dafür gaben die WHO und die Weltbank, die große Mengen von Insektiziden durch Flugzeuge zerstäuben ließen; das Unternehmen ist kostspielig und muß ständig wiederholt werden, um wirksam zu werden. Weitere Formen der Verhütung oder Kontrolle der Onchozerkose liegen in neuen Methoden der augenärztlichen Versorgung, der Ausbildung von medizinischem Hilfspersonal, der Entwicklung neuer oder verträglicher Heilmittel, dem wirksamen Einsatz bereits vorhandener, der Nutzung von Mitteln zur Kontrolle der Schwarzen Fliegen, die weniger kostenaufwendig sind und in der Ausarbeitung von Programmen zur öffentlichen Aufklärung.

SCHWARZAFRIKA: Blindenfürsorgeorganisationen, die der → RCSB in London angegliedert sind, existieren in folgenden Ländern: Gambia, Ghana, Kenia, Malawi, Nigeria, Sambia, Sierra Leone, Simbabwe, Tansania, Uganda.

Die Zahl der Bl. in den nachfolgenden Ländern beträgt schätzungsweise:

Elfenbeinküste	unbekannt
	(Einw. 8.300.000, Fläche 322.463 km^2)
Gambia	4.000
	(Einw. 640.000, Fläche 11.295 km^2)
Kenia	100.000
	(Einw. 17.150.000, Fläche 582.646 km^2)
Malawi	30.000
	(Einw. 6.270.000, Fläche 118.484 km^2)
Nigeria	800.000
	(Einw. 94.250.000, Fläche 923.768 km^2)
Simbabwe	35.000
(früh. Rhodesien)	(Einw. 7.850.000, Fläche 390.622 km^2)
Sierra Leone	25.000
	(Einw. 3.570.000, Fläche 71.740 km^2)
Tansania	100.000
	(Einw. 19.000.000, Fläche 945.087 km^2)
Uganda	100.000
	(Einw. 14.000.000, Fläche 236.036 km^2)
Sambia	35.000
	(Einw. 6.100.000, Fläche 752.614 km^2)
Liberia	(Einw. 2.150.000, Fläche 111.369 km^2)
Senegal	(Einw. 5.950.000, Fläche 196.192 km^2)
Mali	(Einw. 7.530.000, Fläche 1.240.142 km^2)

In diesen Ländern gibt es 25 Internatsschulen mit insgesamt 1.200 bl. Kindern. Die Punktschrift wird jeweils als Voll- und Kurzschrift in Englisch und in der Landessprache unterrichtet. Die Schulen „Akropong" und „Thila", die erstere in Ghana, die zweite in Kenia, haben auch Punktschriftstenographie im Lehrprogramm. In Sambia werden Kurse in Maschinenschreiben und Stenographie gegeben. In Nigeria, Simbabwe, Tansania, Uganda und Sambia besuchen die bl. Kinder die Volksschulen für Sehende.

Berufsausbildungsstätten für Bl. existieren in Kenia, Nigeria, Simbabwe, Uganda und Sambia. 15 Punktschriftvervielfältigungsgeräte sind in den genannten Ländern zur Herstellung von geringen Lehrbuchauflagen in Gebrauch. Die „Gambia Society for the Blind" unterhält zusammen mit dem Ministerium für Schulwesen die „Campama School for the Blind".

Fortsetzung des Textes auf S. 18

Afrika

Schulen

Ägypten

St. Mary Blind Centre
Holy Mary Queen of Light
Organisation
61 Sidi Gaber Str.
P.O. Box 80 Sidigaber
Keliopatra
ALEXANDRIA

Äthiopien

Sebeta School for the Blind
P.O. Box 2057
ADDIS ABEBA

A 22, B 6, D 114, E 4, F 91, G 1, H 12

Abrha Bahta School for the Blind
P.O. Box 309
ASMARA

A 18, B 6, D 70, F 27, H 2, K 70%, O 38

Bako School for the Blind
E.N.A.B.
P.O. Box 9
BAKO, Shoa

Gimbi School for the Blind
P.O. Box 21
GIMBI, Wollega Province

A 13, B 6, D 28, F 28, L 100%, O 13

Shashemane School for the Blind
Catholic Church
P.O. Box 18
SHASHEMANE

A 4, B 7, C 2, D 50, E 3, F 32, H 3, L 100%, O 8

Soddo School for the Blind,
E.N.A.B.
WOLAITA-SODDO

Algerien

Ecole des Jeunes Aveugles
d'El-Achour
Wilaya de Tipaza
ALGIERS

A 21, B 10, D 136, F 62, K 100%

Ecole des Jeunes Aveugles
BECHAR

Ecole des Jeunes Aveugles de
Taha-Hussein
BISKRA

Ecole des Jeunes Aveugles
21 rue Ben Melick
CONSTANTINE

Ecole des Jeunes Aveugles
ORAN

Botswana

Pudulogong Resource Centre for the Blind
P.O. Box 886
MOCHUDI

A 16, B 13, D 11, F 15, H 2, L 80%, M 22, N 3, O 8

Gambia

Campama School for the Blind
c/o Dept. of Social Welfare
23 Anglesa Street
BANJUL

A 14, B 8, C 3, D 16, E 1, I 3, H 4, J 3, L 80%, M 8

Ghana

Akropong School for the Blind
P.O. Box 29
AKROPONG – Akwapim

A 39, B 10, C 2, D 50, E 2, F 36, H 8, I 10, J 4, K 98%, M 6

School for the Blind
P.O. Box 58
WA, Upper Region

A 27, B 10, C 2, D 73, F 32, H 2, K 60%

Wenchi Secondary School for the Blind
P.O. Box 88
WENCHI Brong Ahafo

Kenia

St. Lucy's School for the Blind
P.O. Box 22
Via Meru,
EGOJI

A 27, B 7, C 4, D 77, E 7, F 59, G 5, L 69%

St. Francis School for the Blind
P.O. Box 163
KAPENGURIA

A 4, B 6, D 30, E 3, F 16, H 19, L 90%

Salvation Army School for the Blind Kibos
P.O. Box 477
KISUMU

A Alter der Schule
B Die höchste Ausbildungsstufe der Schule
C In der Schule befindet sich ein Kindergarten für sehbehinderte Kinder. Jahre, die die Kinder dort maximal verbracht haben.
D Gesamtzahl der Jungen unter 21
E Zahl der mehrfachbehinderten Jungen unter 21
F Gesamtzahl der Mädchen unter 21 (insgesamt)
G Zahl der mehrfachbehinderten Mädchen unter 21 (insgesamt)
H Zahl der Mädchen und Jungen, die gewisse Kenntnisse im Lesen aufweisen (insgesamt)
I Anzahl der Männer mit 21 Jahren oder älter, die die Schule besuchen und die Klassen mit den Kindern teilen
J Anzahl der Frauen mit 21 Jahren oder älter, die die Schule besuchen und die Klassen mit den Kindern teilen
K Die finanzielle Unterstützung wird hauptsächlich vom Staat, von den Regierungsbezirken oder von den Gemeinden gewährt
L Die finanzielle Unterstützung wird hauptsächlich von Ortsgruppen, Religionsgemeinschaften oder von internationalen Organisationen gewährt
M Anzahl der Schüler/Studenten, die in der Schule untergebracht sind, aber den Unterricht in einer Schule für Sehende besuchen
N Anzahl der Schüler/Studenten, die nach Abschluß des 12. Schuljahres eine höhere Schule oder eine Universität besuchen (Gesamtzahl der Schüler/Studenten in integriertem Unterricht)
O Anzahl der Schüler, die bei ihren Eltern oder anderswo außerhalb des Bereiches der Bl.-Schule wohnen, die von den Lehrern der Bl.-Schule unterrichtet werden.

Afrika

Fortsetzung Schulen

St. Oda School for the Blind
P.O. Box 26
Visa Kisumu
MASENO

A 24, B 7, C 2, D 78, E 2, F 58,
H 70, K 60%

Salvation Army Likoni School for
the Blind
P.O. Box 96089
MOMBASA

A 19, B 8, C 2, D 68, E 6, F 51,
G 3, H 25, L 65%

Salvation Army
High School for the Blind
P.O. Box 704
THIKA

A 18, B 13, D 86, F 40, H 74,
K 75%

The Salvation Army
Primary School for the Blind
Thika
P.O. Box 80
THIKA

Kongo

Institut National des Aveugles du
Congo
B.P. 20
BRAZZAVILLE

A 4, B 10, D 11, F 2, H 1, I 2,
J 2, L 83%

Lesotho

Visual Problem Centre
P.O. Box 2395
MASERU 102

A 5, C 3, D 5, E 2, F 8, G 3, J 3,
K 2, L 100%

Liberia

School for the Blind
Ministry of Health and Social
Welfare
Mail Bag 9009
MONROVIA

A 8, B 6, C 2, D 25, F 9, K 80%,
M 9, O 9

Libyen

Association for the Blind
P.O. Box 583
BENGHAZI

A 24, B 13, C 2, D 40, E 3, F 21,
H 21, I 3, J 2, K 53%, O 23

Educational Institute for the
Blind
SHARA KATENGIARO
Tripoli

Madagaskar

Institut des Aveugles de
Loharano
B.P. 311
ANTSIRABE

A 34, B 6, D 19, F 18, G 1, H 5,
J 1, L 87%, M 3, O 12

Malawi

Malawi has played a pioneering
role in integrated education in
Africa. Sixteen „resource centres" for blind children attached
to ordinary schools can be found
scattered all over the country.
For further information contact.
Malawi Council for the Handicapped, Limbe

Chilanga School for the Blind
P.O. Box 26
KASUNGU

A 33, B 8, D 36, F 20, H 8,
K 91%

Lulwe School for the Blind
P.A. Marka
P.O. NSANJE

Mali

Ecole pour les Aveugles
B.P. 377
BAMAKO

Marokko

School for the Blind
BENI MELLAL

School for the Blind
15 rue Canizares
CASABLANCA

School for the Blind
Rue Ziat Bab El Hadid
FES

School for the Blind
KSAR EL KEBIR

Institut Abar el Abbas Essebti
B.P. 768
MARRAKESCH

B 9, D 45, F 4, H 2, I 5, K 80%,
M 16

School for the Blind
Bab Siba
MEKNES

School for the Blind
Jardin Lalla Aicha
OJUDA

A 27, B 12, D 40, E 2, F 3, H 20,
I 20, K 70%, O 20

School for the Blind
SALE

School for the Blind
SIDI SLIMANE

School for the Blind
Casa Barata (nouvelle cité)
TANGIER

School for the Blind
Riad Tioti
TAROUDANT

School for the Blind
TETUAN

Mauritius

School for the Blind
101, Colonel Maingard Street
BEAU BASSIN

A 25, B 6, C 2, D 17, E 1, F 13,
H 19, I 1, J 2, K 50%, M 2

Mosambik

Instituto Assis Milton
P.O. Box 364
Rua Mouzinho de
Albuquerque no 1075
BEIRA

Afrika

Fortsetzung Schulen

Namibia

Eluisa School for the Blind
and Deaf
Private Bag X 55 13
OSHAKATI – 9000

A 12, B 7, D 22, E 1, F 9, H 1,
K 90%

Nigeria

Gindiri School for Blind Children
Church of Christ in Nigeria
P.O. Box 643
JOS

A 32, B 6, D 130, E 2, F 30, G 1,
H 10, K 70%

Nakam Memorial Secondary
School for the Blind
P.O. Box 643
JOS Plateau State

A 11, B 13, D 9, F 3, H 1,
K 70%

Pacelli School for Blind Children
P.O. Box 214
Surulere
LAGOS

St. Joseph's Day Centre and
School for the Blind
P.O. Box 52
OBUDU

Ruanda

Home de la Vierge des Panvres
B.P. 24
Nyabisindu
GATAGARA

A 6, B 6, D 27, F 18, K 80%

Sambia

Magwero School for the Blind
P.O. Box 510004
CHIPATA

A 57, B 7, D 38, E 2, F 12, G 1,
H 10, K 74%

The Zambia Council for the
Handicapped
P.O. Box 50073
LUSAKA

Ndola Lions School for the Blind
P.O. Box KJ 250098
Kansenshi
NDOLA

Senegal

School for the Blind
DEKAR

Sierra Leone

Milton Margai
School for the Blind
Wilkinson Road
FREETOWN

A 29, B 7, D 40, F 16, H 10,
L 67%, M 34, N 4

Simbabwe

In this country there is also a distinct trend away from residential to integrated education. Many blind children have been integrated into normal schools both a primary and secondary level. For information contact Council for the Blind, Bulawayo

Solusi Blind School
Private Bag T-5399
BULAWAYO

A 4, B 6, D 4, F 5, H 3, K 60%,
M 9

Lower Gwelo Resource Room
Private Bag 9002
GWELO

A 18, B 1, C 2, D 4, F 9, H 7,
L 100%, M 11

Jairos Jiri School for the Blind
P.O. Box 354
KADOMA

A 4, B 7, D 72, E 8, F 52, G 3,
H 9, L 55%, M 29

Waddilove Training Institute for
the Blind
Private Bag 3709
MARONDERA

A 25, B 11, D 13, E 1, F 12, H 2,
L 70%, M 25

Margaretha Hugo School and
Workshop for the Blind

Copota Mission
P.B. 9038
MASVINGO

Südafrika

Kathlehong School for the Deaf
and Blind
P.O. Box Kathlehong
ALBERTON 1832

Athlone School for the Blind
Private Bag X1
P.O. KASSELSVLEI 7533

A 58, B 12, C 3, D 130, F 90,
H 113, K 98%

Bosele School for the Deaf
and Blind
Private Bag X 1536
MIDDELBURG 1050

A 28, B 9, C 2, D 71, E 2, F 69,
G 4, H 60, K 95%

Vuleka School for the Deaf
and Blind
Private Bag 103
NKANDLA 3855
Kwazulu

A 23, B 5, C 1, D 44, F 26, H 23,
K 75%

Eluwa School for the Deaf and
Blind
Private Bag X5513
P.O. Oshakati
OWAMBO 9290

New Horizon
School for the Blind
P.O. Box 8132
Cumberwood
PIETERMARITZBURG 3200

A 31, B 10, C 2, D 62, E 2, F 51,
G 7, H 90, K 80%

Siloe School for the Blind
Privat Bag 7354
PIETERSBURG 0700

A 34, B 10, C 3, D 100, E 5,
F 92, G 5, H 37, I 3, J 4, K

Khanyisa School for the Blind
P.O. Box 2973
PORT ELIZABETH 6056

A 1, B 1, C, D 5, F 8, H 1,
K 68%

Afrika

Fortsetzung Schulen

Prinshof School for the Partially Sighted
P.O. Box 2817
PRETORIA 0001

A 22, B 10, C 2, D 168, E 18, F 133, G 18, H 295, K 95%

Soshanguve Secondary School for the Blind
c/o Dept. Education and Training
Private Bag X212
PRETORIA 0001

Bartimea School for the Deaf and Blind
P.O. Seloshesa
THABA NCHU 9780

Efata School for the Blind and Deaf
P.O. Box 177
UMTATA 5100
Transkei

A 27, B 7, D 48, F 52, H 54, K 75%

Tshilidzini School for the Blind
P.O. SHAYANDIMA 0931
Venda

The Pioneer School
20 Adderley Street
WORCESTER 6850

A 104, B 10, C 4, D 182, E 106, F 105, G 53, H 190, K 71%

Sudan

El Nour Institute for the Blind
KHARTOUM NORTH

A 25, B 9, D 46, E 2, F 13, K 97%

Swasiland

St. Joseph's Resource Centre
P.O. Box 7
MZIMPOFU

A 16, B 12, C 2, D 9, F 7, H 4, J 1, L 100%, M 17

Tansania

In this country, many „annexes", small units for blind children attached to ordinary schools, have been established in recent years. For information contact Ministry of Education, Dar es Sallam

Wilson Carlile School for Boys
P.O. Chamwino
BUIGIRI
Dodoma

A 35, B 7, D 53, E 3, F 10, G 1, H 11, I 2

Mugeza Primary School
P.O. Box 525
BUKOBA
Kagera

A 19, B 7, D 21, E 13, F 15, G 9, H 2

Hombolo Bwawani
P.O. Box HOMBOLO
Dodoma

A 13, B 5, F 13, H 3, K 100%

Korogwe Girls' Secondary School
P.O. Box 155
KOROGWE

A 8, F 19, H 3, K 70%

Irente School for the Blind
P.O. Box 63
LUSHOTO

A 19, B 7, D 17, F 16, G 3, H 10, L 75%

Mwisenge Primary School
P.O. Box 111
MUSOMA

A 7, B 7, D 14, E 3, F 10, G 2, H 2, K 50%

Misungwi Boarding School for the Blind
P.O. Box 912
MWANZA

A 6, B 7, D 17, E 1, F 13, H 5, K 95%, O 30, R 1

Mzumbe Secondary School
P.O. Box 19,
MZUMBE

A 5, B 13, K 100%, O 12

Shinyanga Secondary School
P.O. Box 157
Mwadui
SHINYANGA

A 11, B 12, D 20, K 100%, O 20

Mpwapwa Secondary School
P.O. Box 3
MPWAPWA
Dodoma Region

A 25, B 12, D 11, H 3, I 7, K 100%

Buhangija Special School
P.O. Box 374
SHINYANGA

Togo

Centre des Aveugles
B.P. 310
KPALIME

A 10, B 6, D 34, E 2, F 4, H 5, I 13, J 2, L 55%

Tunesien

Institut El Nour
Bir KassaF
Par Ben Arous
TUNIS

Institut des Aveugles
SOUSSE

Uganda

Gulu Primary School
Annex for the Blind
P.O. Box 44
GULU

A 16, B 7, D 13, E 1, F 11, G 1, H 7, L 98%, M 26

St. Mary Goretti Primary School
Ngeta
P.O. Box 43
LIRA

St. Francis Primary School for the Blind Madera
P.O. Box 161
SOROTI

A 30, B 9, D 45, E 1, F 18, H 33, L 56%

Zaire

Institut Mama Mobutu
Pour Aveugles
P.O. Box 8797
KINSHASA 1

A 13, B 6, C 1, D 16, E 5, F 19, H 15, I 26, J 7, K 90%, M 1, O 1

Institut des Aveugles de Boma
B.P. 105
BOMA
Region du Bas-Zaire

Afrika

WHO-Statistik

Land oder Gebiet	Bevölk. schätz. 1983 in Mill.	Zeitpunkt der Datenerhebung	Art der Daten	Blindheitsdefinition	Prävalenz in %	Hauptursachen		
AFRICA								
Benin	3,72	1978–1979	S	6	1,2			
		1985	S	6	1,1			
Botswana	1,01	1980	E		1,4	Katarakt	45	%
						Glaukom	33	%
						Verletzungen	10	%
						Hornhauterkrankungen	7	%
Burkina Faso	6,61	1970–1975	C	?	0,5			
		1975	S	6	3,3			
		1975	S	6	2,6			
		1975	S	6	1,0			
		1984	S	6	0,8			
Chad	4,79	1977	S	6		Hornhauterkrankungen	25	%
					0,8	Trachom	17,8	%
						Katarakt	42,9	%
						Onchocerciasis	58,7	%
						Hornhauterkrankungen	14	%
					3,2	Trachom	23	%
						Katarakt	48	%
						Glaukom	15	%
		1985	S	6	2,3			
Côte d'Ivoire	9,16	1977	S	6	2,3			
		1977	S	6	2,4			
		1979	S	6	0,9			
Egypt	44,53	1974	S	7		Trachom 50 % in ländlichen,		
					4,7	30 % in städtischen Gebieten		
						Hornhauterkrankungen	5	%
					1,5	Trachom	6,7	%
						Katarakt	32	%
						Glaukom	11,7	%
		1984	S	6	3,3 (Kairo)			
Ethiopia	33,86	1981	S	6	0,9	Trachom	46,2	%
						Katarakt	46,2	%
						Glaukom	11,7	%
		1982	S	6	1,3			
Gambia	0,8	1986	S	6	0,7	Hornhauterkrankung	11	%
						Trachom	17	%
						Katarakt	55	%
						Phthisis Bulbi	9	%
Ghana	12,70	1976	S	6	2,6			
		1983	S	6	0,8			
		1980	S	6	0,8			

Die englischen Ländernamen wurden aufgrund des Erhalts der alphabetischen Reihenfolge beibehalten.

Afrika

Fortsetzung WHO-Statistik

Land oder Gebiet	Bevölk. schätz. 1983 in Mill.	Zeitpunkt der Datenerhebung	Art der Daten	Blindheitsdefinition	Prävalenz in %	Hauptursachen	
Kenya	18,78	1976	S	5	1,1	Katarakt	67 %
						Trachom	33 %
						Glaukom	10 %
		1981	S	6	0,7	Trachom	18,6 %
						Glaukom	8,6 %
						Katarakt	36 %
						Makularverletzung	7,2 %
Liberia	2,06	1971	S	6	1,2	Onchocerciasis	50 %
						Katarakt	16 %
						Leukom	13 %
						Phthisis Bulbi	6 %
						Atrophie	6 %
		1971	S	6	2,1	Katarakt	45 %
						Onchocerciasis Komplikationen	25 %
						Andere innere Erkr.	14 %
						Phthisis Bulbi	9 %
						Atrophie	6 %
Malawi	6,43	1975	R	3		Infektionen	32 %
						Kongenitaler Katarakt	14,7 %
						andere angeborene Krankheiten	16 %
						Atrophie	14,7 %
						Retinoblastomie	8 %
		1983	S	6	1,3	Verletzungen	5,3 %
						Hornhautverletzung	30 %
						Katarakt	40 %
						Andere	30 %
					0,1		
Mali	7,53	1976	S	6	0,9		
		1977	S	6	4,0		
		1980	S	6	0,9–1,6	Katarakt	79,6 %
						Glaukom	6,1 %
		1985	S	6	0,7		
						Hornhautverletzung	16,4 %
		1985	S	6	1,3	Trachom	28,4 %
						Katarakt	32,8 %
						Glaukom	9,5 %
Niger	5,77	1977	S	6	0,9		
		1983	S	6	1,7	Trachom	
						Konjunktivitis	
						Katarakt	
						Glaukom	
Nigeria	89,02	1974	S	6	1,5	Trachom	20 %
						Andere Hornhauterkrankungen	23 %
						Katarakt	41 %

Afrika

Fortsetzung WHO-Statistik

Land oder Gebiet	Bevölk. schätz. 1983 in Mill.	Zeitpunkt der Datenerhebung	Art der Daten	Blindheitsdefinition	Prävalenz in %	Hauptursachen	
Nigeria		1974	S	6	5,6	Glaukom Onchocerciasis Hornhauterkrankung Katarakt Glaukom	7 % 75 % 8 % 12 % 6 %
		1977	E		1,0 1,5 0,5		
Seychelles	0,06	1974	R	8	0,3	Katarakt Glaukom Verletzungen Hornhauterkrankungen Atrophie	
Sudan	20,36	1976	S	6		Trachom Konjunktivitis Katarakt Glaukom Verletzungen	
					4,5 1,4		
						Katarakt Infektionen Glaukom Verletzungen	
					0,9 0,4		
					5,1	Onchocerciasis Infektionen Katarakt Glaukom Verletzungen	
		1983	S	8	6,4		
Togo	2,76	1976	S	6	1,1		
		1982	S	6	1,1		
		1983	S	6	0,7	Hornhauterkrankung Katarakt Glaukom Onchocerciasis	7 % 69,8 % 7,9 % 4,6 %
		1984	S	6	1,3	Hornhauterkrankung Trachom Katarakt Glaukom Onchocerciasis	21,6 % 5,6 % 45,3 % 6,8 % 3,9 %
		1985	S	6	1,0	Hornhauterkrankung Trachom Katarakt Glaukom Onchocerciasis	16,7 % 3,5 % 60,5 % 7,8 % 9,2 %

Afrika

Fortsetzung WHO-Statistik

Land oder Gebiet	Bevölk. schätz. 1983 in Mill.	Zeitpunkt der Datenerhebung	Art der Daten	Blindheitsdefinition	Prävalenz in %	Hauptursachen	
Togo		1986	S	6	1,0	Hornhauterkrankung	14,5 %
						Trachom	11 %
						Katarakt	39 %
						Glaukom	3,5 %
						Onchocerciasis	29 %
Tunisia	6,89	1976	S	5	2,9–6,8 7,0–14,0		
		1980	S	5	3,9	Hornhauterkrankung	23 %
						Katarakt	52,4 %
						Glaukom	15,6 %
						Phthisis Bulbi	5,4 %
Uganda	14,63	1970	S	?	1,2	Trachom	40,6 %
						Hornhauterkrankungen	35,4 %
						Katarakt	13,4 %
						Verletzungen	5,6 %
						Uveitis	2,8 %
						Atrophie	1,5 %
						Glaukom	0,7 %
United Republic of Tanzania	20,38	1984	S	6	1,6		
		1985	S	6	0,8 0,8 1,0 0,7		
Zaire	31,15	1976	S		1,8		
Zambia	6,24	1978	S	6	2,3	Infektionen	
						Katarakt	
					1,2	Glaukom	
					0,8		
Zimbabwe	7,14	1981	E	6	1,2	Katarakt	40 %
						Trachom	20 %
						degenerative und angeborene Funktionsstörungen	15 %
						Infektionen	10 %
						Glaukom	10 %
						Verletzungen	4 %

Afrika

Legende zur WHO-Statistik

Die Angaben stellen eine Korrektur der Erhebungen vom November 1978 dar. Die Data/87 sind keine offizielle Veröffentlichung.

Zeichenerklärung:

C = Zensus
E = Schätzung
R = Registrierung
S = Stichprobenerhebung

Der Bericht der WHO umfaßt zwei weitere Kolumnen, die die Erhebungsweise und die Dokumentation näher angeben, welche hier aber fortgelassen wurden. In der Aufführung der einzelnen Länder folgt die Darstellung der englischen Bezeichnung in alphabetischer Reihenfolge.

In der Rubrik Blindheitsdefinition entsprechen die Zahlen 1 bis 10 folgenden Kriterien:

1 = völlige Blindheit
2 = $1/60$ oder weniger
3 = weniger als $1/60$
4 = $2/60$ oder weniger
5 = $3/60$ oder weniger
6 = weniger als $3/60$
7 = $20/300$ oder weniger
8 = $6/60$ oder weniger
9 = weniger als $6/18$
10 = andere Kriterien

Erklärung der augenmedizinischen Begriffe:

Amblyopie	= Schwachsichtigkeit
Atrophie	= durch Mangelernährung bedingter Organ-Gewebe-Zellenschwund
Buphthalmus	= krankhafte Vergrößerung des Augapfels
Konjunktivitis	= Bindehautentzündung
Chorioidea	= Aderhaut des Auges (-Erkrankung ders.)
Diabetes	= Zuckerkrankheit
Fibroplasie	= Glaskörpertrübung bei Frühgeborenen, bedingt durch Sauerstoffbehandlung
Fundus	= Grund, Boden des Hohlorgans (-Erkrankung dess.)
Glaukom	= zu hoher Augeninnendruck, grüner Star
Hydrophthalmus	= Augapfelvergrößerung, Wasserauge
Iatrogen	= durch medizinische Behandlung entstanden
Katarakt	= Trübung der Augenlinse, grauer Star
Keratopathie	= Hornhauterkrankung
Leukom	= Wucherung od. Narbe auf der Hornhaut des Auges
Makula	= krankhafte Veränderung des Flecks schärfsten Sehens
Mikrophthalmus	= angeborene, krankhafte Kleinheit des Auges
Myopie	= Kurzsichtigkeit
Neoplasma	= bösartiges Geschwulst
Onchocerciasis	= von der Kriebelmücke übertragene Krankheit, die zur Erblindung, später zum Tode führt (=Onchozerkose, Flußblindheit)
Phthisis Bulbi	= allgemeiner Verfall des Augapfels
Pterygium	= dreieckige Bindehautwucherung, die sich über die Hornhaut schiebt
Retinitis	= Netzhautentzündung
Retinoblastom	= bösartiges Netzhautgeschwür
Retinopathie	= übermäßige Pigmentation der Netzhaut
Smallpox	= Pocken
Trachom	= ägypt. Augenkrankheit, Virusinfektion der Bindehaut
Uveitis	= Entzündung der Aderhaut des Auges
Xerophthalmie	= Austrocknung des Bindegewebes

Afrika

MALAWI: Die Blindheitsquote liegt bei 0,8 %. Hauptursachen sind Katarakt (40 %), Trachom und Augenentzündungen (15 %), Ernährungsmängel (15 %), degenerative Augenentzündungen (15 %), Glaukom (8 %), Augenverletzungen (4 %) und Onchocerciasis (2 %). Über 70 % aller Erbl.-Fälle in Malawi, wie auch in fast allen anderen Ländern Afrikas, könnten verhütet werden oder wären heilbar, wenn augenmedizinische Einrichtungen vorhanden wären. Das nationale Verhütungskomitee für Blindheit ist ein Unterkomitee des „Malawi Council for the Handicapped". Das nationale Verhütungsprogramm wurde 1982 aufgestellt. Programme bezüglich der Verhütung und der verhütbaren Augenerkrankungen und der heilbaren Erkrankungen werden zur Zeit entwickelt. Die Vergrößerung des Netzes und die Intensivierung desselben in bezug auf erste Hilfsmaßnahmen ist im Gange. Der Aktionsplan 1982 bis 1987 betont besonders die Ausbildung und Erweiterung des ärztlichen Hilfspersonals, der Bekämpfung der Fehl- und Unterernährung und die Trachom-Bekämpfung in den tiefer gelegenen Talgebieten. Das Blindheitsverhütungsprogramm ist ein Teil des allgemeinen Gesundheitsprogrammes. Dieses Programm soll im Rahmen der allgemeinen staatlichen Maßnahmen bis zum Jahre 2000 durchgeführt werden.

Als 1974 Mohamed Rajhi, der ehemalige Generalsekretär des Tunesischen Bl.-Verbandes (→ UNAT), zum Vorsitzenden des afrikanischen Ausschusses für Bl.-Angelegenheiten gewählt wurde, wurde von August 1974 bis März 1977 eine Kampagne in ganz A. durchgeführt. Die zwölf afrikanischen Länder, Mitglieder des → WCWB, sind ebenfalls aktiv tätig. Durch die Bemühungen von Rajhi wurden viele Kundgebungen abgehalten. Informationsblätter wurden verteilt, Seminare sowie Beratungsarbeit im Rahmen der internationalen Zusammenarbeit auf dem Gebiet des Bl.-Wesens organisiert. Das Hauptziel war, die afrikanischen Regierungen dazu zu bewegen, den Bl. zu helfen und die afrikanischen Regionalkomitees in ihrer Arbeit zu unterstützen. Die Arbeit des afrikanischen Komitees wurde von der OAU (Organisation der Afrikanischen Einheit) begrüßt, und es wurde ihm volle Unterstützung zugesagt. Das Komitee hatte dann schließlich einen eigenen Status. 1973 fand ein Euro-Afrikanisches Treffen in Tunis statt. Das wichtigste Ergebnis dieses Treffens war die Gründung eines afrikanischen Zentrums für die Ausbildung von Bl.-Pädagogen und Bl.-Erziehern (Centre Africain). Im Studienjahr 1974/75, dem ersten des Instituts, erhielten 46 Studenten aus frankophonen Ländern des Kontinents ihre Ausbildung und Qualifikation. Die jungen Leute hatten bereits vor ihrem Aufenthalt in Tunesien in Einrichtungen des Bl.-Wesens ihres Landes gearbeitet. Das Studienprogramm umfaßt Theorie und Praxis der Sonderpädagogik, dazu praktische Unterweisung in Rehabilitation, Mobilität und Sozialarbeit. Vervollständigt wird die Ausbildung durch Gastvorträge afrikanischer und europäischer Spezialisten auf dem Gebiet des Bl.-Wesens. Am Ende des ersten Studienjahres haben 41 von 46 Studenten die Abschlußprüfung bestanden und erhielten das Fachschuldiplom für Sonderpädagogik. Für das zweite Studienjahr 1975/76 lagen so viele Bewerbungen vor, daß beschlossen wurde, je eine französischsprachige und eine englischsprachige Arbeitsgruppe parallel laufen zu lassen. Zwischen 1977 und 1979 wurde eine Fülle von Leistungen und Errungenschaften registriert. Vorsitzender des afrikanischen Komitees wurde 1977 Ismaila Konate. Es fanden folgende Treffen seit 1977 statt, und zwar in Dakar, Bamake, Algier und Prag. Die Ziele der Arbeiten in diesem Zeitraum waren hauptsächlich: die Gewinnung neuer Mitglieder, eine bessere und wirksamere Informationsverbreitung, die Verstärkung der Beziehungen mit den europäischen Regionalkomitees, die Entwicklung einer afrikanischen Bl.-Zeitschrift, die Verbreitung und Bekanntmachung von Gesetzen, die die Bl. betreffen, die Möglichkeit zu prüfen, weitere Zentren für die Ausbildung von Bl.-Lehrern zu errichten, Verbesserung der Transportmöglichkeiten Bl., Zusammentreffen mit einigen afrikanischen Staatschefs und mit dem Generalsekretär der OAU.

MALI: Das „Yeelen"-Programm wurde als Aktionsprogramm der Regierung festgelegt, um als „Organization for Coordination and Cooperation in the Control of Endemic Diseases" der Bekämpfung endemischer Krankheiten zu dienen. Dieses „Yeelen"-Programm ist seit 1980 in Funktion auf der Grundlage von „Mobile Eye Units". In der Zentralabteilung arbeitet ein Augenarzt – vier weitere werden im „African Institute for Tropical Ophthalmology" (IOTA) ausgebildet. Von der Zentralstelle werden auch die Arbeiten der fünf regionalen Zentren mitbetreut und kontrolliert. Das „Yeelen"-

Programm hat folgende Aufgaben: Neben der Kontrolle des nationalen Blindheitsverhütungsprogrammes soll die Ausbildung von Hilfspersonal gefördert und die Aufstellung epidemiologischer Übersichten durchgeführt werden. Zwischen 1980 und 1983 wurden Bewohner in 893 Dörfern augenärzlich untersucht. Die Zahl der augenärztlichen Untersuchungen wuchs von 10.900 im Jahre 1980 auf 259.000 im Jahre 1982. Die Zahl der Augenoperationen stieg von 194 im Jahre 1980 auf 3.205 im Jahre 1982. Ein nationales Komitee zur Blindheitsverhütung befand sich zu diesem Zeitpunkt gerade in seiner Gründungsphase. Die Gesellschaft für die soziale Förderung der Bl. in Mali unterhält eine Rehabilitationsabteilung für Späterbl., ein Bl.-Wohnheim und eine kleine Behindertenwerkstatt. Als Beispiel für die Misere der Bl. kann Liberia angeführt werden. In diesem Land, wo es erschreckend viele Fälle der Flußblindheit gibt, standen nur drei Augenärzte zur Verfügung. Erst 1974 wurden von der → AFB Kurse für Bl. unter der Leitung von Dr. Jane Kenmore angeboten. 1975 wurde dann eine Bl.-Schule eröffnet, die heute ca. 50 Schüler hat. Das Schulgebäude wurde von der → CBM finanziert.

Eine ähnliche Situation besteht in der Republik Elfenbeinküste. Obwohl es eine bevorzugte französische Kolonie war und im Norden des Landes Onchozerkose sehr verbreitet war, wurde für die Bl. kaum etwas getan. Um 1970 wurden von der Caritas vier Experten entsandt, um eine moderne Bl.-Bildungseinrichtung zu gründen. Der Versuch wurde jedoch zum Fehlschlag. Erst Ende der 70er Jahre wurde eine Bl.-Schule eröffnet, die aber wenig Erfolg hatte, da man versuchte, ohne Rücksicht auf die Tradition des Landes, die Bl. von ihren Familien zu trennen. Zur Zeit gibt es eine Grundschule für bl. Kinder im Alter von sechs bis zehn Jahren und ein Rehabilitationszentrum für Bl. im Alter von 18 bis 30 Jahren, wo Punktschrift, Schreibmaschinenschreiben, Weben, Korbflechten erlernt und Grundkurse im Landwirtschaftsunterricht gegeben werden.

Für die Sache der Bl. wurde – vereinzelte Versuche ausgenommen – auch in Senegal erst Ende der 60er Jahre Sinnvolles getan. Ein junger Bl. namens P.A. Fall, der eine gute Ausbildung genossen hatte, gründete zusammen mit seinem früheren Schulfreund A. Kahn den Bl.-Verband in Senegal, der von der Regierung finanziell unterstützt wird. Mit Unterstützung von → HKI gründete P.A. Fall eine Bl.-Schule und, zusammen mit einem Experten der → ILO, einen Workshop für 60 Behinderte.

Adressen: Association Nationale pour la Promotion Sociale des Aveugles de la Côte d'Ivoire, 01 PO Box 2567, Abidjan 01, Côte d'Ivoire; Gambia Society for the Blind, c/o Department of social Welfare, 23 Anglesca Street, Banjul, Republic of Gambia; Kenya Society for the Blind, PO Box 46656, Nairobi, Kenya; Kenya Union for the Blind, PO Box 72872, Nairobi, Kenya; Malawi Council for the Handicapped, PO Box 5971, Limbe, Malawi; Society for the Blind in Malawi, PO Box 278, Zomba, Malawi; Nigeria Association of the Blind, PO Box 1014, Oshodi, Lagos, Nigeria; Nigerian National Advisory Council for the Blind, Federal Ministry of Social Development, 5 Kofo Abayomi Road, Victoria Island, Lagos, Nigeria; Association Malienne pour la Promotion Sociale des Aveugles, PO Box 377, Bamako, Mali; Institut National des Jeunes Aveugles, PO Box 377, Bamako, Mali; Sierra Leone Association of the Blind, Albert Academy, PO Box 110, Freetown; Sierra Leone Blind Welfare Society, c/o Waterloo Road, Kissy, Freetown, Sierra Leone; Council for the Blind, PO Box 506, Bulauayo, Simbabwe; National Society for the Blind and Physically Handicapped, PO Box 144, Bulauayo, Simbabwe; Tanzania Society for the Blind, PO Box 2254, Dar es salam, Tansania; Uganda Foundation for the Blind, PO Box 1945, Kampala, Uganda; Zambian Council for the Blind, PO Box 50073, Ridgeway, Lusaka, Gambia; Liberian National Association of the Blind, PO Box 3172, Monrovia, Liberia; Union Nationale des Aveugles du Senegal, 53 rue Raffenel, PO Box 2240, Dakar, Senegal.

Lit.: M. Rajhi: „Blindheit in Afrika und Mittel ihrer Verhütung", in: Umschau des europäischen Blindenwesens 1976/3; M. Rajhi: „Ein Zentrum für das Blindenwesen in Afrika", in: Umschau des europäischen Blindenwesens 1976/4; „Planning Employment for the Blind in the Developing Countries", herausgegeben vom → WCWB, Paris 1981.

Ahuja, Suresh, *1930 in Indien, 1948 erbl. BA vom Elphinstone College, MA in Politischen Wissenschaften an der Univ. Bombay. Diplomiert in Sozialwissenschaften an der University of London (LSE 1956). Geschäftsführer der → National Association for the Blind in Indien, Vorsitzender des Komitees für Asien des → WCWB (1974) und seit 1984 Vorsitzender des Comity for Social Development der → WBU. Nahm an allen Tagungen des WCWB und der → WBU teil, organisierte die 4. Asiatische Konferenz für Blindenarbeit 1973. Berater in Regierungsausschüssen. Außerdem nebenberuflich Versicherungsmakler und Vorsitzender von P. Liner and Sons India Ltd., einer indischen Exportfirma für landwirtschaftliche Produkte.

Akademie für Musik in Hereford → Großbritannien

Akashi, Kakuichi, *1301, †1371 Japan. Bl. A. war ein berühmter Schüler von J. Ichikata, dem Gründer einer Musikschule. Seine Gedichte fanden großen Gefallen beim Kaiser. Auch als Physiotherapeut war er sehr geschätzt. (→ Japan)

Al'aama Abul Kasim, lebte im 7. Jh. in Bagdad. Sein richtiger Name ist Al'aama Moauia Ibn Sufjan. Sein Familienname „Al-'aama" zeigt, daß er bl. war, da das Wort „Aama" im Arabischen „der Sehbehinderte" bedeutet. Er war ein bekannter Poet und Erzähler im alten Bagdad und darüber hinaus auch ein sehr gefragter Lehrer.

Al-Ashar (die blühende Moschee) → Ägypten

Al-Asheikh, Mohammed Ben Ibrahim, Scheich, *1892 in Riad. Von Geburt an bl. Er wurde teilweise von seinem Vater, teilweise von den berühmtesten religiösen Scheichs ausgebildet. Er wurde zum berühmten Religionslehrer, seine Schüler bekleiden die höchsten islamischen Ämter in Saudi-Arabien. Außerdem wurde er zum islamischen Richter im Zentralbezirk von Saudi-Arabien ernannt. 1961 wurde er Rektor der islamischen Univ. in Al-Medina Al-Munaurah. Viele Jahre war er für die islamischen Angelegenheiten zuständig.

Albert, Rafael Rodriguez, *1902 in Alicante, †15.Februar 1979 in Madrid. Verlust des Augenlichtes im 9. Lebensjahr. Studierte in la Mancha Musik; Komposition des Pasodoble mit 12 Jahren. Übersiedelte nach Valencia, wo er das Konservatorium besuchte und von seinen Lehrern Ramón, Ribes und Francisco Antich Kompositions- und Klavierunterricht erhielt. Santiago Caballero und José Iturbi zählten ebenfalls zu seinen Lehrern. Studium der Rechtswissenschaft und später auch der Philosophie. Während eines Aufenthaltes in Paris traf er mit Poulenc, Honnegger und Milhaud zusammen. Ravel führte ihn in die Kompositionslehre tiefer ein. 1925 erhielt er einen Preis für eine Liedsammlung zu Gedichten von Heine im Rahmen eines nationalen Wettbewerbs der Schönen Künste. Seine ersten symphonischen Werke wurden unter den Dirigenten Pérez Casas, Angel Grande, Conrado del Campo José Ma. Franco uraufgeführt. 1932 erhielt er den Lehrstuhl für Musikgeschichte, Ästhetik und Musikographie am Nationalen Institut der Bl. in Madrid. Während der Bombenangriffe auf Alicante ging ein Teil seines in Bl.-Schrift und in Schwarzschrift verfaßten musikalischen Werkes verloren. 1939 beendete er ohne besonderen Grund seine Lehrerlaufbahn. Seit 1940 gehörte er der Delegation von Granada des nationalen Bl.-Verbandes an. Während dieser Zeit schrieb er weiter Musik, so z.B. „Nueve Preludios", von denen vier veröffentlicht wurden, und „Homenaja a Falla". 1947 siedelte er nach Madrid über. Gleichzeitig arbeitete er weiter als Komponist, gab Privatunterricht und ging auf Konzertreisen. 1954 nahm er als spanischer Delegierter an der Braillenotenkonferenz in Paris teil, 1957 übernahm er wieder den Lehrstuhl am Colegio Nacional de Ciegos (Nationale Bl.-Schule) und nahm als Mitglied der spanischen Delegation an den Konferenzen des → WCWB 1967 und 1969 teil. 1973 erhielt er vom Institut de Estudios Alicantinos den Auftrag, ein Werk zu schreiben mit dem Titel „Horas y Caminos", eine Anregung, die auf Gabriel Miró zurückging. Zu den zahlreichen Ehrungen, die er erhielt, zählen: Nationalpreis der Musik 1961 für sein Werk „Fantasia en triptico sobre un drama de Lope"; Nationalpreis im Wettbewerb „Internacional de Lieja" 1967, für „Sonatina en tres duales"; Nationalpreis für Komposition der Univ. von Granada 1977 für das Werk „La Antequeruela", das Manuel de Falla gewidmet war.

Werke u.a.: „Compendio de Armonia, Contrapunto y Fuga"; „Historia abreviada de la Música".

Albuquerque e Castro, José de, *1903 in Porto (Portugal). Im Alter von 13 Jahren erbl. Er studierte am Musikkonservatorium in Porto. Mehrere Jahre war er pädagogischer Leiter des → „Instituto de Cegos" de S. Manuel, Porto. 1956 richtete er die 1. Brailledruckerei in Portugal ein und gab die Bl.-Zeitschrift „Poliedro" heraus. Er war Leiter zahlreicher Bl.-Inst. und gehörte Kommissionen des Bl.-Bildungswesens in Portugal an. Er trat mit einer Reihe von Veröffentlichungen über Bl.-Wohlfahrt, Brailleschrift sowie Essays über Musik und Poesie hervor.

Alessi, C. R. C. Salvatore (2. Hälfte des 19. Jh.), Italien. Er war Arzt in Livorno. Mit dem Bl.-Wesen stand A. durch seine Mutter in Verbindung, die als Wohltäterin für Bl. galt. Ihrem Andenken widmete er seine Schrift „I veri miserabili", ein Brief über Bl.-Geborene, die 1875 in Florenz erschien.

Alexander Friedrich, Landgraf v. Hessen, *1861 in Kopenhagen, †26.3. 1954 in Fronhausen. Als Kind erbl. Er bekam eine umfangreiche musikalische Ausbildung in Frankfurt, Berlin und Paris. Die Frucht seiner Studien ist ein vielfältiges Werk, das aus Liedern, Chören, Messen, Klavierkonzerten und kammermusikalischen Stücken besteht. *Mo.*

Al-Faisal Centre of the Blind
→ Pakistan.

Algerien, Demokratische Volksrepublik (Al Dschumhurijja Al Dschasarijja ad Dimukratijja Asch). *Fläche:* 2.381.741 km². *Einwohner:* 22.013.000. *Zahl der Bl.:* 100.000.
Geschichte: Seit der Unabhängigkeit A. 1962 hat sich die soziale Lage der Bl. ständig verbessert. Diese Verbesserung ist vor allem auf die Tätigkeit der Selbsthilfevereinigung „Organisation Nationale des Aveugles Algeriens" (ONAA) zurückzuführen. 1963 wurden viele Sonderschulen für Sehgeschädigte errichtet. Gleichzeitig wurden geschützte Werkstätten für das Bl.-Handwerk eingeführt und durch Sondergesetzgebung gesichert. Der Unabhängigkeitskrieg, der auch sehr viele Kriegsbl. als Opfer forderte, war ein Anlaß, die Situation der Bl. im allgemeinen von Grund auf zu verbessern.
Gegenwärtige Situation: In A. gibt es zur Zeit ungefähr 15.000 Bl., die sich in einem festen Arbeitsverhältnis befinden. Daneben besuchen ca. 500 bl. Schüler entsprechende Schuleinrichtungen. Bl. über 18 Jahre erhalten finanzielle Zuwendungen oder Unterstützungen. Zahlreiche Rehabilitationszentren sind geplant und zum Teil auch schon ausgebaut und in Dienst gestellt worden. Das Erziehungssystem, auch soweit es Sehgeschädigte betrifft, steht unter der Aufsicht der Regierung bzw. des Kultusministeriums. Der Unterricht für Sehgeschädigte wird in Heimsonderschulen mit 9 Klassen erteilt. Anschließend besuchen die sehgeschädigten Schüler und Schülerinnen die Regelschulen. Es bestehen fünf solcher Heimsonderschulen in folgenden Städten: Algier, Oran, Constantine, Bachear und Biskra.

Lehrerausbildung: Seit 1980 besteht eine besondere Einrichtung zur Ausbildung von Sonderpädagogen für Sehgeschädigte an besonderen Fachhochschulen oder staatlichen Einrichtungen. Sonderpädagogische Vorlesungen und Ausbildung werden während der allgemeinen pädagogischen Ausbildung angeboten.
Blindenberufe: Die Sehgeschädigten arbeiten vorwiegend als Lehrer, Übersetzer, Telefonisten, Elektroindustriearbeiter, Masseure, Musiker und Verwaltungsfachleute. Die Integration wird auf den verschiedensten Gebieten der allgemeinen Schulbildung wie auch der Berufsausbildung durch Regierungsprogramme vorangetrieben.
Blindheitsursachen sind erbliche Sehschwierigkeiten und Blindheit, Infektionskrankheiten, angeborene oder früh erworbene Augenkrankheiten und Unfälle. Ärztliche Behandlung: Es werden vor allem öffentliche gesundheitspolitische Maßnahmen zur Verhütung von Blindheit ergriffen.
Adresse: Organisation Nationale des Aveugles Algeriens 4, Bd. Mohamed, Khemisti.
Persönlichkeit: M. Mustapha Djelloul.

Al-Ghanim, Abdullah M., Scheich, *1937 in Jalajil, → Saudi-Arabien. Von Geburt an bl. 1960 beendete er sein Studium an der Hochschule für Islamisches Recht. Seit dieser Zeit war er bemüht, eine Bl.-Schule zu gründen. In Zusammenarbeit mit verschiedenen höheren Schulen richtete er Abendklassen für Bl. ein. Als Ergebnis seiner Bemühungen eröffnete die Saudi Arabische Regierung die erste Bl.-Schule (→ Al-Nour Institute) in Riyahd. 1960 wurde A. zum ersten Dir. der Bl.-Schule ernannt. Gleichzeitig wurde A. zum Abteilungsleiter für Sonderpädagogik im Kultusministerium ernannt. Unter seiner Leitung wurden die Inst. für Mehrfachbehinderte im ganzen Land gegründet. 1969, während der Konferenz des

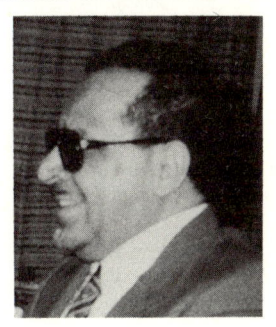

Abdullah M. Al-Ghanim

21

→ WCWB in New Delhi, wurde A. zum Präsidenten des „Middle East Committee for the Welfare of the Blind" gewählt. Als Komiteepräsident gründete er das „Al-Nour Institute for the Blind" in Bahrain und das Rehabilitationszentrum für bl. Mädchen in Amman (Jordanien). Des weiteren gründete er eine Punktschriftdruckerei, die auch die Bl.-Zeitschrift „Al-Fajr" herausgibt. Durch seine Bemühungen entstand auch die Bl.-Hörbücherei. Nicht nur auf nationaler, sondern auch auf internationaler Ebene bekleidete er wichtige Ämter. So war er z.B. Vize-Präsident des WCWB, Vize-Präsident der → IFB, Landesvorsitzender der → ICEVH, Mitglied des internationalen Komitees für Taubbl., Mitglied des internationalen Komitees für Bl.-Hilfsmittel, Mitglied des Komitees zur Blindheitsbekämpfung und Mitglied des internationalen Gremiums zur Blindheitsverhütung.

Alik, Anf. 19.Jh., Schottland. Bl., Bettler. Wurde durch seine Bibelkenntnisse bekannt. A. kannte die ganze Bibel auswendig und wußte jeweils auch Kapitel und Vers der einzelnen Texte anzugeben. *M.*

Allen, Edward E., geb. in Massachusetts, 19.Jh. Nach dem Studium übernahm er eine Lehrerstelle am „Normal College for the Blind" in London. Nach Amerika zurückgekehrt, unterrichtete er zuerst am → „Perkins-Institute for the Blind" in Boston, von wo aus er dem Rufe als Superintendent der „Pennsylvania Institution for the Education of the Blind" in Philadelphia folgte.

Werke u.a.: „The tangible Writing of the Blind" 1890; „The mechanical Education of the Blind" 1892; „Education and Employment of the Blind in America" 1893; „Perkins School for the Blind", Boston 1907; „Impressions of institution for the blind in Germany and Austria", Cambridge, Mass. 1910; „Modern tendencies in the education of the blind", New York 1934. *M.*

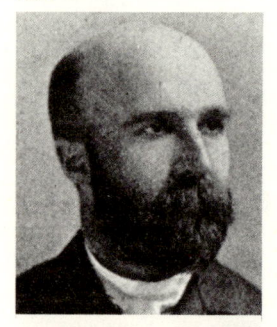

Edward E. Allen

Allgemeiner Blindenverband Berlin. Karl → Franz war einer der Gründer des Allgemeinen Blindenverbands Berlin (ABV) (gegr. 1874). Er ist die älteste Bl.-Selbsthilfeorganisation in Deutschland. Hauptaufgaben des Vereins bis zum Jahre 1945 waren: Beratung und Betreuung der Mitglieder, Arbeitsbeschaffung, finanzielle Unterstützung in Not-, Krankheits- und Sterbefällen sowie Gewährung von Erholungsbeihilfen. Im Herbst 1948 durfte der ABV seine Tätigkeit in den drei Westsektoren Berlins wieder aufnehmen. Es wurden 12 Bezirksgruppen gebildet. Daneben bestehen Fach- und Sondergruppen für Büroangestellte, Frauen, Taubbl., Führhundhalter, Tonbandfreunde und Kegler. In dem 1961 fertiggestellten „Haus der Berliner Blinden" befinden sich die Vereinsgeschäftsstelle, ein Saal für Versammlungen und Veranstaltungen, Klubräume, eine Kantine, die Berliner Hörbücherei für Zivil- und Kriegsbl. sowie 6 Wohnungen. Zu den Aufgaben gehörte an erster Stelle die Beschaffung von Wohnraum. Die im letzten Krieg völlig zerstörte Tageserholungsstätte „Max Telschow" wurde wieder aufgebaut. Auf dem Gebiet der Sozialpolitik waren es die intensiven Bemühungen hinsichtlich des Pflegegeldes. Das Abgeordnetenhaus hat am 4.August 1954 das erste Pflegegeldgesetz für Berlin beschlossen. In der Fassung vom 24.Juli 1970 sieht das Gesetz fünf Pflegegeldstufen vor und ist damit dem §35 des Bundesversorgungsgesetzes angepaßt. Im Rahmen der Seniorenbetreuung verschickt der Verein in jedem Jahr 25 ältere Mitglieder mit ihren Begleitern für drei Wochen in das Bl.-Kur- und Erholungsheim „Hermann Schimpf" in Osterode.

Die Frauengruppe führt Kurse für Erste Hilfe, Kochkurse und Modenschauen durch. Für die Gruppe der Tonbandfreunde ist im „Haus der Berliner Blinden" ein Tonstudio eingerichtet worden. Dieses gibt monatlich das Kontaktmagazin „Der Magnet" heraus.

Adresse: Allgemeiner Blindenverband Berlin e.V., Auerbachstraße 7, 1000 Berlin 33.

Alma'ri, Abu Al'ala, *27.3. 974, †13.3. 1057 in Syrien. Als Jugendlicher erbl. ist in Maarrati Annu'man in Syrien aufgewachsen. A. wurde „der Gefangene in zwei Gefängnissen" genannt: Das eine Gefängnis sei sein Haus, da er es nicht verlasse, das zweite Gefängnis seine Blindheit.

A. war ein berühmter Dichter und Philosoph. Er schrieb über die Philosophie der Ratio. Der Philosophie der Ironie hat er ein berühmtes Buch „Risalatu Alghufran" (der Brief der Verzeihung) gewidmet, das eine

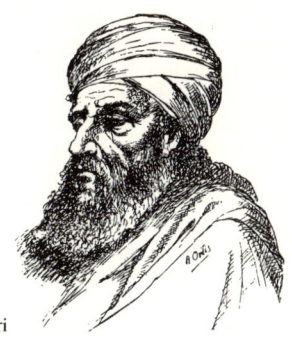

Abu Al'ala Alma'ri

Inspirationsquelle für Dantes „Göttliche Komödie" wurde. Weiter verfaßte A. Gedichtbände, u. a. „Saqt Essend" und „Allusumijat", die durch den sophistischen Aspekt geprägt sind. Seine Philosophie basiert auf einem starken islamischen Glauben.
Lit.: H. Scholler/Beji: „Blinde Dichter und Denker der arabischen Kultur", in: horus 1983/4, S. 14–16.

Al-Nour Institute for the Blind
→ Saudi-Arabien

Alopaeus, Karl Hendrik, *5.4. 1825 in Savolaks (Finnland), †10.3. 1892, späterbl. Nach Ablegung des theologischen Examens widmete er sich der pädagogischen Laufbahn. Er begann als Mitglied der Direktion der Taubstummen-Anst. in Borgaa. Ab 1858 bekleidete er das Amt des Dir. der Taubstummenstaatsanst. in Aabo. Später beschäftigte er sich mit der Bl.-Fürsorge. Er gab Bl.-Schriften auf eigene Kosten heraus.   *M.*

Al-Saud, Abdul-Aziz, Scheich, *1912 in Riyahd. Von Geburt an bl., lernte A. den Koran auswendig. 1937 wurde er islamischer Richter im Al-Kharj-Bezirk. Ab 1951 arbeitete er als Dozent für das islamische Recht an der Juristischen Fakultät in Riyahd. 1969 wurde er zum Rektor der islamischen Univ. in Al-Medina Al-Munaurah ernannt. 1965 wurde er Vorsitzender des islamischen Rates, ein Amt, das dem eines Ministers entspricht. Er hat viele wissenschaftliche Bücher herausgegeben, u. a. „Splendid Benefits in Hypothelic Research Areas" und „Criticism of Arab Nationalism".

Al-Saud, Feisal, Ibn Abdul-Aziz, König, *1906 in Riyahd, Saudi-Arabien, †März 1975 in Riyahd. Sein Vater, König Abdul-Aziz Al-Saud, war der Gründer des Königreichs Saudi-Arabien, seine Mutter war die Tochter des berühmten Reformers Scheich Mohammed Ibn Abdel-Wahab. Von seinem Vater erbte er Mut und Weisheit. Sein Studium begann er in Medina, danach ging er nach England, Frankreich und Belgien. 1926 wurde er Gouverneur der Hijaz-Provinz. Später wurde er Außenminister und 1953 nach dem Tod seines Vaters Kronprinz, bis er 1964 den Thron bestieg. Er begann Reformen durchzuführen. Unter seiner Regie entstand die Abteilung für Sonderpädagogik, und es wurden die ersten Schulen und Rehabilitationszentren für Behinderte gegründet. Er war auch der Stifter des „Middle East Committee for the Welfare of the Blind". Das Komitee wurde von ihm finanziert. Die Programme und Projekte des Komitees wurden von ihm tatkräftig unterstützt.

Altorfer, Johann Caspar, *1785 in Schaffhausen. A. war bis in sein 16. Lebensjahr bl. Nach einer erfolgreichen Operation erlangte er sein Augenlicht wieder. In einem ausführlichen Bericht, der im Schweizer Boten vom Juni 1813 abgedruckt wurde, beschreibt er die Jahre seines Blindseins und die Art und Weise, wie er sehen lernte.   *M.*

American Association of Workers for the Blind, Inc., Washington. Gegr. 1895, Unterstützungen in Nord- und Südamerika. Verbesserung der Situation Bl. und Blindheitsverhütung; im Januar 1971 über 28 angeschlossene Verbände zuzüglich 41 staatlicher Organisationen.

American Bible Society. Gegr. 1816. Sie hat weltweite Aufgaben, wird unterstützt durch Kirchen und freiwillige Beiträge. Übersetzung und Druck von Bibeltexten in Punktschrift, Großdruck und auf Kassette.

American Council of the Blind, Inc., Oklahoma City. Gegr. 1961. 44 Organisationen sind Mitglieder. Hörbücherei, Beratungsdienst für Privatpersonen und Einrichtungen im Hinblick auf Gesetzgebung, Streitigkeiten vor Gericht, Kreditanstalten und staatliche Rehabilitationsprogramme. Zeitschrift: „The Braille Forum" in Punktschrift, Großdruck und auf Kassette.

American Foundation for Overseas Blind (AFOB). Im Jahre 1945 ist aus der „American Braille Press" die „American Foundation for Overseas Blind" (AFOB) entstanden. 1945–46 hat die AFOB 30.000 kg Winterbekleidung und 100.000 Stück Seife an die Bl. in Frankreich, Belgien, Holland und Norwegen geschickt. Die Dienste der AFOB wurden zuerst auf ganz Europa, später auf die ganze Welt ausgeweitet. Es wurde ein Plan ausgearbeitet, der die Schul- und Berufsausbildung sowie die Rehabilitation der Bl. unterstützen sollte. Die AFOB war behilflich bei der Organisation der Bl.-Ver-

American Foundation (AFB)

bände in Frankreich, Belgien, Tschechoslowakei, Polen, Österreich und Griechenland. Seit 1949 Hilfe für Länder in Asien und Afrika. Erstes Projekt in Kairo, zusammen mit den UN, mit der ägyptischen Regierung und anderen nicht-regierenden Organisationen. Das Projekt beinhaltete die Beschulung bl. Kinder, die Gründung des Rehabilitationszentrums und der Punktschriftdruckerei. Weiterhin wurden in zwei Ländern des Nahen Ostens, in Jordanien und im Iran, Berufsausbildungsstätten für Bl. gegr. Bei der Gründung von Bl.-Schulen im Iran, Libanon, Irak, in Kurait und in der Türkei wurden finanzielle und fachliche Hilfen geleistet. 1962 kam ein Regionalbüro der AFOB in Beirut zustande. Es war das vierte Regionalbüro. Das erste wurde in Paris, das zweite in Lateinamerika (1957) und das dritte in Manila (1957) eröffnet. Zu Beginn der sechziger Jahre vermittelte die AFOB vielen bl. Studenten aus Brasilien, Guatemala und Haiti Studienplätze in den USA, die sie auch durch Stipendien finanzierte. Außerdem finanzierte sie in Bolivien, Chile, Guatemala, Costa Rica und Kolumbien die Ausstattung von Bl.-Schulen mit Punktschriftbüchern. In den Jahren 1961–1971 sind mit einem Aufwand von 28 Mill. Dollar 21 Projekte für die Bl. auf der ganzen Welt entstanden, z. B. zur Blindheitsverhütung in Pakistan, zur Ausbildung in landwirtschaftlichen Berufen in Ägypten, Syrien, Indien usw. Im Jahre 1972 wurden die Aktivitäten der AFOB auf ca. 10 Länder ausgeweitet. Sie wurden meist durch Spenden finanziert. 1975 wurde die AFOB in → Helen Keller International umbenannt.

American Foundation for the Blind (AFB), New York. Gegr. 1921 in New York. Sie wird von freiwilligen Spenden und Stiftungen unterhalten und dient als nationale Informationszentrale. Ihre Aufgaben sind: soziale und berufliche Rehabilitation, Sozialfürsorge-Einrichtungen für bl. und mehrfachbehinderte Jugendliche und Erwachsene, Programme für Sehbehinderte, Durchführung bzw. Anregung und Überwachung von Forschungsprogrammen für Bl. und Behinderte, Beratungs-Angebote für Regierungen und private Einrichtungen, Beratung von Einrichtungen zur Verbesserung und Ausdehnung der verschiedenen Dienstleistungen, Abhalten von Kursen, der Unterhalt von Einrichtungen für Sozialarbeiter auf dem Gebiet des Bl.-Wesens und der Gesetzgebungsberatung, Unterhalt der M.C. Migel Memorial Library und einer Spezialbücherei für Fragen des Bl.-Wesens, Veröffentlichung von Büchern, Monographien, Flugblättern und Zeitschriften (in Schwarzdruck, Punktschrift und Kassette), Aufnahmestudio für Kassetten und Hörbücher, Herstellung von Hilfsmitteln, Programme für öffentlichen Unterricht. Mitgliedsorganisationen: AAWB, AEVH, NAC, ALA, WBU. Regionalbüros sind in Chicago, Atlanta, Denver und San Francisco, USA.

American Printing House for the Blind, Inc., Louisville/Ky. Gegr. 1858. Leistungen vor allem in den USA, aber darüber hinaus auf Vertragsbasis auch weltweit. Herstellung von Hilfsmitteln und Punktschriftmaterial einschließlich von Unterrichtsmaterial für Blinde und Sehbehinderte. Seit 1879 erhält die Einrichtung durch den Federal Act „To Promote the Education of the Blind" Mittel aus dem Haushalt des Kongresses. Punktschrift und Hörbuchausgaben von Reader's Digest und von Newsweek. Darüber hinaus werden Großdruckhörbücher und Zeitschriften hergestellt. Herstellung von besonderen Hilfsmitteln für den Unterricht für Sehgeschädigte. Durchführung eines Programmes für Erziehungs- und Forschungsaufgaben; Referenzkatalog aller Hilfsmittel für blinde Studenten.

Amicii Orbilor si Prevenirea Orbirii (dt: die Freude der Blinden und die Verhütung der Erblindung) → Rumänien

Anagnos, Julia Romana, *1844 in Rom, †1.3.1886, Tochter des amerikanischen Förderers der Bl., Dr. S. G. → Howe, Ehefrau des nachfolgenden Anagnos, M. Im → „Perkins Institute for the Blind" in Boston/USA wuchs sie praktisch unter Bl. auf. Sie beteiligte sich am Unterricht der Bl. (deutsche Sprache und Literatur, griechische Geschichte), organisierte und gestaltete Freizeitveranstaltungen für die Schützlinge ihres Vaters und später ihres Ehemannes. Nicht zuletzt ihrer Werbung in der Öffentlichkeit

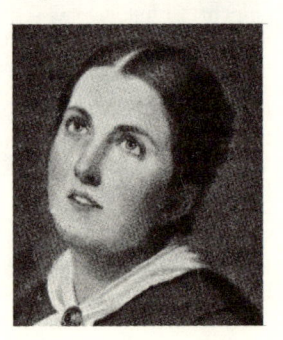

Julia Romana Anagnos

ist die Gründung des Bl.-Kindergartens in Boston zu verdanken, der zum Vorbild für viele ähnliche Einrichtungen wurde. Ihr Interesse an der Philosophie veranlaßte A. zur Gründung des „Metaphysical Club" in Boston, zu jener Zeit eine der angesehensten wissenschaftlichen Vereinigungen der Stadt. (→ USA)

Werke u. a: „Proceedings of the Metaphysical Club", Boston 1886. *M.*

Anagnos, Michael, *1837 in Epirus, Griechenland, †1906. Dir. des → „Perkins Institute for the Blind" in Boston. Er war der Bl.-Lehrer, der für die Erziehung und Unterrichtung der taubbl. Helen → Keller sorgte. A. studierte zunächst Philosophie und Sprachwissenschaften, um sich dann dem Jurastudium zuzuwenden. Nach dem Studium wurde er Journalist. Er setzte sich für eine freiheitliche Regierungsform in Griechenland ein und forderte die Befreiung hellenischer Provinzen von türkischer Herrschaft. Durch seine liberalen Veröffentlichungen machte er sich mißliebig und erlitt das Schicksal zahlreicher Journalisten in jener Zeit, er wurde zeitweise gefangengesetzt. Erst nach der Absetzung des Königs Otto, die nicht zuletzt auf die Veröffentlichungen von A. zurückgeführt wird, konnte er wieder in seinem Beruf tätig werden. Bei einer amerikanischen Hilfsaktion für die Bewohner Kretas lernte A. 1867 Dr. S. G. → Howe kennen, der ihn dazu bewog, ihm nach Amerika zu folgen, um dort, nach Vervollkommnung seiner Sprachkenntnisse, die Sache seines Volkes in den englischsprachigen Medien zu vertreten. In Amerika lernte A. die Bl.-Arbeit und Howes älteste Tochter, Julia Romana, kennen, die er später heiratete. Zunächst wurde A. Geschäftsführer am Perkins-Institut und 1878, nach dem Tode seines Schwiegervaters, als dessen Nachfolger Dir. dieser Einrichtung. Bekannt wurde er durch die erfolgreiche Erziehung der taubbl. Helen → Keller. Für die damalige Zeit galt es als besonders bemerkenswert, daß A. sich um die Einrichtung einer umfangreichen Bl.-Bibliothek bemühte. Zusammen mit seiner Frau gelang ihm auch in kurzer Zeit die Gründung eines Bl.-Kindergartens. Bei der Werbung für die von ihm betreuten Einrichtungen und deren Ziele kamen ihm offensichtlich seine Erfahrungen als Journalist zugute. A. war ein entschiedener Gegner der Bl.-Ehe. Dementsprechend achtete er am Perkins-Institut auf eine sehr strenge Trennung der Geschlechter. (→ USA)

Werke u. a.: „Education of the Blind in the United States of Amerika", Boston 1882; „Kindergarten and Primary School for the Blind", Boston 1883; „Helen Keller a second Laura Bridgman", Boston 1888; „Helen Keller", Boston 1892; „Perkins School for the blind", Boston 1907. *M.*

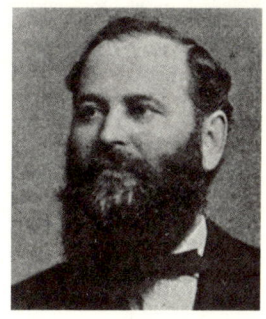

Michael Anagnos

Anastasi, geb. in Rom. Ein erbl. Maler, Erfinder und Konstrukteur zahlreicher hilfreicher Maschinen für Bl., für die er zum Teil mit Staatspreisen ausgezeichnet wurde. Bemerkenswert ist eine besondere Form für Dach- und Mauerziegel, mit deren Hilfe Bl. in der Produktion mehr leisten sollten als Sehende. Für die Freizeit erfand A. u. a. ein Triktrak-Spiel für Bl.

Lit.: Niboyet: „Erziehung d. Bl.", Paris 1836. *M.*

Anastasin, George, *1919 in Rumänien. Bekannter rumänischer Bl.-Pädagoge. Präsident der „Association des Aveugles de Roumanie", Chefredakteur der Zeitschrift „Viata noua", Dr. der Sozialwissenschaften. Er ist einer der Mitbegründer des rumänischen Bl.-Bundes und Autor von Bl.-Lehrbüchern. Er beteiligte sich an der Entwicklung von Bl.-Hilfsmitteln.

Andheri-Hilfe. Gehört zu den freien Trägern der Entwicklungszusammenarbeit. Sie entstand 1967 durch Privatinitiative als karitativ-humanitäre Organisation. Zur Zeit fördert die A. ca. 230 Projekte, vorwiegend in Indien und Bangladesh. Zu den Zielgruppen gehören vor allem Kinder, Familien und Kranke (und hier besonders die Bl.). Die Arbeit wird durch ca. 35.000 Spenden in der BRD mit einem jährlichen Spendenaufkommen von ca. 6–7 Millionen DM unterstützt, die von den Zuschüssen seitens des Bundesministeriums für wirtschaftliche Zusammenarbeit für bestimmte Projekte um ca. 10 % erhöht wird. Die Projekte werden in partnerschaftlicher Zusammenarbeit mit den jeweiligen Organisationen der betroffenen Länder ausgeführt und beziehen sich auf Planung und Durchführung auf dem Gebiet der Sozialarbeit, des Bildungswesens, der landwirtschaftlichen und dörflichen Entwicklung sowie des Gesundheitswesens. Als Beispiel sei die Arbeit in → Bangladesch angeführt. Bangladesch hat eine der höchsten Bl.-Raten in der Welt (über 1 Mill. Voll-Bl. Landesbericht Bangladesch). Man schätzt die Zahl der Neu-Erbl. auf etwa 30.000 bis 50.000 pro Jahr (darunter 15.000 bis 17.000 Kinder).

Exakte wissenschaftliche Erkenntnisse über die Ursachen fehlen; zweifellos besteht aber – vor allem bei Kinder-Erbl. – ein enger Zusammenhang zwischen Blindheit und Unterernährung. Diesem großen medizinischen und sozialen Problem stehen in Bangladesch nur wenige ausgebildete Ophthalmologen gegenüber. Bei einer fachgerechten Behandlung könnten ca. 70–80 % der Bl. geheilt werden.

Seit 1974 arbeitet die A. mit der „Bangladesh National Society for the Blind" zusammen, um die Schaffung eines Netzes augenärztlicher Versorgung zu sichern. Es wurden acht Basis-Krankenhäuser in den Städten und zahlreiche Eye-Camps (mobile Augenbehandlungsstellen) in ländlichen Gebieten errichtet. Außerdem führt das Fachteam des Basis-Krankenhauses Sehtests in Schulen mit dem Ziel der Früherkennung durch und informiert die Bevölkerung über Ursachen und Verhütungsmöglichkeiten von Blindheit. In elf Jahren partnerschaftlicher Zusammenarbeit wurden in den Krankenhäusern und Eye-Camps insgesamt 2.850.000 Untersuchungen und davon 228.742 Operationen durchgeführt.

Adresse: Andheri-Hilfe e.V., Mackestraße 53, 5300 Bonn 1

Anguilla Society of and for the Blind → Westindien (Regionalbericht)

Ansaldi, Luigi, * in Rom. Von Geburt an bl. Er wurde im Bl.-Inst. in Genua erzogen, besuchte das Gymnasium und studierte an der Univ. in Florenz, wo er bei den strengen philologischen und philosophischen Prüfungen die Laurea erhielt.

Werke u.a.: „La compensatione di sensi nei ciechi". *M.*

Ansell, Michael Picton, Sir, Colonel, CBE, DSO, DL, *26.3. 1905. A. diente als Offizier in Indien und England. 1940 wurde er verwundet und erbl. Er blieb auch nach der Erbl. ein begeisterter Reiter und Polospieler. Von 1945 bis 1966 und 1970 bis 1971 war er Vorsitzender der „British Show-Jumping Association". 1977 wurde er Präsident von → St. Dunstan's. A. erhielt viele britische und ausländische Orden. Er trainierte auch die Olympiamannschaft, die 1952 in Helsinki bei den Olympischen Spielen die Goldmedaille gewann.

Werke u.a.: „Riding High", „Leopold, the Story of My Horse" sowie seine Biographie "Soldier On"; „Jumping", London 1954; „Show Jumping, Obstacles and courses", Glasgow/London 1951. *W.*

Anspach, Karl, *1895. Im Alter von 8 Jahren erbl. Nach dem Schulbesuch trat A. einer Mannheimer Industriefirma als Korrespondent bei. Während seiner dortigen Tätigkeit war ihm die Leitung des Mannheimer Bl.-Vereins anvertraut. Ab 1915 war er Genossenschaftsleiter in Heilbronn. 1933 gründete A. die Arbeitsgemeinschaft „Ring der südwestdeutschen Bl.-Betriebe". Neben reger Vortragstätigkeit redigierte er ab 1924 das "Blindenhandwerk", jetzt „Handwerk und Handel", eine Monatsschrift für bl. Gewerbetreibende.

Lit.: Beiträge 1935, S. 43; Beiträge 1940, S. 41; Beiträge 1941, S. 53.

Antigua and Barbuda Society of and for the Blind → Westindien (Regionalbericht)

Apaiwala, R.M., *7.5. 1887 in Bombay. Gründer und erster Präsident der → „National Association for the Blind", hat wie kein anderer das Bl.-Wesen in Indien gefördert. 1960 wurde ihm vom indischen Staatspräsidenten die Würde eines Padma Shri in Anerkennung seiner erfolgreichen Arbeit für die Bl. seines Landes verliehen. Er stammte aus einer Richter- und Anwaltsfamilie, und so war es natürlich, daß auch er Jurist wurde. In der Anwaltspraxis seines Vaters machte er seine Lehre und erwarb im Jahr 1911 den Grad eines BL. Ab seinem 13. Lebensjahr nahm seine Sehkraft ständig ab, doch er führte unbeirrt seine Studien weiter, die er in Middle Temple, England, mit der Zulassung als Anwalt vollendete. 1913 kehrte er nach Indien zurück und war beim Obersten Gericht in Bombay als Strafverteidiger tätig. Seine juristische Laufbahn war von kurzer Dauer, denn der völlige Verlust des Sehvermögens zwang ihn, nach vier Jahren seine Anwaltstätigkeit aufzugeben. Von 1919 bis 1940 arbeitete er als Privatlehrer, war als Lehrer an mehreren Schulen angestellt und zehn Jahre lang Sekretär an der bekannten „New Era School" in Bombay beschäftigt. Durch die Bekanntschaft mit dem damaligen Direktor der „Victoria Memorial School" in Bombay wurde A. Interesse für das Bl.-Wesen geweckt. Dort diskutierte er die akuten

Probleme der Erziehung bl. Kinder und die Entwicklung eines Brailleschriftsystems für alle indischen Sprachen. Es gab damals kein einheitliches Bl.-Schriftsystem in Indien, denn jede Schule hatte ihr eigenes entwickelt, und für die verschiedenen indischen Sprachen gab es wiederum mehrere Systeme. Ein Schüler konnte ein Buch einer anderen Schule nicht lesen, selbst wenn es sich um die gleiche Sprache handelte. Dieses Problem ging A. mit großer Energie an, und seinen stetigen Bemühungen ist es zu verdanken, daß 1952 für alle indischen Sprachen eine gemeinsame Brailleschrift zustandekam, der „Bharati Braille Code". A. Arbeit für die Bl.-Organisationen war von größter Bedeutung für das indische Bl.-Wesen. 1959 wurde er zum Ehrenmitglied des → WCWB ernannt.

Appel, Sipke Arriens, *1.4. 1829, †30.12. 1893 in Gorinchem. Erbl. in früher Jugend. Galt als einer der besten zeitgenössischen Organisten. Als Schützling der Königinmutter der Niederlande wurde er 1836 in das Amsterdamer Bl.-Inst. aufgenommen, wo er dann später neben seiner Organistentätigkeit (ab 1838) als Hilfslehrer tätig war. Ein von ihm komponiertes Lied mit Klavier- oder Orgelbegleitung wurde veröffentlicht. *M.*

Appius, Claudius Caecus, 4.–3. Jh. v. Chr. War nach Angaben römischer Annalen 312–307 v. Chr. Zensor. In seine Amtszeit fiel der Bau der nach ihm benannten Via Appia und der Wasserleitung in Rom. Er war zweimal Konsul, je einmal Praetor und Diktator. Die zeitlichen Angaben über seine Erbl. differieren. Einmal werden die ersten Jahre nach seinem Zensorat angegeben, wahrscheinlich ist jedoch, daß er erst im Alter das Augenlicht verlor. Jedenfalls hatte er einen seiner größten politischen Erfolge im Jahre 276 v.Chr. als bl. Greis. Pyrrhus, König von Epirus, hatte nach seinem Sieg über Valerius Laevinus Rom Frieden und Freundschaft angeboten, wenn ihm Unteritalien überlassen würde. Bei der entscheidenden Verhandlung im Senat bedauerte A., nicht auch noch taub zu sein, um solche Vorschläge nicht hören zu müssen. Nach seiner Rede beschloß der Senat, mit Pyrrhus nur dann Frieden zu schließen, wenn dieser ganz aus Italien abzöge. Cicero (Tusc. V, 38) berichtet, A. sei auch nach seiner Erbl. seinen Staatspflichten stets nachgekommen und habe seinen großen Haushalt mit bewundernswertem Geschick verwaltet, ohne sich Gemütsbewegungen, Betrübnis und Kummer über sein Mißgeschick zu überlassen. *M.*

Arago, Jacques Etienne Victor, *10.3. 1790 in Estayel/Frankreich, †1855 in Brasilien. Reise- und Bühnenschriftsteller (Bruder des Physikers Francois A.). Als Zeichner begleitete A. den Kapitän Freycinet auf einer Expedition mit der „Urania" um die Erde. Nach seiner Rückkehr war A. Mitarbeiter satirischer Zeitschriften. Damals wohnte er in Toulouse und Bordeaux. 1835 wurde er Theaterdir. in Rouen. Trotz seiner Erbl. führte er dieses Amt fort und unternahm auch weiterhin ausgedehnte Reisen.
Werke u. a.: „Promenade autour du monde pendant les armées", Paris 1822; „Souvenirs d'un aveugle, voyage autour du monde", 4 Bde., Paris 1844; „Voyage d'un aveugle en Californie et dans les régions arifères", 1851. *M.*

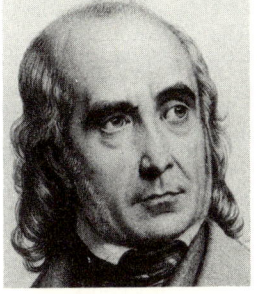

Jacques Etienne Victor Arago

Arentowicz, Elzbieta, *1917, †1979 in Polen. Beendete an der Univ. psychologische und pädagogische Studien. Danach arbeitete sie 21 Jahre lang in der Bl.-Anst. Laski als Erzieherin. Lehrerin für Werklehre für Mädchen. Sie arbeitete an einem Handbuch „Die Methode des Werkunterrichts in der IV.–VI. Mädchenklasse" (Manuskript in Laski → Polen).

Argentinien, Republik (Republica Argentina). *Fläche:* 2.776.889 km^2. *Einwohner:* 31.022.000.
Definition, Ursachen, Statistik: Die Blindheitsdefinition, die vom Wohlfahrtsministerium festgelegt wird, schließt sich eng an diejenige der → WHO an (General classification of diseases, 1955 – WHO). Blindheitsursachen sind Trachom, Katarakt, Grauer Star (Altersstar), progressive Myopie, Netzhautablösung, Unfälle, Purulent ophthalmia bei Neugeborenen, Meningitis, erbliche Augenschäden durch Alkoholismus oder Geschlechtskrankheiten. Nach der Zählung von 1947 wurden 14.259 Sehgeschädigte gezählt. Die früheren Zensus von 1895 und 1914 ergaben einen Prozentsatz von 0,083 zu

Argentinien

0,089. Nach der Zählung von 1947 ergab sich folgende Altersgliederung: 378 Sehgeschädigte unter 10 Jahren, 1.343 zwischen 20 und 50 Jahren und 8.300 über 50 Jahre.

Geschichte: Ende des letzten Jahrhunderts haben Professor Lorenzo Gonzáles und Alejandro Balcarce auf privater Basis angefangen, Bl. im Waisenhaus bzw. im Asyl für Bl. in Buenos Aires zu unterrichten. Der bl. italienische Lehrer Francesco → Gatti gründete im Jahre 1902 eine private Bl.-Schule, die 1908 verstaatlicht wurde. Sie trug von diesem Zeitpunkt an den Namen „Instituto Nacional de Ciegos". Ramón Dominguez Sanz, ein katalanischer Bl., übernahm 1912 die Druckabteilung dieses Institutes und druckte die ersten Punktschriftbücher in A. Er gab auch die erste argentinische (spanische) Stenografiezeitschrift in Punktschrift bzw. -druck heraus. Die erste Vereinigung von Bl., „La Fraternal", wurde am 27. August 1916 gegründet. Rechtlicher Urheber dieser Gründung war Sr. Vicente Bercelli. Die „Biblioteca Argentina para Ciegos" wurde 1924 gemeinschaftlich von Julián Baquere und einer Gruppe Bl. und Sehender gegründet. Diese Einrichtung erwarb die notwendigen Maschinen und Ausstattungen, um auf privatem Wege die erste Bl.-Schrift-Zeitschrift Südamerikas „Hacia la Luz" zu drucken. Unter dem gleichen Titel erschien auch eine identische Schwarzdruckzeitschrift bis 1940. Daneben wurde zwischen 1934 und 1938 auch noch die erste und einzige Zeitschrift für bl. Kinder in Argentinien gedruckt. Samuel Feldman und Julián Gonzáles riefen 1931 eine Organisation ins Leben, die den Namen „Sociedad pro Cultura al Ciego" trug. Diese Gruppe erhielt Unterstützung von einer Frauenorganisation, die von Elena Linardi angeführt wurde. Durch Verordnung vom 16. Mai 1939 wurde das „Patronato Nacional de Ciegos" ins Leben gerufen, eine staatliche Einrichtung, die an die Stelle der 1913 gegründeten „Argentine Institution for the Blind" trat. Diese Organisation hat dann das Sinfonieorchester der Bl., den Bl.-Chor, verschiedene Bl.-Werkstätten, das Rehabilitationszentrum für erwachsene Bl., die Gewerbeschule „Francesco Gatti", geleitet. Der erste Präsident war Maria → Ayarragaray de Pereda. 1946 organisierte eine Gruppe junger bl. Studenten eine neue Gesellschaft für die Rechte der Bl., die den Namen „Zeitbank" trug. Sie gewann Sehende aus der gehobenen Gesellschaft, die freiwillig ihre Hilfe für die Bl. zur Verfügung stellten. Der Gruppe gelang es auch, zwischen 1958 und 1962 für 80 bl. erwachsene Männer Arbeitsplätze in der Industrie zu schaffen. Im Jahre 1947 haben die privaten Hilfseinrichtungen der Städte Buenos Aires, La Plata und Rosario einen Ausschuß für bl.-spezifische Angelegenheiten ins Leben gerufen, um Fragen von allgemeiner Bedeutung zur Verbesserung der Lage der Bl. zu untersuchen. 1962 nahm die „Editora Nacional Braille" die Produktion von Hörbüchern nach dem englischen System und die „Biblioteca Argentina para Ciegos" die Produktion von Tonbändern auf. Intensivere Zusammenarbeit für das Wohl der Bl. wurde auch von den verschiedenen Schulen, wie z. B. in Tucumán (1918), Salta (1920), Córdoba und Mendoza, betrieben.

Ausbildung und Schulen: Von den 4 nationalen Schulen sind 3 in der Hauptstadt Buenos Aires (eine für Jungen, eine für Mädchen und eine für Erwachsene) und eine vierte in der Stadt San Juan. Daneben bestehen 4 Provinzschulen, und zwar in La Plata (Provinz von Buenos Aires), eine in Rosario (Provinz von Santa Fe), eine in Tucumán (Provinz von Tucumán) und eine in Mendoza (Provinz von Mendoza). Daneben bestehen 5 private Schulen, und zwar in Resistencia (Chaco), eine in Santiago del Estero, eine für Bl. und Sehbehinderte in Paraná, eine in Salta. Die beiden letzteren erhalten öffentliche Finanzmittel zur Unterstützung. Die 5. private Schule ist in der Provinz von Buenos Aires in Bahia Blanca. Daneben bestand von 1926 bis 1942 ein Kurs zur Masseurausbildung. Besonderer Wert wird auf den Musikunterricht an allen Schulen gelegt. Zudem besteht eine Schule für Bl.-Handwerk mit dem Namen „Francesco Gatti", die vom Staat finanziell unterstützt wird. Es gibt keine Mittel oder höhere Schulen für Bl., da die Sehgeschädigten grundsätzlich die Normalschulen besuchen. Bl. werden auch an den Universitäten ohne Beschränkungen zum Studium zugelassen. Dagegen sind Bl. zur Lehrerausbildung nur an einer einzigen Schule, in La Plata, zugelassen (Stand 1965). Allerdings dürfen Bl. nicht als Lehrer im normalen Grundschulsystem sehende Kinder unterrichten. Es gibt Kurse für die Ausbildung sehender Lehrer, die an Grundschulen für Bl. unterrichten wollen. Bis zur Mitte der 60er Jahre gab es in A. keine Wanderlehrer oder Heimlehrer (Itinerant teacher, Home teacher). Für besondere Fachrichtungen und Unterrichtszweige, wie z. B. handwerkliche

Ausbildung, werden häufig bl. Lehrer oder Hilfskräfte eingestellt.

Hinsichtlich der Punktschriftsysteme werden folgende Varianten angewandt: Punktschriftvollschrift, Punktschriftkurzschrift, Stenographieschrift, Bl.-Notenschrift.

Blindenberufe: In handwerklichen Betrieben werden Besen, Bürsten, Körbe und Matten hergestellt. Es werden Stoffe gewebt, Holzartikel geschnitzt, Bücher gebunden, Matratzen sowie Spielzeug hergestellt. Daneben werden die Berufe Klavierstimmer und Masseur ausgeübt. Auch üben einige Bl. gehobene Berufe, wie die von Rechtsanwälten, Sozialarbeitern, leitenden Funktionären von Einrichtungen und Büchereien usw., Ärzten und Musikern, aus. Auch in klassischen Sinfonieorchestern spielen Bl. mit. Unter den Sehgeschädigten sind selbständige Geschäftsleute, wenn auch vereinzelt, zu finden.

Büchereien und Druckereien: Es gibt 2 Druckereien, die schon im Jahre 1965 voll ausgelastet waren, und zwar die staatliche „Editora Nacional Braille" und die private „Biblioteca Argentina para Ciegos". Daneben bestehen Bibliotheken, die Punktschriftbücher verleihen, und zwar: „Biblioteca Argentina para Ciegos" (privat) und „Julián Baquero", welche einen Zweig der „Editora Nacional Braille" darstellen. Nach dem englischen System wurden zwei Hörbüchereien aufgebaut, und zwar die „Editora Nacional Braille" und die „Biblioteca Argentina para Ciegos".

Zeitschriften: Es gibt u. a. folgende Zeitschriften: „Hacia La Luz" (dem Licht entgegen), herausgegeben von der „Biblioteca Argentina para Ciegos"; „Luis Braille Argentina" und „Correo del Sur" (Die südliche Post). Die beiden letzteren werden von der „Editora Nacional Braille" herausgegeben.

Gesetzgebung: Es bestehen Gesetze zur Errichtung von Bl.-Schulen sowie solche, welche Rentenzahlungen und Leistungen vorverlegen. Danach können Sehgeschädigte schon nach 20 Jahren Berufstätigkeit und nicht erst nach 30 Jahren in den Ruhestand gehen. Ein Beschäftigungsgesetz sieht die Einstellung Bl. im Staatsdienst, Kiosken, Kleingeschäften und Kleingewerbe vor. Staatliche und private Verkehrsmittel (Eisenbahnen) können zu bestimmten Jahreszeiten im Nahverkehr kostenlos benutzt werden.

Einrichtungen für Blinde und Selbsthilfeeinrichtungen: Einige private Organisationen für Bl. erhalten gelegentlich staatliche finanzielle Unterstützung. Neben den bereits erwähnten Sehgeschädigten-Schulen bestehen noch 2 Altenheime, je eins für bl. Männer und für bl. Frauen, sowie ein Verein für alleinstehende bl. Mädchen. Manche der privaten Organisationen haben sowohl sehende als auch bl. Mitglieder in den Vorständen, andere verfügen dagegen nur über sehende Mitglieder und Funktionäre. In Córdoba wurde die „Federación Argentina de Instituciones para Ciegos" (Argentinische Föderation der Bl.-Schulen) am 2. Oktober 1965 gegründet als Einrichtung der Kooperation der verschiedenen Bl.- und Sehgeschädigten-Schulen.

Adressen: Instituto Helen Keller para Ciegos, Ave. 211 Velez Sarsfield, 2100 Córdoba; Asociación Argentina para el Estudie de la Recuperación del Ciego y del Ambliope, Azcuenaga 1152, 1115 Buenos Aires

Persönlichkeiten: Francesco → Gatti, Julián → Baquere, Eva Sonromán, Pastor Lacasa, Luis Agote, Maria Adela → Ayarragaray de Pereda.

Arizona State School for the Deaf and the Blind, gegr. 1912; öffentlich unterstützt; Grund- und Sekundarstufe; auch Mehrfachbehinderte; Berufsrehabilitation und Mobility.

Arkansas Enterprises for the Blind, Inc., gegr. 1939, privat finanziert; Berufsrehabilitation und Mobilitätstraining; Ausbildung in Steuerberatungsberufen; Sehschule. Mitarbeit bei der internationalen Arbeit für Sehgeschädigte.

Armitage, T. R., Dr. *1824 in Filgate Hall/Sussex, †23.11. 1890 in London. Arzt, verlor sein Augenlicht fast vollständig durch eine Atrophie der Netzhaut. Entscheidender Befürworter der Braille-Schrift, Gründer des „Royal Normal College and Academy of Musik for the Blind" in Upper Norwood und Gründer der „British and Foreign Blind Association" und der Bl.-Zeitung „Progress". A. gehörte einer alten Yorkshire-Familie an. Seine Jugendjahre verbrachte er mit seiner Familie in Avranches/Normandie und Frankfurt/Main. Er studierte in Cambridge (King's College) und London, wo er zum Dr. med. promovierte. Während des Studiums erste Anzeichen der Augenschwäche, die ihn 1860 zwang, seine umfangreiche Arztpraxis aufzugeben. Durch einen früheren Patienten, einen Bl., der als Betreuer in der „Indigent Blind Visiting Society" tätig war, lernte A. die Bl.-Fürsorge kennen. Nach einer Krise im Komitee dieser Gesellschaft übernahm A. ihre Führung und reorganisierte den Tätigkeitsbereich. Es dauerte nicht lange, bis die Gesellschaft 800 erwachsene Bl. betreute und den Schulunterricht von mehr als 270 Kindern besorgte. A. investierte daneben sehr viel Energie in die Frage der Einführung einer Bl.-Schrift in Großbritannien. Er war zu der Überzeugung gekommen, daß viele in der Bl.-Betreuung begangene Fehler durch mangelnde Einsicht und fehlendes Einfühlungsvermögen der Sehenden verursacht wurden. Diese waren überzeugt, daß Buchstaben und Zeichen, die durch das Auge gut zu unterscheiden sind, ebenso gut durch Ertasten gelesen werden könnten. Dr. A. gelang es, einige Bl., die Zeit und materielle Unabhängigkeit besaßen, dafür zu gewinnen, sämtliche Bl.-Schriftsysteme praktisch zu testen und zu beurteilen. Dies führte 1868 zur Gründung der → „British and Foreign Blind Association for Promoting the Education and Employment of the Blind". Nach jahrelangen Untersuchungen wurde klar, daß für Erziehungszwecke ein Punktschriftsystem verwendet werden müsse. Die besten Systeme boten → Braille, Paris, und Dr. Russ, New York. Die Argumente für Braille waren folgende: 1. die größere Einfachheit in der Konstruktion der Buchstabenzeichen, 2. die größere Anzahl der zur Verfügung stehenden Zeichen, 3. die Tatsache, daß dieses System in Frankreich schon durchweg und in anderen Ländern Europas schon teilweise eingeführt worden war, und 4. daß schon eine umfangreiche musikalische Literatur in diesem System zur Verfügung stand. Gleichzeitig mit den Untersuchungen, die zu diesem Ergebnis führten, war von anderer Seite ein großer Betrag gesammelt worden, der ausschließlich für den Druck von Bl.-Literatur in römischen Buchstaben bestimmt war. A. setzte seinen ganzen Einfluß ein, um die Ausführung dieses Projekts zu verhindern. Dies gelang ihm nach jahrelangen, teils sehr emotional geführten Auseinandersetzungen. Trotz allem hatte diese Fehde einen positiven Effekt, da sie in der Öffentlichkeit ein starkes Interesse für die Problematik weckte. Während eines Werbevortrages für das Braille'sche System vor der „Society of Arts" im Januar 1870 betonte A. die Notwendigkeit einer besseren musikalischen Ausbildung der Bl., um ihnen eine Verdienstmöglichkeit zu schaffen, mit deren Hilfe sie sich selbst versorgen könnten. A. konnte darauf verweisen, daß 30 Prozent der Absolventen des Pa-

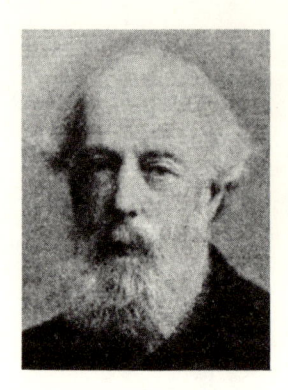

T. R. Armitage

riser Bl.-Inst. ihren Lebensunterhalt durch Musikausübung verdienten, während dies in Großbritannien nur auf ein halbes Prozent der Absolventen von Bl.-Schulen zutraf. Nachdem A. die geeigneten Lehrer und die notwendigen Mittel gefunden hatte, konnte das „Royal Normal College and Academy of Music for the Blind in Upper Norwood" seinen Lehrbetrieb aufnehmen. Erster Leiter dieser Einrichtung wurde der Musikdirektor des → „Perkins Institute for the Blind", → Campbell. Für A. war diese Schule so wichtig, daß er selbst große Geldbeträge aus seinem Vermögen dafür einsetzte. Für öffentliches Interesse in den Anfangsjahren war durch die Mitgliedschaft von Angehörigen höchster Kreise im Kuratorium gesorgt. Die Errichtung des „Gardner Trust" gab A. Anlaß, die Geschichte dieses großzügigen Legates in Zeitungsartikeln und einer in Brailleschrift gedruckten Broschüre zu würdigen. Die Broschüre gilt als erste Ausgabe der Bl.-Zeitschrift „Progress". Zu den Bl.-Hilfsorganisationen, an deren Entstehen A. wesentlichen Anteil hatte, gehört auch die „British and Foreign Blind Association", die 1868 in seiner Wohnung gegr. wurde. Diese Vereinigung baute eine Bl.-Bibliothek auf, deren Bände zum Teil durch bl. Schreiber in Bl.-Schrift übertragen worden waren. Sie unterstützte die Entwicklung von Hilfsmitteln und sorgte dann für deren Verbreitung auch über Großbritannien hinaus. Vor seinem Tode hatte A. auch sein Gehör fast ganz verloren. Die Grabrede für diesen durch seinen Einsatz für die Bl. über die Grenzen seines Heimatlandes bekannten Mann hielt der Bischof von London. (→ USA, → Großbritannien)

Werke u. a.: „On the best way of finding employment for the Blind", London 1871; „On Piano-Tuning as an employment for the Blind", London 1871; „The condition of the Blind of Great-Britain and Ireland", London 1878; „The Education and employment of the

Blind", second edition, London 1885. In deutscher Sprache erschien: „Welches Blindenschriftsystem von der britischen und ausländischen Blindengesellschaft für ganz Europa anzunehmen sei", Berlin 1871. *M.*

Arnör, Anders, *1925 in Schweden, †1985 in Schweden. Nach seiner Beamtenausbildung arbeitete A. im schwedischen Ministerium für Arbeit als Arbeitsvermittler für Behinderte. 1959 arbeitete er in der Verwaltung des Schwedischen Bl.-Verbandes „De Blindas Förening". Er war vorwiegend auf dem Gebiet „Sozialarbeit" tätig. In dieser Zeit setzte er sich für die Entwicklung der Phonothek für Bl. ein. Sein internationales Engagement für die Bl. begann 1962, zuerst als Assistent von Dr. Charles Hedkvist, seit 1974 als Generalsekretär des → WCWB. Außerdem bekleidete er wichtige Ämter bei verschiedenen internationalen Organisationen. Für seine Bemühungen wurde er 1976 und 1977 mit hohen schwedischen Orden ausgezeichnet.

Aruba Foundation for the Visually Handicapped → Westindien (Regionalbericht)

Asadov, Eduard, *7.9. 1923 in Turkmenistan. Russ.-sowj. Dichter. 1944, während des 2. WK erbl. Seine Gedichte wurden in allen wichtigen Zeitschriften veröffentlicht, das Gedicht „Snova v stroju" (Noch einmal kämpfen) brachte ihm Erfolg. 1951 publizierte er seinen ersten Gedichtband „Svetlyje Dorogi" (Helle Straßen), der ihm auch die Mitgliedschaft im sowj. Schriftstellerverband einbrachte. Für seine Werke wurde er mehrfach ausgezeichnet.
Lit.: „Poet Eduard Asadov – Pamjatka čitatelju", Moskau 1965 (dt. Dichter Eduard Asadov – Taschenbuch für den Leser).

Ascenso, Antonio, *1853 in La Spezia/Italien, bl. geboren. Lehrer am Mailänder Bl.-Inst., an dem er auch ausgebildet worden war. Daneben Organist und Komponist. *M.*

Aschabib, Sagr, *1896 in Kuwait, †1963 ebd. Im Alter von 9 Jahren erbl. Er kam aus sehr armen Verhältnissen. Schon als Kind lernte A. den Koran auswendig. Mit Hilfe von Schimlan Ibn Ali, einem reichen Kuwaiti, konnte A. in Saudi-Arabien studieren. Er lernte die arabische Sprache, Grammatik und Literatur. A. bestand alle Prüfungen mit Auszeichnung. Da er sehr von Abu Al'ala → Alma'ri beeinflußt war, nennt man ihn den Maarri von Kuwait. Nach Kuwait zurückgekehrt, lebte er zurückgezogen wie sein Vorbild.

Asconius, Pedianus, geb. wahrscheinlich kurz vor Beginn der Zeitrechnung in Padua. Bekannt als Grammatiker. St. Hieronymus nennt ihn auch Geschichtsschreiber. A. erbl. im 73. Lebensjahr und lebte noch – wie Hieronymus berichtet – in hohem Ansehen zwölf Jahre. Die manchmal geäußerte Vermutung, es habe einen älteren und einen jüngern A. gegeben, ist nicht zu belegen. A. schrieb eine (verschollene) Sallust-Biographie und eine Streitschrift gegen die Tadler Vergils. Als sein Hauptwerk gelten die seinen Söhnen gewidmeten Kommentare der Reden Ciceros. Fragmente davon sind erhalten. *M.*

Asien (Regionalbericht)
Die ältesten Kulturen der Welt, vor allem die indische und die chinesische, haben sich schon sehr früh mit der Problematik der Blindheit befaßt.
CHINA: In China, das schon vor Jahrtausenden eine hochentwickelte Kultur besaß, war man bereits in jenen Zeiten darauf bedacht, die Bl. mit überlegenen Kenntnissen, scharfer Urteilskraft, starkem Gedächtnis und guter Kombinationsgabe auszustatten, um sie zu Sehern heranzubilden. Über die Bedeutung des berühmten Philosophen Konfuzius für die Einstellung zu Bl. und die soziale Stellung der Bl. im traditionellen China soll hier hingewiesen werden. MacKenzie schreibt über die bl. Musiker in China: „Wahrscheinlich war und ist der Beruf des Musikers der wichtigste Bl.-Beruf im traditionellen China. Es besteht kein Zweifel, daß viele dieser bl. Musiker ein hohes berufliches Können und beachtlichen sozialen Status erlangt haben, teilweise als Einzelvirtuosen, teilweise in Musik- oder Orchestergruppen mit anderen bl. Musikern. Sie zeigen eine erstaunliche Fähigkeit der Beherrschung traditioneller und moderner Musikinstrumente. Der größte Teil unter ihnen sind Autodidakten." MacKenzie berichtet auch aus dem Jahre 1921 über die Organisation von Bl. in einem anderen Bl.-Beruf Chinas, dem der Wahrsager: „Die Bl. sind das Rückgrat der Wahrsager in diesem Lande geworden. Sie werden auch den sehenden Arbeitskollegen in der Regel vorgezogen. Einige von ihnen haben Sprechstunden in eigenen Büroräumen, andere sitzen in kleinen Häuschen auf der Straße oder auf den Märkten. Sie unterziehen sich einer Lehrlings- und Gesellenausbildung in diesem Beruf und folgen verschiedenen Schultraditionen im Lande, indem sie entweder durch Berührung mit den

Asien

Händen aus den Fingern oder aus der Kopfbildung die Zukunft wahrsagen." Ein anderer wichtiger Beruf für Bl. in China ist derjenige der Märchen- oder Geschichtenerzähler. Chinesen lieben es, sich in Dörfern oder Städten an Feiertagen um berufsmäßige Märchenerzähler oder Laien zu scharen. Vieles aus der chinesischen Geschichte ist durch mündliche Erzählung von Generation zu Generation berichtet worden, zum Teil auch mit musikalischer Untermalung. In einer im wesentlichen noch analphabetischen Gesellschaft haben die Bl. eine bestimmte Funktion der Weitergabe von Erzählgut gefunden. Daneben gibt es die große Zahl der Bettler, die von der traditionellen chinesischen Bevölkerung aber gut behandelt wurde. Bl. haben aber auch als Landwirte gearbeitet. Bl. Frauen treten manchmal als Märchenerzähler auf, andere arbeiten im Hause, spinnen, weben und stricken. Sie können in der Regel nicht heiraten – außer daß sie bl. Männer ehelichen. MacKenzie schreibt hierzu: „Das bl. Mädchen ist ein Problem für die Familie, ein Problem, das die Familie nicht zu lösen gelernt hat." In China gab es auch Organisationen für Bl. und solche von Bl., insbesondere Berufsgilden. Gamble und Burgess berichten in einem Sozialreport aus Peking (1921) folgendes: „Die Bl.-Gilde, deren Mitglieder ihren Lebensunterhalt durch Märchenerzählen, Wahrsagen und Unterhaltungsveranstaltungen verdienen, halten ihre Versammlung immer am 2. Tag des 3. Monats und am 8. des 9. Monats, indem sie so den 3. des 3. Mondes und den 9. des 9. Mondes feiern. Die Versammlung dauert bis 5 Uhr am folgenden Morgen. Ihre Mitglieder behaupten, daß die Gilde über 2.000 Jahre alt ist und daß sie zu Beginn der Han-Dynastie (206 v.Chr.) gegründet wurde." Die Versammlung findet in einer Halle des Cheng Schung Miao statt. Sie begrüßen Freunde, diskutieren Geschäfte und politische Ereignisse und erfreuen sich an Tee und Gebäck. Sie grüßen sich und suchen sich über viele Tische hinweg. „Wenn eine Gruppe von einem Teil der Halle zu einem anderen sich fortbewegen wollte, bildeten sie eine Linie dadurch, daß jeder seine Hände auf die Schulter des Vordermannes legte. Die 24 Bl., die auf den beiden Seiten des schildkrötenförmigen Tisches saßen, hatten verschiedene Titel und Funktionen: Manager, Präsident, stellvertretender Präsident, Richter, Generalanwalt, Staatsanwalt, Geschworene des Gerichts, Polizeibeamte, Berater, Protektor, Rechtsberater, Zeugen, Untersuchungsbeamte, Aufsichtsbeamte, Berichterstatter, Polizeichef, Polizeibeamter, Vollzugsbeamter, Beamte, die die Wahrung der Zeit und der Hausordnung einschließlich der Haustüren überwachten. Die Verehrung der Göttergilde war der erste Tagesordnungspunkt. Nach der religiösen Zeremonie fand ein Konzert von 2 Stunden statt, und jeder, der eine neue Musik geschrieben hatte, wurde aufgerufen und zur Vorführung aufgefordert." Hinsichtlich der historischen Entwicklung in Japan siehe Landesbericht Japan.

INDIEN: Bei den Indern gehörte der Bl. seit den Anfängen zu den Hauptträgern der religiösen und historischen Überlieferung, da diese, ehe die Brahmanen die Wissenschaft schufen, in den heiligen Gesängen, die zugleich die älteste Geschichte des indischen Volkes darstellen, mündlich überliefert wurden. Buddha predigte durch Wort und Tat Barmherzigkeit gegen die Schwachen und Gebrechlichen. Die Buddhisten lehren, daß sich schon bei Buddhas Geburt wunderbare Zeichen ereigneten: Lahme konnten wieder gehen, Bl. sehen. Als er nach einem glänzenden Leben am Hofe seines königlichen Vaters sich in den Dschungel zurückzog und als Einsiedler lebte und ihn Gesandte zur Rückkehr zu bewegen versuchten, erklärte er, er wolle die leidenden Geschöpfe erretten und den in der Blindheit Lebenden Lampe und Arznei sein. Seine Religion wirkte sich praktisch in den Regierungsmaßnahmen der buddhistischen Könige aus. Wenn man von Acoka (250 v.Chr.), dem Konstantin des Buddhismus, hört, daß er im zweiten seiner 14 Befehle, die er durch ganz Hindostan auf Felsen und Säulen einmeißeln ließ, ärztliche Hilfe für Menschen und Tiere sowie Errichtung von Krankenhäusern und Hospitälern auf öffentliche Kosten forderte, hat man hinreichenden Grund zur Annahme, daß der Bl. in jenen Zeiten staatliche Fürsorge genoß.
Die altindische Literatur gibt Zeugnis von der humanen Behandlung des Bl. In der „Savitri-Episode" wird der erbl.König Dyumatsena der Herrschaft beraubt und zieht sich mit seiner Gemahlin und dem jungen Sohne Satyawant in eine Waldeinsamkeit zurück, um daselbst mit frommem Sinne Werke der Buße zu üben. Satyawant wird von Savitri zum Gatten erwählt, obgleich er nach einer Weissagung nur noch ein Jahr lang leben sollte. Als der Schicksalstag herannahte, ge-

Fortsetzung des Textes auf S. 47

Asien

Schulen

Afghanistan

Blind Institute of Kabul
Darulaman Road
Noor Hospital
KABUL (Box 625)

A 6, B 12, C 1, D 35, E 4, F 16,
G 1, H 11, I 16, J 9, L 67%

Bangladesch

Government School for the Blind
Sagardi
BARISAL

Government School for the Blind
West Bhule Shahar
Murdapur
CHITAGONG

Baptist Sangha
School for Blind Girls
33/1/4 Senpara
Mirpur 10
DHAKA 16

A 8, B 9, C 1, F 60, G 1, H 5,
L 95%

Government School for the Blind
Physically Handicapped Training
Centre
Annd Gate
DHAKA

Salvation Army Home for the
Blind
Senpara
Mirpur Section 2
DHAKA 16

Salvation Army Blind Boys
Home
c/o The Salvation Army
3/12 Block B, Lalmatia
DHAKA

A 11, B 5, C 2, D 37, L 100%

Government School for the Blind
Goalkhali
KHULNA

Government School for the Blind
Shasthitala
RAJESHAHI

Bhutan

Zangley Muenselling School for
the Blind
KHALING
East Bhutan

A 12, B 8, C 2, D 15, F 6, H 4,
L 90%

Birma

Myitkyina Christian School for
the Blind
Jan Mai Kawng Quarters
Myo Thit Village
MYITKYINA

A 4, B 2, C 2, D 16, F 10, J 2,
L 100%

Rangoon Practical Bible School
for the Blind
179/180 U Aung Min Street
(Kwin-bine)
Thamaing P.O.
RANGOON

A 4, B 9, C 2, D 11, F 14, I 4,
J 4, L 100%

Government Blind School
Kemmendine
RANGOON

Hong Kong

Canossa School for the Visually
Disabled
42 St. Francis Street
WANCHAI

A 25, B 9, C 1, D 41, E 15, F 39,
G 13, H 55, I 2, J 2, K 100%,
O 9

Ebenezer School and Home for
the Blind
131 Pokfulam Road
HONG KONG

A 88, B 9, C 2, D 43, F 25, H 32,
K 85%, M 20, O 6

Pokfulam Training Centre
131 Pokfulam Road
HONG KONG

A 7, B 5, D 16, E 16, F 15, G 15,
H 4, I 3, J 3, K 88%

Indien

School for the Blind
AGASTHEESWARAM
Kanyakumari Dist
Tamil Nadu

Andh Kalyan Kendra
c/o Shantibai Upadhaya
11 Pathik Society
AHMEDABAD 380 012
Gujarat

Lighthouse for Blind Girls
Memnagar, Drive-in-Road
Thaltej Road,
Navrangpura

A Alter der Schule
B Die höchste Ausbildungsstufe der Schule
C In der Schule befindet sich ein Kindergarten für sehbehinderte Kinder. Jahre, die die Kinder dort maximal verbracht haben.
D Gesamtzahl der Jungen unter 21
E Zahl der mehrfachbehinderten Jungen unter 21
F Gesamtzahl der Mädchen unter 21 (insgesamt)
G Zahl der mehrfachbehinderten Mädchen unter 21 (insgesamt)
H Zahl der Mädchen und Jungen, die gewisse Kenntnisse im Lesen aufweisen (insgesamt)
I Anzahl der Männer mit 21 Jahren oder älter, die die Schule besuchen und die Klassen mit den Kindern teilen
J Anzahl der Frauen mit 21 Jahren oder älter, die die Schule besuchen und die Klassen mit den Kindern teilen
K Die finanzielle Unterstützung wird hauptsächlich vom Staat, von den Regierungsbezirken oder von den Gemeinden gewährt
L Die finanzielle Unterstützung wird hauptsächlich von Ortsgruppen, Religionsgemeinschaften oder von internationalen
   Organisationen gewährt
M Anzahl der Schüler/Studenten, die in der Schule untergebracht sind, aber den Unterricht in einer Schule für Sehende
   besuchen
N Anzahl der Schüler/Studenten, die nach Abschluß des 12. Schuljahres eine höhere Schule oder eine Universität besuchen
   (Gesamtzahl der Schüler/Studenten in integriertem Unterricht)
O Anzahl der Schüler, die bei ihren Eltern oder anderswo außerhalb des Bereiches der Blindenschule wohnen, die von den
   Lehrern der Blindenschule unterrichtet werden.

Asien

Fortsetzung Schulen

AHMEDABAD
Gujarat

A 31, B 7, C 3, F 75, H 11, J 18, K 80%, M 10

Secondary School for the Blind
Near Atura
Dr Vikram Sarabhni Road
Vastrapur
AHMEDABAD 380 015
Gujarat

School for the Blind
Ashram Road, Navrangpura
AHMEDABAD
Gujarat

A 40, B 10, C 2, D 133, F 11, H 3, K 100%

Government Secondary School for the Blind
Adarshnagar
AJMER 305 001
Rajasthan

School for the Blind
Malkapur Road
Gorakashan
Agashi Gurukul
AKOLA
Maharashtra

Shri Gadge Maharaj Andh
Pangle
Sadvarta
Murtizapur
AKOLA
Maharashtra

School for the Blind
ALIBAG
Dist. Colaba
Maharashtra

Ahmadi School for the Blind
Aligath Muslim University
ALIGARH
Uttar Pradesh

A 58, B 10, D 60, F 13, H 8

School for the Blind
ALLAHABAD 211 008
Uttar Pradesh

School for the Blind
Thottumugham
ALWAYE 683-105
Kerala

A 23, B 10, C 1, D 33, E 3, F 34, G 1, H 10, I 3, J 5, L 100%, M 17

School for the Blind
AMALNER
Maharashtra

Munshi Deyakrishen Sanatan
Dharam
Institute for the Blind
Jagadhari Road
AMBALA
Haryana

A 33, B 5, D 13, L 85%

School for the Blind
Rastrasant Tukdoji Marg
AMARAVATI (Camp)
Maharashtra

Govt. Multipurpose Group
Complex for Physically Handicapped Children
Ravivar Peth
AMBEJOGAI
Dist. Beed
Maharashtra

School for the Blind
Blind Welfare Association
Mangilal Plots
AMRAVATI
Maharashtra

Institute for the Blind
Andh Vidyala
Outside Lohgarh Gate
AMRITSAR 143 001

Sri Adinath School for the Blind
Chandra Bhawan Mahajan Toli 1
ARRAH Bhajpur
Bihar

A 21, B 7, D 16, K 60%

Pragati Andha Vidyalaya
P.O. BADLAPUR 421 504
Dist. Thane
Maharashtra

Red Cross School for the Blind
Banabasi Seva Samiti
P.O. BALLIGUDA 762-103
Phulbani Dist
Orissa

A 4, B 5, D 14, L 98%

Govt School for the Blind
BANDA 210 001
Uttar Pradesh

Divine Light School for the Blind
277 Main Road, Whitefield
BANGALORE 560 066
Karnataka

A 27, B 4, C 1, D 46, F 31, H 12, L 70%, M 50, O 28

Sharadanjali Integrated School
Hennur Road
Fraser Town
BANGALORE 5
Karnataka

Shree Ramana Maharishi Academy for the Blind
C.A. No. 1, B III Phase
J.P. Nagar
BANGALORE
Karnataka

A 16, B 10, C 2, D 77, E 4, F 73, G 5, H 20, K 50%

Nehru Seva Sangh Blind School
P.O. BANPUR
Puri District 752-031
Orissa

A 4, B 4, D 17, F 3, K 90%

Government School for the Blind
Pensionpura
Nizampura
BARODA 390 002
Gujarat

Government School for the Blind
Madan Zampa Road
Vadodara
BARODA 390 001
Gujarat

Andh Kanya Vikas Gruh School for Blind Girls
50/B Middle Class Society
Fateh Gunj
BARODA 390 002
Gujarat

A 9, B 10, F 38, H 7, J 2, K 100%

Evangelical Lutheran Church for the Blind
BARUGUR 635 104
Dharmapuri Dist
Tamil Nadu

Asien

Fortsetzung Schulen

A 13, B 8, C 2, D 68, E 3, F 42, H 8, L 80%

Government School for the Blind and the Deaf
Nayapara, Jagdalput
BASTAR
Madhya Pradesh

A 6, B 5, C 1, D 29, F 8, K 100%

Maheshwari School for the Blind
3488 Samadevi Galli
BELGAUM 590 002
Karnataka

A 7, B 7, D 42, F 10, K 50%

Girija Shankar Dristibihin School
Bodh Nath Mishra Lane
Goomti 3
Bhikhanpore
BHAGALPORE 812 001
Bihar

A 7, B 7, F 28, K 75%

Netraneen Chhatra Vidyalaya
Mandichak
BHAGNIPORE
Bihar

Government School for the Blind
Bhandara, P.O. Tah, Dist.
BHANDARA 441 904
Maharashtra

School for the Blind,
Deaf and Dumb
Opp. State Bank of Saurashtra
BHAVNAGAR 364 001
Gujarat

Andha Bhudaya Manal
Pushpa Kuni
Ohoga Gate
BHAVNAGAR 364 001
Gujarat

Shri K. K. School for the Blind
College Road
Nr. New Filter
BHAVNAGAR 364 002
Gujarat

A 53, B 7, D 51, F 12, H 10, K 75%

Nehru Seva Sangh School for the Blind
P.O. BHAWANIPATNA
Kalahandi Dist
Orissa

A 3, B 2, D 9, F 1, L 100%

Govt. Deaf and Blind School
Idhgoh Hill
Paribazar
BHOPAL
Madhya Pradesh

A 29, B 5, C 1, D 11, F 3, K 100%, O 4

Red Cross School for Blind Deaf and Dumb
BHUBANESHWAR 751 007
Orissa

School for the Blind
BHUBANESWAR 751 007
Orissa

A 25, B 10, C 3, D 75, E 2, F 16, H 4, K 100%

Government School for the Blind
Sadar Camp
BHUJ-KUTCH 320 001
Gujarat

Andha Sishu Vidyalaya
P.O. BIHPURIA
Lakhimpur Dist
Assam

A 16, B 10, D 20, F 18, K 100%

Government Residential School for the Blind
BIKANER 334 001
Rajasthan

Government School for the Blind and the Deaf
BILASPUR
Madhya Pradesh

A 18, B 5, C 1, D 25, H 5, K 100%, M 3

Mission School for the Blind
BILASPUR
Madhya Pradesh

Netraheen Vidyalaya
Bilaspur
Tilak Nagar

BILASPUR
Madhya Pradesh

A 1, B 8, D 25, F 2, K 90%

School for the Blind
BODHADI
Taluka Kinwat Dist
Nanded
Maharashtra

A 23, B 7, D 73, F 26

Dadar School for Blind Girls
160 Dadasahes Phalke Road
Dadar
BOMBAY 400 014
Maharashtra

A 85, C 2, F 149, G 7, H 28, K 66%, M 19.

Happy Home and School for the Blind
Dr. Annie Besant Road
Worli
BOMBAY 400 018
Maharashtra

A 60, B 10, C 3, D 151, E 14, F 1, H 50, K 50%, M 24, N 2

Lachmi Nursery for the Blind
218 East Sion Road
BOMBAY 400 022
Maharashtra

A 16, C 4, D and F 2, L 60%

The Victoria Memorial High School for the Blind
Tardeo
BOMBAY 400 034
Maharashtra

School for the Blind, Deaf and Dumb
At P.O. BURLA
District Sambalpur
Orissa

Calcutta Blind School
Behala
CALCUTTA 700 034
West Bengal

A 88, B 10, C 1, K 81%

Lighthouse for the Blind
174, Shyama Prasad
Mukherjee Road
CALCUTTA 700 026
West Bengal

A 44, B 10, C 2, D 38, F 62, I 6, J 4, L 80%

Calicut School for the Blind Deaf and Dumb
Nallalam P.O.
CALICUT
Kerala

Asien

Fortsetzung Schulen

Rahmaniya School for
Handicapped
P.O. Medical College
CALICUT 673 008
Kerala

A 11, B 7, D 35, F 15, H 15,
K 50%

Vivekananda Mission Asram
School for the Blind
CHAITANYAPUR (Haldia)
Medinipur Dist 721 645
West Bengal

A 7, B 6, C 1, D 30, F 31, K 80%

Blind School Chalisgaon
Bhadgaon Road
CHALISGAON 424 101
Talgaon Dist
Maharashtra

A 15, B 10, D and F 41, K 80%,
M 10, O 10

Lachmanjew School for the Blind
Via Danpur
P.O. CHANCHOLA
Cuttack Dist 26984
Orissa

A 7, B 7, C 1, D 25, F 3, L 90%

Government School for the Blind
Perur
COIMBATORE 641 010
Tamil Nadu

A 4, B 5, D 32, F 18, K 100%

NELC School for the Blind
Swedish Mission
COOCH BEHAR 736 101
West Bengal

A 20, B 8, C 1, D 19, F 32, H 4,
L 99,5%, M 9

Government School for the Blind
Directorate of Social Welfare
Nilkuthi (Megh Mandir)
COOCH BEHAR 736 101
West Bengal

Government School for the Blind
CUDDALORE 1
District South Arcot
Tamilnadu

Government High School for the
Blind
CUDDAPAH
Andra Pradesh

Kalyani School for the Blind
Siddheswar Sahi
DAGARPADA
Dist. Cuttack
Orissa

Mohanabhen Bhavanilal Jan
Andhajan Vidyalaya
4363 Hanuman Bazar
DAHOD Panchmahal Dist
Gujarat

A 23, B 7, D 22, K 75%, M 5

Primary School for the Blind
c/o NAB Panchmahal Dist.
Branch
Viklang Sahaya Niketan
Near Patel Timber Mart
Station Road
DAHOD
Dist Panchmahal
Gujarat

Kameshwari Priya Govt.
School for the Blind
At & Post DARBHANGA
Bihar

School for the Blind
P.O. DEGLOOR 431 717
Nanded Dist
Maharashtra

A 5, B 5, D 36, F 10, H 30,
K 60%

Model School for the Visually
Handicapped
116 Rajpur Road
DEHRA DUN
Uttah Pradesh

A 26, B 10, D 64, F 21, H 14,
K 100%, M 8

Bharat School for the Blind
510A Circular Road
Shahdara
DELHI 110 032

A 22, B 8, D 40, L 100%, M 16

Government School for the Blind
Boys
Coronation Road
Kingsway Camp
DELHI 110 009

School for the Blind
Deopur
DHULIA
Maharashtra

Govt. School for the Blind
P L J Extension
M C Colony
DEVANAGERE
Chitradurga Dist
Karnataka

M. P. Welfare Association for the
Blind
Blind Girls School
Yamuna Niwas, Bada Bazer
DEWAS
Madhya Pradesh

A 11, B 8, F 18, H 1, K 50%,
M 10, N 4, O 2 at univ.

Shri Adinath School for the Blind
DHAMPRA 246 701
Dist Bijnor
Uttar Pradesh

School for the Blind
Ganapati Road
DHULE
Dist Dhule
Maharashtra

A 23, B 10, D 82, F 21, H 19,
K 75%, M 36

Rajasthan Netraheen Kalyan
Sangh
FARSUIYA
Rajasthan

Home for the Blind of District
Counsel for the Welfare of the
Handicapped
Makhu Gate
FEROZPUR CITY 152 001

Blind, Deaf and Handicapped
Vidyalaya at Vasanthnagar
Post FOPHOLI
Tq. Umarkhed
Dist. Yavatmal
Maharashtra

Government School for the Blind
C-1, GANGA
Ramanathpuram District
Tamil Nadu

Netra Vahin Kalyan Sangh
9-C, Civil Lines
GARAKHPUR 273 001
Uttar Pradesh

Nehruji School for the Blind
GUDIVADA TOWN
Krishna District
Andhra Pradesh

Fortsetzung Schulen

Asien

Government High School for
Blind Boys
GULBARGA 585 102
Karnataka

A 23, B 10, D 72, H 9, K 100%

Disabled Blind Children's
Home and School
Anandasamaj Building
Amravathi Road
GUNTUR 522 022
Andhra Pradesh

Sudha Memorial Disabled and
Blind Children's Home and
School
Brindavan Municipal Colony
Arundelpet (P.O.)
GUNTUR 522 002
Andra Pradesh

Madhav Andh Ashram
Chand Badani Nama
Jhansi Naka
Jhansi Road
GWALIOR 474 009
Madhya Pradesh

Shree Ajara Nand Andh
Vidyalaya
Sopt Sarovar
HARDWAR 244 401
Uttar Pradesh

School for the Blind
HASSAN 573 201
Karnataka

Blind Relief Section
District Red Cross Society
HISSAR
Haryana

School for the Visually
Handicapped
c/o Ananda Bhawan
Vill Jagatpur
HOWRAH
West Bengal

Government School for the Blind
HUBLI 24
Dist. Dharwar 580 020
Karnataka

Home for Blind Girls-Mahila
Vidya Peeth
Poona-Bangalone Rd.
HUBLI 580 020
District Dharwar

Govt. High School for the Blind
Daarushifa
HYDERABAD 500 002
Andhra Pradesh

Government School for the Blind
and Deaf
Malakpet
HYDERABAD 500 036
Andra Pradesh

Government School for the Blind
Basanthi Haveli
Salarjung Estate
HYDERABAD 500 002
Andra Pradesh

Government Ideal Blind School
Takyelpat
IMPHAL
P.O. Box 28
Manipur

A 12, B 10, D 33, F 18, H 12,
K 100%, N 5

Deaf, Dumb and Blind School
Bada Ranala, Juni Indore
INDORE 452 004
Madhya Pradesh

A 37, B 7

Helen Keller Memorial School
for the Blind
32 Fort Area
Laxmibai Nagar
INDORE 452 006
Madhya Pradesh

School for the Blind and Deaf
Mutes
23 Martand Chowk
INDORE
Madha Pradesh

Mahesh Drishtiheen Kalyan
Sangh
80 Opkar Marg
Gandhinagar
INDORE 452 001
Madha Pradesh

The M. P. Welfare Association
for the Blind
Pandey's Building 84
Bozanket Market
INDORE
Madhya Pradesh

Church of South India School for
the Blind
IRENEPURAM 629 171
Kanyakumari District
Tamil Nadu

A 15, B 8, D 34, F 31, G 1, H 12,
L 100%, M 5

Educational and Technical
Institute for Blind
Napiyankavu
P.O. Madayikonam
IRINJALAKUDA
Dist. Trichur
Kerala

Govt. School for the Blind and
Deaf Mute Children
Bheraghat Road
JABALPUR 482 001
Madhya Pradesh

Rajasthan Netraheen Kalyan
Sangh
Persohiya Marg
Bapu Bazar
JAIPUR 302 003
Rajasthan

Govt. Multipurpose Group
Complex for Physically
Handicapped Children
Mehrun Road
JALGAON
Maharashtra

Sharma Sadhana Trust
159 Shanipeth
JALGAON
Maharashtra

Andhjan Vividhlaxi Talim
Kendra
Aerodromme Road
JAMNAGAR 361 003
Gujarat

Sur Vihar (Home and School for
Blind Children)
c/o Central Administration Office
The Tata Iron & Steel Co. Ltd.
JAMSHEDPUR 831 001
Bihar

Marudhar Andh Vidyalaya
Bagar
JODHPUR
Rajasthan

Netrabeen Vikas Samsthan
Bagar Chowk
JODHPUR
Rajasthan

Asien

Fortsetzung Schulen

Blind School
541 Model Town
JOLLUNDER 144 001

M P Shah Govt School for Blind
Kalyan Gram
Mahatma Gandhi Road
JUNAGADH 362 001
Gujarat

Andh Vidyalaya
Harihar Nath Shastri
Smarak Bhawan
KANPUR
Uttar Pradesh

School for the Blind, Deaf and Dumb
110/241 Nehrunagar
KANPUR
Uttar Pradesh

Netra Vahin Hitkari Sangh
58/4 Birhana Road
KANPUR 208 001
Uttar Pradesh

Pandita Ramabai Mukti Mission
KEGAON
Poona Dist 412 203
Maharashtra

School for the Blind
c/o Utkal Balashrama
At & P O KHAPURIA
Cuttack Dist. Cuttack
Orissa

Blind School
KOHIMA
Nagaland

Salvation Army School for the Blind
KOLASIB 796 081
Mizoram
A 8, B 9, D 13, F 1, H 1, J 2,
L 78%

Helen Keller Centenary Memorial
Model School for the Blind
Via Sreekrishnapuram
KOTTAPPURAM

Suhardes Institut for the Blind
P.O. Maravanthuruthu
Vaikom
KOTTAYAM
Kerala

Kerala School for the Blind
Tiruvalia
KOTTAYAM
Kerala

Government School for the Blind
Olessa P.O.
via KOTTAYAM
Kerala

Government School for Blind, Deaf and Dumb
KUNNAMAKULAM
Trichur District
Kerala

Government School for the Blind
LATUR
District Osmanabad
Maharashra

Govt. School for the Blind
Arya Nagar Settlement
P.O. Alam Nagar
LUCKNOW 422 604
Uttar Pradesh

Kashi Seva Samiti Blind School
Government School for Blind
LUCKNOW
Uttar Pradesh

Government School for the Blind
Pirpur House
Butler Road
LUCKNOW
Uttar Pradesh

Bharat Netraheenn Sewak Samaji
Dashmeshnagar
Gill Road
LUDHIANA

Govt School for the Blind
Jamalpur
Chandlgrah Road
LUDHIANA
Punjab

Government Institute for the Blind
Kalsia Ashram
Gill Road
LUDHIANA
Punjab

Helen Keller Memorial School for the Blind
600/7 Strett No. 1
Janta Napar
LUDHIANA 3
Punjab

Viklang Vikas Kendra Srimati Gujeshwari Netraheen Balika Vidyalaya
At & Post MADHUBANI
Bihar

Bihar Andh Vidyalaya
Mandal Road
MADHUPUR (SP) 815 353
Bihar

Government School for the Blind
P.O. Poonamallee
District Chingleput
MADRAS 600 056
Tamil Nadu

Little Flower Convent
School for the Blind
S.N. Road 127
P.O. Cathedral
MADRAS 600 006
Tamil Nada

A 59, B 10, C 1, D 60, F 124,
H 65, K 92%

St. Louis Institute for the Deaf and the Blind
Adyar
MADRAS 600 020
Tamil Nadu

A 23, B 10, D 65, E 3, H 5

Government School for the Blind
572 K K Nagar
MADURAI 625 020
Tamil Nadu

St. Joseph's School for the Blind
Justin Nagar, Paravai Post
MADURAI 625 404
Tamil Nadu

A 13, B 8, D 37, F 33, H 58,
L 68%

Kunwarlal Singh Industrial School for the Blind
Kacheri Road
MAINPURI 205 001
Uttar Pradesh

Asien

Fortsetzung Schulen

Government School for the Blind
MALVAN District
Sindhudurg
Maharashtra

A 12, B 4, D 26, K 100%, M 11

School for the Blind
MANDAPETAI
Alamuru Taluk
East Godavari District
Andhra Pradesh

A 18, B 7

Government School for the
Blind, Deaf, Dumb and Crippled
Children
MANDVI 394 160
Dist. Kutch
Gujarat

School for the Blind
Roshni Nilaya
MANGALORE 575 002
South Kanara

Shri Pragnachakshu (Andh)
V. V. Mandir
Porbander Road
MANGROL 362 225
Junagadh District
Gujarat

A 12, B 7, C 2, D 33, F 7, H 4,
K 55%

Kerala School for the Blind
P.O. Mankadapallippuram
MANKADA 679 324
Malappuram District
Kerala

A 30, B 7, D 25, F 12, H 8,
K 67%

Prema Devi Blind School
Topkhana Bazar
MONGHYR
Bihar

Janamangal Adarsha Andha
Bidyalay
P.O. MORANHAT
Dibrugarh District
Assam

A 14, B 10, D 16, F 15, H 25

School for the Blind
Nehru Eye Hospital
MUZZAFAR NAGAR
Uttar Pradesh

Blind School,
Home for the Homeless
Khabra Road
MUZAFFARPUR 842 001
Bihar

Government School for the
Blind Children
Tilak Nagar
Bamboo Bazar
MYSORE 570 001
Karnataka

Jagatguru Stri Shivarathreswara
Maha Vidya Peetha
Ramanuja Road
MYSORE 570 004
Karnataka

Helen Keller Memorial School
Raja Road
Krishnagar
NADIA
West Bengal

A 3, B 7, D 9, F 11, L 100%

Blind Boys Institute
South Ambazari Road
NAGPUR 22
Maharashtra

A 57, B 7, D 70, F 48, H 107,
K 88%

Government School for the Blind
NAGARCOIL – Konam 629 002
Dist Kanyakumari
Tamil Nadu

Naihati Apex Blind School
P.O. NAIHATI 743 165
Parganas District 24
West Bengal

A 7, B 6, C 1, D 29, F 6, H 13,
L 100%

School and Home for the Blind
NAINITAL 263 001
Uttar Pradesh

Institute for the Visually Handi-
capped Government of Tripura
P.O. Bimangarh
NARAINGARTH
West Tripura
P.O. Bimangarh

Lutheran High School for the
Blind
Prakash Nagar

NARASARAOPET 522 602
Guntur District
Andhra Pradesh

A 74, B 10, D 81, E 5, F 28, I 5,
J 7, K 50%

Blind Boys' Academy
Ramakrishna Mission Ashrama
NARENDRAPUR 743 508
West Bengal

A 28, B 8, C 1, D 108, H 8,
K 80%, M 5

Andhra Blind Model High School
Rayapet
NARSAPUR 534 275
Andhra Pradesh

A 23, B 10, D 91, E 3, F 30, G 1,
H 33, I 7, J 1, K 60%

Government School for the Blind
NASARGODA
Kerala

Government Blind School
Kalewar Building
Station Road
NASIK
Maharashtra

Government School for the Blind
Manaji Rajuji Sanatorium
Nasik Road
NASIK 422 001
Maharashtra

Government School for the Blind
Wasardi Bridge
Poona Road
NASIK
Maharashtra

Viswabharathi School for the
Blind
A.K. Nagar Post
Dargamitta
Opp. Govt. H. Q. Hospital
NELLORE 524 004
Andhra Pradesh

A 15, B 10, D 24, F 6

Akhil Bhartiya Netrabeen Sangh
B-3 Ranghuveer Nagar
NEW DELHI

Andh Maha Vidyalaya
Panchkuin Marg
NEW DELHI 110 001

Asien

Fortsetzung Schulen

Roshtriya Virja Nand
Andh Kanya Vidyalaya
New Rajinder Nagar
Shandar Road
NEW DELHI 110 060

Jormal Periwal Memorial
Senior Secondary
School for the Blind
Lal Bahadur Shastri Marg
NEW DELHI 110 003

A 40, B 12, C 1, D 155, E 12,
H 10, K 70%

Institution for the Blind
Panchkuin Road
NEW DELHI 110 001

A 37, B 8, D 60, I 8, L 50%

Blind School attached to the
Shreemantha Shankar Mission
Behrampur
P.O. NOWGONG 782 001
Dist. New Gonda
Assam

Patna Blind School
NOWGONG
Assam

Govt. School for the Blind
Garden Road
OOTACAMMUND 643 001
The Nilgris
Tamil Nadu

School and Rehabilitation Centre
for the Blind
PADHAR 460 005
Betul Dist.
Madhya Pradesh

A 13, B 8, C 1, D 32, F 10, H 7,
L 100%

Smt. M. K. Mehta School for the
Visually Handicapped
PALANPUR 385 001
Banaskantha District
Gujarat

A 23, B 12, C 2, D 56, F 12,
H 18, K 45%, M 72

T.E.L.C. Middle School
PALLADAM 638 664
Coimbatore District
Tamil Nadu

A 1, B 8, C 1, D 25, F 1, H 2,
L 50%, M 26

Government Institute for the
Blind
Industrial Area
PANIPAT
Haryana

Dhanbad Blind School
P.O. PATHERDIHI
District Dhanbad
Bihar

Janamangal Adarsh Andh
Vidyalaya
PATHIKACHUA
Dist. Dibrugarh
Assam

School for the Blind
S Kishan Singh Kamboj Hostel
Asam Ashram
The Lower Mall
PATIALA 147 001

Modern Educational &
Vocational
School for the Blind
PATILA
Punjab

Government High School for the
Blind
Kadam Kuan
PATNA 800 003
Bihar

A 63, B 10, D 70, H 20, K 100%

Netrabihin Kalyan Sangh &
Nissahava Balak Griha Dayal
Navis
Sinha Library Road
PATNA 890 003
Bihar

School for the Blind
(De Nobili School Blind Relief
Society)
PERI
Patherdih
District Dhanbad
Bihar

Government School for the Blind
21 Analamman Koil Street
PERUR
Tamil Nadu

Dr. Narendra Bhivapurkar Andh
Vidyalaya
Rashtrasant Tukdoji Marg
Near Jailquarters
Amravati Camp
PIN 444 602
Orissa

Government Blind School
Pherima
B.P.O. PHERIMA
via MEDZIPHEMO 797 206
Nagaland

A 8, B 6, C 2, D 1, E 1, F 1, G 1,
I 4, J 1, K 100%, M 3

Government School for the Blind
and the Deaf
PILLAIDHAVADY
Pondicherry

A 22, B 8, D 23, F 8, H 1,
K 100%

School for the Blind
Chettipalayam Road
PODANUR 641 023
Coimbatore District
Tamil Nadu

TELC Home and School for
the Blind
Moses Ganabaram Eye Hospital
55 Big Bazar Street
PODANUR
Coimbatore 641 001
Tamil Nadu

School for the Blind Children
PONDICHERRY

Poona School and Home for the
Blind Trust
14/17 Koregaon Park
Dr. S. R. Machave Road
POONA 411 029
Maharashtra

A 51, B 4, D 109, F 75, H 32,
K 70%

Shri Bharatiya Pragna Chakshu
Gurukul
Vagreshwari Plot
PORBUNDAR 362 225
Gujarat

Asien

Fortsetzung Schulen

Government School for Blind
18 Lakshmipuram
PUDUKOTTAI
Tamil Nadu

Government School for the Blind
and Deaf
Shailendra Nagar
RAIPUR 492 001
Madhya Pradesh

A 14, B 8, C 1, D 33, F 7,
K 100%

Sharp Memorial School for
the Blind
P.O. RAJPUR
Dehra Dun District
Uttar Pradesh

A 98, B 5, D 3, F 19, L 90%

School for Blind Children
Kabala Park
P.O. Vivekanand Ashram
RAJPUR
Madhya Pradesh

Government School for Deaf,
Mute and Blind
Matraya Bhavan
Gondala Road
RAJKOT 360 002
Gujarat

Shri V D Parekh Andh Mahila
Vikas Griha
Near Swami Narayan Gurukula
Debhar Road
RAJKOT 360 002
Gujarat

Government Middle School for
the Blind
Ashok Nagar

Road No. 4
RANCHI 2
Bihar

St. Michael's School for the Blind
P.O. Box No. 1
Church Road
RANCHI 834 001
Bihar

A 87, B 7, C 2, D 27, F 18, H 1,
I 2, L 70%

School for the Blind
REEWAN
Madhya Pradesh

Government Deaf, Dumb and
Blind School
Gopalguni
SAGAR
Madhya Pradesh

Government School for the Blind
Bungalow Street
Shevapet
SALEM 636 002
Tamil Nadu

Ambaden Maganlal
Andhjanshala
Choddod Road Athvalines
SEIRAT 395 007
Gujart

A 31, B 7, D 48, K 75%, M 10

School for the Blind
Siddaganga Mutt
P.O. SIDHGANGA
Tal. Tumakur 572 101
Karnataka

Bharat Blind School
510A Circular Road
Shahdara
DELHI 110 032

School for the Blind
SIGLI Post 582 210
Shiggon Tal
Dharwar Dist
Karnataka

School for the Blind
c/o The Indian Red Cross Society
for the Blind
Himachal Pradesh Branch
SHIMLA 12
Himachal Pradesh

Government Multipurpose
Group Complex for Physically
Handicapped Children
Umdepur
SHOLAPUR
Maharashtra

School Section of the Tarum
Smriti Braille Library
2 School Lane
Atpara
SHYAMNAGAR
Dist 23 Parganas
West Bengal

Saraswati Badif Kalyan
Kendra
SITAPUR 261 001
Uttar Pradesh

School for the Blind
attached to the Eye Hospital
SITAPUR 261 001
Uttar Pradesh

Government School for the Blind
SIVANGANGA
Ramnad District
Tamil Nadu

A 15, B 5, K 100%

L.K.C. Sri Jagdamba Andh
Vidyalaya School
Hanumangarh Road
SRIGANGANAGAR 335-001
Rajasthan

A 4, B 5, D 50, H 1, L 100%

Helen Keller Trust
School for Unsighted Children
Bar-Bar Shah
SRINAGAR 190 005
Kashmir

A 9, B 10, D 3, F 11, H 2,
L 100%

M.T. Doshi Andh Vidyalaya
Near Kasturba Society
SURRENDRANGAR 363 001
Gujarat

Amalarakkini School for the
Blind
SUSAINAGAR 606 902
Via Devikapuram
North Arcot District
Tamil Nadu

A 5, B 12, D 50, E 1, F 14, H 5,
L 100%, M 16

Blind Boys' Institute
Andh Vidya Mandir
P.O. Wardha
Maneri
TALUKA ARVI
District Wardha
Maharashtra

Indumati Andh Shishu
Sharanalaya
P.O. TEHRI
Tehri Garhwal Dist
Uttar Pradesh

A 2, B 8, D 10, H 4, L 100%

Asien

Fortsetzung Schulen

Pragati Andh Vidyalaya
18 Narayan Niwas
Ghantali Colony
Nowpada
THANE 400 602
Maharashtra

Government School for the Blind
Municipal Office Tank East Street
THIRUVARUR
Tanjore Dist
Tamil Nadu

Government School for Blind Girls
Puthur
TIRUCHIRAPALLI 620 017
Tamil Nadu

Siloam School and Home for the Blind
6 Gandhinagar Street
Subramanipuram
TIRUCHIRAPALLI 620 020
Tamil Nadu

T.E.L.C. School for the Blind
Swedish Mission Hospital Post
TIRUPPUTTUR 623 209
Pasumpon Muthuramalingam District
Tamil Nadu

A 12, B 8, C 3, D 49, F 37, H 25, J 91%

School for the Blind
Palayamkottai
TIRUNELVELI 627 002
Tamil Nadu

Government School for the Blind, Deaf and Dumb
TRIVANDRUM 14
Kerala

A 28, B 7, D 40, E 4, F 20, H 3, K 100%, M 10, O 10

Sri Siddaganga School for the Blind
Sri Siddaganga Mutt
TUMKUR 572 104
Karnataka

Pragya Chakshu Sikshan Shansthan
(Andh Vidyalaya)
Near Charak Datravas
Ambamata Scheme
UDAIPUR 313 001
Rajasthan

School for the Blind
Hathipole
UDAIPUR
Rajasthan

Andhajan Uchsthar Uadhyamik Shala
c/o Sadvichar Panivar Uiklang
Punarva Kendra
UVARSAD
Tal. & Dist. Gandhinagar
Gujarat

School for Deaf and Blind
Assisi Mount
Neerpara
VADKARA
P.O. Thalayolaparumbu
Kottayam District
Kerala

A 17, B 7, D 33, F 21, G 1, H 11, L 55%, M 4, N 14, O 12

Blind School
Bhadaini
VARANASI
Uttar Pradesh

Jeevan Jyoti School for the Blind
Aktha-Saranath
VARANASI 221 007
Uttar Pradesh

A 10, B 11, C 2, D 10, F 35, H 4, L 100%, M 18

Kashi Seva Samiti
Kabir Chaura
VARANASI
Uttar Pradesh

Shri Hanumanprasad Potdar Andh Vidyalaya
Durgakund
VARANASI 221 005
Uttar Pradesh

Light to the Blind School
Christugiri
Srinivasapuram P.O.
VARKALA 695 145
Kerala

A 17, B 7, D 30, F 23, H 8, L 65%

Residential School for the Blind
VED MANDIR (Tawi) Jammu
District Jammu

School for the Blind
Fort Round Road
Guild of Service
VELLORE 632 001
North Arcot District
Tamil Nadu

A 30, B 8, D 23, F 4, H 9, L 80%

Government School for the Blind
Kasaragod 670 121
P.O. VIDYA NAGAR
District Cannanore
Kerala

Jeevana Jyothi School for the Blind
Penapaka Post
VIDYANAGAR via Kondapalli
Krishna District
Andra Pradesh

Douglas Memorial School for the Blind
Isukathota
VISAKHAPATNAM 530 010
Andhra Pradesh

A 4, B 5, D 21, F 10, H 7, L 100%

Indonesien

Sekolah Luar Biasa Negeri
Bagian A Tunanetra
Denpasar
BALI

School for Visually Handicapped Children
364 Jalan Raya Timur
Cicalengka

BANDUNG
West Java

A 7, D 20, F 20

School for Special Education for the Blind (S.L.B.A.)
BATALAIWORU – RAHA
South East Sulawesi

Sekolah Luar Biasa Negeri
Unton Anak Anak Tunanetra
50 Padjaran Street
BANDUNG

Sekolah Luar Biasa Negeri/ABC-Ciamis
Jl. Jend. Sudirman No. 199 A
CIAMIS-Jabar

Asien

Fortsetzung Schulen

A 17, B 12, C 2, D 32, F 19, H 3,
K 60%, O 10

School for the Blind, YKAB
JAGALAN SURAKARTA

A 18, B 6, D 40, F 22, H 1

Sekolah Luar Biasa Negeri
Untok Anak Anak Tunanetra
Djl. R.S. Fatmawati
Tjlandak
JAKARTA

Jajasan Kesedjahteraan
Tunanetra Islam
Djl. P. Mangkubumi 38
JOGJAKARTA

Sekolah Lunar Biasa Negeri
„Fajar Harapan"
Jl. Jend. A. Yani Martapura
KALIMANTAN SELATAN

23, B 6, D 28, E 12, F 14, G 4,
K 100%

Japan

Akita School for the Blind
3-2-72 Tsuchizakiminato
Miname
AKITA-CITY

Aomori School for the Blind
24-11 Asai Yadamae
AOMORI-CITY

Asakikawa School for the Blind
2-15 Asahicho
ASAKIKAWA-CITY
Hokkaido

The Chiba School for the Blind
468-1 Midorigaoka Dainichi
Yotsukaido-shi
CHIBA-KEN

A 61, B 12, C 2, D 117, E 44,
F 59, G 24, H 106, K 98%

Yanagawa School for the Blind
170 Oaza Imakoga
Mitsuhashimachi
Yamatogun
FUKUOKA 832

A 76, B 12, D 39, E 4, F 20, G 2,
H 40, K 100%

Fukushima School for the Blind
6-34 Moriaicho
FUKUSHIMA-CITY
Fukushima-Prefecture

A 87, B 12, D 54, E 4, F 29, G 8,
H 50, I 7, J 5, K 100%

Gifu Prefectural School for the
Blind
1-4 Umegaecho
GIFU-CITY

A 91, B 12, D 59, E 6, F 33, G 7,
H 56, K 100%

Hachioji School for the Blind
3-19-22 Daimchi
HACHIOJI-CITY

A 55, B 12, C 2, D 52, E 17,
F 20, G 7, H 34, K 100%

Hokkaido Hakodate School for
the Blind
19-12 Tayacho
HAKODATE-SHI 040

A 90, B 12, C 3, D 24, E 6, F 16,
G 2, H 20, K 100%

Hamamatsu School for the Blind
283-3 Aoi-cho
HAMAMATSU-CITY
Shizuoka-ken

A 62, B 12, C 3, D 44, E 4, F 29,
G 2, H 39, K 100%

Shiga School for the Blind
800 Nishiimamachi
HIKONE-CITY
Shiga

Hiratsuka School for the Visually
Handicapped
10-1 Oiwake
HIRATSUKA-Shi
Kanagawa-ken

A 76, B 12, C 2, D 33, E 5, F 28,
G 6, H 20, K 100%

Hiroshima School for the Blind
2-2-1 Ushidashinmachi
HIROSHIMA-CITY

Taka School for the Blind
2-20-1 Teramachi
JOETSU-CITY
Niigata-ken 943

A 98, B 13, D 38, E 5, F 18, G 2,
H 48

Kagoshima School for the Blind
80 Shimoishiki-Cho
KAGOSHIMA-CITY

A 82, D 55, F 38, G 2, H 68, I 8,
J 5, K 100%

Yamagata School for the Blind
1111 Kanagase Kanaya
KAMINOYAMA CITY
Yamagata Prefecture

A 72, B 13, C 2, D 39, E 9, F 31,
G 11, H 61, I 17, K 100%

Saitama School for the Blind
73-1 Matoba
KAWAGOE-CITY

Kitakyushu School for the Blind
1-12, Takami 5-chome
Yahata-higashi-ku
KITAKYUSHU CITY

A 36, B 12, C 1, D 42, E 4, F 24,
G 7, H 22, I 3, K 100%, O 1

Hyogo School for the Blind
4-2-1 Shirogayama
Tarumiku
KOBE-CITY

Kobe Municipal School
for the Blind
1-39 4-chome
Daikai-dori
Hyogo-ku
KOBE-CITY

A 46, B 13, C 2, D 30, E 14,
F 25, G 9, H 11, I 18, J 9,
K 100%

Kochi School for the Blind
6-32 Daizencho
KOCHI-CITY
Kochi Prefecture
the Blind

B 12, C, D 21, E 6, F 19, G 4,
H 33, I 1, J 1, K 100%

Yamanashi School for the Blind
975 Shimoiidamachi
KOFU-CITY

Kumagaya School for the Blind
390 Hakota
KUMAGAYA-CITY

Kumamoto Prefectural School
for the Blind
3-7 Higashi-Machi
KUMAMOTO CITY
Kumamoto Prefecture

43

Asien

Fortsetzung Schulen

A 74, B 13, D 47, E 7, F 43, G 6,
H 33, I 9, J 2, K 100%

Gunma Prefectural School for the
Blind
4-3-18 Minami-cho
MAEBASHI CITY
Gunma Prefecture

A 67, B 13, C 2, D 37, E 8, F 31,
G 5, H 31, K 97%, M 9

Maizuru School for the Blind
Minamitanabe
MAIZURU-CITY
Kyoto

Matsuyama School for the Blind
112 Kumanodai
MATSUYAMA-CITY

Shimane School for the Blind
468 Nishihamasadamachi
MATUE-CITY
Shimane

Ibaragi School for the Blind
1-3-1 Akamazuka
MITO-CITY

Miyazaki Blind School
1390 Shimanouchi
MIYAZAKI-CITY

A 74, B 12, D 37, E 9, F 18, G 3,
H 9, I 3, J 1, K 100%

Iwate School for the Blind
1-10-1 Kitayama
MORIOKA-CITY

Nagano School for the Blind
321 Kitaowaribe
NAGANO-CITY
Nagono-Ken

A 85, B 13, C 3, D 40, E 2, F 22,
G 1, H 57

Aichi Prefectural Nagoya School
for the Blind
Kitachikusa 1-8-22 Chikusa-ku
NAGOYA 464

A 84, B 12, C 1, D 66, E 9, F 43,
G 4, H 20, I 2, K 100%

Niigata School for the Blind
1117 Yamafutatsu
NIIGATA-CITY

A 78, B 12, C 1, D 52, E 10,
F 29, G 5, H 49, K 100%

Obihiro School for the Blind
Minami 1
Nichi 24
OBIHIRO-CITY

Oita School for the Blind
3-1-75 Kanaikecho
OITA-CITY
Oita

Okayama School for the Blind
799 Haraojima
Osunaba
OKAYAMA-CITY

Okazaki School for the Blind
14 Kaminarai Myodaizicho
OKAZAKI-CITY
Aichi

Osaka Prefectural School for the
Blind
1-10-12 Yamanouchi-cho
Sumiyoshi-ku
OSAKA

A 71, B 12, C 3, D 111, E 10,
F 80, G 9, H 2, I 82, J 17,
K 100%

Osaka (shiritsu) School for the
Blind
619 Toyozatocho
Yodogawaku
OSAKA-CITY

Osaka Municipal School for the
Blind
7-5-26 Toyosato
Higashiyodogawa-ku
OSAKA

A 85, B 13, C 3, D 85, E 15,
F 75, G 14, H 74, I 56, J 29,
K 100%

Otaru School for the Blind
4-28-38 Irifune
OTARU-CITY
Hokkaido

Saga School for the Blind
1-8-5 Teryu
SAGA-CITY

Miyagi Prefectural School for the
Blind
5-1 Kamisugi 6 Chome
SENDAI CITY
Miyagi Prefecture

A 81, B 13, D 57, E 10, F 30,
G 5, H 41, K 99%, M 54

Yamaguchi School for the Blind
7-32 Kasugacho
SHIMONOSEKI-CITY

Awaji School for the Blind
2-1-17 Kamimonobe
SUMOTO CITY
Hyogo Prefecture

A 37, B 12, D 19, E 4, F 6, G 1,
H 22, I 3, J 1, K 99%

Kagawa Prefectural School for
the Blind
9-12 2 Chome Ogimachi
TAKAMATSU CITY
Kagawa-Ken

A 80, B 12, C 5, D 31, E 6, F 17,
G 6, H 21, K 100%

Tokushima School for the Blind
4-55 2-chome Minami-Nikenya-
cho
TOKUSHIMA CITY
Tokushima Prefecturate

A 80, B 13, C 2, D 91, E 4, F 56,
G 1, H 131, I 19, J 6, K 99%

Tokyo Metropolitan Bunkyo
Blind School
Koraku 1-7-6 Dunkyo-ku
TOKYO

A 77, B 12, D 54, E 4, F 27, G 2,
H 33, I 1, J 1, K 100%

The National School for the Blind
University of Tsukuba
3-27-6 Mejiro-dai
Bunkyo-ku
TOKYO

A 105, B 15, C 2, D 117, E 3,
F 83, G 2, K 100%

Metropolitan Katsushika School
for the Blind
7-31-5 Horikiri
Katsushika-ku
TOKYO

A 23, B 9, C 2, D 37, E 10, F 35,
G 16, H 10, K 100%

Kugayama Blind School
4-37-1 Kitakarasuyama
Setagaya
TOKYO

A 23, B 9, C 2, D 29, E 19, F 18,
G 9, H 18, K 99%

Asien

Fortsetzung Schulen

Tottori School for the Blind
Myanoshita
Kokufu cho
Iwami gun
TOTTORI ken

A 76, B 12, D 18, E 3, F 10, G 5,
H 25, K 100%

Toyama Prefectural School for
the Blind
144 Oheboshi
TOYAMA CITY
Toyama Prefecture 930

A 78, B 13, C 3, D 27, E 2, F 24,
G 2, H 32, I 2, K 80%

Toyohashi School for the Blind
6-4 Mukoyama
Hashiyoshicho
TOYOHASHI-CITY
Aichi

Mie School for the Blind
2484-81 Satonoue Komoricho
Takajaya
TSU-CITY
Mie Prefecture

A 38, B 12, D 42, E 5, F 18, G 2,
H 30, K 100%

Tsuruoka School for the Blind
20-33 Inaocho
TSURUOKA-CITY
Yamagata

Tochigi Prefectural School for the
Visually Handicapped
1297 Fukuoka-cho
UTSUNOMIYA-CITY
Tochigi-Ken

A 78, B 13, C 2, D 50, E 4, F 36,
G 5, H 46, I 1, J 1, K 98%

Wakayama School for the Blind
949-23 Fuchu
WAKAYAMA-CITY

A 69, B 12, C 2, D 45, E 10,
F 30, G 3, H 50, I 24, J 9,
K 100%

Nara School for the Blind
222 Tangonosho-cho
YAMATOKORIYAMA-CITY
Nara-ken 639-11

A 66, B 12, C 2, D 27, E 5, F 15,
G 7, H 35, K 100%

Yokohama School for the Blind
1-26 Matsumicho
Kanagawaku
YOKOHAMA-CITY

Korea

hoong Ju Blind School
367-1 Ji Hyun-dong
CHOONG JU SI
Chung Buk 380

Kang Won School for the Blind
399-1 U Do-dong
CHUN CHEON CITY
Kang Won Do

A 32, B 9, D 41, E 6, F 23, G 3,
H 3, I 17, J 8, K 83%

Chung Ju Blind School
185 Tap Dong
CHUNG JU SI
Chung Buk 310

Dae Jeun Blind School
41 Ja Yang Dong
DAE JEUN SI
Chung Nam 300

Dae Ku Kwang Myung
Blind School
2288 3 Ku
Dae Myung-dong
Nam Ku
DAE KU SI 634

Jeon Buk Blind School
510 Nam Joong-dong
IE RI SI
Jeon Buk 510

Hye Kwang Blind School
185 Sip Chung Dong Buk-Ku
IN CHEON SI 160-70

Jae Ju Blind School
666 2 Dong 2 Do Jae Ju
JAE JU SI
Jae Ju Do 590

Jeun Nam Blind School
901 Hak 3 dong
KWANG JU SI
Jeun Nam 500

Mok Po Blind School
10 Yoo Dal-dong
MOK PO CITY
Jeon Nam 580

A 22, B 9, C 4, D 43, E 10, F 42,
G 4, H 21, K 90%

Pusan Public School for the Blind
611-43 Nambumindong Suekoo
PUSAN
600

A 30, B 12, D 76, E 6, F 36, G 3,
H 47, I 24, J 7, K 100%

Han Bit School for the Blind
484-21 Su Yoo-dong
Dobong-Ku
SEOUL 132

A 14, B 12, D 47, E 12, F 47,
G 6, H 5, I 5, J 13, K 95%

Seoul National School for
the Blind
1 Beon J-Shim-kyo Dong
Chong ro-ku
SEOUL

A 72, B 12, C 1, D 98, E 12,
F 48, G 2, H 21, K 100%

Malaysia

Sekolah Princess Elizabeth
Bagi Kanak-Kanak
Buta
Lorong 5
Jalan Nong Chik
Johor Bahru
JOHOR

School for the Blind
Jalar Genting Kelang
Setapak
KUALA LUMPUR

School for the Blind
Ong Tiang Swee Road
KUCHING
Sarawak

A 18, B 6, C 6, D 13, F 3,
K 100%

St. Nicholas School for the Visually
Handicapped
4 Bagan Jermal Road
PENANG

A 59, B 6, D 75, E 8, F 50, G 6,
H 38, L 59%, M 13, O 19

Asien

Fortsetzung Schulen

Nepal

Panchedaya Madhyamir
Vidhyalaya
DHANGADHI
Kailaly District
Setee Zone

A 1, B 10, D 6, F 1, H 4,
K 100 %

Purwanchal Gyan chakshu
Vidhyalaya
DHARAN
Koshi Zone

A 8, B 7, C 2, D 23, F 14, H 9,
K 92 %

Laboratory School
Kirtipur
KATHMANDU

A 21, B 10, C 2, D 30, F 8, H 7,
K 100 %

Amar-Singh-High School
Blind Section
Ramghat
POKHARA

A 4, D 14, F 7, H 1, I 4, J 2,
K 100 %, M 13

Pakistan

Government School for Visually
Handicapped Children
Model Town
BAHAWAIPUR

Institution for Visually Handicapped
DERA ISMAIL KHAN
N.W.F.P.

Al Faisal Centre of the Blind
64 Jinnah Colony
FAISALABAD

A 15, B 5, C 1, D 31, E 1, F 11,
J 1, L 99 %, M 10, N 3, O 7

Government School for Visually
Handicapped Children
c/o Special Education &
Social Welfare Division
ISLAMABAD

Government Sunrize School for
Visually Handicapped
Ravi Road
LAHORE

Government School for Visually
Handicapped Children
Sheranwala Gate
LAHORE

Government School for Visually
Handicapped Girls
Faisal Town
LAHORE

Blind Middle School
Pakistan Association of the Blind
Nawabsha District Branch
Shahdadpur Road
Near Municipal High School
NAWABSHAH
Sind Province

A 9, B 8, D 25, K 85 %

School for the Visually
Handicapped
G.T. Road
PESHAWAR

Government Qandeel Institute
for the Blind
Kohati Bazar
RAWALPINDI

A 27, B 8, D 55, E 1, F 15,
K 100 %

Government School for the Visually Handicapped
SUKKUR

Philippinen

Bahay Pag-asa
Home and School for the Blind
Marcos Highway
BAGUIO CITY

A 5, B 6, D 10, F 12, G 2,
L 100 %, M 20

Philippine National School for
the Blind
Galvez Avenue
Corner Figueroa Street
Pasay City
METRO MANILA

A 78, B 10, D 43, E 1, F 28, G 1,
H 6, K 100 %

Singapur

Singapore School for the Blind
51 Toa Payoh Rise
SINGAPORE 1129

A 29, B 6, C 1, D 29, E 10, F 30,
H 31, L 74 %, N 1, O 43

Sri Lanka

The School for the Deaf
and Blind
ANURADHAPURA

Yesodhara School for the Deaf
and Blind
Miriswatte
BALANGODA

A 25, B 10, C 1, D 13, F 5,
K 50 %, M 2, N 1

Nuffield School for the Deaf and
Blind
KAITADI

A 29, B 7, D 18, E 2, F 8, H 10,
L 63 %, M 1

Senkadagala School for the Deaf
and Blind
Dodanwela
KANDY

Siviraja School for the Deaf and
Blind
MAHAWEWA

A 27, B 10, C 1, D 10, E 1, F 11,
H 6, L 85 %

Rohana School for the Deaf
and Blind
Assadeen Town
MATARA

A 21, B 10, D 20, F 3, H 5,
K 90 %

Mount Lavinia
School for the Blind
MOUNT LAVINIA

A 73, B 10, C 1, D 215, F 101,
H 52, L 70 %

The School for the Blind
Polommaruwa
TANGALLE

A 9, B 10, C 2, D 36, F 22, H 7,
L 92 %

The School for the Deaf and
Blind
Sandagala
UHUMIYA

A 16, B 10, D 5, F 6

Asien

Fortsetzung Schulen

Taiwan

Taiwan Provincial Taichung
School for the Blind
HOU-LI, 72 San Feng Road
Taichung County 421
A 17, B 12, D 93, F 72, H 101,
K 100%

Home for Blind and
Handicapped Girls
„Bethesda"
1 Uin Chuan Chieh
HUALIEN 950
A 30, B 9, C 2, F 5, G 2, H 5, J 2,
L 84%, M 7

Mu Kuang Blind School
11 Pei Chang Road
LO TONG

Huei-Ming School & Home for
Blind Children
280 Yatan Road
Taya Shiang
TAICHUNG HSIEN
A 29, B 9, C 1, D 50, E 28, F 57,
G 30, H 15, L 58%

Taipei Municipal Chi-Ming
School for the Blind
76 Lane 155
Tun Hua North Road
TAIPEI 105
A 10, B 12, D 64, E 3, F 63, G 6,
H 67, I 2, L 100%

Taipei Deaf and Blind School
320 3rd Sec North
Chong-Chin Road
TAIPEI CITY

Thailand

Bangkok School for the Blind
420 Rajavidhi Road
Phya Thai
BANGKOK 10400
A 46, B 9, C 3, D 105, F 69,
H 20, L 83%

Chiengmai School for the Blind
CHIENGMAI

The Christian Foundation for the
Blind in Thailand
214 Muu 6
Pracharag Road
Amphur Muang
P.O. Box 88
KHON KAEN
A 7, B 4, C 2, D 15, F 7, H 3,
L 92%, M 53, N 3, O 21

School for the Blind
Ampheur Muang
SURAT THANI

Vietnam

Ecole pour Enfants Aveugles
„Nguyen Dinh Chieu"
7 Rue Hang Phen
HANOI

Ecole pour Enfants Aveugles
„Nguyen Dinh Chieu"
1 Rue Nguyen Trai
HO CHI MINH-VILLE

---

lang es ihr, den Todesgott Yama zu rühren. Sie verlangte zuerst das Augenlicht für ihren Schwiegervater zurück, indem sie flehte:

„Mein Schwäher zog zum Büßerhain,
Da Reich und Herrschaft er verloren.
Blind in des Waldes Siedelein
Hat er sich Einsamkeit erkoren.
Begnade ihn zu hellem Schein,
Gib, Herr, das Augenlicht ihm wieder,
Dem starken Fürsten, hör mich fleh'n,
Dem hoheitsstrahlenden Gebieter!"

Nachdem Yama ihre Bitte erfüllt hatte, rang ihm Savitri das Leben ihres Gatten ab. Als dieser aus dem Todesschlaf erwachte, gedachte er seiner Eltern mit rührenden Worten, die in den Schwur ausliefen: „So lang' die beiden leben, leb' ich nur für sie und spreche: Sie muß ich erhalten und ihnen Liebes muß ich erweisen, den blinden Meinigen. Das ist meine Denkungsart."

In der „Sattasai" oder den „Siebenhundert Strophen" des Hala Satavahana, einer uralten Sammlung von Liedern, die uns eine Vorstellung von den Liedern des Volkes geben, werden die Bl. und Tauben förmlich um ihr Schicksal beneidet:

„Glücklich sind die Tauben und Blinden,
Sie nur leben wahrhaft in der Welt:
Denn sie hören harte Reden nicht,
Sehen nicht der Bösen Wohlergehen."

Im altindischen Nationalepos „Mahabharata" verzichtet der bl. geborene König Dritarashtra zugunsten seines Bruders Pandava auf den Thron. Wegen der Erbfolge entstanden heftige Kämpfe zwischen seinen Söhnen und denen Pandavas, in welchen erstere unterlagen. Dritarashtra kommt bei einem Waldbrand um. In der dem großen Kriegsgesang „Mahabharata" eingeflochtenen „Savitri-Episode" tritt der bl. König Dyumatsena auf. Diese Beispiele zeigen, wie früh sich die indische Literatur und Religion mit dem Problem der Blindheit beschäftigt hat.

ISRAEL: Relativ am besten sind wir über die Bl. des Volkes Israel unterrichtet. Die reichhaltige altjüdische Literatur – Bibel, Talmud, Midrasch – spricht zumeist von vier Gebrechen: Taubheit, Stummheit, Lahmheit und Blindheit. Unter diesen Gebrechen gilt die Blindheit als das größte Übel. Sie allein wird im sinaitischen und arboth-moabitischen ein Fluch genannt, sogar mit Irrsinn und Geistesverwirrung gleichgestellt, und der Midrasch, anknüpfend an den Psalmvers „Der Herr öffnet die Augen der Blinden", sagt: „Es gibt keine größeren Schmerzen und bitteren Leiden, als welche die Blindheit verbreitet." Er vergleicht den Bl. mit einem überladenen Kamel oder Esel, dessentwillen der Führer den Befehl gab: „Seid achtsam

Asien

auf ihn, denn er ist nicht mit leichtem Stroh beladen, ich kenne die Last, die er zu tragen hat!" und am Ziel angekommen: „Vor allen anderen befreit dieses Tier von seiner Last, denn ich habe ihm mehr aufgebürdet als den anderen!". Bei den Rabbinern wird das Gebrechen der Blindheit durch den häufig wiederkehrenden Satz charakterisiert: „Der Blinde gleicht dem Toten." Der Talmud ordnet deshalb an, beim Anblick eines Bl. jene Benediktion auszusprechen, die beim Tode eines nahen Verwandten gebräuchlich war. Es scheint sogar, als sei beim jüdischen Volke des Bl. Hand als unheilbringend angesehen worden, wenn von Lamech, der bl. gewesen sein soll, erzählt wird, daß er einmal seinen Pfeil auf ein lebendes Wesen abschoß, den Urahn Kain traf, entsetzt über das Unglück die Hände zusammenschlug und dabei das Haupt seines Kindes zerschmetterte. Obwohl der gesetzliche Schutz des Bl. die Annahme nahelegt, daß ihm, vielleicht unter dem niedrigeren Volke, vielfach eine gewisse Rücksichtslosigkeit begegnete, fehlt es nicht an Beweisen für das Verständnis seines harten Schicksals, das man durch humane Behandlung wettzumachen bestrebt war. Von Rabbi Elieser ben Jacob wird erzählt, daß er einem Bl., der in die Stadt gekommen war, um milde Gaben zu sammeln, in einer Versammlung seinen eigenen Ehrenplatz einräumte, was zur Folge hatte, daß der Bl. reich beschenkt wurde. Von einer öffentlichen Fürsorge für die Bl. hört man in den altjüdischen Texten nichts. Sie war auch nicht unbedingt notwendig, da die Pflichten gegen die Notleidenden genügend zum Ausdruck kamen. Ebensowenig dachten die Juden an die Ausbildung der Bl. Viele suchten sich selbst Beschäftigungen, die ihrem Zustande angemessen waren. Eine solche war das Drehen der Handmühle. Der auf diese Arbeit entfallende Tagelohn diente daher als Maßstab bei der Festsetzung der Entschädigung für die Zeitversäumnis eines Bl. Bl. Gelehrte waren als Hauslehrer beschäftigt oder in der unter dem Namen Schonehalachoth, Sadran oder Thana vorkommenden Gelehrtenklasse vertreten. Diese Sadranim mußten ein umfassendes Gedächtnis besitzen und prägten sich ohne kritische Prüfung ein reiches Maß von Wissensstoff ein. Sie waren somit lebendige Bibliotheken und führten den Spottnamen Bücherkörbe.

Die Länder Asiens heute: Nach dem 2. WK wurden die Länder A. zu einem Regionalkomitee des WCWB (jetzt → WBU) zusammengefaßt. Der Mittlere Osten bildet ein eigenes Regionalkomitee (Middle East Committee) mit Sitz in Riyadh. Vertreter der nationalen und internationalen Verbände, assoziierte Mitarbeiter, Sponsoren sowie ehrenamtliche Beamte sind Mitglieder des asiatischen Regionalkomitees. Gleichberechtigte und Gastmitglieder sind auch Vertreter der australischen und neuseeländischen Verbände. Sie arbeiten im Rahmen der engen Kooperation zwischen A. und Ozeanien. Organisationen für und von Bl. arbeiten Hand in Hand innerhalb des Komitees. Seit 1975 gibt der Vorsitzende vierteljährlich ein Informationsblatt heraus. Dieses Blatt wird verteilt unter den Mitgliedern der WBU und vielen anderen Verbänden in und außerhalb A. Der Inhalt des Blattes umfaßt Nachrichten der asiatischen Länder sowie Informationen auf internationaler Ebene wie z.B. spezifische Probleme der Bl.-Sozialversorgung, neue Maßnahmen zur Vorbeugung von Blindheit usw. 1976 wurde die Zeitschrift „The Asian Blind" (9 Bände) herausgegeben.

Die erste große finanzielle Hilfe zur Bekämpfung von Augenkrankheiten kam von der Sasakawa Memorial Health Foundation. 200.000 US-Dollar hat diese Organisation gespendet für die Bekämpfung von Augenkrankheiten. Die → WHO sagte zu, weitere Projekte im Falle eines Erfolges zu finanzieren. Früher hat Japan dem Land Nepal mit ophthalmologischen Hilfsmitteln geholfen. 1976 besuchte ein Team japanischer Augenärzte und Ophthalmologen Nepal.

In der Zeit vom 3. bis 9.12. 1978 fand in Hongkong die 5. asiatische Konferenz über das Bl.-Wesen statt. 140 Delegierte aus 22 Ländern haben an der Konferenz teilgenommen, darunter 14 asiatische Staaten: Pakistan, Nepal, Bangladesh, Indien, Sri Lanka, Singapore, Thailand, Malaysia, Hongkong, Indonesien, Philippinen, Japan und Südkorea. Auch drei Länder aus Ozeanien: Australien, Neuseeland und Fiji. Die restlichen Teilnehmer vertraten den WCWB. „Volle Integration", Berufsausbildung für Bl. und Arbeitsbeschaffung für Bl. und Sehbehinderte waren die wichtigsten Themen der Konferenz, deren Ziel es war, den Teilnehmern Gelegenheit zu geben, ihre neuesten Arbeiten vorzulegen, Erfahrungen auszutauschen, an Diskussionen sowie am Ausarbeiten von Empfehlungen teilzunehmen.

Lit.: R. T. Vyas: „Blind in India"; Clutha MacKenzie: „Report of Blindness in India (1944)"; Kretschmar, Clutha MacKenzie: „Blindness in China", 1949.

Asien

WHO-Statistik

Land oder Gebiet	Bevölk. schätz. 1983 in Mill.	Zeitpunkt der Datenerhebung	Art der Daten	Blindheitsdefinition	Prävalenz in %	Hauptursachen	
ASIA							
Afghanistan	17,22	1978	E+S	?	2,0	Trachom Katarakt Glaukom Verletzungen Xerophthalmie	
		1979	S	3	–	Katarakt Hornhauterkrankungen Netzhauterkrankungen Glaukom	31,1 % 19,8 % 6,8 % 6,6 %
Bahrain	0,40	1972	E	?	2,0	Katarakt Verletzungen Glaukom Hornhauterkrankungen und Infektionen	
Bangladesh	94,65	1974	S	5	0,9	Katarakt Glaukom Hornhaut-Infektionen Verletzungen	32,7 % 16,3 % 14,7 % 10,2 %
		1976	E		0,2–0,3	Xerophthalmie Katarakt Glaukom Infektionen und Verletzungen	15 % 14 % 6 % 18 %
		1976	S		0,1		
		1977	E		1,2	Xerophthalmie Katarakt Infektionen Glaukom	
		1980	E	3	2,0		
		1981	S	3	0,6	Hornhauttrübung Katarakt Glaukom und Netzhauterkrankungen	43 % 46 % 9,8 %
Burma	37,55	1975	S	5	2,0		
		1975	S		1,8	Hornhauterkrankungen	
		1982	S+R		1,2	Katarakt Glaukom Verletzungen Hornhauterkrankungen	
China	1039,7	1982	S	6	0,2	Katarakt Glaukom Phthisis Bulbi Hornhauterkrankungen	34,7 % 6,4 % 11,3 % 7,5 %
		1982	S	6	0,3	Katarakt Hornhauterkrankungen Trachom	40,5 % 12,2 % 14,9 %

Die englischen Ländernamen wurden aufgrund des Erhalts der alphabetischen Reihenfolge beibehalten.

Asien

Fortsetzung WHO-Statistik

Land oder Gebiet	Bevölk. schätz. 1983 in Mill.	Zeitpunkt der Datenerhebung	Art der Daten	Blindheitsdefinition	Prävalenz in %	Hauptursachen	
China		1983	S	6	0,3	Katarakt Trachom	19,7 % 20,7 %
		1983	S	6	0,7	Katarakt Hornhauterkrankungen Trachom	35,8 % 20 % 8,9 %
		1983	S	6	0,3	Katarakt Hornhauterkrankungen Trachom Glaukom	39,3 % 9,3 % 9,2 % 7 %
		1984	S	6	0,4	Katarakt Hornhauterkrankungen Trachom Glaukom	57,1 % 12,3 % 4,1 % 6,8 %
		1984	S	6	0,5	Katarakt Hornhauterkrankungen Phthisis Bulbi	37 % 16 % 17,4 %
		1984	S	6	0,2	Katarakt Trachom Glaukom	39 % 12 % 22 %
		1984	S	6	0,5	Katarakt Hornhauterkrankungen Trachom Glaukom	16,3 % 29,6 % 26,5 % 10,2 %
Cyprus	0,65	1972	S			Erblich Postnatal Pränatal Geburtsschäden	79 % 15 % 4 % 2 %
Democratic Yemen	2,16	1975	S		3,6	Katarakt Trachom Glaukom Hornhauterkrankungen Phthisis Bulbi Amblyopie Uveitis Netzhautablösung	40,9 % 17,4 % 14,7 % 12 % 8 % 4 % 1,3 % 0,7 %
Hong Kong	5,31	1975	R		0,2	Katarakt Glaukom Hornhauterkrankungen (Trachom) Netzhauterkrankungen Myobie Phthisis Bulbi Optische Atrophie Uveitis	34,3 % 18,3 % 10,3 % 8,9 % 8 % 7,9 % 6 % 4,5 %
India	732,26	1974	S	5	2,1	Infektionen Unterernährung Verletzungen angeborene Erkr. erbliche Erkr. Neoplasma	43,9 % 27,2 % 16,4 % 4,3 % 4,3 % 3 %

Asien

Fortsetzung WHO-Statistik

Land oder Gebiet	Bevölk. schätz. 1983 in Mill.	Zeitpunkt der Datenerhebung	Art der Daten	Blindheitsdefinition	Prävalenz in %	Hauptursachen	
India		1976	S		3,6		
					2,2		
		1976	S	6	0,4	Katarakt	32,4 %
						Glaukom	25,4 %
						Smallpox	18,3 %
						Trachom	8,5 %
						andere Infektionen	7,1 %
		1975–78	S	8		Katarakt	58,2 %
						Glaukom	13 %
						Hornhautverletzungen	12,2 %
						Retinopathie	5,5 %
		1981	S	6	0,5	Trachom	20 %
						Katarakt	55 %
						Unterernährung	2 %
						Verletzungen	1,2 %
						Glaukom	0,5 %
Indonesia	159,43	1982	S	6	1,2	Hornhauterkrankungen	15,4 %
						Katarakt	66,9 %
						Glaukom	9,7 %
						Netzhauterkrankungen	2,3 %
						Unterernährung	1,7 %
Iran, Islamique Republic of	41,64	1976	E		4,5		
Japan	119,26	1975	E		0,2	Mikrophtalmus	16,4 %
						Katarakt	14,7 %
						Atrophie	11,6 %
						Myopie	8,4 %
						Retinitis Pigmentosa	8,1 %
						Buphthalmus	7,1 %
					0,02		
		1976	R	8	0,2		
		1980	S	8	0,3	Hornhautverletzungen	23,2 %
						Linsenschäden	23 %
						Chorioretinale Erkrankungen	35,8 %
						Andere	18 %
		1980	R	8	–		
Lebanon	2,64	1970	E		0,2	Netzhautveränderungen	26,1 %
						angeborenes Glaukom	17,7 %
						Angeb. Katarakt	16,8 %
						Verletzungen	9,8 %
						Mikrophthalmie	6,4 %
						Hornhauterkrankungen	3,9 %
						Atrophie	3,9 %
						Uveitis	3,9 %
Malaysia	14,86	1971	E		0,2		
Maldives	0,17	1970	R		0,1		

Asien

Fortsetzung WHO-Statistik

Land oder Gebiet	Bevölk. schätz. 1983 in Mill.	Zeitpunkt der Datenerhebung	Art der Datenn	Blindheitsdefinition	Prävalenz in %	Hauptursachen	
Oman	1,13	1976	E+S		3,4	Trachom	70 %
Nepal	15,74	1980	S	6	0,8	Katarakt	66,8 %
						Netzhauterkrankungen	3,3 %
						Glaukom	3,2 %
						Trachom	2,4 %
						Unterernährung	0,9 %
Pakistan	89,73	1970	E	3	2,0	Hornhautentzündungen	
						Glaukom	
						Katarakt	
						Netzhautverletzungen	
		1976	E	?	4,3		
		1981	E	3,6	2,4	Katarakt	60 %
						Trachom, Infektionen und Hornhauterkr.	25 %
						Unterernährung	5 %
						Glaukom	2 %
						Andere	8 %
		1981	S	?	2,3		
Philippines	51,96	1970	E	5	2,1	Katarakt	
						Verletzungen	
						Glaukom	
						Hornhauterkrankungen	
						Netzhaut- und Nervatrophie	
						Uveitis	
		1983	S	5	0,8		
		1983	S	5	0,5		
Qatar	0,28	1971	S	10		Trachom	41,2 %
						andere Infektionen	5,4 %
						Verletzungen	16,2 %
						Netzhauterkrankungen	10,5 %
						angeb. Veränderungen	2,4 %
						Katarakt	
						Glaukom	
Republic of Korea	39,95	1974	R+E	6	0,2–0,3	Hornhautverletzungen	
						Katarakt	36,1 %
						Linsenschäden	8,2 %
						Glaukom	7,9 %
						Netzhautveränderungen	13,2 %
						Atrophie	9,3 %
						Atrophie des Sehnervs	13 %
		1980	S	6	0,1		
Saudi Arabia	10,42	1979	E		2,0	Trachom	
						Augenentzündungen	
						Hornhautgeschwüre	
						Katarakt	
						Glaukom	
						Linsenschädigungen	
						Verletzungen	

Asien

Fortsetzung WHO-Statistik

Land oder Gebiet	Bevölk. schätz. 1983 in Mill.	Zeitpunkt der Datenerhebung	Art der Daten	Blindheitsdefinition	Prävalenz in %	Hauptursachen	
Saudi Arabia		1984	S		1,5	Hornhautverletzungen	9,1 %
						Trachom	10,1 %
						Glaukom	3 %
						Katarakt	55,1 %
						Linsenschädigungen	9 %
						Iatrogene Schädigungen	4,5 %
Singapore	2,50	1972	R	8	0,06	Netzhautveränderungen	22 %
						Glaukom	20 %
						Atrophie	20 %
						Hornhautveränderungen	12,3 %
Socialist Republic of Viet Nam	57,18	1973	S	3	0,7	Trachom	25 %
						Katarakt	23 %
						Glaukom	11 %
						Fundus Verletzungen	4 %
						Uveitis	4 %
		1981	S	10	0,8	Katarakt	39,4 %
						Trachom	14,1 %
						Fundus	8,9 %
						Glaukom	6,3 %
						Pterygium	5,4 %
						Verletzungen	3,6 %
Sri Lanka	15,42	1975	E	?	0,1	Katarakt	45,8 %
						Hornhautschäden	30 %
						Glaukom	7,7 %
						Verletzungen	6,7 %
		1981	E+S	?	2,0	Katarakt	46 %
		1982	S	6	0,3	Hornhauttrübungen	4,2 %
						Phthisis Bulbi	15 %
						Katarakt	65,2 %
						Linsenerkrankungen	6,7 %
						Glaukom	3,5 %
						Atrophie	3 %
Syrien Arab Republic	9,61	1973	S	1	0,3	Katarakt	34,9 %
						Infektionen	27,1 %
						Glaukom	19,7 %
Thailand	49,46	1977	R	?	0,1	Hornhauterkrankungen	6,9 %
						Katarakt	4,2 %
		1982	R	6		Glaukom	36,6 %
						Optische Nerverkr.	7,2 %
						ungeklärt	26,3 %
		1983	S	6	1,1	Hornhauterkrankungen	3,2 %
						Katarakt	56,6 %
						Linsenerkrankungen	4,2 %
						Glaukom	2,2 %
						Atrophie	2 %
						ungeklärt	25,5 %

Asien

Legende zur WHO-Statistik

Die Angaben stellen eine Korrektur der Erhebungen vom November 1978 dar. Die Data/87 sind keine offizielle Veröffentlichung.

Zeichenerklärung:

C = Zensus
E = Schätzung
R = Registrierung
S = Stichprobenerhebung

Der Bericht der WHO umfaßt zwei weitere Kolumnen, die die Erhebungsweise und die Dokumentation näher angeben, welche hier aber fortgelassen wurden. In der Aufführung der einzelnen Länder folgt die Darstellung der englischen Bezeichnung in alphabetischer Reihenfolge.

In der Rubrik Blindheitsdefinition entsprechen die Zahlen 1 bis 10 folgenden Kriterien:

1 = völlige Blindheit
2 = $1/60$ oder weniger
3 = weniger als $1/60$
4 = $2/60$ oder weniger
5 = $3/60$ oder weniger
6 = weniger als $3/60$
7 = $20/300$ oder weniger
8 = $6/60$ oder weniger
9 = weniger als $6/18$
10 = andere Kriterien

Erklärung der augenmedizinischen Begriffe:

Amblyopie	= Schwachsichtigkeit
Atrophie	= durch Mangelernährung bedingter Organ-Gewebe-Zellenschwund
Buphthalmus	= krankhafte Vergrößerung des Augapfels
Konjunktivitis	= Bindehautentzündung
Chorioidea	= Aderhaut des Auges (-Erkrankung ders.)
Diabetes	= Zuckerkrankheit
Fibroplasie	= Glaskörpertrübung bei Frühgeborenen, bedingt durch Sauerstoffbehandlung
Fundus	= Grund, Boden des Hohlorgans (-Erkrankung dess.)
Glaukom	= zu hoher Augeninnendruck, grüner Star
Hydrophthalmus	= Augapfelvergrößerung, Wasserauge
Iatrogen	= durch medizinische Behandlung entstanden
Katarakt	= Trübung der Augenlinse, grauer Star
Keratopathie	= Hornhauterkrankung
Leukom	= Wucherung od. Narbe auf der Hornhaut des Auges
Makula	= krankhafte Veränderung des Flecks schärfsten Sehens
Mikrophthalmus	= angeborene, krankhafte Kleinheit des Auges
Myopie	= Kurzsichtigkeit
Neoplasma	= bösartiges Geschwulst
Onchocerciasis	= von der Kriebelmücke übertragene Krankheit, die zur Erblindung, später zum Tode führt (=Onchozerkose, Flußblindheit)
Phthisis Bulbi	= allgemeiner Verfall des Augapfels
Pterygium	= dreieckige Bindehautwucherung, die sich über die Hornhaut schiebt
Retinitis	= Netzhautentzündung
Retinoblastom	= bösartiges Netzhautgeschwür
Retinopathie	= übermäßige Pigmentation der Netzhaut
Smallpox	= Pocken
Trachom	= ägypt. Augenkrankheit, Virusinfektion der Bindehaut
Uveitis	= Entzündung der Aderhaut des Auges
Xerophthalmie	= Austrocknung des Bindegewebes

Askew, William George, CBE, *27.7. 1890, †29.8. 1968 in Großbritannien. Seit der Kindheit gelähmt. A. war Beamter in St. Dunstan's. Er bearbeitete die Widerspruchsverfahren gegen die Ablehnung der Anträge auf Bl.-Rente und erzielte in 85 % der Fälle einen Erfolg. A. rettete das Inst. vor dem Bankrott. *W.*

Asklepiades aus Phlius in Eretria (Euböa), bl. Philosoph der eretrischen Schule und Freund von Menedemus, einem Plato-Schüler, der die eretrische Schule der Philosophen um 304 v.Chr. begründete. Cicero (Tusc. V, 39) berichtet, A. habe auf die Frage, welche Vorteile ihm die Blindheit gebracht habe, geantwortet, daß er als Bl. einen Knaben mehr in seiner Begleitung habe. Denn so wie selbst die höchste Armut erträglich sein dürfte, wenn es erlaubt wäre, zu betteln, so könnte auch die Blindheit leicht ertragen werden, wenn es nicht an Hilfsmitteln zur Unterstützung des körperlichen Zustandes fehlte. *M.*

Asociación de Ciegos de Chile → Chile

Asociación Nacional de Ciegos de Guatemala → Guatemala

Asociación Nacional del Ciego → Cuba

Asociación „Santa Lucia" Escuela de Ciegos → Paraguay

Asociación Zulina de Ciegos → Venezuela

Associaçâo de Cegos „Luiz Braille" → Portugal

Association des Amis des Aveugles Civils et des Aveugles de Guerre du Nord de la France → Frankreich

Association des Anciens Elèves de l'Ecole des Jeunes Aveugles → Frankreich

Association des Aveugles d'Alsace et de Lorraine → Frankreich

Association for Education of the Visually Handicapped, Philadelphia, gegr. 1853, Dienstleistungen in USA, Kanada und Puerto Rico. Ursprünglich American Association of Instructors of the Blind. Berufsverband der Lehrer und Sozialarbeiter des Blindenwesens. Zweck: Verbesserung der Methoden und Einrichtungen zur Erziehung Blinder.

Association for the Blind → Australien

Association Maliénne pour la Promotion Sociale des Aveugles → Mali, → Afrika (Regionalbericht)

Association Nationale des Parents d'Enfants Aveugles et Gravement Déficients Visuels, Paris → Frankreich

Association Nationale pour la Promotion Sociale des Aveugles de la Côte d'Ivoire → Afrika (Regionalbericht)

Association of the Blind of Thailand → Thailand

Association of the Swedish Deaf-Blind → Schweden

Association pour le Bien des Aveugles → Schweiz

Association Valentin Haüy → Europa (Geschichte des Bl.-Wesens)

Associazione „Lega del Filo D'Oro". Die Organisation betreibt eine Schule für taubbl. und mehrfachbehinderte Kinder. Die Klienten (taubbl. Kinder und Erwachsene) werden direkt medizinisch und psychologisch behandelt. Es werden auch Kurse für Sonderlehrer und Forschungen auf dem Gebiet der Rehabilitation durchgeführt.
Adresse: Associazione „Lega del Filo d'Oro", Via Montecerno 1, St. Stefano, Osimo (AN), Italien

Aston, Mathilda Ann, bekannt als Tilly, *11.12. 1873 in Carisbrock, Australien, †1.11. 1947 in Melbourne. Im Alter von 7 Jahren erbl. Nach dem Besuch der Bl.-Schule in St. Kilda immatrikulierte sie sich an der Melbourne Univ. Ihr Studium der Geisteswissenschaften mußte sie leider im 2. Jahr abbrechen, da es kein Material in Punktschrift gab. Um dem abzuhelfen, gründete A. 1894 die „Victorian Association of Braille Writers" (später umbenannt in „Braille and Talking Book Library"). Bald erkannte sie die Isolation der Bl. in Australien, und zusammen mit einigen Schicksalsgenossen gründete sie 1895 die „Association for the Advancement of the Blind" (später die → „Association for the Blind"). Sie wurde zum Generalsekretär und später zum Präsidenten der Gesellschaft ernannt. Dieses Amt führte sie bis zu ihrem Tod aus. Sie war auch rege literarisch tätig und schrieb Bücher, Zeitschriftenartikel und korrespondierte mit zahlreichen Sprachwissenschaftlern in der ganzen Welt. Für ihre Verdienste wurde sie mit mehreren Orden ausgezeichnet.
Werke u. a.: „Maiden Verses", Melbourne 1901; „Singable Songs", 1924; „Old Timers", London 1938; „Memoirs of Tilly Aston", Melbourne 1946.

Asyl – Blindenasyl in Arad → Rumänien

Asyl – Blindenasyl in Ungheim → Rumänien

Athlone School

Athlone School for the Blind
→ Südafrika

Atlanta Area Services for the Blind,
gegr. 1973, zuständig für Georgia, wird unterstützt aus öffentlichen und privaten Mitteln. Bietet Orientierungs- und Mobilitätstraining, Vorbereitungskurse für Berufsausbildung und Kurse in der Hauswirtschaft. Sie besitzt eine Klinik für Sehschwache und beschäftigt Psychologen.

Aufidius, Gnaeus, 120 v.Chr. Praetor in Rom. Als er später erbl., blieb er trotzdem Senator im Dienst des Staates und als Historiker tätig. Auch bei Cicero (Tusc. V, 38) ist A. als prominenter Senator erwähnt, der seinen Freunden stets beratend zur Seite stand. A. schrieb eine Geschichte Roms in griechischer Sprache. *M.*

Australien, Australischer Bund (Commonwealth of Australia). *Fläche:* 7.686.848 km². *Einwohner:* 15.988.000. *Sehgeschädigte:* 29.854 = 2%.

Blindheitsdefinition: Visus nicht besser als 6/60 nach dem Snell-Test nach optimaler Korrektur bei signifikanter Einschränkung des Sehfeldes (maßgebend für die Berechtigung zum Bezug von Renten oder Ausgleichsvergütungen).

Statistik: Geschätzte Zahl der gesetzlichen Bl.:

Alter	%	Zahl der gesetzl. Bl.	Erwerbsfähige Alters-Gruppe
1–15	5%	1.493	
16–49	8%	2.388	
50–59	10%	2.985	} 5.373
60–84	57%	17.016	
ab 85	20%	5.972	

Geht man von der Annahme aus, daß die Alphabetisierung gleichzusetzen ist mit der Fähigkeit, lesen und schreiben zu können, dann ist die große Mehrheit der Sehgeschädigten alphabetisiert, denn sie können auf die eine oder andere Weise lesen und schreiben. Die Fähigkeit, Punktschrift zu lesen, besteht jedoch nur bei ca. 10–15% der Sehgeschädigten. Ca. 63,5% der Australier leben in Großstädten. Man nimmt an, daß dieser Prozentsatz auch für die Sehgeschädigten zutrifft.

Geschichte der Erziehung Sehgeschädigter: A. ist ein föderativer Staat, der aus 6 Gliedstaaten und zwei Territorien besteht. Die Zuständigkeit für das Erziehungswesen liegt grundsätzlich bei den Bundesländern und den Regierungen der Territorien, die Grund- und Sekundarschulen führen, welche eine Spanne von 12 Schuljahren umfassen bis zur Hochschulreife. Es bestehen aber auch private Schulen, die überwiegend von religiösen Einrichtungen unterhalten werden, welche von ca. 23,2% der Schüler besucht werden. Die Finanzierung dieser Schulen liegt vorwiegend bei der Bundesregierung und den Regierungen der Bundesländer. Ursprünglich wurde die Erziehung Bl. und Sehbehinderter von philanthropischen Einrichtungen durchgeführt. Diese Einrichtungen wurden in folgenden Staaten errichtet:

Schulen:

Staat	Schule	Jahr der Gründung
Victoria	Royal Victorian Institute for the Blind	1866
	St. Pauls School (Multi-handicapped Unit)	1957
New South Wales	North Rocks Central School für blinde Kinder	1869
	Sonderschule für Mehrfachbehinderte	1974
	St. Edmunds School für blinde und sehbehinderte Knaben	
	St. Lucy's School für sehbehinderte Mädchen	
Queensland	Narbethong	1893
Tasmania	Bruce Hamilton Sight Saving School	
Australian Capital Territory	nur integrierte Beschulung	
	Government Schools, Regierungsschulen für Sehbehinderte	
Süd-Australien	Townsend School für sehbehinderte Kinder	
West-Australien	Sutherland Blinden-Zentrum Dianella (für mehrfachbehinderte Kinder)	
Nord-Territorium	Tiwi Primary School Darwin Sonderschule für Sehbehinderte	

Die oben erwähnten Schulen werden in weitem Umfange, wenn nicht vollständig, von verschiedenen staatlichen Stellen finanziert, und einige unterstehen dem staatlichen Erziehungsministerium. Die RVIB-Schule (Royal Victorian Institute for the Blind) führt einen Schulversuch durch, in dem nichtbehinderte Kinder in die Schule aufgenommen werden, um dadurch eine integrierte Erziehung in kleinen Klassen von 10 Schülern durchzuführen, von denen vier

Australien

Kinder bl. sein sollten. Die oben erwähnten Schulen erstrecken sich vom 6. bis zum 12. Schuljahr, doch wird die Sekundarstufe grundsätzlich in den Realschulen durchgeführt, wobei Unterstützung durch Hilfspersonal zur Verfügung steht. Jede Ausbildung nach der Sekundarstufe und jede Postgraduiertenausbildung für Bl. und Sehbehinderte findet in Lehrinstituten statt, die vom Staat finanziert werden. Rehabilitationsdienste sind in ganz A. in staatlichen Zentren erhältlich. Ursprünglich wurden diese Rehabilitationsmaßnahmen von karitativen Organisationen angeboten. Heute erstatten die staatlichen Organisationen die Ausgaben für die berufliche Umschulung für Bl. und für Hausfrauen. Außerhalb dieses Personenkreises wird die Rehabilitation immer noch von philanthropischen Einrichtungen durchgeführt.

Nationale Organisationen: *Victoria:* Royal Guide Dogs for the Blind Association (Vereinigung für Blindenführhunde); Royal Victorian Institute for the Blind; Association for the Blind; Lady Nell Seeing Eye Dog School and Rehabilitation Centre. *N.S. W.:* Royal Blind Society of N.S. W.; *S. A.:* Royal Society for the Blind of S. A. Inc. (Gründung 1884); *W.A.:* Association for the Blind of W.A. (Gründung 1977); *Tasmania:* Royal Society for the Deaf and Blind, Tasmania; *Queensland:* Queensland Training and Placement Centre; *A.C.T.:* stellt nur Dienste zur Verfügung ohne eigenes Zentrum. *Northern Territory:* Dienste ohne eigenes Zentrum.

Einige Rehabilitationszentren führen Berufsausbildung, wie z.B. Telefonistenausbildung, durch. Die nachfolgenden Organisationen verfügen über geschützte Werkstätten: Royal Victorian Institute for the Blind, Royal Blind Society of N.S. W., Royal Society for the Blind of S. A. Inc., Royal Tasmanian Society for the Deaf and Blind, Royal W.A. Institute for the Blind, Queensland: Department of Welfare Services. Mobilität und lebenspraktische Erziehung (Daily Living Skills) werden von allen Organisationen im Unterrichtsprogramm angeboten.

Sozialleistungen für Blinde und Selbsthilfe:

Namen der Organisationen für Bl.	Zahl der Mitglieder	Gründungsjahr
Australian National Council of and for the Blind	40	1953
Association for the Blind		
Association for the Blind of W.A. Inc.	200	1977
Australian Optometrical Association		
Braille and Talking Book Library		
Guide Dog Owners and Friends Association Inc.		
Narbethong School for Visually Handicapped Children, Parents and Citizens Association		
Queensland Training and Placement Centre for the Blind		
Royal Australian College of Ophthalmologists	500	1936
Royal Guide Dogs for the Blind Associations of Australia		
Royal N.S. W. Institute for Deaf and Blind Children		
Royal Society for the Blind of S. A. Inc.	2.392	1884
Royal Tasmanian Society for the Blind and Deaf		
Royal Victorian Institute for the Blind		
S. A. Institution for the Blind and Deaf (Townsend House)		1877
Royal W.A. Institute for the Blind Inc.		
Villa Maria Society for the Blind Inc.		
The Australian Foundation for the Prevention of Blindness (branches in a number of States)		
Christian Foundation for the Blind		
Catholic Blind Association of S. A.		
Guide Dogs for the Blind Association of N.S. W.		
Guide Dogs for the Blind Association of S. A. & N.T. Inc.		
Lady Nell „Seeing Eye" Dog School (Old Branch)		
Orientation and Mobility Instructors Association of Tasmania		
St. Paul's School for the Blind & Visually Handicapped		
Mt. Gravatt College of Advanced Education		

Die oben erwähnten Organisationen bieten Bl. direkt oder durch ihre Mitgliedsorganisationen Hilfeleistungen an, z.B. ärztliche Hilfe, Lehrpersonal usw.

Liste der Organisationen und Selbsthilfegruppen für Bl.: Queensland Society of Blind Citizens; Blind Welfare Association of S. A. Inc.; Australian Federation of Blind Citizens; National Federation of Blind Citizens; The Aust. Guild of Business and Professional Blind; Visually Impaired Persons As-

Australien

sociation of Tasmania; Australian Federation of Blind Sportsmen; Blind Welfare Association, Queensland; Aid for the Blind, Queensland; Retinis Pigmatosa Association; Diabetic Foundation; Radio for the Print Handicapped.

Zeitschriften: „Buff" – National Federation of Blind Citizens; „Insight" – Australian Federation of Blind Citizens; „Australian Blind Sports and Athletes" – Victorian Olympic Sports Association.

Berufe Blinder und Sehbehinderter: Es wird angenommen, daß 5.373 der Bl. und Sehbehinderten unter die Kategorie der Altersgruppe der Erwerbsfähigen fallen. 50 % davon arbeiten jedoch aus verschiedenen Gründen nicht, z. B. Hausfrauen oder Sehgeschädigte mit mehr als einer Behinderung.

Geschätzte Zahl der Sehgeschädigten	Höhere Berufe u. Selbständige	Traditionelle Werkstätten-Arbeit	Industriearbeit u. Büro	Prozentsatz, der sich im Training befindet (Ganz- oder Teilzeit)
2.686	36 % 967	20 % 537	36 % 967	8 % 214

Sondererziehung:

	Sonderbeschulung	integrierte Beschulung
a) Grundschule	50 %	50 %
Sekundarschule	10 %	90 %
Universitäten und Colleges	–	100 %

b) Sondererziehungslehrgänge für Bl.-Lehrer werden durchgeführt bei: Burwood State College, Victoria; Mt. Gravatt College of Advanced Education, Queensland. Die gegenwärtige Zahl der eingeschriebenen Studenten liegt bei ca. 22.

c) Die Australische und Neuseeländische Vereinigung der Erzieher von Sehgeschädigten veröffentlichen eine Zeitschrift, die in unregelmäßigen Abständen erscheint.

Hilfsmittel für Blinde: Grundsätzlich werden die Hilfsmittel importiert. Davon ausgenommen sind: Punktschrift-Schreibtafeln, C.C.T.V.'s, Stöcke.

Punktschriftbücher werden von folgenden Organisationen hergestellt: Royal New South Wales Institute of Blind and Deaf Children, Royal Blind Society, Royal Victorian Institute for the Blind, Braille and Talking Book Library, Association for the Blind W.A., Queensland Braille Writing Association, Braille Writers Association of S. A.

Produktion von Hörbüchern: R.B.S. NSW, Braille Talking Book Library, R.V.I.B., Hear a Book, Aust. Broadcasting Commission, Aust. Listening Library, Queensland Tape Service for the Handicapped.

Die Bundesregierung erstattet Organisationen 33 % der Kosten ihrer Produktion von Hörbüchern und Punktschriftbüchern. Die National-Bücherei bereitet gegenwärtig einen vereinigten Nationalkatalog (NUC:H) vor, der alle nicht Schwarzdruck-Materialien umfaßt. Auch werden Aufzeichnungen gemacht, um unnötige Doppelarbeit zu vermeiden. Der vereinigte Nationalkatalog (National Union Catalogue) ist auf Mikrofiche aufgenommen und wird vierteljährlich auf den neuesten Stand gebracht. Kopien sind erhältlich bei: Chief Librarian, Library Services for the Handicapped, National Library of Australia, Canberra, Act Australia.

Recht und Sozialhilfe für Blinde und Sehbehinderte: a) Arten der Sozialleistung – Abteilung der sozialen Sicherheit – Bundesregierung: Alters- und Invalidenrenten, ergänzende Hilfestellungen, Beihilfen, Mobilitätsbeihilfen (für Personen, die öffentliche Transportmittel nicht nutzen können), Fringe benefits, Zuwendungen zur Gesundheitsvorsorge, Beihilfen für behinderte Kinder, Vergünstigungen für behinderte Kinder, Rehabilitationsdienste, Hilfen für behinderte Personen, Attendant Care Allowance (Pilot-Programm), Benützung von Punktschrift- und Hörbüchern. Gesundheitsdepartment der Bundesregierung: PADP-Programm (Programm für Hilfen für Behinderte).

b) Commonwealth Arbeitsvermittlungsdienst (Sonderabteilung für Behinderte): Agentur für Bl., private Arbeitsvermittlungseinrichtungen.

c) Es besteht kein Quotasystem zur Unterbringung behinderter Personen.

d) Bl. unter 18 Jahren erhalten mit Zustimmung der Eltern eine monatliche Beihilfe von 83 $ seit 1982. Nach Vollendung des 16. bis zum 60. Lebensjahr oder zum Pensionsalter erhalten bl. Personen eine nicht zu versteuernde Rente, gegenwärtig 77 $ unabhängig vom Einkommen. Personen über 60 bei Männern und 55 bei Frauen erhalten Rente in gleicher Höhe, die aber vom Einkommen abhängig ist. Daneben erhalten Bl. noch eine Reihe von anderen Vorteilen, wie z. B. freie ärztliche Versorgung im Krankenhaus, kostenfreie ambulante Versorgung, Medikamente und Transport für sich selbst und ihre Angehörigen, freie zahnärztliche Versorgung und Versorgung mit Augengläsern und Hilfsmitteln gegen Schwerhörigkeit, freie Benutzung der öffentlichen Transportmittel (einschließlich einer Ermäßigung auf den inneraustralischen Fluglinien), freie Rechtsberatung, Ermäßigung bei Gemeindeabgaben, Wassergebühren, Grundsteuer, freie Büchereibenutzung, Ermäßigung der Telefongebühren, Ermäßigung für Strom, Gas, Haushaltshilfe, Essen auf Rädern, Einkaufshilfe und handyman-Dienste, Ermäßigung bei Theater, Sportveranstaltungen und Unterhaltungsveranstaltungen, Gebührenfreiheit bei der Post für Punktschrift- und Hörbücher.

Blindheitsverhütung: *Sonderprogramm:* Die Blindheitsverhütung liegt grundsätzlich in den Händen der verschiedenen Disziplinen der Medizin, ausgenommen sind Verhütungsprogramme zur frühzeitigen Glaukomerkennung, die vom Lions Club durchgeführt werden, und Programme, die sich daneben auch mit der Behandlung von Sehschwachen und diabetisbedingten Netzhauterkrankungen beschäftigen und von der „Australian Foundation for the Prevention of Blindness" (australische Stiftung zur Blindheitsverhütung) durchgeführt werden. Allerdings sind ein Sonderprogramm zur Blindheitsbekämpfung für die Ureinwohner vom Royal Australian College für Ophthalmologie sowie Programme zur Betreuung dieser Personen seit 1976 ins Leben gerufen worden. Trachom, eine Krankheit, die besonders in den trockenen und staubigen Regionen häufig war, ist bei den Städtebewohnern fast unbekannt, aber noch vorherrschend bei der Urbevölkerung. Das Programm hat bereits zu einer erheblichen Verbesserung und zu einer Senkung der Trachom-Erbl. geführt.

Adressen: Australian National Council of and for the Blind – C/– PO Box 162 Kew, 3101; Aid for the Blind – Queensland, 10 Cameron Street, Fairfield 4103; Association for the Blind, 7 Mair Street, Brighton Beach 5188; Association for the Blind of W.A., 61 Kitchener Ave (PO Box 101), Victoria Park W.A. 6100; Australian Blind Sporting Federation, C/– 46 Rippon Ave., Dundas NSW 2117; Australian Optometrical Association, „Dublin Terrace", 204 Drummond St., Carlton 3053; Australian Listening Library, PO Box H 162, Australia Square, Sydney, NS. W. 2000; Blind Welfare Association – Queensland, 12 Hubert St., Wollangabba 4102; Blind Welfare Association of S. A. Inc., 32 Archer St., North Adelaide 5006; Braille and Talking Book Library, 31-51 Commercial Road, South Yarra 3141; Bruce Hamilton Sight Saving School, Elmsleigh Road, Goodwood Tas 7010; Burwood State College, 221 Burwood Highway, Burwood 3125; Christian Foundation for the Blind International, 256 Riversdale Road, Hawthorn 3122; Diabetes Foundation, 100 Collins Street, Melbourne 3000; Guide Dogs for the Blind of NSW, 5 Northcliff Street, Milsons Point 2061; Guide Dogs for the Blind of S. A. & N.T., 250 Flinders Street, Adelaide S. A. 5000; Guide Dog Owners and Friends Association (Lady Nell „Seeing Eye" Dog School and Rehabilitation Centre), 14 Thanet Street, Malvern 3144; National Federation of Blind Citizens, 1/71 Riversdale Road, Hawthorn 3122; Narbethong School for the Blind, Cnr. Salisbury & Churchill Streets, Buranda Qld. 4102; North Rocks School for the Blind, North Rocks Road, North Rocks NSW 2151; Mt. Gravatt College of Advanced Education, PO Box 82, Mt. Gravatt Qld. 4122; Orientation and Mobility Instructors Association of Australasia, C/– Royal Blind Society, PO Box 176, Burwood NSW 2134; Queensland Braille Writer Association, Braille House, 507 Ipswich Road, Annerley 4103; Queensland Society of Blind Citizens, 247 Vulture Street, South Brisbane 4101; Queensland Training and Placement Centre for the Blind, Gowrie Street, Annerley Qld. 4103; Radio for the Print Handicapped (VIC) Co-operative Ltd., C/– Association for the Blind, Box 123, Brighton Beach 5188; Retinitis Pigmentosa Association, PO Box 339, Avalon NSW 2107; Royal Australian College of Ophthalmologists, 27 Commonwealth Street, Sydney NSW 2010; Royal Blind Society of NSW, PO Box 176, Burwood 2134; Royal Guide Dogs Association of Australia, Chandler Highway, Kew 3101; Royal Guide Dogs for the Blind of Tasmania, PO Box 82, North Hobart 7002; Royal Blind Society of S. A., Blacks Road, Gilles Plains S. A. 5086; Royal N.S.W. Institute for the Deaf and Blind, GPO Box 4120, Sydney NSW 2001; Royal Tasmanian Society for the Blind and Deaf, Cnr. Argyle and Lewis Streets, North Hobart 7002; Royal Victorian Institute for the Blind, 557 St. Kilda Road, Melbourne 3004; Royal W.A. Institute for the Blind, 134 Whatley Crescent, Maylands 6051; St. Lucy's School for the Blind, 23 Cleveland Street, Wahroonga NSW 2076; St. Paul's School for the Blind, 6-14 Studley Park Road, Kew 3101; St. Edmund's School

Avisse

for Blind Boys, 60 Burns Road, Wahroonga NSW 2076; South Aust. Inst. for the Blind, C/– PO Box 196, Greenacres, S. A. 5086; Sutherland Blind Centre, Sutherland Blind Ave., Dianella 6062; Townsend School for Visually Impaired Children; Smith Avenue Hove, S. A. 5048; The Australian Foundation for the Prevention of Blindness, C/– D.F. Gordon & Co., 417 St. Kilda Road, Melbourne 3004; The Australian Guild of Business and Professional Blind, 10 Walerna Road, Glen Iris 3145; Tiwi Primary School, Tiwi Gardens, Darwin 5790; Villa Maria Society for the Blind, 355 Stud Road, Wantirna 3152; Visually Impaired Persons of Tasmania, 34 Fraser Street, New Town Tas 7008.

Avisse, *1772 in Paris, †1802. Erbl. frz. Schriftsteller. Als junger Mann war er Sekretär eines Schiffskapitäns. Durch verschiedene Unfälle während einer längeren Seereise verlor er sein Augenlicht. Danach trat er in das Pariser Bl.-Inst. ein, wo er später als Lehrer für Grammatik und Rhetorik tätig war, bis er dreißigjährig einem Lungenleiden erlag. Einige seiner Gedichte sind durch Guillié und Rodenbach überliefert. Über sein Theaterstück „La Ruse d'Aveugle", Paris 1797 vermerkt Alexander Mells „Encyclopädisches Handbuch des Blindenwesens" von 1900, es sei „keine Empfehlung für den Dichter nach den heutigen Begriffen von Anständigkeit". Interessant ist die Komödie in psychologischer Hinsicht, und bemerkenswert wird sie auch dadurch, daß der Verfasser selbst, einer seiner Freunde und eine Freundin, somit drei Bl., die Hauptrollen darstellend, als Schauspieler öffentlich auftraten. (→ Frankreich) *M.*

Axe, William, *1785, †1823. Bl. von Geburt an. A. wurde Organist in Whiston, einem Ort bei Rotherham/England. Wegen seines guten musikal. Gehörs wurde er beim Bau und Einbau zahlreicher Orgeln konsultiert. *M.*

Ayarragaray de Pereda, Maria Adela, Argentinien. Sie gründete ein sinfonisches Orchester mit Bl. und einen Bl.-Chor und war Präsidentin des → „Patronato Nacional de Ciegos", mit dessen Hilfe mehr als 200 Bl. eine Arbeit fanden.

Aymard (Aimar, Ademar), sel. OSB, 3. Abt. v. Cluny (seit 942 od. 948), †5.10.963; mehrte systematisch den Landbesitz von Cluny und erwies sich als vortrefflicher Verwalter, so daß er den Grund zur wirtschaftlichen Machtstellung Clunys legte, auch führte er drei Klöster der cluniazensischen Reform zu. Als er 953–954 erkrankte und erblindete, nahm er Majolus als Koadjutor an. *L. Thk.*

B

Bach, Johann Sebastian, *21.3. 1685 in Eisenach, †28.7. 1750 in Leipzig. 1748 erbl. In früher Jugend verwaist, war er deshalb bald darauf angewiesen, seinen Lebensunterhalt durch Musik selbst zu verdienen. Er betätigte sich zuerst als Orchestergeiger und Hoforganist. 1717 wurde er Konzertmeister in Cöthen, wo er u. a. die „Brandenburgischen Konzerte" und den ersten Teil des „Wohltemperierten Klaviers" schrieb. 1723 wechselte er schließlich als Thomaskantor nach Leipzig. Im Jahre 1747 vollendete er hier das „Musikalische Opfer" und begann daran anschließend mit der Arbeit an seinem bedeutendsten Werk, der „Kunst der Fuge". Bei der Arbeit zu den letzten Teilen dieses Werkes erbl. er aufgrund einer mißlungenen Star-Operation und schrieb den Rest des Werkes mit Hilfe seiner Schüler zu Ende. Kurz vor seinem Tode diktierte er noch das Choralvorspiel „Vor deinen Thron tret' ich hiermit".

Bacon, Nicolaus, Dr., 18. Jh., ein Nachkomme des Philosophen Lord Francis Bacon Verulam, Viscount of St. Albans. B. verlor sein Augenlicht im neunten Lebensjahr durch den Schuß aus einer Armbrust. Seine Eltern setzten trotzdem ihren Erziehungsplan unverändert fort. Gegen erhebliche Zweifel und Hindernisse setzte sich B. beim Jurastudium durch und wurde ein angesehener Advokat in Brabant. *M. Wilson*

Baczko, Ludwig von, *8.6. 1756 in Lyk, †27.3. 1823 in Königsberg. Prof. der Geschichte an der Artillerie-Akademie in Königsberg. Initiator und Vorsteher der Bl.-Anst. des Grafen Friedrich Wilhelm Bülow von Dennewitz. Von Jugend an behindert durch Verkürzung des rechten Beines. Durch eine Unfallverletzung konnte er später auch den rechten Arm nicht mehr benutzen, und schließlich erbl. er im 21. Lebensjahr infolge Pocken auf einem Auge ganz und auf dem anderen fast. Er war durch sein väterliches Vermögen wirtschaftlich unabhängig und heiratete 1792. Obwohl seine „Geschichte Preußens" unter den Zeitgenossen hohes Ansehen genoß, gelang es ihm nicht, einen Lehrauftrag an der Univ. Königsberg zu erhalten. Später erhielt er dann eine Professur an der Artillerie-Akademie. Auf sein Drängen hin gründete Graf Friedrich Wilhelm von Bülow (1812/13 interimistischer Generalgouverneur von Ostpreußen) eine Bl.-Anst., deren Vorsteher B. im Jahre 1816 wurde.

Werke: Eine sehr ausführliche Autobiographie „Geschichte meines Lebens" in 3 Bd., Königsberg 1824; „Über mich selbst und meine Unglücksgefährten, die Blinden", Leipzig 1807; „Geschichte Preußens", 6 Bd., Königsberg 1792–1800; „Handbuch der Geschichte Preußens", 3 Bd., Königsberg 1802; „Geschichte der französischen Revolution", 2 Bd., Halle 1818; „Poetische Versuche eines Blinden", Königsberg 1824. *M.*

Bahamas → Westindien (Regionalbericht)

Bahrain, Fürstentum (Amarat al-Bahrain). *Fläche:* 622 km². *Einwohner:* 438.000.
Die Zahl der Bl. in B. ist sehr gering. In Muharraq gibt es eine Bl.-Schule „Al-Nour Institute for the Blind" und in Manama eine Bl.-Gesellschaft, die „Blind Society and their Friends". (→ Vorderer Orient)

Baker, E.A., Colonel, *9.1. 1893 in Ernestown, Ontario, besuchte Volks- und höhere Schulen in Ernestown, Napanee und Bath, Ontario und die Queens University, die er 1914 mit dem BSc absolvierte. Er verlor das Augenlicht im Kriegseinsatz im Oktober 1915 und wurde als Captain mit verschiedenen Kriegsorden ausgezeichnet und in das → St. Dunstan's Kriegslazarett, London, gebracht. Nach seiner Rückkehr nach Kanada war er ungefähr zwei Jahre bei der „Hydro Electric Power Commission" in Ontario beschäftigt. Während dieser Zeit setzte er sich aktiv für die Organisation des → „Canadian National Institute for the Blind" ein, das im März 1918 von der Regierung anerkannt wurde. Im gleichen Jahr übernahm Baker die Leitung aller Maßnahmen zur Ausbildung und weiteren Betreuung der kanadischen Kriegsbl. in der Abteilung für die Wiedereingliederung der Soldaten ins Zivilleben. 1920 wurde er Generalsekretär, 1931 geschäftsführender Direktor des „Canadian National Institute for the Blind". 1935 wurde Captain Baker der Titel eines „Officer of the Order of the British Empire" verliehen, 1938 wurde er zum Oberstleutnant ernannt, im gleichen Jahr verlieh ihm die Queens University, 1945 die University of Toronto den Dr. jur. h.c. Im Februar 1946 wurde er nach Trinidad geschickt, um die dortige Kolonialregierung in Fragen der Bl.-Wohlfahrt zu beraten. Im Juli 1951 wurde er zum ersten Präsidenten des → WCWB ernannt, ein Amt, das er bis 1964 inne hatte. Im Juni 1951 wurde ihm durch Helen → Keller die „Migel Medal" verliehen, im Juli 1952 wurde er mit dem „Shotwell Memorial Award" von der → AAWB in Louisville, Ky. ausgezeichnet, beides in Anerkennung seiner Verdienste um das Bl.-Wesen. 1953 wurde er Vorsitzender der „Canadian Conference of National Voluntary Health and Welfare Organizations", 1954 erhielt er von „The War Aputations of Canada" den „Meritorius Service" und von der → „St. Louis Society for the Blind", der → „National Society for the Prevention of Blindness" und der „Association for Research in Ophtalmology" die „Leslie Dana Medal". 1956 wurde er als Ehrenmitglied in die „Canadian Ophtalmological Society" aufgenommen, 1957 erhielt Baker vom „West Toronto Civitan Club" den „Annual Citizenship Award" und 1960 von der AFOB den → „Helen Keller International Award". 1961 wurde er mit dem „Award of The Brotherhood of the Beth Sholom Synagogue", Toronto, ausgezeichnet. Im Juni 1962 legte er sein Amt als geschäftsführender Direktor des „Canadian National Institute for the Blind" (CNIB) nieder und wurde zu dessen Ehrenvorsitzenden gewählt. Im September 1964 zeichnete ihn das CNIB mit der „Award of Merit Gold Medal" aus und ernannte ihn zum Ehrenmitglied. (→ Kanada)

Bakin Takizawa → Japan

Balaguer, Joaquin, *1907 in Santo Domingo/Dominikanische Republik. Späterbl. Jurist, Politiker und Poet. Unter dem Diktator Trujillo Minister und Botschafter. In den Wahlen 1960, 1966, 1970 und 1974 zum Präsidenten gewählt. Im August 1986 wurde er zum fünften Mal Präsident der Dominikanischen Republik. In der SZ vom 18.8. 1986 schreibt F. Kassebeer folgendes über ihn: „Wer ungläubig, mit Blick auf den greisen, blinden Präsidenten, nach dem Geheimnis von Balaguers Erfolg fragt, der hört von einheimischen Journalisten folgendes: Balaguer gilt nicht als ‚belastet' durch seine Dienste für den Tyrannen Trujillo; er war eben ‚nur' Minister, ‚nur' Botschafter, im übrigen aber ‚der Doktor', der geschätzte Poet und Intellektuelle. Außerdem habe sich Balaguer, der eingefleischte, sparsame Junggeselle, nicht bereichert wie Trujillo und dessen Clique. ‚Bei mir hört die Korruption im Vorzimmer auf', heißt eine zum geflügelten Wort gewordene Devise des leise sprechenden, dezent gekleideten Herrn... Die Erinnerung daran, so urteilen einheimische Experten, wird Balaguer nach acht Jahren zum Teil katastrophaler Regierung durch zwei Präsidenten der sozialdemokratisch orientierten PRD wieder die Wählermehrheit beschert haben. Er habe erfahrene Sekretäre, die ihm vorlesen. Die Beamten und Unternehmer verblüffte Balaguer durch sein – wie sie schwärmten – ‚unglaubliches Gedächtnis', das Daten der Zuckerindustrie und des Staatshaushaltes wie ein Computer liefert."

Baldus, Victor, *5.9. 1858 in der Nähe Wiesbadens. Seit 1879 war er Lehrer an der Bl.-Anst. in Wiesbaden. Während seiner Dienstzeit widmete er sich mit großem Einsatz der Bl.-Fürsorge. *M.*

Ballu, Victor Nareisse, *30.7. 1829 in Anjou/Frankreich, †1907. Bl.-Lehrer und Erfinder zahlreicher Bl.-Hilfsmittel. Verlor im Alter von elf Jahren durch eine Schußverletzung das Augenlicht, besuchte dann das Bl.-Inst. in Paris, an dem er später auch 44 Jahre lang als Musiklehrer tätig war. Von seinen zahlreichen Erfindungen seien folgende genannt: 1851 ließ B. die erste Plattendruckmaschine (Punziermaschine) herstellen und wurde hierfür mit einer Verdienstmedaille ausgezeichnet. 1861 konstruierte er einen Apparat zum Schreiben der gewöhnlichen Flachschrift, 1864 ersann er eine Vereinfachung der → Braille-Buchstabenschrift, indem er die Punktzahl von zehn auf fünf herabsetzte; im selben Jahr stellte er Regeln für eine Stenographie in Bl.-Schrift und neun Jahre später ein System von Abkürzungen auf, nach welchem ein ausgedehntes Wörterbuch in Punktschrift gedruckt wurde. 1877 konstruierte B. Apparate zur Verdichtung der Punktschrift, indem er eine Art Interpunktdruck herstellte, 1884 änderte er die Notenschrift für Vokalmusik vorteilhaft ab, indem er die Worte unmittelbar unter die Noten setzen ließ. 1886 erfand er leichte, bequeme und wenig Raum einnehmende Platten anstelle der bisherigen schweren Schreibtafeln. Nach ihm ist auch der kleine Schreibapparat zur Herstellung der Buchstabenschrift benannt (Reglette B.). *M.*

Banfi, Antonietta, *1832, †1869 in Mailand. Von Geburt an bl. Berühmt als Sängerin und Harfenvirtuosin; trat mehrmals im Theater della Scala in Mailand mit großem Erfolg auf, erregte dort die Aufmerksamkeit des österreichischen Erzherzogs Maximilian,

der ihr 1858 als Zeichen seiner Anerkennung eine kostbare Harfe zum Geschenk machte. M.
Bangkok School for the Blind
→ Thailand

Bangladesch, Volksrepublik
(Ghana Praja Tantri Bangla desh). *Fläche:* 143.998 km². *Einwohner:* 104.461.000.
Statistik: Nach den letzten Berechnungen gibt es in B. 1,1 Mill. Bl. und 0,9 Mill. Sehbehinderte. Somit sind ca. 2% der Gesamtbevölkerung sehgeschädigt. Die Hauptursachen der Blindheit sind: Katarakt 60%, Hornhautverletzung 20%, Glaukom 6% und Krankheiten, wie z.B. Malaria, Diabetes und vererbte Tropenkrankheiten. 88% der Gesamtbevölkerung leben auf dem Lande, und während der Ernteperiode leiden viele unter der agricultural trauma. Ca. 17.000 Kinder erbl. jährlich aufgrund von Unterernährung. Für die Bekämpfung der Augenkrankheiten stehen 14 Augenkrankenhäuser und 9 Augenkliniken mit insgesamt 1.378 Betten zur Verfügung. Die Zahl der Augenärzte beträgt 58, die der Augenhilfsärzte 96 und die der Fachkrankenschwestern 88 (Stand 1980). Medizinisches Material wird meistens importiert. Die fachmedizinische Ausbildung wird teilweise an dem „College of Physicians and Surgeon" in Bangladesch angeboten.
Einrichtungen und Schulen: Die „Jalalabad Blind Welfare Association" ist eine sozialmedizinische, freiwillige Organisation, die 1964 gegründet wurde. Sie wurde nach dem Heiligen Hajrat Shahjalal Muzarrad Yemeni genannt, der vor 700 Jahren in Sylhet seßhaft wurde. Am 1.1. 1965 begann die „Jalalabad Blind Welfare Association" mit der Organisation der „eye camps", die sich als sehr erfolgreich erwiesen. Da die Katarakterkrankungen gestiegen sind und die Bettenzahl in den Augenkliniken sich als nicht ausreichend zeigte, begann eine rege Mitarbeit zwischen den „eye camps" und den Bl.-Organisationen. An die 60.000 Fälle des Katarakts werden jährlich behandelt, aber die Rückfallquote ist immer noch sehr hoch, hinzu kommen tausende neuer Fälle, was die Intensivierung der Bemühungen erfordert. Für die 200.000 sehgeschädigten Kinder gibt es nur 5 Bl.-Schulen mit Internat. Das ist sehr wenig, wenn man bedenkt, daß jährlich 17.000 sehgeschädigte Kinder dazukommen. Das einzige Berufsausbildungszentrum für Bl. gibt es in Dhaka.

Prävention: Die „Jalalabad Blind Welfare Association" hat sich vorgenommen, in der nächsten Zeit einen „Jalalabad Blind Welfare Complex" zu eröffnen. Der Komplex soll folgende 5 Abteilungen umfassen: 1. Augenkrankenhaus mit Augenbank und 100 Betten; 2. Bl.-Ausbildungszentrum mit Internat; 3. Bl.-Schule mit Internat; 4. Mobile Augenklinik zur Vorbeugung; 5. Forschungsabteilung.
In B. schätzt man 1 Mill. Bl. aufgrund von Keratomalacia, Ocularinfektionen, Katarakt, Glaukom und Retinopathie, doch mangelt es an genauen Statistiken. An Kinder vom 1. bis zum 6. Lebensjahr wurden Vitamin-A-Kapseln verteilt. In Chittagong wurde ein Augenkrankenhaus mit 130 Betten errichtet. Dort sollen Augenkrankheiten geheilt und medizinische Mitarbeiter ausgebildet werden. Die „Bangladesh National Society of the Blind" wirkt hierbei mit. 1982 wurden 254 „eye camps" von folgenden Einrichtungen unterhalten: The Lions Club of Bangladesh, the Ophthalmological Society of Bangladesh, the Rotary Club, Apex-Club, Islamia Eye Hospital und Ex-Chittagong Collegians Association. 232.000 augenärztliche Behandlungen, 31.000 Katarakt-Operationen (Grauer Star) und 203 Glaukom-Operationen wurden durchgeführt. Außerdem gibt es in Dhaka die „Bangladesh National Society for the Blind", die sich die Blindheitsverhütung und Bl.-Ausbildung zur Aufgabe macht. Sie organisiert Testprogramme in Schulen, um eventuelle Sehschäden frühzeitig festzustellen und behandeln zu lassen. Die Organisation unterhält „mobile eye camps" in ländlichen Gebieten B. und 6 ständige Augenkliniken. Sie vergibt Stipendien an bl. Studenten und leistet finanzielle Hilfe und Beratung an die Bl., die sich selbständig machen wollen. Die „Assistance for Blind Children" in Dhaka hilft den bl. Kindern bis zum 16. Lebensjahr. Sie finanziert Augenvorsorgeuntersuchungen und Augenoperationen und Hilfsmittel für die Schule. Sie organisiert Begegnungen von Familien mit behinderten und nichtbehinderten Kindern, unterstützt Bl.-Lehrerausbildung und führt statistische Untersuchungen durch, die die Situation und den Status bl. Kinder aufzeigen sollen.
Selbsthilfe: Die „National Federation of the Blind" in Dhaka betreibt Berufsrehabilitation und hat eine Bl.-Werkstatt. Sie führt ärztliche und erzieherische Hilfsprogramme durch.

Baquere

Adressen: Jalalabad Blind Welfare Association, Islampur, P.O. Khandimnagar, Sylhef; Assistance for Blind Chlidren, House 361, Road 28; Bangladesh National Society for the Blind, Section 1, Mirpur, Dhaka 10; National Federation of the Blind, 6 Orphanage Road, Dhaka 11.

Baquere, Julián, *1888, †1942. Ein bl. Spanier, der 1911 nach Buenos Aires kam. Er gründete 1924 die argentinische Bibliothek für Bl., die erste in Südamerika. (→ Argentinien)

Barbados → Westindien (Regionalbericht)

Barbi-Adriani, Dante, *13.3. 1837 in Florenz, †15.3. 1897. Mit 20 Jahren nach einem Unfall erbl. Er studierte Musik, erlernte die Brailleschrift und konnte mit ihrer Hilfe eine technische Schule besuchen. Er interessierte sich für handwerkliche Berufsmöglichkeiten für Bl. und setzte sich vor allem für ältere Sehgeschädigte ein. B. erhielt vom Bürgermeister von Florenz, Ulbadino Peruzzi, ein Gebäude, in dem er eine Bl.-Schule einrichtete. 1875 gründete er die „Società Tommaseo per l'incoraggiamento all'istruzione dei ciechi" zur Förderung der Bl.-Bildung. Im darauffolgenden Jahr gründete er die Zeitschrift „Il mentore dei ciechi", die in Bl.-Schrift und Schwarzschrift erschien. 1883 organisierte er den ersten italienischen Nationalkongreß für Bl.-Bildung. Auf diesem Kongreß wurde ein Antrag an das Parlament angenommen, der die Schulpflicht für bl. Kinder vorsah. Am 9.Mai 1887 eröffnete B. ein didaktisches Museum. 1888 wurde unter der Präsidentschaft von B. der 2. Kongreß der Bl.-Bildung abgehalten. Hier wurde ein nationales Patronat zum Schutz der Bl. gegr., das später den Namen Regina Margherita erhielt. B. wurde Dir. dieser Einrichtung. Sie wurde 1930 in die „Unione italiana dei ciechi" eingegliedert. (→ Italien)

Lit.: „Atti del Congresso nazionale per l'istruzione dei ciechi", Florenz 1884; „Atti del II Congresso nazionale per l'istruzione dei ciechi", Treviso 1890; A. Alfani: „Battaglie e Vittorie", Florenz 1890; G. Signorini: „U. Peruzzi e l'istruzione dei ciechi", Roma 1891; G. Signorini, Bibliografia dei periodici „Il Mentore dei ciechi" e „L'amico dei ciechi", Anni I-IX, Florenz 1888; E. Codignola: „Pedagogisti ed educatori", Mailand 1939.

Barbier, Joseph-Julius, *1767 in Valenciennes, †1841. Technisch-wissenschaftliche Ausbildung; Offizier im Regiment von Besançon. Aufenthalt in den Vereinigten Staaten, wo er während der Revolution als Landvermesser arbeitete. Anfang des 19. Jh. Rückkehr nach Frankreich, wo er zurückgezogen teils in Paris, teils in Versailles lebte. Sein depressiver Gemütszustand war Anlaß für seine philanthropische Einstellung. Beschäftigte sich mit Telegraphie und entwikkelte ein Alphabet, das ursprünglich als „Écriture nocturne" (Nachtschrift) für den Dienst der Truppe bei Nacht benutzt werden sollte. Die „Écriture nocturne" wurde später zu einem „sonographischen Alphabet" umgewandelt, welches mit einem System von Punkten arbeitete, wobei sechs Punkte in der Höhe und zwei in der Breite angeordnet waren, so daß 36 Grundlaute der französischen Sprache durch verschiedene Gruppierungen der Punkte wiedergegeben werden konnten. Mit diesen 36 Grundlauten bzw. Grundzeichen konnten Bl. sich gegenseitig schriftlich über ihre Geschäfte verständigen, ihre Gedanken zu Papier bringen und auch die anderer aufnehmen, d. h. eine Schrift schreiben und lesen, ohne daß sie die große Mühe hatten, die Formen aller Buchstaben, den Gebrauch der Feder, die Regeln der Orthographie und Schwierigkeiten des Buchstabierens zu lernen. Seine Erfindung, die er mit dem Namen „Expéditive française" belegte, unterbreitete er der Akademie der Wissenschaften, die ihn mehrfach beglückwünschte; die Univ., der er hiervon ebenfalls Kenntnis gab, interessierte sich wenig dafür, wohingegen das → „Institut National des jeunes Aveugles" mit der Schrift viele Versuche anstellte und sie „Écriture nocturne" benannte. Es wurde bald ein Buch gedruckt, das eine Anleitung zum Gebrauch des Schriftsystems enthielt, und verschiedene Tafeln konstruiert, um das Schreiben der Zeichen zu erleichtern. Die Schrift konnte sich jedoch nicht durchsetzen, da sie schwer zu lesen und langwierig zu schreiben war. Aber B. hatte damit doch etwas geschaffen, das für Bl. von ungewöhnlichem Nutzen werden sollte; denn ein anderer, der 16jährige → Braille, schöpfte daraus im Jahr 1825 die Idee zu seinem so einfachen und praktischen Punktschriftsystem. Doch ging die Umwandlung nur langsam vor sich. Noch 1882 wandte man das sonographische System mit den Braillezeichen als Vereinfachungssystem an. Eine Kommission der „Institution Royale" unter der Leitung der berühmten Wissenschaftler Bernard Germain Étienne Lacépède und André Marie Ampère hatte am 1.12. 1823 in einem genauen Test die Schrift B. geprüft und ihre große Überlegenheit gegenüber der herkömmlichen Reliefschrift bestätigt. Dennoch war diese Schrift nur phonetisch, ohne Zeichensetzung und nicht den Bedürfnissen des Tastsinns angepaßt. Es war noch keine „art de parler au toucher", wie die Kommission schon gemeint hatte. Die Grundform, die 12 Punkte umfaßte, war für den Finger nicht nur schwer zu ertasten, sondern erreichte mit ihren Variationsmöglichkeiten eine Kombinationszahl von 4.096 Zeichen, die in keiner Weise erforderlich waren. Die Grundform Brailles dagegen, die nur über 6 Punkte verfügte, bietet 64 Varianten und genügt nicht nur für die Vollschrift und die Hilfsschrift, sondern in Verbindung mit einer zweiten Grundform auch für Kurzschrift und Stenographie. Aus der „Schrift der Armen" von B. hatte Braille ein vollständiges Instrumentarium der Korrespondenz und Übertragung gemacht. Die Verdienste in der Entwicklung der Bl.-Schrift teilen sich B. und Braille, doch hat die Geschichte letzterem größere Anerkennung zugesprochen. An Louis Braille schrieb B. am 31.3. 1833: „Ich habe mit großem Interesse die Methode des Schreibens gelesen, die Sie für den besonderen Gebrauch der Menschen, die vom Sehen ausgeschlossen sind, zusammengestellt haben. Ich kann Ihnen nicht genug glückwünschen zu dem Wohlwollen, welches Sie dazu veranlaßt, denen, die Ihr Unglück teilen, nützlich zu sein. Ich würde mich, um Ihnen zu danken, Ihrer Erfindung bedient haben, wenn es mich nicht einige Zeit kosten würde, ihren praktischen Gebrauch zu erlernen ... Es ist schön, in Ihrem Alter anzufangen, wie Sie es getan haben, und es ist viel von den erleuchteten Gedanken zu erwarten, die Sie beherrschen." (P. Henri, S. 68/69) Braille selbst hat die Abhängigkeit seiner Idee und seines Schriftsystems von der Erfindung B. nie geleugnet und auch aus Bescheidenheit die Bedeutung seiner Schrift eher zu schmälern versucht. Er, der unbekannte Bl., vermochte nichts gegen eine bekannte Persönlichkeit wie B., es sei denn, die Sache war so offenkundig, daß sie für sich selbst sprechen konnte. Dagegen neigte B. eher dazu, die Bedeutung seiner Erfindung zu übertreiben, wenn wir Pignier glauben dürfen. In seinem „Essay historique" hat Pignier den Charakter B. wie folgt beschrieben: „Die Dinge so abzuändern, ist nicht nur eine Verbesserung, sondern eine Erfindung" (ebd., S. 68). (→ Frankreich)

Lit.: P. Henri: „Valentin Haüy, Premier instituteur des aveugles", Paris o. J.; M. Schöffler (Hrsg.): „Louis Braille", Leipzig 1951; H. Scholler: „Louis Braille, seine Zeit und die Entwicklung der Blindenschrift", in: horus 1969, S. 7; ders.: „Louis Braille" in: Die Großen der Weltgeschichte, Bd. VII, Zürich 1976, S. 789.

Bartels, Karl, *1804 in Pappenheim. Von Geburt an bl., Sohn des gräflichen Gutsverwalters in Pappenheim. Nach Ausbildung im Wiener Bl.-Inst. Lehrer an der damals neugegr. Freisinger Bl.-Anst. *M.*

Bartimaeus, Sohn des Timaeus, der vom Evangelisten Markus (10, 46–52) erwähnte Bl., der von Jesus geheilt wurde. *M.*

Baum, Oskar, *21.1. 1883 in Pilsen, †März 1940 in Prag. Schriftsteller, Dichter und Dramatiker. Als Schüler erbl. Nach der Erbl. verbrachte er acht Jahre in der Wiener Jüdischen Bl.-Anst., wo er die staatliche Lehramtsprüfung für Klavier- und Orgelspiel bestand. Kam als Musiklehrer nach Prag. Schon seine Anfangsbemühungen als Literat brachten ihm einen unerwarteten Erfolg. Drei Novellen und sein erster Roman, in welchem sich B. mit dem Internatsleben in der Bl.-Anst. kritisch auseinandersetzt, waren sehr erfolgreich. Er schrieb nicht nur Novellen, Essays, Gedichte und Romane, sondern auch Theaterstücke. Sein Ansehen wurde so groß, daß ihm die Landesregierung den Staatspreis für Literatur verlieh. Er gehörte zum Autorenkreis um Franz Kafka, Max Brod, Rainer Maria Rilke, Stefan Zweig, Franz Werfel u. a. Nach seiner schriftstellerischen Tätigkeit widmete er sich der Literatur- und Musikkritik. Außer dem Hauptthema, der Blindheit, befaßte sich B. im fortgeschrittenen Alter mit dem Thema „Judentum", wobei er versuchte, das Schicksal des Judentums mit dem der Bl. zusammenhängend darzustellen.

Werke u. a.: „Ein Schicksal", Heidelberg 1913; „Die Tür ins Unmögliche", München/Leipzig 1919; „Nacht ist umher", Leipzig 1929.

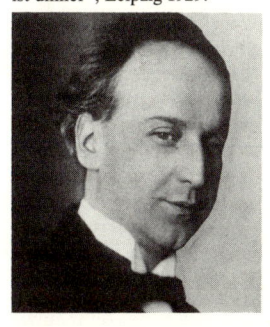

Oskar Baum

Bausola, Filippo, *1893 in Ovada (Italien). Unter der Anleitung seines Vaters lernte er die Bildhauerei. Als Kriegsteilnehmer am 1. WK verlor er 1917 sein Augenlicht. Nach einigen Jahren entschloß er sich, seine künstlerische Ausbildung und Arbeit fortzusetzen. Er erlangte einen weitreichenden Ruf als Bildhauer, vor allem mit patriotischen Sujets. Eines seiner Reliefs stellt Christus dar, der die vom Krieg zurückkehrenden Soldaten segnet. Es wurde in der Zentralverwaltung für Kriegsversehrte in Rom aufgestellt, während ein anderes Relief in Marmor, das die Verteidigung des Sieges, „La difesa della vittoria", darstellt, die Fassade des Arbeitszentrums der Kriegsbl. in Rom schmückt. Ein Kruzifix in natürlicher Größe aus der Hand B. steht in der Pfarrkirche von Ovada.

Lit.: G. Révész: „Psychology and Art of the Blind", London 1950.

Bayerische Blindenhörbücherei
→ BRD VIII

Beaver County Branch, Pennsylvania Association for the Blind, gegr. 1947. Bietet Ausbildung von der Vorschule bis zur Sekundarstufe, Mobility- und Orientierungstraining und Hauswirtschaftskurse an. Betreibt eine geschützte Werkstatt, ein Tonstudio, eine Punkt- und Großschriftdruckerei, Hilfsmittelverkauf und Beschäftigungsmaßnahmen. Sie hat eine Beratungsstelle, eine Sehschule und Programme für Öffentlichkeitsinformation. (→ Pennsylvania Association for the Blind)

Behrend, Michael, Anf. 18. Jh., lebte in Angerburg/Stulichen. Über ihn berichtet → Baczko, dessen Hinweise auf den preußischen Naturforscher Helwing zurückgehen. B. bestritt seinen Lebensunterhalt durch handwerkliche Tätigkeit im Winter und durch Fischen im Sommer. *B.*

Beitl, Joh. Rafael, 19. Jh. Österreich, Schüler → Kleins. Mit der Unterstützung des österreichischen Landtages gründete er 1825 ein Privat-Bl.-Inst. in Pressburg. Schon nach einem Jahr wurde das Inst. in ein öffentliches umgewandelt und nach Pest verlegt. Im März 1827 erfolgte Beitls Ernennung zum Direktor dieses Inst. 1833 ging Beitl nach Brünn, wo er im folgenden Jahr ein Privat-Bl.-Inst. eröffnete. *M.*

Bek, Vinko, *1862 in Podravski Pogajci, †1935 in → Jugoslawien. Nach seiner Lehrerausbildung wurde er in Bukovje angestellt, um Bl. zu unterrichten. 1893 gründete er einen Bl.-Verein. Er war der 1. Sekretär sowie der 1. Dir. der 1895 gegr. Bl.-Schule. Er gab die erste Zeitschrift, die sich mit den Problemen des Bl.-Wesens befaßte, heraus. *B.* widmete sein ganzes Leben der Bl.-Wohlfahrt seines Landes.

Béla, der Blinde, †1141 in Ungarn.1131 König der Ungarn, obschon der Bruder seines Vaters ihm die Augen hatte ausstechen lassen. Sein Regierungsstil wird gerühmt. → Baczko berichtet, daß die Gattin B., Helena, die Urheber der Blendung bestrafen wollte. Das führte zu Unruhen und schließlich zum Krieg, den B. gewann. *B.*

Belgien, Königreich (Royaume de Belgique). *Fläche:* 30.513 km^2. *Einwohner:* 9.970.000.
Allgemeines: Die Zahl der Bl. in B. beträgt 12.000. Die Ursachen der Blindheit in B. sind, wie in anderen europäischen Ländern: Grüner Star, Grauer Star, erbliche sowie angeborene Augenkrankheiten und Unfälle. Die neueste Ursache, registriert in den letzten Jahren, ist Rauschgift. Die Bl. in B. genießen das Recht auf Bildung in Regelschulen wie in Sonderschulen. Der bl. Student kann an der Universität studieren wie jeder andere. Die Bl. in B. üben traditionelle Bl.-Berufe aus. Gesetzlich sind die Bl. in B. durch eine Reihe von Vergünstigungen und Sozialfürsorgerechte gesichert; sie erhalten vom Staat verschiedene finanzielle Beihilfen. Die „Ligue Braille" ist die einzige neutrale Bl.-Organisation in B. auf nationaler Ebene. Darüber hinaus gibt es auch regionale Bl.-Verbände sowie konfessionelle Bl.-Verbände, außerdem gibt es das CNBPHV („Comité National Belge pour la Promotion des Handicapés de la Vue"). Das ist eine Art Dachverband für alle Bl.-Verbände und alle Bl.-Organisationen.
Geschichte: Noch um die Jahrhundertwende konnte → Mell sagen: „Hier ist der Bl.-Unterricht fast ausschließlich in den Händen geistlicher Corporationen, und mit einer Ausnahme sind Bl.-Anstalten mit Taubstummen-Anstalten verbunden, was als nachteilig für die ersteren angesehen wird". Solche Anstalten wurden u. a. von dem Kanoniker P.J. Triest gegründet. In Brüssel (Woluwe) wurde 1819 St. Lambert als Anstalt für Knaben von Triest eingerichtet. In Lüttich gibt es ein Taubstummeninstitut seit 1819, mit einer Bl.-Abteilung seit 1837 (mit 106 Taubstummen und 29 Bl. im Jahr 1896). 1836 gründete der Kanoniker Carton in Brügge ein Institut mit hervorragendem Musikunterricht (1897 mit 57 bl. Schülern). Es folgten die Gründungen der Anstalten in Maeseyk 1840 durch Abbé J.A. Polus (mit 25 Bl.

1897), in Namur (Institut spécial des jeunes aveugles, 1876 eingerichtet von B. Simonon als Institut nur für Bl.), 1884 verlegt nach Ghlin-lez Mons; es war die einzige Anstalt, die keine Taubstummen aufnahm. Mell berichtet: „Der Unterricht wird meist in französischer, zum kleinen Teil auch in flämischer Sprache erteilt." Der Generalsuperior der Barmherzigen Brüder, → Stockmans, hatte Ende des 19. Jahrhunderts eine besondere Punktschrift entwickelt, die die großen lateinischen Buchstaben in Punkten darstellte. Die Berufsausbildung erfolgte im 19. Jh. vor allem zum Korb- und Sesselflechter und zum Klavierstimmer. Werkstätten für handwerkliche Produktion gab es um die Jahrhundertwende noch nicht, genausowenig wie staatliche Fürsorge und Umschulungsmöglichkeiten für Erwachsene. Neben den Erwähnten traten noch Polus und Clement Pouplain sowie Alexander → Rodenbach, die bekanntesten Schüler von Valentin → Haüy, hervor. Beide, Rodenbach und Leonhard → Simonon, waren bl. Die belgische Bl.-Fürsorge entwickelte sich in 3 Abschnitten: von 1830 bis 1902 (Weltkongreß), von 1902 bis 1914 und von 1918 bis zum 2. Weltkrieg. Während der 1. Periode entstanden Schulheime und Kliniken. Diese Heime befanden sich in Brüssel, Gent, Mons, Leuven (1878), Geer (1883) und Antwerpen. Im 2. Abschnitt (1902 bis 1914) entstanden Fürsorgevereine, als Ergebnis des Weltblindenkongresses in Brüssel (Syndikat arbeitender Bl. in Charleroi). Im 3. Abschnitt (1918 bis zum 2. Weltkrieg, 1939) folgte eine Neuorientierung aufgrund der Bewegung der Kriegsbl. Die offizielle Statistik von 1919 ergab für B. 3.000 Bl.: 1.667 männliche (davon 87 Kriegsbl.) und 1.333 weibliche. Van den Bosch bezweifelte aber die Richtigkeit dieser Zahlen und nahm höhere Werte an. Erblindungsursachen: Augenerkrankungen der Neugeborenen, Betriebsunfälle, Altersblindheit und sonstige Erkrankungen.

Unterrichtsanstalten von 1930: Berchem-Ste.-Agatha/Brüssel; Brügge, Nonnen der Kindheit Mariä; Brüssel, Institut der barmherzigen Schwestern; Namur; Lüttich, von weltlichem Personal geleitet; Woluwe-St.-Lambert/Brüssel, Orden der Barmherzigen Brüder. Daneben bestanden folgende kulturelle Einrichtungen: das Syndikat der Klavierstimmer, die Büchereien und damals schon 2 Punkt- und 2 Schwarzschriftzeitschriften: „L'Ami", französisch, und „Roomsch Licht", flämisch; „Vers la Lumière" und „Algemeen Blindenverbond".

Van den Bosch zählte um 1930 in Brüssel bereits 15 Bl.-Fürsorgeeinrichtungen (Handbuch der Bl.-Wohlfahrtspflege, Teil II, S. 7 ff.). Die soziale Stellung um die Mitte der 20er Jahre war in B. schon recht fortschrittlich. Erwerbsunfähige Bl. erhielten Fürsorgeunterstützung nach kommunalen Bestimmungen.

Selbsthilfe: Die Gründung der „Ligue Braille" im Jahr 1920 ist das Verdienst von zwei jungen bl. Frauen, nämlich von Fräulein Elisa Michiels und Fräulein Lambertine Bonjean. Hauptziel dieser Organisation war es, eine Bibliothek für Bl. zu errichten sowie Texte in Punktschrift herzustellen. Anfangs war die Organisation am Sitz einer philosophischen Gesellschaft untergebracht, später zog sie ins „Palais d'Egmont", Place du petit sablon, Brüssel, um. Die Satzung der „Ligue Braille" wurde erst am 22. September 1922 im belgischen Gesetzblatt „Le Moniteur Belge" veröffentlicht. Die Organisation ist gemeinnützig nach dem Gesetz von 1921. Bl. Frauen spielten eine große Rolle in der Organisation und im Bl.-Wesen in B. überhaupt. Die erste und zweite Vorsitzende der Organisation, Elisa Michiels und Cécile Donard, leisteten eine hervorragende Arbeit. Der erste Ausschuß der Organisation setzte sich aus 7 Frauen und nur 3 Männern zusammen. Die Tätigkeit der Organisation beschränkte sich nicht nur auf die Errichtung einer Bibliothek und die Vorbereitung von Punktschrifttexten, ab 1922 wurden auch andere Bereiche des Bl.-Wesens abgedeckt. Sie sorgt nunmehr für das Wohl der Bl., ihre volle Integration, ihre Bildung und berufliche Ausbildung, ihre Rehabilitation und ist bei der Beschaffung eines Arbeitsplatzes behilflich. 9 Jahre nach Gründung der Organisation war das erste Ziel – die Fertigstellung der Bibliothek – erreicht; sie wurde von vielen Bl. besucht, die von der Organisation und den Leistungen begeistert waren. Die „Ligue Braille Nationale" hat seit 1929 eigene Büroräume in Brüssel, 57, rue d'Angleterre, Saint-Gilles. Zu jener Zeit hat die „Ligue" auch eine seit 1903 existierende Bl.-Werkstätte erworben, die viele Bl. beschäftigt. Die Produktion umfaßt das Korb- und Stühleflechten, das Bürstenbinden sowie die Fertigung von Holzarbeiten. Die heutige offizielle Bezeichnung der Bl.-Organisation lautet: „Ligue Braille Institution Nationale pour le Bien des Aveugles et des Handicapés de la Vue" (Nationale Institution voor het

Belisar

Welzijm en de Blinden en de Visueel Gehandicapted). Seit 1929 bemüht sich die belgische Bl.-Organisation um die Förderung der Bl. in kulturellen und beruflichen Bereichen.
Berufe: Die Bl. in B. sind als Korb- und Stuhlflechter und als Klavierstimmer tätig. Die belgische Bl.-Organisation sorgt auch für die geistige Entwicklung der Bl. und Sehbehinderten, indem sie Sammlungen von Literaturwerken in Bl.-Schrift zusammenträgt, Vorträge über verschiedene Themen, Ausflüge und Kunstausstellungen organisiert. 1931 schenkte die amerikanische Bl.-Institution „American Press for War and Civilian Blind" der belgischen „Ligue Braille Nationale" u.a. eine Punktschriftdruckerei, die kurz danach viele Zeitschriften und Musiknoten produzierte.
Die Ligue Braille: 1933 gründete die „Ligue Braille" eine Abteilung „Blindenführhunde", 1936 die Abteilung für Sozialfürsorge. Sie war für die Beratung, Integration und vor allem für die Rehabilitation von Neu-Erbl. verantwortlich. Im gleichen Jahr startete die „Ligue Braille" eine Reihe von Fernkursen. Teilnahme und Anmeldung zu diesen Kursen wurden von der Bibliothek gesteuert und organisiert. 1945–1950 betreute die „Ligue Braille" über 4.000 Bl. in ganz B. 1955 eröffnete die „Ligue Braille" eine Hörbücherei, in der viele Literaturwerke auf Tonbänder und Kassetten aufgenommen und für Bl. in Umlauf gebracht wurden. Gleichzeitig wurden regionale Zentren für die Betreuung von Sehbehinderten auf dem Lande eröffnet. Viele Bl.-Lehrer sowie Sozialarbeiterinnen wurden aufs Land geschickt, um Kurse und praktische Unterrichtsstunden zu erteilen. Die Erlernung des Haushaltes einschl. der Alltagstätigkeiten und anderer Handfertigkeiten, die zur Unabhängigkeit der Bl. beitragen, erfolgt in diesen Kursen. 1961 wurde eine der wichtigsten Einrichtungen der „Ligue Braille" ins Leben gerufen, und zwar die Abteilung für berufliche Ausbildung von Bl. und Sehbehinderten. 1969 wurde diese Abteilung erweitert zu einem Ausbildungszentrum, wo Telefonisten und Schreibkräfte ausgebildet werden. Das Zentrum sorgt nicht nur für die Ausbildung, sondern vermittelt auch Arbeitsplätze an die Studienabsolventen. Bl. Arbeitnehmer erhalten die notwendigen Hilfsmittel wie Optacon, Lese- und Anpassungsgeräte. 1982 erfolgte die Gründung des Zentrums „Achille Dyckmans", das sich mit der Forschung auf dem Gebiet der Psychologie, Bl.-Pädagogik und der Integration Bl. befaßt. 1983 hat die „Ligue Braille" ein neues Studio für die Massenproduktion von Büchern und Kassetten erworben, 1985 den Computer sowie das EDV-Arbeitsverfahren eingeführt. Die „Ligue Braille" ist heute stolz darauf, 10.500 von den 12.000 Bl. und Sehbehinderten in B. zu betreuen. Die „Ligue Braille" ist eine neutrale, nationale Einrichtung mit dem Hauptziel, Bl. zu helfen.
Adressen: Comité National Belge pour la Promotion des Handicapés de la Vue, Centre International Rogier, 7, rue a Bertulot, 21-Bureau 201-BP4, 1000 Bruxelles, Belgien. Koninklijk Instituut voor Visueel Gehandicapten, Institut Royal pour Déficients de la Vue (Königliches Institut für Sehgeschädigte), Georges Henrilaan 278, Avenue Georges Henri 278, 1200 Bruxelles-Woluwe, Belgien. Ligue Braille – Institution Nationale pour le Bien des Aveugles et des Handicapés de la Vue, 57, rue d'Angleterre, B-1060 Bruxelles.
Persönlichkeit: Alexander von → Rodenbach.
Lit.: Pater Agnello van den Bosch: „Das Blindenbildungs- und -versorgungswesen in Belgien", in: Handbuch der Blindenwohlfahrtspflege, Teil II hrsg. von Carl Strehl, Marburg/Lahn, 1930.

Belisar, *um 500 in Thrakien, †565 in Konstantinopel. Feldherr des oströmischen Kaisers Justinian I. Nahm an den Kriegen gegen die Perser in den Jahren 527 und 542 teil, schlug zusammen mit Narses 532 den

Belisar

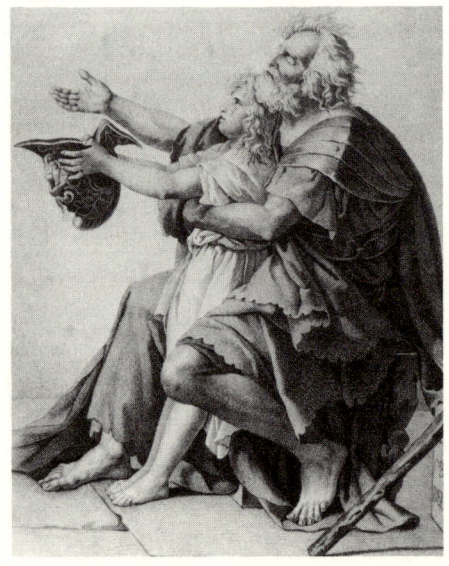

Nika-Aufstand in Konstantinopel nieder und besiegte 533/34 die Vandalen unter Gelimer in Karthago und gewann damit ganz Nordafrika dem (ost-)römischen Reich zurück. Mit seinen Feldzügen 535–549 leitete B. die Niederwerfung der Gotenherrschaft in Italien ein. Justinian ersetzte ihn durch Narses. B. rettete dann 559 Konstantinopel vor den kutrigur. Hunnen. B. Sekretär Prokopius von Kaisareia war auch sein zeitgen. Biograph. Justinians Mißtrauen gegen B. und der Umstand, daß B. zeitweise in kaiserliche Ungnade fiel, gaben der Sagenbildung Nahrung. Danach soll B. auf Geheiß Justinians geblendet und seines Vermögens beraubt worden sein. In mittelgriechischen Verserzählungen des 15. und 16. Jh. wird B. als geblendeter Bettler erwähnt. Darauf beruhen wahrscheinlich auch entsprechende Schilderungen in der späteren westeuropäischen Literatur. *M.*

Belize Council for the Visually Impaired → Westindien (Regionalbericht)

Bentivoglio, Paolo, *26.6. 1894 in Modena, †22.12. 1965 in Rom. Präsident der → „Unione italiana dei ciechi". Von Geburt bl. Aufnahme in das Bl.-Inst. in Mailand. B. blieb dort bis zum 18. Lebensjahr. Nach der Rückkehr nach Modena half er seinem Vater als freier Buchhalter oder Buchprüfer. B. wurde Mitglied der Sozialistischen Partei, Sekretär der Jugendorganisation von 1914–1919, anschließend Sekretär der örtlichen Arbeitskammer und Mitglied verschiedener kommunaler und gewerkschaftlicher Organisationen. Prozeß wegen Verletzung von faschistischen Bestimmungen. 1928 siedelte er nach Bologna, wo er im Inst. „Paolo" Sekretär der Sektion „Emilia" der „Unione italiana dei ciechi" wurde. 1931 wurde er Dir. des Inst. „Francesco Cavazza". Er versuchte, die Schüler in ein normales Leben zu integrieren. Nach dem 18.9. 1943 wurde sein Büro im Bl.-Inst. der Sitz des „Comitato di liberazione nazionale di Bologna". Er verbarg im Inst. Flüchtlinge aus Konzentrationslagern, geheime Botschafter, verfolgte Juden oder andere Verfolgte. 1945 wurde er zum Präsidenten der „Unione italiana dei ciechi" gewählt. Er trat für die Integration der Bl. in das Arbeitsleben ein und erkämpfte das Bl.-Pflegegeld. 1961 legte B. die Direktion des Bl.-Inst. „Francesco Cavazza" nieder. (→ Italien)

Werke: „Una vita per una meta", Bologna 1966.
Lit.: S. Bragli: „I cinquant'anni della Unione Italiana dei Ciechi", Rom 1971; G. Fuca: „Un racconto per Chiara – i ciechi che gente meravigliosa", Florenz 1980; F. Miniucchi, Paolo Bentivoglio: „Il presidente della ripresa".

Bérenger, Ende 18. – Anfang 19. Jh., Frankreich. Ein Bl. aus dem Hospital der Quinze-Vingt in Paris, der Anfang des 19. Jh. als Wahrsager und Losverkäufer der Staatslotterien unter dem Namen „l'Aveugle du Bonheur" bekannt und zu bescheidenem Wohlstand gekommen war. Zu seiner Klientel als Wahrsager sollen u. a. Murat, Bernadotte und Ney gehört haben. Als er heiraten wollte, erfuhr er, daß seine Auserwählte, ein Mädchen namens Louise, sich mit einem jungen Arbeiter verlobt habe. Während einer Familienfeier bei ihrer bl. Tante, die ebenfalls in den Quinze-Vingt untergebracht war, ließ Louise beim Nachlegen des Herdfeuers ein Holzscheit fallen, aus dem Pulver und Kugeln herausfielen. B. wurde daraufhin wegen Mordversuchs zum Tode verurteilt und hingerichtet. *M.*

Berges, Jose Ezquerra, *25.6. 1880 in Vinaceite/Spanien, †17.8. 1965. Verlor das Augenlicht im Alter von 13 Jahren. 1898 trat er in die städtische Bl.-Schule ein und beschäftigte sich mit der Tiflologie. 1905 gründete er die Königl. Vereinigung zugunsten der Bl. „Real Asociación Espanola en favor de los ciegos". Im Mai 1909 wurde er Lehrer für handwerkliche Arbeiten und Druckmeister in der städt. Schule. 1919 gründete er mit anderen das katalanische Werk für Bildung und soziale Verbesserung der Bl. 1927 gründete er unter Primo de Rivera das Kultur- und Arbeitswerk für Bl. der Provinz Barcelona und wurde dort Generalsekretär. 1929 rief er die Nationale Föderation der spanischen Bl. ins Leben und vereinigte in dieser Organisation die verschiedenen Verbände der Bl., die sich um Integration und soziale Verbesserungen bemühten. Im März 1931 wurde er Präsident der „Unión Fraternal". 1933 gründete er die Bl.-Zeitschrift „El Tiflófilo", die das Publikationsorgan der Föderation der Bl. wurde. Im gleichen Jahr brachte er die katholische Zeitschrift „El Mensajero" in Bl.-Schrift heraus, die das Organ des Apostolischen Kreuzzuges der Bl. wurde. 1936 gründete er die Monatszeitschrift „El Amigo del Ciego" (Blindenfreund), die als tiflologische, spanisch-amerikanische Zeitschrift für Informationen über die Probleme der Bl. diente. Im Februar 1939 wurde er spanischer Delegierter der ONCE für Katalanien. 1939 Provinzialdelegierter der nationalen spanischen Bl.-Delegation. 1944 gründete er die Bl.-Buchdruckerei der ONCE in Barcelona und 1946 eine weitere Bl.-Zeitschrift „Relieves". 1949 wurde er zum Vorsitzenden der Nationalorganisation der Bl. ernannt. 1951 begann er als → UNESCO-Experte in der Regionalkonferenz zur Vereinheitlichung der Bl.-Kurzschrift zu arbeiten (Montevideo/Uruguay). Im gleichen Jahr nahm er, ebenfalls als Experte der UNESCO, in Paris an der Gründung des → WCWB teil. 1959 beendete er die vorbereitenden Arbeiten für den lateinamerikanischen Kongreß für Bl.-Stenographie (Kurzschrift 3. Grades), die für Studierende und Geistesarbeiter gedacht war. Er erhielt in Anerkennung seiner Leistungen den Zivilen Verdienstorden mit Kreuz der 1. Klasse.

Berghofer, Anton, um 1800 in Wien. Bl. Dichter. Durch ihn wurde J.W. → Klein in seiner Absicht, blinde Kinder zu unterrichten, bestärkt. *M.*

Bériot, Charles August de, *20.2. 1802 in Löwen, †8.4. 1870 in Brüssel, belgischer Violinist und Komponist, konnte sich durch damals noch seltene Strichtechniken mit Paganini messen. Zahlreiche Konzertreisen. Nach seiner plötzlichen Erbl. 1852 komponierte er viele noch jetzt beliebte Violinkonzerte.

M., R.

Bermuda Society for the Blind → Westindien (Regionalbericht)

Berta, Franz, *22.2. 1864 in Fulda. Sohn eines Wachsfabrikanten. Erbl. infolge von Blennorrhoe im Alter von vier Tagen. Teils in der städtischen Elementarschule, teils in der Paderborner Bl.-Anst. ausgebildet, wurde er zunächst beim Verpacken der Waren im väterlichen Betrieb beschäftigt. Als die ersten Schreibmaschinen auf den Markt kamen, konnte er als Korrespondent eingesetzt werden. *M.*

Berufsbildungswerk der Nikolauspflege Stuttgart

I. In der Ausbildungsstätte für Bl. und Sehbehinderte des B. können bl. und sehbehinderte junge Menschen, die noch keine Berufsausbildung erhalten haben und nach vorausgegangener Eignungsfeststellung durch den ärztlichen und psychologischen Dienst als ausbildungsfähig gelten, nach Beendigung ihrer Schulzeit an folgenden Lehrgängen teilnehmen: 1. die Ausbildung zum Korbmacher/Stuhlflechter; 2. die Ausbildung zum Metallwerker (und in der Aufbaustufe in einem 4. Ausbildungsjahr zum Schlosserfachwerker); 3. die Ausbildung zum hauswirtschaftstechnischen Helfer; 4. die Ausbildung zur Hauswirtschafterin im städtischen Bereich; 5. die Ausbildung zur Bürogehilfin; 6. die Ausbildung zum Bürokaufmann. Alle Ausbildungsgänge stehen grundsätzlich sowohl weiblichen wie auch männlichen Bewerbern offen. Grundsätzlich kann gesagt werden, daß mit Rücksicht auf die Behinderung die Ausbildung jeweils drei Jahre dauert, damit auf die behinderungsbedingte Verlangsamung im Lernprozeß Rücksicht genommen werden kann. Nach Abschluß der Ausbildungszeit wird dann von der zuständigen Stelle (Industrie- und Handelskammer, Handwerkskammer, Regierungspräsidium) der Nachweis erbracht, daß die erworbenen Kenntnisse zu einem qualifizierten Berufsabschluß ausreichen.

II. Das B. ist Träger des *Berufsbildungswerkes für Blinde und Sehbehinderte Jugendliche,* das für den süddeutschen Raum zuständig ist. Für den norddeutschen Raum ist das Berufsbildungswerk Soest zuständig. Aufgaben und Ziele der Berufsbildungswerke sind durch den Personenkreis, für den sie geschaffen sind, bestimmt. Als spezifische Aufgaben sind insbesondere hervorzuheben: Vermittlung der beruflichen Kenntnisse und Fertigkeiten (berufliche Erstausbildung nach dem Berufsbildungsgesetz = BBiG) in einer Weise, die der Behinderung gerecht wird (u. a. § 48 BBiG); Durchführung von Maßnahmen der Berufsfindung und Arbeitserprobung; Durchführung berufsvorbereitender Förderungsmaßnahmen; Gewährung von begleitenden Hilfen während der Ausbildung zur persönlichen Entwicklung.

Für mehrfachbehinderte sehgeschädigte Jugendliche, die einerseits nach dem Berufsbildungsgesetz nicht ausbildungsfähig sind und andererseits für eine Behindertenwerkstatt noch nicht in Frage kommen, veranstaltet das B. einen Lehrgang zur Verbesserung der Eingliederungsmöglichkeiten auf dem allgemeinen Arbeitsmarkt (V-Lehrgang), der die vorhandenen Veranlagungen intensivieren soll. Der Lehrgang dauert in der Regel ein Jahr. Den Auszubildenden stehen folgende ausbildungsbegleitende Rehabilitationsleistungen zur Verfügung: 1. Ärztlicher/Augenärztlicher Dienst, 2. Psychologischer Dienst, 3. Internats- und Sozialdienst, 4. Orientierungs- und Mobilitätstraining, 5. Sport- und Freizeit.

Leiter des B.: F. Randecker.
Adresse: Am Kräherwald 271, 7000 Stuttgart.

Berufsförderungswerke für Blinde und Sehbehinderte, Düren, Heidelberg, Veitshöchheim.
I. Aufgabe der B. ist die berufliche Rehabilitation behinderter Erwachsener. B. kommen vor allem dann in Betracht, wenn eine ausbildungsbegleitende Betreuung erforderlich ist; wenn die Behinderten auf besondere Unterrichtsmethoden oder bauliche und technische Vorkehrungen angewiesen sind; oder wenn Behinderte keinen Ausbildungsplatz an den allgemeinen Ausbildungsorten erhalten. B. verstehen unter beruflicher Rehabilitation die Zusammenfassung aller Maßnahmen zu einer möglichst optimalen Lebens- und Berufsvorsorge für Behinderte als Hilfe zur Selbsthilfe. Es ist deshalb grundsätzlich nicht vertretbar, die Berufsausbildung für behinderte Erwachsene als isolierte Leistung durchzuführen. Ausbildungsbegleitende Maßnahmen der Diagnostik, der Therapie, der sozialen und gesellschaftlichen Eingliederungshilfen sind für den Ausbildungs- und Eingliederungserfolg ebenso wichtig wie die Berufsausbildung. Für die Neuorientierung gehen die B. von dem Grundsatz aus, daß die Berufsausbildung möglichst zu anerkannten Abschlüssen führen muß. Die Aufgabe der B. ist die gesellschaftliche und berufliche Integration des oben bezeichneten Personenkreises.
II. Im B. Heidelberg wird vor allem die Ausbildung zum DV-Kaufmann und Informatiker angeboten. In den B. Düren und Veitshöchheim werden neben der Grundrehabilitation folgende Ausbildungsprogramme angeboten: Massage, Ausbildung zum Telefonisten, Fernschreiber, Steno- und Phonotypisten, Vorschulung zum Industriearbeiter, Vorbereitung zum DV-Kaufmann, Klavierstimmer, Bürokaufmann und Metallwerker.
Adressen: Berufsförderungswerk Düren, Karl-Arnold-Straße 132-134, 5160 Düren. Süddeutsches Rehabilitationswerk für erwachsene Blinde; Helen-Keller-Straße 5, 8707 Veitshöchheim. Berufsförderungswerk Heidelberg, Postfach 101 409, 6900 Heidelberg. (→ BRD III)

Berufsvereinigung der Mobilitätslehrer für Sehgeschädigte → BRD V

Berufsvereinigung der Rehabilitationslehrer für Sehgeschädigte
→ BRD V

Bezecny, Josef, *27.1. 1803 in Woparžan (Böhmen), †21.10. 1871 in Prag. Er war Lehrer an einer Hauptschule in Tábor. 1829 wurde B. Lehrer am Privat-Erziehungs- und Heil-Inst. für arme, bl. Kinder in Prag. B. konstruierte eine Schreibtafel, eine Landkarte und weitere Hilfsmittel für Bl. Auch die Lehrbücher für Geographie, Geschichte und Technologie schrieb er selbst. Da er ein vorzüglicher Musiker war, unterrichtete B. seine Zöglinge im Gesang, Klavier- und Violinespiel. Großen Verdienst erwarb sich B. durch die bahnbrechende Einführung des Unterrichts im Klavierstimmen. *M.*

Bibault (2. Hälfte des 18. Jh.). Frankreich. B. war ein bl. Orgelspieler an der Domkirche zu Meaux in der Champagne. *M.*

Biblioteca Argentina para Ciegos
→ Argentinien

Biblioteca Braille → Schweiz

Bick, Leopold, *16.9. 1894 in Österreich, †23.12. 1963 in Wien. In der Kindheit erbl., Schüler des k.u.k.-Bl.-Inst. in Wien. Er war an der Gründung der ersten organisierten Bl.-Werkstätte beteiligt. 1923 gründete er den „Verband der Blinden-Vereine Österreichs". 1934 Vorsitzender dieser Organisation. Weiter gründete er die „Österr. Blindenindustrie". 1946 maßgeblich an der Gründung des Österr. Bl.-Verbandes beteiligt, dessen Präsident er war.

Bickley, William Gee, DSc, FRAeS, ACGI, FIMA, *19.4. 1893, †4.7. 1969 in England. 1949 erbl. Von 1947 bis 1953 Prof. für Mathematik an der Londoner Univ. Nach seiner Erbl. war er in der mathematischen und EDV-Forschung tätig. Er entwickelte komplizierte mathematische Operationen für Braille-Schrift. *W.*

Bielajew, Wladimir, *1888, †1974 in Polen. Ein bl. Komponist, Musiker und Pädagoge russischer Abstammung. Pflegte Bekanntschaft mit Lenin und mit Rachmaninow. Ab 1921 wohnte er in Polen. Unterrichtete Musik an der Bl.-Schule in Laski in den Jahren 1930 bis 1945. Nach dem Krieg in der Bl.-Anst. in Jarogniewice und in den Bl.-Schulen in Wroctaw und Owińska.

Bielschowsky, Alfred, Prof. Dr., *11.12. 1871 in Namslau, Schlesien, †1940 in Dartmouth, USA. B. studierte in Breslau, Heidelberg und Leipzig Augenheilkunde. 1900 Habilitation, 1906 außerordentlicher Prof. in Marburg. Als 1916 die → BLIStA gegr. wurde, an deren Zustandekommen B. wesentlich mitgewirkt hatte, wurde er zum ersten Dir. ernannt. 1934 ging B. nach Amerika, wo er bis zu seinem Tod am „Dartmouth Eye Institute" arbeitete.
Lit.: Archives of Ophthalmology, Juni 1940, Bd. 23, S. 1354–1365.

Birma, Sozialistische Republik der Birmanischen Union (Pyi-Daung-Su Socialist Thammada Myanma Naingngan-Daw). *Fläche:* 676.552 km². *Einwohner:* 35,5 Mill.
Lange Zeit wurde das Bl.-Wesen in B. durch die Anglikanische Kirche stark gefördert. Sie unterhielt zwei Bl.-Schulen in Rangoon (eine für Jungen und eine für Mädchen), in Kammendine die St.-Michaels-Schule und eine Bl.-Werkstatt, in der vor allem Körbe und Matten hergestellt wurden. Seit 1959 ist der neugegründete Bl.-Wohlfahrtsrat für das Bl.-Wesen des Landes zuständig. Alle Bl.-Institutionen unterstehen der direkten Aufsicht der Regierung. Ferner besteht das „Trachoma Advisory Committee and Prevention of Blindness" in Rangoon.

Birmingham Royal Institution for the Blind → Großbritannien

Birrer, Jakob, *22.6. 1800 in Luthern/Schweiz, Sohn armer Bauern. Er erbl. nach einer Pockenerkrankung im Alter von vier Jahren. Versuchte sich als Kaufmann mit Krämerwaren und hausierte später mit Büchern. 1840 erschien in Luzern von H. Nägeli ein kleines Buch „Sonderbare Erinnerungen und merkwürdige Lebensfahrten des Jakob Birrer", das auch eine zweite Auflage erreichte. Besonders beachtet wurde der Anhang „Erprobte Regeln für den blinden Wanderer". *M.*

BITS-System → Großbritannien

Bivort, Charles, *1.3. 1845 in Trotten (Luxemburg), †5.3. 1920 in Paris. Als die Augenschärfe des 50jährigen beträchtlich nachließ, konstruierte er zuerst zum eigenen Gebrauch eine Stenomaschine. Zusammen mit einem bl. Mitarbeiter baute er diese für Reliefbl.-Schrift (→ Braille) um.

Blackhall, David Scott, *9.5. 1910 in Cirencester, England, †14.9. 1981 in London. Als Kind auf einem Auge erbl., als 45jähriger das zweite Auge verloren. B. war ein hoher Regierungsbeamter, aber seine wirkliche Karriere begann, als er vollbl. wurde. Für die BBC inszenierte er interessante Sendungen, z.B. „Dark is a long way" und 1961 die Serie „In Touch". Mit 59 Jahren erfüllte er sich seinen Traum und bestieg mit einer Gruppe von Bl. den höchsten Berg Großbritanniens, den Ben Nevis.
Werke u.a.: Zwei Autobiographien: „This House had Windows", London 1961 und „The Way I see it". *W.*

Blacklock, *1741, †1791 in Schottland. Bl. Geistlicher und Schriftsteller, promovierte an der Universität Edinburgh zum Dr. der Theologie. B. übersetzte das Hauptwerk Valentin → Haüys, „Essai sur l'éducation des aveugles", ins Englische und veröffentlichte auch eigene Gedichte. *M. W.*

Blanchet, Alexandre Louis Paul, *1819 in Port Lô (Frankreich), †1867. Er war ein bedeutender französischer Arzt, der sich in Paris durch seine ausgezeichneten Arbeiten über die Erkrankungen der Sehorgane, des Gehörs und über Taubstummheit einen Ruf erwarb. Er bemühte sich um die gemeinsame Erziehung der Gehörlosen und Blinden mit Sehenden. 1847 gründete B. einen Verein zur Hilfeleistung für Taubstumme und Bl. in Frankreich.
Werke u.a.: „Traité philosophique et médical sur la sourdi-mutité", Paris 1850 bis 1852, 2 Bände. Außerdem gab B. eine große Anzahl von Denkschriften heraus, z.B.: „De l'éducation pratique des aveugles", „Statistique des aveugles", Paris 1866 und „Manuel pour l'enseignement des aveugles sans les séparer de la famille et des voyants", Paris 1866. *M.*

Blaxall, Arthur William, *1891 in der Nähe Londons, †1970. 1921 zum Priester der Anglikanischen Kirche geweiht. 1923 ging er nach Südafrika. 1927 war er der Initiator der → „Athlone School for the Blind", die er bis 1937 leitete. 1937 errichtete B. eine Werkstatt für schwarze Bl. in Johannesburg und die „Transvaal Society for Non-European Blind". 1938 gründete er die „Ezenzeleni" in der Nähe von Roodepoort-Maraisburg, die später in die Nähe von Pretoria umsiedelte. B. war Mitbegründer des → SANCB, Südafrika, dessen Vorsitzender er zwischen 1948 und 1952 war. 1954 kehrte er nach England zurück.
Werke u.a.: Berichte über die Bl.-Fürsorge, u.a.: „Care of South African's Blind", „Helen Keller under the Southern Cross", Cape Town, Inta 1952; „Ten cameos from darkest Africa", Lovedale 1937.

Blaxall, Florence, *1890 in England. B. arbeitete zusammen mit ihrem Mann an der Erziehung der schwarzen Bl. und Taubstummen. 1931 bis 1937 war sie Schulleiterin der → „Athlone School for the Blind" in Cape Province, Südafrika. Ab 1940 war sie im „Palme Eye Hospital" tätig, das sich zur ersten speziellen Augenklinik in Südafrika entwickelte. Aufgrund ihrer Erfahrungen wurde sie in das Gremium zur Vorbeugung der Blindheit des → SANCB gewählt. (→ Südafrika)

Bleier, Matthias Florian, *16.6.1927 in Bad Schönau, Österreich. 1939 erbl. Nach seiner Ausbildung als Stenotypist an der Bl.-Erziehungsanst. in Wien arbeitete B. im

Bundesministerium für soziale Verwaltung. 1961 legte er die Aufstiegsprüfung für Beamte ab, 1978 war er bereits Amts-Dir. Seit 1946 als aktives Mitglied im österreichischen Bl.-Verb., wurde er 1967 zum Verbandspräsidenten gewählt. Er war an der Schaffung zahlreicher Gesetze, die die Zivilbl. betreffen, maßgebend beteiligt.

Blessig, Robert, Dr. med., *20.10.1830 in Petersburg, †25.3.1878. B. studierte in Dorpat Medizin. 1858 wurde er als Arzt an der Petersburger Augenheilanst. angestellt und 1863 zum Direktor und Oberarzt dieser Anst. ernannt. *M.*

Blind Association of Western New York. Gegr. 1908, zuständig für West Orleans, Genesee, Wyoming-Land, Niagara-Gebiet. Unterhält eine geschützte Werkstätte, eine Berufsvorausbildung, Berufsberatungsservice, Orientierungs- und Mobility-Training, Freizeitbeschäftigungszirkel, Sprechdienst, Hilfsmittelverkaufsstellen, Hörbücherdienst. Diese Organisation bildet auch mehrfachbehinderte Bl. aus.

Blindenfürsorgeverein für Tirol und Vorarlberg, Innsbruck → Österreich

Blindengenossenschaft Hamburg → Europa (Geschichte des Bl.-Wesens)

Blindeninstitutsstiftung Würzburg
Der Erlös aus einem Gedichtband des Grafen Moritz zu Bentheim-Tecklenburg war der Grundstock zur Gründung des „Vereins zur Beförderung des Kreisblindeninstitutes für Unterfranken und Aschaffenburg". Am 4. Dezember 1853 wurde in einer Mietwohnung in der Pleicherkirchgasse Nr. 346 die Würzburger Bl.-Schule eröffnet. 1859 wurde dem Bl.-Institut eine Beschäftigungs- und Versorgungsabteilung für erwachsene arbeitsfähige Bl. angegliedert. Am 16. März 1945 fielen sämtliche Gebäude der B. dem Bombenangriff zum Opfer. Nach dem Wiederaufbau 1947 konnte der Unterricht für die bl. Schüler wieder aufgenommen werden. 1962 erfolgte die Errichtung einer Werkstätte und eines Wohnheimes für bl. Berufsschüler und Umschüler. 1969 wurde die Schule für Sehbehinderte eröffnet. Beginn der Frühförderung sehgeschädigter Kinder. Die B. eröffnete 1972 eine neue Abteilung für geistigbehinderte Bl. und Sehbehinderte für ganz Bayern und angrenzende Gebiete sowie eine Abteilung für lernbehinderte Sehbehinderte für Bayern. Die Stiftung verfolgt ausschließlich und unmittelbar gemeinnützige und mildtätige Zwecke. Sie hat die Aufgabe, bl. und sehbehinderte Kinder, Jugendliche und Erwachsene zu beschulen, auszubilden und zu betreuen.

Beratungsstelle für Blinde und Sehbehinderte: Die Beratungsstelle der B. steht allen Sehgeschädigten zur Verfügung. Sie bietet Schullaufbahnberatung (Sonderschule – Regelschule), Informationen über technische Hilfsmittel für Sehgeschädigte in Schule und Beruf, psychosoziale Beratung, Berufsberatung (in Zusammenarbeit mit dem Arbeitsamt), Beratung von Eltern und Lehrern sehgeschädigter Schüler an Regelschulen, Hilfen für sehauffällige Schüler.

Die oben schon erwähnte Schule für lernbehinderte Sehbehinderte besuchen Kinder, die neben einer Sehbehinderung oder Blindheit und einer intellektuellen Retardierung durch weitere Behinderungen in ihrer Entwicklung beeinträchtigt sind. Weitere Behinderungen können sein: Körperbehinderungen, Hörschädigungen und Sprachstörungen. Die Mehrfachbehinderung äußert sich immer zugleich in einer sehr stark verzögerten Gesamtentwicklung des Kindes. Die Schule für mehrfachbehinderte Bl. und Sehbehinderte steht auch Schwerstbehinderten offen. Schon immer betreute die Schule für Mehrfachbehinderte der B. vereinzelt auch Kinder mit einer zusätzlichen Hörschädigung.

Werkstufe: Die Werkstufe für mehrfachbehinderte Bl. und Sehbehinderte bietet die Möglichkeit, jungen erwachsenen Mehrfachbehinderten im schulischen Rahmen eine allgemeine und berufliche Grundbildung zu geben und somit die Lebenschance der Schüler zu verbessern. Sie ersetzt für die mehrfachbehinderten Schüler die Berufsschule. Die breit angelegte berufliche Grundbildung erfolgt in den Bereichen Metall, Holz, Textilien, Papier und Keramik. Die Frühförderung der B. ist für mehrfachbehinderte bl. und sehbehinderte Kinder in ganz Bayern zuständig. Sie umfaßt folgende Bereiche: Durchführung einer entwicklungspsychologischen Diagnostik als Grundlage einer weiteren systematischen Förderung; Überprüfung der verbliebenen visuellen Möglichkeiten des Kindes, um den Sehrest optimal ausnützen zu können; Förderung, die individuell auf das Verhalten und den Entwicklungsstand des Kindes abgestimmt ist; Beratung bezüglich geeigneter Spiel- und Fördermaterialien für sehgeschädigte Kinder; Informationen und praktische Hilfen sowohl bei allen das Kind betreffenden Fragen und Problemen, als auch bzgl. rechtlicher oder finanzieller Möglichkeiten; Anleitung und Unterstützung der Eltern zur Förderung ihres Kindes; Bildung von Elterngruppen, in denen gemeinsame Erfahrungen, Probleme und Lösungsmöglichkeiten diskutiert werden können.

Es erfolgt auch eine Betreuung sehgeschädigter Schüler in Regelschulen. Aufgaben des Betreuungsteams (Sehgeschädigtenpädagogen/Psychologen): Diagnostik, Beratung des Personals der Regelschule (Schulleiter, Klassen- und Fachlehrer, pädagogische Assistenten), Beratung des sehgeschädigten Schülers, mediale Unterstützung des Schülers und Lehrers, Planung und Durchführung von Förderprogrammen, Beratung der Eltern, Planung und Durchführung von Schüler- und Elternwochenenden, Fortbildungsveranstaltungen für Regelschullehrer.

Es bestehen therapeutische Fachdienste und Außenstellen in München und Nürnberg. Im Schuljahr 1984/85 nahmen insg. 286 Schüler am Unterricht teil.

Adresse: Blindeninstitutsstiftung, Ohmstr.7, 8700 Würzburg.

Blindenlehrerkongreß Wien
→ Europa (Geschichte des Bl.-Wesens)

Blindenschriftbücherei des Borromäusvereins → BRD VIII

Blindenschule in Guayaguil
→ Ecuador

Blindenschule Königs Wusterhausen → DDR

Blinden- und Sehschwachen-Verband der DDR (BSV) → DDR

Blinder Heinrich, *1788 in Lettland, †12.1.1828. Wie die Griechen den bl. Homer, die Engländer den bl. Ossian, so haben auch die Letten ihren bl. Sänger gehabt, den B. „Aus innerem Drang, ohne Kunstbewußtsein, sang er, weil er singen mußte; ein echter Naturdichter" (Mell).

Blinde von Manzanares, die, *ca. 1810 in Spanien. Verdiente sich durch Gelegenheitsdichtungen ihren Lebensunterhalt. Lernte Latein und unterrichtete dann selbst in dieser Sprache. *M.*

Blinde von Puisaux, der, Anf. 18. Jh. Frankreich. Er war Anlaß zu → Diderots Abhandlung über die Bl. Sein Vater lehrte an der Pariser Universität Philosophie. Von ihm wurde er unterrichtet, auch in Chemie und Botanik. Nach dem Tode seiner Eltern verschleuderte er sein Vermögen und zog sich nach Puisaux im Departement Loiret/Frankreich zurück, wo er feine Liköre herstellte, die er in Paris absetzen konnte. Als Diderot ihn zum erstenmal aufsuchte, brachte er gerade seinem Sohn mit Hilfe von Blechschablonen das Lesen bei.

Lit.: D. Diderot: „Lettres sur les aveugles", 1749; A. von Rodenbach: „Lettre sur les aveugles", Brüssel 1829; ders.: „Comp d' œil d' un aveugle sur les sourdsmuets", Brüssel 1829; ders.: „Les aveugles et les sourds-muets", 1855. *M.*

Blind Federation of Iraq → Irak
Blind Men's Association → Indien
Blindness Prevention Foundation of Indonesia → Indonesien
Blind Persons Association → Indien
Blindrafèlagio, samtök blindra og sjonskertra a Islandi → Island
BLIStA → Deutsche Blindenstudienanstalt

Blum, Ernst, Dr., *10.11.1901 in Wellersweiler, †28.4.1970. Studierte Musik und Jura und trat in den Dienst der Finanzverwaltung. 1960 Ernennung zum Ministerialrat. Durch seine langjährige Tätigkeit im öffentlichen Dienst des Saarlandes und darüber hinaus im nationalen und internationalen Bl.-Wesen hat er als Bl. für die Bl. viel geleistet. Er war Gründer des Vereins → „Hilfe für Blinde in Israel" und aktiv tätig im Verein bl. Geistesarbeiter Deutschlands. (→ VbGD)

Bohata, Otokar, *28.8.1929 in Prag. Er studierte Sonderpädagogik in Prag, dann arbeitete er als stellvertretender Dir. des Konservatoriums für Sehbehinderte und später als Dir. des Sehbehindertengymnasiums in Prag. Er hatte verschiedene verantwortungsvolle Ämter beim tschechischen Bl.-Verband inne. Seine schriftstellerische Tätigkeit umfaßt mehrere hundert Artikel in Fachzeitschriften und Tageszeitungen sowie ein 2bändiges biographisches Werk über Sehbehinderte „Osudy velkých lidí" (Schicksale großer Menschen) und zahlreiche Broschüren zum Thema der Bl.-Pädagogik.

Bohdanowicz, Zofia, Franziskanerin – Schwester Monika. *1892, †1980 in Polen. Doktor der Bakteriologie. Arbeitete mehrere Jahre als Ärztin im Ural, danach im Institut für Hygiene in Warschau. Ab 1936 widmete sie sich gänzlich der Arbeit für die Bl. Arbeitete in Laski als Lehrerin für Chemie und Naturwissenschaften und organisierte dort den ersten Massage-Kurs für Bl. in Polen. 1946 bis 1976 leitete sie die von ihr selbst wiederaufgebaute Punktschriftbibliothek in Laski. Verfaßte ca. 40 wissenschaftliche Aufsätze auf dem Gebiet der Bakteriologie.

Bolivien, Republik
(República de Bolivia). *Fläche:* 1.098.581 km². *Einwohner:* 6.596.000.
Für B. gibt es nur sehr unzureichende statistische Angaben. Hauptblindheitsursachen sind Katarakt, Glaukom, Hornhautveränderungen, Fehlernährung sowie Augenverletzungen. Trachom findet sich nicht in den höher gelegenen Gegenden. Der staatliche Gesundheitsplan sieht Blindheitsverhütungsmaßnahmen vor allem in städtischen Gebieten und in Schulen vor. Die finanziellen Möglichkeiten sind gering; es gibt wenig Augenärzte. Diese konzentrieren sich auf die größeren Städte. Auch hier werden erste augenmedizinische Maßnahmen in medizinische Vorsorgemaßnahmen (primary health care) einbezogen. Ein Nationalkomitee zur Blindheitsverhütung wurde Anfang der 80er Jahre gegründet; ein Seminar für Maßnahmen der Blindheitsverhütung wurde ebenfalls durchgeführt. Wegen des Mangels an Fachpersonal beschränkt man sich auf „mobile eye units". Als Pilot-Projekt ist eine wissenschaftlich ausgerüstete „mobile eye unit" vorgesehen. Es gibt 2 Bl.-Schulen, eine Grundschule in Potosi und ein Institut für Späterbl. in La Paz. Die „Bolivian Federation for the Blind" versucht das schwere Los der Bl. zu mildern, indem sie Informationsabende über die Blindheitsverhütung veranstaltet.
Adresse: Bolivian Federation for the Blind, La Paz.

Boltze. Vorsänger und Orgelspieler am Waisenhaus in Potsdam. Er erbl. während seiner Dienstzeit, konnte aber seine Tätigkeit trotzdem fortsetzen und komponierte auch einige Kinderlieder. *M.*

Borg, Ossian Edmund, *6.8.1812 in Manilla bei Stockholm, †1892 in Stockholm, → Schweden. Er war der Sohn von P. A. → Borg. Nach seinem Medizinstudium arbeitete er als Arzt in Stockholm, 1839 übernahm er anstelle seines Vaters die Leitung der Anstalt in Manilla. 1843 gründete er ein Seminar für Taubstummenlehrer und -lehrerinnen. 1868 gründete er einen Taubstummenverein und 1885 ein Arbeitsheim für Bl. *M.*

Borg, Per Aron, * 1776, † 1839 in → Schweden. Student der Theologie und Philosophie, dann Beamter. Gründete 1808 in Stockholm die erste Schule für Bl. und Taubstumme in Nordeuropa und richtete von 1823 bis 1826 eine ähnliche Schule in Lissabon ein. *M.*

Borgés, François de Souza, *1.2.1815 Brasilien. Erbl. Diamantenhändler aus Bloomhin im brasilianischen Diamantengebiet. Er siedelte 1843 in die neuentdeckten Diamantfelder von Bahia über, wo er zunächst mit Stoffen, später mit Diamanten handelte. Durch eine Augenkrankheit verlor er in den Jahren 1847–1852 sein Augenlicht. Mit Hilfe seines enormen Gedächtnisses war er in der Lage, erneut einen Diamantenhandel aufzubauen, den er nach verschiedenen Europareisen und nachdem er die französische Sprache erlernt hatte, auch auf andere Länder ausdehnen konnte. → Rodenbach („Les aveugles", S. 112) bezeichnete ihn als mathematisches Genie, dessen Kopf ein „Arithmograph" genannt werden konnte. *M.*

Borges, Jorge Luis, *1899 in Argentinien, †14.6.1986 in Genf. Schriftsteller B. stammte aus einer argentinisch-englischen Familie. Sein Vater, Jurist, erbl. früh, wie später sein Sohn, ging 1914 mit seiner Familie nach Europa, wo B. das Gymnasium in Genf absolvierte. Schon als 24jähriger hatte er mit Gedichten Erfolg. Weithin bekannt wurde er aber erst mit Erzählungen, die unter dem Titel „Historia de l'infamia", Paris 1964 (Universalgeschichte der Niedertracht, dt.: „Der schwarze Spiegel") erschienen. Weitere *Erzählungen:* „Lob des Schattens", „Das Gold der Tiger", „Die eiserne Münze", „Geschichte der Ewigkeit".
Werke: „Gesammelte Werke", 9 Bd., München 1980–1987.

Boston Center for Blind Children.
Gegr. 1901, zuständig für die gesamten USA. Unterrichtet bl. und mehrfachbehinderte Kinder, unterhält ein Internat für 25 Mehrfachbehinderte, bietet Diagnose und Therapie für geistig gestörte sehgeschädigte Kinder.

Botswana, Republik
(Republic of Botswana). *Fläche:* 600.372 km². *Einwohner:* 1.073.000.
Das „Pudulogong Resource Centre for the Blind" in Mochudi bietet Schulbildung in der Primär- und Sekundarstufe an; die Ausbildung ist allerdings integriert in eine Primär- und Sekundarstufe einer Normalschule. Daneben besteht das „Pudulogong Rehabilitation Centre for the Blind" in Mochudi. Hier wird für Späterbl. oder ältere Bl. ein Rehabilitationsprogramm angeboten, um Bl. und Sehbehinderte zu Handwerkern, zu selbständiger Berufstätigkeit oder für den

allgemeinen Arbeitsmarkt auszubilden. Angeboten werden auch berufsunterstützende Maßnahmen und Ausbildung für spezielle Berufsarten. Selbständige Bl. und Sehbehinderte werden durch Zulieferung von Rohmaterial und Abnahme von Endprodukten unterstützt.

Bottazzo, Aloisio, Italien. Bl. Prof. für Klavier, Orgel und Kompositionslehre. Zahlreiche Preise bei Musikwettbewerben, freier Mitarbeiter vieler Musikzeitschriften, Mitglied der venezianischen Kommission für die Reform der geistlichen Musik. B. veröffentlichte verschiedene Orgelkompositionen und übernahm später den Unterricht für Klavier, Orgel und Kontrapunkt am Bl.-Inst. in Padua. *M.*

Bottazzo, Luigi, *9.7.1845 in Fresnia (Padua), †29.12.1924 in Padua. Organist und Komponist. Es gibt einen Ausspruch vom Duca degli Abruzzi, der anläßlich der Einweihung der Orgel in der Kathedrale von Modica/Sizilien sagte: „Die Orgel ist wunderbar, aber noch wunderbarer ist der Bl., der sie spielt." B. verlor das Augenlicht mit neun Jahren. Vom 11. Lebensjahr ab war er Schüler des Inst. Configliachi von Padua, mit 15 Jahren schon begann er zu komponieren (Romanzen, Nocturne, Barkarolen). Mit 19 Jahren wurde er Lehrer für Pianoforte, Orgel und Kompositionslehre im selben Inst. 1872 wurde er Organist an der Basilika von St. Antonio di Padua, 1879 dort Kantor. Etwa 500 seiner Kompositionen erschienen im Druck; viele andere wurden nicht veröffentlicht. Besonders bekannt sind seine Messen (ca. 40), von denen besonders hervorzuheben sind: „Gesú Redentore" (Erlöser Jesus), „Maria Assunta", „Maria Ausiliatrice", „S. Eleonora". Er komponierte auch Responsorien, Motetten, Vespern und vertonte Psalmen. Er erfand ein spezielles Metronom für bl. Musiker. B. war führend an der musikalischen Bewegung „Movimento Ceciliano" beteiligt.
Werke u.a.: „Memorie storiche sulla riforma delle musica sacra in Italia", Padua 1926.
Lit.: P. Branchina: „Biografica del Bottazzo Luigi, premessa ai Sessanta pezzi per harmonium", Milano 1914; „Luigi Bottazzo ed il suo guibileo didattico", Padua 1914.

Boulter, Eric Thomas, CBE, *7.7.1917. England. 1944 erbl. Er war im engl. und internat. Bl.-Wesen tätig, wie z.B. der → AFOB und der „Blind Welfare for the Near-East Foundation". Von 1972 bis 1980 Vorsitzender des → „Royal National Institute for the Blind". Für seine Verdienste bekam er mehrere Auszeichnungen. *W.*
Lit.: „Umschau des europäischen Blindenwesens", 1979/3.

Bowen, Robert Walter, *1888 in Durban, †1948 in Livingstone. 1917 in der Schlacht von Ypres erbl. Vor seiner Erbl. arbeitete er als Bahnbeamter, nach dem Krieg kam er in das Rehabilitationszentrum → St. Dunstan's. In Cambridge studierte er Jura. Nach dem Ende seines Studiums ging er nach → Südafrika zurück, wo er als erster bl. Anwalt arbeitete. 1928 beteiligte er sich an der Gründung des → SANCB, später wurde er dessen Vorsitzender. Er setzte für den SANCB zwei wichtige Ziele durch: 1. die Verabschiedung des „Blind Persons Act", 1936; 2. die Gründung des „Bureau for the Prevention of Blindness", 1944.

Braille, Louis, *4.1.1809 in Coupvray/Frankreich, †6.1.1852 in Paris. Bl. Lehrer. Erfinder der Punktschrift für Bl. Sein Vater, Simon-René Braille, übte in Coupvray das Sattlerhandwerk aus; er hatte 1792 Monique Baron geheiratet. Aus der Ehe gingen vier Kinder hervor, deren jüngstes Louis war. Er wurde von seinen Eltern und Geschwistern (zwei Schwestern und einem Bruder) geliebt und verwöhnt. B. blieb zeit seines Lebens mit seinem Geburtsort eng verbunden und verbrachte dort, wenn er sich von seiner zweiten Heimat Paris irgendwie freimachen konnte, Tage der Erholung und Entspannung. B. Geburtshaus steht heute noch, wenngleich es mehrmals umgebaut und verändert wurde, ehe es dann durch die Hilfe nationaler und internationaler Bl.-Organisationen als B.-Museum restauriert und eingerichtet wurde. Im Alter von drei Jahren spielte B. in der Werkstatt seines Vaters mit einem kleinen Winzermesser, dessen sich der Sattler zum Schneiden des Leders bediente, und verletzte sich damit an einem Auge so schwer, daß trotz aller Bemühungen des Arztes und des Apothekers zuerst das eine Auge, bald darauf das andere – vermutlich durch eine Infektion in Mitleidenschaft gezogen – entfernt werden mußten, so daß B. das Sehvermögen verlor. Die Eltern ließen sich trotz aller anfänglichen Verzweiflung über das Unglück ihres Jüngsten nicht entmutigen. Sie verstanden es ganz intuitiv, im Gegensatz zu so vielen anderen Eltern bl. Kinder, die frühe Erziehung ihres Kindes mit vorbildlichem Verständnis zu leiten. Sie förderten besonders seine manuelle Geschicklichkeit. Er wurde geradezu zum Spezialisten in der Herstellung von Schafwollfransen für das Zaumzeug von Pferden. B. Eltern schickten ihr bl. Kind in die Dorfschule – eine für die Entwicklung des Kindes sehr glückliche Entscheidung, denn obwohl B. nur einige geringe mündliche und praktische Kenntnisse in dieser nach den pädagogischen Erkenntnissen der damaligen Zeit geleiteten Dorfschule erwerben konnte, so war doch der lebendige Kontakt mit gleichaltrigen, sehenden Kindern ein ganz wesentlicher Vorteil für ihn als bl. Kind. B. manuelle Geschicklichkeit befähigte ihn, einfache Kleider selbst herzustellen. Bei dem Eintritt B. in das „Institut Nationale des jeunes Aveugles 6 (bis zur Revolution „Institut Royal des jeunes Aveugles") im Jahr 1819 konnte man an ihm bereits eine gewisse kindliche Noblesse bemerken, die gut zu seinen feinen Zügen und dem geistvollen Ausdruck seines Gesichtes paßte. Bis an sein Ende bewahrte er denselben Ausdruck von Sensibilität, Ernst und Wohlwollen. Nur während eines Gesprächs belebten sich seine Züge bis zu einer gewissen geistvollen Lebhaftigkeit, welche sehr gegen die gewöhnliche Ruhe seiner ganzen Erscheinung abstach. Von seinem Eintritt in das Inst. an beschäftigte er sich sowohl mit Studien als auch mit Arbeiten in den kleinen Werkstätten. Er verriet Anlagen zu allem, besonders aber zu den Wissenschaften und verfügte über eine leichte Auffassungsgabe und einen lebhaften Geist. Auch seine literarischen Aufsätze waren von großer Genauigkeit und zeichneten sich durch Gewandtheit in Stil und Ausdruck aus. Er erhielt vielfach Preise für seine Leistungen. Zur Vertiefung seines Wissens besuchte B. später Vorlesungen in öffentlichen Schulen. Er erhielt Klavierunterricht sowie Unterricht im Generalbaß und Orgelspiel; damals schon waren berühmte Musiker und Professoren bereit, bl. Schüler unentgeltlich zu unterrichten. Insbesondere zeichnete er sich im Orgelspiel aus, so daß er später den Orgeldienst an verschiedenen Kirchen von Paris übernehmen konnte. Seine Fortschritte veranlaßten die Inst.-Leitung, ihn als Repetitor der jüngeren Schüler einzusetzen. Bald aber (1828) übernahm er mit Erfolg eine eigene Klasse. B. Unterricht war genau und treffend, doch äußerst konzentriert. Die Disziplin in seiner Klasse war außergewöhnlich, denn er behandelte seine Schüler wohlwollend, aber mit fester Hand. Nicolas Marie-Charles → Barbier, Offizier und Landvermesser, hatte eine Nachtschrift (Écriture nocturne) – der Nachteinsatz im Kriege – entwickelt, die er später für Bl. verfügbar machte. B. schöpfte daraus im Jahr 1825 die Idee zu seinem so einfachen und praktischen Punktschriftsystem. B. System ging theoretisch von den genaueren Kombinationsmöglichkeiten aus, aber er blieb dabei nicht stehen. Er schied alle Zeichen aus dem Alphabet aus, die zwar kombinatorisch richtig, dem tastenden Finger aber problematisch waren, weil sie zu Verwechslungen führen konnten. Er lebte zu sehr in der Welt des Tastsinns und verband meisterhaft Abstraktionsfähigkeit mit dem Sinn für das Realisierbare, so daß sein Entwurf eine Verbindung von Einfachheit und Genialität aufwies, die allen Meisterwerken eigen ist. Bereits 1825 war sein System vollständig ausgearbeitet. Schon im Jahr 1830 wurde B. Schrift am „Institut Nationale des jeunes Aveugles" für den Schulunterricht eingeführt. Aus dem Jahr 1832 sind zwei Landkarten – eine Darstellung Frankreichs und eine Asiens – bekannt, die eine größere Type der B.-Schrift aufweisen. Vor der zweiten Auflage seines Procédé im Jahr 1837 hatte der Erfinder unermüdlich weitergearbeitet, die Schrift getestet und Variationen ausprobiert. Die Urheberschaft zwischen Barbier und B. an der B.-Schrift ist sehr früh schon zugunsten B. entschieden worden; selbst Barbier hat schon 1833 diese Auffassung vertreten. In einem Brief an die „Institution Royale" schreibt er am 15.5.1833 als Vorwort einer neuen Auflage seiner Écriture nocturne: „Es ist Herr Louis B., ein junger Schüler, jetzt Répétiteur an der Institution Royale in Paris, der als erster die glückliche Idee gehabt hat, die Punktschrift auf den Gebrauch einer dreizeiligen Grundnorm zu vermindern. Die Buchstaben nehmen weniger Platz ein und sind leichter zu lesen; unter diesen beiden Gesichtspunkten ist es ein wesentliches Verdienst, für das man ihm dankbar sein muß ... Herr B. hat übrigens noch andere Anwendungsmöglichkeiten seiner Methode entwickelt, die diese genügend empfehlen, um in einer Institution, wo man sich mit allem beschäftigt, was den Unterricht Bl. betrifft, angewendet zu werden." Die Entwicklung eines Apparates, welcher es dem Bl. erlaubte, die neue Schrift schnell zu schreiben, gelang B. angeblich zusammen mit seinem bl. Freund François-Pierre → Foucault, so daß man nach beiden dieses Gerät den Braille-Foucaultschen Raphigraphen nannte. Er war 1841 fertiggestellt. Einer seiner Schüler, Victor → Ballu, verbesserte im Jahr 1865 den Raphigraphen weiter, andere, wie etwa Contonnet und Nouet, versuchten ebenfalls Verbesserungen. Im Alter von 26 Jahren zeigte B. die ersten Anzeichen einer Lungenkrankheit. Am 6.Januar 1852 starb er, umgeben von seinen Freunden. Zwei Jahre nach seinem Tod, 1854, wurde der erste Schritt zur Anwendung der B.-Schrift außerhalb Frankreichs getan und ein Sprachführer für Portugiesisch erstellt. Vor allem bemühte sich der Freund B., J. → Guadet, zwischen 1855 und 1863 durch die Veröffentlichung in einer Zeitschrift das B.-System dem Ausland bekanntzumachen. In der Französischen Schweiz wurde die B.-Schrift schon 1852 eingeführt und 1860 eine Druckerei gegründet, die 1866 sechs Werke in Französisch und fünf in deutscher Sprache, darunter eine protestantische Bibelübersetzung in 32 Bänden mit 4.600 Seiten, druckte. Bl.-Pädagogen, wie Johann Wilhelm → Klein in Wien und Johann → Knie in Breslau, lehnten die B.-Schrift jedoch ab, weil die Schrift den Bl. vom Sehenden zu sehr trennen würde. Erst die Bl.-Lehrer-Kongresse in Dresden (1876) und Berlin (1879) brachten eine Wende und eine Abkehr von einer modifizierten deutschen B.-Schrift. Im Jahr 1952 wurden die sterblichen Überreste B. in das Pantheon überführt. Er war von einem Außenseiter zu einem Symbol geworden. Die Worte, die hundert Jahre zuvor sein bester Freund bei der Enthüllung seiner Büste gefunden hatte, sollen zum Abschluß in Erinnerung gerufen werden: „Sein Schicksal hatte sich wahrlich gewandelt! Er war gewissermaßen wiedergeboren. Er war hindurchgeschritten durch Dunkelheit und Unwissen zu intellektueller Aktivität ... Oh, Blindheit! Bist du noch so ein großes Unglück, wenn du solche Erfolge hervorbringst?" (→ Frankreich)

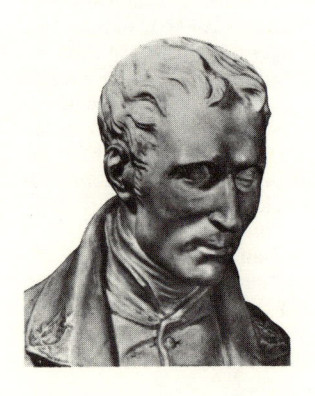

Louis Braille

Werke u. a.: „Procédé pour écrire les paroles, la musique et le plein-chant au moyen des points, à l'usage des aveugles et disposé pour eux", Paris 1829; „Nouvelle méthode à l'usage des aveugles, pour représenter la musique au moyen de lettres de chiffres, etc.", Paris 1831; „Noveau procédé pour représenter par des points la forme même des lettres, les cartes de géographie, les figures de géométrie, les caractères de musique, etc.", Paris 1839.
Lit.: H. Coltat: „Notice biographique sur L. Braille", Paris 1853; P. Henri: „La vie et l'oeuvre de Louis Braille", Paris 1952; ders.: „Le système d'écriture pour les aveugles de Louis Braille", in: Cahiers Français d'Information Nr. 151,1950; C. Mackenzie: World Braille Usage: „A Survey of Efforts towards Uniformity of Braille Notation", Paris 1952; J. Roblin: „Les doigts qui lisent. Vie de Louis Braille 1809–1852", Monte Carlo 1951; M. Schöffler (Hrsg.): „Louis Braille, Schöpfer der Punktschrift und damit Begründer der Blindenbildung der Welt", Gedenkschrift zu seinem 100. Todestag,Leipzig 1951; H. Scholler: „Louis Braille, seine Zeit und die Entwicklung der Blindenschrift", in: horus 1969, S. 7ff.; ders.: „Louis Braille", in: „Die Großen der Weltgeschichte" Bd. VII, Zürich 1976, S. 789; N. Wymer: „Louis Braille – A Monograph", London 1962.

Braille Institute of America, Inc., California, gegr. 1919; freiwillige Spenden, überregional und übernational; Punktschriftunterricht, Hauswirtschaft, Maschinenschreiben. Ausbildung und Berufsberatung für Erwachsene, Ausbildung in handwerklichen und künstlerischen Berufen. Freizeitbeschäftigung für junge Sehgeschädigte. Regionalbücherei und Punktschriftdruckerei.

Braille Mainichi → Japan

Brandolini, Aurelio Lippo, * in Florenz 1454, † in Rom im Okt. 1497. Stammte aus vornehmer florentinischer Familie und erbl. in seiner Kindheit fast vollständig. Nach ersten Studien in Neapel, wo sein Vater am neapolitanischen Hof arbeitete, betätigte er sich als lateinischer Dichter und Volksdichter. Zu Ehren von Lorenzo di Medici, Federico da Montefeltro, schrieb er das Werk „Panegirico" um 1478 in Capua. Er verfaßte eine Rede „De rei militaris litterarumque dignitate affinitate et laudibus", um die beiden Künste, die zivilen und die militärischen, zu rühmen. Um 1480 begab sich B. wieder nach Rom und schrieb andere höfische Werke, studierte Philologie, insbesondere Vergil, und verfaßte eine juristische Verteidigung für den Botschafter Venezüens (Oratio pro Antonio Lauredano). Nachdem B. die Hoffnung auf eine Rückkehr nach Florenz aufgeben mußte, folgte er um 1439 einem Ruf nach Budapest, wohin er von Mattia Cervino als Lehrer für Rhetorik geholt wurde. Am ungarischen Hof schrieb er zwei bedeutende Dialoge: einmal den Dialog „De humanae vitae conditione et toleranda corporis aegritudine" und zum anderen „De comparatione rei publicae et regni". Im ersten Dialog wurden die Werte des menschlichen Lebens und die zentrale Stellung des Kosmos beschrieben; im zweiten beschäftigte er sich mit Regierungsformen. Nach dem Tod des Königs kehrte er nach Italien zurück und lehrte in Florenz und Pisa. Er trat in den Augustinerorden ein und verbrachte die letzten Lebensjahre als Prediger in verschiedenen Städten Italiens. Er starb an der Pest auf einer seiner Reisen in Rom.

Lit.: G. Bottiglioni: „La lirica latina in Firenze nella seconda metà del sec. XV", Pisa 1913; D. A. Gandolfo: „Fiori poetici dell'eremo agostiniano", Genua 1682; E. Mayer: „Un umanista fiorentino alle corte di Mattia Corvino", in: Studi e documenti italo-ungheresi dell'Academia d'Ungheria di Roma, 1938; E. Müntz: „Les arts à la cour des papes pendant le XV et le XVI siècle", Paris 1882; G. Tiraboschi: „Storia della letteratura italiana", L. VI, Venezia 1796.

Brandstaeter, August, *20.12.1848 in Schwaan/Mecklenb.-Schwerin, †20.12.1936 in Königsberg. 1866–1869 besuchte er ein Volksschullehrer-Seminar in Königsberg. Danach kam B. als Lehrer nach German im Samlande. Nach 2jähriger Tätigkeit wurde er als Musiklehrer an der Bl.-Unterrichtsanst. in Königsberg angestellt. Später wurde B. an die Bl.-Anst. nach Berlin berufen. 1884 wurde ihm die Leitung der Königsberger Bl.-Anst. übertragen. Er bemühte sich um die Entwicklung von „Anschauungsmitteln" für den Blindenunterricht und gab der handwerklichen Ausbildung seiner Schüler größeres Gewicht. B. veröffentlichte zahlreiche Beiträge in Fachzeitschriften, vorwiegend in → „Der Blindenfreund". *M.*

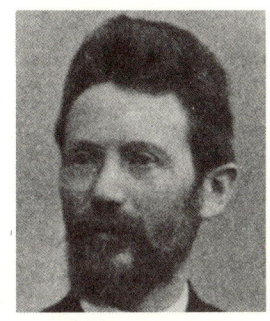

August Brandstaeter

Brasilien, Föderative Republik (República Federativa do Brasil). *Fläche:* 8.511.965 km². *Einwohner:* 124.500.000.
Definition, Statistik: In B. gibt es keine allgemein anerkannte Bl.-Definition, nur eine den verschiedenen Zwecken zugeordnete, zum Beispiel für die Einschulung, soziale Sicherstellung, Arbeitsgesetzgebung usw. Über Bl.-Ursachen fehlen statistische Daten. Es wird angenommen, daß Trachom, Glaukom, Uveitis und Unfälle die Hauptursachen sind. Das Trachom geht jedoch aufgrund der hygienischen Maßnahmen der letzten Jahre stark zurück. Seit 1940 hat keine Bl.-Zählung mehr stattgefunden. Damals ergab die Volkszählung 1,47 Bl. auf 1.000 Einwohner. Fachleute schätzen jedoch eine um 100 % höhere Zahl.

Bl.-Bildungswesen: In ganz B. gibt es 8 Internatsschulen. Das „Instituto Sao Rafael" in Belo Horizonte und das „Instituto Benjamin Constant" in Rio de Janeiro mit Kindergarten, Volks- und einer höheren Schule. Weiter gibt es, von katholischen Ordensschwestern geführt, 2 Volks- und höhere Schulen in Porto Alegre und Sao Paulo, eine private Volksschule in Salvador und 3 Volksschulen in den Bundesstaaten Paraiba, Minas Gerais und Ceará. Das „Instituto Sao Rafael" und das „Instituto Benjamin Constant" sind staatliche Bl.-Schulen, alle anderen sind in privater Hand und werden durch Spenden und öffentliche Beihilfen finanziert.

Rehabilitationszentren: 1957 wurde von der UN – Technische Hilfe – ein Rehabilitationsinstitut in Sao Paulo gegründet, das an die Sao-Paulo-Universität angeschlossen ist. Das Institut ist nicht nur für Behinderten gedacht. Als reine Bl.-Einrichtung gilt das Rehabilitationszentrum für Bl. in Sao Paulo, angegliedert an die „Fundagáo para o Livro do Cego no Brasil" (Stiftung für das Bl.-Buch in Brasilien). Es nimmt ausschließlich Bl. auf, hilft ihnen, sich an den Zustand der Bl. zu gewöhnen, im täglichen Leben sich zurechtzufinden und führt Kurse im „mobility training", Umschulungskurse, Berufsausbildung und Beratung durch. Der „Servico Nacional de Apredizagem Industrial " (SENAI), Abteilung Bl.-Umschulung, bildet Bl. für industrielle Tätigkeiten aus. Er nimmt Absolventen der Volksschule nach psychologischen Eignungsprüfungen auf und bringt sie nach der Fachausbildung in industriellen Betrieben unter. Das Erziehungsministerium des Staates Sao Paulo entwickelte mit der „Fundagáo" ein Programm, wonach bl. Schüler und Studierende in Schulen und Ausbildungsstätten für Sehende aufgenommen werden. Ähnliche Planungen sind auch in den anderen Teilen des Landes im

Gange. Einige wenige bl. Studenten sind an Universitäten immatrikuliert und studieren Rechtswissenschaften, Philosophie, Sprachen, Psychologie, Soziologie.

Bl.-Lehrerausbildungskurse werden im „Caetano de Campos-Institut für Pädagogik" vom Erziehungsministerium Sao Paulo durchgeführt. Es ist ein Aufbaustudium für Volksschullehrer, die in einjährigen Lehrgängen in folgenden Fächern ausgebildet werden: in Punktschrift, Bl.-Psychologie, Sonderpädagogik, Augenkrankheiten, Augenanatomie, Bl.-Vorsorge, Mobility-Training und Handwerk.

Punktschriftdruckerei und Zeitschriften: In B. gibt es 2 Punktschriftdruckereien. Die eine gehört der „Fundagáo" in Sao Paulo. Neben Büchern werden hier auch 3 Zeitschriften gedruckt, und zwar die „Relevo" für Erwachsene, die „Relecinho" für Kinder und die „Lente", eine Fachzeitschrift für Leute, die im Bl.-Wesen beschäftigt sind. Diese Druckerei arbeitet auch für andere portugiesisch sprechende Länder. Die andere Druckerei befindet sich beim „Instituto Benjamin Constant". Sie bringt die Zeitschrift „Revista Brasileira" heraus. Die „Fundagáo" unterhält eine Punktschriftleihbücherei, die die Bl. des ganzen Landes mit Punktschriftbüchern versorgt. Die öffentliche Bücherei von Sao Paulo hat eine Punktschriftabteilung für bl. Kinder.

Die Soforthilfe für Augenerkrankungen soll auch Teil der Erstmaßnahmen der „primary health care" werden. Dazu erhalten Hilfskräfte auf den verschiedenen Ebenen der medizinischen Berufe eine ergänzende Ausbildung. Zu den ophthalmologischen Sofortmaßnahmen zählen: Impfungen, Ernährungsberatung und Vorsorge für Neugeborene. Das allgemein-medizinische Personal einschließlich der Sozialarbeit der Schwestern und der Ernährungsspezialisten muß in Grundfragen der Augenmedizin ausgebildet werden. Die Ausbildung erfolgt auf verschiedenen Ebenen: Auf der Ebene der augenmedizinischen Sofortmaßnahme sollen medizinische Hilfskräfte in der Lage sein, einfache Diagnosen zu stellen; darüber hinaus soll der Allgemeinmediziner in der Lage sein, mittlere Augenerkrankungen zu behandeln und nur schwere Fälle an den Spezialisten zu überweisen.

Recht: Es wurde eine Reihe von Bundes- und Landesgesetzen erlassen, die den Unterricht und die Ausbildung, die Arbeitsaufnahme und Steuervergünstigungen für Bl. regeln sollen.

Adressen: Associacao Brasileira de Educacao de Deficientes Visuais, Rua Major Costa 66, 88000 Florianopolis SC. Fundacao para o Livro do Cego no Brasil, Rua dr Diogo de Faria 558, Sao Paulo SP. Conselho Brasileiro para o Bem-Estar dos Ciegos, Rua Clarimundo de Melo no 216, Encantado Rio de Janeiro.

Persönlichkeit: Mamede, Freire, Prof.

Braun, Jakob, *1795 in Bruck an der Leitha, †3.7.1839 in Wien. Sohn eines Zimmermanns. Erster Schüler J.W. → Kleins und damit des k.u.k.-Bl.-Inst. in Wien. Er wurde als Tischler ausgebildet und unterrichtete später in seinem Handwerk am Bl.-Inst. Daneben modellierte er in Wachs und konstruierte verschiedene Maschinen. *M.*

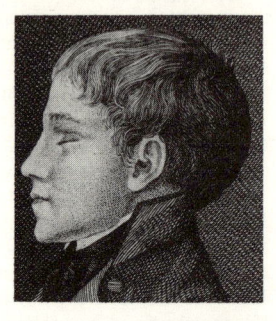

Jakob Braun

Braun, Rudolf, *2.10.1869 in Wien. Bl. geborener Pianist und Komponist; von 1875 bis 1884 war B. externer Schüler des k.u.k.-Bl.-Inst. in Wien. Er vervollständigte seine Musikausbildung bei sehenden Lehrern. Die staatliche Lehramtsprüfung für Klavier und Orgel legte er mit Auszeichnung ab. Zahlreiche Konzertreisen. Von seinen Kompositionen sind einige bei Doblinger in Wien veröffentlicht. *M.*

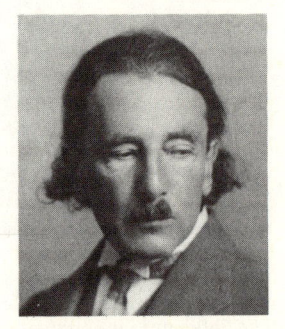

Rudolf Braun

Breslauer Blindenanstalt → Europa, BRD → Deutschland – Bundesrepublik

Bridgman, Laura, *21.12.1829 in Hanover/New Hampshire, USA, †24.5.1889. Erste Taubstummbl., die von Dr. Samuel → Howe im → „Perkins Institute and Massachussetts Asylum for the Blind" mit Erfolg ausgebildet wurde. B. bekam im Alter von 26 Monaten Scharlach. Die Krankheit führte zur vollständigen Zerstörung des Gehörsinns und zum weitgehenden Verlust des Augenlichts. Nach zweijähriger Krankheit war B. so weit hergestellt, daß sie sich wieder im Haus bewegen konnte. Da ihr Geruchssinn ebenfalls sehr gelitten hatte, war sie für ihre Orientierung ausschließlich auf Tast- und Bewegungsempfindungen angewiesen. Die wenigen Worte, die sie bereits vor ihrer Erkrankung gesprochen hatte, vergaß sie bald, und so gab es für sie fast gar kein Mittel der Verständigung mit ihrer Umgebung. Bis zu ihrem achten Lebensjahr schien sie noch eine Empfindung für hell und dunkel zu haben, später verlor sie auch diese. Trotzdem aber bewegte sich B. ganz frei im Haus und lernte von ihrer Mutter sogar ein wenig Stricken und Flechten. Die Verständigung mit ihr war allerdings nur auf wenige Zeichen beschränkt. Sie streckte die Hand aus, wenn sie zu essen verlangte, machte die Gebärde des Streichens, wenn sie Butter aufs Brot wollte. Ein Schlag auf den Rücken bedeutete, daß man mit ihr unzufrieden war, während die Berührung ihres Kopfes Zufriedenheit ausdrückte. Durch einen Zufall hörte Dr. Howe davon, mit welcher Energie B. ihre Behinderung durch den Tast- und Bewegungssinn kompensiert hat. Er fuhr nach Hanover zu den Eltern des Kindes und überredete diese, ihm B. zur Ausbildung anzuvertrauen. Mit der Ausbildung von Taubbl. hatte sich Dr. Howe in vollkommenes Neuland begeben. Seine ersten Lektionen für B. werden folgendermaßen beschrieben: Dr. Howe ließ auf kleine Papierstreifen die Bezeichnung häufig vorkommender Gegenstände wie Messer, Gabel, Löffel, Schüssel, Stuhl, Buch u. dgl. in erhabenen tastbaren Lettern drukken. Er befestigte dann einen solchen mit Messer bedruckten Streifen an einem Messer. Darauf gab er B. das Messer mit dem darauf geklebten Streifen in die Hand, ließ sie das Objekt und die Lettern betasten. Dann gab er ihr einen anderen Streifen, der ebenfalls mit dem Wort Messer bedruckt war, und lehrte sie das Zeichen der Gleichheit, indem er ihre beiden Zeigefinger genau nebeneinander legte. B. schien leicht zu begreifen, daß die Zeichen auch bei den Streifen gleich seien. Mehr aber wußte sie noch nicht. Man versuchte es nun ebenso mit anderen Objekten und setzte die Lektion am dritten Tag fort. Am dritten Tag erst begriff B., daß die Lettern auf den Streifen Zeichen für die Dinge seien, an denen sie befestigt waren. Dies zeigte sie dadurch, daß sie den Streifen mit dem Wort Stuhl auf einen Stuhl, dann auf einen anderen legte, wobei ein Lächeln über ihr bis dahin verschlossenes Gesicht ging. Der nächste Schritt der Ausbildung bestand darin, daß die Namensstreifen zerschnitten wurden und B. mit Hilfe eines Typenkastens lernte, daß die Worte aus einzelnen Buchstaben zusammengesetzt sind. Auch die Ordnung des Alphabets merkte sie sich schnell, und bald konnte sie auch die einzelnen Typen nach beendeter Lektion richtig in die dafür vorgesehenen Kästen einordnen. Das Hantieren mit den einzelnen Typen war jedoch langwierig und nicht immer anwendbar. Dr. Howe ließ B. deswegen die Fingersprache der Taubstummen erlernen. Damit erst war für B. die Einsamkeit, die sie durch den Verlust der beiden wichtigsten Sinnesorgane erleiden mußte, durchbrochen. Nach längeren Bemühungen gelang es B. auch, abstrakte Begriffe zu verwenden. Sie verbrachte fast ihr ganzes Leben in der Bostoner Bl.-Anst. und verdiente sich später durch Handarbeiten ihren Lebensunterhalt. Auf Anregung von Dr. Howe schrieb sie ihre Erinnerungen aus ihrer ersten Jugendzeit nieder, die später veröffentlicht wurden. Die für B. erfundene Methode ist danach bei zahlreichen Taubbl. angewendet worden. Sie wurde jedoch gleichzeitig in der Fingersprache unterrichtet.
Lit.: „Annual reports to the trustees of the Perkins Institution and Massachusetts Asylum for the Blind in Boston"; M. Burdach: „Blicke ins Leben", Bd. 3; Donaldson: „Anatomical observations on the brain of Laura Bridgman", in: American Journal of Psychology 3 (1890); Stanley Hall in: Mind 4 (1879) 149–172; W. Jerusalem: „Laura Bridgman. Erziehung einer Taubstumm-Blinden, eine psychologische Studie", Wien 1890, 2. Auflage 1891; Sanford: „The writings of Laura Bridgman", in: Overland Monthly, Oktober und Dezember 1886; Steinthal: „Die Sprache der Taubstummen", in: Rob. Prutz: Deutsches Museum, 1851 (wieder gedruckt in Steinthal: Kleine Schriften, Berlin 1880); M. Swift-Lamson: „Life and Education of Laura Bridgman", Boston 1878, 373ff. *M.*

British and Foreign Blind Association → Großbritannien

Broomann, Ludwig, †1597, Niederländer. Er wurde, obwohl bl. geboren, Dr. der freien Künste und cand. jur. Darüber hinaus war er sehr musikalisch. *M.*

Brot für die Welt. Eine Hilfsorganisation für die Dritte Welt des Diakonischen Werkes der Evangelischen Kirche in Deutschland. Projekte, die sich ausschließlich mit Bl.-Arbeit beschäftigen, werden an die → Christoffel-Blindenmission in Bensheim weitergeleitet. Integrierte Entwicklungsprogramme mit augenmedizinischen Aufgaben, wie z.B. Star-Operationen, werden gelegentlich von der Organisation durchgeführt.
Adresse: Brot für die Welt, Postfach 476, 7000 Stuttgart.

Brown, George Clifford, *29.5.1879 in Isle of Wight, England, †16.7.1944 in Hawford. B. besuchte die Londoner Univ., die er mit einem ausgezeichneten Diplom in Mathematik und Geschichte abschloß. Mit 26 Jahren wurde er zum Schuldir. der Tollington School, London, nominiert. Als er 1913 die Leitung des „Worcester College of the Blind" übernahm, war es noch eine kleine und bedeutungslose Schule. Durch seinen Einsatz wurde sie jedoch eine der wichtigsten Bl.-Schulen in England. Sir John Wilson hielt B. für ebenso bedeutsam wie die Pädagogen Valentin → Haüy und Sir Francis → Campbell.

Bryce, Thomas Malcom, *16.11.1911 in Australien, †1.11.1982. Im 2. WK erbl. Vor seiner Erbl. diente B. u.a. in Nordafrika. 1950 Rehabilitation in St. Dunstan's und Ausbildung zum Physiotherapeuten. 1955–75 arbeitete B. als Physiotherapeut in Brisbane. Er war aktives Mitglied der „Blinded Soldiers' Association" und Vizepräsident des Rates der „Tobruk Association". Seit 1956 war er an der Schaffung des „Queensland Training and Placement Centre for the Blind" beteiligt. Später wurde er zum Vorsitzenden dieser Gesellschaft ernannt.

Buchanan, Florence, DSc, *1867 in England, †13.3.1931 in Oxford. B. studierte am Londoner University College. 1896 nahm sie an den psychologischen Forschungen teil. Die anstrengende Arbeit mit dem Mikroskop führte 1901 für die sehschwache B. zur Erbl. Trotzdem setzte sie ihre wissenschaftlichen Forschungen fort. Sie wurde als erste Frau in Großbritannien Mitglied der „British Psychological society". In den USA wurde sie mit einem Preis der „American Association for promotion of scientific research" ausgezeichnet. *W.*

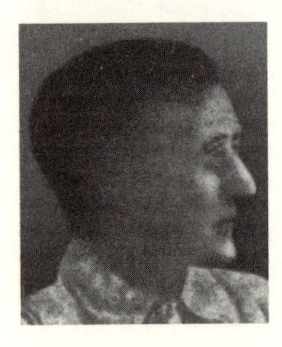

Florence Buchanan

Buczkowski, Józef, *1909, †1980 in Polen. Sehgeschädigter Lehrer der Bl. Pädagogische Arbeit in der Bl.-Anst. Laski 1935–1945. Gründete 1946 das erste Haus sozialer Fürsorge für erwachsene Bl. in Polen, eine Schule für Blinde in Lódź (1946), sowie den Kreis der Freunde der Bl., d.i. die Gesellschaft zur Förderung der Rehabilitation – und ein Berufsschulungszentrum für Bl. (1965).

Bühnau, Fräulein von, * um 1731 in Rode. Tochter eines Oberlandeshauptmannes. Im dritten Lebensjahr erbl. Offenbar mit herkömmlichen Methoden der Sehenden erzogen, versuchte sie später selbst, die Bl.-Hilfsmittel kennenzulernen und korrespondierte mit den Bl.-Inst. in Wien und Paris. Sie ist erwähnt bei J.W. → Klein „Unter den Blinden", S. 406 und bei L. v. → Baczko „Über mich selbst", S. 30. Baczko berichtet in seinen „Nachrichten von einigen merkwürdigen Blinden" folgendes: „Mein verstorbener Freund, der fromme und sanfte Prediger Fest zu Hayn, schrieb mir manches von dem sanften edlen Herzen und den vielen Anlagen des Fräuleins von Bühnau, unter andern, daß sie auf den Gedanken gerathen sey, sich einzelne Buchstaben auf kleinen viereckichten Stückchen Papier schreiben zu lassen, sie nachher in besondere Fächer gelegt, und wenn sie dann an jemanden schreiben wollte, so zog sie diese Buchstaben auf einen Faden. Wer nun die ihm übersandte Schnur lesen wollte durfte die Buchstaben nur der Reihe nach herunter ziehen und nebeneinander legen." *M., B.*

Bürow, N., * um 1800 in Elbing. Bl. Sänger, der in den zwanziger Jahren des 19. Jahrhunderts hauptsächlich im nördlichen Deutschland auftrat. Er begleitete sich selbst auf der Gitarre. *M.*

Büttner, Friedrich August, *19.11.1842 in Rathewalde/Sachsen, †14.9.1898 in Dresden. Bl.-Pädagoge, kgl. sächsischer Hofrat, Dir. der Landes-Bl.-Anst. Dresden und zahlreicher Einrichtungen für geistig Behinderte. Er führte den Arbeitsunterricht für Bl. ein und veranlaßte die Gründung des (deutsch-österreichischen) Vereins zur Förderung der Bl.-Bildung (1876) und des Vereins zur Beschaffung von Hochdruckschriften und Arbeitsgelegenheiten für Bl. (1894). Nach der Lehrerausbildung und dem Studium der Nationalökonomie kam B. 1870 als Lehrer und Vertreter des Dir. an die Landes-Bl.-Anst. Dresden. 1879 wurde er dann selbst Dir. dieser Anstalt. Seine Erfolge bei der Änderung der Struktur des Bl.-Wesens in Sachsen führten dazu, daß ihm 1890 auch die Leitung der Landesanstalten für Schwachsinnige in Großhennersdorf und Nossen sowie der Ausbildungsstätten für Pfleger und Betreuer von geistig Behinderten und „sittlich Gefährdeten" übertragen wurde. Die Titel seiner beiden Schriften „Das Formen und Zeichnen im Blindenunterrichte" (1890) und „Über Erziehung und Unterricht der Blinden und deren Heranbildung zur Erwerbsfähigkeit" (1895) bezeichnen zugleich auch die Schwerpunkte und Ziele seiner Tätigkeit. Als einer der ersten Bl.-Pädagogen hatte B., fußend auf Froebel, die Bedeutung des Arbeitsunterrichts für die Bl.-Schulung erkannt und ihn dementsprechend nicht nur zur Schulung der Handfertigkeit, sondern auch als didaktisches Hilfsmittel in den verschiedensten Fächern eingeführt. B. nahm das Subsidiarprinzip des modernen Sozialwesens vorweg. Er versuchte, Bl. ausreichende Fertigkeiten zu vermitteln, so daß sie für sich selbst sorgen konnten. Wo dies nicht oder aus Alters- und Krankheitsgründen nicht mehr möglich war, mußte das Asyl Zuflucht bieten (Königswartha). Dort richtete er auch eine Abteilung für geistig behinderte bl. Kinder ein. Eine gemeinsame Erziehung von Erbl. und von Geburt an Bl. hielt B. für problematisch. Daher gab es Sonderabteilungen in Königswartha und Moritzburg. Als Zwischenstufe zwischen Heim und voller Selbständigkeit führte B. „freie Arbeitskolonien" ein, die er mit Werkzeug und Material versorgte. Spiel, Unterhaltung und Theateraufführungen waren wesentliche Elemente seiner Betreuungsarbeit. In diesen Bereich gehört auch die Förderung des Geräteturnens. Im Schreibunterricht wurde eine von B. konstruierte Schreibtafel eingeführt, die auf der einen Seite mit Flachschrift und auf der anderen mit Bl.-Schrift versehen werden konnte. Das Format der Tafeln erlaubte auch Vorgänge der Buchhaltung mit Soll und Haben nebeneinander zu schreiben. Mit der Entlassung der Schüler aus den Bl.-Lehranstalten war für B. die Betreuung nicht beendet. Unermüdlich warb er in Vorträgen für Stiftungen, die weiterhin für die Bl. sorgten. Um Heiraten zwischen Bl. zu erschweren, wenn nicht zu verhindern, erreichte B. beim Innenministerium, daß in solchen Fällen die bis dahin gezahlten Unterstützungen entzogen wurden. B. Tätigkeit erhielt nicht nur durch die Übertragung großer Aufgaben und weitreichender Verantwortung Anerkennung. 1886, im Alter von 44 Jahren, wurde er zum königl. sächsischen Hofrat ernannt, und 1894 erhielt er das Ritterkreuz I. Klasse des Verdienstordens.

Werke u. a.: „Das Formen und Zeichnen im Blinden-Unterrichte", 1890; „Über Erziehung und Unterricht der Blinden und deren Heranbildung zur Erwerbsfähigkeit", Dresden 1895. *M.*

Bukowiecki, Stanislaw, *1867, †1944 in Polen. Erbl. Jurist. Studierte an der Univ. in Warschau, dann in Heidelberg. Im Jahre 1916 Dir. des Departements der Justiz; im Jahr 1917 polnischer Justizminister. Schöpfer des Generalstaatsanwaltsamtes im Jahr 1918 und dessen Präsident bis 1939. Mitbegründer des polnischen Gerichtswesens. Verfaßte die Satzung der Gesellschaft für die Bl.-Fürsorge. Mitglied des ersten Vorstandes dieser Gesellschaft.

Bulgarien, Volksrepublik
(Narodna Republika Bulgaria). *Einwohner:* 9.006.000. *Fläche:* 110.912 km^2. *Zahl der Blinden:* 0–0,8 % = 10.000 Bl.

Statistik: Die staatliche Statistik von 1926 wies folgendes Bild auf, was die Altersstruktur der Bl. und die Blindheitsursachen betrifft:

Alter	männlich	weiblich	insgesamt
1—10	65	58	123
10—15	74	61	135
15—20	72	65	137
20—30	175	120	295
30—40	221	151	372
40—50	207	146	353
50—60	219	212	431
60—70	268	277	545
70—100	701	728	1.429
	2.002	1.818	3.820
Taubbl.	56	56	112

Damals verzeichnete man folgende Blindheitsursachen: Geburtsblindheit 13,8 %, Blennorrhoea 0,8 %, Drachom 9,8 %, Glaukom 0,8 %, Katarakt 19,4 %, Syphilis 2,9 %, Scrofulose 0,8 %.

Geschichte: Die Bl.-Bildung in B. begann 1905, als in Sofia die erste Bl.-Schule des

Bulgarien

Landes gegründet wurde. Die Initiative dazu ging von dem bekannten bulgarischen Wissenschaftler Prof. Schischmanow aus. Er hatte damals das Amt als Minister für Volksbildung inne. Er hatte 1904 den Pädagogen Dr. S. Donew nach Halle, Wien und Petersburg entsandt, damit er sich mit der Organisation und Ausbildungsmethoden der dortigen Bl.-Institute vertraut mache. Zur gleichen Zeit studierte der bulgarische Lehrer I. Tscheren die am Bl.-Institut in Zagreb gebräuchlichen Lehrmethoden, wo seit 1899 Vinko → Bek, der Pionier des südslawischen Bl.-Wesens, tätig war. Mit der Anpassung des Braille ans Bulgarische, ebenfalls das Werk Dr. Donews, waren die Vorbereitungen abgeschlossen, und das Institut nahm seine Arbeit unter Leitung von Dr. Donew als Direktor auf. Die Gründung des Institutes für Bl. in Sofia war von weitreichender Bedeutung. Zum einen wurde eine wichtige Voraussetzung für den Zusammenschluß der Bl. in B. geschaffen, die 1921 den „Verein der bulgarischen Blinden" gründeten, den Vorläufer des heutigen Bl.-Verbandes. Zum anderen war damit der Anstoß für die Entwicklung der Sonderbildung in B. und auch ein Ansporn für die Eröffnung von Bl.-Schulen in anderen Balkanländern gegeben. Vom ersten Tage an wurde die Bl.-Bildung in B. ausschließlich vom Staat finanziert, und ihr Niveau entsprach dem der Schulen für Sehende. Neben den allgemeinbildenden Fächern wurden am Institut auch Musik und traditionelles Handwerk unterrichtet. Eine weitreichende Zusammenarbeit verband das Institut mit anderen Bl.-Einrichtungen. Zur Erfassung einer größeren Zahl von Kindern schloß es 1907 einen Vertrag mit dem neugegründeten rumänischen Institut für Bl. in Bukarest. Auf Einladung des jugoslawischen Bl.-Pädagogen Ramadanovic wurde B. 1930 Mitglied im Allslawischen Verband der Lehrer behinderter Kinder. Zahlreiche bulgarische Lehrer erhielten in den 20er und 30er Jahren in Deutschland, Österreich, Frankreich und in der Tschechoslowakei eine qualifizierte Ausbildung. Es wurden in den 20er und 30er Jahren mehrere Vereine ins Leben gerufen, wie z.B. der Esperantoclub für Bl., der weiterbildende Kurse für bl. Angestellte durchführte und die Mitglieder mit Literatur aus eigener Bibliothek versorgte, weiter der Verein zum Schutze der Bl. in B., der von Dr. Paschiv gegründet wurde, dessen 1905 erschienenes Buch „Hygiene des Auges" das Interesse an der Bl.-Bildung in B. weckte und der Verein bl. Krieger, der vom Staat unterstützt wurde und den erbl. Soldaten Kurse in beruflicher Umschulung anbot.

Schulentwicklung nach dem 2. Weltkrieg: Bereits 1945 wurde in Varna eine zweite Bl.-Schule eröffnet. Anfang der 60er Jahre begann die Differenzierung der Ausbildung, um den Grad der Sehschädigung und weitere Behinderungen zu berücksichtigen. Für Kinder mit Sehrest wurde 1965 erstmals eine eigene Klasse eingerichtet, und seit 1967 erhalten retardierte Kinder eine angemessene Ausbildung. Die Gründung des Rehabilitationszentrums für Späterbl. in Plovdiv 1966 leitete die systematische Rehabilitation älterer Bl. ein. Hier werden heute Programme für alle Fächer experimentell erprobt. In den 70er Jahren ist eine neue intensivere Entwicklungsphase eingetreten. Die Schule in Sofia wurde zum Gymnasium erweitert. An beiden Bl.-Schulen erhalten Kinder mit Sprachfehlern fachkundige logopädische Hilfe; in der Grundschule wurde 1979 ein spezielles Programm zur Entwicklung der Selbständigkeit der sehgeschädigten Kinder eingeführt. Die ersten bulgarischen Mobilitätstrainer, in der DDR ausgebildet, nahmen ihre Arbeit auf. Jedes Jahr finden Elternseminare statt, um die Eltern bei der Erziehung ihrer bl. Kinder anzuleiten. Für alle Klassen und alle Fächer liegen die Lehrbücher in Punktdruck vor. Die wissenschaftlichen Arbeiten am Forschungsinstitut für Bildung und der Abteilung Rehabilitation beim Bulgarischen Bl.-Verband tragen wesentlich zur Lösung der Probleme der Bl.-Bildung bei.

Berufsausbildung: In B. werden Bl. und Sehbehinderte erfolgreich zu Telefonisten, Musikern, Masseuren, Verwaltern, Lehrern, Soziologen, Historikern, Philosophen, Programmierern, Juristen und Wirtschaftswissenschaftlern ausgebildet. Auch im Bereich der Industrie arbeiten Bl. Das Bild der Bl. hat sich in den letzten 40 Jahren entscheidend verändert, weil der Sehgeschädigte heute nicht mehr eine Last der Gesellschaft, sondern ein erfolgreicher Arbeiter und Kulturschöpfer ist. Es gibt eine Reihe von besonderen Unternehmen, staatlicher, kooperativer oder öffentlich organisierter Art, die die berufliche Rehabilitation von Invaliden und Berufsopfern durchführen. Diese Rehabilitation wird unter den Bedingungen der Normalbetriebe durchgeführt. Die 10.000 Bl. (siehe Blindheitsdefinition oben) werden von Distriktorganisationen des Bl.-Wesens registriert mit Unterstützung der örtlichen spezialisierten Gesundheitsdienste. Als die Bl.-Bildung in B. ihre ersten Schritte tat, beschränkte sich die Berufsausbildung auf die traditionellen Handwerkerberufe. Damit konnten aber die Probleme des Arbeitseinsatzes Bl. nicht bewältigt werden. Heute werden nun die Schüler bereits in der Schule mit Elektromontage und anderen technischen Arbeiten vertraut gemacht, denen sie später in den Betrieben des Bulgarischen Bl.-Verbandes wieder begegnen. Auch Maschineschreiben wird unterrichtet, und die Schüler können sich einer Prüfung unterziehen und einen Berufsnachweis erhalten. Nach Abschluß der Schule ist auch die Ausbildung als Masseur möglich. Die Zahl der bl. Studenten ist in den letzten Jahren gestiegen. Eine Reihe von Bl. haben bereits einen wissenschaftlichen Grad erworben und sind an Forschungsinstituten als wissenschaftliche Mitarbeiter tätig.

Selbsthilfe und Berufe: Der Bulgarische Bl.-Verband ist die gesellschaftliche Organisation aller sehgeschädigten Bürger des Landes. 1979 hatte er 7.500 Mitglieder. Nur wenige Bl. und Sehgeschädigte haben sich nicht um die Mitgliedschaft bemüht, überwiegend sind es ältere Bürger. Die wirtschaftliche Tätigkeit des Verbandes begann 1955. In den ersten Jahren fertigten Kollektive von Bl. in kleinen Werkstätten Bürsten und Körbe und sammelten dabei Erfahrungen. 1955 erhielt der Verband auf Vorschlag des Ministeriums für Gesundheitswesen und Sozialfürsorge das Recht, eigene Produktionsbetriebe zu errichten. Diese bestehen in 27 Orten des Landes und zählen insgesamt 4.600 Beschäftigte (1978); davon sind über 2.400, also mehr als die Hälfte, bl. oder sehschwach. Das entspricht den gesetzlichen Bestimmungen, denn mindestens 50 % der Beschäftigten müssen sehgeschädigt sein, damit den Betrieben Steuervergünstigungen gewährt werden. Der andere Teil der Belegschaft besteht aus sehenden Mitarbeitern. Zum 1. Juli 1984 waren insgesamt 4.000 Bl. beschäftigt, davon 80 % in den Einrichtungen der Bl.-Union Bulgariens als Arbeiter und Angestellte und als führende Funktionäre tätig. 360 arbeiten in einer Handelskooperative und 80 arbeiten in Privatberufen. 150 leben von den Erträgen ihrer Arbeit auf den Bauernhöfen. 200 Bl. sind als Arbeiter oder Angestellte außerhalb der Einrichtungen der bulgarischen Bl.-Union tätig. Nach Abschluß der 8. Klasse – die Schulerziehung ist bis zu dieser Stufe Pflicht – ziehen es die meisten vor, in den geschützten Werkstätten und Unternehmungen des Bl.-Bundes zu arbeiten. Im Jahre 1955 wurde dieses System der Werkstätten der bulgarischen Bl.-Union ins Leben gerufen, das nun in 40 Städten und Dörfern B. Zweigstellen aufweist. In den modernen Anlagen werden verschiedene elektronische und elektrische Produkte und Teile, Öl- und Luftfilter für Motoren, Koffer, Plastikprodukte, Flaschenverschlüsse und Flaschen hergestellt. Durch ein Dekret der Regierung erhielt die bulgarische Union der Bl. das Privileg der ausschließlichen Herstellung dieser Produkte im Lande, wodurch eine sichere ökonomische Entwicklung garantiert ist. 50 % der Produkte der Einrichtungen der bulgarischen Bl.-Union bestehen in Lieferungen für den Staat. Die Rohprodukte und die übrigen notwendigen Ausgangsprodukte werden durch Staatsplanung jedes Jahr zugewiesen. Die Einrichtungen und Unternehmungen des bulgarischen Bl.-Bundes arbeiten wirtschaftlich selbständig und auf eigene Rechnung und sind autark. Es bestehen Programme zur Weiterentwicklung der angewandten Technologie und der Mechanisierung von Arbeitsvorgängen, die von Bl. schwer gesteuert oder vorgenommen werden können.

Recht und Soziales: Der Arbeitsplatz für bl. Arbeiter wird durch schützende Vorrichtungen abgesichert. Die Einführung neuer Produkte und ihre Herstellung werden auch unter dem Gesichtspunkt der ärztlich sozialen Aspekte beurteilt und nicht ausschließlich wirtschaftlich betrachtet. Die Arbeit wird für jeden Arbeitsplatz beschrieben und die Qualität der Produkte durch Kommissionen untersucht und verglichen. Der Arbeitsplatz und die Umgebung des Arbeitsplatzes werden stetig kontrolliert. Wenn Arbeiter neben der Blindheit zusätzliche Behinderungen aufweisen, kann die Arbeit bis zu 50 % reduziert werden. In einem Spezialfond erhalten die Unternehmungen dann einen Zuschuß wegen der geringeren Leistungs- und Produktionskraft des mehrfachbehinderten Arbeitnehmers. Die Unternehmungen haben ihr eigenes Transportsystem zur freien Benutzung für die Mitglieder, um sie zur Arbeitsstelle und zurück zu bringen. Rehabilitanden, die in den Gegenden leben, wo es keine Unternehmen der Bl.-Union gibt, können entweder Heimarbeit verrichten oder in einen Ort umziehen, wo solche

Bund der Kriegsblinden (BKD)

Betriebe bestehen und wo für Unterkunft gesorgt wird. Es bestehen Einrichtungen für kulturelle Aktivitäten, Kindergärten, ärztliche Versorgung, Einrichtungen für Kleinkinder. Ein sozial-kommunales Netz und Sportgemeinschaften haben sich entwickelt. Die Gesamtzahl der in diesen Unternehmen Beschäftigten beträgt 6.000, davon 3.100 Bl. oder Sehbehinderte. Weitere 600 verrichten Heimarbeit. In den Verwaltungseinrichtungen der Bl.-Union arbeiten 83 Bl., wovon 40 leitende Positionen besetzen. Die Arbeitszeit beträgt 7 Stunden mit einer 5-Tage-Woche. Die bl. Arbeiter haben einen längeren bezahlten Urlaub als ihre nichtbehinderten Kollegen. Bis zur Aufnahme einer Arbeit erhalten Bl. eine Sozialrente, die nach 5jähriger Arbeitszeit sich in eine Invalidenrente umwandelt, die auf der Grundlage des erhaltenen Arbeitsentgeltes errechnet wird. Nach den gesetzlichen Regelungen in B. können Invalidenpensionen auch schon während der aktiven Arbeitszeit bezogen werden, so daß diejenigen, die in den Betrieben der Bl.-Union in B. arbeiten, ihre Sozialrente und ihr Gehalt zusammen beziehen. Im Ferienhaus der Union am Meer und in den Bergen bestehen Möglichkeiten, mit der Familie Urlaub zu verbringen. Die Union verfügt auch über ein wissenschaftliches Zentrum, das sich mit Fragen des technischen Fortschrittes in den Betrieben beschäftigt. Auch neuere Technologie und Organisationsmethoden werden hier studiert. Instrumente und Einrichtungen für die Produktion im Rahmen der Fabrikationsprozesse werden verbessert oder neu entwickelt.

Rehabilitation: Die Union verfügt auch über das einzige Zentrum in B. für erwachsene Rehabilitanden, die das Augenlicht in späteren Jahren verloren haben. Die Einrichtungen und Betriebe der Union zahlen keine Steuern. Der erzielte Gewinn erlaubt die Finanzierung und Weiterentwicklung der Technologie. Die Bl.-Union unterstützt die höhere Bildung, die Sekundarausbildung und die Sonderpädagogik sowie das Studium an Universitäten durch finanzielle Zuwendungen und Gewährung von Kassenrekordern, Schreibmaschinen und anderen Hilfsmitteln zu verbilligten Preisen. Die Universitätsabsolventen erhalten öffentliche Assistenten oder Vorlesekräfte, die von der Union bezahlt werden. Auch die Ausbildung und Berufsunterbringung bl. Masseure ist in B. gelöst. Bereits mehr als 60 ausgebildete Masseure arbeiten in Krankenhäusern und Sanatorien, Bädern und Sportclubs. Auch neue Berufsmöglichkeiten wurden eröffnet, so zum Beispiel die Datenverarbeitung.

Adressen: School for Children of Impaired Sight „G Dimitrov", Ul Stefan Karadja 30, Varna. Union of the Blind in Bulgaria, ul. Naicho Tzanov 172, 1309 Sofia (Soziale Organisation für Bl. und Sehbehinderte; Interessenvertretung, die sich um das wirtschaftliche, politische und kulturelle Wohl kümmert).

Persönlichkeit: Petko → Stainoff

Lit.: Gradev: „Der bulgarische Blindenverband und seine Betriebe", in: Umschau des europäischen Blindenwesens 1979/4; W. Radulow: „Blindenbildung in Bulgarien", in: Umschau des europäischen Blindenwesens 1982/3.

Bund der Kriegsblinden Deutschlands (BKD) I. Als älteste Deutsche Kriegsopferorganisation wurde der BKD im März 1916 von den Kriegsbl. des WK I gegr. Ihm gehören – praktisch ausnahmslos – alle Kriegsbl. der Bundesrepublik und West-Berlins an. Der BKD ist ein Selbsthilfeverband. Zu seiner Hauptaufgabe gehört die Sicherung einer ausreichenden Versorgung durch den Staat. Der Verband schuf neun eigene Kur- und Erholungsheime, ein Kriegsbl.-Rehabilitationszentrum und eigene Einrichtungen zum Vertrieb von Bl.-Waren. Ebenso ist der BKD Mitbegründer und Mitträger der Deutschen Bl.-Hörbücherei in Marburg und der sechs in Berlin, Hamburg, München, Münster, Saarbrücken und Stuttgart bestehenden Bl.-Hörbücherein. Der BKD leistet Entwicklungshilfe für die Bl. in der Dritten Welt. Er verschickt Bl.-Hilfsmittel in Entwicklungsländer und lädt Bl. aus Übersee zu Studienaufenthalten in die Bundesrepublik ein. Seit 1965 ist Dr. → Sonntag der Bundesvorsitzende. 1985 zählte die Organisation ca. 4.500 Mitglieder.

II. Eine Berufsstatistik der Kriegsbl. aus dem Jahre 1980 ergab folgende Zahlen: Handwerker 425, Landwirte 58, Masseure 210, selbst. Gewerbetreibende 48, Juristen 102, Lehrberufe 12, Geistliche 9, sonstige akademische Berufe 8, Beamte/Angestellte 185, Sozial- und Rehabilitationsberater 117, Schreibkräfte 124, Telefonisten 257, Künstler 21, Industriearbeiter 96, Hausfrauen 105, Berufstätige insgesamt 1.796, Nichtberufstätige 2.502.

Die Statistik der Kriegsbl. mit weiteren Schädigungen ergab folgende Zahlen (Stichtag 30.11.1980):

Bund der Kriegsblinden (BKD)

1. Kriegsbl. mit Verlust von mehr als zwei Gliedmaßen	9
2. Kriegsbl. Ohnhänder	81
3. Kriegsbl.-Ohnhändern Gleichgestellte	38
4. Kriegsbl. mit Verlust von zwei Gliedmaßen (z. B. ein Arm und ein Bein)	16
5. Kriegsbl. mit Verlust eines Oberschenkels	32
6. Kriegsbl. mit Verlust eines Unterschenkels oder eines Fußes	40
7. Kriegsbl. mit Verlust eines Oberarmes	28
8. Kriegsbl. mit Verlust eines Unterarmes oder einer Hand	143
9. Kriegstaubbl.	26
10. Praktisch Taubbl.	36
11. Kriegsbl. mit Hirnschädigung mit Krampfanfällen	94
12. Kriegsbl. mit Hirnschädigung ohne Krampfanfälle	184
13. Kriegsbl. mit Schwerhörigkeit (nur Gehörschäden mit einer MdE um mindestens 25 v. H.)	252
14. Kriegsbl. mit Gesichtsentstellungen (nur Gesichtsentstellungen mit einer MdE um mindestens 25 v. H.)	302
15. Kriegsbl. mit Verlust des Geruchssinns	521
16. Kriegsbl. mit erheblichen inneren Schädigungsfolgen, z. B. Lunge, Magen (nur Schädigungsfolgen mit einer MdE um mindestens 25 v. H.)	249
17. Kriegsbl. mit sonstigen erheblichen Schädigungsfolgen, z. B. Lähmungen, Gliedmaßenversteifungen (nur Schädigungsfolgen mit einer MdE um mindestens 25 v. H.)	203
18. Kriegsbl. ohne weitere Schädigungsfolgen im Sinne der obigen Nrn. 1 bis 15	2044

III. Nach der Neufassung der Satzung vom Oktober 1974 hat der BKD folgende Aufgaben: Der Bund verfolgt unmittelbar und ausschließlich gemeinnützige und mildtätige Zwecke, nämlich die Förderung der sozialen, wirtschaftlichen und kulturellen Belange aller Personen, die Mitglied sind oder nach § 3 Abs. 1 Mitglied werden können. Zu seinen Aufgaben gehören auch: 1. die Ausübung der wohlfahrtspflegerischen Tätigkeit für diesen Personenkreis; 2. die Wahrnehmung der Interessen dieses Personenkreises, insbesondere a) bei Behörden und anderen öffentlichen Stellen – auch durch Mitarbeit in deren Ausschüssen, Beiräten und Einrichtungen, b) bei Organisationen oder Einrichtungen für Blinde, für Kriegsopfer und für Behinderte, c) durch Öffentlichkeitsarbeit; 3. die Förderung der Rehabilitation und des Bl.- und Behindertenwesens; 4. zu Nr. 2 b und 3 auch durch Zusammenarbeit, Mitarbeit und Hilfe im internationalen Bereich; 5. die Vertretung der einzelnen Mitglieds und seiner versorgungsberechtigten Hinterbliebenen vor Behörden und Gerichten im Rahmen der satzungsgemäßen Aufgaben.
Etwaige Gewinne dürfen nur für die satzungsgemäßen Zwecke verwendet werden. Die Mitglieder erhalten keine Gewinnanteile und in ihrer Eigenschaft als Mitglieder auch keine sonstigen Zuwendungen aus Mitteln des Vereins. Die Mitglieder des Vereins haben weder beim Ausscheiden noch bei Auflösung einen Anspruch auf das Vereinsvermögen. Es darf keine Person durch Verwaltungsaufgaben, die dem Zwecke des Vereins fremd sind, oder durch unverhältnismäßig hohe Vergütungen begünstigt werden.
IV. Der Bund gliedert sich nach Maßgabe der Bundesordnung in Landesverbände und Bezirke. Sie verfolgen die Zwecke und Aufgaben des Bundes (§ 2 Abs. 1) in den ihnen zugewiesenen regionalen Bereichen. Das für die Zwecke einer Gliederung bestimmte Vermögen unterliegt ausschließlich ihrer Verwaltung und Verfügung. Organe des Bundes (Bundesorgane) sind: 1. der Bundesdelegiertentag (§§ 6 und 7), er ist die Mitgliederversammlung im Sinne des BGB; 2. der Bundesbeirat (§ 8); 3. der Bundesvorstand (§ 9).
Kriegsopferfürsorge und Behindertenrecht: Die Leistungen der Kriegsopferfürsorge rangieren im Leistungssystem des Bundesversorgungsgesetzes (BVG) an zweiter Stelle hinter den Maßnahmen der medizinischen Rehabilitation. Diese Rangfolge läßt auf die besondere Bedeutung der Leistungen der Kriegsopferfürsorge für die Beschädigten und Hinterbliebenen schließen. Hinzu kommt, daß die Kriegsbl. unter den Sonderfürsorgeberechtigten nach § 27 e BVG an erster Stelle genannt werden. Der BKD hat deshalb schon sehr früh erkannt, daß das

Bundes-Bl.-Erziehungsinstitut

Recht der Kriegsopferfürsorge und dessen Entwicklung im Rahmen seiner Betreuungsarbeit für die Kriegsbl. und deren Hinterbliebenen eine wichtige Aufgabe darstellt. Als besonderer Erfolg des BKD auf dem Wege zu einer Sonderfürsorge, die als solche erstmals in das BVG vom 20.12.1950 eingeführt wurde, war Artikel V des Gesetzes über Änderungen auf dem Gebiet der Reichsversorgung vom 3.7.1934 zu verzeichnen. § 1 dieses Gesetzes lautet. „Um die soziale Fürsorge für die Kriegsblinden und Hirnverletzten zu vereinheitlichen und zu verbessern, wird sie den Landesfürsorgeverbänden (Hauptfürsorgestellen) zur Durchführung übertragen." Seitdem wird die soziale Fürsorge für Kriegsbl. einheitlich durch die Hauptfürsorgestellen durchgeführt, was die Betreuung der Mitglieder wesentlich erleichtert und vereinfacht. Ein weiterer bedeutsamer Schritt zur Verbesserung der Leistungen für Kriegsbl. und deren Familienangehörige war die Verordnung über die Fürsorge für Kriegsbl. und hirnverletzte Kriegsbeschädigte vom 28.6.1940. In § 1 dieser Verordnung wurde bestimmt, daß die Hauptfürsorgestellen die gesamte öffentliche Fürsorge für Kriegsbl. und hirnverletzte Kriegsbeschädigte sowie für deren Familienmitglieder durchzuführen haben, deren Ernährer der Beschädigte gewesen ist oder ohne die Dienstbeschädigung voraussichtlich geworden wäre. Das Mitteilungsorgan des BKD ist der „Kriegsblinde". Außerdem wird jährlich ein „Kriegsblindenjahrbuch" herausgegeben. Jedes Jahr wird ein Hörspielpreis der Kriegsbl. durch eine gemischte Jury vergeben.

Adresse: Bund der Kriegsblinden Deutschlands e.V., Schumannstraße 35, 5300 Bonn 1
Lit.: „BKD, Daten, Fakten, Ziele", Herausgeber: BKD Bonn.

Bundes-Bl.-Erziehungsinstitut, Wien → Österreich

Bundesrepublik Deutschland, → Deutschland – Bundesrepublik

Bund zur Förderung Sehbehinderter (BFS) → BRD VI

Bureau for the prevention of Blindness → Südafrika

Bureau for the Visually Impaired in Deleware/USA, gegr. 1909, durch öffentliche Mittel finanziert. Führt Rehabilitations-, Umschulungs-, Beratungs- und Erholungsprogramme durch. Forschungen auf dem Gebiet der Augenmedizin.

C

Cabezón, Antonio de, *ca. 1510 in Castrillo de Matajudios (bei Castrojeriz, Burgos), †26.3.1566 in Madrid. Bl. geborener span. Cembalist, Organist und Komponist, zunächst im Dienste des Bischofs von Palencia, von 1526 an bei der Kaiserin Isabella, wurde nach deren Tod 1539 von Karl V. zum Músico de cámara y capilla ernannt. Von besonderer geschichtlicher Bedeutung ist sein Aufenthalt in London im Gefolge Philipps II. 1554–56; vermutlich hat sein Spiel den Anstoß zur Blüte der Virginalmusik gegeben. C. Instrumentalsätze wurden von seinem Sohn und Nachfolger Hernando de C. (getauft 7.9.1541 in Madrid, gest. 1.10.1602 in Valladolid) gesammelt und in span. Orgeltabulatur gebracht: Obras de musica para tecla, arpa y vihuela (Madrid 1578). Für C.'s Tientos ist die Imitation ein charakteristisches Stilmittel.

Werke u.a.: The Collected Works of A. de C., Bd. I (Duos, Kyries, Variations and Finales), hrsg. v. Ch. G. Jacobs, Brooklyn, N.Y., 1967ff. *R.*

Cadavid-Alvarez, Hector (Kolumbien). Im Alter von 12 Jahren erbl. Geschäftsführer des kolumbianischen Verbandes für die Bl. Er setzte sich insbesondere für die Rehabilitation der Späterbl. ein und gründete im Rahmen des Verbandes das heutige Rehabilitationszentrum für Späterbl. Seit 1961 Leiter des lateinamerikanischen Zweiges der → Hadley School.

Caecilie (1. Hälfte d. 19. Jh.). Jamaika. Bl. Farbige. Sie bekam von einer engl. Bibelges. Bücher mit Relief-Schrift geschenkt, und so lernte sie lesen. Später eröffnete sie eine Schule für Kinder von Farbigen und lehrte sie lesen. *M.*

Caillot. (18. Jh.) Bl. Tonkünstler in Paris. Er wurde in der Bl.-Anstalt des V. → Haüy ausgebildet und lernte mit Erfolg mehrere Musikinstrumente spielen. Heiratete ein ebenfalls bl. Mädchen, beider Tochter war sehend. *M.*

California School for the Blind, gegr. 1867; wurde angegliedert an das Staatliche Erziehungsministerium; öffentlich finanziert; koedukative Erziehung der Grund- und Sekundarstufe einschließlich Mehrfachbehinderter.

Campbell, Francis Joseph, Sir, LL. D., FRGS, FSA, *9.10.1832 in Franklin County, → USA, †30.6.1914. Als Kind durch einen Unfall erbl. Im Alter von 10 Jahren wurde er in eine Bl.-Schule in Nashville geschickt. Erst dort wurde festgestellt, daß er auch tontaub ist. Trotzdem entschloß sich C., Klavier spielen zu lernen. Innerhalb eines Jahres gewann er den 1. Preis in der Schule. Im Alter von 16 Jahren wurde er als Musiklehrer angestellt, außerdem arbeitete er mit dem → „Perkins Institute" zusammen. 1871 besuchte er England und entschloß sich, dort zu bleiben. Er gründete zus. mit Dr. → Armitage das → RNIB. 1872 eröffnete er mit Hilfe des Marquis of Westminster das → „Royal Normal College and Academy of Music for the Blind". Darüber hinaus erwarb er sich große Verdienste um das Bl.-Wesen in England. Auch an der „Encyclopaedia Britannica" wirkte er mit. Für seine Bemühungen wurde er 1909 in den Adelsstand erhoben, und von der französischen Regierung bekam er den Titel „Officier d'Academie" verliehen.
W., M.

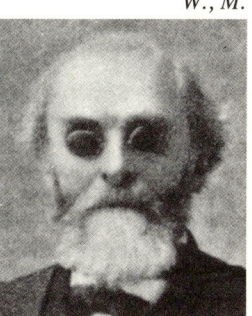

Francis Joseph Campbell

Canadian Council of the Blind (CCB), London/Ontario → Kanada

Canadian Deaf-Blind and Rubella Association. Unterstützt und repräsentiert taubbl. und Rubella-Kinder und Erwachsene in Kanada, entwickelt spezielle Programme für Taubbl. inkl. Taubbl.-Lehrer-Programme. Mitarbeit mit anderen Organisationen für Taubbl. und Unterstützung der Eltern von taubbl. Kindern mit Informationen und Hilfsmitteln.
Adresse: Canadian Deaf-Blind and Rubella Association, PO Box 1625, Meaford, Ontario NOH 1YO Kanada

Canadian National Institute for the Blind (CNIB), Toronto → Kanada

Capps, C. Donald, *1928 in den USA. Seit Geburt sehbehindert. C. besuchte die Bl.-Schule in South Carolina. Seit 1956 ist er

Vize-Präsident der National Federation of the Blind in South Carolina. Während seiner Tätigkeit als Präsident wurden 18 Gesetze zugunsten der Bl. verabschiedet, u. a. das „Model White Cane"-Gesetz, das als „Civil right act for the Blind" bekannt ist. Außerdem war C. der Herausgeber von „Palmetto Blind", des Vereinsblattes der NFB in South Carolina. 1960 gelang es ihm, ein großes Zentrum für die Erziehung und Erholung der Bl. zu schaffen. 1977 wurde er mit dem höchsten Orden der NFB ausgezeichnet.

Caribbean Council for the Blind
→ Westindien (Regionalbericht)

Carolan, Turlagh, *1670, †1738. Als Kind erbl. Irischer Dichter und Musiker. Ausführl. Biographie in: Wilson: „Biography of the Blind", Birmingham 1813. *M.*

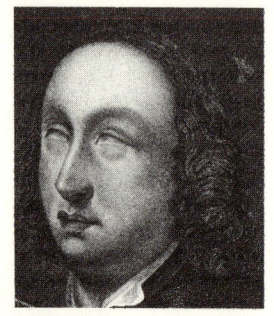

Carolan

Casa de Cultura → Kuba

Cassius Longinus, Späterbl., hervorragender Rechtsgelehrter. Er war 30 n.Chr. Konsul von Rom, unter Kaiser Claudius Statthalter von Syrien. Trotz seiner späteren Erbl. genoß er als Rechtsgelehrter in Rom großes Ansehen, wurde aber von Kaiser Nero unter einem Vorwand 65 n.Chr. nach Sardinien in die Verbannung geschickt; Sueton und Tacitus berichten übereinstimmend, daß Nero dem erbl. Rechtsgelehrten den Vorwurf gemacht habe, daß er im Stammbaum seines Geschlechtes auch den Namen und das Porträt des Gaius C., einer der Verschwörer gegen Cäsar, beibehalten habe. Der verbannte C. wurde aber von Kaiser Vespasian zurückgerufen (Tacitus, Annalen 16,7). *M.*

Castelein, auch Chatelain u. Castellanus, Martin, 16. Jh. in Antwerpen. Bl.-Geborener aus Wervik. Sein Vater bildete ihn als Drechsler aus. Er stellte alle Arten von Musikinstrumenten her. *M.*

Castello-Branco, Camillo, *10.3.1826, †1890 in Lissabon. Zu seiner Zeit war er der populärste, nationale Romandichter Portugals. Er schrieb über 100 Romane und zahlreiche Dramen. Aus Gram über seine Erbl. nahm er sich das Leben. *M.*

Cavallacci, Raphaelo, *in Florenz 1858, †Januar 1893. Bedeutender bl. Pianist; im 11. Lebensjahr in das Mailänder Bl.-Inst. aufgenommen, trat später in öffentlichen Konzerten auf und unterrichtete in Patrizierfamilien von Florenz. In der Kirche St. Felicita und im englischen Tempel wirkte er als Organist. C. betrieb auch umfangreiche literarische Studien in verschiedenen Sprachen. Er selbst schrieb umfangreiche Abhandlungen und benutzte hierzu ein von ihm entwickeltes tachigraphisches System. C. war auch über eine gewisse Zeit hinweg Vizesekretär des italienischen Bl.-Museums und war – obwohl sehr kränklich – Förderer der Gesellschaft „Margherita". (→ Italien, → Europa, Geschichte des Bl.-Wesens). *M.*

Center for the Blind in Philadelphia, gegr. 1970. Betreibt eine geschützte Werkstätte, die „Upsal Day School for Blind Children", die Unterricht für 3–21jährige bl. und mehrfachbehinderte Kinder anbietet, Mobilitätskurse, Hauswirtschaftskurse, Hilfsmittelverkauf und Kassettenvertrieb.

Centralbibliothek für Blinde. Ein Bürgerengagement ermöglichte 1905 in Hamburg die Gründung einer „Stiftung Centralbibliothek für Blinde". Leipzig hatte schon 1898 eine Bl.-Bibliothek, Marburg richtete sie 1916 ein. Der Bestand beträgt 4.000 Titel, das sind 40.000 Bände Punktschriftbücher. Die überwiegend deutschen Texte werden an Bl. in 21 Länder verschickt.

Centre Africain des Recherches et de Formation des Cadres dans l'Education et la Réhabilitation des Aveugles → Tunesien

Centre des Aveugles de Bulu → Kamerun

Centre for the Visually Handicapped → Syrien

Centre for the Welfare of the Blind → Nepal

Centre Louis-Herbert, Quebec → Kanada

Centre Pédagogique pour Handicapés de la Vue (CPVH) → Schweiz

Centro Professor Albuquerque e Castro → Portugal

Ceylon Eye Donation Society → Sri Lanka

Chandran-Dudley, Ron, *18.4.1934 in Singapur. 1951 durch einen Unfall sehgeschädigt. 1952 kam er zu einer Augenbehandlung nach England und begann dort, Medizin zu studieren. 1952 setzte er die medizinische Behandlung in Ceylon und Südindien fort. Nach seiner Rückkehr nach Singapur arbeitete er für Bl. C. ist Autor mehrerer Stücke für Rundfunk und Theater. 1956 ging C. wieder nach England, um Wirtschaftswissenschaften zu studieren. 1964 wurde er in Singapur Generalsekretär des Bl.-Verb.; 1967 Präsident der Gesellschaft der Sozialarbeiter Singapurs. 1969 gewann C. ein Stipendium für die USA und studierte dort Soziologie (MA). Seit 1972 zurück in Singapur, arbeitete er im Bl.-Verb. als Leiter der Rehabilitationsabteilung, später als Vorsitzender des Bl.-Verb. von Singapur (SAB). C. ist Mitglied verschiedener nationaler und internationaler Gremien.

Chapin, William, *1802 in Philadelphia, †20.9.1888. Leiter der „Pennsylvania Institution for the Blind" in Philadelphia. C. war schriftstellerisch tätig, bis er 1829 nach New York übersiedelte. Dort arbeitete er am Bl.-Inst. 1840 wurde er zum Principal des Bl.-Inst. in Ohio ernannt. 1849 wurde er an die „Pennsylvania Institution for the Blind" berufen, wo er bis 1887 tätig war. Seine Aufmerksamkeit galt auch der Fürsorge der erw. Bl. Er erwirkte die Gründung eines Heims für arbeitende bl. Frauen, einer Werkstatt für bl. Männer und eines Asyls für alte und arbeitsunfähige Bl. Man kann C. als einen der Vorkämpfer im Bl.-Wesen in Amerika bezeichnen. *M.*

Charles, Ray, *1932 in Albany/Georgia. Im Alter von sechs Jahren erbl. Er lernte zuerst Klavier, Alt-Saxophon, Klarinette und schließlich Trompete spielen. An der → „Florida School for the Deaf and the Blind" studierte er die Bl.-Notenschrift und Komposition. In den Jahren 1949–51 machte C. eine Reihe von Schallplattenaufnahmen mit seinem eigenen Klaviertrio in der Tradition von Nat King Cole. Ende der 50er Jahre schaffte er dann den kommerziellen Durchbruch mit unzähligen Titeln in den amerikanischen Hitparaden. Damit wurde er gleichzeitig einer der Vorreiter und wichtigsten Vertreter der Soul-Musik-Welle der 60er Jahre. Zu seinen Kompositionen gehören u. a. Welterfolge wie „Georgia an my mind" und „I can't stop loving you".
Lit.: Brian Case: „The Illustrated Encyclopedia of Jazz", London 1978.

Chastel, Guy, *1883, †1962 in Frankreich. Kriegsbl. aus dem WK I. Schriftsteller, Präsident der „Société des Gens de Lettres", Vizepräsident der „Association des écrivains anciens combattants", Vizepräsident der „Association des écrivains catholiques". Nachfolger von P. → Villey in der Bibliothek Braille der → „Association V. Haüy".
Lit.: LB Nr. 90, 1962.

Cheselden, W., *19.10.1688 in Somerby/England, †10.4.1752 in Bath. Berühmter Augenarzt. Veröffentlichte Berichte über glückliche Augenoperationen und beschrieb seine Beobachtungen an den sehend gewordenen Personen. Eine bemerkenswerte Abhandlung C. findet sich in: Philos. Transactions, 1728 London. *M.*

Chicago Lighthouse for the Blind, gegr. 1906, wird von Spenden und durch Verkauf von Waren aus eigenen Werkstätten finanziert. Bietet Vorbereitungskurse für Berufsausbildung, Mobilitäts- und Orientierungstraining an. Unterhält Werkstätten, Hilfsmittelzentrale und eine Sehschule.

Chi-Chong Blind School → Taiwan

Chiengmai School for the Blind → Thailand

Chile, Republik
(República de Chile). *Fläche:* 756.945 km². *Einwohner:* 12,2 Mill.
In Santiago bestehen 2 Bl.-Wohlfahrtseinrichtungen: „Asociación de Ciegos de Chile" und die „Sociedad Protectora de Ciegos Santa Lucia". Die „Asociación de Ciegos de Chile" bemüht sich um kulturelle und soziale Wohlfahrtsmaßnahmen für bl. Kinder. Die „Sociedad Protectora de Ciegos Santa Lucia" unterhält eine Bl.-Schule und ein Rehabilitations- und Berufsausbildungszentrum. Dort werden Punktschrift und Schreibmaschinenschreiben unterrichtet, Mobilität, Orientierungs- und lebenspraktische Fähigkeiten vermittelt. Ferner besteht ein Programm zur Arbeitsunterbringung, außerdem eine Bl.-Schule in La Serena mit ca. 70 Schülern, in Concepción (64 Schüler), in Valdivia (30 Schüler) und in Antofagasto. Die Lehrbücher werden hauptsächlich aus Uruguay bezogen, und zwar von der → „Fundación Braille de Uruguay", die von der → CBM unterstützt wird.

China, Volksrepublik
(Zhonghu renmin gongheguo). *Fläche:* 9.560.980 km². *Einwohner:* 1.050.000.000. *Anzahl der Blinden:* 1,6 Mill. (1981).
Blindheitsdefinition: Als bl. gilt, wer einen völligen Verlust des Augenlichtes oder eine

geringere Sehschärfe als 3/60 auf dem besseren Auge nachweisen kann. Frühere Maßgaben gingen von einer Sehschärfe geringer als 1/60 aus.

Geschichte: *Das alte China:* Im alten C. hatten die Bl. eine feste Stellung in der Gesellschaft inne. Einige von ihnen erreichten als Musiker, Literaten und Philosophen weltweiten Ruhm. Von Konfuzius weiß man, daß er seinem bl. Lehrer Ssu Sang Ming, der einer seiner vier Lehrer war und ihn in Philosophie unterwies, viel zu verdanken hatte. Zum Schülerkreis des Konfuzius gehörte auch ein weiterer berühmter Bl., nämlich Tzu Hsia. Ein anderer Bl., Tso Chiu, bekleidete während der Zeit der Chou-Dynastie ein hohes Amt am Gericht. Er diente treu und ergeben, und sein Name wurde durch seine Autobiographie unsterblich. Von einem anderen berühmten Bl., dem Musiker Shih Kuang, berichtet die Geschichte, daß er dem ruhelosen Philosophen Konfuzius auf seinem Instrument vorspielte wie einst David dem Saul. Seit den Tagen von Shih Kuang ist die Instrumentalmusik und die Pflege und Ausübung von traditionellen Gesängen einer der Hauptberufe der Bl. in C. In der Han-Dynastie war der bl. Lu Thai-I weit über die Grenzen C. hinaus als Wahrsager bekannt. Er gilt als Vater der chinesischen Wahrsagekunst und hatte großen Einfluß auf die Geschichte seiner Zeit. Die von den chinesischen Bl. gebildeten Gilden und Zünfte reichen bis in das Jahr 100 v. Chr. zurück. Eine solche Gilde ist von S.D. Gamble und J.S. Burgess 1921 in der Zeitschrift „A Social Survey" beschrieben und erneut von Clutha Mackenzie in seinem Artikel „The Blind in Old China" aufgegriffen worden.

Das 19. Jahrhundert: Ungefähr um 1850 befreite Dr. Gutzlaff ein halbes Dutzend bl. Mädchen aus Kanton aus der Sklaverei und brachte sie anschließend zur Ausbildung in die Vereinigten Staaten. Zwei kamen nach Philadelphia/USA und vier nach England. Eine kehrte nach C. zurück, um in Schanghai als Bl.-Lehrerin tätig zu werden. In Schanghai wurde ein industrielles Projekt von Engländern und Amerikanern ins Leben gerufen, das eine Reihe von Jahren gut funktionierte. Die erste Bl.-Schule wurde in Peking im Jahre 1876 von Andrew Murray errichtet. Aus ihr gingen einige hundert Lehrer und Bibelkundler bzw. Prediger hervor. Eine starke Persönlichkeit, Mr. E.G. Hillier, Leiter der Pekinger und Schanghaier Abteilung der Hongkong Bank, befaßte sich mit der Schaffung eines Punktschrift-Alphabetes für die Bl. in C. 1917 wurde von ihm und einer Gruppe seiner chinesischen und ausländischen Freunde eine Bl.-Schule in Peking eröffnet. Seine Arbeit führte auch zur Gründung der ersten Punktschriftdruckerei in Peking. Schon 1888 wurde die Knabenschule von Mr. Hill und J.F. Crossette in Hankow gegründet. Es folgte in Kanton die Gründung der ersten Schule für bl. Mädchen von Dr. Mary Niles Ming Sum. Diese Schule wurde aufgeteilt in drei Schulen und umfaßte 100 Schülerinnen und einige Schüler. 1898 wurden auch zwei Handwerksschulen in Foochow ins Leben gerufen (1898 und 1900). Diesen Gründungen folgte die Errichtung für Mädchen in Kowloon, außerhalb von Hongkong. Dies war eine deutsche Schulgründung. Es folgte die Schulgründung in Changsha der Deutschen Missionsschule und die Gründung einer Schule, die von Norwegen betrieben wurde, im Jahre 1913. Das „Institute for the Chinese Blind" wurde 1912 von John B. Fryer, einem hohen Regierungsbeamten, gegründet. Sein Sohn, George B. Fryer, wurde dann Schulleiter dieser Schule, die auch eine allgemeine Schulausbildung anbot, aber auch die handwerkliche Ausbildung nicht vernachlässigte und vor allem auch die Ausbildung von Bl.-Lehrern in den Mittelpunkt gestellt hatte. Bis zum Ausbruch der Krieges 1937 gab es ca. 50 Bl.-Schulen oder Unterrichtseinrichtungen, die von ausländischen Missionen, lokalen chinesischen Persönlichkeiten, öffentlichen Einrichtungen oder Philanthropen ins Leben gerufen worden waren. Die christlichen Schulen waren wegweisend auf dem Gebiet der Schulbildung, der beruflichen Bildung und der Öffentlichkeitsarbeit, um Staat und Gesellschaft in die Verantwortung für Behinderte zu nehmen. Während die meisten Schulen nur Elementarausbildung anboten, haben doch einige Bl.-Schulen auch das „Junior High School Level" erreicht, und einige Bl. konnten in weiterführenden Schulen, zusammen mit Sehenden, die Hochschulreife erlangen. Schwierigkeiten bereitete vor allen Dingen die Übertragung der chinesischen Sprache in Punktschrift, besonders wegen der großen Zahl verschiedener chinesischer Dialekte. Das System von Murray wurde viele Jahre hindurch benutzt. Jedoch mußte praktisch jede Schule ihr eigenes System anwenden, um den ca. 400 verschiedenen Dialekten des Chinesischen gerecht zu werden. In den 20er Jahren konnte man sich jedoch auf ein System festlegen, das von allen Mandarin-sprechenden Teilen, also ⅔ C., verstanden wurde. Clutha Mackenzie schrieb noch 1949, daß, abgesehen von der Bibel und einigen anderen Büchern, kaum nennenswerte Punktschriftliteratur im Chinesischen existieren würde. Der Musikunterricht war an den Schulen ein besonders gefördertes Unterrichtsfach. Es gab Orchester, Musikgruppen und Chöre. Auch die Sportausbildung wird an den Schulen stark gefördert, und bl. chinesische Sportler haben ihre Fähigkeiten in der Öffentlichkeit wiederholt unter Beweis gestellt. An den Schulen werden über 30 verschiedene Berufe aus dem Gebiet des Kaufmännischen und des Handwerklichen unterrichtet, um die Absolventen später wirtschaftlich unabhängig zu machen.

Chinesische Punktschriftcodes: Das Erziehungsministerium in Nanking hat folgende Braille-Codes aufgelistet:

Tabelle 1: Braille-Codes

Name der Codes	Zahl der Symbole	benutzt in
Ku Shou Tun Wen	408	die älteste Art in C., wird noch im Nordosten benutzt
Wu Fang Yung Yin	44	benutzt in manchen Schulen Zentral-C.
Ke Hua Sin Mu Ke Ming	63	benutzt in Kwangtung und Kwangsi
Sin Mu Ke Ming (Mandarin Braille)	54	am weitesten verbreitet

Schulen: 2 wichtige Schulen befinden sich in Peking und Schanghai. Aus Gründen der mangelnden wirtschaftlichen Finanzkraft bestehen neben den neuen Sehgeschädigtenschulen 66 Schulen für Bl. und Taube als gemischte Schuleinrichtungen. Allerdings ist man bestrebt, dieses Kombinationssystem stufenweise aufzugeben. Die Schanghai-Schule wurde 1912 von Mr. John B. Fryer gegründet. Die Schulleiterin, Mrs. Yan Mai Ying, untersteht dem Schanghaier Erziehungsbüro; gegenwärtig (1981) besuchen 128 Schüler und Schülerinnen die Einrichtung. Die Maximalkapazität ist 300; es bestehen 12 Klassen. Die Grundschule umfaßt 6 Klassen, die Sekundarstufe ebenfalls 6 Klassen, wovon 3 Klassen sich der Berufsausbildung für Masseure widmen. Seit dem Machtwechsel im Jahre 1949 haben 600 Schüler die Schule absolviert. Sie wurden durch das „Civil Affaire Bureau" in Arbeitsverhältnissen, vor allem bei den „welfare-factories", untergebracht oder vermittelt. Die Anzahl der Lehrkräfte beträgt 92 einschließlich elf bl. Lehrkräfte. Ein Lehrergehalt beträgt 60 Yen im Monat und der Jahresetat 180.000 Yen. Das Curriculum entspricht dem der Regelschulen, wobei besondere Fächer in das Unterrichtsprogramm aufgenommen oder betont werden, wie: Mobility-Training, Sporterziehung, handwerkliche Ausbildungszweige, Anregung und Anleitung zur Freizeitbeschäftigung und kulturelle Aktivitäten. Die Ausstattung umfaßt: eine Punktschriftbücherei, einen Lesesaal, einen Musiksaal, eine Sporthalle und eine Sportanlage. Die Zahl der Schulanmeldungen ist rückläufig (so gab es 1981 nur noch elf Anmeldungen aus einer Gesamtbevölkerung von 1,050 Mill.). 1964 waren noch 350 eingeschrieben. Mehrfachbehinderte Schüler werden nicht angenommen. Geistig behinderte bl. Kinder werden in besonderen Wohlfahrtseinrichtungen oder zu Hause betreut. Es besteht keine spezielle Sonderschuleinrichtung zur Erreichung der Hochschulreife. Hochbegabte bl. Musiker haben jedoch die Möglichkeit, ihren Ausbildungsweg an Normalschulen und Universitäten zu beschreiten.

Arbeitsunterbringung: Die CABD (Chinese Association of the Blind and Deaf-mute) betont die langsame aber doch stetige Verbesserung der Arbeitsunterbringung und des Lebensstandards nach dem Ende der Kulturrevolution. In den letzten Jahren konnten 26 Mill. neue Arbeitsplätze, darunter 27.000 für Behinderte, geschaffen werden. Die kommunistische Partei sichert die Arbeitsunterbringung der Bl. auf fünf verschiedene Arten: 1. durch Sozialeinrichtungen (Social Welfare Factories), von diesen Einrichtungen gibt es (1983) über 1.000 mit einer Belegschaft von 135.000, 48.000 davon sind bl. oder taub; 2. durch Anweisungen von seiten des Ministeriums zur Anstellung von Behinderten, insbesondere Sehgeschädigten, in Verwaltungen, Schulen und sonstigen öffentlichen Einrichtungen; 3. durch Beschäftigung in handwerklichen Betrieben oder Dienstleistungseinrichtungen, die sich selbst tragen; 4. durch Beschäftigung in größeren Unternehmungen, insbesondere in Reparaturabteilungen derselben; 5. durch Schaffung selbständiger Berufe wie dem des Masseurs, Musikers, Handwerkers usw.

Der Beruf der Masseure und Akupunkteure: In C. und Japan hat der Beruf der bl. Masseure und Akupunkteure eine Jahrhunderte alte Tradition. In C. gibt es 3 Schulen, die Masseure und Akupunkteure ausbilden. Daneben aber haben Sehgeschädigte auch im Rahmen kürzerer Ausbildungsabschnitte bei anderen Einrichtungen (1½ Jahre) die Möglichkeit, diese Ausbildung in Anspruch zu nehmen. Gegenwärtig arbeiten 2.500 Masseure und Akupunkteure in C.

Tabelle 2: Angabe über einige Industrieeinheiten, in welchen Seh- und Hörgeschädigte arbeiten

Name	Gründungsjahr	Zahl der Angestellten, davon Blinde u. Taube		Gehalt pro Monat (Yuan)
		Bl	T	
The Beijing Metal and Rubber Factory for the Blind and Deaf	1958	910		60
		215	129	
The Shanghai Low Voltage Electrical Parts Factory	1958	612		50
		148	106	
The Sozhou Electrical Condenser Factory	1957	629		60
		72	102	
The Dongsheng Electrical Parts Factory	1952	432		nicht erwähnt
		64	34	
The Fushan Comprehensive Radio Factory	1959	460		
		108	44	

Tabelle 3: Beispiele für Massage- und Akupunktur-Einrichtungen

Name	West City District Massage Clinic of Beijing	Overseas Chinese and Compatriots Massage Treatments Center Guangzhou
Gründungsjahr	1958	1958
Namen der Leiter	Frau Cheng und Herr Wang Yureen	Frau Xie Hiu Ling
Zahl der Angestellten (davon Bl.)	60 (14)	110 (25)
Methode der Behandlung	Massage, Akupunktur, Therapiebehandlung, Röntgenstrahlen	Massage
Gehalt pro Monat	80 Yuan	70–90
Sonstiges	30 Betten	durchschnittlich 400 Patienten täglich

Die Situation der Altersblinden: In Sang Shui besteht ein Altersheim für Bl. und Sehbehinderte. Es wurde im Jahre 1965 gegründet und umfaßt mittlerweile ein Areal von 64.000 km^2, von denen das Gebäude selbst 9.000 km^2 einnimmt und eine Kapazität von insgesamt 300 Heimplätzen vorzuweisen hat.

In den vergangenen zehn Jahren wurden 737 Heimgäste aufgenommen. Die gegenwärtige Belegzahl (1981) beträgt 278. 68 dieser Heimbewohner sind bl., und ihr Durchschnittsalter beträgt 64 Jahre. Das Alter der bl. Heimbewohner bewegt sich zwischen 16 und 89 Jahren. Die Heimbewohner nehmen an Sport- und Freizeitangeboten sowie an kulturellen Aktivitäten aktiv teil. Das Heim ist wiederum eine Untergruppe der Bl.-Union und der „Guandong Association for the Blind and Deaf" angegliedert. Von dem fünf Personen umfassenden Verwaltungsrat sind drei bl. Das monatliche Taschengeld der Heimbewohner beträgt ein bis sechs Yuang. Die Zuweisung erfolgt durch die Zivilverwaltung.

Organisation des Blindenwesens: Die umfassende Organisation ist die CABD (China Association for the Blind and Deaf). Sie wurde nach dem Machtwechsel durch Huang Nai im Jahre 1954 gegründet. Zwei Jahre später folgte dann die Gründung der Taubstummenorganisation und im Anschluß daran die Zusammenlegung beider Organisationen. Die neue Verfassung der CABD sieht alle fünf Jahre die Einberufung eines Nationalkongresses vor. Zwischen den Kongressen arbeitet eine ständige Kommission, die aus je einem bl., einem taubstummen und einem nichtbehinderten Delegierten aller Provinzen besteht. Während diese Kommission nur Beraterfunktion hat, liegt die maßgebende Entscheidungsgewalt bei einem Verwaltungskomitee von 40, vom Nationalkongreß ernannten, aus Vertretern der Ministerien und sonstiger staatlicher Behörden bestehenden Mitglieder. Auch gehören Vertreter der Verwaltung der CABD zu ihren Mitgliedern. In Beijing, Tiranjin, Schanghai und in den 22 Provinzen bestehen drei regionale Verbände: Die CABD ist dabei, auch in Tibet einen regionalen Verband zu gründen. Die regionalen Verbände wählen Vertreter für den Nationalkongreß und das ständige Komitee.

Die lokalen Organisationen: Die Organisation der lokalen Verbände war 1981 noch nicht abgeschlossen. Das Ziel besteht darin, in allen 213 Distrikten lokale Organisationen zu gründen. 1981 war dieses Ziel in 165 Distrikten schon erreicht. In diesen Distrikten sind die lokalen Organisationen zusammengesetzt aus „lokalen Zweigstellen" und Basisgruppen. Die ersteren bestehen, wenn die „Wohlfahrtsfabriken oder -einrichtungen" mit mehr als 20 registrierten Bl. oder Tauben vorhanden sind. Dem lokalen Zweigverband steht ein gewählter Vorstand vor. Basisgruppen werden dort gebildet, wo die Zahl der Bl. und Tauben weniger als 20 beträgt, so z.B. bei kleinen Fabrikeinheiten oder in kleinen Gemeinden. Die Basisgruppen verfügen ebenfalls über gewählte Funktionäre. Die lokalen Vertretungen wählen Delegierte für die Regionalvertretungen. Obwohl eine formelle Mitgliedschaft nicht besteht, können sich alle Bl. oder Tauben im Alter über 18 Jahren in den örtlichen Basisgruppen oder Zweigstellen registrieren lassen und dort mitarbeiten. Der Vorsitz auf allen Ebenen dieser Organisationen wird von einem Nichtbehinderten geführt (häufig ein Beamter der Zivilbehörde, die für die soziale Wohlfahrt zuständig ist). Der Grund für diese Regelung basiert noch immer auf der alten Vorstellung, daß Bl. und andere Schwerbehinderte nicht selbst ihre eigenen Rechte wahrnehmen können. Dagegen sind die stellvertretenden Vorsitzenden in der Regel bl. oder taub. Den Vorsitz der CABD führen Mrs. Wu Qian und Mr. Cheng Zihua, letzterer ein bekannter Politiker. Mrs. Wu Qian war führend in der Frauenbewegung. Mr. Cheng Zihua ist Minister für staatsbürgerliche Angelegenheiten und stellvertretender Vorsitzender der beratenden Versammlung des chinesischen Volkes. Die weiteren 3 Mitglieder des Vorstandes, Mr. Huang Nai, Mr. Meng Jingzhi, Mr. Li Shihan, sind dagegen behindert, und zwar sind 2 bl. und letzterer ist taub. In der Zentralverwaltung arbeiten 39 Mitarbeiter. Die Hauptaufgaben sind: Verwaltung, Organisation, Öffentlichkeitsarbeit und ausländische Beziehungen. Als Hauptaufgabe wird angesehen, Funktionäre auszubilden, welche die Bl. unterrichten können und gleichzeitig Einfluß auf die Öffentlichkeit nehmen. Die Zentralverwaltung unterstützt auch die regionalen und lokalen Einrichtungen der CABD. Die Zentralbehörde veröffentlicht auch 2 monatliche Zeitschriften, von welchen eine für Bl., die andere für Taubstumme bestimmt ist.

Internationale Zusammenarbeit: Zwischen der Machtergreifung 1949 und dem Ausbruch der Kultur-Revolution bestanden enge Verbindungen mit dem Sehgeschädigtenwesen der UdSSR und der DDR. 1979 begann der Wiederaufbau des Verbandes. Erste Kontakte 1980 durch Besuch einer chinesischen Delegation in fünf skandinavischen Ländern, Teilnahme an der Behindertenolympiade in Japan 1981 und an einer sonderpädagogischen Konferenz der → UNESCO in Spanien 1981. Im gleichen Jahr fand der Gegenbesuch der Vertreter der fünf skandinavischen Staaten in C. statt. 1984 nahm eine Gastdelegation an der Konferenz vom → WCWB und → IFB in Riyahd/Saudi-Arabien teil, wo die → WBU gegründet wurde.

Blindheitsverhütung: Das augenmedizinische Forschungsinstitut unter Leitung von Dr. H. L. Chang in Peking befaßt sich in Zusammenarbeit mit der → WHO mit Blindheitsverhütung. 1949 gab es nur 200 Augenärzte in C., während sich nunmehr im ganzen Land 8.000 befinden. Während 1949 die Trachom-Erkrankung noch sehr verbreitet war, ist sie jetzt fast besiegt. Die Arbeit der sogenannten „barfüßigen Ärzte", wie sie auf der kommunalen Ebene eingesetzt werden, war sehr wichtig. In C. gibt es keine Onchocerciasis und Xerophthalmia ist selten. Die üblichen Augenentzündungen und -verletzungen finden sich selbstverständlich auch in C.;

Tabelle 4: Vereine für Blinde und Taube

Name		Shanghai Association for the Blind and Deaf	Sozhou Association for the Blind and Deaf
Gründungsjahr		1960	1979
Zahl der Bl. bzw. Tauben	Bl.:	9.500	Bl.: 350 Taube: 650
Zahl der Fabriken		15	3
Zahl der Angestellten	Bl.: Taube:	7.800 1.980 1.500	Gesamtzahl ist nicht bekannt Bl.: 90 Taube: 400
Ständige Komiteemitglieder	Bl.: Taube:	13 2 2	17 Bl.: 4 Taube: 10
Sonstiges		11 Lokalvereine	

Tabelle 5: Punktschriftproduktion

1. Die Druckpresse in der Schanghai-Schule
   a) Produktion pro Jahr:
      Bücher: 40
      Kopien: 100.000
2. Die Braille-Druckpresse in Beijing
   a) Gründungsjahr: 1853
   b) Zahl der Angestellten: 130
      (davon Bl.) 11
   c) Produktion: Politische und schöngeistige Literatur
      Bücher: 200
      Kopien: 200.000

Vier monatliche und zwei vierteljährliche Zeitschriften, darüber hinaus auch jährliche.

Die Druckmaschinen kommen vorwiegend aus der UdSSR und aus der Bundesrepublik Deutschland (→ BLIStA).

Christiana offentlige Blindeninstitut

Grauer Star und Glaukom nehmen mit der Erhöhung des Lebensdurchschnittsalters zu. Die Durchschnittslebenserwartung bei Männern ist 70, bei Frauen 71 Jahre. Diabetes Retinopat ist in C. nicht so häufig wie in Europa. Als Blindheitsdefinition hat C. die WHO-Definition angenommen. Danach gilt als bl., wer völligen Lichtverlust aufweist oder geringere Sehschärfe als 3/60 auf dem besseren Auge besitzt. Früher war es 1/60. Die geschätzte Zahl der Bl. ist 1,6 Mill., unter Zugrundelegung einer Gesamtbevölkerungszahl von 900 Mill. im Jahre 1981.

Adressen: National Association for the Blind, Beijing; Shanghai County Blind School, Hong Jiao Road, Shanghai; Chinese Association of the Blind and Deaf-mute, 147 Dong-anmen Beidajie, Donchengqu, Beijing.

Lit.: S. D. Gamble, J. S. Burgees: „Peking, a Social Survey", New York 1921; Clutha MacKenzie: „The Blind in China" 1949; Hans-Eugen Schulze: „Über Bildungs- und Berufschancen Blinder in der Volksrepublik China." in: horus 88/2, S. 55 ff.

Christiana offentlige Blindeninstitut
→ Norwegen

Christiansen, E. W., *7.4.1912 in Neuseeland. Seit Anfang der 30er Jahre im Bl.-Wesen tätig, seit 1947 langjähriger Direktor der „Royal New Zealand Foundation for the Blind". Unter seiner Leitung vergrößerte sich die Organisation. Eine Schule, eine Vorschule, ein Rehabilitationszentrum mit Internat, neue Altersheime usw. wurden gegründet. C. nimmt auch im internationalen Bl.-Wesen eine führende Stelle ein, so bei der Gründung des Bl.-Lehrerverbandes für Australien und Neuseeland und als Arbeitsausschußmitglied der → WBU. Er ist außerdem Mitglied des „College of Teachers of the Blind", der → „American Association of Workers for the Blind" und der „American Association of Instructors of the Blind".

Christlicher Blindendienst e. V. I. In der Bundesrepublik Deutschland – einschl. West-Berlin – gehören, legt man die konfessionelle Gliederung der Bevölkerung zugrunde, rd. 35.000 Bl. und hochgradig Sehbehinderte einer evangelischen Landes- oder Freikirche an. Ihnen gilt die Arbeit des C. – Fachverband im Diakonischen Werk der Evangelischen Kirche in Deutschland, und als solcher Dachorganisation der in den einzelnen Kirchengebieten geschehenden Bl.-Seelsorge. In der Satzung des C. stellt sich die Zielsetzung wie folgt dar: § 2: Zweck des Vereins: 1) Der Verein will christlichen Glauben und christliches Leben unter den Blinden wecken und vertiefen und sie zu aktiver Teilnahme am Leben ihrer Gemeinden ermutigen und befähigen. 2) Der Verein erfüllt seine Aufgabe insbesondere, indem er gleichgerichtete Bemühungen im Bereich einzelner Kirchen fördert und koordiniert; die Gemeinden über die Notwendigkeit und Möglichkeit unterrichtet, Blinde aktiv an ihrem Leben teilnehmen zu lassen; Blinden Gelegenheit zu seelsorgerlichem Gespräch und Briefwechsel bietet; Bibelteile, Zeitschriften und christliches Schrifttum in Bl.-Schrift und auf Tonträgern verbreitet sowie Freizeiten und andere Begegnungen für Bl. durchführt.

II. Evangelische Blindenseelsorge gibt es seit 1904. Eine Fülle von Aktivitäten zur Selbsthilfe bl. Menschen hat in der Zeit um die letzte Jahrhundertwende ihren Ursprung. Die Gründung von Bl.-Schulen und die Erfindung der Bl.-Schrift gegen Ende des 18. und Anfang des 19. Jahrhunderts hatte dazu beigetragen, Bl. aus ihrem Dasein als Bettler bzw. als Objekte der Nächstenliebe und aus ihrer verheerenden Isolation herauszuführen. Äußere Hilfe und Befreiung allein aber führte nach der Meinung jener fünf Männer, die im Jahr 1904 in Frankfurt am Main die „Gesellschaft für christliches Leben unter den Deutschen Blinden" gründeten, nicht zur letzten Sinnfindung und Bejahung des nun einmal so gewordenen Lebens. Letzte Hilfe schien ihnen nur möglich, wenn sie bis an die Wurzeln menschlicher Existenz reicht. Prediger Paul Reiner, Bl.-Lehrer Henri Collas und Organist Julius Reusch waren die führenden Köpfe der ersten Jahrzehnte. Ihr Ziel war es, Bl. zum Glauben zu rufen und sie mit christlicher Literatur in Bl.-Druck – mit der Bibel vor allem – zu versorgen. Die noch heute vom C. herausgegebene Zeitschrift „Der beste Freund" erschien erstmals im April 1905. Im Jahr 1927 erwarb die „Gesellschaft für christliches Leben ..." das Anwesen Pulvergarten 2 in Wernigerode/Harz. Bis heute beherbergt diese letztmals vor den Jahren baulich erweiterte Einrichtung die einzige evangelische Bl.-Druckerei im deutschsprachigen Raum, eine Leihbücherei für christliche Literatur in Bl.-Druck und ein kleines Bl.-Erholungsheim. Die Erzeugnisse der Druckerei (Bibeln, Gesangbücher, die Losungen der Herrnhuter Brüdergemeinde und zahlreiche sonstige Veröffentlichungen aus dem Bereich der christlichen Literatur) werden z. Zt. zu rd. 70 % an Bl. in der Bundesrepublik und West-Berlin verkauft – zum größten Teil über ein umfangreiches Auslieferungslager beim C. in Marburg. Im Jahr 1953 wurde die „Gesellschaft für christliches Leben ..." offiziell aufgelöst und als deren Nachfolgeorganisation in Ost und West parallel der „Christliche Blindendienst" gegründet. Die Zentrale der Arbeit im Bereich der Bundesrepublik befand sich von 1953–1955 in Pforzheim, von 1955–1966 in Schleswig und seit 1966 in Marburg. Dort besitzt die Organisation seit 1971 in der Lessingstraße 5 ein eigenes, inzwischen wesentlich erweitertes Büro- und Hörbüchereigebäude.

Zur Organisation: Der C. ist eingetragener Verein. Mitglied kann lt. Satzung werden, wer evangelisch ist und sich darüber hinaus bereit findet, den „Verein in seinen Bestrebungen durch Rat und Tat zu unterstützen". Im wesentlichen sind dies die Mitarbeiter der 10 Landesverbände – Bl. und Sehende, Pfarrer, Diakone, Gemeinde- und Religionspädagogen sowie aktiv mitberatende und mitarbeitende Bl. aus mancherlei Berufen. Alle wichtigen Beschlüsse werden von der Mitgliederversammlung gefaßt, die einmal jährlich einberufen wird. Für jeweils vier Jahre wählt sie den fünfköpfigen Vorstand.

III. Die Arbeit evangelischer Bl.-Seelsorge heute geschieht im wesentlichen in vier Bereichen: 1. *Freizeiten* und *Tagestreffen* für Bl. werden in der Regel regional im Bereich einzelner Landeskirchen durchgeführt. 65–70 mehrtägige oder gar mehrwöchige „Freizeiten" finden jährlich im Bundesgebiet und in West-Berlin statt. Dazu kommen fünf vom C. überregional ausgerichtete Veranstaltungen. Der Trend zu Sonderformen von Freizeiten ist dabei nicht zu übersehen: Familienfreizeiten, Rüstzeiten für Taubbl., Seminare für jugendliche, berufstätige und arbeitslose Bl., Mitarbeiter-Studienreisen ins Ausland, um auf diese Weise auch Bl. das Kennenlernen fremder Länder, Menschen und Kulturen zu ermöglichen. Tages- und Nachmittagstreffen finden mehr oder weniger regelmäßig in rd. 120 zentral gelegenen Städten der Bundesrepublik statt. Im Zentrum dieser Veranstaltungen steht fast durchgehend die Arbeit an Bibeltexten (Bibelarbeiten, Gottesdienste, Andachten). Hinzu treten Gespräche über Fragen aus Kirche und Theologie, Austausch über Probleme, die sich aus der Blindheit der Teilnehmer ergeben, Vorlesen, gemeinsames Singen und Wandern sowie genügend Freiraum für geselliges Miteinander, Werken und Basteln. Fragt man nach der Bedeutung dieser Freizeitarbeit, so sind im wesentlichen drei Stichworte zu nennen, die gleichsam ständig ineinander greifen: Selbstannahme, Kommunikation, Integration. – 2. *Zwölf regelmäßige Veröffentlichungen* in Bl.-Druck, in Großdruck und auf Tonträgern gibt der C. heraus – teils selbst redigiert, teils Übernahmen aus dem Schwarzdruck. Durch dieses vielfältige Angebot an Zeitschriften und Magazinen wird versucht, sowohl alle Altersgruppen anzusprechen als auch den unterschiedlichen Bildungsstand der Bezieher zu berücksichtigen. In Schwarzdruck versendet der C. dreimal jährlich sein Informationsblatt „Licht in das Dunkel" an die Freunde und Förderer der Arbeit. Daneben geben die einzelnen Landesverbände an die Bl. ihres Bereiches in unterschiedlichen Abständen Rundbriefe heraus. – 3. Die *evangelische Bl.-Hörbücherei* stellt Bücher, Vorträge, Hörfolgen u. a. aus dem Bereich der christlichen Literatur auf Tonträgern zur Verfügung. Rd. 1.600 Titel standen Ende 1984 bereit. Jährlich werden etwa 100 Titel neu hinzugefügt – teils im eigenen Tonstudio, teils von Sprechern in Heimarbeit auf Band gesprochen. Annähernd 50.000 Kassetten werden jährlich an Bl. im gesamten deutschen Sprachgebiet ausgeliehen. – 4. *Einzelseelsorge* ist statistisch – wenn überhaupt – nur sehr schwer zu erfassen. Gerade dieses Sich-Kümmern um den einzelnen aber ist der wichtigste Bereich evangelischer Bl.-Arbeit. Insbesondere in dieser Einzelseelsorge geht es um Glaubens- und Lebenshilfe – um den Versuch einer Antwort auf die Frage nach dem Sinn des Lebens.

Auch jenseits der Grenzen der Bundesrepublik begegnen wir Aktivitäten der Bl.-Seelsorge. Besonders intensiv ist der Kontakt zur Arbeit in der DDR, wo unter gleichem Namen in gleicher Weise gearbeitet wird: Freizeiten, Tagestreffen, evangelische Bl.-Hörbücherei. Ein besonderes Gewicht verleiht der Arbeit in der DDR die schon erwähnte evangelische Bl.-Druckerei in Wernigerode/Harz. Weitere Kontakte unterschiedlicher Intensität bestehen zu ähnlichen Organisationen in England, Frankreich, Holland, Norwegen, Österreich und in der Schweiz. Kontakte zu Einrichtungen evangelischer Bl.-Arbeit in einer Reihe von außereuropäischen Ländern (besonders Australien, Indien und Japan) geschehen im Rahmen der → Christoffel-Blindenmission. Da diese die

Christoffel-Blindenmission (CBM)

Bl.-Arbeit im Bereich von Rehabilitation und Seelsorge gleichsam weltweit – in den Entwicklungsländern vor allem – abdeckt, kann der C. sich auf die Arbeit der Bl.-Seelsorge im Bereich der Bundesrepublik und West-Berlin konzentrieren, wo im übrigen alle Maßnahmen auf dem Gebiet der Gesetzgebung und Rehabilitation von den Bl.-Selbsthilfeverbänden (→ Deutscher Blindenverband e. V., → Bund der Kriegsblinden Deutschlands e. V., → Deutscher Verein der Blinden und Sehbehinderten in Studium und Beruf e. V.) durchgeführt werden.

Hans Rupp (Kirchenrat)

Christoffel-Blindenmission (CBM).
Im Jahre 1876 wird Ernst J. → Christoffel in Rheydt/Rheinland geboren. 1908, auf seiner ersten Missionsreise, gründet er das erste Heim für Bl., Taubstumme und Körperbehinderte in Malatia/Türkei. Das ist der Anfang der CBM, die eine überkonfessionelle Dienstgemeinschaft überzeugter Christen ist, die das Anliegen haben, den Kranken, den Armen und den Behinderten zu dienen und zu helfen. 1925 beginnt Christoffel mit einem Gehilfen und den beiden Missionsschwestern Hanna Münker und Elfriede Schuler im nordpersischen Tabriz die Arbeit. Mit großem Fleiß entwickelt Christoffel die entsprechenden Bl.-Alphabete für die armenische, türkische und persische Sprache und eröffnet die erste Bl.-Schule in Täbris. Das in Täbris verwirklichte Arbeitsprogramm weist über seine Zeit hinaus. Hier legte die CBM im kleinen das Wurzelgeflecht aller ihrer späteren vielfältigen Aktivitäten. 1928/29 entsteht in Esfahan das zweite große Bl.-Heim in Persien. 1951 wird das Bl.-Pflegeheim im oberbergischen Nümbrecht eröffnet. Neben den Kriegsbl. nimmt es auch viele Altersbl. auf. Nach dem Tode von Pastor Christoffel (1955) übernimmt die Missionsleitung Pastor Siegfried Wiesinger (1961). Die Arbeit der CBM erweitert sich auf weitere Gebiete, wie zum Beispiel auf die Aufnahme des augenmedizinischen Dienstes im Mittleren Osten, Indien und Afrika. 1968 bekommt die CBM-Zentrale einen eigenen Sitz in Bensheim. 1970 beginnt die augenmedizinische Versorgung von Aussätzigen, 1972 ist eine Ausweitung auf blindheitsverhütende Kinderspeisungsprogramme und Brunnenbohraktionen zu verzeichnen. 1973 wird die Taubstummenfürsorge wieder aufgenommen. 1975 wird die CBM international gegründet. Die CBM arbeitet weltweit in über 90 Entwicklungsländern auf 800 ständigen Einsatzplätzen. Sie ist ein internationales Team von annähernd 3.300 Fachkräften. Sie wird durch Einzelspenden und ein internationales Budget finanziert. Sie arbeitet kooperativ mit über 150 internationalen Missionswerken und einheimischen Kirchen. In den Landesberichten wird noch konkret auf einzelne Projekte der CBM verwiesen.

Adresse: Zentrale der Christoffel-Blindenmission, Nibelungenstr. 124, 6140 Bensheim 4.

Lit.: Christoffel Blindenmission: CBM-Dokumentation: „Missionsdiakonie transparent"; Zahlen – Daten – Fakten; e. Zwischenbilanz/Christoffel Blindenmission. (Hrsg. von Wolfgang Erk).–I. Aufl.–Stuttgart, Radius-Verl.,1987; Marietta Peitz: „Wurzeln und Zweige", 80 Jahre CBM, Radius-Verlag, Stuttgart 1988.

Christoffel, Ernst J., *4.9.1876 in Rheydt/Rheinland, †23.4.1955 in Teheran. Vater der Bl. im Orient, Gründer der → Christoffel-Blindenmission (CBM). Nach dem Abitur entschloß er sich zum Besuch des Predigerseminars in Basel, das er 1904 abschloß. 1904 vom Schweizer Hilfskomitee für Armenien zur Leitung von zwei Waisenhäusern entsandt, tritt er nach drei Jahren in den Dienst des Deutschen Hilfsbundes für Armenien. 1908 Entsendung von C. mit seiner Schwester nach Malatia am Oberlauf des Euphrat. C. hatte zuvor in Zürich bei dem Leiter einer Bl.-Anst. einen Kurs absolviert und desgl. seine Schwester in der Bl.-Anst. in Neuwied. 1909 Eröffnung eines Missionshauses für körperbehinderte Bl. und Waisen. 1916 nach vorübergehendem Aufenthalt in Deutschland Rückkehr in das Haus Bethesta bei Malatia/→ Türkei. 1919 wurde C. aus der Türkei ausgewiesen, entging der Internierung auf einem türkischen Schiff durch Flucht und kehrte nach Deutschland zurück. Nach dem Zusammenschluß des Jugendbundes der Christlichen Bl.-Mission im Orient kehrte er 1924 nach Konstantinopel zurück, wo er wegen der Unmöglichkeit der Bl.-Arbeit im November 1925 nach Persien aufbrach. 1928 reiste C. mit seinem Mitarbeiter Ludwig Melzl nach Isfahan, um die persische Sprache zu erlernen. Dort wurde 1929 eine Missionsstation eingerichtet. Waisen, Findelkinder, Taubstumme und Körperbehinderte sind die ersten Heimbewohner. Heute sind dort bl. Jugendliche und Kinder. Der Ausbau des Hauses zur Bl.-Schule machte rasche Fortschritte. Nach dem Einmarsch engl. und russischer Truppen wurde C. 1943 interniert. Er gelangte über verschiedene Lager im Iran, Irak und Ägypten nach Deutschland. Nach der Entlassung aus dem Gefangenenlager 1946 mußte er bis 1951 auf eine neue und letzte Ausreise warten. C. war bereits 75 Jahre alt, als er die neue Arbeit wieder aufnahm. Er starb am 23. April 1955 in Isfahan. Die Christoffel-Blindenmission, die nach ihm benannt wurde, arbeitet in zehn verschiedenen Ländern. → Iran, → Afghanistan, → Pakistan, → Indien, → Indonesien, → Äthiopien, → Tansania, → Kenia, → Nigeria, → Ghana an 22 Plätzen im Rahmen von zwölf verschiedenen Missionsgesellschaften und Missionskirchen, u. a. Basler, Bethel, Hermannsburger, Leipziger, Rheinische, Wedenester und Chrishona-Mission. Im gleichen Jahr waren 23 Mitarbeiter, darunter sechs Augenärzte, beschäftigt, und zwölf Bl.-Heime und -Schulen wurden geführt. Seitdem hat sich die Arbeit sprunghaft vergrößert. 1977 wurde Wolfgang Stein, der Vertreter für den Außendienst der CBM, Präsident des → ICEVH (International Council of the Educators of Visually Handicapped). Zu Beginn der 80er Jahre arbeitete die CBM (Christoffel-Bl.-Mission im Orient) an weltweit über 600 Projekten. Mitte der 70er Jahre hatte die Arbeit folgenden Umfang: Auf 157 Stationen mit 72 Partnerwerken waren tätig: 42 Augenärzte, 64 Augenschwestern, 3 Fachoptiker, 110 Bl.-Lehrer, 34 Behindertenausbilder, 2 Missionspiloten, 1 Wasserbauexperte; dazu gab es 10 Augenkrankenhäuser mit rd. 1.300 Betten, 54 Augenbehandlungsstationen, 4 Optikerzentren, 28 Autoambulanzen, 2 Augenflugzeuge, 1 schwimmende Augenklinik, 160 Armenapotheken mit über 400.000 Patienten, 54 Leprastationen mit rd. 18.000 Patienten, 7 med. Ausbildungsstätten, 33 Bl.-Heime und -Schulen mit ca. 2.300 Plätzen, 14 Behindertenwerkstätten mit ca. 500 Plätzen, 6 Lehrfarmen, 2 Katastrophenhilfeaktionen, 4 Speisungsprogramme, 1 Brunnenbohrmannschaft, 2 Taubstummenschulen, 1 orthopädische Fachklinik sowie 1 Bl.-Altersheim.

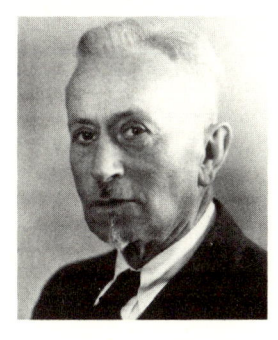

Lit.: Fritz Schmidt-König: „Ernst J. Christoffel – Vater der Blinden im Orient", Gießen 1969. „Christoffel Mission for the Blind – a report on the worldwide Christian Relief to the Handicapped", Bensheim 1977. Kunitsch, Rolf: „Die vielen Gesichter der Liebe: Einblick in die weltweite Behinderten-Diakonie der Christoffel-Blindenmission", Stuttgart 1979.

Cincinnati Association for the Blind, USA, gegr. 1910, zuständig für Ohio und Kenntucky. Bietet Berufsfindung (Bewertung), Arbeitsplatzanpassung, Arbeitsplatzzuweisung an. Betreibt eine geschützte Werkstätte, Mobilitäts- und Orientierungstraining, Hauswirtschaftskunde, Sprecherdienst, ein Tonstudio, Augenmedizinischer Dienst, Hilfsmittelverkauf und Forschung zur Blindheitsvorbereitung.

Clara-Zetkin-Schule → DDR

Clark, Frederick Le Gros, DSc, *3.9.1893 in Chislet, England, †22.9.1977. 1918 im Krieg erbl. Vor dem Krieg gewann er ein Stipendium an der Universität Oxford; durch den Krieg wurde sein Studium unterbrochen. Nach der Erbl. wurde er Schriftsteller. Er schrieb insbesondere Novellen, Gedichte und Kindererzählungen. Seine Interessen lagen aber auf sozialem Gebiet. Ab 1930 arbeitete er in verschiedenen Komitees, die sich mit der Unterernährung beschäftigten.

Werke u. a.: „Our Food Problem and It's Relation to Our Natural Defences"; „Four Thousand Million Mouths – Scientific Humanism and the Shadow of World Hunger", Clark/Pirie, London, New York 1951; „Care of the blind in Soviet Russia.". *W.*

Clementshaw, William, †1822 in England. 40 Jahre war er Organist in Yorkshire. Von Jugend an bl. *M.*

Cleveland Society for the Blind, Sight-Center, gegr. 1906. Zuständig für das Cleveland-Gebiet. Bietet Berufsvorbildung und Berufsausbildung, Rehabilitationsumschulung, Hauswirtschaftskurse und psychologische Beratung an. Betreibt eine Werkstatt, Hilfsmittelverkauf, ein Sommerlager und Blindheitsvorsorgeprogramme.

Cohen, Walter, Dr., *3.7.1910 in Kimberley (→ Südafrika), †3.2.1980. 1926 mußte er die Schule verlassen, da sich sein Augenzustand sehr verschlechterte. 1929 erbl. er völlig. C. lernte die Punktschrift autodidaktisch und studierte Psychologie an der Universität in Johannesburg und Pretoria. 1940 bis 1945 arbeitete er neben seinem Studium für den südafrikanischen Geheimdienst. Zwischen 1941 und 1976 war er Mitglied und Vorsitzender der „Transvaal Society for the

Ernst J. Christoffel

Colorado School

Care of the non-European Blind". 1950 wurde er in das Gremium der → SANCB gewählt. 1962 bis 1964 war er Vorsitzender der SANCB. 1962 erwarb C. den Dr. phil. Großen Beifall erhielt er für seine Arbeit an der Anpassung der Braille-Schrift an die einheimischen Sprachen Südafrikas. Dies brachte ihn zwischen 1964 und 1974 an die Spitze des „World Braille Council". Er war auch Herausgeber von mehreren Zeitschriften für Bl.

Colorado School for the Deaf and the Blind, gegr. 1874; öffentlich finanziert; Vor-, Grund- und Sekundarstufe, Berufsrehabilitation, Mobilitätskurse, Hauswirtschaft.

Columbia Lighthouse for the Blind, gegr. 1900; freiwillige Spenden; unterhält Werkstätten, Berufsrehabilitation und Mobilitätskurse, Hauswirtschaftskurse und LPF-Ausbildung. Psychologische Testverfahren.

Comiers, Claudius, 17. Jh. in Embrun/Frankreich. Späterbl. Prof. für Mathematik und Mitarbeiter am „Journal des Savants". Er schrieb Abhandlungen über Medizin, Physik, Mathematik, Glaubensstreitigkeiten, aber auch Satiren. Er starb als Pensionär des Instituts der „Quinze-Vingts" in Paris. *M.*

Comité Français du Livre Parlé pour les Aveugles → Frankreich

Comité Internacional Pro Ciegos → Mexiko

Comité National pour la Protection Sociale, Paris → Frankreich

Comme les autres (Zeitschrift) → Frankreich

Commission for the Blind and Visually Impaired in New Jersey. Gegr. 1910, unterstützt durch öffentliche Mittel. Bietet Berufsvorbereitungskurse, Berufsausbildung, Arbeitsstellensuchhilfen an. Betreibt geschützte Werkstätten und Rehabilitationsabteilung, Mobility- und Orientierungs-Training und Kommunikationstraining; hat eine Abteilung für Großdruck- und Punktschriftbücher, Hörbücher und Computer mit Sprachausgabe. Verkauft Hilfsmittel und hat einen augenärztlichen Service.

Committee for Purchase from the Blind and Other Severely Handicapped, Virginia. Organisation zur Ausführung des Javits-Wagner-O'Day Act, wonach der Staat Material von Behindertenwerkstätten ankauft.

Committee for the Blind of Taiwan → Taiwan

Confédération Nationale des Travailleurs Aveugles, Paris → Frankreich

Congrégation des Quinze-Vingts → Europa (Geschichte des Bl.-Wesens)

Congrégation et Maison des trois cents → Europa (Geschichte des Bl.-Wesens)

Conneticut Institute for the Blind, Oak Hill School, gegr. 1893; öffentlich unterstützt; Heim-Sonderschule und Tagesschule; Vorschule bis zur Sekundarstufe; Mobilitätskurse, Hauswirtschaft und LPF-Ausbildung, Berufsrehabilitation; Musik-, Sprach- und körpertherapeutische Maßnahmen. Programme für mehrfachbehinderte Bl.; Freizeitprogramme.

Cook, Arnold Charles, MA, PhD, *4.5.1922 in Australien, †30.6.1981. Im Alter von 18 Jahren erbl. C. studierte Wirtschaftswissenschaften an der „University of Western Australia" und an der „London School of Economies". Zurück in Australien, arbeitete er als Dozent für Wirtschaftswissenschaften. Er war der erste Bl. in Australien, der einen Führhund hatte und einer der Initiatoren der → „Guide Dogs for the Blind Association of WA", deren Präsident er später wurde. Mit einem Stipendium studierte er in den USA, wo er auch promovierte. Zwischen 1965 bis 1970 arbeitete er als Gastprof. an amerikanischen und japanischen Hochschulen. Seit 1970 unterrichtete er wieder an der Westaustralischen Universität.

Cordoba Blindenschule → Argentinien

Correntier, Hermann, *gegen Mitte des 15. Jh. in Zwoole/Holland, †1520. Späterbl. Prof. der Rhetorik und Literatur an der Univ. Grönigen. Er schrieb zahlreiche lateinische Abhandlungen sowie ein historisch-poetisches Wörterbuch. Dieses Werk war eine der Grundlagen des Wörterbuches von Moréri. *M.*

Corsepius, *1776 in Passenheim/Ostpreußen, Todestag unbekannt. Im sechsten Lebensjahr durch Pocken erbl. Sein Vater, ein Prediger, lehrte ihn Lesen, Schreiben und Zeichnen. Er erhielt Musik- und Lateinunterricht. Später wurde C. Kantor am Waisenhause zu Königsberg, wo er auch Musik unterrichtete. *B.*

Costa Rica, Republik (República de Costa Rica). *Fläche:* 50.700 km². *Einwohner:* 2.660.000.
In den 40er Jahren begannen Humberto Matenco und seine Frau Dora Santisteban mit der Arbeit für die Bl. In den 50er Jahren

wurde dann eine Bl.-Schule in der Hauptstadt San José eröffnet, eine Bl.-Fürsorgeorganisation namens Helen-Keller und in Guadalupe ein Behindertenzentrum, das eine Grundschule für bl. und mehrfachbehinderte Kinder unterhält, weiter ein Programm für integrierte Schulausbildung, Punktschrift für Späterbl., Mobility-Training und Berufsausbildungsinformationsmaterial anbietet.
Adressen: National Advisory Office for the Blind and visually Disabled, San José. National Centre of Special Education „Fernando Centero Guell", Guadaloupe. Instituto de Rehabilitación para Ciegos Helen Keller, Tiribi Ruta 22, San José.

Cotorep, Commission Technique d'Orientation et d'Education Professionnelle (dt. Technische Orientierungs- und Fachausbildungskommission) → Frankreich

Council for the Blind → Simbabwe

Credé, Karl Sigmund Franz, *23.12.1819 in Berlin, †1892. Nach Absolvierung des Gymnasiums widmete er sich dem Studium der Medizin. 1850 habilitierte er sich als Privatdozent für Geburtshilfe an der Univ. in Berlin, 1852 wurde er Dir. der Berliner Hebammenschule, 1856 Ordinarius an der Univ. Leipzig, 1870 Geh. Medizinalrat. Bedeutung für das Bl.-Wesen erlangte er durch seine Methode der Verhütung von Augenentzündungen bei Neugeborenen (Credé-Prophylaxe: Einträufelung einer Silbernitratlösung in den Bindehautsack des Neugeborenen zur Vorbeugung gegen Augenkrankheiten, die damals häufig zur Erbl. führten). Seine Schrift „Die Verhütung der Augenentzündung der Neugeborenen, der häufigsten und wichtigsten Ursache der Erblindung", Berlin 1884, fand große Verbreitung. *M.*

Croisade des Aveugles (dt. Blinden-Kreuzzug) → Frankreich

Crosby, Francis Jane (bekannt als Fanny), *24.3.1820 in der Nähe von New York, †12.2.1915. Als Kleinkind erbl. Sie besuchte das „New York Institute for the Education of the Blind". 1844 wurde ihr erster Gedichtband veröffentlicht. 1858 heiratete sie den erfolgreichen bl. Musiklehrer Alexander von Alstyne. 1864 traf sie W. B. Bradbury, einen bekannten Sakralmusik-Komponisten. G. schrieb für ihn die ersten Hymnen. Insgesamt schrieb sie an die 6.000 Hymnen, viele davon wurden berühmt.
Werke u.a.: „Memories of eighty years", London 1907; „The Blind Girl and other poems", New York 1844; „Bells at Evening", London 1897.

Cross, Alfred Rupert Neale, Sir, FBA, MA, DCL, LLD, *15.6.1912 in England, †12.9.1980. Als Kind erbl. C. wurde nach seinem Studium am Worcester College Rechtsanwalt. 1944 promovierte er. 1956 Prof. der Rechtswissenschaft an der Oxford University. 1962 Gastprof. an der Univ. Adelaide in Australien und 1968 in Sydney, Australien. Er schrieb u. a. „Evidence", London 1958, und „Introduction to Criminal Law", London 1948. *W.*

Curti, Fabio de, 2. Hälfte des 16. Jh. in Neapel. Vollbl. Berühmter Weiser, Dichter und Tonkünstler. *M.*

Curtis-Willson, William Thomas, MBE, SP, FRSA, *7.4.1888 in England, †4.12.1957 in Brighton. 1916 sehbehindert, 1942 vollbl. Nach dem Abschluß in St. Dunstan's arbeitete er 10 Jahre lang als Angestellter der Conservative Party. 1933 übernahm C. die Leitung des „Brighton and Hove Herald". Während des 2. WK bildete er bis zu seiner völligen Erbl. die Soldaten der Luftwaffe aus. 1950 wurde er zum Präsidenten der „Newspaper Society", 1953 zum Präsidenten der „International Federation of the Press" ernannt. Später wurde er auch in der → „Royal Commonwealth Society for the Blind" aktiv. *W.*

Czacka, Róza, im Klosterleben Mutter Elisabeth genannt, *1876, †1961 in → Polen. Hochadeliger Abstammung. Nach ihrer Erbl. gründete sie 1910 die Gesellschaft zur Bl.-Fürsorge und wurde Präsidentin der Gesellschaft. 1918 stiftete sie den Orden polnischer Franziskanerinnen – Dienerinnen des Kreuzes –, der dem Dienste an den Bl. gewidmet wurde. Sie organisierte die Bl.-Fürsorge für Erwachsene in Warschau, Poznań, Krakau, Wilno, Chorzów und die Ausbildung von bl. Kindern in Warschau. 1922–1926 übersiedelte letzteres Inst. nach Laski, wo ein großes Erziehungs-, Ausbildungs- und Fachschulungs-Zentrum entstand. In Studienreisen nach Italien, Österreich und Frankreich sammelte C. typhlologische Erfahrungen. Sie nahm Verbindungen mit dem erbl. Maurice de la → Sizeranne auf und nahm ihn zum Vorbild für Erwachsene. C. organisierte die erste statistische Bl.-Erfassung in Polen und bearbeitete die polnische Version der → Braille-Punktschrift und deren Abkürzungen.
Werke: „Dziecko niewidome" (dt.: Das bl. Kind), Kuszczytom – Wilno, 1938; „Kniazka niewidomego" (dt.: Das Buch der Bl.) in: „Szkola specjalna", 1934/5 Nr. 2–4.

Dänemark, Königreich
(Kongeriget Danmark). *Fläche:* 43.069 km².
Einwohner: 5.116.000.
Statistik: Es stehen zwar keine statistischen Daten zur Verfügung, jedoch lebten in Dänemark 1965 schätzungsweise 7.000 Bl., davon 60 % Männer und 40 % Frauen, während es im Jahre 1930 noch 1.800 Bl. waren.
Definition: Erwachsene gelten im praktisch-sozialen Sinne als bl., wenn sie entweder total bl. sind oder die Sehkraft derart herabgesetzt ist, daß die Fortsetzung in einem Beruf für Sehende oder die Erlernung eines solchen Berufes unter normalen Bedingungen nicht möglich ist. Laut dieser Vorgabe werden Personen in Dänemark im allgemeinen bei einer zentralen Herabsetzung der Sehkraft auf 6/60 oder weniger, wenn keine weiteren Defizienzen vorliegen, als bl. betrachtet.
Blindheitsursachen: Die bei Kindern zu Blindheit führenden vorherrschenden Ursachen sind angeborene Leiden, in erster Linie Cataracta congenita. Bei Erwachsenen sind hauptsächlich zahlreiche Fälle von Rethinophathia diabetica, Glaucoma secundarum sowie verschiedene mit fortschreitendem Alter eintretende Veränderungen im Auge die Ursache.
Geschichte: Die erste Bl.-Schule wurde am 1. Juni 1811 von der Philanthropen-Gesellschaft „Die Kette" in Kopenhagen gegründet (Initiator: Professor Brorson und Oberhof-Marschall von Hanch). 1825 wurde mit der Schule eine Arbeits- und Versorgungsanstalt verbunden. Die Schüler wurden unentgeltlich unterrichtet. Der Vorschlag zu der neuen Schule wurde 1857 von König Friedrich VII. gebilligt. Die Zahl der Schüler betrug ursprünglich zwölf, später 25, nach 1858 70 und 1881 100 Schüler. 1862 folgte die Gründung des Vereins zur Förderung der Selbständigkeit der Bl. auf Initiative des Direktors → Moldenhawers, 1861 die Gründung einer Vorschule für bl. Kinder, wo auch eine bl. Absolventin als Lehrerin angestellt wurde. Im Jahre 1908 wurde bei Kalundborg eine staatliche Vorschule für Kinder errichtet, wo die Kinder bis zu ihrem 11. Lebensjahr unterrichtet wurden. Danach wurden sie an das Kopenhagener Institut überwiesen. Ende der 20er Jahre bestand Schulpflicht vom 6. bis zum 18. Lebensjahr. Alle Angelegenheiten der Bl.-Fürsorge und die Verwaltung der Institute waren dem Sozialministerium unterstellt. Das Personal wurde aus staatlichen Mitteln besoldet. Folgende Einrichtungen bestanden: a) Kinderheim in Refsnaes, b) die königliche Bl.-Vorschule in Refsnaes, c) die Hilfsschule in Refsnaes (für lernbehinderte Kinder), d) Schutzheim für bl. Frauen in Refsnaes, e) das königliche Bl.-Institut in Kopenhagen. Damals konnten sich Bl. nach Vollendung des 18. oder 19. Lebensjahres zum Bürstenmacher, Korbflechter oder Schuster ausbilden lassen. Auch stand ihnen die Ausbildung zum Organisten offen.
Schulwesen: Bl., die ihren Schulgang nach Beendigung der Volksschule fortsetzen wollten, konnten die normalen Realschulen, Gymnasien und Universitäten besuchen. Eine Spezialausbildung für Bl.-Pädagogen gibt es in D. nicht. Es gibt nur sonderpädagogisch orientierte Ausbildungskurse, wo man mit den Unterrichtsmethoden vertraut gemacht wird. Die Punktschrift wird sowohl gekürzt als auch ungekürzt und als Stenographie benutzt.
Bl.-Bücherei und -Druckerei: Zu der Staats-Bl.-Fürsorge gehören auch eine Druckerei und eine Bibliothek für Bl. Hier werden sowohl Büchermaterial für den Schulgebrauch als auch Fach- und schöngeistige Literatur und Zeitschriften in Punktschrift und auf Tonband herausgegeben. Außerdem hat der Dänische Bl.-Verband eine kleine Druckerei, wo die Verbandszeitschrift und eine Zeitschrift mit religiösem Charakter in Punktschrift herausgegeben wird. Der staatlichen Druckerei ist eine Zentrale für den Ex- und Import von Bl.-Hilfsmaterial angegliedert.
Selbsthilfe: Die eigentliche Bl.-Fürsorge in Dänemark begann im Jahre 1811 mit der Errichtung der ersten Schule für Bl. Der Verein „Kjaeden" für wohltätige Zwecke war Initiativträger dieser Schule und bis zum Jahre 1858 auch finanziell für die Schule verantwortlich. Danach wurde 1858 der Unterricht von den Behörden übernommen, und 1863 wurde ein Verein gegr., dessen damalige Hauptaufgabe in der Betreuung und finanziellen Unterstützung bl. Handwerker bestand, die sich als selbständige Handwerker niederlassen wollten. Im Jahre 1883 wurde

Dänemark

der Verein „Die Blinden Dänemarks" gegründet, und dieser Verein hat außer Unterstützung von Bl. in Bedarfsfällen die eigentliche Druckerei und Bibliothek für Bl. errichtet. 1911 wurde der „Dänische Blindenverband" gegr., der erste und einzige Verein, in dem man als Mitglied nur dann aufgenommen werden kann, wenn man bl. oder sehbehindert ist, also den Dachverband der Bl.-Selbsthilfe darstellt. In den 50er Jahren ging die Druckerei und Bibliothek des Vereins „Die Blinden Dänemarks" an die Behörden über, das Vereinsvermögen sowie die weitere Tätigkeit dieses Vereins wurden 1959/60 vom „Dänischen Blindenverband" übernommen. Die öffentliche Bl.-Fürsorge liegt jetzt in den Händen einer dem Sozialministerium unterstellten Sonderverwaltung, und die private Arbeit und Initiative auf dem Gebiet der Bl.-Fürsorge ist mehr und mehr um den „Dänischen Blindenverband" konzentriert.

Recht: Die eigentliche Berücksichtigung der Bl. in der Gesetzgebung geschah erstmalig 1913/14. Vor dieser Zeit mußten sich Bl., die sich alleine und ohne Hilfe nicht durchzubringen vermochten, an die Armenfürsorge wenden, um Hilfe zu bekommen. Eine solche Hilfe hatte damals den Verlust einer Reihe bürgerlicher Rechte zur Folge. Dank tatkräftigem Einsatz des ersten Vorsitzenden des „Dänischen Blindenverbandes" wurde dieses 1913/14 geändert, so daß öffentliche Unterstützung der Bl. nicht mehr den Verlust bürgerlicher Rechte mit sich führte. Der vorläufige Schlußstrich unter die Ausarbeitung des gesetzlichen Status der Bl. wurde im Jahre 1956 gezogen, als man im dänischen Reichstag das Gesetz über Veranstaltungen für Bl. und Sehbehinderte erließ. Dieses sogenannte Bl.-Gesetz enthält Bestimmungen, die auf einer ganzen Reihe von Gebieten dem Ministerium Aufgaben zur Wohlfahrt der Bl. auferlegen und Vollmacht zur Lösung solcher Aufgaben erteilen, z. B. Fragen, Unterricht und Beraterdienst für Kinder und Erwachsene. Das wichtigste Gesetz ist für die Bl. das Gesetz bezüglich der Volks- und Invalidenrente, da in diesem Gesetz die Regeln über die öffentlichen Leistungen für Bl. niedergelegt sind. Diesem Gesetz zufolge ist jeder Bl. über 15 Jahre, der sich durch eigene Arbeit nicht selbst ernähren kann, zu einer öffentlichen finanziellen Unterstützung – der Invalidenrente – berechtigt. Ferner enthält das Gesetz Bestimmungen, daß Bl., die aufgrund eigener Arbeit keine Invalidenrente beziehen können, eine Unterstützung, als Kompensation der Mehrausgaben, die diese im Verhältnis zu ihren sehenden Arbeitskameraden haben, zuteil wird. Ein anderes Gesetz von großer ökonomischer Bedeutung ist das Wohnungshilfsgesetz für Bl. Dieses Gesetz enthält Bestimmungen, daß Bl. unter gewissen Umständen ein recht bedeutender Mietzuschuß sowie Hilfe bei Bargeldeinlagen für Wohnungssuchende aus öffentlichen Mitteln gewährt werden kann. Viele andere Bestimmungen der Sozialgesetzgebung können den Bl. zugute kommen, selbst wenn die Gesetze nicht speziell die Verhältnisse der Bl., sondern die Verhältnisse aller Bürger des Landes im allgemeinen betreffen. Es gibt kein Gesetz, das auf dem Stellenmarkt Bl. anderen gegenüber eine Vorzugsstellung einräumt, weder mit Hinblick auf besondere Stellungen, noch auf besondere Fachgebiete. Den Bl. werden auf allen Strecken mit der dänischen Staatsbahn oder öffentlichen Verkehrsmitteln Fahrkarten zum halben Preis angeboten, und sie können bestimmte Schiffsverbindungen zu ermäßigten Fahrpreisen benutzen. In einer Anzahl von Städten sind örtliche Vereinbarungen getroffen worden, die den Bl. Billigtarife innerhalb des Ortsverkehrs ermöglichen. Alle Bl. können von öffentlicher Behörde ein Tonbandgerät zum Abspielen von Tonbändern etc. leihweise auf Lebensdauer erwerben. Dieses ist für den Bl. kostenlos, da der Staat den Einkaufspreis der Geräte sowie evtl. Reparaturen derselben über einer gewissen Kostengrenze bezahlt. Reparaturen unter dieser Grenze werden vom „Dänischen Blindenverband" getragen. Außerdem hat der Bl. die Möglichkeit, aus öffentlichen Mitteln eine Reihe verschiedener Hilfsmittel zu erhalten, entweder kostenlos oder zu stark herabgesetzten Preisen. Steuermäßig ist der Bl. Sehenden gleichgestellt, d. h. er zahlt Steuern wie andere Invalidenrentner.

Blindenvereine: Der „Dänische Blindenverband" – ein Selbsthilfeverein der Bl. – ist der einzige seiner Art in Dänemark. Der „Dänische Blindenverband" wurde im Jahre 1911 von Carl C. → Haste gegründet und ist im ganzen Land tätig. Er hat 4.088 Mitglieder per 31.3.1964. Der „Dänische Blindenverband" verfügt über ein bedeutendes Legatvermögen und flüssiges Kapital zu Hilfszwecken, sowohl für Einzelpersonen als auch für den Gemeinnutz. Die öffentliche Bl.-Fürsorge geschieht u. a. durch das staatliche

Dafton

Bl.-Wesen. An privaten Hilfsvereinen gibt es u. a. den „Verein zur Förderung selbständigen Gewerbes für Blinde". Es gibt in Dänemark ein staatliches Institut – „Raklevgaarden" – für geistig behinderte Jugendliche (männlich). Außerdem gibt es eine Anzahl privater Heime, nämlich „Hestehavehüs" für junge Mädchen und „Bredegaard" für junge Männer – in beiden Fällen für mehrfachbehinderte Bl. Dazu kommt das „Blindenheim Klerkegade" für 25 Frauen. Dieses Heim ist ein Pflege- und Beschäftigungsheim. Ferner das „Heim für arbeitsfähige Männer und Frauen" Mariendalsvej. Dieses Heim ist ein Pensionat vorzugsweise für bl. Frauen – in einzelnen Fällen auch für Männer –, die teils im Bl.-Institut in Kopenhagen eine berufsmäßige Ausbildung erhalten, teils beruflich tätig sind. Aufnahmefähigkeit 40 Personen. „Solgavehjemmet" in Valby ist ein Heim vorzugsweise für bl. alte Menschen, die aufgrund anderer Leiden in besonderem Grade pflegebedürftig sind. „Solgavehjemmet" in Hobro mit 40 Plätzen ist das Erholungsheim des „Dänischen Blindenverbandes". In Groß-Kopenhagen gibt es einen Schachklub, einen Bridgeclub, einen Esperantoklub und einen Klub für Amateurtheater. Bei allen Klubs können nur Bl. Mitglieder werden. In den Ortsabteilungen des „Dänischen Blindenverbandes" werden in allen Teilen des Landes jährlich zahlreiche Studienkreise, Vorträge und Aufklärungsabende veranstaltet. Der „Dänische Blindenverband" hat in den letzten Jahren Aufenthalte für Bl. in Volkshochschulen während der Sommermonate vermittelt. Früher gab es private Fürsorgevereine wie: „Dänische Blinden-Gesellschaft" (von Bl. geleitet); „Dänemarks Blinde" (Unterstützungsverein); „Verein zur Förderung der Selbstbeschäftigung der Blinden" (von Schweden aus geleitet); „Heim für Arbeitspflege blinder Frauen"; Arbeitsheim „Hjaegens Heitsheim"; „Elisabeth-Straus-Heim".

Adressen: Dansk Blindesamfund, Randersgade 68, 2100 Copenhagen 0. Kristeligt Lydbibliotek for Blinde, Korskaervej 25, 7000 Fredericia. Refsnaesskolen (National-Institut für Bl. und Sehbehinderte), Kystvejen, 4400 Kalundborg. Statens Instituttet for Blinde og Svagsynede, Rymarksvej 1, 2900 Hellerup.

Persönlichkeiten: C. C. Haste, → Moldenhawer.

Lit.: R. Lund: „Der soziale Status der Blinden", 1961; T. E. Nielsen: „Blinde in Arbeit", 1963; ders.: „Blinde Telephonisten", 1964; O. Wüstenberg und L. Rützou: „Mitteilungen über die Blindenfürsorge in Dänemark", in: „Handbuch der Blindenwohlfahrtspflege" Teil II, hrsg. von Carl Strehl, Marburg 1930.

Dafton, Richard, *16.1.1912 in Helton, England. 1941 bei einem Luftangriff erbl. D. war zusammen mit 6 anderen Schicksalsgenossen in einer Flugzeugmotorenfabrik beschäftigt, als er ein Angebot als Produktionsingenieur in einem Kugelschreiberbetrieb bekam. D. war an der Entwicklung des Kugelschreibers beteiligt. Seit 1961 war er Forschungsleiter in → St. Dunstan's, wo er Bl.-Hilfsmittel mitentwickelte. W.

Dai Nippon Tenyakuhoshidan
→ Japan

Dajani, Subhi, Leiter der Bl.-Schule und Bl.-Druckerei in Ramallah und Sekretär der nationalen Bl.-Bibliothek in → Jordanien. Trotz seiner Blindheit hat er ein volles Hochschulstudium an der Amerikanischen Univ. von Beirut abgeschlossen.

Dalén, Gustaf, *30.11.1869 in Stenstorp/Schweden, †9.12.1937 in Stockholm. In seinen mittleren Lebensjahren erbl. Naturwissenschaftler. Er studierte in Göteborg und Zürich. D. befaßte sich zuerst mit der Erfindung von Kompressoren und Luftpumpen. Er arbeitete für verschiedene technische Gesellschaften. 1909 wurde er Dir. der Schwedischen Gas-Akkumulator-Aktiengesellschaft in Stockholm. Sein großer Erfolg war die Erfindung eines pneumatischen Akkumulators für Acetylen, unter Verwendung einer porösen Füllmasse, die mit einem Stoff getränkt ist, der verflüssigend wirkt und dadurch Explosionen verhütet. Diese Erfindung machte er für bewegliche Beleuchtungen nutzbar. Dafür erhielt er als einziger Bl. den Nobelpreis für Physik (1912).

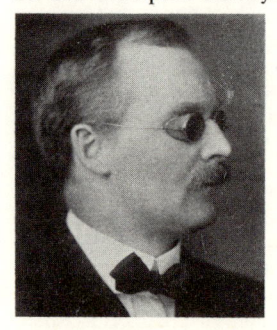

Gustaf Dalén

Damachin, Dorin, *1913, †1977 in Rumänien. Prof. für Behindertenwesen an der Univ. in Bukarest. Er hat mehrere Bücher über das Bl.-Wesen geschrieben. Außerdem betätigte er sich auf dem Gebiet der Bl.-Hilfstechnik. Er erfand z.B. eine spezielle Brille für Sehschwache.

Dandolo, Heinrich, †1205. Stammte aus venezianischem Adelsgeschlecht, Gesandter in Konstantinopel. Vom griechischen Kaiser Manuel durch ein vor die Augen gehaltenes glühendes Kupferblech geblendet. 1193 im hohen Alter zum Dogen von Venedig gewählt. Er regte beim IV. Kreuzzug den Angriff auf Konstantinopel an, um den von dort vertriebenen, nach Venedig geflüchteten Prinzen Alexius IV. Komnenos wieder, aber als Mitkaiser seines bl. Bruders → Issak II. Angelos, auf den väterlichen Thron zu setzen. Er führte selbst das Heer an und griff mit den venezianischen Galeeren den Hafen an, während das Kreuzfahrerheer 1203 die Landseite Konstantinopels stürmte. D. mußte zunächst dem Kreuzfahrerheer zu Hilfe eilen. Im zweiten Sturm führte er dann die Venezianer zur Eroberung des Hafens. D. schlug die ihm von Konstantinopel angebotene Kaiserkrone aus, verschaffte den Venezianern Handelsvorteile. → Baczko erwähnt ihn in seinen „Nachrichten von einigen merkwürdigen Blinden".

Daniel, Wilhelm Friedrich, 18.–19. Jh. Pfarrer in Zuffenhausen b. Stuttgart, beschäftigte sich 1814 mit der Zusammenstellung einer Schrift für Bl. Gab 1825 ein Werk heraus: „Allgemeine Taubstummen- und Blindenbildung". *M.*

Daninger, Michael, *1785 in Gaunersdorf/Niederösterreich. Im Alter von 1 Jahr erbl. Er wurde Weber, wodurch er ein Vermögen erwarb. Später betrieb D. einen Weinhandel, durch Spekulationen ist er aber mittellos geworden. In seinem 34. Lebensjahr fing er an zu musizieren. *M.*

Dansk Blindesamfund → Dänemark, → Europa (Geschichte des Bl.-Wesens)

Dassy, Louis Toussaint, Abbé, *1.11. 1808 in Marseille, †23.8.1888 in Canterets. Angeregt von den Bemühungen in der Bl.-Bildung durch → Haüy, eröffnete er 1858 ein Institut in Marseille, wo er Bl. aufnahm, erzog und unterrichtete. Er regte die Gründung von Bl. Inst. in Südfrankreich an. Veröffentlichte u.a. eine Biographie von François Malaval: „Malaval, Aveugle de Marseille de 1627 à 1719". *M.*

De Blindas Centralförbund, Blindenverband in Helsinki → Finnland

De blindas förening → Europa (Geschichte des Bl.-Wesens)

Degenfeld, Ferdinand Freiherr von, geb. um 1640. Ein Bruder der Maria Louise v. Degenfeld, die Frau des Kurfürsten Carl Ludwig von der Pfalz. Erbl. bei einem Angriff auf die Festung Aurana im venezianischen Dalmatien. Wurde später kurpfälzischer Minister. Er wird von → Baczko unter den „Nachrichten von einigen merkwürdigen Blinden" erwähnt. *B.*

Delaware Association for the Blind, USA, gegr. 1948, durch freiwillige Spenden finanziert. Sie führt Erholungsprogramme und Kurse zur Beherrschung der lebenspraktischen Fähigkeiten durch.

Delcroix, Carlo, *24.8.1896, † in Italien. Mit 18 Jahren Kriegsfreiwilliger. Verlor 1917 sein Augenlicht. In → Italien und im Ausland bekannter Schriftsteller. 1924 ins italienische Parlament gewählt. Viele Jahre Präsident der „Associazione Nazionale Mutilati e Invalidi di Guerra". Ehrenpräsident der → „Unione Italiana dei Ciechi". Nach dem 2. WK nahm er 1953 wieder seine politische Karriere als Parlamentsabgeordneter der Nationalen Monarchistischen Partei auf. Er veröffentlichte zahlreiche Schriften zur Verteidigung des Krieges und eine volkstümliche Biographie Mussolinis. Außerdem Novellen (2 Bd.) und Gedichte.

Werke: „I dialoghi con la folla", Florenz 1921; „Guerra di popolo", Florenz 1923; „Sette anni senza candele", Florenz 1925; „Un uomo e un popolo", Florenz 1928; „Il nostro contributo alla vittoria degli alleati", Florenz 1931; „I miei canti", Florenz 1932; „La parola come azione", Florenz 1936; „La strada", Florenz 1947.

Delille, Abbé, 18. Jh. Frankreich. → Baczko erwähnt ihn unter den „Nachrichten von einigen merkwürdigen Blinden" und fügt hinzu, daß er der beliebteste zeitgenössische französische Dichter sei. Er sei ein vorzüglicher Deklamateur von Witzen und launischen Schwänken. Er diktiere seine Verse nur stichwortartig. Nach Abschluß eines Verlagsvertrages arbeite er dann seine Dichtungen aus. *B.*

Demodokos, bl. Sänger der Phäaken aus Homers Odyssee. *M.*

Demokrit, * um 460 v. Chr. in Thrakien, † um 380 v. Chr. Berühmter griechischer Philosoph, von dem die Sage überliefert, er habe sich selbst geblendet, um sich durch keine äußeren Reize beim Denken ablenken zu lassen.

Lit.: F. Krafft: „Geschichte der Naturwissenschaft", Bd. 1: Die Begründung einer Wissenschaft von der Natur durch die Griechen, Freiburg 1971; H. Diels, W. Kranz: „Die Fragmente der Vorsokratiker", Leipzig 1970. *M.*

Demonstration Centre

Demonstration Centre for Rehabilitation of the Blind → Ägypten
Der Blindenfreund → BRD VIII
Der Kriegsblinde → BRD VIII
Deutsche Blindenstudienanstalt (BLIStA)

I. Zur Zeit ihrer Gründung im Jahre 1917 war Bl. der Zugang zu geistigen Berufen nahezu verschlossen. Wohl gab es in allen deutschen Ländern bereits seit Beginn des 19. Jahrhunderts Bl.-Anst.; deren Aufgaben beschränkten sich jedoch auf die elementare Beschulung und Ausbildung für handwerkliche Berufe. Der 1. Weltkrieg 1914 bis 1918 stellte mit der hohen Zahl der Schwerversehrten, darunter zahlreiche Kriegsbl., Staat und Gesellschaft vor mannigfaltige neue Probleme, die sofortige Maßnahmen zu ihrer Lösung forderten. 1915/16 richtete der damalige Direktor der Universitäts-Augenklinik, Professor Dr. A. → Bielschowsky, an seiner Klinik Kriegsbl.-Kurse zur Erlernung der Bl.-Technik ein; mit deren Durchführung betraute er den erbl. cand. phil. Carl → Strehl. Als Gründer des Vereins der blinden Akademiker Deutschlands nahm Strehl Verbindung zu maßgebenden Stellen und Persönlichkeiten des Staates und der privaten Fürsorge auf. Mit Unterstützung der Reichs-, Staats- und Kommunalbehörden, der Wissenschaft, der Wirtschaft, von Handel und Industrie konstituierte sich 1917 der „e. V. Hochschulbücherei, Studienanstalt und Beratungsstelle für blinde Studierende (Blindenstudienanstalt)", der heute den Namen „Deutsche Blindenstudienanstalt e. V. – Bildungs- und Hilfsmittelzentrum für Sehgeschädigte" führt.

II. Im Laufe der Jahre dehnte die BLIStA ihr Bestreben auf alle Sektoren des Bl.-Wesens aus, die einzelnen Einrichtungen wurden ausgebaut und ihr Aufgabenkreis erweitert. Gemäß der Satzung verfolgt sie den Zweck, Sehgeschädigten höhere Bildung und Integrationsfähigkeit zu vermitteln, führt wissenschaftliche Vorhaben durch oder veranlaßt deren Durchführung auf dem Gebiet des Sehgeschädigtenwesens und der Entwicklung technischer Hilfsmittel. Sie dient mit allen ihren Einrichtungen der beruflichen und gesellschaftlichen Eingliederung Sehgeschädigter. Die BLIStA ist als wissenschaftliche und gemeinnützige Einrichtung und wohltätige Stiftung anerkannt. Sie arbeitet aus humanitärer Verantwortung, und zwar ohne konfessionelle und parteipolitische Bindungen. Zur Erfüllung ihrer vielfältigen Aufgaben unterhält die BLIStA die verschiedensten Abteilungen; 1. sie bietet zur Zeit über 240 Bl. und Sehbehinderten schulische Ausbildungsmöglichkeiten in ihrer Carl-Strehl-Schule, staatl. anerk. Schule für Blinde und Sehbehinderte (Sonderschule); 2. will sie durch ihre Internatskonzeption, die auf einem 3-Stufen-Modell basiert, die Verselbständigung ihrer Schüler fördern in zentralen Wohngruppen, Außenwohngruppen, selbständigen Wohngruppen; 3. vermittelt sie in ihrer Rehabilitationseinrichtung für Sehgeschädigte Sehbehinderten und Bl. ein systematisches Mobilitätstraining, ein Training in lebenspraktischen Fertigkeiten und im Umgang mit modernen technischen Hilfsmitteln. Daneben werden in enger Zusammenarbeit mit der Philipps-Universität Marburg Mobilitätstrainer und Sozialarbeiter für die Bundesrepublik Deutschland und den deutschsprachigen Raum ausgebildet. 4. Sie stellt mit ihrer Emil-Krückmann-Bücherei (ca. 53.000 Punktschriftbände) bl. Lesern im In- und Ausland Werke aller wissenschaftlichen Disziplinen und belletristische Literatur kostenlos zur Verfügung. 5. Sie erteilt und vermittelt durch ihre Dokumentation (AIDOS) Auskünfte zu Fragen des Bl.- und Sehbehindertenwesens. 6. Sie hilft wissenschaftlich Arbeitenden mit ihrer Schwarzschrift-Präsenz-Bibliothek. 7. Sie druckt in ihrem Bl.-Druck-Verlag Lehr- und Schulbücher, Bl.-Schriftsystematiken und -übungsbücher, wissenschaftliche Literatur, Belletristik, Gesetzestexte und Zeitschriften (1.500 Titel). 8. Sie produziert und vertreibt in ihren Produktions-, Konstruktions-, Lehrmittelprüfungs- und Entwicklungswerkstätten Punktschrift-Schreibmaschinen, Druckmaschinen für Punktschriftdruckereien und Vervielfältigungsgeräte für Punktschrift, Normalschreibmaschinen mit Bl.-Einrichtung, Bürobedarf und Schreibmaterial für Bl.- und Normalschrift, Zeichengeräte und Zeichenmaterial, Uhren, Taststöcke und Verkehrsschutzzeichen, Landkarten u. a. m. Teil der BLIStA ist auch die ehemalige Deutsche Blinden-Hörbücherei. Sie hat ein breitgefächertes Angebot an wissenschaftlicher, belehrender und schöngeistiger Literatur, Sprachkursen und Zeitschriften. Ein Katalog mit annähernd 4.000 Titeln auf Tonband und Kassette liegt in Schwarzdruck und als Hörbuch vor. Im Rahmen ihrer internationalen Arbeit bietet die BLIStA weltweit ihre beratende Hilfe Sehgeschädigten, Einrichtungen und Organisationen in allen Fra-

Deutsche Blindenstudienanstalt

Entwicklung der Schülerzahlen der Carl-Strehl-Schule* in der Zeit von 1955/56 bis 1989/90
Stichtag: jeweils 1. November

Schul-jahr	Schüler insges.	davon										
		AG	Kl. 7	Kl. 8	Kl. 9	Kl. 10	Kl. 11	Kl. 12	Kl. 13	FOS	BFS/HH	VK
1955/56	111	69	9	7	13	17	9	7	7	–	39	–
1956/57	108	72	8	20	10	11	9	7	7	–	36	–
1957/58	112	84	10	13	20	11	14	9	7	–	28	–
1958/59	112	80	9	8	13	20	8	11	11	–	25	7
1959/60	129	86	10	14	12	12	17	11	10	–	26	17
1960/61	125	86	7	14	19	10	11	14	11	–	26	13
1961/62	118	87	8	8	22	18	9	9	13	–	24	7
1962/63	116	85	10	14	8	22	13	9	9	–	20	11
1963/64	110	94	14	20	11	11	19	16	3	–	13	3
1964/65	116	93	5	14	18	17	8	16	15	–	14	9
1965/66	123	89	8	9	15	18	17	8	14	–	19	15
1966	117	86	10	12	13	18	12	15	6	–	27	4
1966/67	126	93	6	21	19	15	14	8	10	–	26	7
1967/68	129	108	17	18	21	17	14	13	8	–	18	4
1968/69	141	114	12	29	18	20	14	17	4	–	14	13
1969/70	136	114	15	16	28	21	15	9	10	–	17	5
1970/71	135	104	12	18	14	30	10	13	7	–	22	9
1971/72	139	107	14	13	14	27	20	10	9	–	17	15
1972/73	154	119	15	14	22	16	25	18	9	9	14	12
1973/74	161	116	18	15	12	22	13	23	13	14	19	12
1974/75	153	115	24	15	11	16	16	13	20	12	20	6
1975/76	157	116	24	28	15	12	14	15	8	12	14	15
1976/77	150	123	20	24	24	18	10	14	13	6	9	12
1977/78	151	127	21	22	23	25	16	7	13	5	7	12
1978/79	166	140	–	–	–	–	–	–	–	5	11	10
1979/80	192	177	–	–	–	–	–	–	–	7	8	–
1981/82	242	216	–	–	–	–	–	–	–	11	8_{HH}	7_{BG}
1982/83	242	202	–	–	–	–	–	–	–	16	8_{HH}	16_{BG}
1983/84	258	207	26	27	21	46	33	20	34	15	16	20_{BG}
1984/85	258	205	33	26	29	37	38	32	20	14	16	23_{BG}
1987/88	270	188	16	13	19	44	36	32	28	14	16	5
1988/89	262	190	25	15	16	35	37	33	29	9	17	6
1989/90	278	198	25	28	16	28	35	33	33	13	10	7

AG = Aufbaugymnasium, BFS = Berufsfachschule, BG = Berufl. Gymnasium, FOS = Fachoberschule, HH = Höhere Handelsschule, VK = Vorkurs.
* *Quellen:* Klassenbücher 1955–77. Schülerlisten 1958 bis 1990.

gen des Bl.-Wesens an. Die Beratung reicht von der Vermittlung von Lehrmaterial und Unterrichtstechniken bis zur Einrichtung von Punktschriftdruckereien und zu Empfehlungen im sozialen und gesetzgeberischen Gebiet.
Die BLIStA ist assoziiertes Mitglied der → WBU. Weiter arbeitet sie im → International Council for Education of the Visually Handicapped (ICEVH) mit. Sie ist ferner in der International Federation of Library Associations (IFLA) als Mitglied vertreten. Mitteilungsorgan: horus-Marburger Beiträge zur Integration Sehgeschädigter.
Direktor: Jürgen Hertlein. *Adresse:* BLIStA, Am Schlag 8, 3550 Marburg.

Deutsche Demokratische Republik (DDR) Vor der Wiederherstellung der deutschen Einheit 1990:
Fläche: 108.333 km^2. *Einwohner:* 16.640.000.
Statistische Angaben und gesetzliche Regelungen: Bei einer Bevölkerungszahl von fast 17 Mill. beträgt die Zahl der Menschen mit Sehschädigungen, d. h. mit Ausfall bzw. hochgradiger Minderung des Sehvermögens, etwa 95.000. Sie setzt sich zusammen aus 32.000 Bl. und dem doppelten Anteil an Sehbehinderten, dort Sehschwache genannt. Häufigste Ursachen der Sehbeschädigung sind Katarakt, Glaukom, Myopie, Makuladegeneration, Netzhautablösung, Mißbildungen, Verletzungen. Die Kennzeichnung des Begriffes „blind" wird in drei Kategorien vorgenommen: Stufe I – „hochgradig Sehschwache" mit einem Sehvermögen von $1/25$ des normalen und weniger; Stufe II – „praktisch Blinde" mit einem Sehvermögen von $1/50$ und geringer; Stufe III – „Blinde" mit einem Sehvermögen von $1/200$ und weniger.
Sehschwäche liegt vor, wenn das Sehvermögen mehr als $1/25$, höchstens aber $1/3$ der normalen Sehkraft beträgt. Diese in der DDR geltenden Sehschärfebestimmungen wurden 1959 in der Bl.-Geldverordnung, die 6 Stufen umfaßt, sowie in den Grundsätzen für die ärztliche Begutachtung des Sehvermögens aus den Jahren 1961 und 1976 gesetzlich festgelegt. Zur Durchführung einer gesundheitlichen Betreuung und zur Einleitung rehabilitativer Maßnahmen wird eine frühzeitige Erfassung Sehgeschädigter angestrebt. Für Kinder und Jugendliche bis zum 18. Lebensjahr ist sie in der Anordnung über die Meldung von Körperbehinderungen, geistigen Störungen, Schädigungen des Seh- und Hörvermögens aus dem Jahre 1954 geregelt. Nach dieser Anordnung haben Angehörige medizinischer und pädagogischer Berufe sowie Eltern und sonstige Erziehungsberechtigte solche bestehenden und drohenden Leiden den regionalen staatlichen Gesundheitsbehörden zu melden. Sehgeschädigte Kinder und Jugendliche werden gemäß der Verordnung über die Beschulung und Erziehung von Kindern und Jugendlichen mit wesentlichen physischen und psychischen Mängeln aus dem Jahre 1951 sowie gemäß dem Gesetz über das einheitliche sozialistische Bildungssystem aus dem Jahre 1965 in Sonderschulen erzogen und gebildet. Eine Meldepflicht für erwachsene Neuerbl. besteht nicht. Es wird aber versucht, eine vollständige Erfassung dieses Personenkreises durch das staatliche Gesundheits- und Sozialwesen zu erreichen. Über 2.000 Menschen verlieren in der DDR jährlich ihr Augenlicht. Blindheit und hochgradige Sehschwäche stellen hier, wie auch in anderen entwickelten Ländern, ein Altersleiden dar. 76 % der registrierten Bl. befinden sich bereits im Rentenalter, 22 % im erwerbsfähigen Alter, und nur 2 % von ihnen sind Kinder und Jugendliche. Ihre Verteilung auf die Stadt- und Landbevölkerung weist eine übereinstimmende Dichte auf. Zahlreiche staatliche Anordnungen dienen der materiellen Sicherstellung, dem Schutz der Arbeitskraft und der Gesundheit sowie der sozialen und kulturellen Betreuung der Sehgeschädigten. Bl. und Sehschwache haben Anspruch auf einen Beschädigtenausweis im Sinne der Anordnung über die Anerkennung als Beschädigter von 1971. Dadurch können sie eine Reihe von Vergünstigungen und Hilfen in Anspruch nehmen. Dies sind u.a. Steuerermäßigungen, fahrpreisermäßigte Beförderung in öffentlichen Verkehrsmitteln, auch für Begleitperson oder Bl.-Führhund, portofreie Bl.-Sendungen bei der Post, Bevorzugung bei der Vergabe von Wohnungen, bei der Abfertigung in Dienststellen, Tragen einer Verkehrsschutzbinde. Weiterhin wird Sehgeschädigten unter bestimmten Bedingungen die Zahlung von Rundfunk- und Fernsprechgebühren sowie von Kraftfahrzeugsteuern erlassen. Bl. und hochgradig Sehschwachen wird in Abhängigkeit vom Grad der Schädigung sowie weiterer Schädigungen Bl.-Geld, Sonderpflegegeld und Mietzuschuß gezahlt. Unabhängig vom beruflichen Einkommen erhalten sie ab dem 18. Lebensjahr auch eine Invalidenrente. Außerdem wird finanzielle Hilfe bei der An-

Deutsche Demokratische Republik

schaffung von Bl.-Hilfsmitteln gewährt. Als Ausgleich der physischen und psychischen Mehrbelastung bei der Berufsausübung erhalten Bl. einen Zusatzurlaub und regelmäßig prophylaktische Kuren in einem Bl.-Kurheim. So wird Sehgeschädigten trotz des aus der Sehschädigung resultierenden Mehraufwandes der im Lande übliche Lebensstandard gewährleistet.

Pädagogische Rehabilitation: Nach dem Ende des Zweiten Weltkrieges befanden sich auf dem heutigen Territorium der DDR fünf Bl.- und zwei Sehschwachenschulen. Im Zuge der Reformierung und Zentralisierung der Schulbildung bl. und sehschwacher Kinder erfolgte eine Umfunktionierung der genannten Sonderschulen sowie zwei Neugründungen. Jetzt gibt es zwei Bl.- und sechs Sehschwachenschulen, die staatliche Einrichtungen darstellen. Die Einzugsbereiche gehen über das örtliche Territorium dieser Schulen hinaus, so daß ihnen Internate angegliedert wurden. Einer Forderung der Zeit entsprechend, erhielten die Bl.- und Sehschwachenschulen im Laufe der Jahre außerdem Vorschulteile. 1959 wurde auch eine Erweiterte Oberschule für Sehgeschädigte gegründet, in der befähigte bl. und sehschwache Schüler gemeinsam das Abitur ablegen können. Sie ist einer Bl.-Schule angeschlossen. In der DDR erfolgt für sehgeschädigte Schüler im Prinzip keine integrierte Beschulung.

Sonderschulen für Bl.: Bl.-Schule „Königs Wusterhausen", Oberschule für Bl. mit Internat und Vorschulteil sowie mit Erweiterter Oberschule für Sehgeschädigte, DDR-1600 Königs Wusterhausen, Salvador-Allende-Straße 20, Einzugsgebiet: Bezirke Berlin (Ost), Cottbus, Frankfurt/O., Magdeburg, Neubrandenburg, Potsdam, Rostock, Schwerin; gesamte DDR. Bl.-Schule „Heinrich Rau" Karl-Marx-Stadt, Oberschule für Bl. mit Internat und Vorschulteil sowie mit Hilfsschulteil, DDR-9091 Karl-Marx-Stadt, Flemmingstraße 8, Einzugsgebiet: Bezirke Dresden, Erfurt, Gera, Halle, Karl-Marx-Stadt, Leipzig, Suhl; gesamte DDR.

Beide Schulen sind als zehnklassige allgemeinbildende polytechnische Oberschulen fester Bestandteil des staatlichen Volksbildungswesens. Ihre Lehrinhalte entsprechen denen der allgemeinen Schulen. Geringfügige Abweichungen sind in den schädigungsspezifischen Bedingungen und rehabilitativen Zielsetzungen begründet. In die Bl.-Schule werden Kinder und Jugendliche aufgenommen, die infolge hochgradiger Sehschädigung auch mit Spezialsehhilfen Flachschrift nicht lesen und schreiben können und deren vollwertige Bildung und Erziehung außerhalb dieser Einrichtungen nicht gewährleistet ist. In der Regel sind es Kinder mit einem Sehvermögen von weniger als $1/25$ des normalen. Ihre Einweisung erfolgt auf der Grundlage eines medizinisch-pädagogischen Gutachtens. Entsprechend der festgelegten Schulpflicht treten sie nach vollendetem 6. Lebensjahr in die Schule ein und beenden sie mit einer Abschlußprüfung nach der 10. Klasse. Jede der beiden Schulen führt pro Jahrgangsstufe eine Klasse. Übersteigt das Schüleraufkommen eines Jahrganges die für diese Schulart übliche Klassenstärke von 10-12 Schülern, so werden Parallelklassen eingerichtet. Für Unterrichtsfächer wie Werken, Nadelarbeit, Modellieren/Typhlographik, Schulgarten und Maschineschreiben kann eine Klasse ab 8 Schülern geteilt werden. Außerdem werden viele Schüler einzeln oder in kleinen Gruppen in Sonderstunden unterrichtet, z.B. nach längerem Klinikaufenthalt, bei Sprach- und Bewegungsauffälligkeiten, zur Sinnesschulung, im Instrumentalunterricht. Jede Schule besuchen etwa 100 Schüler. Der Bl.-Schule „Königs Wusterhausen" ist die Erweiterte Oberschule für Sehgeschädigte mit etwa 30 Schülern angeschlossen, die aus allen Bl.- und Sehschwachenschulen kommen und die Hochschulreife mit dem Abitur nach der 12. Klasse erlangen können. Der Bl.-Schule Karl-Marx-Stadt sind seit 1949 wieder Hilfsschulklassen angegliedert. In ihnen werden schulbildungsfähige schwachsinnige bl. Kinder aus der gesamten DDR nach einem speziellen Lehrplan über 8 Jahre gebildet und erzogen. Die Aufnahme von Kindern in diese Klassen hängt vom Ergebnis eines Hilfsschulaufnahmeverfahrens ab. Beide Bl.-Schulen verfügen auch über einen Vorschulteil, der aus jeweils zwei Altersgruppen besteht. Der Arbeit in diesem Bereich liegt der Bildungs- und Erziehungsplan des Kindergartens zugrunde, der der besonderen Situation bl. Kinder angepaßt ist. An Bl.-Schulen werden im Prinzip die gleichen Fächer mit dem gleichen Stundenaufkommen wie an Schulen für sehende Kinder unterrichtet. Der Unterricht wird im Fachlehrersystem realisiert, wofür zum Teil Fachkabinette zur Verfügung stehen. Im Laufe der Jahre entstand eine reiche Lehrmittelsammlung, die alle Bildungsbereiche umfaßt.

Deutsche Demokratische Republik

Tabelle 1: Stundentafel der zehnklassigen allgemeinbildenden polytechnischen Oberschule mit Abweichungen in der Bl.-Schule

Unterrichtsfach	Wochenstunden in den Klassen									
	1	2	3	4	5	6	7	8	9	10
Deutsch	11/10* *12/11**	12 *14*	14	14	7	6	5	4	3	3
Bl.-Kurzschr.	–	–	–	–	*3*	–	–	–	–	–
Russisch	–	–	–	–	6	5	3	3	3	3
Mathematik	5 *6*	6	6	6	6	6	6	4	5	4
Physik	–	–	–	–	–	3	2	2	3	3
Astronomie	–	–	–	–	–	–	–	–	–	1
Chemie	–	–	–	–	–	2	4	2	2	2
Biologie	–	–	–	–	2	2	1	2	2	2
Geographie	–	–	–	–	2	2	2	2	1	2
Geschichte	–	–	–	–	1	2	2	2	2	2
Staatsbürgerkunde	–	–	–	–	–	–	1	1	1	2
Musik	1	1	2	1	1	1	1	1	1	1
Zeichnen	1 *0*	1 *0*	1 *0*	2 *0*	1 *0*	1 *0*	1 *0*	1 *0*	1 *0*	–
Modellieren/Typhlographik	– *1*	– *1*	– *1*	– *2*	– *1*	– *1*	– *1*	– *1*	–	–
Maschinenschreiben	–	–	–	–	–	*2*	*2*	*2*	*2*	*2*
Werkunterricht	1	1	1	2	2	2	–	–	–	–
Schulgartenunterricht	0/1*	1	1	1 *0*	–	–	–	–	–	–
Polytechnischer Unterricht (inkl. Einführung in die sozialist. Produkt.)	–	–	–	–	–	–	1	1	–	–
Produktive Arbeit	–	–	–	–	–	–	–	2	3	3
Sport	2	2	2	3	3	3	2	2	2	2

* 1./2. Halbjahr
Kursive Ziffern = Abweichungen in der Bl.-schule

Aufgrund der in Tabelle 1 ersichtlichen stundenplanmäßigen Abweichungen sowie durch Erweiterung oder Kürzung einzelner Stoffgebiete, aber auch durch Vermittlung besonderer Fertigkeiten und Berücksichtigung sportmedizinischer Gesichtspunkte wird in einzelnen Fächern nach speziellen Lehrplänen unterrichtet.

Tabelle 2: Übersicht über spezielle Lehrpläne an Bl.-Schulen

Fach	Lehrplanbearbeitung für die Klassen									
	1	2	3	4	5	6	7	8	9	10
Deutsch	x	x	x	x						
Bl.-kurzschr.				x						
Maschinenschreib.						x	x	x	x	x
Mathematik	x	x	x	x	x	x				
Chemie								x	x	
Biologie						x	x	x	x	
Modell./Typhlo.	x	x	x	x	x					
Werkunterricht	x	x	x	x	x					
Schulgarten	x	x	x							
Sport	x	x	x	x	x	x	x	x	x	x

Weitere Lehrpläne befinden sich in der Überarbeitung. Die Versorgung der Bl.-Schulen mit Schulbüchern in Punktschrift und als Hörbuch erfolgt durch die Deutsche Zentralbücherei für Bl. zu Leipzig. Die Bl.-Pädagogen berücksichtigen im Bildungs- und Erziehungsprozeß die spezifischen Entwicklungsbedingungen jedes bl. Kindes durch den zielgerichteten Einsatz aller funktionstüchtigen Sinnesorgane – einschließlich des vorhandenen Sehrestes. Die Unterrichtsfächer Werken, Produktive Arbeit und Einführung in die sozialistische Produktion unterstreichen den polytechnischen Charakter der Bl.-Schule im Interesse der allseitigen Persönlichkeitsentwicklung bl. Schüler. Für den Sportunterricht werden alle Schüler vom betreuenden Augenarzt in Zusammenarbeit mit dem Sportlehrer nach ihrer Sportfähigkeit in nachfolgenden Sportstufen eingestuft, da bestimmte Augenerkrankungen und weitere Schädigungen zu eingeschränkter Sportfähigkeit führen können: Sportstufe 0: zeitweiliges absolutes Sportverbot; Sportstufe 1: leichte Gymnastik und einfache Spiele, Schwimmen ohne Sprünge; Sportstufe 2: mittlere körperliche Belastung – keine

Deutsche Demokratische Republik

Sprungübungen und starke Dauerbelastung; Sportstufe 3: ohne Einschränkung, ausgenommen Kampfsport, wie Boxen, Ringen, Judo.

Bei der Ausstattung der Unterrichtsräume wird auf eine optimale Beleuchtung geachtet. Mit Leuchtstoffröhren, die in stufenweiser Schaltung eine maximale Lichtstärke von 900 Lux ermöglichen, sowie mit Arbeitsplatzbeleuchtung für einzelne Schüler ist es möglich, den Sehrest zu nutzen. Die bl. Schüler werden regelmäßig von einem Augenarzt betreut. Er verordnet auch spezielle Sehhilfen, wie die Fernrohrbrille. Aus schulhygienischen und rehabilitationspädagogischen Gründen legt jeder Klassenleiter einen Klassenspiegel an, in dem er von jedem Schüler Art und Grad der Augenschädigung, noch vorhandene Sehfunktionen, verordnete Sehhilfen, Sportstufe sowie zusätzliche Schädigungen vermerkt. Um die Entwicklung neuer Lehrmittel für den Bl.-Unterricht bemüht sich jeder Bl.-Pädagoge. Besonders befassen sich damit Paul Georgi in der Werkstatt für Relieftechnik der Bl.-Schule Karl-Marx-Stadt sowie Kurt Gottschald in der Bl.-Schule Königs Wusterhausen. Anschauungsmittel entstehen vor allem als Reliefdarstellungen im Vakuum-Tiefziehverfahren. Jedoch finden auch geeignete Lehr- und Beschäftigungsmaterialien aus dem handelsüblichen Angebot Verwendung, wobei nicht nur auf die haptische, sondern auch auf die farbliche und akustische Komponente geachtet wird. Von wenigen Ausnahmen abgesehen, sind alle bl. Kinder in den jeweils angeschlossenen Internaten untergebracht. Dort betreuen sie erfahrene Erzieher bei der Erledigung der Hausaufgaben. Ihnen werden auch lebenspraktische Fähigkeiten und Fertigkeiten vermittelt, z. B. auf dem Gebiet der Hygiene, der Hauswirtschaftsführung, des Straßenverkehrs, des Gebrauchs von Hilfsmitteln, des Besuchs öffentlicher Einrichtungen und der persönlichen Freizeitgestaltung. Die Schüler haben im Rahmen der außerunterrichtlichen Tätigkeit die Möglichkeit, sich an Arbeitsgemeinschaften, Zirkeln und Interessengruppen auf künstlerischem, wissenschaftlichem, technischem und sportlichem Gebiet zu beteiligen. Das soll Interessen und Bedürfnisse wecken, Verhaltensweisen und Gewohnheiten herausbilden, Talente, Begabungen und die charakterliche Entwicklung fördern sowie die Selbständigkeit und Selbsttätigkeit verstärken. Die staatlichen Jugendorganisationen „Junge Pioniere" und „Freie deutsche Jugend" nehmen Einfluß auf die gesellschaftspolitische Erziehung, indem Kontakte zu Arbeitern in Betrieben, zu gesellschaftlichen Kräften, benachbarten Schulen und zum Bl.- und Sehschwachen-Verband gepflegt werden. Gewählte Elternvertretungen für die gesamte Schule (Elternbeirat) und für jede einzelne Klasse (Elternaktiv) sowie ständige Kontakte der Bl.-Pädagogen zu jedem Elternhaus gewährleisten eine enge Zusammenarbeit zwischen Schule und Elternschaft. Die religiöse Erziehung der Kinder wird als Privatangelegenheit jedes einzelnen betrachtet und findet nicht in der Bl.-Schule statt. Historisch gesehen stellt die Bl.-Schule Karl-Marx-Stadt eine der Nachfolgeeinrichtungen der verdienstvollen „Königlich-sächsischen Landeserziehungsanstalt für Bl. und Schwachsinnige" in Chemnitz-Altendorf dar, gegr. 1905. Die Bl.-Schule Königs Wusterhausen befindet sich seit 1952 in den Gebäuden des 1901 entstandenen „Heimes für deutsche Blinde", nachdem sie 1950 gegründet und kurzzeitig in Neue Mühle bei Königs Wusterhausen untergebracht war.

Sonderschulen für Sehschwache: In Sehschwachenschulen werden Schüler aufgenommen, deren Sehbehinderung optimale Leistungen in allgemeinen Bildungseinrichtungen nicht gestattet. Dies hält man für gegeben, wenn die Sehschärfe auf $1/3$ der normalen herabgesetzt ist. In der Regel besuchen Kinder mit einer Sehschärfe von $1/7$ bis $1/25$ die Sehschwachenschulen. Über ihre Aufnahme entscheidet eine Aufnahmekommission anhand eines ophthalmologischen, pädagogischen und psychologischen Gutachtens. Es existieren 6 Sehschwachenschulen, davon eine Sehschwachenhilfsschule. Die Einzugsgebiete dieser Schulen erstrecken sich ebenfalls über mehrere Bezirke, so daß ihnen bis auf eine Ausnahme Internate angegliedert sind. Nachstehend die Sehschwachenschulen und deren Einzugsbereiche: Nikolai-Ostrowski-Schule, Oberschule für Sehschwache mit Internat und Vorschulteil, DDR-1040 Berlin, Auguststraße 21, für die Bezirke Berlin, Frankfurt/O., Potsdam, Cottbus; Helmholtzschule, Oberschule für Sehschwache mit Internat und Vorschulteil, DDR-4020 Halle/S., Bugenhagenstraße 30, für die Bezirke Halle, Dresden, Magdeburg; Wladimir-Filatow-Schule, Oberschule für Sehschwache mit Vorschulteil, DDR-7030 Leipzig, Tieckstraße 1, für den Bezirk Leipzig; Clara-Zetkin-Schule, Oberschule für

Deutsche Demokratische Republik

Sehschwache mit Internat und Vorschulteil, DDR-2405 Neukloster, August-Bebel-Allee 7, Bezirke Rostock, Schwerin, Magdeburg, Neubrandenburg, Frankfurt/O., Potsdam; Sehschwachenschule „Diesterweg", Oberschule für Sehschwache mit Internat und Vorschulteil, DDR-5300 Weimar, Windmühlenstraße 19, Bezirke Erfurt, Gera, Karl-Marx-Stadt, Suhl; Pestalozzischule, Sehschwachenhilfsschule mit Internat und Vorschulteil, DDR-3504 Tangermünde, Grete-Minde-Straße 1, alle Bezirke.

Sehschwachenschulen sind zehnklassige allgemeinbildende polytechnische Oberschulen. Die Schüler beenden die Schulbildung mit der Abschlußprüfung der 10. Klasse, die auf der Grundlage der allgemeinen Richtlinien für alle Oberschulen abgelegt wird. Schwachsinnige sehschwache Schüler werden nach einem speziellen Aufnahmeverfahren in die Sehschwachenhilfsschule Tangermünde aufgenommen. Besonders begabte sehschwache Schüler können nach Abschluß der 10. Klasse an der Bl.-Schule Königs Wusterhausen in der Abiturstufe gemeinsam mit bl. Schülern die Hochschulreife erlangen. Jährlich besuchen etwa 700 Schüler die Sehschwachenschulen. Die durchschnittliche Klassenstärke beträgt 12-15 Schüler. Bei prinzipiell gleichen Lehr- und Stundenplänen wie an Schulen für Normalsehende gibt es auch an Sehschwachenschulen geringfügige Abweichungen von der allgemeingültigen Stundentafel, um den Unterricht den schädigungsspezifischen Bedingungen anzupassen. So werden in Klasse 1 und 2 wöchentlich 2 Stunden und in Klasse 3 eine Stunde Deutsch zusätzlich erteilt. Des weiteren erhalten die Schüler der Klassen 6–10 in der Woche 2 Stunden Maschinenschreiben. Auch für sehschwache Schüler wurde wegen unterschiedlicher Auswirkungen der einzelnen Augenkrankheiten auf die körperliche Leistungsfähigkeit der Lehrplan für Sport modifiziert. Sportlehrer und Augenarzt legen für jeden Schüler mit der Einstufung in Sportstufen 0 (zeitweiliges Sportverbot) bis 3 (volle Teilnahme) die Belastbarkeit im Sportunterricht fest. Weitere Lehrplanbearbeitungen gibt es für die Fächer Schulgartenunterricht, Nadelarbeit und Chemie. Um negative Auswirkungen der Sehschädigung auf einzelne Persönlichkeitsbereiche, wie Sprache, Motorik, Beobachtungsfähigkeit u. a., zu vermindern oder zu beseitigen, können einzelne Schüler Sonderstunden erhalten. Im pädagogischen Prozeß bei Sehschwachen wird dem Prinzip der Seherziehung große Aufmerksamkeit geschenkt. Die Ausstattung der Räume in Schule, Internat und Kindergarten zeichnet sich durch gute Lichtverhältnisse und besondere Farbgestaltung aus. Die Klassenräume können bis zu 1000 Lux beleuchtet werden, wobei auf gleichmäßig verteiltes, blendfreies und möglichst schattenloses Licht geachtet wird. Wandtafel und Schülerarbeitstische können noch zusätzlich beleuchtet werden. Alle Schülerarbeitsplätze verfügen über eine aufklappbare und in der Höhe verstellbare Arbeitsplatte. Vor einer zweiten Wandtafel steht eine Rundbank, auf der die Schüler in kürzerer Entfernung Demonstrationen an der Tafel verfolgen können. Optische Sehhilfen, wie Brillen, Lupen, Fernrohrbrillen, Lupenaufsätze auf Meßgeräten, Fernsehvergrößerungsapparate sowie Schreibhefte mit verstärkter Lineatur und Bücher in Großdruck, unterstützen den erschwerten Schreib- und Leseprozeß. Der Einsatz von Anschauungsobjekten mit kontrastreicher Farbgebung, von Abbildungen mit starken Umrissen, Übungen im Entfernungsschätzen oder Bildbetrachtung mit besonderer Aufgabenstellung, wie Erkennen von wesentlichen Merkmalen, von kleinen Unterschieden, von typischen Einzelheiten eines Ganzen u. a., werden als Möglichkeiten betrachtet, die visuelle Wahrnehmung zu stimulieren und zu erleichtern. Auch wird darauf Wert gelegt, die visuelle Aufmerksamkeit und Konzentration zu schulen. Die Schüler stehen unter regelmäßiger augenärztlicher Kontrolle. In Einzelfällen ist es möglich, daß sehschwache Schüler nach gewissenhafter Prüfung unter pädagogisch-psychologischer und medizinischer Sicht in ihre Heimatschulen zurückgeführt werden. Danach wird zwischen der Sehschwachenschule und der örtlichen Schule zugunsten des Kindes weiterer Kontakt gehalten. Unterricht, Vorschul- und Internatserziehung stellen auch hier aufeinander abgestimmte pädagogische Prozesse dar, die die Aufgabe haben, Rückstände, Auffälligkeiten und Mängel in der Entwicklung der sehschwachen Kinder durch spezielle Maßnahmen abzubauen und möglichst zu überwinden. Die Verbindung von Schule und Internat mit dem gesellschaftlichen Leben wird ständig gesucht und durch vielerlei Organisationsformen realisiert, wie Patenschaften mit Betriebsbrigaden, Wettbewerbe mit Schülern von Nachbarschulen, Besuche in öffentlichen Einrichtungen und Verbindung zum Bl.- und Sehschwachen-Verband. Die staat-

Deutsche Demokratische Republik

liche Kinder- und Jugendorganisation unterstützt diese Aktivitäten. Eine harmonische Zusammenarbeit mit dem Elternhaus wird durch Elternbeiräte, Klassenelternaktivs sowie durch individuelle Kontakte der Pädagogen mit den Eltern angestrebt. Historisch gesehen ging die Sehschwachenschule Halle aus der 1833 dort gegründeten Bl.-Anstalt hervor. Die Sehschwachenschule Neukloster entwickelte sich aus der 1864 am Ort entstandenen Bl.-Anstalt. In diese Einrichtungen wurde 1945 die gesamte Belegschaft der Bl.-Schule Stettin überführt. Die Sehschwachenschule Leipzig läßt sich auf die 1866 in dieser Stadt eröffnete Bl.-Schule zurückführen. Sie wurde allerdings 1923 ein Opfer der Inflation. Als Nachfolgeeinrichtung entstand 1927 in Leipzig eine Bildungsstätte für sehschwache Kinder in Sachsen. Die Sehschwachenschule Berlin wurde bereits 1919 als erste Bildungseinrichtung für Sehschwache in Deutschland gegründet. Die Sehschwachenschule Weimar greift auf die 1858 gegr. Taubstummen- u. Bl.-Anstalt und die 1923 entstandene Thüringische Bl.-Anstalt Weimar zurück. Den genannten Schulen wurde 1953 im Rahmen der Schulreform und der Neuprofilierung der Einrichtungen für das Bl.-Bildungswesen die Aufgabe der Sehschwachenbeschulung zugeteilt. Die Sehschwachenhilfsschule Tangermünde, vormals eine Hilfsschule für Normalsehende, wurde erst 1973 aus der Notwendigkeit heraus eingerichtet, lernbehinderten sehschwachen Schülern eine auf ihre Spezifik ausgerichtete Schulbildung angedeihen zu lassen. Das Bildungs- und Erziehungsproblem entspricht dem der allgemeinen Hilfsschule.

Fernlehrgänge für sehgeschädigte Berufstätige zum Abschluß der 10. Klasse: Das Rehabilitationszentrum für Sehgeschädigte Karl-Marx-Stadt führt bei genügender Anzahl von Interessenten in Zusammenarbeit mit der ansässigen Volkshochschule einen dreijährigen Lehrgang in Fernstudienform mit jährlich vier Wochen Konsultation durch. Ziel ist der Abschluß der 10. Klasse in den Fächern Deutsch, Mathematik, Staatsbürgerkunde, Geschichte, Physik, Chemie und Biologie. Das erfolgreiche Bestehen dieses Lehrganges ermöglicht den Absolventen eine weitere berufliche Qualifizierung.

Dauerheim für bl. Kleinstkinder: Dieses Heim ist eine Sondereinrichtung im Rehabilitationszentrum für Bl., Karl-Marx-Stadt. Es besteht seit 1963 und betreut bl. Kleinstkinder im Alter von 1 bis 4 Jahren. Verstärkt werden Kinder mit Mehrfachbehinderungen aufgenommen, um sie nach den allgemeingültigen Bildungs- und Erziehungsplänen für Kinderkrippen zur Vorschulreife zu führen. Die Beschäftigungen erfolgen meist in Gruppen von fünf Kindern, wobei der individuellen Zuwendung breiter Raum zugemessen wird. Das Heim bietet 20–25 Kleinstkindern Platz. Die pädagogische und medizinische Betreuung obliegt Krippenerzieherinnen, Kinderkrankenschwestern und einer Kinderärztin.

Tageseinrichtung für schulbildungsunfähige förderungsfähige bl. Kinder: Als weitere Sondereinrichtung im Rehabilitationszentrum für Bl., Karl-Marx-Stadt; nimmt seit 1977 diese Tageseinrichtung schulbildungsunfähige förderungsfähige bl. Kinder im Alter von 5 bis 12 Jahren aus dem Raum Karl-Marx-Stadt auf. Ziel der Förderung ist die relative Selbständigkeit in der Umweltorientierung, in der Selbstbedienung, in der sozialen Einordnung, im Arbeitsprozeß und in der Freizeitgestaltung. Durch rehabilitationspädagogisches Einwirken sollen die verbliebenen physischen und psychischen Möglichkeiten der schwerstgeschädigten bl. Kinder zur optimalen Entwicklung gebracht werden, um ein menschenwürdiges Leben in Geborgenheit und Zufriedenheit zu führen.

Für das übrige Gebiet der DDR sind weitere Heime für diesen Personenkreis im Aufbau. Die Jugendlichen werden nach und nach einer gesellschaftlich nützlichen Tätigkeit zugeführt und können fortan in sogenannten Geschützten Werkstätten tätig sein.

Taubbl. Kinder im Oberlinhaus Potsdam: Aus der gesamten DDR werden die taubbl. Kinder im Oberlinhaus Potsdam betreut, das unter der Leitung der evangelischen Kirche steht. Nach durchlaufener Schule erhalten sie dort auch eine Berufsausbildung und können nach Wunsch ständigen Aufenthalt in dieser Einrichtung nehmen. Da ein Ansteigen der Geburtenzahlen auch bei taubbl. Kindern zu verzeichnen ist, plant das staatliche Sonderschulwesen die Einrichtung einer entsprechenden Schule. Hörgeschädigte sehschwache Kinder werden in den Gehörlosen- bzw. Schwerhörigenschulen unterrichtet. Auch ihre Berufsausbildung erfolgt in Rehabilitationszentren für Hörgeschädigte.

Früherziehung sehgeschädigter Kinder sowie Elternberatung: Die frühzeitige Einflußnahme auf die Erziehung und Bildung sehgeschädigter Kinder in der Familie ist auch in der DDR ein wichtiges sonderpädagogisches

Deutsche Demokratische Republik

Anliegen. Erfahrungsgemäß stehen Eltern ihrem bl. Kind anfangs hilflos gegenüber. Deshalb bietet man den Eltern qualifizierte Beratungen über die frühe Erziehung ihrer sehgeschädigten Kinder an. Eine weitverzweigte Tätigkeit übt auf diesem Gebiet der Bl.- und Sehschwachen-Verband in allen Bezirken der DDR aus. Arbeitsgruppen und Kommissionen für Elternberatung, deren Mitglieder Verbandsfunktionäre, Eltern sehgeschädigter Kinder, erfahrene Bl.-Pädagogen und Wissenschaftler sowie Mitarbeiter des Gesundheits- und Sozialwesens sind, befassen sich seit Jahren mit diesem Problem. Neben individuellen Beratungen der Eltern und regelmäßigen Hausbesuchen werden Elternkurse und Eltern-Kind-Kurse durchgeführt. Spezielle Literatur über Erziehungsfragen, über Spielzeug und Beschäftigungsmaterial sowie Rechtsangelegenheiten steht den Eltern als Anleitung zur Verfügung. Nicht selten besuchen sehgeschädigte Kinder einen allgemeinen Kindergarten. Hier nehmen die Elternberater ständigen Kontakt auch zu den entsprechenden Einrichtungen auf. Zur Frage der Früherziehung bl. Kinder und Elternberatung fand 1976 ein internationales Symposium in Berlin (Ost) statt, das der BSV organisierte.

Pädagogen für Bl. und Sehschwache: In einem zweijährigen Zusatzstudium an der Sektion Rehabilitationspädagogik der Humboldt-Universität zu Berlin (Ost) werden Lehrer, Erzieher und Kindergärtnerinnen für die Tätigkeit an Bl.- und Sehschwachenschulen ausgebildet. Die Studenten besitzen bereits eine pädagogische Berufsausbildung sowie Berufspraxis im Normalschulbereich. Sie müssen außerdem mehrjährige praktische Erfahrungen an einer Bl.- oder Sehschwachenschule gesammelt haben. Dieses Zusatzstudium besteht seit 1947 und unterteilt sich in eine theoretische und praktische Ausbildung. Als Übungsschulen für die praktische Ausbildung dienen die Bl.-Schule in Königs Wusterhausen und die Sehschwachenschule in Berlin (Ost). Das Studium beruht auf freiwilliger Basis, jedoch verfügen etwa ¾ der in diesen Sonderschulen tätigen Pädagogen über diese schädigungsspezifische Ausbildung. In turnusmäßigen obligatorischen Weiterbildungsveranstaltungen während der Sommer- oder Winterferien wie auch durch die Zeitschrift „Die Sonderschule" und durch Fachbücher der Schriftenreihe der o.g. Universität „Beiträge zum Sonderschulwesen und zur Rehabilitationspädagogik" werden den Sonderpädagogen die neuesten wissenschaftlichen Erkenntnisse und praktischen Entwicklungen dieses Fachs vermittelt. Zu pädagogischen Themen veröffentlicht auch die Zeitschrift „Wissenschaftliche Blätter zu Problemen des Bl.- und Sehschwachenwesens" Beiträge. Sie wird vom BSV herausgegeben. Die rehabilitationspädagogischen Fachwissenschaften orientieren sich an den Forschungsergebnissen und Entwicklungstendenzen der entsprechenden Wissenschaftszweige der Sowjetunion.

Abteilung Lehrmittelbau und Relieftechnik: Die Abteilung Lehrmittelbau und Relieftechnik im Rehabilitationszentrum für Bl., Karl-Marx-Stadt, befaßt sich mit der Anfertigung von Reliefdarstellungen (Landkarten, Abbildungen von Gegenständen, Darstellungen von Sachverhalten u.a.) und Reliefbänden zur Ergänzung der Punktschriftliteratur. Des weiteren werden dort Lehr- und Hilfsmittel sowie Beschäftigungsmaterial und Spiele für die Freizeit hergestellt und neu entwickelt. Sie wurde 1954 eingerichtet. Viele Materialien aus dieser Werkstatt erfreuen sich auch internationaler Wertschätzung.

Berufliche Rehabilitation: Die berufliche Rehabilitation wird als ein Komplex von Maßnahmen verstanden, die sehgeschädigte Jugendliche und später bl. Erwachsene befähigen sollen, am gesellschaftlichen Arbeitsprozeß teilzunehmen. Das verfassungsmäßig garantierte und gesetzlich geregelte Recht auf Arbeit bildet auch die Grundlage für den Arbeitseinsatz Sehgeschädigter. Danach ist jeder Betrieb verpflichtet, mindestens 10 % der Belegschaft mit Schwerbeschädigten zu belegen und die Arbeitsplätze den Bedingungen und Erfordernissen der schwerbeschädigten Berufstätigen anzupassen und umzugestalten. Die berufliche Rehabilitation Sehgeschädigter umfaßt die Aufgabenbereiche Berufsberatung, Berufsausbildung und Berufstätigkeit. Ihre wesentlichen Träger sind die Bl.- und Sehschwachenschulen, Berufsberatungszentren, Ämter für Arbeit, Rehabilitationszentren für Sehgeschädigte sowie kommunale und betriebliche Rehabilitationskommissionen.

Berufsberatung: Sehgeschädigten steht ein mehr oder weniger reduziertes Berufsspektrum zur Verfügung. Aus diesem Grund soll die Berufsberatung den Sehgeschädigten informieren und aufklären, orientieren und beraten sowie seine beruflichen Interessen, Neigungen und Eignung in einer Tauglichkeitsprüfung diagnostizieren. Die Bl.- und Sehschwachenschulen erfüllen ihre berufsberatende und -orientierende Aufgabe in den Klassen 7–10, indem sie den Schülern Informationen über das Berufswahlfeld und über berufliche Tätigkeiten Sehgeschädigter geben, im Rahmen des polytechnischen Unterrichtes Fähigkeiten, Fertigkeiten, Neigungen sowie Berufswünsche erkunden und die Eltern in die Berufsentscheidung ihrer Kinder einbeziehen. Den Schulabgängern wird eine Berufsausbildung vermittelt und der Berufseinsatz abgesichert. Späterbl. im berufstätigen Alter haben die Möglichkeit der beruflichen Umschulung und Neuausbildung. Sie erhalten Berufsberatung durch Vertreter des Bl.- und Sehschwachen-Verbandes sowie in Rehabilitationszentren für Sehgeschädigte, insbesondere wenn sie einen Lehrgang zur Elementarrehabilitation besuchen.

Berufsausbildung: Sehgeschädigte können nach erfolgreichem Schulabschluß eine Hoch- oder Fachschulausbildung aufnehmen oder sich zum Facharbeiter qualifizieren. Hilfsschulabgänger erhalten eine Ausbildung in Teilbereichen eines Berufes. Sehgeschädigte Abiturienten wählen insbesondere die Studienrichtungen Philologie, Philosophie, Ökonomie, Jura, Pädagogik, Musik, Theologie. Jährlich entschließen sich etwa 15 sehgeschädigte Abiturienten zu einem Hochschulstudium. Für die Berufsausbildung bl. Schulabgänger mit dem Abschluß der 10. Klasse sowie aus niedrigeren Klassen, der Hilfsschule und für die Umschulung späterbl. Erwachsener stehen in der DDR zwei Rehabilitationszentren (RZ) zur Verfügung: Rehabilitationszentrum für Bl. „Dr. Salvador Allende", DDR-9091 Karl-Marx-Stadt, Flemmingstraße 8; Rehabilitationszentrum für Bl. „Ernst Puchmüller", DDR-2405 Neukloster, August-Bebel-Allee 5. In den Rehabilitationszentren für Bl. Karl-Marx-Stadt (K) und Neukloster (N) gibt es folgende Möglichkeiten der Berufsausbildung:

Tabelle 3

Berufsbezeichnung	Ort	Ausbildungsjahre
Facharbeiter für Datenverarbeitung (Programmierer)	K	2
Masseur	K	2
Physiotherapeut (Fachschulausbildung)	K	3,5
Facharbeiter für Schreibtechnik	K	2
Facharbeiter für Fernsprechtechnik	K	1,5
Klavierfacharbeiter (Klavierstimmer)	K	2
Metallfacharbeiter (Dreher, Fräser)	K	2–3
Metallfacharbeiter Kurzausbildung (Dreher, Presser)	N	0,5
Teilfacharbeiter für Kleinteilefertigung	K	2
Bürsten- und Pinselfacharbeiter	K/N	2–2,5
Bürsten- und Pinselfacharbeiter (Kurzausbildung für Späterbl.)	K/N	0,5–1
Seiler	N	2–2,5

Die Berufsausbildung zum Korbmacher im Rehabilitationszentrum Karl-Marx-Stadt wurde eingestellt. Für Sehschwache bestehen Möglichkeiten der Berufsausbildung im Rahmen der Ausbildung Sehender, in Rehabilitationszentren für Bl. (s. o.) sowie im Rehabilitationszentrum für Berufsbildung Sehgeschädigter, DDR-4020 Halle (Saale), Bugenhagenstraße 30. In diesem Rehabilitationszentrum können von sehschwachen Schulabgängern und Umschülern folgende Berufe erlernt werden:

Tabelle 4

Bezeichnung der Berufe	Ausbildungsjahre
Wirtschaftskaufmann	2
Facharbeiter für Fernsprechtechnik	1,5
Facharbeiter für Polstertechnik	2–3
Teilfacharbeiter für Plastikbearbeitung	2
Schlosser (Teilfacharbeiter)	2

Die Ausbildung Sehschwacher mit Sehenden zusammen erfolgt u. a. in den Berufen Bäcker, Fleischer, Gärtner, Forstarbeiter, Schäfer, Viehzüchter, Koch, Buchbinder, Schlosser, Glaser, Brauer, Mälzer, Verkäufer, Wirtschaftspfleger. Eine Analyse der Schulabgänger von Sehschwachenschulen der Jahre 1976–80 ergab, daß 39% von ihnen die Berufsausbildung im RZ für Sehgeschädigte Halle, 24% in den RZ für Bl. Karl-Marx-Stadt und Neukloster sowie 37% in Ausbildungsstätten für Sehende erfahren.

Berufseinsatz: Die Teilnahme Sehgeschädigter am Arbeitsprozeß wird als eine bedeutende Form der Integration betrachtet. Die erfolgreiche Berufstätigkeit hängt von der schädigungsspezifischen Gestaltung der Arbeitsbedingungen ab, wie überwiegend stationärer Arbeitsplatz, gute Beleuchtung, überschaubares und klar gegliedertes Arbeitsfeld, taktile und akustische Signalgebung, Bl.-Hilfsmittel. Von den ca. 7.000 Bl. im arbeitsfähigen Alter üben etwa 5.000 eine

Deutsche Demokratische Republik

berufliche Tätigkeit aus. 1978 verteilten sie sich auf folgende Gruppen:

Tabelle 5

Berufsbereiche	Anzahl
Handwerker	1.307
Industriearbeiter	688
Arbeitskräfte in der Landwirtschaft	103
in verantwortlichen Funktionen (davon 200 Hoch- und Fachschulabsolventen)	500
Industrie- und Wirtschaftskaufleute	866
Programmierer	25
Facharbeiter für Schreibtechnik	288
Telefonisten	588
Masseure	420
Klavierstimmer und Musiker	63

Vom Arbeitseinsatz Sehschwacher existieren keine vergleichbaren Zahlenwerte. Es kann aber davon ausgegangen werden, daß nur wenige Sehschwache im berufstätigen Alter aus gesundheitlichen Gründen (Invalidität) oder familiärer Ursache (Hausfrau, Kinderreichtum) dem Arbeitsprozeß fernstehen. Der Bl.- und Sehschwachen-Verband steht in enger Zusammenarbeit mit den betreffenden staatlichen Stellen und Gewerkschaften, um Einfluß auf den Berufseinsatz Sehgeschädigter zu nehmen. Eine bedeutende Rolle bei der Bereitstellung von Arbeitsmöglichkeiten spielen dabei die 12 Produktionsgenossenschaften des Bl.-Handwerks der DDR. Sie bieten ihren Mitgliedern neben der Arbeit in den eigenen Produktionsstätten auch Heimarbeit. Nachfolgend die Genossenschaften mit ihrer territorialen Zuständigkeit: Produktionsgenossenschaft des Bl.-Handwerks „Ernst Thälmann", Halle (Saale); Produktionsgenossenschaft des Bl.-Handwerks Berlin; Produktionsgenossenschaft des Bl.-Handwerks „Otto Grotewohl" für die Bezirke Erfurt, Gera, Suhl; Produktionsgenossenschaft des Bl.-Handwerks „Louis Braille" für den Bezirk Neubrandenburg; Produktionsgenossenschaft des Bl.-Handwerks „Edgar André"; Produktionsgenossenschaft des Bl.-Handwerks „Fritz Reuter" für die Bezirke Rostock und Schwerin; Produktionsgenossenschaft des Bl. „Frohe Zukunft" für die Bezirke Potsdam, Frankfurt (Oder), Cottbus; Produktionsgenossenschaft des Bl.-Handwerks für den Bezirk Dresden; Produktionsgenossenschaft des Bl.-Handwerks „Völkerfreundschaft"; Produktionsgenossenschaft des Bl.-Handwerks für den Bezirk Karl-Marx-Stadt; Produktionsgenossenschaft des Bl.-Handwerks „Licht durch Arbeit" für den Bezirk Halle; Produktionsgenossenschaft des Bl.-Handwerks „Otto v. Guericke" für den Bezirk Magdeburg.

Es wird ständig nach neuen Tätigkeitsbereichen gesucht, bei gleichzeitiger Überprüfung der traditionellen Bl.-Berufe auf ihren volkswirtschaftlichen Nutzen hin. Zur Sicherung der beruflichen Rehabilitation und zur Förderung der Berufsbewährung Sehgeschädigter wurde ein System der Nachsorge geschaffen, das sich in unterschiedlichen Organisationsformen und Methoden realisiert. In der Regel handelt es sich um Betriebsbegehungen, Aussprachen mit sehgeschädigten Berufstätigen sowie um Erfahrungsaustausch innerhalb der Berufsgruppen auch zum Zwecke der Qualifizierung. Der BSV ist der Organisator solcher Erfahrungsaustausche, die in Zusammenarbeit mit der Gewerkschaft, dem Amt für Arbeit und anderen jeweils zuständigen Fachinstitutionen organisiert werden. Es ergab sich dabei, daß eine systematisch betriebene Nachsorge Berufswechsel und damit verbundene erneute Umschulung sowie unrationellen Arbeitseinsatz auf ein Mindestmaß beschränkte.

Elementarrehabilitation: Elementarrehabilitation umfaßt eine Vielzahl von Maßnahmen und Hilfeleistungen gegenüber einem Neuerbl., die ihm die Neuorientierung und Anpassung an die veränderten Lebensbedingungen erleichtern. Sie soll den nahtlosen Übergang von der medizinischen zur beruflichen Rehabilitation bzw. zur selbständigen Lebensführung und weitgehenden Integration sichern. Zu ihrer Durchführung wurde 1969 ein entsprechendes Gesetz erlassen. Gemäß der gesetzlichen Anweisung erhalten die Kreisvorstände des BSV vom Gesundheits- und Sozialwesen sowie durch die Sozialversicherung Meldungen über Neuerbl. Zur Kontaktaufnahme wird ein Einführungsgespräch mit dem Neuerbl. geführt, in dem elementare Informationen über das Bl.-Wesen und weiterführende Maßnahmen zur Sprache kommen. Gegenstände der Übungen und Unterweisungen sind: die Wiedererlangung der Mobilität, der Gebrauch von Bl.-Hilfsmitteln einschließlich der Normalschreibmaschine und des Tonbandgerätes, Selbständigkeit im Haushalt, sinnvolle Freizeitgestaltung, Bekanntmachen mit der Punktschrift, gegebenenfalls Erlernen dieser, Rechte und Pflichten des Bl., Arbeit des Bl.- und Sehschwachen-Verbandes. Die Elementarrehabilitation kann auf zweierlei Wegen durchgeführt werden: in einem Rehabilitationszentrum oder am Wohnort.

Deutsche Demokratische Republik

Weiterhin soll bei möglichst vielen Rehabilitanden das Streben geweckt werden, sich der Langstocktechnik oder eines Bl.-Führhundes zu bedienen. Die Sozialversicherung übergibt Versicherten und deren Angehörigen bei Erbl. zur kostenlosen Nutzung folgende Bl.-Hilfsmittel: Bl.-Führhund (inklusive monatliches Futtergeld, Kostenübernahme bei tierärztlicher Behandlung und Erlaß der Hundesteuer); Bl.-Uhr (Armbanduhr oder Taschenuhr oder Wecker); Geh-, Lang- oder Taststock; Hilfsmittel für Bl., die noch mit anderen schweren Leiden belastet sind, wie Vibrationswecker für Taubbl., Rasierapparate mit Spezialvorrichtung für bl. Ohnhänder. Das Anliegen der Elementarrehabilitation wird durch einschlägige Literatur unterstützt, die der BSV herausgibt.

Elementarrehabilitationszentren für Bl.: In den Rehabilitationszentren Karl-Marx-Stadt und Neukloster finden kostenlose Lehrgänge von 12–16 Wochen statt. Sie werden seit 1970 unter Mitwirkung erfahrener Bl.-Pädagogen durchgeführt. Die Teilnehmer befinden sich im berufstätigen Alter und werden internatsmäßig untergebracht. Die Unterweisung in Maschinenschreiben, Bl.-Schrift, Bl.-Kunde, Sport und Berufsorientierung erfolgen im Klassenverband. In kleineren Gruppen vollziehen sich die Übungen zur Hauswirtschaft und zur Selbstbedienung. Mobilitätstraining wird im Einzelunterricht erteilt. Zum Abschluß eines Lehrganges werden individuelle Beratungsgespräche über Berufsperspektiven, Umschulung oder Berufsausbildung geführt. Mehr als 90% der Rehabilitanden werden wieder berufstätig.

Elementarrehabilitation am Heimatort: Die Altersstruktur der Neuerbl. ergibt, daß sich etwa 80% im Rentenalter befinden. Für sie wurde deshalb die Möglichkeit der Elementarrehabilitation am Wohnort geschaffen. Das bietet auch die Gelegenheit, Familienangehörige in das Anliegen einzuführen und einzubeziehen. Die Unterweisungen finden zumeist als Einzelunterricht statt, der von einem Beauftragten des BSV geleitet wird. Es können auch Gruppenveranstaltungen in Lehrküchen, Schulzimmern und anderen Räumlichkeiten organisiert werden. Die Rehabilitationskommissionen in den Kreisen und Bezirken unterstützen diese Aktivitäten. Auch der BSV trägt mit dem Einsatz sehender Instrukteure für Elementarrehabilitation in den Bezirken zur Verbesserung dieses Tätigkeitsfeldes bei. Insgesamt stehen über 100 ehrenamtliche Mobilitätstrainer für die Übungen im häuslichen Bereich zur Verfügung. Sie sind zumeist Mitglieder des Roten Kreuzes.

Ausbildungsstätten für Mobilität und für Bl.-Führhunde: In der DDR gibt es zwei derartige Ausbildungsstätten, die aus den Abrichteanstalten für Bl.-Führhunde hervorgegangen sind, u. z. in Berlin und Erfurt. An einem Führhund interessierte Bl. wenden sich an eine der beiden Einrichtungen, die nach der Bearbeitung des Antragsfragebogens zu einem mehrwöchigen Einweisungslehrgang auffordern. Hier wird der Bl. mit einem Hund und seinen Führungseigenschaften vertraut gemacht. Seit 1982 werden in diesen Einrichtungen auch Kurzlehrgänge für Mobilitätstraining abgehalten. Bl. Teilnehmern wird hier von einem festangestellten Mobilitätstrainer die Langstocktechnik unter den Bedingungen des Großstadtverkehrs gelehrt. In diesen Einrichtungen werden aber auch Sehende im Mobilitätstraining unterwiesen, die anschließend als ehrenamtliche Mobilitätstrainer in ihrem Wohnort fungieren.

Blinden- und Sehschwachen-Verband der DDR (BSV): Der BSV ist die gesellschaftliche Organisation der Bl. und Sehschwachen in der DDR. Die Mitgliedschaft ist freiwillig. Der Verband sieht den Hauptinhalt seiner Tätigkeit in der allseitigen Rehabilitation der Sehgeschädigten und in ihrer gesellschaftlichen Integration. Die Regierung der DDR übertrug ihm mit seiner Gründung staatliche Aufgaben, wie die Verwaltung von Volkseigentum, die Bereitstellung von Hilfsmitteln, die Betreibung von Bl.-Kurheimen u. a. Er ist daher auf eine enge Zusammenarbeit mit den staatlichen Einrichtungen bedacht und nimmt im Sinne der offiziellen Politik der Regierung Einfluß auf seine Mitglieder. Der Mitgliederstand betrug am 1.1.1982: 25.344 Mitglieder insgesamt; davon 16.938 Bl., 7.274 Sehschwache und 1.132 Sehende.

Historische Entwicklung: Nach dem Zusammenbruch des Hitlerregimes, der auch die Auflösung der deutschen Bl.-Verbände und Wohlfahrtsorganisationen für Bl. zur Folge hatte, ging in der damaligen sowjetischen Besatzungszone die Bestrebung dahin, ein einheitliches Bl.-Wesen zu schaffen. Die neue Sozialpolitik orientierte sich darauf, daß die Grundlagen der Versorgung und Betreuungstätigkeit Bl. nicht mehr die Ursache, sondern nur noch die Tatsache der Erbl. bilden sollte. Seit 1945 entstanden auf dem noch in Ländern (Sachsen, Sachsen-Anhalt,

Deutsche Demokratische Republik

Brandenburg, Mecklenburg, Thüringen, Berlin) verwalteten Gebiet Landes- und Kreisbl.-Ausschüsse. Diese führten auf Landesebene Kongresse bzw. Arbeitstagungen durch, um die Neugestaltung des Bl.-Wesens voranzutreiben. Nach der Gründung der DDR fand 1950 der erste Bl.-Kongreß in Ost-Berlin statt. Auf diesem Kongreß wurde ein zentraler „Arbeitsausschuß für Blindenfragen der DDR" gewählt. An diesem gingen die gesellschaftspolitischen Auseinandersetzungen des Jahres 1953 nicht spurlos vorüber. Mit seiner Umbesetzung sicherte sich die Staatsmacht auch im Bl.-Wesen zunehmenden Einfluß. Im Mai 1957 wurde dann im Einvernehmen mit der Regierung die zentrale Organisation der Bl. mit dem Namen → „Allgemeiner Deutscher Blinden-Verband" gegr. Der Gründungskongreß fand am 24. und 25.5.1957 in Halle (Saale) statt. Zu seinem Präsidenten wurde Helmut → Pielasch bestimmt. Der Zentralvorstand bekam seinen Sitz in Berlin. Weitere Kongresse fanden statt: 2. Kongreß am 23. und 24.6.1961 in Berlin, 3. Kongreß am 25. und 26.6.1965 in Berlin, 4. Kongreß am 25. und 26.6.1969 in Leipzig, 5. Kongreß am 27. und 28.6.1973 in Magdeburg, 6. Kongreß am 27. und 28.6.1977 in Karl-Marx-Stadt, 7. Kongreß am 21. und 22.6.1982 in Berlin. Auf dem 4. Kongreß erfolgte aufgrund der Tatsache, daß die Betreuungstätigkeit und Interessenvertretung auf die sehschwachen Bürger ausgedehnt wurde, eine Namensänderung des Verbandes in „Deutscher Blinden- und Sehschwachen-Verband". Außerdem wurde nun auch eine Aufnahme Sehender in den Verband möglich, wenn sie aktiv im Bl.- und Sehschwachenwesen tätig waren. Eine weitere Namensänderung erfuhr der Verband im Zuge der internationalen Anerkennung der DDR; sie wurde auf dem 5. Kongreß 1973 beschlossen. Fortan nennt er sich Bl.- und Sehschwachen-Verband der DDR. Durch die zunehmenden internationalen Aktivitäten wuchs seine Beachtung im Rahmen des internationalen Bl.-Wesens, so daß er vom Weltrat der Bl.-Wohlfahrt 1967 als Mitglied aufgenommen wurde. 1972 wurde sein Präsident Dr. Dr. Helmut Pielasch zum Generalsekretär des Europäischen Regionalkomitees des → WCWB gewählt. Damit kam auch das Sekretariat des → ERK nach Berlin. Die bis dahin ehrenamtliche Funktion des Verbandspräsidenten wird seither hauptberuflich verwaltet. 1979 wurde Pielasch auch Vizepräsident des WCWB. 1981 übernahm er das Amt des Präsidenten des Internationalen Blindensportverbandes (→ IBSA).

Struktur des BSV (nach dem Stand von 1982): Der Bl.- und Sehschwachen-Verband der DDR als gesellschaftliche Organisation der Bl. und Sehschwachen hat seinen Sitz in Berlin. Seine leitenden Organe sind der Zentralvorstand, die Bezirks- und Kreisvorstände. Das höchste Organ bildet der Kongreß, der alle 5 Jahre zu Beratungen zusammentritt. Der Kongreß besteht aus Delegierten der Bezirksorganisationen; aus ihrer Mitte werden 29 Mitglieder in den Zentralvorstand gewählt. Dieser wiederum bestimmt aus seiner Mitte 7 Mitglieder für das Präsidium. Das Präsidium nominiert den Präsidenten und 2 Vizepräsidenten. Die laufenden Geschäfte führt das Sekretariat des Zentralvorstandes unter Leitung des Präsidenten. In den 15 Bezirken und allen Kreisen gibt es Bezirks- und Kreisvorstände. Auf Kreisebene betreuen Vertrauensleute jeweils 8–10 Verbandsmitglieder. Außerdem existieren in den Kreisen Betreuungsgruppen, die eine bestimmte Mitgliederzahl zusammenfassen. Die Finanzierung der Verbandsarbeit erfolgt durch Mitgliedsbeiträge, Einnahmen aus Veranstaltungen und staatlichen Zuschüssen. Mit Vollendung des 14. Lebensjahres kann die Mitgliedschaft erworben werden. In den zentralen und örtlichen Vorständen bestehen Kommissionen und Arbeitsgruppen, die sich mit bestimmten Aufgabenbereichen befassen.

Aufgabenbereiche: In Einklang mit den staatlichen Aktivitäten und gesetzlichen Regelungen nimmt der BSV Einfluß auf die vielfältigen Belange der bl. und sehschwachen Bürger im Sinne ihrer allseitigen Rehabilitation und gesellschaftlichen Integration. In seinen Bemühungen wirkt er mit staatlichen Stellen, Institutionen, Rehabilitationszentren, Sonderschulen, anderen gesellschaftlichen Organisationen und weiteren gesellschaftlichen Kräften zusammen. Seine Tätigkeit erstreckt sich auf folgende Aufgabenbereiche: Elementarrehabilitation, berufliche Rehabilitation, Versorgung mit Hilfsmitteln, Elternberatung und Früherziehung, Jugendarbeit, Frauenarbeit, kulturelle Betreuung, sportliche Betätigung, soziale Betreuung, Schulungstätigkeit, Öffentlichkeitsarbeit, internationale Zusammenarbeit. Der Zentralvorstand tagt jährlich dreimal und faßt zu einzelnen Aufgabenbereichen Beschlüsse. Zu den besonderen Anliegen des BSV zählt die Betreuung von 350 Taubbl., 30

Ohnhändern, 300 Führhundhaltern und 500 Familien mit bl. oder sehschwachen Kindern. Zur Intensivierung der Verbandsarbeit wird ein Wettbewerb ausgeschrieben. Die Bezirks- und Kreisorganisationen stehen in einem sogen. Leistungsvergleich. Zur Stimulierung und Überprüfung der Verbandsarbeit finden in allen Tätigkeitsbereichen im Abstand von einigen Jahren Konferenzen auf zentraler und regionaler Ebene statt, z. B. Kulturkonferenzen, Frauenkonferenzen, Hilfsmittelkonferenzen usw. Die Funktionäre sind angehalten, sich ständig über die Entwicklung des Bl.- und Sehschwachenwesens in Übereinstimmung mit der Politik des Staates zu unterrichten. Daher wurde ein Schulungssystem aufgebaut, das eine intensive Schulungstätigkeit auf zentraler und regionaler Ebene umfaßt.

Verbandseigene Einrichtungen: Zur Erfüllung seiner rehabilitativen Aufgaben stehen dem BSV folgende Einrichtungen zur Verfügung, deren Tätigkeit durch staatliche Finanzierungsausschüsse gesichert wird: Vertriebsstelle für Bl.-Hilfsmittel in Dresden. Sie ging aus der Ende der 20er Jahren gegr. „Zentrale für Blindenhilfsmittel" des Reichsdeutschen Blindenverbandes hervor, die den Bombenangriffen auf Dresden im Frühjahr 1945 zum Opfer fiel. Unter schwierigsten Bedingungen nahm sie 1946 unter ihrem Begründer und erfolgreichen Geschäftsführer, Otto Vierling, die Arbeit wieder auf. Jetzt stellt die Vertriebsstelle eine leistungsfähige Einrichtung mit geschäftlichen Beziehungen zu Produktionsbetrieben im In- und Ausland dar. Ihr Hilfsmittelangebot wurde in einem Katalog zusammengestellt. Unterstützt durch eine entsprechende Kommission beim Zentralvorstand, bemüht sich die Vertriebsstelle ständig um die Entwicklung und Erweiterung des Angebots an Bl.-Hilfsmitteln. Diesem Anliegen dient auch die „Mechanische Werkstatt für Blindenhilfsmittel" in Leipzig. Sie wurde 1946 eröffnet und steht unter der Verantwortung des langjährigen Leiters der Abt. Lehrmittelbau und Relieftechnik beim Rehabilitationszentrum für Bl. Karl-Marx-Stadt, Paul Georgi. Zu den verbandseigenen Einrichtungen zählen gleichfalls die bereits genannten Ausbildungsstätten für Mobilität und Bl.-Führhunde in Berlin und Erfurt. Die vormals nur mit der Abrichtung von Bl.-Führhunden betrauten Einrichtungen wurden 1982 um das Aufgabengebiet Mobilitätstraining erweitert, wofür entsprechendes Fachpersonal hinzukam.

Die traditionsreiche Abrichteanstalt für Bl.-Führhunde in Potsdam mußte 1948 einem Lazarett der sowjetischen Armee weichen. Im gleichen Jahr entstand in Rostock eine Abrichteanstalt, die jedoch bald wieder geschlossen wurde.

Publikationstätigkeit: Darunter wird die Presse- und Öffentlichkeitsarbeit verstanden. Sie wird als ein hervorragendes Mittel betrachtet, die allseitige Rehabilitation der sehgeschädigten Bürger zu unterstützen, ihre Integration in die Gesellschaft zu fördern und das internationale Ansehen des Bl.- und Sehschwachenwesens der DDR zu erhöhen.

Tabelle 6: Übersicht über die Publikationstätigkeit des Verbandes

Zeitschriften-titel	Erscheinungs-termin	Erscheinungsart		
		Punkt-schrift	Tonband Kassette	Schwarz-druck
Die Gegenwart	monatl.	x	x	x
Der Überblick	wöchentl.	x		
Kulturpolitische Zeitschrift	monatl.	x		
Noten und Notizen	jed. 2. Monat	x		
Schachbrücke	monatl.	x		
Fachzeitschrift für sehgeschädigte Masseure u. Physiotherapeuten	monatl.	x	x	
Der Sehgeschädigte im Büro	jed. 2. Monat	x		
Und dennoch (für Taubbl.)	jed. 3. Monat	x		
Seid bereit (für Kinder)	monatl.	x		
Freundschaft (für Jugendliche)	monatl.	x		
Die Freundin (für Frauen)	monatl.	x	x	
Rechtsarchiv	quartalsw.	x		
Arbeitsmaterial für bl. Programmierer	quartalsw.	x		
Romane in Fortsetz.	wöchentl.	x		
Wissen und Fortschr.	monatl.		x	
Kultur und Freizeit	monatl.	x		
Das Hörmagazin	monatl.		x	
Aktuelle Politik	quartalsw.		x	
Die Brücke (Jahrbuch des BSV)	jährl.		x	x
Wissenschaftliche Blätter zu Problemen des Bl.- u. Sehschwachenwesens	halbjährl.			x

Deutsche Demokratische Republik

Unterschiedlichen Bedürfnissen und Aufgaben gemäß werden vom Verband 20 Zeitschriften in Punktdruck und/oder auf Tonband und Kassette und in Schwarzdruck herausgegeben. An der Spitze steht das Verbandsorgan „Die Gegenwart". Es erscheint seit Januar 1947 und wurde bis 1953 von der Zentralbücherei für Bl. zu Leipzig herausgegeben. Danach erfolgte die Verlegung der Redaktion nach Berlin, um dem „Arbeitsausschuß für Blinden-Fragen der DDR" eine größere Einflußnahme auf die Gestaltung der Zeitschrift zu ermöglichen.

Diese Verbandszeitschriften sollen informieren, qualifizieren, organisieren und mobilisieren. Die Deutsche Zentralbücherei für Bl. zeichnet für technisch-organisatorische Belange der Herausgabe verantwortlich. Den Redakteuren stehen ehrenamtliche Redaktionsbeiräte zur Seite.

An speziellen Broschüren erscheinen: Der Blinde als Jurist; Der Blinde als Lehrer und Wissenschaftler; Wie erlangt der Blinde die Fach- und Hochschulreife; Sehgeschädigte in der elektronischen Datenverarbeitung; Blinde Fach- und Hochschulabsolventen in Wirtschaft und Verwaltung; Berufsfibel für Sehschwache; Das Recht der Sehgeschädigten; Material zur Elementarrehabilitation Neuerblindeter; Das Blindenwesen in der DDR; Ein Bilderbuch für dein blindes Kind (mit Reliefband); Die Früherziehung des blinden Kindes; Das blinde und das sehschwache Kind; Aus unserem Elternbriefkasten (in Fortsetzungen); Lehr- und Hilfsmittel für Blinde; Mobilität für Blinde; Der Blindenführhund; Dokumentationen über internationale Symposien. Eine Publikation besonderer Art stellt die Veröffentlichung der Dissertation von H. → Pielasch und M. Jaedicke (1971) dar mit dem Titel „Geschichte des Blindenwesens in Deutschland und in der DDR". Diese wissenschaftliche Arbeit beschreibt die geschichtliche Entwicklung des Bl.-Wesens in Deutschland und der DDR von den Anfängen an bis zum Ausgang der sechziger Jahre des 20. Jahrhunderts. Der historische Überblick wird in seinen Ereignissen und Zusammenhängen von den Autoren aus marxistisch-leninistischer Sicht dargelegt. Im Rahmen der Öffentlichkeitsarbeit erscheinen außerdem Foto- und Diareihen, Plakate und Faltblätter. Sie behandeln bestimmte Themenkomplexe und erfüllen die Funktion eines Arbeitsmaterials für Verbandsfunktionäre sowie eines Aufklärungsmaterials für Ratsuchende und Interessierte.

Der BSV ist ständig bemüht, daß Tageszeitungen und Zeitschriften geeignete Beiträge und Informationen über das Bl.-Wesen der DDR publizieren, daß Rundfunk, Fernsehen und Film über ausgewählte Themen berichten. Auch werden Ausstellungen unterschiedlichster Art organisiert, die in Verbindung mit Vorträgen die Öffentlichkeit aufklären. Beim Zentralvorstand des BSV existiert auch eine Leitstelle für Information und Dokumentation. Die anfänglich der Deutschen Zentralbücherei angegliederte Einrichtung wurde 1972 nach Berlin verlagert. Sie besitzt einen ansehnlichen Bestand an Literatur über das Bl.-Wesen, den sie laufend ergänzt. Er ist dem Leihverkehr der Deutschen Staatsbibliothek angeschlossen und für jedermann benutzbar. Auf dem Gebiet der Information und Dokumentation besteht eine Zusammenarbeit mit der Sektion Rehabilitationspädagogik der Humboldt-Universität zu Berlin, deren Bibliographie über das Sonderschulwesen beliefert wird.

Internationale Arbeit: Die internationale Arbeit begann bereits vor Gründung des Verbandes mit der Aussendung von Delegationen zum Erfahrungsaustausch über das Bl.-Wesen und zur Erforschung seines Niveaus in anderen Ländern sowie zur Teilnahme an internationalen Sportwettkämpfen der sehgeschädigten Jugend. Das Studium der Arbeitsmethoden und Organisationsformen der Bl.-Verbände anderer sozialistischer Staaten diente der Vorbereitung, der Gründung und dem Aufbau des „Allgemeinen Deutschen Blinden-Verbandes". Die internationale Zusammenarbeit konzentriert sich danach auf den Austausch von Informationen, von Literatur, von Künstlern, Spezialisten und Erholungsuchenden. Hinzu kam auch die Ausrichtung von internationalen Tagungen. 1960 fand in Leipzig die Internationale Konferenz über Probleme des Bl.-Wesens statt. 1958 beantragte der Verband die ordentliche Mitgliedschaft im Weltrat für die Bl.-Wohlfahrt. Diese wurde ihm aber erst 1967 gewährt. Doch im Beobachterstatus nahmen Vertreter des Bl.-Verbandes der DDR seit 1959 an der Arbeit des → WCWB teil. So kam es auch zu deutschdeutschen Kontakten sowie zu Begegnungen mit Vertretern westlicher Bl.-Verbände. Die deutsch-deutschen Kontakte im Bl.-Wesen folgten den Wechselbädern der Politik. Dem Alleinvertretungsanspruch Bonns widersetzte sich Ost-Berlin mit seinen Souveränitätsbestrebungen. Das äußerte sich auch in den Aktivitäten der jeweiligen Bl.-Verbände. Trotzdem kam es 1964 in Leipzig, 1965 in Karl-Marx-Stadt und 1966 in Weimar zu Leipzig zu gemeinsamen Beratungen über Bl.-Fragen. Die 1967 in Dresden geplante vierte gesamtdeutsche Konferenz und weitere gemeinsame Beratungen fielen den politischen Diskrepanzen zum Opfer. Seit 1962 gibt es jährliche Treffen mit Abordnungen der Bl.-Verbände einiger Ostseeländer im Bl.-Kurheim Boltenhagen. Mit der ökonomischen und politischen Erstarkung der DDR suchte der Verband zunehmend Verbindung zu den jungen Nationalstaaten und den um ihre Unabhängigkeit ringenden Völkern. Hier wurden mit Solidaritätsspenden der Mitglieder in Form von Bl.-Hilfsmitteln, Werkstattausrüstungen, Literatur und Augenprothesen Hilfe und Unterstützung an die Bl. dieser Länder gegeben. Insbesondere betraf das Vietnam, Kuba, Algerien und den Libanon. Im weiteren richtete sich die Spendentätigkeit u. a. auf Afghanistan und Nicaragua. Auch wurden aus diesen Ländern Fachleute für das Bl.-Wesen ausgebildet. Eine wichtige Form der Auslandsbeziehungen im Bl.-Wesen sieht der BSV in der Organisierung und Ausrichtung internationaler Veranstaltungen. Diese sollen die Schöpferkraft und Aktionsfähigkeit des BSV unter Beweis stellen und ihm und der DDR internationale Anerkennung und Achtung einbringen. Mit viel Einsatzbereitschaft wurden deshalb die folgenden internationalen Symposien in Berlin organisiert: Internationales Symposium über Probleme der beruflichen Rehabilitation Sehgeschädigter vom 22. bis 26. Mai 1967 (200 Teilnehmer aus 26 europäischen Ländern); Internationales Symposium zu Fragen der Rehabilitation Bl. für Berufe mit Hoch- und Fachschulausbildung unter den Bedingungen des wissenschaftlich-technischen Fortschritts vom 15. bis 19. Mai 1972 (221 Teilnehmer aus 45 Ländern); Internationales Symposium zu Fragen der Früherziehung bl. Kinder und der Elternberatung vom 26. bis 28. Mai 1976 (230 Teilnehmer aus 51 Ländern); Internationale Konferenz über Reliefdarstellungen für Bl. vom 25. bis 27. April 1984 (200 Teilnehmer aus 41 Ländern). Vertreter des Bl.-Wesens der DDR besuchten gleichfalls internationale Konferenzen im Ausland. Nach Aufnahme des BSV in den Weltrat für die Bl.-Wohlfahrt beteiligten sich leitende Funktionäre des Verbandes und ihm nahestehende Spezialisten mit Eifer und Engagement an den internationalen Diskussionen über Probleme und Entwicklungstendenzen im Bl.-Wesen. In den folgenden Jahren wurde Dr. Dr. → Pielasch, der langjährige Präsident des BSV, zum Generalsekretär des Europäischen Regionalkomitees, zum Vizepräsidenten des → WCWB sowie zum Präsidenten der → International Blind Sport Association gewählt. Er profilierte sich in diesen Funktionen als hervorragender Fachmann und Organisator im internationalen Bl.-Wesen. Seine internationalen Funktionen auferlegen ihm auch die Redaktion der Zeitschriften „Umschau des europäischen Blindenwesens" sowie „IBSA Blindensport international", die jeweils viersprachig publiziert werden. Außerdem zeichnet er sich als Herausgeber von mehrsprachigen Broschüren über das internationale Bl.-Wesen im Auftrag des ERK des WCWB, wie „Mobilität", „Spiele" oder „Der Blinde bei der Arbeit".

Weitere Einrichtungen und Interessengruppen für Sehgeschädigte:

Deutsche Zentralbücherei für Blinde zu Leipzig (DZB): Sie wurde durch den „Verein zur Beschaffung von Hochdruckschriften für Blinde" 1894 gegründet und machte sich zur Aufgabe, Verlag, Druckerei, Buchhandel und Bibliothek für Literatur in Punktdruck zu sein. Im 2. Weltkrieg fiel sie Bombenangriffen zum Opfer. Die Initiative zu ihrer Wiedereinrichtung ging von Bl. aus. Am 30. November 1945 wurde sie zur öffentlich-rechtlichen Anstalt erklärt und dem Volksbildungsamt der Landesregierung Sachsen unterstellt. Ihr erster Direktor nach dem Krieg war Max Schöffler. 1946 wurde ihr die „Notenbeschaffungszentrale" des ehemaligen „Reichsdeutschen Blindenverbandes" in Wernigerode angegliedert. Als weitere Aufgabe übernahm die DZB die Herausgabe von Bl.-Zeitschriften. Als erste Zeitschrift für Bl.-Fragen in Deutschland nach 1945 erschien am 1.1.1947 „Die Gegenwart" in Schwarzdruck und ab 1948 auch in Punktdruck in Leipzig. Nach provisorischen Raumlösungen in den Nachkriegsjahren befindet sich das Institut jetzt in einem repräsentativen Gebäudekomplex (Altbau und Neubau), unter dessen Dach auch noch ein großes Tonstudio mit Hörbücherei Platz gefunden hat. Seit 1971 verlegt sie auch Großdruckbücher für sehschwache Leser. Jetzt untersteht die DZB dem Ministerium für Kultur in Berlin.

Bl.-Druckerei Wenigerode: Nach dem 2. Weltkrieg entwickelte sich in Wernigerode-

Deutsche Demokratische Republik

Pulvergarten eine Bl.-Druckerei mit Verlag, die der Inneren Mission untersteht. Sie stellt christliche Literatur in Punktdruck her.
Produktionsgenossenschaften des Bl.-Handwerks: In der Nachkriegszeit vereinigten sich in der sowjetischen Besatzungszone bl. Handwerker zu genossenschaftlicher Zusammenarbeit. So entstand im September 1946 in Berlin die „Einkaufs- und Liefergenossenschaft Berlin-Brandenburg". Ende 1946 kam die „Sächsische Blinden-Produktions- und Vertriebsgenossenschaft" in Dresden hinzu. Im Juli 1947 folgte die Gründung der „Thüringischen Blindengenossenschaft" mit Sitz in Arnstadt. Die „Blindengenossenschaft Mecklenburg" wurde im Dezember 1947 in Schwerin gegründet. Im Land Sachsen-Anhalt zögerte man bis 1950 mit der Bildung einer solchen Bl.-Genossenschaft. Die wirtschaftliche Betreuung der dortigen Handwerker übernahm bis dahin die „Landesblinden-Arbeitsfürsorge Sachsen-Anhalt". Die Produktion in den Bl.-Genossenschaften beschränkte sich in den Anfangsjahren auf die traditionelle Herstellung von Bürsten-, Korb-, Seilerwaren und geflochtenen Matten in Heimarbeit. Viele Kriegsbl. und bl. Umsiedler suchten im Handwerk ihren neuen Lebensunterhalt. Es gab oft Schwierigkeiten bei der Materialbeschaffung, so daß den bl. Handwerkern keine volle Beschäftigung garantiert werden konnte. Deshalb sah sich der Staat genötigt, finanzielle und andere Unterstützung zur wirtschaftlichen Sicherung des Bl.-Handwerks zu leisten. Die ökonomische Lage der Genossenschaften verbesserte sich erst durch die Einführung von Industrie- und Kooperationsarbeit. Außerdem wurde Anfang der sechziger Jahre staatlicherseits darauf gedrungen, die Liefer- und Vertriebsgenossenschaften in sozialistische Produktionsgenossenschaften umzugestalten. Das machte im Bl.-Handwerk eine Umstrukturierung notwendig; es entstanden neue Produktionsgenossenschaften auf Bezirksebene. Sie bekamen z.T. neue Produktionsprofile, wie Metallverarbeitung, Plastikverarbeitung oder Polsterei. Nach einer Zeit der Konsolidierung entwickelte sich das Bl.-Handwerk zu einem zuverlässigen Partner der sozialistischen Planwirtschaft. Die Erzeugnisse tragen das Bl.-Warenzeichen. Die Produktionsgenossenschaften arbeiten mit dem BSV und den Handwerkskammern der Bezirke zusammen. Das Hauptanliegen der Zusammenarbeit besteht in der politisch-ideologischen und der beruflich-fachlichen Qualifizierung der Genossenschaftsmitglieder. Dazu werden regelmäßig gemeinsame Schulungen organisiert. Die 12 bestehenden Produktionsgenossenschaften des Bl.-Handwerks haben sich zu einer Kooperationsgemeinschaft zusammengeschlossen. Von seiten des Staates werden ihnen steuerliche Vergünstigungen gewährt. Sie besitzen eigene Produktionsstätten und vergeben auch Heimarbeit. Neben bl. und sehschwachen Mitgliedern beschäftigen sie auch sehende Mitarbeiter. Die Verdienstmöglichkeiten sind gut und entsprechen denen anderer Handwerksbetriebe.
Bl.-Kurheime: Von Zeit zu Zeit können Bl. und mehrfachbehinderte Bl. nach Antragstellung beim Arzt drei- bis vierwöchige Genesungs- und prophylaktische Kuren in einem Bl.-Kurheim verbringen, wenn sie sozialversichert sind. Im Auftrag der Sozialversicherung übernehmen die örtlichen Vorstände des BSV die Kureinweisungen. Völlig Erbl., praktisch Bl. sowie mehrfachbehinderte Bl. haben Anspruch auf Mitnahme einer Begleitperson. Es existieren folgende Bl.-Kurheime: Bl.-Kurheim in Ostseebad Boltenhagen, Bl.-Kurheim in Georgenthal (Thür.), „Johannes-Hausdorf-Heim" Bl.-Kurheim in Bad Gottleuba, Bl.-Kurheim in Wernigerode, Kurheim für doppeltgeschädigte Bl. „Hans Riedrich" in Rochsburg über Rochlitz. Auf der Grundlage gegenseitiger Vereinbarungen gibt es einen jährlichen Kuraustausch mit den Bl.-Verbänden Bulgariens, Polens und Ungarns.
Feierabend- und Pflegeheime: Die Aufnahme in ein Feierabend- oder Pflegeheim wünscht nur ein kleiner Teil der sehgeschädigen Bürger, hauptsächlich sind es Alleinstehende. Solche Heime sind Einrichtungen der Kreise, Städte und Gemeinden. Gegen einen monatlichen Unterhaltskostenbeitrag werden Unterkunft, Verpflegung, fürsorgerische und geistig-kulturelle Betreuung gewährt. Die Kosten für die medizinische Versorgung trägt die Sozialversicherung. Der BSV unterstützt den Antrag auf Heimaufnahme eines sehgeschädigen Bürgers durch das Zusammenwirken mit den entsprechenden staatlichen Stellen. Mit der Zeit haben sich in bezug auf sehgeschädigte Rentner zwei Formen von Altersheimen herausgebildet: Bl.-Heime sowie Bl.-Stationen in allgemeinen Feierabendheimen. Spezielle Altersheime für Bl.: Bl.-Heim Weißensee in Berlin, Bl.-Heim in Grimma, Bl.-Heim (Pflegeheim) in

Deutsche Demokratische Republik

Potsdam usw.

Oberlinhaus Potsdam-Babelsberg: 1874 wurde in Potsdam-Nowawes, dem jetzigen Potsdam-Babelsberg, eine diakonische Einrichtung eröffnet, die sich der Fortsetzung des Lebenswerks des Pfarrers Johann Friedrich Oberlin aus dem Elsaß verschrieben hatte. Im Sinne seiner Opferbereitschaft für notleidende und unterstützungsbedürftige Menschen fanden hier körperbehinderte und seit 1886 auch taubbl. Kinder Bildungs- und Heimstätte. Das Oberlinhaus war das erste Taubbl.-Heim in Deutschland. In dieser Funktion wirkt es auch heute noch in der DDR als einzige Einrichtung. Es unterhält u. a. eine orthopädisch-chirurgische Klinik, Schulklassen für körperbehinderte und taubbl. Kinder, Lehrwerkstätten und Handwerkerheime.

Sportorganisation: Im Deutschen Verband für Versehrtensport, der 1959 gegründet wurde, arbeitet auch eine Sektion Sehgeschädigtensport. Ihr gehören annähernd 80 Sportgruppen aus der ganzen Republik an, die die verschiedensten Sportarten betreiben, wie Leichtathletik, Rollball, Gymnastik, Kegeln, Schwimmen, Schach, Wandern u. a. In einigen Disziplinen werden alljährlich Landesmeisterschaften ausgetragen. Auch an internationalen Wettkämpfen beteiligen sich einzelne Sportler. Der BSV unterstützt die sportlichen Aktivitäten der sehgeschädigten Bürger. Sein Präsident Dr. Dr. → Pielasch ist auch Präsident der Internationalen Bl.-Sportorganisation.

Künstlerische Vereinigungen:

Konzertagenturen: Im Juni 1949 schlossen sich 16 bl. Künstler im mittleren Raum der sowjetischen Besatzungszone zur „Konzertgemeinschaft blinder Künstler" mit Sitz in Bischofswerda zusammen. 1959 wurde diese Konzertgemeinschaft dem Bl.-Verband angeschlossen, wie die ebenfalls 1949 im nördlichen Raum entstandene „Gemeinschaft blinder konzertierender Künstler", der fünf bl. Künstler angehörten. Bl. Künstler von Ruf, wie der Sänger Alois Binar, schlossen Verträge mit der Konzert- und Gastspieldirektion ab, traten in öffentlichen Konzerten, in Ferienheimen und sozialen Einrichtungen auf und waren in Sendungen von Rundfunkanstalten zu hören. Die Konzertgemeinschaft bl. Künstler wurde aus Mangel an Nachwuchs und Nachfrage 1981 vom BSV aufgelöst.

Gesangs-, Instrumentalgruppen und Kabarett: Wenn auch das Wirken bl. Berufskünstler zum Erliegen gekommen ist, so besitzt das künstlerische Laienschaffen unter den Sehgeschädigten der DDR einen regen Zuspruch. Es bestehen etwa 80 Chöre, Sing- und Instrumentalgruppen sowie Kabaretts. Diese Volkskunstgruppen arbeiten eng mit dem BSV zusammen und bilden einen Schwerpunkt seiner Kulturarbeit. In regelmäßigen Abständen treten sie unter der Schirmherrschaft des Verbandes zu Wettstreiten an. Dabei zeigen einige Ensembles, wie der Club 70 Berlin, seit Jahren ein hohes künstlerisches Niveau. Mit ihnen wurden auch Schallplatten produziert. Für Auftritte in der Öffentlichkeit wird jede Gelegenheit genutzt.

Zirkel bl. Autoren: Auf schriftstellerischem Gebiet haben sich sehgeschädigte Hobby-Autoren in mehreren Städten zu Zirkeln zusammengefunden. Diese erhalten ebenfalls tatkräftige Unterstützung durch den Verband. So veröffentlichen die Verbandszeitschriften regelmäßig literarische Beiträge der Zirkelmitglieder. Auch organisiert er jährlich Treffen für Gedankenaustausch und Inspiration. Der bl. Bildhauer Dario Malkowski aus Schönebeck/Elbe hat sich mit seinem künstlerischen Wirken im In- und Ausland einen Namen gemacht. Er arbeitet besonders in Terracotta und befaßt sich vor allem mit allegorischen Darstellungen und Gefäßen. In einigen Bl.-Einrichtungen der DDR, wie der DZB Leipzig, der Bl.-Schule Königs Wusterhausen, dem Bl.-Heim Berlin-Weißensee, befinden sich Plastiken Malkowskis. Er schuf auch die Louis-Braille-Büste, die als Louis-Braille-Preis, der höchsten Auszeichnung des BSV für besondere Verdienste im Bl.-Wesen, vergeben wird. Eine Kopie dieser Büste befindet sich im Geburtshaus Louis Brailles in Coupvray.

Plastikausstellungen für Bl.: Seit Ende der 70er Jahre arrangiert der evangelische Kirchendienst in der Petrikapelle des Domes zu Brandenburg/Havel alljährlich für Bl. die Ausstellung „Plastik zum Begreifen", in der Werke von Bildhauern der DDR gezeigt werden. Dieser Aufgabe widmen sich auch das Staatliche Museum in der Albrechtsburg Meißen/Elbe mit der Exposition „Plastik für Bl. und Sehende" sowie die Nationalgalerie zu Berlin mit „Kunst zum Begreifen". In den Ausstellungen sind alle Exponate mit Punktdruck beschriftet. Zusätzlich werden z. T. auch Kataloge in Punktschrift und mit Reliefabbildungen angeboten.

Christliche Bl.-Fürsorge: In der DDR wirken

Deutscher Blindenverband

auch christliche Hilfsdienste für Bl. Hierunter zählen die → Christoffel-Blindenmission, die Bl.-Fürsorge der Inneren Mission sowie das Bl.-Hilfswerk des Caritasverbandes. Ihre Tätigkeit richtet sich besonders auf die Christen unter den sehgeschädigten Bürgern. Neben den Hilfsdiensten am Ort betreiben sie auch Dienstleistungseinrichtungen für Bl., wie die Druckerei für Punktdruck in Wernigerode, das Oberlinhaus in Potsdam-Babelsberg, ein Diagnostikzentrum in Fürstenwalde u. a. Eine Zusammenarbeit mit dem Bl.- und Sehschwachen-Verband gibt es nicht.

Adressen: Blindenschule „Heinrich Rau", Oberschule für Bl. mit Internat und Vorschulteil sowie Hilfsschulteil, DDR-9091 Karl-Marx-Stadt, Flemmingstr. 8; Blindenschule Königs Wusterhausen, Oberschule für Bl. mit Internat und Vorschulteil sowie mit Erweiterter Oberschule für Sehgeschädigte, DDR-1600 Königs Wusterhausen, Salvador-Allende-Straße 20; Nikolai-Ostrowski-Schule, Oberschule für Sehschwache mit Internat und Vorschulteil, DDR-1040 Berlin, Auguststraße 21; Helmholtzschule, Oberschule für Sehschwache mit Internat und Vorschulteil, DDR-4020 Halle/S., Bugenhagenstraße 30; Wladimir-Filatow-Schule, Oberschule für Sehschwache mit Vorschulteil, DDR-7030 Leipzig, Tieckstraße 1; Clara-Zetkin-Schule, Oberschule für Sehschwache mit Internat und Vorschulteil, DDR-2405 Neukloster, August-Bebel-Allee 7; Sehschwachenschule „Disterweg", Oberschule für Sehschwache mit Internat und Vorschulteil, DDR-5300 Weimar, Windmühlenstraße 19; Pestalozzischule, Sehschwachenhilfsschule mit Internat und Vorschulteil, DDR-3504 Tangermünde, Grete-Minde-Straße 1; Rehabilitationszentrum für Blinde „Dr. Salvador Allende", DDR-9091 Karl-Marx-Stadt, Flemmingstraße 8; Rehabilitationszentrum für Blinde „Ernst Puchmüller", DDR-2405 Neukloster, August-Bebel-Allee 5; Rehabilitationszentrum für Berufsausbildung Sehgeschädigter, DDR-4020 Halle (Saale), Bugenhagenstraße 20. Genossenschaften mit ihrer territorialen Zuständigkeit: Produktionsgenossenschaft des Blindenhandwerks „Licht durch Arbeit" für Bezirk Halle, DDR-4016 Halle (Saale), Saalfelder Straße 33/34; Produktionsgenossenschaft des Blindenhandwerks „Otto v. Guericke" für den Bezirk Magdeburg, DDR-3013 Magdeburg, Alte Salbke 95; Produktionsgenossenschaft des Blindenhandwerks „Ernst Thälmann", DDR-4020 Halle (Saale), Bugenhagenstraße 30; Produktionsgenossenschaft des Blindenhandwerks Berlin, DDR-1020 Berlin, Sophienstraße 8; Produktionsgenossenschaft des Blindenhandwerks „Otto Grotewohl" für die Bezirke Erfurt, Gera, Suhl, DDR-5210 Arnstadt, Lohmühlenweg 18/22; Produktionsgenossenschaft des Blindenhandwerks „Louis Braille" für den Bezirk Neubrandenburg, DDR-2042 Dargun, Jahnstraße 2; Produktionsgenossenschaft des Blindenhandwerks „Edgar André", DDR-1297 Zepernick, Heinestraße 31; Produktionsgenossenschaft des Blindenhandwerks „Fritz Reuter" für die Bezirke Rostock und Schwerin, DDR-2700 Schwerin-Lankow, Büdnerstraße 5; Produktionsgenossenschaft der Blinden „Frohe Zukunft" für die Bezirke Potsdam, Frankfurt (Oder), Cottbus, DDR-1502 Potsdam-Babelsberg, Rudolf-Breitscheid-Straße 34; Produktionsgenossenschaft des Blindenhandwerks für den Bezirk Dresden, DDR-8060 Dresden, Louis-Braille-Straße 6; Produktionsgenossenschaft des Blindenhandwerks „Völkerfreundschaft", DDR-7113 Markkleeberg, Leninstraße 51/55; Produktionsgenossenschaft des Blindenhandwerks für den Bezirk Karl-Marx-Stadt, DDR-9091 Karl-Marx-Stadt, Flemmingstraße 8.

Persönlichkeiten: Herbert, Jaedicke, → Jakob, → Pielasch

Lit.: W. Fromm und R. Degenhardt: „Rehabilitationspädagogik für Sehgeschädigte", Berlin 1984; H. Pielasch und M. Jaedicke: „Geschichte des Blindenwesens in Deutschland und in der DDR", Leipzig 1972; E. Schmöger u. W. Fromm: „Blinden- und Sehschwachenwesen", in: K. Velhagen: Der Augenarzt, Band VI, Leipzig 1979; Blinden- und Sehschwachenverband der DDR (Hrsg.): „Das Recht der Sehgeschädigten in der Deutschen Demokratischen Republik", Leipzig 1978.

Zeitschriften: „Die Gegenwart", Verbandsorgan des Blinden- und Sehschwachen-Verbandes der DDR, Verlag Deutsche Zentralbücherei für Blinde zu Leipzig; „Wissenschaftliche Blätter zu Problemen des Blinden- und Sehschwachenwesens", Hrsg.: Blinden- und Sehschwachen-Verband der DDR, Verlag Deutsche Zentralbücherei für Blinde zu Leipzig.

Michailov-Beger

Deutscher Blindenverband e. V. (DBV)

I. Der DBV wurde im Jahre 1912 in Braunschweig als Reichsdeutscher Blindenverband gegr. Er ist die Dachorganisation von 15 folgenden Landesverbänden: Allgemeiner Blindenverein in Berlin, Badischer Blindenverein in Mannheim, Blindenorganisation in

Deutscher Blindenverband

Württemberg/Stuttgart, Blindenverein Südbaden in Freiburg i. B., Bayerischer Blindenbund in München, Blindenverein im Staate Bremen in Bremen, Blindenverein Hamburg in Hamburg, Blindenbund Hessen in Frankfurt, Blindenverband Niedersachsen in Hannover, Lippischer Blindenverein in Detmold, Blindenverband Nordrhein in Düsseldorf, Blindenverband Rheinland-Pfalz in Kappel, Blindenverein für das Saarland in Saarbrücken, Schleswig-Holsteinischer Blindenverein in Lübeck, Westfälischer Blindenverein in Dortmund.

Der DBV hat seinen Sitz in Bonn-Bad Godesberg. Nach seiner Satzung hat er folgende Aufgaben: 1. Zweck des Verbandes ist die unmittelbare und ausschließliche Erfüllung gemeinnütziger und mildtätiger Aufgaben im Sinne der Gemeinnützigkeitsverordnung. Hochgradig Sehschwache gelten als bl. im Sinne dieser Satzung. Der Verband ist Verband der freien Wohlfahrtspflege. 2. Der Verband hat die Verbesserung der sozialen Stellung sowie die berufliche und gesellschaftliche Eingliederung der Bl. zum Ziel. Diese Aufgaben erfüllt er insbesondere durch: a) Einflußnahme auf die Gesetzgebung und die Gesetzesanwendung, b) Förderung der sozialen und beruflichen Rehabilitation, c) Mitwirkung bei der Erschließung neuer Berufsmöglichkeiten, d) Förderung der Entwicklung und Bereitstellung geeigneter Bl.-Hilfsmittel, e) Förderung der Erziehung und Bildung bl. Kinder und Jugendlicher, f) Unterstützung kultureller und sportlicher Bestrebungen für Bl., g) Unterhaltung entsprechender Einrichtungen bzw. Beteiligungen an deren Trägerschaft, h) Erstattung von Gutachten und Erteilung von Auskünften in allen Fragen des Bl.-Wesens, i) Herausgabe von Schriften über das Bl.-Wesen und von Zeitschriften, j) Öffentlichkeitsarbeit unter Benutzung aller geeigneten Medien, k) Zusammenarbeit mit anderen Organisationen im In- und Ausland. 3. Die Mitgliedsvereine haben bei etwaigem Ausscheiden aus dem Verband, bei einer Auflösung oder Aufhebung des Verbandes keinerlei Ansprüche auf das Verbandsvermögen. 4. Der Verband hat ordentliche und außerordentliche Mitglieder. 5. Ordentliche Mitglieder können Landesbl.-Vereine werden. Soweit zur Zeit Bl.-Vereine, deren Vereinsgebiet nur einen Landesteil umfaßt, Mitglieder des Verbandes sind, bleibt die Mitgliedschaft bestehen.

II. *Geschichtliches:* Die erste eigenständige Vereinigung von Bl. ist die „Blindengenossenschaft von 1872 in Hamburg" (→ Europa, Geschichte des Bl.-Wesens) mit dem Zweck, die gesellschaftliche Förderung seiner Mitglieder zu bewirken. Die erste größere Bl.-Vereinigung in Deutschland war der 1874 gegründete „Allgemeine Blinden-Verein zu Berlin" (→ BRD I). Gründer war der bl. Domorganist Karl → Franz (1843–1898). 1884 zählte sie 55 Mitglieder, denen in 10 Jahren 510 Konzerte vermittelt worden waren: 1894 hatte sich die Zahl auf 80 erhöht, bis 1922 stieg sie auf 120 an. Das Vermögen des Vereins betrug 1914 40.000 Mark. In Bremen bestand seit 1875/76 ein „Bremer Blindenverein". Seit 1886 begann Johann → Nathan (1856–1921), Organist an der Kreuzkirche in Hamburg, Adressen von Bl. in Deutschland, Österreich-Ungarn und der Schweiz zu sammeln. Diesen ließ er 1890 einen Aufruf zum Zusammenschluß in einen Bl.-Verein zugehen, der an keinen Ort gebunden sei und alle der deutschen Sprache kundigen Blinden erfassen sollte. Auf diesen Aufruf vom 11.11.1890 meldeten sich bis Jahresende 35 Mitglieder, deren Zahl bis 1914 auf 750 anstieg. Nathan wurde der erste Vorsitzende. Zweck des Vereins: 1. Schaffung eines geistigen Verkehrs unter den Blinden deutscher Zunge, 2. Förderung der Erwerbstätigkeit der Mitglieder.

Im Jahre 1904 entstand eine weitere überregionale Verbindung, die „Gesellschaft zur Erweckung und Vertiefung christlichen Lebens unter den Blinden deutscher Zunge". Ihre Mitglieder wollten durch Herausgabe der Bibel, geistlicher Lieder und einer Zeitschrift die religiösen Bedürfnisse der Bl. besser befriedigen. Auf der Dresdner Tagung der deutschen Bl. von 1909, welche auf Hamburg (1907) und Hannover (1908) folgte, versammelten sich 300 Teilnehmer, von welchen 236 bl. waren. Das entscheidende Ergebnis des Kongresses lag in der Tatsache seiner Existenz. Wenn auch mancher von den Ergebnissen der Dresdner Tagung enttäuscht war, gingen dennoch von ihr starke Impulse aus; denn bis 1912 entstanden etwa 35 neue Vereine. An der Braunschweiger Tagung vom 22.–25.7.1912 nahmen insgesamt etwa 250 Bl. und 100 Sehende teil; unter den Bl. befanden sich die Vertreter von 22 Vereinen, etwa 15 bis 20 waren nicht vertreten.

Die leitenden Funktionen im RBV wurden wie folgt verteilt: F.W. → Vogel, Vorsitzender, Hamburg / Rudolf → Kraemer, stell-

Deutscher Blindenverband

vertr. Vorsitzender, Heilbronn / Eugen Crohn, Schatzmeister, Berlin / Paul Reiner, Schriftführer, Berlin / Martin Ritz, Archivar, Mainz / Karl Bartsch, Beisitzer, Breslau / Otto Kuhweide, Beisitzer, Langendreer i.W. (Pielasch/Jaedicke, S. 82).

Die Zahl der Vereine und ihrer Mitglieder ergaben folgendes Bild:

Jahr	Vereine	Mitglieder
1914	44	1877
1919	46	3000
1921	63	4409
1922	73	5000
1924	86	7200
1926	115	9000
1927	124	10300
1928	129	10925
1929	135	14000

(Pielasch/Jaedicke, aaO, S. 114 f.)

Das Ansteigen der Mitgliedszahlen bzw. der Zahl der Selbsthilfeverbände erklärt sich aus der wirtschaftlichen Situation. 1928 hatten schätzungsweise 25.000 der 37.000 Bl. ein monatliches Einkommen unter 40,– RM.

Während sich einige Bl.-Vereine unter dem Einfluß ihrer Leitungen nach links orientierten, Max Telschow (Berlin), Emil Falius (Hamburg), Willi Dittke (Königsberg), Karl Bartsch (Breslau), suchte der Vorstand des RBV, seine Bl.-Vereine auf dem reformistischen Wege zu halten.

Eine Übersicht über die Verbandstätigkeit 1929 bietet Blindenwelt Jg. 18 (1930, S. 2–11). Es soll an dieser Stelle darauf hingewiesen werden, daß 1926 insgesamt 29 Zeitschriften für Bl. in Deutschland erschienen: ausschließlich in Braille 22 / in Schwarzdruck und in Braille 3 / ausschließlich in Schwarzdruck 3.

Insgesamt gab es 1926 16 Druckereien für Bl.-Druck, eine beachtenswerte Zahl, einige waren jedoch sehr klein und wenig leistungsfähig. Ferner gab es 14 Bl.-Büchereien, von denen die großen in Hamburg, Marburg und Leipzig in der Lage waren, differenzierte Wünsche zu erfüllen.

In dem Vortrag von Müller (Barby) „Auswahl und Förderung des Begabten" kam es zum Ausdruck, daß ernste Versäumnisse in einer zeitgemässen Ausbildung der bl. Jugendlichen vorliegen mußten, wenn von 1922 bis 1927 aus 30 deutschen und österreichischen Anstalten entlassen wurden: 207 geprüfte Korbmachergesellen / 100 geprüfte Bürstenmachergesellen / 107 fertige Stimmer / 41 ausgebildete Organisten / 18 für die Musikhochschule Vorbereitete / 23 Maschinenschreiber / einige Masseure und Telefonisten. Die Mitgliederzahl blieb ab 1929 mit 14.000 Mitgliedern konstant; Vorsitzender Dr. Gäbler-Knibbe, Vertreter Emil Falius. 1930 wurden als Beisitzer Max Schöffler, Karl → Anspach und Otto Vierling gewählt. Max Schöffler vertrat in Arbeitsgemeinschaft mit dem „Verein blinder Akademiker" und dem „Verein blinder Frauen" das deutsche Bl.-Wesen der Zivilbl.

Unmittelbar nach 1933 begann die „Gleichschaltung" aller Institutionen und Organisationen, die der Durchsetzung der nationalsozialistischen Alleinherrschaft auf dem Gebiet des öffentlichen Lebens dienen sollte.

Im September 1933 lag auf Anordnung der Nationalsozialistischen Volkswohlfahrt (NSV) die neue Satzung des RBV vor, die das Führerprinzip durchsetzte, die Rechte der Landesverbände auf Kosten der Ortsverbände vergrößerte und die Rechte der individuellen Mitglieder, die „deutschstämmig" sein mußten, auf Zuhören und Beitragszahlen reduzierte. Die Ortsvereine behielten noch ihr Vermögen. Ende 1937 arbeiteten rund 2.400 Nichtsehende in Betrieben der Wirtschaft und Verwaltung, darunter 800 in Berlin und 550 in Sachsen. In einer Dokumentation wurden 650 verschiedene Arbeitsmöglichkeiten in den Betrieben aufgeführt; sie war zugleich auch die erste große Vorstellung der neuen Bl.-Berufe des Telefonisten und des Stenotypisten. Anschaulich waren auch die 350 Arbeitsberichte, Gutachten und Zeugnisse, die der Herausgeber gesammelt hatte (Pielasch/Jaedicke).

Nach dem Krieg wurde in der BR Deutschland der RBV als DBV fortgesetzt. Die Umgründung fand am 18./19. Oktober 1949 auf der Grundlage der Westdeutschen Blindenverbände statt. Er übernahm die Rechtsform eines eingetragenen Vereins einer anerkannten Gemeinnützigkeit.

In der → DDR wurde der Allgemeine Deutsche Blindenverband (ADBV) gegründet. Nach § 1 der Satzung hat der Verband auch die Aufgabe der gesellschaftlichen Betreuung der Mitglieder durch Erläuterung der Politik des Arbeiter- und Bauernstaates. Dem Zentralvorstand gehören u.a. an: Isolde Busch, Eva Luhn, Helmut → Pielasch, Willi Seifert, Heinz Vogler. Im Jahre 1958 hatte der ADBV 14.745 Mitglieder = 76,2% der Blindenpopulation (Pielasch/Jaedicke, S. 269)

100 Jahre nach der Gründung des ersten Blindenvereins (ABV Berlin) boten die Mit-

Deutscher Blindenverband

gliedsverbände des DBV (1975) im wesentlichen folgendes Bild: ABV Berlin: 1961 Fertigstellung des „Hauses der Blinden Berlins" mit Geschäftsstelle, Versammlungsräumen, Clubräumen, der Berliner Hörbücherei für Zivil- und Kriegsbl. und Freizeiteinrichtungen / Tageserholungsstätte „Max Telschow" am Tegler See / 4. August 1954 Erlaß des Bl.-Pflegegeldgesetzes / Badischer Blindenverein gegr. 1900 durch Karl Kommann in Mannheim / Beratung und Berufsförderung in Zusammenarbeit mit dem Berufsförderungswerk Heidelberg / Blindenverband Ost-Baden-Württemberg e.V., gegr. im Jahr 1909, verfügte im Jahre 1975 bereits über 27 Bezirksgruppen mit der Landesgeschäftsstelle in Stgt., Gründungsmitglied der Süddeutschen Blindenhörbücherei Stuttgart (1956), rd. 1.700 Mitglieder, Träger des Bl.-Altenheimes Stgt.-Rohr und Bl.-Kur- und Erholungsheims „Rudolf-Kraemer-Heim" Bad Liebenzell, außerdem Gesellschafter der Baden-Württembergischen Blindengenossenschaft Heilbronn / Bayerischer Blindenbund e.V., gegr. 1920, 1975 5.500 Mitglieder, erreichte 1949 den Erlaß des 1. Zivil-Bl.-Pflegegeldgesetzes, 14 Beratungsstellen in verschiedenen Städten, Pflege der Bayerischen Bl.-Hörbücherei., 1962 Gründung des 1. Bl.-Kur- und Erholungsheims mit eigener med. Badeabt. in Saulgrub (Oberbayern) mit Reha-Zentrum, das seit 1969 in das Süddeutsche Reha-Werk überging, Förderung von Bl.-Handwerkerberufen und musikalischen Berufen, Betreuung von 180 Taubbl. / Blindenverein Hamburg e.V., gegr. 1909, 1969 Gründung des Kulturheims mit Freizeiteinrichtungen/Blindenbund in Hessen e.V., gegr. 1947 aus regionalen hessischen Blindenvereinen, 10 Bezirksgruppen, Bl.-Erholungsheim Westerwalt sowie Bl.-Alten- und Erholungsheime / Blindenverband Niedersachsen e.V., gegr. 1947, ca. 7.000 Mitglieder, Träger von 158 Wohnungen und 280 Altenheimplätzen / Blindenverband Nordrhein e.V., 39 selbst. Stadt- und Kreisvereine mit insges. ca. 3.000 Mitgliedern, zusammen mit dem Westfälischen und dem Lippischen Blindenverein Betreuung der Bl. und Sehgeschädigten auf Landesebene, Träger des Ferienhauses „Heinz Keil" in Hellenenthal in der Eifel, Gesellschafter und Mitträger des Bl.-Ruhe- und Erholungsheims Bad Meinberg / Blindenverband für Rheinland-Pfalz e.V., gegr. 1947, verfügt über 9 Ortsvereine, Büro- und Masseurfachgruppe, 1958 Verabschiedung des Landesbl.-Pflegegeldgesetzes / Blindenverein für das Saarland e.V., gegr. erreichte den Erlaß eines Bl.-Pflegegesetzes 1950, 1967 Errichtung des Hauses der Bl. mit Büro- und Erholungszentrum, der Bl.-Hörbücherei sowie Sport- und Freizeiteinrichtungen / Schleswig-Holsteinischer Blindenverein e.V., gegr. 1917, umfaßt 18 Bezirksgruppen und im Stichjahr ca. 1.000 Mitglieder / Westfälischer Blindenverein e.V., gegr. 1921, Alten- und Pflegeheim Meschede (errichtet 1927), aktiv auf dem Gebiet der Spürhundausbildung, über 46 Bezirksgruppen.

Der DBV verfügt über folgende Organe: 1. den Verbandstag, 2. den Verwaltungsrat, 3. den Vorstand.

Der Verbandstag setzt sich zusammen aus: 1. den Vertretern der ordentlichen Mitglieder, 2. dem Vorstand, 3. den Ehrenmitgliedern.

Aufgaben des Verbandstages sind: 1. Wahl des Vorstandes, 2. Entgegennahme des Tätigkeitsberichtes, 3. Beratung und Beschlußfassung über Anträge von Mitgliedern, 4. Ernennung von Ehrenmitgliedern, 5. Beschlußfassung über Satzungsänderungen und Auflösung des Verbandes.

Der Verwaltungsrat besteht aus den Mitgliedern des Vorstandes und je einem Vertreter der ordentlichen Mitgliedsvereine. Der Verwaltungsrat wird vom Verbandsvorsitzenden mindestens einmal jährlich zu einer Sitzung einberufen. Die Aufgaben des Verwaltungsrates sind: 1. Festsetzung der Jahresbeiträge der ordentlichen Mitglieder sowie bes. Umlagen, 2. Prüfung der Tätigkeit des Vorstandes, 3. Genehmigung der Jahresbilanz und Entlastung des Vorstandes, 4. Genehmigung des Haushaltsplanes, 5. Zuwahl von Nachfolgern für ausgeschiedene Vorstandsmitglieder, 6. Berufung des Wahlausschusses, 7. Entscheidung über den Ausschluß von Mitgliedern.

Der Vorstand ist von dem Verbandstag für die Dauer von vier Jahren zu wählen. Der Vorstand ist an die Beschlüsse des Verwaltungsrates und des Verbandstages gebunden. Zur Durchführung der Aufgaben unterhält der Verband eine Geschäftsstelle.

III. Der DBV ist Gründer von mehreren Bl.-Hilfsorganisationen. Am 30.10.1967 wurde das → Deutsche Taubblindenwerk vom Blindenverband Niedersachsen, dem DBV und dem Deutschen Paritätischen Wohlfahrtsverband gegr. Für Sehende, die mit Taubbl. persönlichen Kontakt aufnehmen wollen, gibt der DBV das „Tast-Alphabet für Taubblinde nach Hieronymus Lorm" heraus. Der

Deutscher Blindenverband

DBV und die Akademikergesellschaft waren auch die Gründer des → Deutschen Blindenbildungswerkes, das seine Arbeit als erstes Fernlehrinstitut für Bl. und hochgradig Sehschwache im deutschsprachigen Raum am 1.3.1973 aufnehmen konnte. Inhalt und Zielsetzung dieses Fernlehrinstitutes mußten den bl.-spezifischen Gegebenheiten angepaßt werden. Der Medienverbund Tonband-Punktschrift-Lehreinheit erwies sich zusammen mit taktilen Zeichnungen, Reliefkarten und bl.-spezifischen Hilfsmitteln als notwendig und didaktisch durchführbar. Im Herbst 1974 wurde mit den österreichischen und dem schweizerischen Blindenverband vereinbart, daß Bl. und Sehbehinderten aus diesen Ländern die Teilnahme unter Berücksichtigung der nationalen Prüfungsordnungen möglich ist. Auch die Fernuniversität Hagen bietet einen Teil ihres Programmes auf Kassette und in Punktschrift an.

Dem DBV gehören 14 korrespondierende Mitglieder an. Alle korrespondierenden Mitglieder sind im Bereich des Blindenwesens in der Bundesrepublik Deutschland tätig.

Folgende korrespondierende Mitglieder gehören dem DBV an: AG Elternbeiräte deutscher Blindenschulen / Berufsvereinigung der Mobilitätslehrer (→ BRD V) / → BLIStA/ → Deutsches Taubblindenwerk GmbH / Verband für das Blindenhandwerk (→ BRD VI) / → Christlicher Blindendienst / → DVBS / Verein zur Förderung der Blindenbildung (→ BRD III, → Europa, Geschichte des Bl.-Wesens) / Deutsche Retinitis Pigmentosa Vereinigung (→ BRD VI) / Verband der Blinden- und Sehbehindertenpädagogen e.V. (→ BRD V), Sitz: Nikolauspflege Stuttgart / Rehabilitations- und Ausbildungsstätte für Massage (→ BRD III) / Deutsches Katholisches Blindenwerk e.V. (→ Deutsche und Internationale Katholische Blindenorganisation) / Bund zur Förderung Sehbehinderter (→ BRD VI) / Institut für Rehabilitation und Integration Sehgeschädigter (IRIS) (→ BRD V).

Der DBV ist Gesellschafter folgender gemeinnütziger Gesellschaften mit beschränkter Haftung:
der Rehabilitations- und Ausbildungsstätte für Massage in Mainz (qualifizierte Ausbildung zum Masseur und med. Bademeister) / des Deutschen Taubblindenwerkes in Hannover. Es ist Träger des weltweit anerkannten Deutschen Taubblindenzentrums, das mit Hilfe des DBV um eine Übergangseinrichtung für mehrfachbehinderte Taubbl. erweitert wird / des Deutschen Blindenbildungswerkes, das erwachsenen Blinden die Möglichkeit gibt, an vielen Einzelkursen teilzunehmen und sich bis zum Abitur fortzubilden.

1988 haben die drei bundesweiten Blindenselbsthilfeorganisationen, der → BKD, der DBV und der DVBS ihren 1987 bekundeten Willen zu einer engeren Zusammenarbeit durch die Bildung folgender paritätisch besetzter Ausschüsse realisiert:
Ausschuß für Sozialrecht sowie durch die gemeinsamen Fachausschüsse für allgemeine Hilfsmittel, Informationstechnik und Umwelt und Verkehr.

Durch eine intensive Mitarbeit in der BliStA, insbes. in deren Vorstand durch den DBV-Vorsitzenden, und im → VzFB (→ BRD VIII, → Europa, Geschichte des Bl.-Wesens) ist der DBV bestrebt, das hohe Bildungsniveau Bli. und hochgradig Sehbehinderter in der Bundesrepublik Deutschland zu erhalten und eine zukunftsorientierte Bl.-Hilfsmittelproduktion zu erreichen. Der DBV verfügt über folgende interne Ausschüsse und arbeitet an weiteren externen Arbeitskreisen bzw. Ausschüssen mit:

Interne Ausschüsse:
Koordinationsstelle und Arbeitskreise (Ake) / Koordinationsstelle für Bürofachgruppen in den Landesvereinen / Koordinationsstelle für Masseurfachgruppen in den Landesvereinen / Ak für EDV-Kaufleute und Programmierer in den Landesvereinen / Ak für Blindenführhundhalter / gemeinsamer Fachausschuß DBV / DVBS / BKD für allgemeine Hilfsmittel und Informationstechnik / gemeinsamer Fachausschuß DBV / DVBS für Verkehr und Umwelt und für Rechtsfragen / Verbandsausschuß für Bildungsfragen, in dem der DBV, der VBS (→ BRD V), DVBS und die AEB vertreten sind.

Externe Ausschüsse:
Bundesarbeitsgemeinschaft „Hilfe für Behinderte" (BAGH): Ausschuß „Gemeinsame Erziehung" / Ausschuß „Werkstätten für Behinderte" / Ausschuß „Bauen und Verkehr" / Bundesarbeitsgemeinschaft für Rehabilitation (BAR): Sachverständigenrat der Behindertenhilfe / Ak „Behindertengerechter öffentlicher Personenverkehr" (BÖV) / Deutsche Behindertenhilfe / Aktion Sorgenkind (DB/AS): Mitgliederversammlung / Kuratorium / Deutsches Normungsinstitut (DIN): Ausschuß Technische Hilfen für Behinderte (ATHBeh) / Unterausschuß 1: Terminologie / Unterausschuß 2:

Behindertengerechtes Gestalten / Unterausschuß 5: Kommunikationshilfen für sensorisch Behinderte / Normenausschuß für das Bauwesen / Kommissionen der Europäischen Blindenunion (EBU). Der Kommision für Aktivitäten der Taubblinden gehört die Beauftragte des Vorstandes des DBV für die Angelegenheiten der Taubbl., Wilhelmine von Truszczynski, an. Bernd Graudoszus ist in der Jugendkommission und Hans-Dieter Später in der Unterkommission für Probleme der Sehbehinderten. In der Kommission für die Beziehungen zu der Europäischen Gemeinschaft arbeitet der Geschäftsführer des DVBS (korrespondierendes Mitglied des DBV), Wolfgang Angermann.

Internationale Arbeit:
International ist das Blindenwesen in der Weltblindenunion – → World Blind Union (WBU) – und regional in der Europäischen Blindenunion – European Blind Union (EBU) – organisiert. Vertreter des DBV arbeiten in den Komitees, Kommissionen und Arbeitsgruppen beider Organisationen mit.
Horst Stolper ist einer der drei Repräsentanten der EBU im Exekutivkomitee der WBU und gehört dem Komitee für Rehabilitation, Ausbildung und Arbeitseinsatz der WBU an. Er ist Schatzmeister der EBU und Repräsentant des Präsidiums der EBU in der Kommission für Aktivitäten der Taubblinden und der Kommission für Aktivitäten der mehrfachbehinderten Blinden und Sehbehinderten, deren Vorsitzender der Direktor der → Blindeninstitutsstiftung in Würzburg, Hans Neugebauer, ist. Prof. Dr. Heinrich → Scholler ist in dem Komitee für soziale Entwicklung tätig. Vorsitzender der technischen Kommission der EBU ist als Vertreter des DBV der Direktor des Deutschen Taubblindenwerkes, Ferdinand Zekel. In der Kommission der EBU für Sozialrecht und Arbeitseinsatz arbeitet das Vorstandsmitglied Werner Schend mit.
An der ersten europäischen Konferenz über die Kooperation mit den Blinden und Sehbehinderten der Entwicklungsländer (August 1988) in Hurdal (Norwegen), an dem Symposium über die Herstellung und Anwendung von Reliefdarstellungen für Blinde (Mai 1988) in Stockholm und an dem Europäischen Seminar über Probleme der Mehrwertsteuer in der EG (November 1988) in Tirrenia (Italien) nahm der DBV teil. An der Europäischen Konferenz über Probleme der Taubbl. (Oktober 1988) in London war die Beauftragte für die Angelegenheiten der Taubbl., Wilhelmine von Truszczynski, beteiligt.

Entwicklungshilfe:
Durch seine Mitgliedschaft in der WBU ist der Verband in die Solidargemeinschaft des internationalen Bl.-Wesens einbezogen. Er beteiligt sich daher an den Bemühungen, die Lebensbedingungen für Bl. und hochgradig Sehbinderte vor allem in den Ländern der Dritten Welt zu verbessern. Durch seine Mitarbeit im Vorstand des Komitees in der Bundesrepublik Deutschland zur Verhütung von Bl.-heit ist der Verband an dessen Entwicklungsprojekten wie der Weiterentwicklung der augenärztlichen, vor allem apparativen Versorgung der Bevölkerung in der zentralafrikanischen Republik mit beteiligt.

Zeitschriften: „Die Blindenselbsthilfe" mit der Beilage „Das Schaufenster" (monatlich)/ „Die Frauenwelt" (zweimonatlich), die „Handarbeitsbeilage" zur „Frauenwelt" erscheint viermal jährlich/„Der Taubblinde" (zweimonatlich)/„Blick in die Welt" (14tägig)/„Der Blinde Klavierstimmer" (halbjährlich)/„Wir Führhundhalter" (zweimonatlich)/ „Bücherjournal" (monatlich).
Die Herausgabe der Zeitschrift für Jugendliche „Die Brücke" durch den VzFB in Hannover wurde auch im Jahr 1988 durch den DBV mitfinanziert. Auch an der Herstellung der „Musikrundschau" beteiligt sich der Verband mit einem finanziellen Zuschuß.
Seit 1982 ist H. Stolper, Richter a.D., und seit Sept. 1986 A. Kappallo der Vorsitzende.
Anschrift: DBV, Bismarckallee 30, 5300 Bonn-Bad Godesberg.
Lit.: „Der Deutsche Blindenverband Gestern, Heute, Morgen", hrsg. 1976 vom Deutschen Blindenverband; Pielasch/Jaedicke, „Geschichte des Blindenwesens in Deutschland und in der DDR", Hrsg. Deutscher Blinden- und Sehschwachenverband, Leipzig 1971; A. Reuss, „Werden und Wachsen der deutschen Blindenselbsthilfe", Hrsg. Deutscher Blindenverband, Bonn 1956.

Deutscher Blindenwohlfahrtskongreß in Stuttgart → Europa (Geschichte des Bl.-Wesens)

Deutsche Retinitis Pigmentosa (RP) Vereinigung → BRD VI

Deutscher Verein für Blinde und Sehbehinderte in Studium und Beruf (DVBS)
1. Der Verein wurde 1916 als Verein blinder Akademiker Deutschlands (VbAD) in Marburg/Lahn von Prof. Carl → Strehl, damals

noch cand. phil., zusammen mit einigen zivil- und kriegsbl. Akademikern gegründet, um eine höhere akademische Berufsausbildung und das Hochschulstudium für die vielen kriegsbl. Studenten und Jungakademiker zu sichern. Mit der Gründung des VbAD erfolgte wiederum von Carl Strehl und den Augenärzten Prof. → Bielschowsky (Marburg) und → Krückmann (Berlin) zusammen mit dem akademischen Hilfsbund Berlin unter der Leitung von Dr. → Pinkerneil die Gründung der „Beratungsstelle, Hochschulbücherei und Studienanstalt e. V." in Marburg/Lahn. Von 1917 bis zum Kriegsende wurden die ersten kriegsbl. Studenten auf ihr Studium vorbereitet. Wesentliche Voraussetzung für das Gelingen solcher Studiengänge war die Schaffung einer einheitlichen Wissenschaftsschrift für die Mathematik-Punktschrift, die Chemie- und Physik-Punktschrift sowie eine Vereinheitlichung und Verbesserung der Bl.-Notenschrift. Es wurde von Marburg aus in Zusammenarbeit mit der deutschen Zentralbücherei für Bl. zu Leipzig auf einer Konferenz in Leipzig 1916 bearbeitet. Diese Grundlage war der Ausgangspunkt für die spätere Marburger Systematik, die neben den Wissenschaftsschriften auch die Kurzschrift und die Stenografieschrift umfaßte. Der VbAD versuchte vor allem die Berufe des Theologen, des Juristen, des Lehrers, des Journalisten und des Volkswirtes für Bl. zu eröffnen. Auf ähnlichem Gebiet war bereits der Verein deutschredender Bl. (gegr. 1894) tätig. Dieser Verein sollte sich 1934 auflösen und sein Vermögen in den VbAD überführen. Der VbAD verstand sich als berufsständische Vertretung aller bl. Akademiker und sah in der Unterstützung der Beratungsstelle der Blindenstudienanstalt und der Hochschulbücherei eine zentrale Aufgabe. Gleichzeitig wurden die Hochschulabsolventen bei der Berufssuche unterstützt und in der Ausübung ihres Berufes beraten. Die erforderlichen Punktschrift-Literaturunterlagen wurden zunächst durch eine große Gruppe (ca. 250 bis 300) Übertragerinnen im ganzen Reich geschaffen. In Zusammenarbeit mit den bereits erwähnten Ophthalmologen, führenden Juristen, zu denen auch Geheimrat → Kerschensteiner trat, war es dem VbAD auch möglich, sehr bald in die Entwicklung des Fürsorge- und Sozialrechtes führend einzugreifen. Strehl selbst hatte auf diesem Gebiet promoviert und war später zum Honorarprofessor an der medizinischen Fakultät der Philipps-Universität Marburg ernannt worden. Er führte seit Mitte der 20er Jahre den VbAD als Geschäftsführer. Der Verein gab seit 1924 in Punktschrift und seit 1930 auch in Schwarzschrift ein Vereinsorgan unter dem Namen: Marburger Beiträge zum Blindenbildungswesen heraus.

2. Nach 1933 führte Strehl trotz erheblicher Schwierigkeiten mit dem nationalsozialistischen Regime den Verein und die deutsche Blindenstudienanstalt weiter und konnte diese Einrichtungen über den Krieg retten, zumal die erneute Zunahme der Kriegsbl. einen hohen Bedarf an schulischen und pädagogischen Einrichtungen verlangte. Strehl sah auch in der Produktion von Hilfsmitteln, vor allem aber in der Entwicklung neuer Hilfsmittel, eine entscheidende Aufgabe seines neuen Zentrums. Sowohl die Marburger Bogenmaschine wurde hergestellt als auch eine 6-Punkte und 8-Punkte Stenografiermaschine entwickelt und produziert. Wesentliche Verbesserungen wurden auch auf dem Gebiet des Punktschriftdruckes in Marburg vor und nach dem 2. Weltkrieg erzielt. Der Hilfsmittelkatalog der deutschen Blindenstudienanstalt ist hierfür ein vielfacher Beweis. Die Aufgabe des VbAD war es, diese Entwicklung von Hilfsmitteln zu beraten und zu begleiten. Ab dem 2. Weltkrieg wurde auf Verlangen der Siegermächte die Organisation in „Verein der blinden Geistesarbeiter Deutschlands (VbGD) e.V." umbenannt, ohne daß eine sachliche Änderung in der Zielsetzung des Vereins damit verbunden gewesen wäre. Ihm gehörten fast alle deutschsprachigen bl. Akademiker der Schweiz und Österreichs an. Darüber hinaus hatte der VbAD, wie auch der VbGD immer zahlreiche ausländische akademische Mitglieder, die in besonderer Weise mit der deutschen Sprache oder deutschen Kultur verbunden waren.

3. 1968 legte Carl Strehl im Alter von 83 Jahren den Vorsitz im VbGD nieder. Von 1969 bis 1979 übernahm Prof. Heinrich → Scholler (München) den Vorsitz des VbGD. Er verlagerte die Vereinsarbeit wieder in die Fachausschüsse, von welchen einige wieder belebt, andere neu geschaffen wurden. Das Mitteilungsblatt des Vereins erhielt den neuen Namen „horus", und wird seitdem in Punktschrift, Schwarzschrift und auf Kassette herausgegeben. Daneben ist eine Schriftenreihe der Marburger Beiträge in Schwarzschrift getreten. Seit 1980 hat Dr. Otto → Hauck (Marburg) den Vorsitz des

Vereins übernommen. 1983 wurde der Verein in „Deutscher Verein für Blinde und Sehbehinderte in Studium und Beruf" umbenannt.

4. Der Verein hat folgende Fachgruppen: Ausbildung, gehobener Dienst, Jura, Mathematik, Naturwissenschaft und Technik, Musik, Lehrer und Philologen, Sozialwesen, Theologie, Wirtschaftswissenschaften (→ BRD IV). Diese Fachgruppen erarbeiten auf Tagungen in unterschiedlichen Zeitabständen Lösungen zu anstehenden Fragen, halten Seminare und Tagungen ab, die je nach Wichtigkeitsgrad veröffentlicht oder den zuständigen Behörden als Resolution unterbreitet werden. Ein anderer Teil der Vereinsarbeit wird in den Bezirksgruppen abgeleistet. In folgenden Ländern befinden sich Bezirksgruppen des DVBS: Nordbaden-Württemberg (Stuttgart), Südbaden (Karlsruhe), Nordbayern (Nürnberg), Südbayern (München), Berlin, Hamburg, Hessen (Marburg), Niedersachsen (Hannover), Rheinland (Aachen), Saarland (Saarbrücken), Schleswig-Holstein (Schleswig) und Westfalen-Ruhrgebiet (Münster). Die Bezirks- und Fachgruppenvertreter sind im Arbeitsausschuß zusammengefaßt, der einmal im Jahr als Vereinsorgan zusammentritt, den Vorstand berät und die Arbeit in der Mitgliederversammlung vorbereitet. Der DVBS bietet seinen Mitgliedern folgende Dienste an: Rechtsberatung, Übertragungsdienst für Gesetzestexte, Fachgruppen-Informationsdienste auf Kassette, Koordination privat aufgelesener Literatur und Anfertigung von vergrößerten Textvorlagen in Großdruck. Der DVBS arbeitet mit verschiedenen Verbänden zusammen, so insbesondere: mit dem → Deutschen Blindenverband, mit der → Deutschen Blindenstudienanstalt, dem deutschen paritätischen Wohlfahrtsverband, sowie mit Behörden und Ministerien. Er arbeitet auch mit ausländischen Selbsthilfeverbänden des Blindenwesens zusammen und ist Mitglied in der → WBU (Weltblindenunion). Der DVBS hat auch ein Programm für Entwicklungshilfe für akademische Einrichtungen, Schulen usw. in den Entwicklungsländern. So wurde z. B. mit der → CBM ein Projekt in Äthiopien und in Nepal eingeführt. Besonderer Wert wird bei der Beratung und Durchführung von Schulungsseminaren auf den Einsatz moderner elektronischer Hilfsmittel und deren Handhabung gelegt.

5. Die Gesamtzahl der Mitglieder betrug Ende 1984 852. Diese verteilten sich auf die nachfolgenden Fachgruppen wie folgt: Ausbildung 203, gehobener Dienst 178, Jura 192, Mathematik, Naturwissenschaft und Technik 69, Musik 41, Lehrer und Philologen 122, Sozialwesen 172, Theologie 33, Wirtschaftswissenschaft 45.

Außerdem gehören 16 österreichische und 9 Schweizer Mitglieder dem Verein an. Das Haushaltsvolumen betrug 1984 ca. 680.000,- DM (Einnahmen und Ausgaben).

Fachzeitschrift: Horus, Marburger Beiträge zur Integration Blinder und Sehbehinderter (in Punktschrift (2monatlich) und Schwarzschrift und Kassette (3monatlich)) zusammen mit der BLIStA.

Anschrift: DVBS, Frauenbergstr. 8, 3550 Marburg

Deutsches Taubblindenwerk, 1. Das Deutsche Taubblindenwerk ist eine Gründung der Bl.-Selbsthilfe. Es vertritt die sozial-, wirtschafts-, bildungs- und gesellschaftspolitischen Interessen aller taubbl. Bürger der Bundesrepublik Deutschland. Aufgabe der Gesellschaft ist nach dem Gesellschaftervertrag die Errichtung und Unterhaltung einer zentralen Ausbildungsstätte mit Heim für Taubbl. Diese überregionale Ausbildungs- und Heimstätte, das „Deutsche Taubblindenzentrum Hannover", ist mit Hilfe privater Spenden und öffentlicher Mittel in den Jahren 1969 bis 1972 gebaut worden. Im Jahre 1983 wurde der Erweiterungsbau mit 8 Kinderhäusern, einem Rhythmik-, sowie einem Konferenzraum und der Lehrwerkstatt bezogen. Das Deutsche Taubbl.-Werk umfaßt folgende Funktionsteile: Bauteil A 8 Kinder-Pavillons, Bauteil B Sonderunterrichtsräume, Verwaltung und Eingangshalle, Bauteil C Berufsschule mit Internat, Bauteil D Heim für erwachsene Taubbl. und Rehabilitation, Bauteil E Sporttrakt mit Turn- und Schwimmhalle und Gymnastik. Der Neubau umfaßt folgende Funktionsteile: Bauteil F 4 Kinder-Pavillons, Bauteil G 4 Kinder-Pavillons, Bauteil H Lehrwerkstatt und Lager, Bauteil I Rhythmikraum und Mehrzwecksaal, Bauteil J Hausmeisterwohnung. In den meisten Mitgliedsvereinen des → Deutschen Blindenverbandes bestehen Taubbl.-Gruppen, die entweder von Taubbl. selbst oder von Bl. geleitet werden. Ihre Aktivitäten sind vielseitig und den individuellen Bedürfnissen ihrer taubbl. Mitglieder angepaßt. Die ehrenamtlichen Helfer verfügen über reichhaltige Erfahrungen auf dem Gebiet der Taubbl.-Arbeit. Sie führen Freizeiten durch, um die Betroffenen aus ihrer Isolierung zu lösen und sie mit anderen Taubbl., Freunden und Bekannten zusammenzuführen. Der → DBV gibt für die Taubbl. in Punktschrift das Fachblatt „Der Taubblinde" heraus.

2. Nach dem Abschluß der Sonderschule beginnt die Überleitung zur beruflichen Ausbildung in Ausbildungsgruppen. Diese Ausbildung dauert im Taubbl.-Zentrum normalerweise 3 Jahre. Die erwachsenen Rehabilitanten wohnen in einem Erwachsenenwohnheim des Taubbl.-Zentrums. Die Vorbereitung der taubbl. Jugendlichen und Rehabilitanten für eine berufspraktische Arbeit zielt überwiegend auf Tätigkeiten ab, die von Taubbl. in Bl.-Werkstätten, in anderen Behindertenwerkstätten oder auch in Heimarbeit ausgeübt werden können. Diese Arbeiten entsprechen, wie die Praxis zeigt, in den meisten Fällen am besten dem Leistungsvermögen der Taubbl., und sie bieten zugleich reale Einsatzchancen. Die Grundlage der Lehrwerkstatt ist das klassische Bl.-Handwerk. Es besteht aus Besen- und Bürsteneinziehen, Körbe- und Stuhlflechten. Man ist seit 1983 dabei, einen Bereich Holzarbeit aufzubauen. Zur Vorbereitung der Berufsausbildung wird bereits in der Sonderschule Wert auf Gestaltung gelegt. Im Rahmen des Unterrichts werden den Schülern bereits während der Schulzeit so früh wie möglich Basteln, Werken, Töpfern und textiles Gestalten angeboten. In dem jeweiligen Fachunterricht wird in Anfängen der Umgang mit Material und Werkzeug begonnen, verbunden mit der Aufforderung zu individueller Gestaltung. Die Grundlage des schulischen Unterrichts und der Kommunikation mit Taubbl. bildet das von Hieronymus Lorm entwickelte Tastalphabet für Taubbl.

Adresse: Deutsches Taubblindenwerk GmbH, Albert-Schweitzer-Hof 27, 3000 Hannover 71

Lit.: „Brücke zur Welt", herausgegeben vom Deutschen Taubblindenwerk, Hannover 1985.

Deutsche und internationale katholische Blindenorganisationen

I. Das Deutsche Katholische Blindenwerk (DKBW)

1. Grundsätzliche Aufgaben und Sitz des DKBW: Das Deutsche Katholische Blindenwerk e. V. (DKBW) bemüht sich um die religiösen Belange der katholischen Bl., Taubbl. und Sehbehinderten in der Bundesrepublik Deutschland. Es pflegt auch die Verbindung mit den ausländischen katholischen Bl.-Einrichtungen. Es wurde als Verein am 6. Dezember 1969 in Frankfurt gegründet. Die Geschäftsstelle: Wirteltorplatz 12 in 5160 Düren, Tel.: 02421 / 17222. Vor der Gründung bestand der Fachausschuß „Katholisches Blindenwerk" im Deutschen Caritasverband, Freiburg.

2. Das DKBW und seine Landesblindenwerke: Das DKBW ist eine selbständige Einrichtung innerhalb der katholischen Kirche und als solche von der Deutschen Bischofskonferenz anerkannt. Es vertritt insbesondere die religiösen Interessen der katholischen Sehgeschädigten innerhalb und außerhalb der katholischen Kirche. Es ist gleichzeitig die Dachorganisation der kath. Bl.-Werke in den deutschen Bundesländern Baden-Württemberg, Bayern, Hessen, Nordrhein-Westfalen und Rheinland-Pfalz, Saar sowie des katholischen Blindenvereins Berlin, der schon seit 1925 besteht. Das DKBW vertritt auch die Belange der katholischen Sehgeschädigten im norddeutschen Raum, wo es wegen der Diasporasituation kein eigenes Bl.-Werk gibt. Eine Gründung ist jedoch geplant.

3. Zusammensetzung des Vorstandes des DKBW: Der Vorstand des DKBW, aus dessen Mitte der Vorsitzende und sein Stellvertreter von diesem Gremium gewählt werden, setzt sich zusammen aus den Vorsitzenden der katholischen Bl.-Werke der Bundesländer und des katholischen Blindenvereins Berlin, dem Leiter der Arbeitsstelle „Behindertenseelsorge der Deutschen Bischofskonferenz" und den Referenten für Bildungs-, Frauen-, Taubbl.- und Jugendangelegenheiten. Vorsitzender des DKBW ist Herr Hubert Roos, Frankfurt (bl.), sein Stellvertreter ist Herr Heinz Tolzmann, Dortmund (bl.). Leiter der Arbeitsstelle „Behindertenseelsorge" ist Prälat Wolfgang Römer, Düren.

4. Tätigkeit des DKBW: Die wesentliche Tätigkeit des DKBW besteht in der Wahrnehmung der Belange der katholischen Sehgeschädigten gegenüber der Kirche und im öffentlichen Leben, in der Koordinierung der Zusammenhänge mit den katholischen Bl.-Werken der Länder in der Bundesrepublik, in der Förderung des Presseapostolats, in der Pflege der Beziehungen zu in- und ausländischen Bl.-Organisationen und -Einrichtungen, insbesondere christlicher Prägung, in der Beschaffung der finanziellen Mittel zur Erfüllung der gestellten Aufgaben und vor allem in der Hilfe für die Sehgeschädigten und von Blindheit bedrohten Menschen in der Dritten Welt. a) Der Vorstand und der Vorsitzende des DKBW stehen durch den Leiter des Arbeitsstelle „Behindertenseelsorge" der Deutschen Bischofskonferenz in dauerndem Kontakt mit den kirchlichen Stellen. Der Vorstand beschließt über die Aufgaben, die ihm aus der Satzung und von der Mitgliederversammlung, die aus den Delegierten der deutschen Bistümer besteht, gestellt werden, insbesondere auch über die Mittel, welche für Entwicklungshilfe ausgegeben werden. b) Das Bildungsreferat führt jährlich mehrere religiöse Bildungskurse durch. Sie finden entweder in deutschen Bildungsstätten oder im Internationalen Blindenzentrum Landschlacht in der Schweiz statt. Die Referentin des Frauenreferats lädt die bl. und sehbehinderten Frauen und Familien, in denen ein Ehepartner oder beide sehgeschädigt sind, mehrmals im Jahr zu Tagungen ein, die meist eine Woche dauern und in denen religiöse Gesichtspunkte, auch frauen- und familienspezifische Aspekte eine Rolle spielen. Das Taubbl.-Referat kümmert sich um die Betreuung der taubbl. Katholiken. Es führt meist jährlich einmal eine internationale Taubbl.-Begegnung, zumeist im Internationalen Blindenzentrum Landschlacht (Schweiz) durch. Dabei werden unter Zuhilfenahme des Tastalphabets nach Hieronymus Lorm (des Lormens) Gottesdienste und Vorträge gehalten. Besonders wichtig ist dabei die Möglichkeit, mit dem Taubbl.-Seelsorger, der auch das Lorm-Tastalphabet beherrscht, zu sprechen. Außerdem wird für Taubbl. als eigene Zeitschrift der „Katholische Taubblindenbrief" sechsmal jährlich herausgegeben. Die Jugendarbeit wird gegenwärtig vor allem in den einzelnen Bistümern geleistet. In Deutschland steht in Rixdorf in Schleswig-Holstein ein Jugendheim während des ganzen Jahres zur Verfügung. Dort werden Jugendfreizeiten abgehalten. Dasselbe geschieht in Baden-Württemberg und in Nordrhein-Westfalen, wo es auch Reiterferien für Kinder und Jugendliche gibt. Darüber hinaus wurde 1984 in Schwyz am Vierwaldstätter See in der Schweiz ein Jugendhaus geschaffen, in dem Jugendgruppen aus dem gesamten deutschsprachigen Gebiet unterkommen können. c) Eine wesentliche Bedeutung in der Arbeit des DKBW kommt dem Presseapostolat und der Öffentlichkeitsarbeit zu. In der Nachfolge der Blindenhörbücherei des Borromäusvereins entstand in Bonn im Jahre 1985 die Blindenhörbücherei des DKBW. Sie enthält sowohl eine Leihbücherei für Bl.-Schrift und Großdruck in Schwarzschrift als auch eine Hörbücherei. Bl.-Schriftliteratur, insbesondere auch religiöser Art, stellt seit mehr als 100 Jahren die Bl.-Schriftdruckerei und der Verlag „Pauline von Mallinckrodt" in Paderborn her, welche zusammen mit den Schwestern der christlichen Liebe und dem DKBW betrieben wird. Dort erscheinen auch die Zeitschrift der „katholischen Aktion der Blinden" im deutschen Sprachraum, die „Lux Vera" monatlich, „Feierstunden" und „Wissenswertes für Jung und Alt" sowie eine Kinderzeitschrift und „Der beste Freund", die vom evangelischen christlichen Blindendienst herausgegeben wird. „Lux Vera" und „Feierstunden" gibt es auch auf Kassette der Blindenhörbücherei in Bonn, wo außerdem die Kassettenzeitschrift „St. Raphael-Tonbandzeitung" erscheint. Der Öffentlichkeitsarbeit dienen Berichte, insbesondere in den Kirchenzeitungen, denen des öfteren Werbeblätter beiliegen, die auf die Arbeit des DKBW hinweisen. Über die Arbeit des DKBW unterrichtet auch der Arbeitsbericht, der von der Geschäftsstelle jährlich herausgegeben wird. d) Die Hilfe für die Sehgeschädigten in den Entwicklungsländern ist dem DKBW ein besonderes Anliegen. Dabei geht es um geistig-geistliche Unterstützung in christlichem Sinne, ebenso wie um Hilfeleistungen materieller Art. Bei letzterem handelt es sich um Geldzuschüsse zum Neubau oder Ausbau von Unterkünften und Ausbildungsstätten wie Schulen und Lehrwerkstätten für Bl. und Sehbehinderte, ferner um Mittel zur Beseitigung materieller Not und zur Verhütung von Blindheit und Heilung Sehgeschädigter.

5. *Die Tätigkeit der Blindenwerke in den Bundesländern:* Die Tätigkeit der katholischen Bl.-Werke – es sind eingetragene Vereine – erstreckt sich auf die Grenzen der jeweiligen Bundesländer. Dort werden von Bl.-Seelsorgern, die in jedem Bistum vom zuständigen Bischof bestellt sind, und von den Vorständen der Bl.-Werke religiöse Veranstaltungen vorbereitet und in den Diözesen durchgeführt. Es gibt auch Treffen überregionaler Art. Bei den Veranstaltungen handelt es sich um Einkehrtage, Bildungs- und Erholungsfreizeiten, Wallfahrten und Gemeinschaftsnachmittage mit Gottesdiensten. Es gibt auch besondere Treffen für Taubbl. Die Jugendarbeit besteht in der Durchführung von Jugendfreizeiten, die reli-

giösen Charakter haben. Besonders hervorzuheben sind die Bemühungen um die Integration der Sehgeschädigten in die Pfarrgemeinden und in kirchliche Vereinigungen.

II. Internationale katholische Blindenorganisationen

1. Katholische Aktion der Blinden im deutschen Sprachraum: Die katholischen Bl.-Organisationen im deutschen Sprachraum sind in der „Katholischen Aktion der Blinden im deutschen Sprachraum" zusammengeschlossen. Diese Arbeitsgemeinschaft hat ihren Sitz im Internationalen Blindenzentrum in Landschlacht in der Schweiz. Dort finden auch im Abstand von etwa zwei Jahren Arbeitstagungen statt, bei denen gemeinsame Aufgaben über das Gebetsapostolat festgelegt werden.

2. Das Internationale Blindenzentrum: Das Internationale Blindenzentrum ist eine Stiftung, die von der Schweizerischen Caritasorganisation der Blinden und vom Deutschen Katholischen Blindenwerk getragen wird. Es befindet sich in Landschlacht im schweizerischen Kanton Thurgau und liegt in der Nähe des Bodensees. Dort werden religiöse Bildungskurse, insbesondere für deutschsprachige Sehgeschädigte, Arbeitstagungen und Vorstandssitzungen abgehalten. Außerdem steht das Haus allen Bl. und Sehgeschädigten ohne Rücksicht auf Religionszugehörigkeit und Nationalität zur Erholung zur Verfügung. Die Sorge um das Wohl der Gäste obliegt deutschen Schwestern aus der Kongregation der „Schwestern der christlichen Liebe" aus Paderborn.

3. Deutschsprachige Blindenorganisationen: a) Die „Schweizerische Caritasaktion der Blinden" (CAB) beschäftigt sich hauptsächlich mit den religiösen Angelegenheiten der katholischen Sehgeschädigten. Sie ist der Zusammenschluß der einzelnen Sektionen der Kantone. Das Zentralsekretariat der CAB ist in der Schrennengasse 26 in CH-8003 Zürich, Tel. 0041 / 1 / 462 13 00. b) Das Blindenapostolat Österreich hat keine Vereinsstruktur. Es ist eine Einrichtung der Pastoralämter der österreichischen Bischöfe. Es hat seinen Sitz am Stephansplatz Nr. 6/VI/44 in A-1010 Wien, Tel. 222 / 532561. Das österreichische Blindenapostolat gliedert sich in die Blindenapostolate der österreichischen Bundesländer. In den Diözesen gibt es einen vom Bischof berufenen Bl.-Seelsorger. Dort werden religiöse Veranstaltungen für Sehgeschädigte durchgeführt. c) Das Blindenapostolat Südtirol bemüht sich um die deutschsprachigen Sehgeschädigten und Taubbl. in Südtirol. Das Blindenapostolat untersteht dem Bischof von Brixen, der auch einen Bl.-Seelsorger ernannt hat. Zentrum der Arbeit und Treffpunkt ist das Blindenzentrum St. Raphael, Schießstandweg 36, I-39100 Bozen-Gries, Tel. 0471 / 43131. Dieses Zentrum besteht seit 1981. Es ist Bl.-Heim für Alleinstehende, Tagungsstätte und hat auch eine Behindertenwerkstatt. d) Zur Katholischen Aktion der Blinden im deutschen Sprachraum gehören auch Liechtenstein, Luxemburg und das Elsaß. Liechtenstein und Luxemburg haben keine katholischen Bl.-Einrichtungen. Die Sehgeschädigten im Elsaß sind der → „Croisade des aveugles" Frankreichs angeschlossen. Die Deutschsprachigen vertritt Pater François Meyer, Kapuzinerkloster, F-68560 Hirsinque, Frankreich, Tel. 89 40 50 36.

4. Internationale katholische Blindenföderation: „Fédération internationale des associations catholiques d'aveugles" (FIDACA) ist der Zusammenschluß der katholischen Bl.-Organisationen in Europa und außereuropäischen Ländern. Diese besteht seit 1980. Sie setzt sich aus Delegierten der einzelnen Nationen zusammen, die einen Vorstand und Schatzmeister wählen. Der Sitz ist gegenwärtig am Zentralsekretariat der Schweizerischen Caritasaktion der Blinden, Schrennengasse 26, CH-8003 Zürich angeschlossen. Präsident ist zur Zeit Herr Werner Müller, Zürich (bl.). Die FIDACA ist bestrebt, die Zusammenarbeit der katholischen Bl.-Organisationen in geistiger und materieller Hinsicht zu fördern. Wesentlich ist gegenseitige Information und die Koordinierung der Entwicklungshilfe. Die FIDACA arbeitet auch mit der Caritas Internationalis zusammen. Die Verbindung mit dem Heiligen Stuhl in Rom wird durch einen internationalen Bl.-Seelsorger, der vom Vatikan berufen wird, aufrecht erhalten. Zu den osteuropäischen Ländern einschließlich der Deutschen Demokratischen Republik (DDR) bestehen keine offiziellen Kontakte. Es ist bekannt, daß es sowohl in der DDR als auch in Polen und Ungarn religiöse Veranstaltungen für Sehgeschädigte gibt. Es bestehen auch von einzelnen Bl. Verbindungen in die Ostblockländer. Diese Verbindungen gestalten sich von neutralen Staaten aus am günstigsten.

Deutsche Zentralbücherei für Blinde zu Leipzig (DZB) → DDR

Deutschland – Bundesrepublik (BRD)
Fläche: 248.687 km². Einwohner: 61.120.000
I. Allgemeines, Geschichte, Recht, Soziales:
In der BRD gibt es ca. 80.000 Bl., von denen sich 70 % bereits im Pensionsalter befinden und daher nicht im Arbeitsprozeß stehen. Die Definition der Blindheit ist im Bundessozialhilfegesetz geregelt (siehe BRD IX). Die Beschulung Bl. und die Rehabilitation folgt dem föderativen Prinzip, wonach die Schulhoheit bei den Ländern, die berufliche Rehabilitation erwachsener Bl. dagegen finanziell beim Bund oder den Versicherungsträgern liegt. Seit dem 19. Jahrhundert besteht die Schulpflicht für bl. und sehbehinderte Kinder. Grundsätzlich herrscht seit den 70er Jahren das sogenannte Finalitätsprinzip, wonach – ohne Rücksicht auf die Ursache der Erbl. (Unfall, Kriegsfolge usw.) – gleiche Leistungen nach dem Rehabilitationsangleichungsgesetz bei der medizinischen, beruflichen, pädagogischen und sozialen Rehabilitation gewährt werden. Grundsätzlich erhalten alle Bl. ein sogenanntes Pflegegeld nach den Landespflegegeldgesetzen und subsidiär – falls ein solches Landesgesetz nicht bestehen sollte – Pflegegeld nach § 67 des Bundessozialhilfegesetzes.

Die Situation bl. Menschen wurde in Deutschland Ende des 19. und zu Anfang des 20. Jh. entscheidend durch die Entwicklung des öffentlichen Bl.-Rechts bestimmt, auf das zunehmend die Bl.-Selbsthilfeverbände (RBV/→ DBV) Einfluß nahmen.

Das „öffentliche Bl.-Recht" ist im 19. Jh. als Teil eines allgemeinen öffentlichen Behindertenrechts entstanden. Das römische Recht hatte nach der Rezeptionszeit die Gleichheit des Behinderten, insbes. des Bl. mit dem Sehenden hergestellt. Dennoch waren die faktischen Ungleichheiten unübersehbar. Durch das Entstehen des Bildungs- und Besitzbürgertums und die vorausgehende Alphabetisierung relativ großer Bevölkerungskreise im 18. und 19. Jh. hatte sich das Informationsdefizit zu Ungunsten der Bl. verschärft. Sehbehinderte und Bl. galten prinzipell als bildungsunfähig und konnten dadurch weder Bildungs- noch Leistungswissen in Schulen erwerben, die grundsätzlich nur auf das optische Erlernen ausgerichtet waren. Berufe, die eine intensive Beschulung oder Berufsvorbereitung durch Aneignung gedruckten oder geschriebenen Lehrstoffes voraussetzten, waren den Sehbehinderten und Bl. verschlossen.

Der moderne Gedanke der Bildungsfähigkeit des Bl. (Wanecek, Geschichte der Blindenpädagogik, Berlin 1969, S. 32 ff.; ders. Valentin Haüy, Premier instituteur des aveugles 1745–1822, Paris, o. J.; Essais sur l'éducation des aveugles, 1781; H. Scholler, Louis Braille, seine Zeit und die Entwicklung der Blindenschrift; in: Horus 68/69, S. 7 sowie ders., Louis Braille, in: Die Grossen der Weltgeschichte, Bd. VII, Enzyklopädie des Kindlerverlags, 1976, S. 789 ff.) hat grob gesagt – drei Stufen durchschritten: als erste die Phase der karitativen oder philanthropischen Bildungs- und Unterhaltshilfe durch Kirche oder philanthropische Institutionen oder Fürsorgeverbände der Gesellschaft, als zweite die Phase der Gründung von Selbsthilfeverbänden und als dritte, die nach dem WK I, vor allem aber nach dem WK II einsetzte, eine Phase, die vom Konzept umfassender Rehabilitation auf medizinischem, beruflichem und sozialkulturellem Gebiet beherrscht wird.

Die erste Phase dieser Entwicklung basiert auf dem sonderpädagogischen Gedanken der Bildung und Arbeitsausbildung Bl. und Sehbehinderter in speziellen Inst. Die Idee des Schulzwangs für Bl. war zwar schom im 19. Jh. sichtbar, realisierte sich aber wesentlich später, erst Ende des 19./Anfang des 20. Jh. (W. Schwarz, Die Beschulung der Blinden im Reich, in: Handbuch der Blindenwohlfahrtspflege, Hrsg. C. Strehl, Berlin 1927, I, S. 11 ff.). Im 19. Jh. war das Bl.-Inst. – die Bl.-Anst. – eine Einrichtung der Gesellschaft, teilweise mit staatlicher oder monarchischer Unterstützung, die nur einem kleinen Kreis Sehbehinderter und Bl. Bildung und Leistungswissen vermittelte.

Entstehung der Bl.-Schulen in Deutschland: Preußen 1806 / Sachsen 1809 / Baden 1822 (Schulzwang 1902) / Bayern 1826 (jedoch ohne besonderen Schulzwang) / Hamburg 1830 / Württemberg 1830 / Hessen, Mitte des 19. Jh. (Schulzwang 1921) / Sachsen-Weimar 1858 / Sachsen-Coburg, Gothar und Schwarburg-Sonderhausen (Aufnahme in die allgemeinen Volksschulen, Privatunterricht oder Privatanst. durch Gesetz von 1874 bzw. 1892 und 1906 geregelt) / Anhalt 1884 / Braunschweig 1894.

Die Zahl der Bl.-Anst. veränderte sich zwischen 1892 und 1914 wenig, doch stieg die Zahl der Schüler von 2.114 auf 3.204 im gleichen Zeitraum. Die Zahl der Lehrpersonen stieg in derselben Zeitspanne von 187 auf 280 und bei Werkmeistern von 73 auf 103. Die Gesamtbevölkerung veränderte sich im

Deutschland – Bundesrepublik

Reich im gleichen Zeitraum von 50 Mio. auf 68 Mio. Mitursache für diese Veränderung war die Einführung der Schulpflicht auch für bl. Kinder (Preußen 1911). Es folgten auch Neugründungen, wie das „Heim für deutsche Bl." in Königs Wusterhausen bei Berlin (1901 und 1910) und die Jüdische Bl.-Anst. für Deutschland in Steglitz (1910), sowie Einrichtungen in Nowawes (1913), Halle (1898), Hannover (1914), Wiesbaden (1909), Neuwied (1899), Chemnitz-Altendorf (1905), Friedberg (1910) / Oldenburg 1910 / Schaumburg-Lippe 1912 / Detmold 1914 und die „Nikolauspflege" in Stuttgart (1907). Für die Zahl der Bl. war man auf Schätzungen oder Statistiken angewiesen, wie die böhmische Statistik von 1884 und die bayerische von 1900. Die böhmische Statistik ergab 2.000 bl. Männer und 1.735 bl. Frauen (insges. 3.735). Davon waren 2.430 über 46 Jahre alt und nur 1.032 im Alter von 15 bis 45 Jahren. Davon waren 482 bl. geb. und 285 früh an Pocken erbl. Aufgrund anderer Krankheiten waren weitere 2.393 erbl. Grundschulunterricht hatten von der Gesamtzahl der Bl. 2.298 erhalten. Nur 108 waren in einer Bl.-Schule unterrichtet, während 1.358 ohne jede Schulbildung waren. Die Zahl der Beschäftigungslosen betrug in Böhmen zum Zeitpunkt der Erhebung 2.119. Vom Betteln und Drehorgelspiel lebten über 800, während nur 430 von den Heimatgemeinden unterhalten wurden. Damals bestanden folgende Bl.-Berufe (Die Zahl in () nach dem Beruf bedeutet die Anzahl der in Böhmen statistisch festgestellten Berufsausübenden): Stricken und Spinnen (11) / häusliche Arbeit (115) / Spulen (12) / Strumpfwirken (5) / Klavierstimmen (3) / Berufe der Spitzenklöppler, Weber und Wollezupfer. Während sich Schul- und Armenrecht langsam entwickelten, gab es noch kein ausgeprägtes Schulrecht für Behinderte im allgemeinen oder Bl. und Sehbehinderte im besonderen.

1928 hatten schätzungsweise 25.000 der insges. 37.000 Bl. ein monatliches Einkommen unter 40,– RM, während das Existenzminimum bei 49,– RM lag. Die durchschnittlichen Wochenlöhne betrugen im gleichen Jahr 42,70 RM, so daß die Einkommen der Bl. wesentlich unter dem Existenzminimum lagen (Blindenwelt 1929, S. 73 f.) Das öffentliche Bl.-Recht des 19. Jh. bildete sich in zwei Bereichen aus: in dem Bereich des Sonderschulrechts für Bl. – im deutschen Raum waren Bl.-Schulen überwiegend staatliche Einrichtungen oder öffentliche Stiftungen – und im Bereich des sich neuordnenden Fürsorgerechts. Hierbei ist auf die Entwicklung vom mittelalterlichen und früh neuzeitlichen Asyl- und Armenrechtsdenken zum modernen Sozialleistungsdenken hinzuweisen. Besonders hervorzuheben ist, daß die Entwicklung auf dem Schulsektor und die auf dem Sozialrechtssektor in einer engen Wechselwirkung stand.

Die Erkenntnis der Bildungsfähigkeit des Sehbehinderte und Bl. muß aber auch umgekehrt notwendigerweise auf ihren sozialen Status einwirken und eine stärkere berufliche und soziale Integration hervorrufen und damit auf die fürsorgerechtliche Behandlung zurückwirken. Das ursprüngliche Asyl- und Absonderungsdenken mußten einem Programm der Eingliederung durch schulische und arbeitsbezogene Bildung und Ausbildung weichen.

Die Erkenntnis und ihre Verwirklichung in privaten und staatlichen Bl.-Bildungsanst. – allerdings ohne Schulpflicht und -zwang – hatte nicht nur philanthropische Motive, sondern auch eine sozial-ökonomische Komponente, die vor allem auf der Ergebnisseite zu Buche schlug. Dem Wunsch nach sozialer Integration durch adäquates Bildungswissen trat das Bedürfnis nach Leistungswissen zur Seite, das in diesen Bl.-Bildungsanst. insofern dargeboten wurde, als dort eine gezielte berufsbezogene, handwerkliche Ausbildung erfolgte. Allerdings waren die Berufsmöglichkeiten beschränkt und die Erweiterung des Kreises der „Bl.-Berufe" blieb ein Problem, das bis zum heutigen Tag aktuell ist.

Die sozial-ökonomische Komponente der Schaffung wirtschaftlich selbständiger Existenzmöglichkeiten für bl. und sehbehinderte Handwerker blieb nicht ohne rechtliche Konsequenz. Es muß darauf hingewiesen werden, daß sich die Auswirkungen zunächst auf die pädagogische Konzeption des Sonderschulrechts als Teil des öffentlichen Bl.-Rechts bezogen. Die übrigen rechtlichen Konsequenzen, vor allem fürsorgerechtlicher Art, bestanden darin, daß die Absicherung der nunmehr berufstätigen Bl. und Sehbehinderten, die zunächst eine Aufgabe von an die Bl.-Anst. an- und nachgegliederten privatöffentlichen Fürsorgevereinen war, welche eine neue gehobene – qualifizierte – Fürsorge oder Förderung des bl. Handwerkers etwa durch Organisation der Werkstätten, durch Absatzförderung, durch Kreditgewährung usw. anboten, zu einer öffentlichen Angelegenheit wurde (O. Vanolli, Die Blinden-

Deutschland – Bundesrepublik

genossenschaften, in: Handbuch der Blindenwohlfahrtspflege, aaO, S. 226).
Zunächst aber verlagerte sich die Fürsorge dem Gedanken einer Bl.-Selbsthilfe folgend von den Fürsorgeverbänden, die insofern privat-öffentlich waren, als sie sowohl von den Leitern und Lehrern der Bl.-Anst., als auch von privaten karitativen Kreisen mitgetragen wurden, auf Organisationen der Bl.-Selbsthilfe. Der durch Schule, Bildungs- und Leistungswissen mündig gewordene bl. und sehbehinderte Bürger wollte die Ordnung seines Berufslebens selbst in die Hand nehmen und durch weitere genossenschaftliche Stärkung desselben letzten Endes unabhängig von fremdbestimmter Fürsorge werden. Dazu sei auf die folgende Chronik der Bl.-Selbsthilfeverbände der genossenschaftlichen Vereinigungen hingewiesen: 1872: erste Bl.-Genossenschaft in Hamburg / 5. Juli 1874: Bl.-Genossenschaft in Berlin, später ABV Berlin / 1909: Produktionsgenossenschaft (nach dem Bericht von A. von Horvat) / 1913: Bl.-Genossenschaften e.G.m.b.H. / 1918: Ein- und Verkaufsgenossenschaft Badischer Bl. / 1921: Arbeitsgenossenschaft gewerbetreibender Kriegs- und Zivilbl. in Braunschweig / 1925: Niederschlesische Bl.-Arbeitsgenossenschaft in Waldenburg.
Damit übernahmen die Verbände der Bl.-Selbsthilfe (ABV Berlin 1874, RBV 1912 (→ DBV)) und die Genossenschaften bl. Gewerbetreibender die Initiative für die Weiterentwicklung der Sozialpolitik für Bl. und Sehbehinderte.
Bl. und Sehbehinderte, die durch Bildungs- und Leistungswissen eigene berufliche Existenzen erlangt hatten, fanden in der Selbsthilfe und der eigenen berufsständischen genossenschaftlichen Organisation eine gewisse erste Unabhängigkeit von privater Fürsorge, d. h. die Bl.-Fürsorge löste sich von der Konzeption als prinzipieller karitativer oder staatlicher Armenfürsorge. Damit wurde ein Anfang mit dem System einer selbstverantworteten – qualifizierten – Fürsorge oder besser sozialen Sicherheit auf genossenschaftlicher Ebene gemacht. Dabei blieb jedoch für die Selbsthilfe die Mitarbeit der bisherigen privat-öffentlichen Fürsorgevereine weiter von Bedeutung; sie traten in ein enges Kooperationsverhältnis mit den Verbänden der Bl.-Selbsthilfe. Carl → Strehl hat diese Form der privat-öffentlichen Hilfe der Bl.-Fürsorgevereine gegenüber den Bl. im einzelnen und der Bl.-Selbsthilfeeinrichtungen in bezug auf das Bl.-Handwerk im allgemeinen als „bruderschaftliche Hilfe" bezeichnet (C. Strehl, Die Kriegsblindenfürsorge, Ein Ausschnitt aus der Sozialpolitik, Berlin 1922, S. 8 ff.)
Die Programme der Bl.-Selbsthilfe-Vereinigungen fordern seit dem letzten Viertel des vorigen Jh. intensivere Beschulung aller Bl. im schulfähigen Alter durch Einführung einer obligatorischen Schule – Bl.-Schule – und eigenverantwortlicher Führung der Berufsangelegenheiten der selbständigen Existenz bl. Handwerker möglichst durch kollektive Zusammenschlüsse. Nicht in der Gesellschaft, deren Exponenten die Fürsorge- und Hilfsverbände waren, sondern im Staat sah man den Partner, der diese freiheitliche Entwicklung, die von den Selbsthilfeverbänden der Bl. angestrebt wurde, garantieren könnte. Es zeigte sich jedoch, daß der Selbsthilfe der Bl. Grenzen gesetzt waren, weil der Bl. im Wettbewerb mit den Sehenden zurückbleibt und daher für diesen Wettbewerb durch staatliche Maßnahmen in den Stand gesetzt werden mußte. Das war auch der Grund für die Forderung nach staatlichen Rentenleistungen an die Bl., die alsbald erhoben wurden.
Vor diesem Hintergrund ist der Erste Bl.-Tag in Hannover (19.–21.9.1908) (A. Reuss, Werden und Wachsen der Deutschen Blindenselbsthilfe, Hrsg. Deutscher Blindenverband, Bonn 1956, S. 28) zu sehen, den der 1892 im Manöver erbl. Hauptmann Luthmer organisiert hatte. Neben den Forderung nach der Organisation der Bl.-Selbsthilfe wurden neun, vorwiegend rechtliche, insbes. steuerrechtliche und verwaltungsrechtliche Anträge in einem Immediatgesuch an den Deutschen Kaiser und König von Preußen gesandt. Diese wurden alle nahezu einstimmig angenommen.
An der Diskussion nahm auch der später bekannt gewordene sozialistische Nationalökonom Otto Jensen teil. Der Staatssekretär des Innern und der Staatssekretär des Reichsjustizamtes schlugen die Gewährung einer Alters-, Invaliden- und Unfallrente i.S.d. Resolution vor. Der Deutsche Bl.-Tag in Dresden (1909) wandte sich wieder von der Rentenfrage ab und befaßte sich im wesentlichen mit der genossenschaftlichen Organisation des Bl.-Handwerks. Ein weiterer Schwerpunkt des Kongresses war die im Programm von Karl Bartsch enthaltene Forderung der Einführung eines Schul- und Bildungszwanges für bl. Kinder im schulausbildungsfähigen Alter.

Deutschland — Bundesrepublik

Sowohl für den Deutschen Bl.-Tag in Braunschweig (22.–25.7.1912) als auch für die erste Vertretertagung des in Braunschweig gegründeten RBV (→ DBV) vom 17. Juli 1913 war die Bl.-Rente kein zentrales Anliegen, obwohl auf der Vertretertagung von 1913 Anträge auf entsprechende öffentliche Leistungen vorgelegt wurden.

Die entscheidende Wendung brachte erst der Verlauf des WK I und sein Ende: Für das durch den Krieg verschärfte Problem, die Wettbewerbsnachteile der Bl. auszugleichen, standen drei Lösungswege zur Diskussion: 1. die öffentlich-rechliche Bl.-Rente / oder ein Pflegegeld / 2. die Neugestaltung des Bl.-Handwerks durch völlige Überführung der Einzelbetriebe in Genossenschaften / 3. die Ausdehnung des Schwerbeschädigtengesetzes auf Zivilbl.

Die Veranstaltung der Bl.-Wohlfahrtskongresse und die Gründung einer RBK (Gemeinsam mit den bereits früher bestehenden Verbänden, dem Verein der deutschredenden Bl. (gegr. 1891) und dem Verein bl. Frauen Deutschlands e. V. (gegr. 1912), sowie dem 1920 in Hannover gegr. Deutschen Bl.-Lehrerverein schlossen sich die drei großen Bl.-Selbsthilfeorganisationen am 11. 11. 1921 zu der BWK zusammen. Diese BWK, aus der der Bund der erblindeten Krieger 1921 ausschied, war eine ständige Vertretung sämtlicher Bl. und Bl.-Fürsorgeverbände, der Bl.-Anst. und der Bl.-Lehrer den Reichs- und Staatsbehörden gegenüber) zeigen, wie sehr sich die Situation im Jahre 1920 verändert hatte. Der Deutsche Bl.-Wohlfahrtskongreß in Stuttgart 1924 (→ Europa, Geschichte des Bl.-Wesen) befaßte sich aufgrund einer Denkschrift des RBV mit der Frage des Bl.-Gewerbes.

Die Resolution Nr. 3 dieses Kongresses verlangt in Verwirklichung von Art. 145 und 10 der Reichsverfassung die Einführung einer Schulpflicht für bl. Kinder in den Ländern. In Stuttgart wurde außerdem ein ständiger Kongreßausschuß eingesetzt, der die Bearbeitung des Materials des Ersten Bl.-Wohlfahrtskongresses wahrnehmen sollte. Einem Unterausschuß unter der Leitung von J. Koch und später von Dr. → Kraemer, Heidelberg, wurde dabei die Bl.-Rentenfrage zugewiesen. Seine Arbeiten, insbes. eine Denkschrift, wirkten sich auf die weiteren Kongresse aus. Die Bl.-Rentenfrage wurde auf dem Bl.-Wohlfahrtskongreß (Königsberg 1927) wieder zu dem zentralen Punkt eines Bl.-Rentengesetzes.

1924/25 war die Organisation des „Bundes erblindeter Krieger" vollendet. Die Mitgliederzahl hatte sich von 274 im Jahre 1916 auf 2.706 im Jahre 1925 erhöht (Der Kriegsblinde 3 u. 4/1966, S. 3).

1924 hatten sich allerdings die Kriegsbl. gegen die weitere Zusammenarbeit mit den Zivilbl. entschieden. Sie nahmen auch nicht mehr an den Bl.-Wohlfahrtskongressen und der BWK teil. Auch protestierten sie gegen die organisatorische Verlagerung der Kriegsopferfürsorge auf die Bezirke und Gemeinden der Länder.

Der Bl.-Wohlfahrtskongreß (Nürnberg 1930) befaßte sich in einer Resolution mit der Frage einer öffentlich-rechtlichen Bl.-Rente in sehr eindringlichen Worten.

Die Zeit nach dem WK I brachte sowohl für die reichsversorgungsrechtliche Lage der Kriegsbl. als auch für die Zivilbl. grundlegend neue rechtliche Regelungen.

Schon vor dem Reichsversorgungsgesetz vom 12.5.1920 bestanden Militärversorgungsgesetze – so in Preußen von 1906 –, die eine Rente für Angehörige des Mannschaftsstandes mit verschiedenen Zulagen (Verstümmelungszulage, Kriegszulage) vorsahen. Das Reichsversorgungsgesetz von 1920 ordnete die Geldleistungen neu und fügte erstmals den Asproch auf Heilbehandlung und die soziale Fürsorge ein. Damit brachte es den modernen Rehabilitationsgedanken zum Ausdruck. Neben die Heilbehandlung, zu gewährende Hilfsmittel, den Anspruch auf Führhund, trat die Rente als „Geldversorgung".

Die Zahl der Selbsthilfeverbände der Bl. stieg von 1924 von 86 auf 135 im Jahre 1929. Dabei wuchs die Mitgliederzahl von 7.200 (1924) auf 10.300 (1927) und auf 14.000 im Jahre 1929. Eine ihrer Hauptaufgaben sahen die Verbände in der Erholungsfürsorge und der RBV verfügte 1929 über folgende Kur- und Erholungsheime: Wernigerode / Timmendorferstrand / Oppelsdorf / Kniebis. Dort wurde auch bl.-gem. Grundausbildung aus erster Stufe einer elementaren Rehabilitation angeboten. Neben dem RBV arbeiteten folgende Verbände: der Reichsverband des Blindenhandwerks / der ABV Berlin / der Bund erblindeter Krieger / der Blindensportverein 1928 / der Gesangsverein und der gemischte Chor in Steglitz / der Blindengeselligkeitsverein / der Verband deutscher Blindenführhundhalter. Außerdem arbeiteten noch folgende Verbände und Vereine für Bl.: der Moon'sche Blindenverein 1860 / der

Deutschland – Bundesrepublik

Verein zur Förderung der Blindenbildung (VzFB) / die Gesellschaft zur Förderung des christlichen Lebens unter den deutschen Blinden / das Blindenhilfswerk des Caritas-Verbandes und die Blindenfürsorge der Inneren Mission.

Neben das Reichsversorgungsgesetz vom 12.5.1920 trat das Schwerbeschädigtengesetz vom 6.4.1920. Das Gesetz ist eine Maßnahme der Arbeitsfürsorge und stellt eine Folgegesetzgebung zum Demobilmachungsgesetz vom 9.1.1919 dar. Kriegsbl. wurden nach § 3, Zivilbl. auf Antrag nach § 8 als Schwerbeschädigte i.S.d. Gesetzes anerkannt und geschützt. Ziel des Gesetzes war die Arbeitsplatzbeschaffung für Schwerbeschädigte. Erste Ansätze zu einer reichsrechtlichen Regelung auf dem Gebiet des Gebrechlichenrechtes und der Gebrechlichenfürsorge finden sich wohl schon im Erlaß vom 9.11.1921. Dort heißt es: „Auf dem Gebiet der Krüppel-, Blinden-, Taubstummen- und Sprachleidendenfürsorge hat das Reichsarbeitsministerium die Federführung in allgemeinen Fragen. Dies ist ferner zuständig für Maßnahmen der sozialen Fürsorge – insbesondere berufliche Ausbildung, Arbeitsvermittlung und Unterbringung – für diesen Personenkreis. Das Reichsministerium des Inneren ist auf dem gesamten Gebiet zuständig für alle Schulfragen und für alle gesundheitlichen Angelegenheiten, insbesondere Medizinalstatistik" (C. Strehl, aaO, S. 187). Die Fürsorgepflichtverordnung vom 13.2.1924 und die Reichsgrundsätze über Voraussetzung, Art und Maß der öffentlichen Fürsorge vom 4.12.1924 zeigen bereits ein wesentliches Ineinandergreifen von Kriegsbl.-Versorgung und sozialer Fürsorge. Noch deutlicher wird diese Entwicklung bei der Begründung der Sonderrechte für Bl. und Sehbehinderte. Veranlaßt durch die Resolution des Reichstages vom 1.12.1920, wonach „alle den Kriegsblinden gewährten Humanitäts- und Fürsorgemaßnahmen auch den Friedensblinden zu gewähren seien", wurden auf bestimmten Sondergebieten rechtliche Vorteile für Zivilbl. eingeführt. Dies betraf vor allem das Steuerwesen, das Sonderregelungen in bezug auf die Umsatzsteuer, die Gewerbesteuer und Hundesteuer aufnahm. Ähnliche Sonderrechte wurden für die Freifahrt auf Eisenbahnen und die freie Postbeförderung für Bl.-Sendungen eingeräumt. Die Sozialgesetzgebung nach dem WK I zeigt den deutlichen Trend zu einer gehobenen Fürsorge für Zivilbl., im Anschluß an versorgungsrechtliche Grundsätze der Kriegsbl., auf. Daneben aber entwickelt sich der Gedanke der sozialen Fürsorge generell weiter, der unter dem Prinzip der Hilfe zur Selbsthilfe stand; sie wurde demzufolge als Maßnahme verstanden, die den Behinderten im allgemeinen, besonders aber den Kriegsbeschädigten und den ihnen gleichgestellten Bl. eine Eingliederung in den Arbeitsprozeß ermöglichen sollte. Darüber hinaus wurden auf weiteren Rechtsgebieten die Zivilbl. den Kriegsbl. gleichgestellt. Wenn die fürsorgerischen Maßnahmen zugunsten der Zivilbl. eine Ausdehnung erfuhren, läßt sich das nicht als „Durchbrechung eines Prinzips" verstehen, sondern erscheint als folgerichtige Weiterentwicklung. Da das alte Prinzip, nämlich das der unterschiedlichen Behandlung von Kriegs- und Zivilbl. (ausgenommen die Unfallbl.) oder anders gesagt, der Differenzierung zwischen Behinderten aufgrund eines Aufopferungsprinzips für die Allgemeinheit und solchen, die ein derartiges Opfer nicht erbracht haben, bereits an sehr vielen Stellen entscheidend durchbrochen war und auch die staatlichen Behörden sich zur Abkehr von der Armenfürsorge, ja sogar von der allgemeinen Fürsorge bekannt hatte, muß man von einem Ansatz zu einer ganz neuen Sozialpolitik sprechen, die aus der Verantwortung gegenüber allen Kreisen von Behinderten bestimmt wird, ohne daß die causa, d.h. die Ursache der Behinderung, einen entscheidenden Unterschied darstellen sollte.

In der Zeit von 1922 bis 1927 gingen aus den 30 deutschen und österreichischen Bl.-Anst. folgende berufsausgebildete Absolventen hervor: 207 geprüfte Korbmachergesellen / 100 geprüfte Bürstenmachergesellen / 107 Klavierstimmer / 41 Organisten / 18 Musikhochschulkandidaten / 23 Maschinenschreiber. Daneben gab es noch einige Masseure und Telefonisten. Auf dem Königsberger Blindenwohlfahrtstag (ca. 400 Teilnehmer) wurden Auswahl und Förderung begabter Bl. (Müller-Barby) kritisiert. Die → BliStA hatte auf dem Gebiet der Beschulung begabter Bl. noch nicht den Durchbruch erzielt.

→ Pielasch/Jaedicke bemerken, daß sich in der Zeit von 1933 bis 1945 die Bl.-Verbände und ein Teil ihrer Funktionäre unversöhnlich der nationalsozialistischen Sozialpolitik gegenüberstanden. Dieser Teil erhob weiterhin die „bürgerlich-demokratischen" Forderungen nach staatlicher Hilfe (Renten, Aus-

Deutschland – Bundesrepublik

gleichsleistungen, Fahrpreisermäßigung usw.).
Der andere Teil betonte das Recht der privaten Wohltätigkeit und lehnte weitgehend staatliche Hilfe ab.
Die Sterilisation erblich bedingter Bl. (s. die Freiburger Dissertation von Gabriel Richter, Blindheit und Eugenik (1918–1945), in Freiburger Forschungen zur Medizingeschichte, Neue Folge Bd. 15, Freiburg 1986) und das Schicksal der bl. Juden in Theriesenstadt hat zunächst Beachtung in der DDR und erst in den 80er Jahren auch in der Bundesrepublik Deutschland gefunden. In Bayern wurde Max Schöffler im März 1933 als Geschäftsführer abgesetzt und durch eine kommissarische Verwaltung ersetzt. Er selbst wurde mehrere Male verhaftet und war von 1941 bis 1942 15 Monate in Haft in Bautzen. Ein ähnliches Schicksal erlitten Max Telschow (ABV Berlin), Karl Bartsch (Leipzig), Fritz Völker (Leipzig). Paul Arndt wurde als Jude und Kommunist in Berlin verfolgt und starb kurz nach seiner Entlassung aus dem KZ Sachsenhausen. Emil Falius und Rudolf → Kraemer verloren ihre Funktionen im RBV, Betty Hirsch und Ludwig Cohn ebenfalls. Letzterer wurde nach seiner Emigration von der Tschechoslowakei in das KZ-Lager Theresienstadt gebracht, wo er 1945 von der Roten Armee befreit wurde.
Über die Lage der Bl. in Theresienstadt berichtet der bl. jüdische Pianist Pavel Les, der 1941 nach Theresienstadt deportiert und erst 1945 von den Amerikanern befreit wurde. Pavel Les wurde am 22. Mai 1904 in Prag geboren, erbl. im Alter von 27 Jahren und starb am 10. Februar 1980 (Les, 3 Jahre im Ghetto Theresienstadt, Horus 3/1989, S. 83).
Nach seinem Bericht waren in Theresienstadt im Sommer 1943 1200 meist spätèrbl. Juden (s. auch Max Edelmann, Der Tag der Befreiung eines blinden Überlebenden – aus „The Braille Forum" 2/1988 und Horus, aaO, S. 90 f.; s. a. Inge Deutschkron, Ich trug den gelben Stern, Köln 1978, als Taschenbuch ersch. bei DTV 1985; Bühnenfassung von Volker Ludwig und Detlef Michel 1989: s. a. Martin Jaedicke, Blindenwerkstatt Otto Weidt – Im Buch und auf der Bühne, Horus, aaO, S. 96). Weidt, selbst erbl., hatte in seiner Bürstenwerkstatt mehrere bl. jüdische Mitmenschen beschützt (s. a. Ch. Pluhar / Betty Hirsch, Weiblich, jüdisch, blind – dreifach chancenlos? in: Blind – sehbehindert 1989, S. 34 ff., S. 67 ff.).
Während sich in den Westzonen nach Kriegsende die Bl.-Hilfs- und Selbsthilfeorganisationen wieder neu konstituierten, zeigte sich in der Ostzone ein stärkerer Zug zur Zentralisierung und Etatisierung. Verschiedene Bl.-Kongresse führten dann am 24. Mai 1957 in Halle/DDR zur Gründung des ADBV. Die Bl.-Welt, Organ des in der Bundesrepublik Deutschland wiedergegründeten → DBV, berichtete über die Gründung des ADBV und bezeichnete ihn kritisch als „verlängerten Arm des Staates".
Nach dem WK II nahm die Sozialpolitik ihren Neugebinn von den Ländern aus. Am 28.9.1949 verabschiedete der Bayerische Landtag das Erste Bl.-Pflegegeldgesetz eines Deutschen Landes. Die Bayerische Verfassung hatte in einem umfangreichen Katalog der Grundrechte die soziale Situation nach dem WK II in sehr fortschrittlicher Weise zu entwickeln gesucht. Wenn auch die Mehrzahl dieser sozialrechtlichen Grundsätze Programmcharakter hatte, bedeutet das nicht, daß sie irrelevant blieben, vielmehr hat der Gesetzgeber mit großem Ernst die Realisierung und Aktualisierung dieser Programmsätze betrieben. Darin fügt sich das Bl.-Pflegegeldgesetz ein.
Auf bundesrechtlicher Ebene vollzog sich die Verbesserung der sozialen Situation der Bl. nach Erlaß des GG in vier Abschnitten: von 1. 1949 bis zum Fürsorgeänderungsgesetz 1953 / 2. 1953 bis zur Rentenreform 1957 / 3. 1957 bis zum Bundessozialhilfegesetz 1961 (BSHG) / 4. die Zeit der Änderungsgesetze zum BSHG.
Schon im Jahre 1954 hatte sich der DBV außerdem der Frage zugewandt, ob Art. 74 Nr. 7 GG eine bundesrechtliche Einführung einer Bl.-Rente zulasse, und hatte dazu ein Gutachten von Ernst Forsthoff über die Frage der Bundeskompetenz zur Regelung von Angelegenheiten der „öffentlichen Fürsorge" angefordert.
Dieses Gutachten bildete auch die Grundlage einer Denkschrift von Alfons → Gottwald mit einem Entwurf für ein Bundesbl.-Gesetz, das in § 3 eine Bl.-heitshilfe ohne Rücksicht auf Einkommen und Vermögen in Höhe der Pflegezulage eines Kriegsbl. vorsah. Als Ergebnis der Denkschrift können die bl.-spezifischen Regelungen des BSHG vom 30.6.1961 angesehen werden.
Die Änderungsgesetze zum BSHG brachten weitere Verbesserungen der sozialen Lage der Bl. 1965 wurde die Bl.-Hilfe erhöht, worauf sich die Länder, in welchen eine Bl.-Hilferegelung bestand (Bayern, Berlin, Hessen

und Saarland), dieser Regelung anschlossen. Das 2. Änderungsgesetz zum BSHG im Jahre 1969 brachte dem Bl. außerhalb von Heimen eine Dynamisierung der Bl.-Hilfe und eine Koppelung an den Mindestbetrag der Pflegezulage für Bl. nach dem Bundesversorgungsgesetz. Auch hier folgten die Länder der Neuregelung auf Bundesebene. Damit wird die Leitfunktion des § 67 BSHG sichtbar, die es nicht ratsam erscheinen läßt, ihn unter Hinweis auf die spezielleren Landesrechtsregelungen fallen zu lassen, auch wenn er tatsächlich durch sie erübrigt wird. Das 3. Änderungsgesetz von 1974 brachte schließlich die Dynamisierung der Bl.-Hilfe auch für Heimbewohner, die seit dem 1.4.1974 50 % der Bl.-Hilfe für Bl. außerhalb von Heimen erhalten.

Berufliche und soziale Rehabilitation: Das öffentliche Bl.-Recht als Schul- und Ausbildungsrecht einerseits und als (gehobenes) Fürsorgerecht andererseits hatte schon Ende des 19. Jh. einen besonderen Charakter gewonnen, der es aus dem allgemeinen Sozialrecht herauslöste. Ziel beider Teilbereiche des öffentlichen Bl.-Rechts war es nämlich, die Selbständigkeit und Unabhängigkeit des Bl. zu ermöglichen und ihn dadurch unabhängiger von der „Armenfürsorge" zu machen. Mit modernen Begriffen würde man von Rehabilitation oder Eingliederung sprechen.

Die Wissenschaft, die sich mit diesen beiden Teilbereichen des öffentlichen Bl.-Rechts beschäftigte, die Sonderpädagogik auf der einen Seite und das öffentliche Recht (öffentliches Fürsorgerecht) auf der anderen Seite wandelten sich mit der Verschiebung des gesellschaftlichen und sozial-politischen Zieles der Eingliederung. Neben der Sonderpädagogik entstand im Laufe der Jahrzehnte eine Rehabilitationspädagogik und das öffentliche (gehobene) Fürsorgerecht für Bl. veränderte sich in Richtung auf ein Sozial-Leistungssonderrecht i.S.d. Garantie und Gewährleistung sozialer Dienste für Behinderte im allgemeinen und Bl. im besonderen.

Die allgemein anerkannte (finale) rehabilitationspolitische Konzeption überlagert nach und nach sowohl die beiden Teilbereiche des öffentlichen Bl.-Rechtes, des Schul- und Ausbildungswesens als auch des gehobenen Fürsorgewesens des 19. und beginnenden 20. Jh. und gab neue Zielrichtungen für die Entwicklung. Das Umdenken wurde notwendig, weil sich die Primärverantwortungsgrupppe, also die Familie veränderte, insbes. aber weil sich auch die Gesellschaft wandelte, vor allem wegen der Vernichtung der selbständigen Bl.-Berufe durch die Industrialisierung am Ende des 19. und zu Beginn des 20. Jh. Ein weiteres nicht zu übersehendes Moment war die soziale Erschütterung des gesamten gesellschaftlichen Körpers durch den WK I und die Folgezeit. So traten neben die Rehabilitationspädagogik, die die engere Sonderpädagogik ersetzte, Soziologie und Sozialwissenschaft als die maßgebenden Disziplinen zur Entwicklung von Rehabilitation als umfassendes Instrument.

Die moderne Rehabilitationskonzeption umfaßt medizinische, berufliche und soziale Rehabilitation. Der pädagogische Aspekt ist in allen drei Teilbereichen wirksam, wobei er sich über den Bereich der ehemaligen Sonderpädagogik erweitert. Man kann die Entwicklung in vier Phasen einteilen: a): von der Protektion zur Emanzipation, von der Bevormundung zur Selbständigkeit (Entwicklung der Bl.-Selbsthilfe) / b) von der Separation zur Integration, von der Aussonderung zur Eingliederung / c) von der Restriktion zur Integration, von der Hilfsschulpädagogik zur Sonderpädagogik / d) von der Sonderpädagogik zur Rehabilitationspädagogik. Diese Entwicklungsstufen in der Behindertenpädagogik im allgemeinen werden auch von der Bl.-Pädagogik im besonderen mitvollzogen und haben wesentliche Auswirkungen auf die rechtliche Konzeption der Rehabilitation.

Das BSHG war in seiner Konzeption mit der Eingliederungshilfe und den Maßnahmen nach §§ 67 und 69 BSHG nichts anderes als die rechtliche Konsequenz aus der veränderten gesellschaftlichen Situation und der Erfassung dieser Situation in der Rehabilitationspädagogik, der Sozialwissenschaft und der Medizin. Das BSHG sieht eine von der Konzeption her zeitlich terminierte Eingliederungshilfe als besondere Maßnahme für Behinderte vor, weil der Gesetzgeber von der Vorstellung ausgegangen ist, daß die Rehabilitation als sozial und beruflich abgrenzbarer Lernprozeß zu begreifen ist, der zu einem zeitlichen Endpunkt gelangt, von welchem ab der Behinderte als eingegliedert und damit als rehabilitiert oder habilitiert anzusehen ist.

In der Systematik des BSHG ist der Unterabschnitt 9 ein gleichberechtigter Teil des Abschnitts 3: „Hilfe in besonderen Lebenslagen." Er steht selbständig neben den allgemeinen Vorschriften des 1. Unterabschnitts und den gleichfalls auf soziale Integration gerichteten Regelungen des 3. Unterabschnitts (§§ 31–36) über Ausbildungshilfe, der Unterabschnitte 5 und 6 über Krankenhilfe und Hilfe für werdende Mütter, sowie des Unterabschnittes 7 über Eingliederungshilfe für Behinderte (§§ 39–47). Nach § 39 wendet sich die Eingliederungshilfe an den dort aufgezählten weit gestreuten Bereich von Behinderten, wobei in Abs. 3 die Aufgabe der Eingliederungshilfe dahin definiert wird, drohende Behinderung zu verhüten, bzw. vorhandene zu mildern und dem Behinderten die Teilnahme am Leben der Gemeinschaft zu ermöglichen oder zu erleichtern, die Ausübung eines angemessenen Berufs zu gestatten . . . § 67 BSHG ist dagegen gezielt auf eine Gruppe von Behinderten, die Bl., ausgerichtet, die besonderer Hilfe zur Eingliederung bedürfen, die über die allgemeine Eingliederungshilfe hinausgeht, allerdings insofern systemfremd placiert, als er eine besondere, zeitlich unlimitierte Rehabilitations- oder Eingliederungshilfe vorsieht. Dieser Zusammenhang geht auch aus § 76 Abs. 4 BSHG hervor, der bei Verweigerung einer zumutbaren Arbeit oder der Verweigerung einer angemessenen Aus- oder Fortbildung einen Anspruch auf Bl.-Hilfe entfallen läßt.

Diese Vorstellung gilt indessen nur für die medizinische und in abgewandelter Weise auch für die berufliche Rehabilitation, dagegen nicht in vollem Umfang für die soziale Rehabilitation. Letztere verlangt häufig nicht zeitig abgegrenzte, sondern fortdauernde Leistungen i.S. „sozialer Dienste", aber auch weiteren Ausgleich, um die Eingliederung einer bestimmten Behindertengruppe zu sichern. Die Leistungen nach §§ 67 und 69 BSHG sind solche Leistungen zu „sozialen Eingliederungs- oder Rehabilitationshilfe ohne zeitliches Limit", die „soziale Dienste" für die besondere Behindertengruppe garantieren und über die finanzielle Gewährleistung disponibel machen. Dies ist in verstärktem Umfange deshalb notwendig, weil unter den veränderten Verhältnissen die zunächst verantwortlichen Primärgruppen von Familie, Großfamilie und Dorfgemeinschaft, nicht mehr in der Lage sind oder es ihnen unter den heutigen Wertungen nicht mehr zugemutet werden kann, diese „sozialen Dienste" in ausreichender Weise zur Verfügung zu stellen, ohne daß ihnen dazu Hilfen und Anreize gegeben werden. So erfüllen die §§ 67 und 69 BSHG teilweise das Erfordernis einer kontinuierlichen, zeitlich unlimitierten Eingliederungs- oder Rehabilitationshilfe.

Die Bestimmung des § 67 BSHG gewährt eine pauschalierte Ausgleichsleistung zur Deckung des Mehraufwandes Bl. und stellt somit eine Fortentwicklung der Idee der „gehobenen Fürsorge" dar. Sie hat damit zugleich eine Leitfunktion für das „Bl.-Geldrecht" der Länder. Mit dieser Teilfunktion und mit diesem Teilinhalt bleibt sie aber zumindest im Rahmen der GG-Kompetenz „öffentliche Fürsorge" i.S.v. Art. 74 Nr. 7 GG.

Soweit der § 67 BSHG auch den Teilaspekt des Aufwandsausgleichs abdeckt, kann mit gutem Grund eine Gleichstellung der Zivilbl. mit den Kriegs- bzw. Unfallbl. angestrebt werden. Diese Gleichstellung ist notwendig, um die soziale Eingliederung des Behinderten – hier des Bl. – zu realisieren. Die Verweisungen sind also nicht systemfremd, sondern zeigen auf, daß in beiden Rechtsbereichen Leistungen anzubieten sind, die soziale Rehabilitation i.S.v. Garantie „soziale Dienste" umfassen. Im Unterschied zu den übrigen BVG-Leistungen hat das Kriegsbl.-Pflegegeld nämlich auch primär Ausgleichs- und nicht Versorgungscharakter.

Die Bl.-Hilfe in § 67 BSHG als öffentlichrechtliche Sozialleistung sui generis hat darüber hinaus auch die weitere Teilfunktion, den Bl., der anspruchsberechtigt ist, berufsmäßig wettbewerbsfähig gegenüber den Sehenden zu halten. Diese in verschiedenen Gesetzesmotiven zum Ausdruck kommende Funktion, die auch von der Selbsthilfebewegung immer wieder hervorgehoben wurde, muß als Betonung der beruflichen Rehabilitation verstanden werden. Dem steht nicht entgegen, daß für berufstätige Bl. verschiedentlich Zuschläge zur Bl.-Hilfe oder zur Fürsorge gewährt wurden oder werden. Mit solchen Zuschlägen wird nur anerkannt, daß unter besonderen Voraussetzungen wegen des niedrigeren Ansatzes der Leistung oder der Bl.-Hilfe die zur beruflichen Rehabilitation erforderliche Geldsumme nicht disponibel ist und durch einen Zuschlag der Mehraufwand für die berufliche Rehabilitation abgedeckt werden muß.

Die ersten Untersuchungsberichte einer Erfolgskontrolle der beruflichen Rehabilitation Behinderter auf repräsentativer Basis des Instituts für Arbeitsmarkt und Berufsforschung (Die Benachteiligung der Behinderten im Berufsleben, Forschungsbericht in: Wege zur

Chancengleichheit der Behinderten, Bericht über den 25. Kongreß der Deutschen Vereinigung für die Rehabilitation Behinderter e.V., 1973, Heidelberg 1974, S. 152 ff., sowie ders., Behinderung der Erwerbsfähigkeit – Behinderung und Berufsverlauf, Mitteilungen aus: Der Arbeitsmarkt und Berufsforschung (MittAD), H. 1/1973, S. 67 ff.) zeigen, daß zwischen Behinderten und Nichtbehinderten trotz abgeschlossener beruflicher Rehabilitationsmaßnahmen erhebliche Diskrepanzen im beruflichen Fortkommen bestehen bleiben. Dieser Bericht stellt nicht speziell auf die Benachteiligung Bl. im Berufsleben ab, sondern auf die Behinderung ganz allgemein, kann aber dennoch der Lage der Bl. Anhaltspunkte liefern. Der Bl. und der Sehbehinderte haben der industriellen Revolution und der Zerstörung ihrer Arbeitsstätten nicht in gleicher Weise ausweichen können, wie das der Nichtbehinderte, der Sehende, tun konnte. Insofern ist der Gedanke des Sonderopfers und der Entschädigungsfunktion der Bl.-Hilfe auch heute noch im Gesichtspunkt.
„Reformversuche" Ende der 70er Jahre zielen auf eine Kürzung oder ein Einfrieren des Bl.-Pflegegeldes. Durch ein Gutachten i.A. des → DBV (Scholler/Krause, Die Neukonzeption des Sozialhilferechtes und die Situation blinder Menschen, München 1978) konnte dies abgewehrt werden. Probleme des flexiblen Bildungssystems und der Beschulung und Arbeitsunterbringung mehrfachbehinderter Bl. sind in den 80er Jahren sowohl hinsichtlich des pädagogischen als auch des rechtlichen Aspekts in den Vordergrund gerückt (Standortbestimmung und Neuorientierung, Kongreßbericht, XXIX. Kongreß für Sehgeschädigtenpädagogik, Würzburg 1983).

Lit.: „Handbuch der Blindenwohlfahrtspflege", hrsg. von C. Strehl, Berlin 1927; Pielasch/Jaedicke, „Geschichte des Blindenwesens in Deutschland in der DDR", Hrsg. Deutscher Blinden- und Sehschwachenverband, Leipzig 1971; A. Reuss, „Werden und Wachsen der deutschen Blindenselbsthilfe", Hrsg. Deutscher Blindenverband, Bonn 1956; Scholler/Krause, „Die Neukonzeption des Sozialhilferechts und die Situation blinder Menschen", Studien zum öffentlichen Recht u. zur Verwaltungslehre, Bd. 20, München 1978.

II. Statistiken: Zu den nachfolgenden Statistiken, insbes. den Tabellen 15–17, werden folgende Zahlenerklärungen zu den Schulnrn. gegeben: 2 = Private Heimsonderschule für Blinde und Sehbehinderte St. Josef / 3 = Johann-August-Zeune-Schule für Blinde (Sonderschule) und Berufsfachschule Dr. Silex / 4 = Hermann-Herzog-Schule für Sehbehinderte / 8 = Rheinische Schule für Blinde / 9 = Berufsförderungswerk Düren / 13 = Landeswohlfahrtsverband Hessen, Johann-Peter-Schäfer-Schule / 15 = Blinden- und Sehbehindertenschule Hamburg / 16 = Landesbildungszentrum für Blinde / 18 = Bildungszentrum für Taubblinde / 20 = Private Schule für geistig behinderte Blinde und Sehbehinderte der Blindeninstitutsstiftung Würzburg / 21 = Staatliche Schule für Blinde und Sehbehinderte / 25 = Saarl. Schulen für Blinde und Sehbehinderte / 28 = Carl-Strehl-Schule (Deutsche Blindenstudienanstalt e.V.) / 29 = Bayerische Landesschule für Blinde / 30 = Private Schule mit schulvorbereitender Einrichtung, Tagesstätte, Internat, Ganzjahresheim und Therapieabteilung für geistig behinderte Blinde und stark Sehbehinderte der Blindeninstitutsstiftung Würzburg / 32 = Landesheim und Schule für Blinde und Sehbehinderte / 33 = Bildungszentrum für Blinde und Sehbehinderte – Staatlich anerkannte Ersatzschule mit dem Charakter einer öffentliche Schule / 35 = Westfälische Schule für Blinde / 36 = Staatliche Schule für Sehbehinderte, Zentrum für Beratung und Frühbetreuung Sehgeschädigter / 37 = Schule für Blinde und Sehbehinderte (Priv. Heimsonderschule) St. Franziskus, Heiligenbronn / 38 = Westfälische Schule für Blinde (Sonderschule) / 39 = Westfälische Berufsschule für Blinde und hochgradig Sehbehinderte / 40 = Nikolauspflege Stuttgart (Priv. Bildungsstätte für Blinde und Sehbehinderte) / 43 = Berufsförderungswerk für Blinde und Sehbehinderte / 46 = Graf-zu-Bentheim-Schule, Schule für Blinde und Sehbehinderte (Grund- und Hauptschule).

Die Ergebnisse einer Erhebung (Infratest – Gesundheitsforschung 1982) haben zusammengefaßt folgendes statistisches Material für die Struktur und den Aufbau des Bl.- und Sehbehindertenwesens in der BRD erbracht (Prozentangaben in den Tabellen von mehr als 100 % sind durch Mehrfachnennungen bedingt):

1. 42 % der Sehgeschädigten sind völlig bl., 58 % verfügen noch über ein Restsehvermögen. Unter den Personen mit Restsehvermögen überwiegen die älteren Frauen und Personen, die durch Krankheit eine Sehschädigung erlitten haben. 2. 15 % der Sehgeschädigten sind entweder völlig bl. (7 %) oder mit Restsehvermögen (8 %) geboren worden. Bei 84 % ist die Sehschädigung im Laufe des Lebens eingetreten. 10 % sind

Deutschland – Bundesrepublik

Tabelle 1: Ätiologische Aspekte der Erbl.

Die ätiologischen Aspekte der Erbl. sind neben soziographischen Faktoren wichtige Beurteilungskriterien für den potentiellen Gebrauch und Einsatz von technischen Hilfsmitteln. Art und Zeitpunkt des Erbl. bestimmen bereits im Vorfeld aller Habilitations- und Rehabilitationsmaßnahmen die individuellen Bewältigungsstrategien und -kapazitäten der durch die Blindheit bedingten Behinderung. Es ist offensichtlich, daß gravierende Unterschiede hinsichtlich des Schweregrades und des Zeitpunktes der Sehschädigung vorzufinden sind. Daneben gibt es eine Reihe weiterer Kriterien, die die individuelle Bewältigung der Behinderung determinieren.

Grad der Sehschädigung: Von allen Sehgeschädigten sind 42 % völlig bl., und 58 % verfügen noch über ein Restsehvermögen. Der Grad der Sehschädigung weist hinsichtlich des Geschlechts und des Alters zum Teil erhebliche Unterschiede auf. So sind Männer wesentlich häufiger völlig bl. (49 %) als Frauen (36 %) und Personen bis 18 Jahre (59 %) häufiger als Personen ab 66 Jahren (38 %). Diese statistischen Unterschiede besitzen allerdings keinen Erklärungswert. Der Grad der Sehschädigung ist vielmehr abhängig von der Erbl.-Ursache, die wiederum mit Alter und Geschlecht korreliert.

Grad der Sehschädigung Ursachen	völlig bl.	Sehrest
Gesamt	42 %	58 %
– angeboren	45 %	55 %
– durch Krankheit	33 %	67 %
– durch Krieg	88 %	12 %
– durch Unfall	66 %	34 %
– durch Sonstiges	46 %	54 %

Quelle: H. W. Herzog / M. Kügle – Infratest, Gesundheitsforschung (IT GF) S. 27

früh- bzw. jugendbl., 19 % späterbl. (nach dem 18. bis 45. Lebensjahr erbl.) und 51 % sind altersbl. (nach dem 46. Lebensjahr erbl.). 3. Der größte Teil der Sehschädigungen im Laufe des Lebens ist krankheitsbedingt (61 %). Für die Vergangenheit spielten aber gerade bei den männlichen Sehgeschädigten Kriegsverletzungen (6 %) als Ursache der Sehschädigung eine Rolle. 7 % aller Sehschädigungen sind durch Unfälle (vor allem Verkehrs-, Arbeitsunfälle und Unfälle im Haushalt) verursacht worden. 4. Charakteristisch für die größte Gruppe der Sehgeschädigten (durch Krankheit) ist der relativ späte Erbl.-Zeitpunkt. Das durchschnittliche Erbl.-Alter beträgt 53 Jahre, das durchschnittliche Lebensalter 68 Jahre. 90 % dieses Personenkreises sind erst nach dem 45. Lebensjahr erbl. 5. Das Durchschnittsalter der Sehgeschädigten beträgt 63 Jahre. Fast 70 % aller Sehgeschädigten sind 60 Jahre und älter. In dieser Gruppe der Sehgeschädigten befinden sich ca. 60 % ältere Frauen. 6. 79 % aller Sehgeschädigten sind oder waren verheiratet. Der Familienstand ist dabei stark abhängig vom Zeitpunkt der Erbl. Geburts- und Jugendbl. sind deutlich häufiger nicht verheiratet als Spät- oder Altersbl. Als Ehepartner kommen für Geburts- und Jugendbl. offenbar häufig ebenfalls Sehbehinderte in Frage. 7. Das Bildungsniveau der Sehgeschädigten ist uneinheitlich. Während es bei den Spät- und Altersbl. in etwa dem

Tabelle 2: Statistisches (IT GF)

	Gesamt n* = 1.038	Geburts-, Früh-, Jugendbl. n = 259	Späterbl. n = 201	Altersbl. n = 532
Geschlecht				
– Männer	46 %	51 %	62 %	39 %
– Frauen	54 %	49 %	38 %	61 %
Alter				
– unter 20 Jahren	4 %	16 %	0	–
– 20 J. bis unter 40 J.	9 %	25 %	9 %	–
– 40 J. bis unter 60 J.	19 %	27 %	45 %	6 %
– 60 J. und älter	68 %	31 %	46 %	94 %
Durchschnittsalter	63 J.	44 J.	58 J.	74 J.
Art der Sehschädigung				
– völlig bl.	42 %	48 %	57 %	35 %
– Restsehvermögen	58 %	52 %	43 %	65 %
Anteil der Heimbewohner	10 %	4 %	5 %	12 %
1-Personen-Haushalt	31 %	26 %	16 %	36 %
zur Zeit voll/teilweise berufstätig	14 %	36 %	22 %	2 %
Verbandsmitglieder	50 %	61 %	74 %	37 %

* Die Erläuterung zu n, betreffend die Tabellen 2–13, ist im Abkürzungsverzeichnis, Seite XVI, aufgeführt.

Quelle: ebenda S. 2

Deutschland – Bundesrepublik

der Normalbevölkerung entspricht, erreichen Geburts-, Früh- und Jugendbl. nur schwer höhere Bildungsabschlüsse. 8. Ob und in welchem Ausmaß ein Sehgeschädigter berufstätig ist (14 % aller Sehgeschädigten sind derzeit berufstätig bzw. 32 % der Sehgeschädigten im Alter von 19 bis 65 Jahren), ist abhängig vom Zeitpunkt seiner Erbl. Bei Spät- und Altersserbl. führt die Behinderung oftmals zu einer Aufgabe der Berufstätigkeit, während Geburts- und Früherbl. im Rahmen spezifischer Sozialisation berufsadäquat vorbereitet werden und häufiger berufstätig sind. 9. Das Haushaltsnettoeinkommen Sehgeschädigter liegt deutlich unter dem der Normalbevölkerung, was auch auf die spezifische Alters- und Geschlechtsstruktur zurückzuführen ist. 10. 88 % der Sehgeschädigten erhalten nach eigenen Angaben Sozialhilfeleistungen (Bl.-Geld, Bl.-Hilfe, Bl.-Pflegegeld) in einer durchschnittlichen Höhe von DM 655 (über die Hälfte der Leistungsempfänger erhalten dabei Leistungen zwischen DM 700 und DM 800). 11. 10 % aller Sehgeschädigten und 20 % aller sehgeschädigten Frauen ab 66 Jahren leben

Tabelle 3: Sehgeschädigte in Heimen (IT GF)

Jeder zehnte Sehgeschädigte (10 %) und jede fünfte sehgeschädigte Frau ab 66 Jahren (20 %) lebte im Untersuchungszeitraum in einem Heim. Die Gruppe der Heimbewohner unterscheidet sich in einigen Aspekten deutlich sowohl vom Durchschnitt der Sehgeschädigten, als auch von der vergleichbaren Gruppe der sehgeschädigten Frauen im Alter ab 66 Jahren.

	Gesamt (n = 1.038)	Heimbewohner n = 103	Sehgeschädigte Frauen ab 66 J. n = 365
Frauen	54 %	82 %	100 %
66 Jahre und älter	55 %	85 %	100 %
Altersbl.	51 %	64 %	77 %
Zusätzliche Leiden oder Behinderungen	52 %	79 %	61 %
Allein lebend (1-Personen-Haushalt)	31 %	89 %	54 %
Ledig	19 %	37 %	11 %
Verwitwet/Geschieden	31 %	49 %	59 %
keine Berufsausbildung	39 %	69 %	60 %
Haushaltsnettoeinkommen unter 1.000,– DM	18 %	47 %	31 %

Quelle: ebenda S. 68

Tabelle 4: Abbruch der Berufstätigkeit wegen Sehschädigung (IT GF)

Geburts-, Früh- und Jugendbl. sind demnach überdurchschnittlich häufig erwerbstätig (33 %). Bei Geburtsbl. im erwerbsfähigen Alter (19–65 Jahre) liegt der Anteil der Vollerwerbstätigen sogar bei 48 % und damit nur unwesentlich unter dem der sehenden Bevölkerung im erwerbsfähigen Alter. Daß Männer häufiger erwerbstätig sind als Frauen, betrifft nicht nur Sehgeschädigte, sondern auch die Gesamtbevölkerung. Der Anteil der Sehgeschädigten, die – obwohl im erwerbsfähigen Alter – nicht mehr berufstätig sind, also Personen, die ihre berufliche Laufbahn abgebrochen haben, beträgt insgesamt 23 %, bei Männern 14 %, bei Frauen 35 %. Der Abbruch der Berufstätigkeit ist – wie die folgende Tabelle zeigt – im wesentlichen auf die Sehschädigung sowie auf Krankheit, die vermutlich häufig zur Behinderung geführt hat, zurückzuführen.

Gründe	Sehgeschädigte 19–65 J., die nicht mehr berufstätig sind n = 97
wegen Sehschädigung	35 %
wegen Krankheit	25 %
aus persönlichen Gründen (Heirat, Kinder)	20 %
aus Altersgründen	0
keine Anstellung mehr gefunden	5 %
Sonstiges	6 %
keine Angabe	10 %
Summe	101 %

Quelle: ebenda S. 61

Tabelle 5: Schulabschluß (IT GF)

Alle Sehgeschädigten wurden befragt, welchen Schulabschluß sie haben bzw. – sofern noch in Schulausbildung – welchen Schulabschluß sie realistischerweise anstreben. Nach Geschlechtern getrennt, ergibt sich folgende Bestandsaufnahme:

Schulabschluß	Gesamt n = 1.038	Männer n = 473	Frauen n = 565
Sonder(-Bl.)-Schule	13 %	16 %	11 %
Haupt-/Volksschule	60 %	52 %	67 %
Mittel-/Realschule oder Gymnasium ohne Abschluß	8 %	8 %	8 %
Mittlere Reife	11 %	9 %	12 %
Abitur	2 %	3 %	1 %
Hochschulstudium mit Abschluß	6 %	11 %	1 %
Sehbehindertenschule	2 %	3 %	1 %
Keine Angabe	2 %	2 %	1 %
Summe	104 %	104 %	102 %

Quelle: ebenda S. 54

Deutschland – Bundesrepublik

in Heimen. Fehlende familiäre Unterstützung, Mehrfachbehinderungen und ein geringerer sozialer Status (Personen ohne Berufsausbildung, geringes Einkommen) sind die Charakteristika von sehgeschädigten Heimbewohnern. 12. Über die Hälfte der Sehgeschädigten (53 %) sind nach eigenen Angaben Mitglied in einem Bl.-Verband bzw. Bl.-Verein. Bei den Nichtorganisierten handelt es sich überwiegend um ältere altersbl. Frauen. Strategien zur Erhöhung des Organisationsgrades müssen vor dem Hintergrund dieser Altersstruktur gesehen werden. 13. Die Qualifikation Sehgeschädigter hinsichtlich ihrer Schul- und Berufsausbildung unterscheidet sich je nach Zeitpunkt der Erbl., d.h. Spät- und Altersbl. haben im Durchschnitt eine bessere, weil „normale" Schul- und Berufsausbildung als Geburts-, Früh- und Jugendbl. Auch im Hinblick auf die Frage, ob ein Sehgeschädigter voll berufstätig ist oder nicht, spielt der Zeitpunkt der Erbl. eine entscheidende Rolle, allerdings mit anderen Konsequenzen: Für Spät- und Altersbl., also für Sehgeschädigte, die nach dem 17. Lebensjahr erbl. sind, bedeutet die Behinderung einen tiefen Einschnitt in die berufliche Laufbahn, in vielen Fällen sogar einen Abbruch. Die Chancen, in einer solchen Lebenssituation im Erwerbsleben erneut Fuß zu fassen, sinken mit dem Alter. Geburtsbl. und Früherbl. (vor dem 4. Lebensjahr) werden dagegen in ihrer Schul- und Berufsausbildung auf einen ihrer Behinderung adäquaten Beruf vorbereitet und sind deshalb in der Regel häufiger berufstätig. 27 % aller Sehgeschädigten geben an, Punktschrift lesen bzw. schreiben (26 %) zu können. In den einzelnen Gruppen der Sehgeschädigten ergeben sich dabei erhebliche Unterschiede. Die Punktschrift können lesen: 71 % der Sehgeschädigten, die jünger als 45 Jahre sind, 67 % der Geburts-, Früh- und Jugendbl., 41 % der Spätrerbl., 7 % der Sehgeschädigten, die älter als 66 Jahre sind, und 3 % der Altersbl. Die am häufigsten genutzte Informationsquelle für aktuelle Tageseregi-

Tabelle 6: Grad der schulischen Qualifikation (IT GF)
Der Grad der schulischen Qualifikation hängt entscheidend vom Zeitpunkt der Erbl. ab. So weisen Spät- und Altersbl., die als Sehende in die Schule gegangen sind, eine der Altersgruppe entsprechende „normale" Schulbildung auf:

Schulausbildung	Altersbl. (nach dem 45. Lebensjahr erbl.) n = 532	Bevölkerung ab 50 Jahren n = 783
Sonderschule/Haupt-, Volksschule	71 %	74 %
Mittelschule, mittlere Reife	19 %	17 %
Abitur, Hochschule	8 %	8 %
keine Angabe	1 %	0
Summe	99 %	99 %

Bei Geburts-, Früh- und Jugendbl. dagegen hat die Sehschädigung gravierend in die schulische Sozialisation eingegriffen. Diese Gruppe hat es erheblich schwerer, einen höheren Schulabschluß zu erreichen.
Quelle: ebenda S. 55

Tabelle 7: Schulausbildung (IT GF)

Schulausbildung	Geburts-/Früh-/Jugendbl. (erbl. vor dem 18. Lebensjahr) n = 259	Bevölkerung ab 14 Jahren n = 2.000
Sonder-(Bl.-)Schule	41 %	–
Haupt-, Volksschule	36 %	64 %
Mittelschule, mittlere Reife	16 %	24 %
Abitur, Hochschule	6 %	11 %
Sehbehindertenschule	5 %	–
keine Angabe	4 %	1 %
Summe	108 %	100 %

Quelle: ebenda S. 56

Tabelle 8: Berufsausbildung (IT GF)

Berufsausbildung	Gesamt n = 1.038	Männer n = 473	Frauen n = 565
Lehre/Berufsschule	30 %	37 %	25 %
Berufsfachschule (z.B. Handelsschule/Berufsaufbauschule)	12 %	16 %	9 %
Technikerschule/Meisterkurs bzw. andere Fachschule	3 %	5 %	1 %
Fachhochschule (z.B. Ing.-Schule)	2 %	4 %	1 %
Wiss. od. päd. Hochschule	3 %	5 %	1 %
Andere Berufsausbildung	7 %	6 %	7 %
Umschulung	2 %	3 %	1 %
Nein, keine Berufsausbildung	39 %	23 %	52 %
keine Angabe	3 %	2 %	3 %
Summe	101 %	101 %	100 %

Quelle: ebenda S. 58

Deutschland – Bundesrepublik

nisse ist das Radio (94 %), gefolgt von Fernsehen (59 %) und Tagespresse (47 %). 43 % der Sehgeschädigten beziehen regelmäßig Zeitschriften. Dieser Anteil ist überdurchschnittlich hoch bei Personen mit Abitur oder Hochschulbildung (78 %) und unterdurchschnitlich bei Frauen ab 66 Jahren (21 %) und Altersbl. (32 %). Rund jeder vierte Sehgeschädigte (24 %) bezieht regelmäßig Zeitschriften in Schwarzschrift und rund jeder siebte (15 %) Zeitschriften in Punktschrift, was mit der Punktschriftkompetenz korreliert. Jeder Sehgeschädigte nimmt an den Werktagen einer Durchschnittswoche von 19 vorgegebenen Freizeitmöglichkeiten im Schnitt rund fünf wahr. Sehgeschädigte Personen sind um so aktiver, je früher die Erbl. eingesetzt hat. Das Lesen – eine beliebte Freizeitbeschäftigung von Geburts-, Früh- und Jugendbl. (57 %) – ist Altersbl. weitgehend verschlossen (9 %), da sie in der Regel die Punktschrift nicht lesen können. Dem aktiven Sport gehen Sehgeschädigte in ähnlichem Umfang nach wie Se-

Tabelle 9: Berufstätigkeit (IT GF)

Berufstätigkeit – zur Zeit –	Gesamt n = 1.038	Personen 19–65 J. n = 424	Männer 19–65 J. n = 242	Frauen 19–65 J. n = 182	Geburts-/ Früh-/ Jugendbl. n = 259	Spät- erbl. n = 201	Alters- bl. n = 532
Voll berufstätig	13 %	32 %	42 %	18 %	33 %	20 %	1 %
Teilweise berufstäig	1 %	3 %	4 %	3 %	3 %	2 %	1 %
vorübergehend arbeitslos	1 %	1 %	1 %	0	2 %	–	0
In Ausbildung	3 %	2 %	2 %	1 %	13 %	0	–
Nicht mehr berufstätig (nicht Rentner, Pensionär)	16 %	23 %	14 %	35 %	13 %	23 %	15 %
Rentner, Pensionär	53 %	30 %	33 %	27 %	21 %	49 %	70 %
Noch nie berufstätig gewesen	12 %	8 %	3 %	14 %	14 %	5 %	13 %
Keine Angabe	0	0	0	1 %	1 %	0	–
Summe	99 %	99 %	99 %	99 %	100 %	99 %	100 %

Quelle: ebenda S. 60

Tabelle 10: Unterschiede im Berufsstatus nach Geschlecht (IT GF)
Bei den Berufen, die von Sehgeschädigten ausgeübt werden oder früher einmal ausgeübt worden sind, zeigen sich Unterschiede zwischen Männern und Frauen hinsichtlich des Berufsstatus und zwischen früh und später Erbl. hinsichtlich der Art des Berufs: So sind bzw. waren Geburts-, Früh- und Jugendbl. relativ selten Selbständige und Arbeiter.

Beruf	Gesamt n= 1.038	Männer n=473	Frauen n=565	Geburts-/ Früh-/ Jugendbl. n=259	Spät- erbl. n=201	Alters- bl. n=532
Selbständige	11 %	16 %	9 %	8 %	11 %	15 %
Angestellte	36 %	39 %	33 %	38 %	44 %	31 %
Beamte	5 %	8 %	2 %	3 %	6 %	6 %
Ungelernte, angelernte Arbeiter	20 %	15 %	24 %	15 %	19 %	24 %
Facharbeiter	8 %	12 %	4 %	4 %	10 %	9 %
In Ausbildung	3 %	3 %	2 %	10 %	0	–
Noch nie berufstätig gewesen	12 %	3 %	19 %	14 %	5 %	13 %
keine Angabe	5 %	4 %	7 %	5 %	6 %	5 %
Summe	100 %	100 %	100 %	98 %	101 %	101 %

Quelle: ebenda S. 62

Deutschland – Bundesrepublik

Mitglieder in Organisationen zur Interessenvertretung (IT GF)
Knapp jeder zehnte Sehgeschädigte (9 %) ist Mitglied einer Gewerkschaft, dabei sind Spät- und Altersbl. erheblich seltener gewerkschaftlich organisiert (6 %) als Geburts-, Früh- und Jugendbl. (19 %).

Tabelle 11: Haushaltsnettoeinkommen
Das Haushaltsnettoeinkommen (ohne Steuern, Sozialversicherung, Bl.-Hilfe) Sehgeschädigter liegt deutlich niedriger als das der sehenden Bevölkerung.

Haushaltsnettoeinkommen	Bevölkerung ab 14 J. Gesamt n = 2.000	Sehgeschädigte Gesamt n = 1.038
bis unter 1.000 DM	7 %	18 %
1.000 bis unter 1.500 DM	10 %	22 %
1.500 bis unter 2.000 DM	16 %	20 %
2.000 bis unter 2.500 DM	18 %	15 %
2.500 bis unter 3.000 DM	15 %	8 %
3.000 bis unter 4.000 DM	20 %	8 %
4.000 und mehr	12 %	3 %
keine Angabe	1 %	5 %
Summe	99 %	99 %
Durchschnitt DM	2.594	1.824

Quelle: ebenda S. 63

Tabelle 12: Sozialleistungen (IT GF)
Jeder Leistungsempfänger erhält im Durchschnitt eine Sozialhilfeleistung von DM 655,-. Die Verteilung sieht im einzelnen folgendermaßen aus:

Höhe der Sozialhilfeleistungen	Sehgeschädigte, die Sozialhilfeleistungen erhalten n = 906
bis 100 DM	2 %
101 bis 200 DM	3 %
201 bis 300 DM	4 %
301 bis 400 DM	4 %
401 bis 500 DM	1 %
501 bis 600 DM	5 %
601 bis 700 DM	20 %
701 bis 800 DM	53 %
mehr als 800 DM	0 %
keine Angabe	7 %
Summe	99 %

Quelle: ebenda S. 67

Tabelle 13: Soziale Hilfeleistung nach verschiedenen Rechtsquellen (IT GF)

Sozialhilfeleistungen	Gesamt n=1.038	Männer n=473	Frauen n=565
Bl.-Geld (nach BSHG)	50 %	50 %	50 %
Bl.-Hilfe	21 %	18 %	25 %
Bl.-Pflegegeld (RVO/BVG)	17 %	19 %	16 %
keine Sozialhilfeleistung	11 %	16 %	7 %
keine Angabe	2 %	1 %	3 %
Summe	101 %	104 %	101 %

Warum 11 % der Sehgeschädigten angeben, keine finanziellen Hilfeleistungen in Anspruch zu nehmen, konnte nicht hinreichend geklärt werden. Da sie jedoch in den Dateien der Versorgungsämter geführt werden, muß angenommen werden, daß Versorgungsleistungen gezahlt werden. 53 % der Leistungsempfänger beziehen Bl.-Geld in der Höhe zwischen DM 700,- und DM 800,-. Das entspricht dem gesetzlich festgeschriebenen Betrag vom DM 716,- der Stufe III für das Jahr 1980. Weitere 20 % erhalten Leistungen in Höhe zwischen DM 600,- und DM 700,-. In diesem Intervall liegt der vorgeschriebene Betrag von DM 688,- aus dem Jahre 1979, und es kann angenommen werden, daß die relativ geringe Erhöhung von DM 28,- zum Jahreswechsel in einer Anzahl von Fällen nicht bewußt registriert wurde und evtl. zu nicht eindeutigen Antworten geführt hat. Nimmt man diese Unsicherheit zur Kenntnis, so ist zu vermuten, daß ca. drei Viertel aller Sehgeschädigten den Höchstsatz des nach den BVG-Richtlinien ausgewiesenen Pflegegeldsatzes beziehen – nämlich monatlich DM 716,– (1980).
Quelle: ebenda S. 66

Tabelle 14: Pflegegeldsätze nach § 35 Bundesversorgungsgesetz für Kriegsbl. (IT GF)

in		1979	1980	1981
Stufe II	DM	487	506	526
Stufe III	DM	688	716	745
Stufe IV	DM	889	926	962
Stufe V	DM	1.150	1.196	1.244
Stufe VI	DM	1.450	1.477	1.536

Bl. erhalten mindestens die Pflegezulage nach Stufe III. Übersteigen die Aufwendungen für fremde Wartung und Pflege den Betrag der Pflegezulage, so kann sie angemessen erhöht werden. 88 % der Sehgeschädigten erhalten – nach eigenen Angaben – zusätzliche Sozialhilfeleistungen, die zum Ausgleich blindheitsbedingter Benachteiligungen und Mehraufwendungen gewährt werden.
Quelle: ebenda S. 65

hende. Die wenigen Sehgeschädigten, die das Angebot im Freizeitbereich kennen (27 %), beurteilen es mindestens als ausreichend. Die Übersicht über die Berufstätigkeit zeigt, daß nur 13 % aller Sehgeschädigten vollberufstätig sind, während 53 % bereits Rentenempfänger sind. Die Berufstätigkeit ist am stärksten in der Altersgruppe der Männer zwischen 19 und 65 Jahren (42 %) gegenüber 18 % der Frauen der gleichen Altersgruppe.

III. Schulische Situation: Über die Gründungsgeschichte der ersten Bl.-Schulen (Berlin, Wien, München) → Europa (Geschichte des Bl.-Wesens). Nachstehend wird die Situ-

Deutschland – Bundesrepublik

ation in der BRD seit 1945 dargestellt. Die schulische Förderung Früherbl. erfolgt in Bl.- oder Sehbehinderten-Schulen oder in Regelschulen in Form der integrierten Beschulung. Außerdem besteht die Möglichkeit des Fernunterrichts durch das Bl.-Bildungswerk. Auf den Bl.- und Sehbehinderten-Schulen kann der Hauptabschluß, der qualifizierte Hauptabschluß, der Realschulabschluß (mittlere Reife) und an der → BLIStA in Marburg die Hochschulreife erworben werden. Späterbl. erhalten Grundausbildung und Umschulung in Berufsförderungswerken. Die mehrfachbehinderten Bl. stellen für Beschulung und Unterbringung ein besonderes Problem dar. Die Organisation und die Verteilung der Sehbehinderten- und Bl.-Schulen in der BRD sowie die Aufschlüsselung der Schüler nach Beschulungsart, Alter und Geschlecht ergibt nach Angaben des Taschenbuches des Verbandes der Bl.- und Sehbehinderenpädagogen (1983) folgendes Bild:

Bl.- und Sehbehinderten-Schulen (Gründungsjahr): Rheinische Landesschule für Sehbehinderte in Aachen (1972); Private Heimsonderschule für Blinde und Sehbehinderte St. Josef in Baindt (1982); Johann-August-Zenne-Schule für Blinde (Sonderschule) und Berufsfachschule Dr. Silex, Berlin (1806); Hermann-Herzog-Schule für Sehbehinderte, Bielefeld (1978); Schule an der Gete (Sonderschule für Sehbehinderte), Grundschule, Orientierungsstufe, Hauptschule in Bremen (1955); Westfälische Schule für Sehbehinderte, Martin-Bartels-Schule des Landschaftsverbandes Westfalen-Lippe in Dortmund (1928); Rheinische Landesschule für Blinde in Düren (1845); Rheinische Schule für Sehbehinderte in Düsseldorf (1956); Rheinische Schule für Sehbehinderte in Duisburg (1958); Hermann-Herzog-Schule in Frankfurt (1956); Schule für Blinde in Friedberg (1850); Westfälische Schule für Sehbehinderte, Gelsenkirchen (1964); Schule für Blinde und Sehbehinderte, Hamburg (Grundschule, Hauptschule, Realschule, Lernbehindertenschule, Abt. für Mehrfachbehinderte, Berufsfachschule) (1830); Heinrich-Hertz-Schule – Kooperative Gesamtschule, Hamburg (1970); Landesbildungszentrum für Blinde, Hannover-Kirchrode (1843); Schule für Sehbehinderte, Hannover (1954); Schule für Taubblinde (Sonderschule in freier Trägerschaft), Hannover (1971); Albrecht-Dürer-Schule, Schule für Sehbehinderte, Mannheim (1977); Carl-Strehl-Schule (→ Deutsche Blindenstudienanstalt), staatl. anerk. priv. Schule für Blinde und Sehbehinderte (Sonderschule mit Internaten), Abteilungen: Aufbaugymnasium, Berufl. Gymnasium Fachrichtung Wirtschaft, Fachoberschule Fachrichtung Sozialwesen, höhere Handelsschulen, Berufsschule für kaufm. Berufe, Rehabilitation, Marburg/Lahn (1916); Hermann-Herzog-Schule, Sonderschule für Sehbehinderte, Heilbronn (1979); Staatliche Schule für Blinde und Sehbehinderte (Heimsonderschule), Ilvesheim (1826); Schule am Weinweg Karlsruhe – Schule für Sehbehinderte, Grundschule, Hauptschule, Realschule, Karlsruhe (1968); Wilhelm-Lückert-Schule, Schule für Sprach-, Hör- und Sehbehinderte, Kassel (1967); Rheinische Schule für Sehbehinderte (Sonderschule), Köln (1957); Westfälische Schule für Sehbehinderte, Olpe (1978); Westfälische Schule für Blinde, Paderborn (1842); Staatliche Schule für Sehbehinderte, Zentrum für Beratung, Frühbetreuung und Unterstützung Sehgeschädigter, Schleswig (1983); Schule für Blinde und Sehbehinderte, St. Franziskus Heiligenbronn, Schramberg (1868); Westfälische Schule für Blinde (Sonderschule), Soest (1847); Westf. Berufsschule für Blinde und hochgradig Sehbehinderte, Soest (1976); → Berufsbildungswerk der Nikolauspflege Stuttgart, Private Bildungsstätte für Blinde und Sehbehinderte, Stuttgart (1856); Schule für Sehbehinderte, Grund-, Haupt- und Realschule, Stuttgart (1970); Schule für Sehbehinderte, Unterschleißheim (1974); Staatliche Schule für Sehbehinderte, Heimsonderschule St. Michael, Waldkirch (1971); Helen-Keller-Schule, Schule für Sprach- und Sehbehinderte, Wiesbaden (1963); Schule für Blinde und Sehbehinderte (Grund- und Hauptschulstufe) der Blindeninstitutsstiftung Würzburg, Würzburg (1853).

Gymnasien mit integrativen Programmen: Heinrich-Hertz-Schule, Kooperative Gesamtschule, Hamburg, Gesamtschülerzahl der Abt. Gymnasium und der Orientierungsstufe/772, davon 15 bl., 15 sehbehindert; Städt. Kaiserin-Augusta-Schule, Gymnasium (Sekundarstufen I und II), Köln, seit Beginn des Integrationsversuches (Sommer 1975) haben 23 sehbehinderte Schüler die H-H-S besucht; Adolf-Weber-Gymnasium (wirtschaftswissenschaftl. Zweig), München, 950 Schüler, davon 12 bl., 2 sehbehindert; Conrad-von-Soest-Gymnasium, Soest, 1.266 Schüler, davon 8 bl., 1 sehbehindert; Mat-

Deutschland – Bundesrepublik

thias-Grünewald-Gymnasium (musischer und neusprachlicher Zweig), Würzburg.
Berufsförderungswerke: Späterbl. erhalten eine bl.-technische Grund- und Fachausbildung in den Berufsförderungswerken, die für alle Sehgeschädigten, also Bl. und Sehbehinderte, zugänglich sind. Hierzu gehören die → Berufsförderungswerke in Düren, Veitshöchsheim, Heidelberg, die Rehabilitations- und Ausbildungsstätte für Massage in Mainz und das → Berufsbildungswerk der Nikolauspflege Stuttgart. Die vier erstgenannten sollen wie folgt näher dargestellt werden:

→ *Berufsförderungswerk Düren* – Rehabilitationszentrum für Blinde und wesentlich Sehbehinderte. Aufgabe: Berufliche Rehabilitation sehgeschädigter Erwachsener, die aufgrund von Augenkrankheiten oder Unfällen den bisherigen Beruf oder ihre frühere Tätigkeit nicht mehr ausüben können. Ausbildungsprogramm: Grundrehabilitation einschließlich Mobilitätsschulung und das Üben lebenspraktischer Fertigkeiten, Grundlehrgang Massage, Ausbildung zum Telefonisten und Ausbildung zum Fernschreiber, Ausbildung zum Steno- und Phonotypisten, Vorschulung zum Industriearbeiter, indivi-

Tabelle 15: Organisation der Blindenschule und Gliederung der Schülerzahlen

			Schüler und Betreute												
Blinde Schüler			Frühbetreuung	Vorschul. Einricht.	Grundschule	Hauptschule	Lerndbehind.	Realschule	Gymnasium	Beruf.Sch.	Mehrfachbehind.	Rehabilit.	Summe Sp. 2-10	Gesamtsumme	männlich	weiblich	evangel.
Lfd. Nr.	Ort	Schul- Nr.*	1	2	3	4	5	6	7	8	9	10	11	12	13	14	15
1	Baindt	2	52	2	–	–	–	–	–	14	–	16	68	36	32	–
2	Berlin 41	3	11	6	9	2	3	1	–	1	12	21	55	66	38	28	–
3	Düren	8	95	–	19	29	18	–	–	–	74	–	140	235	75	65	41
4	Friedberg	13	44	6	27	12	18	9	–	17	29	–	118	162	70	48	–
5	Hamburg (Borgweg)	15	15	3	20	21	11	14	–	10	26	–	105	120	68	52	–
6	Hannover (Lbz)	16	91	–	25	35	14	–	–	55	31	19	179	270	88	91	94
7	Hannover (Taubbl.)	18	15	3	–	–	–	–	–	–	85	–	88	103	–	–	–
8	Hersbruck	20	20	–	–	–	–	–	–	–	13	–	33	33	18	15	14
9	Ilvesheim	21	96	10	11	17	22	–	–	–	46	–	106	202	57	49	51
10	Lebach	25	12	4	2	12	–	–	–	–	–	–	18	30	–	–	–
11	Marburg	28	10	–	–	–	–	–	174	27	(7)	(8)	201	211	117	84	105
12	München (Lbs)	29	–	4	27	27	18	25	–	26	–	–	127	127	67	60	23
13	München (Bli Wü)	30	–	13	–	–	–	–	–	–	73	–	86	86	48	38	14
14	Neuwied	32	26	1	7	8	16	–	–	13	33	–	78	104	46	42	27
15	Nürnberg	33	27	5	20	25	11	–	–	34	(4)	–	95	122	41	54	31
16	Paderborn	35	68	8	–	–	–	–	–	–	102	–	110	178	97	81	50
17	Schramberg-Heiligenbr.	37	14	–	6	10	4	–	–	–	–	–	20	34	11	9	7
18	Soest (Sch. f. Bl.)	38	36	4	32	41	12	–	–	(19)	–	–	89	125	70	55	49
19	Soest (Berufssch.)	39	–	–	–	–	–	–	(180)	–	–	–	(180)	–	–	–	–
20	Stuttgart	40	26	2	17	–	–	–	–	–	35	–	54	80	46	34	29
21	Würzburg	46	256	40	–	–	–	–	–	–	188	–	228	484	262	222	290
	Summe		894	131	222	239	147	49	174	218	726	40	1946	2840			
									(398)	(756)	(48)		(3020)				
Berufsförderungswerke																	
1	Düren bl	9	–	–	–	–	–	–	–	–	133	–	133	85	48	–
	sb		–	–	–	–	–	–	–	–	45	–	45	33	12	–
2	Mainz/Massage. bl/sb	26	–	–	–	–	–	–	–	–	65	–	65	–	–	–
3	Veitshöchheim bl	43	–	–	–	–	–	–	–	–	104	–	104	76	28	–
	sb		–	–	–	–	–	–	–	–	67	–	67	53	14	–
	Summe bl+sb										414		414	247	102	–

* Die Erläuterungen der Schul-Nummern sind im Abschnitt „Statistik", S. 143, aufgeführt
x = Nähere Angaben fehlen, ( ) = Angaben schwanken,
Fettgedruckte Zahlen = Gemischte Klassen für Bl. und Sehbehinderte.

Deutschland – Bundesrepublik

duelle Maßnahmen zur Anpassung an vorhandene Arbeitsplätze, Vorbereitung auf Ausbildung zum DV-Kaufmann und auf weiterführenden Schulbesuch bzw. Studium, Lehrgänge zur Handhabung moderner Bl.-Hilfsmittel: Sonic Guide; Audio-Einheit, Braillex, Braillocord C, BTS 40 und 80, Braillomatkorrespondenz, TV-Textgerät, Versa-Braille; Optacon u. a. – Ausbildungsbegleitende Maßnahmen: Augenmedizinische und psychologische Beratung. Maßnahmen: Sozialrechtliche Beratung.

Süddeutsches Rehabilitationswerk für erwachsene Blinde Veitshöchheim. Das Süddeutsche Rehabilitationswerk für erwachsene Blinde ist eine gemeinnützige Gesellschaft mit beschränkter Haftung. Gegenstand des Unternehmens ist der Betrieb eines Berufsförderungswerkes für erwachsene Bl., hochgradig Sehbehinderte und von Erbl. bedrohte Personen sowie für Sehbehinderte, die keine blindheitsgemäße Umschulung benötigen, aber wegen des herabgesetzten Sehvermögens anderweitig nicht ausgebildet werden können. Die Aufgabe des Berufsförderungswerkes ist die gesellschaftliche und berufliche Eingliederung des oben bezeichneten Personenkreises. 1. Ausbildungskon-

					Abteilungen und Klassen												
kath.	v. Konf.	Internat	Stadt/Fahrsch.	in Pflegefamilien	Psychol. Die.	Frühbetr./Berat.	Vorschul-Einri.	Grundschule	Hauptschule	So. Lernbehind.	Realschule	Gymnasium	Berufl. Kl.	Mehrfachbeh.	Rehabilit.	Summe	
16	17	18	19	20	21	22	23	24	25	26	27	28	29	30	31	32	
–	–	12	4	–	–	–	1	–	–	–	–	–	–	2	–	3	Baindt
–	–	–	60	6	–	×	3	3	1	3	1	–	5	3	1	20	Berlin 41
65	34	79	61	–	–	–	–	3	5	3	–	–	–	17	–	28	Düren
–	–	79	39	1	×	×	1	4	3	3	2	–	3	6	–	22	Friedberg
–	–	19	99	2	–	1	1	5	6	4	4	–	5	4	–	30	Hambg. (Borgw.)
16	17	133	46	–	×	×	–	4	6	2	–	–	15	6	2	35	Hannover (Lbz)
–	–	–	–	–	–	–	–	–	–	–	–	–	–	–	–	–	Hannover (Taubbl.)
15	4	–	–	–	–	–	4	–	–	–	–	–	–	3	–	7	Hersbruck
36	19	75	31	–	×	×	2	2	3	5	–	–	–	9	–	21	Ilvesheim
–	–	–	–	–	–	1	1	×	2	1	–	–	–	–	–	5	Lebach
77	19	186	15	–	–	–	–	–	–	–	–	29	5	–	2	36	Marburg
98	6	81	46	–	×	×	1	5	4	4	4	–	5	–	–	23	München (Lbs)
53	19	51	35	–	×	–	2	–	–	–	–	–	–	15	–	17	München (Bli Wü)
43	8	49	29	(1)	–	1	–	2	2	3	–	–	4	7	–	19	Neuwied
56	8	–	–	–	×	1	1	3	3	2	–	–	7	–	–	17	Nürnberg
74	54	86	24	–	–	1	1	–	–	–	–	–	–	13	–	15	Paderborn
7	6	20	–	–	×	1	–	2	3	–	–	–	–	–	–	6	Schramberg
53	23	43	46	–	–	×	1	5	5	2	–	–	–	–	–	13	Soest (Sch. f. Bl.)
–	–	–	–	–	–	–	–	–	–	–	–	–	–	–	–	–	Soest (Berufsch.)
38	13	39	41	–	×	1	1	5	–	–	–	–	25	–	–	32	Stuttgart
174	20	192	30	6	×	4	8	–	–	–	–	–	–	38	–	50	Würzburg
					–	11	28	43	43	32	11	29	74	123	5	399	
					(9)	(17)										(414)	
–	–	131	2	–	–	–	–	–	–	–	–	–	–	–	17	17	Düren
–	–	45	–	–	–	–	–	–	–	–	–	–	–	–	×	×	Mainz/Massage
–	–	99	–	–	–	–	–	–	–	–	–	–	–	–	17	17	Veitshöchheim
–	–	61	–	–	–	–	–	–	–	–	–	–	–	–	8	8	
		336	2												42	42	

Quelle: Einrichtungen für Blinde und Sehbehinderte. Hannover 1988, S. 26 und 27

Deutschland – Bundesrepublik

zeption – Grundrehabilitation: bl.-technische Grundausbildung, individuell durchgeführtes Mobilitätstraining, Erlernen und Üben lebenspraktischer Fertigkeiten. 2. Berufsspezifische Ausbildung und Umschulung: Ausbildung zum Masseur und medizinischen Bademeister für Bl. und Sehbehinderte, Ausbildung zum Teilezurichter bzw. Metallwerker für Bl. und Sehbehinderte, Ausbildung und Umschulung als Betriebstelefonist (einschl. Ausbildung am Fernschreiber), Ausbildung und Umschulung als Stenotypist und Phonotypist aufbauend auf die Telefonistenausbildung (einschl. Ausbildung am Fernschreiber, am Schreibautomaten und an anderen modernen Arbeitsmitteln der Textbe- und -verarb.), Ausbildung und Umschulung zum Klavierstimmer, Ausbildung und Umschulung zum Bürokaufmann für Sehbehinderte, Ausbildung und Umschulung zum Verwaltungsfachangestellten. Darüber hinaus werden Rehabilitationsvorbereitungslehrgänge, Berufsfindungsmaßnahmen und Arbeitserprobungen zur behindertengemäßen Eingliederung sowie individuelle Fortbildungsmaßnahmen als Einzelunterweisung durchgeführt. Insgesamt stehen 193 Arbeits-Ausbildungsplätze zur Verfügung.

Berufsförderungswerk Heidelberg. Hier werden behinderte Erwachsene in sieben verschiedenen Berufsfeldbereichen und in ca. 35 verschiedenen Berufen ausgebildet. Es handelt sich um Vollzeitausbildungen mit internatsmäßiger Unterbringung und ausbildungsbegleitender medizinischer, psychologischer und sozialer Betreuung. 1. Ausbildung im staatlich anerkannten Ausbildungsberuf „Datenverarbeitungskaufmann", spätere Tätigkeitsschwerpunkte: Anwendungsprogrammierer für betriebswirtschaftliche Anwendungssoftware. 2. Ausbildung zum Diplom-Informatiker (FH) an der staatlich anerkannten Fachhochschule beim Berufsförderungswerk Heidelberg, nur für Sehbehinderte, spätere Tätigkeit als: Anwendungsprogrammierer, Organisationsprogram-

Tabelle 16: Organisation kombinierter Schulen und Gliederung der Schülerzahlen

			Schüler und Betreute												
Sehbehinderte Schüler in kombinierten Schulen			Frühbetreuung	Vorschul. Einricht.	Grundschule	Hauptschule	Lernbehind.	Realschule	Gymnasium	Beruf. Sch.	Mehrfachbehind.	Summe Sp. 2-9	Gesamtsumme	männlich	weiblich	evangel.	kathol.
Lfd. Nr.	Ort	Schul-Nr.*	1	2	3	4	5	6	7	8	9	10	11	12	13	14	15
1	Baindt	2	19	2	7	–	5	–	–	–	–	14	33	14	19	–	–
2	Berlin 41	3	17	9	3	–	5	–	–	1	3	21	38	22	16	–	–
3	Friedberg	13	8	–	3	3	2	–	–	–	–	8	16	4	4	–	–
4	Hamburg, Borgweg	15	13	4	33	40	13	31	–	39	4	164	177	94	83	–	–
5	Hannover (Lbz)	16	7	–	–	–	–	–	35	–	–	35	42	*25	10	–	–
6	Lebach	25	7	2	17	26	4	–	–	–	–	49	56	–	–	–	–
7	Marburg	28	14	–	–	–	–	–	62	5	(2)	67	81	*36	31	31	31
8	Neuwied	32	39	2	14	25	26	–	–	23	34	124	163	77	47	53	58
9	Nürnberg	33	58	5	44	71	(15)	–	–	51	(5)	171	229	95	76	61	99
10	Schrambg.-Hlgenbr.	37	8	–	13	17	8	–	–	–	–	38	46	*20	18	12	16
11	Soest (Berufssch.)	39	–	–	–	–	–	–	–	180	–	–	180	–	–	–	–
12	Stuttgart	40	23	1	2	1	–	–	–	153	–	157	180	100	80	74	77
13	Würzburg	46	–	–	60	25	–	–	–	–	–	85	85	48	37	27	58
	Summe		213	25	196	208	63 (78)	31	62	307	41 (48)	933	1146				
	Schleswig	bl 36	28	2	2	–	1	1	1	–	46	–	81	208	148	–	–
		sb	31	–	44	28	27	18	11	18	101	–	278				

* Die Erläuterungen der Schul-Nummern sind im Abschnitt „Statistik", S. 143, aufgeführt
Zeichenerklärung siehe Tab. 15, S. 150/151

Deutschland – Bundesrepublik

mierer, Systemprogrammierer, Systemanalytiker.

Rehabilitations- und Ausbildungsstätte für Massage in Mainz. Aufgaben: Die Rehabilitations- und Ausbildungsstätte für Massage wurde im Jahre 1966 unter dem damaligen Namen „Elisabeth-Dicke-Schule" gegründet mit dem Ziel, vornehmlich Bl. und hochgradig Sehbehinderten die Vollausbildung zum Masseur und med. Bademeister zu ermöglichen. Großer Wert wurde und wird in Mainz darauf gelegt, daß Bl. und Sehende gemeinsam ausgebildet werden. Diese Konzeption hat sich für alle Beteiligten überaus bewährt und hat insbesondere Bl. und hochgradig Sehbehinderten eine bessere Integration in das Berufsleben ermöglicht. Mainz ist im übrigen bis heute die einzige Einrichtung in der BRD geblieben, die den Bl. die Vollausbildung zum Masseur und med. Bademeister ermöglicht. Nach den derzeit gültigen gesetzlichen Vorschriften muß jeder Schüler in Mainz eine 12monatige Ausbildung absolvieren. Nach bestandenem Staatsexamen in Mainz müssen alle Schüler ein 18monatiges Vollpraktikum an einer hierfür anerkannten Einrichtung ableisten.

IV. Berufsausbildung und Berufe: Für Sehgeschädigte besteht ein gut ausgebautes und traditionsreiches spezielles Bildungswesen. Der gesamte Bildungsweg bis zum Abitur kann, je nach Begabung, in besonderen, in sich gestuften Bildungseinrichtungen zurückgelegt werden. Was andere Bildungszweige mühsam anstreben, das Prinzip des Alles-unter-einem-Dach, ist hier schon weitgehend verwirklicht. Auch die Berufsausbildung ist in dieses Gesamtsystem einbezogen. Das erleichtert einerseits die Berufsvorbereitung wie auch den Übergang zwischen Schule und Beruf und – sollte es nötig werden – den Übergang zwischen den einzelnen Berufsrichtungen. Das Angebot reicht zwar vom Industriearbeiter bis zum Akademiker, aber im Vergleich zum Sehenden sind die Berufsmöglichkeiten für Bl. sehr eingeengt.

				Abteilungen und Klassen											
v. Konf.	Internat	Stadt/Fahrsch.	in Pflegefamilien	Psychol. Die.	Frühbetr./Berat.	Vorschul. Einri.	Grundschule	Hauptschule	So. Lernbehind.	Realschule	Gymnasium	Berufl. Kl.	Mehrfachbeh.	Rehabilit.	Summe	
16	17	18	19	20	21	22	23	24	25	26	27	28	29	30	31	
–	10	4	–	–	1	–	1	–	1	–	–	–	–	–	3	Baindt
–	–	21	–	–	–	3	3	1	3	1	–	5	3	1	20	Berlin 41
–	8	–	–	–	–	–	–	–	–	–	–	–	–	–	1	Friedberg
–	30	146	1	–	1	1	5	6	4	4	–	5	4	–	30	Hamburg, Borgweg
–	33	2	–	×	×	–	–	–	–	–	–	15	–	–	15	Hannover (Lbz)
–	–	–	–	–	×	×	4	4	–	–	–	–	–	–	8	Lebach
5	61	6	–	×	×	–	–	–	–	–	29	5	–	2	36	Marburg
13	76	49	(1)	–	1	–	2	3	4	–	–	4	6	–	20	Neuwied
11	(173)	(93)	–	×	×	×	4	6	2	–	–	3	–	–	15	Nürnberg
10	34	3	1	×	1	–	2	3	1	–	–	–	–	–	7	Schramberg-Hlgbr.
–	–	–	–	–	–	–	–	–	–	–	–	–	–	–	?	(Soest Berufssch.)
29	132	48	–	×	1	–	–	–	–	–	–	25	–	–	26	Stuttgart
3	55	30	–	–	–	–	5	3	–	–	–	–	–	–	8	Würzburg
				5 (5)	4 (9)	(6)	27	26	15	5	29	62	13	3	189 (200)	
				entfällt			Lehrer 28			Erzieher 2						Schleswig

Quelle: Einrichtungen für Blinde und Sehbehinderte. Hannover 1988, S. 28 und 29

Deutschland – Bundesrepublik

Nach den Ermittlungen der Bl.-Verbände waren 1970 von den rund 12.000 berufstätigen Bl. in der Bundesrepublik tätig als: Selbständige: Handwerker 2.500, Gewerbetreibende 450, Landwirte 200, Masseure 200. Arbeitnehmer: Industriearbeiter 1.550, Telefonisten 1.400, Schreibkräfte 1.300, Beamte des gehobenen und mittleren Dienstes sowie angestellte in vergleichbarer Stellung 450, Masseure 400, Künstler 200, in akademischen Berufen 500.

Berufe im industriell-gewerblichen Bereich: Die Industrie bietet eine Vielzahl von Arbeitsmöglichkeiten, die vor Jahren noch kaum denkbar waren. Automation und Massenproduktion bestimmen immer mehr die Arbeit im industriellen Bereich. In der arbeitsteiligen Industriearbeit sind es insbe-

Tabelle 17

Berufsbildende Einrichtungen für Blinde und Sehbehinderte a) Schulen				Schüler							Berufsausbildung							
Lfd. Nr.	Ort		Schul-Nr.*	Berufsgrund.	Berufsschule	H./Wirtschafts.	BFS f. Bürotechn.	div. BFS Hausw/FOS	Rehabilitanden	Summe	Stenotypisten	Maschinenschr.	Tx/Schreibautom.	Telefonisten	Bürokraft/-gehilfe	Kfm-verw. Aus.-B.	Hauswirtschaft	Masseurvorsch.
				1	2	3	4	5	6	7	8	9	10	11	12	13	14	15
1	Berlin 41	bl	4	–	–	–	2	–	21	23	2	–	–	1	–	–	–	4
2	Friedberg	bl	13	1	16	–	–	–	–	17	3	(3)	–	–	(2)	–	–	–
3	Hamburg	bl	15	–	–	10	–	–	–	10	–	–	–	–	–	–	–	–
	Borweg	sb		–	–	39	–	–	–	39	–	–	–	–	–	–	–	–
4	Hannover (Lbz)	bl	16	17	15	10	13	–	19	74	10	3	(20)	3	11	–	–	5
		sb		12	21	2	–	–	–	35	2	–	–	(3)	–	–	9	(1)
5	Marburg	bl	28	–	12	–	15	–	8	35	–	15	–	–	–	12	–	–
		sb		–	4	–	1	–	–	5	–	1	–	–	–	4	–	–
6	München	bl	29	–	22	–	4	–	–	26	4	–	–	(4)	–	–	–	–
7	Neuwied	bl	32	3	4	6	–	–	–	13	–	–	–	–	–	–	–	–
		sb		8	3	12	–	–	–	23	–	–	–	–	–	–	–	–
8	Nürnberg	bl	33	–	8	17	9	–	–	34	(21)	28	–	(8)	–	–	–	(3)
		sb		–	7	24	12	8/	–	51	(32)	36	–	–	–	1	8	(4)
	Summe	bl		21	77	43	43	–	48	232	40	49	20	19	13	17	17	17
	Summe	sb		20	35	77	13	8/	–	153	34	37						
	Gesamtsumme			41	112	120	56	8/	48	385	74	86						
b) Berufsbildungswerke einschl. Berufsschule																		
1	Soest	bl/sb	39	43	128	7	–	/2	–	180	–	–	–	–	22	29	22	–
2	Stuttgart	bl	40	4	14	17	–	–	–	35	–	–	–	×	6	–	–	–
		sb		27	116	10	–	–	–	153	–	–	–	–	19	17	20	–
	Summe	bl/sb		74	258	34	–	/2	–	368	–	–	–	×	47	46	42	–
c) Berufsförderungswerke																		
1	Düren	bl	9	–	–	–	–	–	133	133	12	–	7	24	16	–	–	10
		sb		–	–	–	–	–	45	45	–	–	–	8	12	–	–	9
2	Veitshöchheim	bl	43	–	–	–	–	–	104	104	(5)	–	–	18	–	–	–	9
		sb		–	–	–	–	–	67	67	–	–	–	–	29	–	–	10
	Summe	bl		–	–	–	–	–	237	237	12	(-5)	7	42	16	–	–	19
	Summe	sb		–	–	–	–	–	112	112	–	–	–	8	41	–	–	19
	Gesamtsumme			–	–	–	–	–	349	349	12 (+5)		7	42	24	41	–	38
3	Mainz	bl+sb	26	–	–	–	–	–	–	65	–	–	–	–	–	–	–	65

* Die Erläuterungen der Schul-Nummern sind im Abschnitt „Statistik", S. 143, aufgeführt
Zeichenerklärung siehe Tab. 15, S. 150/151

Deutschland – Bundesrepublik

sondere folgende Tätigkeitsbereiche, die für Bl. in Frage kommen: Be- und Verarbeiten, Montieren, Säubern und Entgraten, Sortieren, Prüfen, Kontrollieren, Messen, Ein- und Auspacken. Berufe im handwerklichen Bereich: Mattenflechter, Stuhlflechter, Korbmacher, Weber, Bürsten- und Pinselmacher, Stricker und Klavierstimmer. Berufe im kaufmännischen und verwaltenden Bereich: Telefonist, Phonotypist, Fernschreiber, Fremdsprachenkorrespondent, Bediener von Schreibautomaten, Bl.-Schriftpunzierer, Bl.-Schriftkorrektor, Sachbearbeiter in Verwaltung und Wirtschaft, Datenverarbeitungskaufmann, Betriebswirt (grad.). Berufe im medizinischen Bereich: Masseur, Masseur und medizinischer Bademeister. Musikberufe: Instrumentalmusiker, Kirchenmusiker, Musiklehrer. Berufe im

Klavierstimmer	Metallbearb.	Handwerk	blind. Grundausb.	sonstige	Summe	Bförd.-Lehrg.	BGJ/BVJ	Berufsschkfm.	Berufsschgewer.	Berufsschhauswi.	Handels-Wi.-Sch.	BFS f. Bürotechnik	div BFS Hausw/FOS	Rehabilitation	Summe	
16	17	18	19	20	21	22	23	24	25	26	27	28	29	30	31	
4	–	(4)	12	–	23	–	2	–	–	–	–	3	–	1	6	Berlin 41
–	13	–	–	1	17	–	–	1	2	–	–	–	–	–	3	Friedberg
–	–	–	–	–	–	–	–	–	–	–	5	–	–	–	5	Hamburg, Borgweg
–	–	9	18	5	64	×	5	–	4	1	2	3	–	2	17	Hannover (Lbz)
–	6	15	–	3	35											
–	–	–	8	–	35	–	–	3	–	–	–	2	–	2	7	Marburg
–	–	–	–	–	5											
–	5	17	(3)	–	26	–	–	–	3	–	–	2	–	–	5	München
–	–	4	–	–	4	×	1	–	1	–	2	–	–	–	4	Neuwied
–	–	3	–	–	3											
–	–	–	(5)	6	34	×	–	–	1	–	4	2	–	–	7	Nürnberg
–	–	–	–	6	51	–	–	–	1	–	1	–	1/	–	3	
4	24	52	46	21	297	(3)	8	4	12	1	14	12	1/	5	57	

–	28	–	1	31	133	×	5	×	×	×	1	–	/1	–	?	Soest
–	2	2	–	4	14											
–	23	13	10	14	116	–	4	×	18	×	3	–	–	–	25	Stuttgart
–	53	15	11	49	263	×	9	×	18	×	4	–	/1	–	25	

Klavierstimmer	Metallbearb.	Handwerk	blind. Grundausb.	sonstige	Summe	Berufsfind., Arbeitsprob.	Reha-Vorberetigslg.	Steno/Phonotypie	Telefonisten	Bürokaufmann	Komm. Verwalt. fachangest.	Masservorsch.	Klavierstimmer	Industrievorsch.	Grundausbildung	Summe	
–	4	–	60	–	133	×	1	3	3	×	–	2	–	1	7	17	Düren
–	6	–	–	10	45												
8	4	–	65	–	104	×	1	2	4	2	2	2	1	3	8	17	Veitshöchheim
–	18	–	–	10	67											8	
8	8	–	125	–	237	×	2	5	7	2	2	4	1	4	15	42	
–	24	–	–	20	112												
8	32	–	125	20	349	–	–	–	–	–	–	–	–	–	–	–	Mainz
–	–	–	–	–	65												

Quelle: Einrichtungen für Blinde und Sehbehinderte. Hannover 1988, S. 30 und 31

Deutschland – Bundesrepublik

sozialen und pädagogischen Bereich: Sozialarbeiter (grad.), Sozialpädagoge (grad.), Katechet, Religionslehrer, Fachlehrer für Bl.-Schrift.

Quelle: „Auf dem Weg zum Beruf" – Ausgabe C, herausgegeben von der Bundesanstalt für Arbeit, Nürnberg.

Hochschulberufe: Eine wichtige Funktion der Betreuung bl. und sehbehinderter Studenten nach dem Schulabschluß bis zum Berufseintritt hat neben der → Deutschen Blindenstudienanstalt der „Verein blinder Akademiker" übernommen, der nach dem Zweiten Weltkrieg in den „Verein blinder Geistesarbeiter" (VbGD) umbenannt wurde und seit neuestem → „Deutscher Verein der Blinden und Sehbehinderten in Studium und Beruf e. V." (DVBS) heißt. Seine studienbetreuende Arbeit liefert im wesentlichen die Grundlage nachfolgender Angaben über den Ausbildungsweg Bl. und Sehbehinderter zwischen Reifeprüfung und dem Eintritt in das Berufsleben. Nach den statistischen Unterlagen waren Bl. 1934 in folgenden Berufen tätig oder in Ausbildung:

Hochschullehrer	6
Theologen (Geistliche in kleinen Gemeinden oder Anstalten)	19
Philologen (einschließlich Volksschul-, Mittelschul- und Blindenlehrer)	58
Juristen (höhere Justiz-, Verwaltungsbeamte und Anwälte)	44
Narionalökonomen (höhere und mittlere Beamte in öffentlichen und privaten Betrieben)	28
Mittlere Verwaltungsbeamte (Sekretäre, Obersekretäre, Inspektoren)	12
Mediziner (Massageärzte, Hygieniker im Aufklärungsdienst)	9
Ingenieure (Lehrer, Gutachter und Vertreter)	7

Tabelle 18: Anlern- und Ausbildungsmöglichkeiten sowie Berufseinsatz in Blindenwerkstätten
(nach einer Erhebung des Verbandes für Bl.-handwerk und für Bl.-werkstätten, Januar 1983)

Lfd. Nr.	Ort (Adress. s. S. 170 ff.)	Zahl der Handwerker	Produktionspalette							Ausbild. Bürsten/Besenm.	Anlernmögl. als			Möglichkeit der Beschäft. von Mehrfachbehindert.[1]	Wohnheim/ Werkswohnungen
			Bürsten/Besen	Matten	Stuhlflechten	Korbwaren	Klammern	Rohrgeflecht	Webwaren	Spül- u. Scheuertüch.		Weber	Stuhlflechter	Bürsten, Besenm.		
1	Betzdorf	17	x	x												
2	Darmstadt u. a.	18	x											x		evtl.
3	Detmold		Keine Angaben													
4	Dortmund	50	x	x	x									x	x	x
5	Essen	23	x		x	x										
6	Eßlingen	60	x				x				x			x		
7	Freiburg	25	x		x	x										
8	Hannover (Arbeitsfürsorge)	61	x											x	x	x
9	Hannover (Taubenblindenwerk)	19	x										x	x	x	x
10	Heiligenwald/ Schiffweiler	8	x			x										
11	Heilbronn	33	x	x	x									x		x
12	Karlsruhe	9	x			x										
13	Kempten	8	x											x		
14	Koblenz	31	x	x					x	x				x		
15	Leer	6	x													
16	Ludwigshafen	12	x	x		x					x					x
17	Lübeck	27	x					x					x	x	x	x
18	Mannheim	12	x													
19	München u. a.	62	x	x	x	x			x					x	x	x
20	Oldenburg	10	x	x												
21	Osnabrück	10	x											x		
22	Nürnberg	17	x	x							x		x	(x)		x

[1] Darüber hinaus arbeiten zum 1.9. 1980 253 Blinde und 480 wesentlich Sehbehinderte in 228 Werkstätten für Behinderte (WfB). Überwiegend lag bei diesen sehgeschädigten Menschen eine geistige Behinderung vor.
Vgl. Düe/Rath in Zeitschrift für das Blinden- und Sehbehindertenbildungswesen 1983/1

Quelle: Einrichtungen für Blinde und Sehbehinderte, Hannover 1983, S. 40

Deutschland – Bundesrepublik

Anstalts-, Heim- und Verbandsleiter	6
Blindenbibliothekare	4
Blindendruckverleger	3
Blindenpfleger und -fürsorger	5
Privatmusiklehrer, Kirchenmusikdirektoren und Organisten im Amt	115
Konzertierende Künstler	52
	368
Im Ausbildungsdienst als Referendare	9
Im Studium begriffen	36
Höhere Schüler	40
	453

Das sind 1,33 % der Gesamtbl.-Zahl (vgl. auch die Statistik aus dem Jahre 1918 bei Scholler 1977, 44). Die Berufsstatistik des VbGD im Jahr 1976 ergab demgegenüber folgende Veränderungen:

Hochschullehrer	8
Theologen	24
Philologen u. Lehrer	100
Juristen allgemein	171
Mittlere und gehobene Verwaltungsbeamte	68
Ingenieure und naturwissenschaftliche Berufe	10
Konzertierende Künstler	23
Programmierer	5
Kaufleute	13
Sozialarbeiter	14
Angestellte (Verwaltung, Büro, Bank, Kaufmann)	123
Studenten (außer Jura)	60
Freiberuflich tätig	6
Hausfrau	8
Berufslos	8
Volkswirte	20
Klinische Berufe	28
	689

Studienbedingungen für Sehgeschädigte an deutschen Hochschulen: Der Zugang zur Universität oder zu anderen Hochschulen kann erlangt werden, indem die Reifeprüfung abgelegt wird: an einer der Schulabteilungen der Deutschen Blindenstudienanstalt, Marburg; nach Besuch eines Gymnasiums mit integriertem Programm (zum Beispiel Heinrich-Hertz-Schule, Hamburg); nach Besuch eines sonstigen Regelgymnasiums, eventuell nach Realschulabschluß an einer Schule für Bl. oder Sehbehinderte; durch Abschluß einer gleichwertigen Prüfung auf dem zweiten Bildungsweg bzw. durch Teilnahme an Fernlehrgängen des Deutschen Blindenbildungswerkes. Ein großer Teil der Sehgeschädigten studiert in Marburg. Dort wird durch die Deutsche Blindenstudienanstalt und den DVBS mit seiner Fachgruppe „Ausbildung" Beratung angeboten und die Benutzung der Hochschulbücherei und der Deutschen Blindenhörbücherei GmbH ermöglicht. Selbstverständlich werden aber die Punktschriftbücher oder Tonträger auch an Studenten außerhalb Marburgs ausgeliehen. Kataloge in Punktschrift und Schwarzschrift, nach Sachgebieten geordnet, stehen sowohl für die Punktschrift-, als auch für die Hörbücherei zur Verfügung. Neben der Fachgruppe „Ausbildung" bestehen weitere Fachgruppen, die nicht nur berufstätige Bl. und Sehbehinderte betreuen und beraten, sondern die auch auf die spezifischen Berufsprobleme der Studenten eingehen sollen. So bestehen die Fachgruppe Jura mit 148 Mitgliedern, die Fachgruppe „gehobener Dienst" mit 146 Mitgliedern, die Fachgruppe „Mathematik, Naturwissenschaften und Technik" mit 42 Mitgliedern, die Fachgruppe „Musik" mit 22 Mitgliedern, die Fachgruppe „Lehrer und Philologen" mit 94 Mitgliedern, die Fachgruppe „Sozialwesen" mit 76 Mitgliedern, die Fachgruppe „Theologie" mit 21 Mitgliedern, Fachgruppe „Wirtschaftswissenschaften" mit 28 Mitgliedern und die Fachgruppe „Ausbildung" zählte 1985 insg. 178 Mitglieder.

Statistische Angaben über sehgeschädigte Studenten: Ghodstinat (1979, S. 49) gibt an, daß 1964 ungefähr 120 bl. und hochgradig sehbehinderte Studierende an den Hochschulen der BRD eingeschrieben waren. Nähere Informationen liegen jedoch nur über die im Verein bl. Geistesarbeiter mitgliedschaftlich erfaßten Studierenden vor. Diese verteilen sich wie folgt auf die Studienrichtungen (Stand 1976/1981/1985):

	1976	1981	1985
Rechtswissenschaft	18	28	30
Philologie	8	18	21
Volks- und Betriebswirtschaft	8	9	14
Pädagogik	7		23
Mathematik	5	7	7
Sozialwissenschaft u. -arbeit	3	36	26
Germanistik	2		7
Musik	2	5	3
Physik	2		1
Psychologie	2		17
Sonderpädagogik	2		2
Informatik	1		9
ohne Fachrichtungsangabe oder andere Fachrichtung	6	40	18
insg.	66	143	178

Weiterbildungsmöglichkeiten für Sehgeschädigte: Das Deutsche Blindenbildungswerk, das 1972 vom Deutschen Blindenverband und der Akademikergesellschaft in Stuttgart gegründet wurde, ist die erste Fernschule für

Deutschland – Bundesrepublik

Bl. im deutschsprachigen Raum. Aus dem Tätigkeitsbericht des Deutschen Blindenbildungswerkes 1975/76 geht hervor, daß schon zu diesem Zeitpunkt 44 Bl. das Abitur und 5 die Mittlere Reife auf diesem Wege anstrebten; 137 Personen beteiligten sich an Weiterbildungskursen.

Lit.: M. Ghodstinat: „Studenten, ihre Probleme und ihre gesellschaftliche Stellung. Ein Beitrag zur Blindenintegration", Berlin 1979; O. Hauck: „Aus der Arbeit der Fachgruppe Juristen", in: horus 2/1973 (35) 38–40; ders.: „Blinde Philologen endlich in den Referendardienst übernommen", in: horus 1/1976 (38); ders.: „Die berufliche Eingliederung der blinden Akademiker in der Bundesrepublik Deutschland", in: horus 2/1981 (43) 1–2; D. Hudelmayer: „Curriculare Überlegungen für die gymnasiale Schulbildung angesichts sich wandelnder Berufschancen blinder Akademiker", in: H. Scholler (Hrsg.): Höhere und weiterführende berufliche Bildung für Blinde und Sehbehinderte in einer sich wandelnden Arbeitswelt, Rheinstetten 1977, 62–71; H. Scholler: „Berufsentwicklung und Arbeitsmarktlage blinder Hochschulabsolventen – zu den Voraussetzungen und Möglichkeiten beruflicher Eingliederung Blinder und Sehbehinderter mit gymnasialer Vorbildung", in: H. Scholler (Hrsg.): Höhere und weiterführende berufliche Bildung für Blinde und Sehbehinderte in einer sich wandelnden Arbeitswelt, Rheinstetten 1977, 43–60; C. Strehl: „Der blinde Geistesarbeiter als wertschaffendes Glied der Volksgemeinschaft", in: Beiträge zum Blindenbildungswesen 1934 (5) 52–59.

V. Lehrerausbildung: 1. Die Ausbildung von Lehrern für Sehgeschädigte findet an 3 Zentren statt: Universität Dortmund, Universität Hamburg und Universität Heidelberg. An der Universität Dortmund besteht die Abteilung 13 als Abteilung für „Sondererziehung und Rehabilitation". Die Zusammenlegung der Universität Dortmund mit der PH Ruhr führte am 1.4.1980 zur Bildung der zusätzlichen Universitäts-Abteilungen 12 bis 16. Zahl der Studierenden: 120 (1983), Fachrichtungen: Sondererziehung und Rehabilitation der Bl., der Sehbehinderten. Studiengang: 8 Semester (auch als zusätzliches Lehramt möglich; auch Erweiterungsprüfung möglich). Im Fachbereich Erziehungswissenschaften der Universität Hamburg stehen Einrichtungen für Bl.-Pädagogik und Hör- und Sehbehindertenpädagogik; Erweiterungs- und Aufbauprüfungen sind vorgesehen. Studiengang: 8 Semester. In Heidelberg Studienstätte: Pädagogische Hochschule, Fachbereich 6, Sonderpädagogik (Bl.- und Sehbehindertenpädagogik), Studiengang: 4 Semester bzw. als Ergänzungsstudium 2 Semester (Zusatzstudium). Ausbildungsstätte für Rehabilitationsfachkräfte: IRIS (Institut für Rehabilitation und Integration Sehgeschädigter) in Hamburg. Hier werden Kurse für Rehabilitations- und Mobilitätslehrer gehalten. RES: Rehabilitationseinrichtung für Sehgeschädigte der Blindenstudienanstalt Marburg. Hier erfolgt die Ausbildung von Mobilitäts- und Sozialtrainern in Zusammenarbeit mit der Philipps-Universität Marburg.

2. *Berufsverbände und Arbeitsgemeinschaften der Pädagogen im Sehgeschädigtenwesen:* In der BRD ist eine Reihe von wichtigen Berufsverbänden und Arbeitsgemeinschaften tätig, um die Zusammenarbeit zwischen Schulen, Lehrern, Eltern und Selbsthilfe zu fördern. Hierzu gehören folgende Einrichtungen:

Verband der Blinden- und Sehbehindertenpädagogen (VBS): Dieser Verband ist die Organisation der pädagogisch tätigen Mitarbeiter in den Bl.-Bildungseinrichtungen und Sehbehindertenschulen. Zweck des Verbandes ist: a) Förderung des Bildungswesens für Bl., Taubbl. und Sehbehinderte, b) Vertretung der beruflichen Belange aller in den Bl.-, Taub- und Sehbehindertenschulen, Internaten, Berufsbildungs- und -förderungswerken, Rehabilitationsstätten usw. pädagogisch tätigen Mitarbeiter. Diese Aufgaben erfüllt der VBS insbesondere durch: a) ständige Kontaktpflege mit allen Behörden, Institutionen und Verbänden, die mit den oben genannten Aufgaben des VBS zu tun haben, b) Unterhaltung der Verbandszeitschrift „Zeitschrift für das Blinden- und Sehbehindertenbildungswesen" („Der Blindenfreund"), c) Forschung und Fortbildung durch Arbeitsgemeinschaften. Zur Zeit bestehen folgende Arbeitsgemeinschaften im VBS: Bürowirtschaft, Fremdsprachen, Früherziehung.

Berufsvereinigung der Mobilitätslehrer für Sehgeschädigte in Hamburg: Die Berufsvereinigung der Mobilitätslehrer für Sehgeschädigte e. V. wurde 1980 in Ergänzung zur Arbeitsgemeinschaft Mobilitätstraining des Verbandes der Blinden- und Sehbehindertenpädagogen gegründet, um sowohl in der Ausbildung von Bl. und Sehbehinderten als auch in der sozialen Rehabilitation die Möglichkeiten für das Orientierungs- und Mobilitätstraining zu verbessern. Entsprechend der Satzung erfüllt die Berufsvereinigung folgende Zwecke: Der Verein vertritt die Mobilitätstrainer Deutschlands in allen wirtschaftlichen, sozialen und berufspolitischen Angelegenheiten. Er führt die Liste der anerkannten Mobilitätslehrer entsprechend den Beschlüssen der Arbeitsgemeinschaft Mobilitätstraining von Waldkirch (1978) weiter. Der Verein informiert die Öffentlichkeit über Orientierungs- und Mobilitätstraining. Er bemüht sich um Zusammenarbeit mit den Bl.-Selbsthilfeorganisationen, dem Verband der Blinden- und Sehbehindertenpädagogen und den Ausbildungsstätten für Mobilitätstrainer sowie anderer Organisationen/Institutionen, die an der Entwicklung des Mobilitätstrainings interessiert sind.

Berufsvereinigung der Rehabilitationslehrer für Sehgeschädigte, Hamburg: Diese Berufsvereinigung vertritt die Rehabilitationslehrer für Sehgeschädigte Deutschlands in allen wirtschaftlichen, sozialen und berufspolitischen Angelegenheiten, führt die Liste der anerkannten Rehabilitationslehrer für Sehgeschädigte, informiert die Öffentlichkeit über Rehabilitationstraining für Sehgeschädigte und bemüht sich um Zusammenarbeit mit den Bl.-Selbsthilfeorganisationen, dem VBS und den Ausbildungsstätten für Rehabilitationslehrer für Sehgeschädigte sowie anderen Vereinigungen/Organisationen, die an der Entwicklung des Rehabilitationstrainings für Sehgeschädigte interessiert sind.

Arbeitsgemeinschaft der Leiter der Blindenbildungseinrichtungen der Bundesrepublik Deutschland und der Länder Belgien, Dänemark, Luxemburg, Niederlande, Österreich, Schweiz: Zweck der Arbeitsgemeinschaft ist der Erfahrungsaustausch und die Zusammenarbeit in allen Arbeitsangelegenheiten, die außerhalb des Arbeitsgebietes des VBS liegen. Die Arbeitsgemeinschaft verteilt Informationen über bl.-pädagogische Fragen, gibt Empfehlungen zur Koordination bl.-pädagogischer Bemühungen und kümmert sich darüber hinaus um die Pflege und Sicherung der Zusammenarbeit aller Organisationen der Bl.-Bildung und der Bl.-Selbsthilfe.

Lehrmittelkommission für Blindenschulen: Die Fachkommission für die Überprüfung von Lehr- und Lernmitteln für den Unterricht an Bl.-Sonderschulen wurde vom Ausschuß Sonderschulen der Kultusministerkonferenz gegründet.

Lehrmittelkommission für Sehbehindertenschulen: Die Fachkommission für die Überprüfung von Lehr- und Lernmitteln an den Schulen für Sehbehinderte wurde vom Ausschuß Sonderschulen der Kultusministerkonferenz geg.

Lit.: Bernd Hamann (Hrsg.): „Taschenbuch des Verbandes der Blinden- und Sehbehindertenpädagogen – Einrichtungen für Blinde und Sehbehinderte", Hannover 1988.

VI. Soziale Situation und Organisation der Selbsthilfe der Sehgeschädigten: Neuere Erhebungen haben zur Frage der sozialen Situation, der Organisation in Selbsthilfeverbänden und zur Berufsausbildung folgendes Bild nach der Infratest-Umfrage (1982) ergeben: 1. Das im Verhältnis zur Gesamtbevölkerung erheblich geringere Einkommen Sehgeschädigter hat verschiedene Ursachen. Der Anteil älterer und damit weniger verdienender Personen ist bei den Sehgeschädigten erheblich höher als bei der Gesamtbevölkerung. Der Anteil der Einpersonenhaushalte ist bei Sehgeschädigten mehr als doppelt so hoch (31 %) wie bei der Gesamtbevölkerung (12 %), und das vor allem bei den ohnehin weniger verdienenden Frauen (44 %). Der Anteil der Sehgeschädigten, die erst im Laufe ihres Berufslebens erbl. sind und anschließend möglicherweise in schlechter bezahlten Stellungen sind oder gar nicht mehr arbeiten, ist sehr hoch. 39 % aller Sehgeschädigten haben weder eine abgeschlossene noch eine momentan laufende Berufsausbildung. Deutlicher als bei der Schulbildung zeigen sich bei der Berufsausbildung Unterschiede zwischen Männern und Frauen; während 23 % der Männer keine Berufsausbildung haben, sind es bei den Frauen 52 %. Dieser im Vergleich zu Sehenden bei Frauen (40 %) überproportional hohe Anteil von sehgeschädigten Frauen ohne Berufsausbildung ist im wesentlichen auf die unterschiedliche Altersstruktur zurückzuführen: 76 % aller sehgeschädigten Frauen sind mindestens 60 Jahre alt, 24 % aller sehenden Frauen sind mindestens 60 Jahre alt. Ältere Frauen haben – ob sehend oder nicht – deutlich seltener eine Berufsausbildung als jüngere Frauen oder Männer.

2. *Selbsthilfe:* In der BRD ist die Bl.-Selbsthilfe von entscheidender Bedeutung, vor allem für die soziale und berufliche Integration von Sehgeschädigten. Die Ausbildung von sehgeschädigten Schülern ist überwiegend eine Sache des Staates, auf welche die Selbsthilfeeinrichtungen wenig Einfluß haben. Um so größer ist der Einfluß auf den späteren Werdegang des jungen bl. Menschen im Hinblick auf die soziale oder berufliche Integration sowie in bezug auf die Freizeitgestaltung. Bedeutsam ist auch der Einfluß der Selbsthilfeverbände für die Umerziehung

Deutschland – Bundesrepublik

und Rehabilitation Erwachsener oder Späterbl. Die ersten Selbsthilfeverbände enstanden in den Ländern des Deutschen Reiches. Der erste war der → „Allgemeine Blindenverband" in Berlin, der 1874 gegründet wurde. Die Selbsthilfeverbände wurden dann im Jahre 1912 zum Reichsdeutschen Blindenverband zusammengefaßt, dessen Nachfolger nach 1945 der → Deutsche Blindenverband wurde. Neben diesem Verband der Zivilbl. bestehen 2 weitere Verbände: Der → „Bund der Kriegsblinden" und der → „Deutsche Verein für Blinde und Sehbehinderte in Studium und Beruf" (früher VbGD genannt). Gegründet wurde der letztere von Carl → Strehl im Jahre 1916 als „Verein blinder Akademiker", der zusammen mit dem „Bund erblindeter Krieger" die → Deutsche Blindenstudienanstalt im Jahre 1916/17 ins Leben rief. Die Selbsthilfeeinrichtungen sind mit der Deutschen Blindenstudienanstalt auch organisatorisch verbunden, da die 3 genannten Organisationen nicht nur Mitglieder der Deutschen Blindenstudienanstalt sind, sondern auch im Vorstand Sitz und Stimme haben. Außerdem hat die Bl.-Selbsthilfe sich auch auf dem Gebiet der Fürsorge und des Handwerks einen Namen gemacht. Zu erwähnen sind hier das Deutsche Blindenhandwerk und die Deutsche Kriegsblindenhandwerksfürsorge. Daneben ist noch hinzuweisen auf den „Verband für das Blindenhandwerk und für Blindenwerkstätten". Der Verband für das Blindenhandwerk – „Deutsche Blindenarbeit" e. V. – wurde im Sommer 1949 als Nachfolger des Reichsverbandes für das Blindenhandwerk gegründet. Ein Gesetz von 1953 regelt den Vertrieb von Bl.-Waren. Das Gesetz soll gegen unlauteren Wettbewerb und Mißbrauch der von Bl. hergestellten besonderen und geschützten Artikeln sichern. Im Juli 1955 wurde der Verein „Verband für das Blindenhandwerk und für Blindenwerkstätten" gegründet bzw. später umgegliedert. Der Verband soll die Interessen der Bl.-Werkstätten schützen und vertreten. Neben den Selbsthilfeorganisationen der Sehgeschädigten stehen auch in der Bundesrepublik Deutschland Organisationen zur Hilfe für Sehgeschädigte. Hierzu gehören folgende Einrichtungen:

Bund zur Förderung Sehbehinderter (BFS), Düsseldorf. Der Bund zur Förderung Sehbehinderter (früher: Bund zur Förderung sehbehinderter Kinder) versteht sich als Interessenvertretung Sehbehinderter in der Bundesrepublik. Ursprünglich als Elternverein gegründet, hat er 1972 sein Tätigkeitsfeld erweitert. Schwerpunkte der Arbeit sind im Bereich der beruflichen und sozialen Eingliederung Sehbehinderter zu sehen. Im einzelnen hilft der Verein den Betroffenen durch Beratung und Hilfen in Fragen der schulischen, beruflichen und sozialen Rehabilitation im Zusammenwirken mit den entsprechenden Stellen; durch Mitgliederinformationen, Elternberatungen; durch Informationen für Institutionen wie Behörden, Verbände, Politiker u. a. m.; durch Öffentlichkeitsarbeit (Aufklärung über die Problematik und Aufzeigen von Hilfsmöglichkeiten); durch Vertretung der Interessen Sehbehinderter in den verschiedensten Gremien; durch Einflußnahme auf die Gesetzgebung zugunsten Behinderter.

Deutsche Retinitis Pigmentosa (RP) Vereinigung e. V. in Karben: Die Deutsche Retinitis Pigmentosa Vereinigung e. V. (DRPV) – Konstituierung 1977 – hat sich folgende Ziele gesetzt: 1. Ideelle und fachliche Unterstützung und Beratung von RP-Patienten und ihren Angehörigen. 2. Information der Öffentlichkeit über die medizinischen und sozialen Probleme der RP-Patienten. 3. Unterstützung der RP-Forschung in Diagnose und Therapie. Mitgliederorgan: „RP aktuell"; erscheint halbjährlich und informiert über Aktivitäten, Ziele und Forschungsinteressen im Hinblick auf die Retinopathia pigmentosa.

Arbeitsgemeinschaft der Elternbeiräte Deutscher Blindenschulen (AEB), Ottobrunn; Zweck und Aufgabe der Arbeitsgemeinschaft sind: Förderung aller Maßnahmen zur Verbesserung der Ausbildung und Chancen bl. Kinder in enger Zusammenarbeit mit den Schulen, insbesondere durch 1. Koordination von Zielen und Vertretung von Forderungen der Elternbeiräte gegenüber der Öffentlichkeit. 2. Erfahrungsaustausch über wichtige Entwicklungen, die in Zusammenhang mit der Elternbeiratsarbeit stehen. 3. Elterninformation für Probleme, die einer Zusammenarbeit von Schulen und Eltern bedürfen. Mitglieder sind gewählte Elternvertretungen bzw. von diesen autorisierte Eltern der Bl.-Schulen in der Bundesrepublik Deutschland und West-Berlin. Regionale Elternverbände: 1. Arbeitsgemeinschaft der Eltern blinder und hochgradig sehgeschädigter Kinder im Rheinland, Köln. 2. Arbeitsgemeinschaft der Eltern blinder und hochgradig sehbehinderter Kinder Westfalen-Lippe, Schwerte. 3. Elterninitiative für das blinde Kind, Ottobrunn/Bayern. 4. Fördergemeinschaft der Staatlichen Schule für Blinde, Ilvesheim. 5. Selbsthilfeverein der Eltern blinder Kinder Berlin e.V. (SEBK). 6. Verein der Freunde der Sehbehindertenschule e.V., Hannover. 7. Verein zur Förderung blinder und sehbehinderter Kinder e.V., Lebach. 8. Verein zur Förderung Sehbehinderter e.V., Köln.

Das Deutsche Blindenhilfswerk e.V., Duisburg: Zum Wohl der Bl. werden weltweit Beihilfen geleistet und Entwicklungsaufträge finanziert, z.B. wurden die technische Entwicklung des Braillophons, des Braillexgerätes und des Videotextes voll finanziert. Unentgeltlicher und bezuschußter Erholungsurlaub wird im Bl.-Erholungsheim „Haus Duisburg" in Waldeck am Edersee für erwachsene Bl. und für bl. oder sehbehinderte Kinder angeboten. Daneben unterstützt das Deutsche Blindenhilfswerk die Einrichtung und Ausstattung von Operationssälen in Deutschland und der Dritten Welt.

Vita Activa: Gemeinnütziger Verein zur Förderung der Rehabilitation und Integration Blinder und stark Sehbehinderter e.V., Bielefeld. Der Verein bezweckt die Förderung der sozialen Rehabilitation Bl. und Sehbehinderter, insbesondere durch seine Eigenschaft als Träger vom Institut für Rehabilitation und Integration Sehgeschädigter (IRIS) in Hamburg.

VII. Blinde zur Zeit des Nationalsozialismus: Die Sterilisation Bl. wurde in Teilbereichen während des 3. Reiches durchgeführt und ist erst jüngst Gegenstand wissenschaftlicher und politischer Diskussion geworden.

Lit.: Gabriel Richter: „Blindheit und Eugenik 1918-1945", Verlag Hans Ferdinand Schulz, Freiburg 1986; ders.: „Blindheit und Eugenik", in: horus 1/87, S. 1 f.; ders.: „Keine größere Schuld...", in: horus 4/87, S. 133 ff.; L. Beckenbauer: „Behinderte im Nationalsozialismus", in: horus 2/87, S. 60 ff.; Hans-Eugen Schulze: „Wir Blinden und das Dritte Reich", in: horus 2/87, S. 57 ff.; ders.: „Zum Wiedergutmachungsanspruch bei Sterilisation", in: horus 4/87, S.134 f.

VIII. Mehrfachbehinderte und Taubblinde: In Anlehnung an eine in den USA übliche Definition nach Taylor 1970 und Rath 1984 wird folgende pragmatische Formulierung gebraucht: Zu den mehrfachbehinderten bl. oder wesentlich sehbehinderten Menschen zählen diejenigen, die zusätzlich zum Ausfall oder zur Beeinträchtigung des Sehens mindestens eine Behinderung haben, und zwar unabhängig vom Schweregrad der einzelnen Behinderung. Da diese Definition sich grundsätzlich nach dem Bedarf an rehabilitativer Hilfe richtet, schließt sie bl. und wesentlich sehbhinderte Menschen auf unterschiedlichstem intellektuellen Niveau ein. In dem Bereich der Bl.- oder Sehbehindertenschule zum Beispiel gibt es Mehrfachbehinderte in allen Zweigen von der Geistigbehinderten-Abteilung bis zum Sondergymnasium. Die Bestimmung des Stellenwertes, den eine Behinderung innerhalb einer Mehrfachbehinderung einnimmt, erweist sich als besonders schwierig. Es gibt folgende Möglichkeiten des Zusammenhangs von Behinderungen: – zusammentreffende Behinderungen, die zwangsläufig in einem Kausalzusammenhang stehen: aus einer Behinderung (der Primärbehinderung) folgt die Sekundärbehinderung; z.B. Gehörlosigkeit hat Sprachbehinderung zur Folge; – Behinderungen, die nicht in einem Kausalverhältnis zueinander stehen; keine der zusammentreffenden Behinderungen ist Folge der anderen; z.B. Blindheit und Gehörlosigkeit (Taubblindheit); – Behinderungen, die nicht zwangsläufig in einem Kausalverhältnis zueinander stehen: eine Behinderung kann Folge einer anderen sein, muß es aber nicht; häufig sind die Kausalverhältnisse nicht klar ersichtlich, z.B. wenn Lernbehinderung und Verhaltensstörung sich wechselseitig bedingen. Die schulische Klassifizierung kann nicht ohne weiteres in den Bereich der beruflichen Rehabilitation übernommen werden. Dort ist es erforderlich, in jedem Einzelfall die Eignung für eine Berufsausbildung oder ein Arbeitstraining sowie die Möglichkeiten einer beruflichen Eingliederung zu überprüfen. Probleme bei der Eingliederung in Arbeit und Gesellschaft sind bei allen Teilgruppen mehrfachbehinderter Bl. und Sehbehinderter zu erwarten: – Intellektuell durchschnittlich oder überdurchschnittlich leistungsfähige Bl. und wesentlich Sehbehinderte mit zusätzlichen Schädigungen oder chronischen Krankheiten sind u.a. eingeschränkt in ihrer physischen Belastbarkeit. – Vor dem Hintergrund der gegenwärtig ungünstigen Lage auf dem Arbeitsmarkt sind für eine zweite Gruppe, für mehrfachbehinderte Bl. und wesentlich Sehbehinderte mit intellektuellen Defiziten, große Schwierigkeiten bei den Bemühungen, Arbeit oder Beschäftigung zu vermitteln, zu erwarten. – Eine dritte Gruppe bilden Bl. und wesentlich Sehbehinderte mit schwerster geistiger Behinderung, bei denen lebensbegleitende An-

Deutschland – Bundesrepublik

regung angestrebt werden kann, „Werkstattfähigkeit" im Sinne von „geschützter Arbeit" jedoch selten zu erreichen ist. Es wird in nächster Zukunft mit 50 bis 70 % Mehrfachbehinderter in den bundesdeutschen Bl.- und Sehbehindertenschulen gerechnet, ein enormes Ansteigen der Zahl der Mehrfachbehinderten wird konstatiert. Dabei muß jedoch beachtet werden, daß es sich sowohl um einen absoluten als auch um einen relativen Zuwachs handelt. Zum absoluten Zuwachs zählen Kinder, deren Leben heute im Gegensatz zu früher mit Hilfe modernster Medizinaltechnik erhalten werden kann. Relativer Zuwachs geschieht auch aufgrund eines Einstellungswandels. Heute bekommen vergleichsweise viel mehr Kinder und Jugendliche mit schwerster Mehrfachbehinderung eine Bildungschance in den Bl.- und Sehbindertenschulen. Die „Öffnung der Schulen nach unten" setzt sich durch. Der Anteil der als geistigbehindert klassifizierten Schüler in den Schulen für Bl. und Sehbehinderte lag 1971 zum Beispiel bei 5 %. 1977 gab die Blindenschule Düren mit wesentlich besserer Erfassung einen Prozentsatz von 25 an. Statistische Erhebungen im Jahre 1982 signalisierten zukünftig 50 bis 70 % mehrfachbehinderter Kinder und Jugendlicher mit Blindheit oder Sehbehinderung. Die allmählich sich vollziehende Öffnung der Schulen für Bl. und Sehbehinderte für diese Schülergruppe trägt bei zu einer Aufklärung der seit langem vermuteten Dunkelziffer hinsichtlich der Erfassung Bl. und wesentlich Sehbehinderter mit zusätzlichen Behinderungen. Unter 7.700 geistigbehinderten Kindern und Jugendlichen (Dänemark) bis zu 21 Jahren waren 4 % bl. (im Sinne des weiten amerikanischen Blindheitsbegriffs). Das sind 50 % aller dänischen bl. Kinder und Jugendlichen, dazu kommen etwa 9 % lernbehinderte Bl. Alle Angaben sind eher zu niedrig, so daß mit insgesamt mehr als 60 % lern- und geistigbehinderten Bl. und hochgradig Sehbehinderten in Dänemark gerechnet werden muß. Die dänischen Ergebnisse stimmen überein mit Resultaten aus Untersuchungen in England, Finnland und aus der DDR. Der Versuch, die referierten Daten auf bundesdeutsche Verhältnisse zu übertragen, ergibt unter 7.000 geistigbehinderten Kindern, die laut „Lebenshilfe" jährlich geboren werden, etwa 280 Bl. oder hochgradig Sehbehinderte. Dieser Zahl stehen insgesamt 979 lernbehinderte und geistigbehinderte Bl. und Sehbehinderte gegenüber, die in bundesdeutschen Bl.- und Sehbehindertenschulen unterrichtet werden.

Lit.: W. Rath und Karl Thomas Drerup: „Gegenwärtige Situation und Problematik der Eingliederung mehrfachbehinderter Blinder und hochgradig Sehbehinderter in Arbeit und Gesellschaft", Bonn 1984, S. 42 und 48.

IX. Punktschriftdruckereien, Bibliotheken, Hörbüchereien und Freizeitgestaltung: In der BRD gibt es sieben Punktschriftbüchereien, und zwar in Berlin, Bonn, Hamburg, Marburg, Münster, Nürnberg und Stuttgart. *Blindenbücherei der Johann-August-Zeune-Schule für Blinde,* Berlin. Öffentliche Leihbücherei für erwachsene Bl. und Jugendliche: Die Bücherei umfaßt: a) eine Leihbücherei für Erwachsene – 9.783 Bd., b) eine Leihbücherei für Jugendliche – 1.647 Bd., c) eine Musikbücherei – 1.300 Bd. Die Ausgabe der Bücher erfolgt kostenlos. Ein Katalog in Punkt- und Schwarzdruck (Stand 1965 mit Nachtrag) ist vorhanden. Regelmäßiger Postversand. 1972 wurden ausgeliehen 2.190 Bände, davon per Post 1.186. Zahl der Entleiher im Durchschnitt 245. *Punktschriftbücherei des Borromäusvereins,* Bonn. Gegr. 1918. Versorgt als einzige katholische Bl.-Bücherei in der BRD den gesamten deutschen Sprachraum regelmäßig mit Literatur unterhaltenden, belehrenden und religiösen Inhalts. Kostenlose Ausleihe. Buchbestand: 1.755 Titel (3.243 Bd.). Leserzahl: 525. Anschluß einer Bl.-Hörbücherei seit 1963. → *Centralbibliothek für Blinde e.V.,* Hamburg. Die Centralbibliothek leiht Bl.-Schriftliteratur aus sämtlichen Wissensgebieten, zur Unterhaltung, zur Weiterbildung und für Berufszwecke aus. Derzeitiger Bestand: ca. 65.000 Bd. Jährliche Ausleihe: ca. 60.000 Bd. an rund 4.200 Leser. *Die Emil-Krückmann-Bücherei in Marburg* (Bl.-Hochschulbücherei) hatte im Jahre 1982 einen Bestand von 56.198 Bänden aller wissenschaftlichen Disziplinen, belehrender und schöner Literatur, Musikalien und Landkarten. Zugänge im Jahre 1982: 2.488 Bd. Die Zahl der Leser betrug 1982: 2.024. Es wurden 26.896 Bände ausgeliehen. Ein Katalog in nach Sachgebieten geordneten Bl.-Schriftbänden mit Nachträgen steht zur Verfügung. In Münster wurde 1952 die *Westfälische Blindenbücherei* gegründet, die inzwischen 1.900 Bände umfaßt und jährlich ungefähr 1.000 Bd. ausleiht. Der Bestand wird laufend ergänzt. Er enthält Unterhaltungs- und Sachliteratur. Leiter der Bücherei ist Lilo Führen. *Die Bayerische Blindenbücherei der Blindenan-*

Deutschland – Bundesrepublik

stalt Nürnberg wurde im Jahre 1918 gegr. Den Lesern aus dem gesamten deutschen Sprachraum stehen rund 11.000 Bd. in Punktdruck zur Verfügung. Der Buchbestand umfaßt hauptsächlich Romane, Erzählungen, Novellen und Jugendschrifttum sowie Gedichte, Dramen und Operntextbücher. *Süddeutsche Blindenhör- und Punktschrift-Bücherei e. V.*, Stuttgart. Bestand: 1982: 6.150 Titel bei 466 Lesern. Es gibt acht Bl.-Hörbüchereien: 1. *Berliner Hörbücherei für Zivil- und Kriegsblinde e. V.* Bestand 1981: Titel (Tonbänder) = 1.041, Anzahl der Kopien = 1.651, Anzahl der Bänder = 6.240; Titel (Kassetten) = 16.061; Anzahl der Hörer = 1.210. 2. *Blindenhörbücherei des Borromäusvereins*, Bonn. Wurde 1963 gegr. und der seit 1918 bestehenden Punktschriftbücherei angeschlossen. Die Ausleihe ist unentgeltlich. Bestand: 1.851 Bücher auf Kassetten, 2.164 Bücher auf Tonbändern. Hörerzahl: 4.225. Zwei Tonzeitschriften auf Band und Kassette. „St. Raphael" (erscheint alle 2 Monate), „Lux Vera" (erscheint monatlich). 3. *Norddeutsche Blindenhörbücherei e. V.*, Hamburg, der Centralbibliothek für Blinde e. V. räumlich angegliedert. Bestand heute: 4.100 Werke auf 59.200 Kassetten und 26.700 Tonbändern. 4. *Deutsche Blinden-Hörbücherei* (seit 1.1.86 Teil der → BLIStA), Marburg, Regionalhörbücherei für Hessen, überregionale Bl.-Hörbücherei für wissenschaftliche, belehrende Literatur. Bestand. 4.600 Titel, 22.000 Kopien, 100.000 Tonbänder und Kompakt-Kassetten. Hörerzahl: 5.900. Verleih (im Monat): rund 6.500 Kopien – 35.000 Bänder bzw. Kassetten. 5. *Evangelische Blindenhörbücherei*, Marburg. Der Bestand beträgt zur Zeit rund 1.450 Titel ausschließlich christlichen Inhaltes (Bibel – Text und Auslegung –, Theologie, Christliche Lebensbilder und Erzählungen, Hörfolgen u. a. neun regelmäßige Hörmagazine). 6. *Bayerische Blindenhörbücherei e. V.*, München. Ein Tonbandmagazin des Bayerischen Blindenbundes e. V., das fünfmal jährlich erscheint. Herausgeber Bayerischer Blindenbund e. V. „Cassette actuelle" mit wichtigen Artikeln aus der Süddeutschen Zeitung und dem Münchner Merkur erscheint wöchentlich. Hör- und Fernsehprogramme der Hörfunkstationen Bayern I, II, III, IV sowie des 1. und 2. Deutschen Fernsehens und des Bayerischen Fernsehens erscheinen 14tägig. 7. *Westdeutsche Blindenhörbücherei e. V.* in Münster, gegr. 1955. Über 6.000 Hörer leihen 4.700 Titel auf Kompakt-Kassetten und Tonbändern aus allen Literaturbereichen, außer Wissenschaften, aus. Über 180.000 Versandeinheiten in Hörbüchern und Zeitschriften. – Zeitschriften: „Die Zeit", „EG-Magazin" (Europ. Gemeinschaft), „Diabetes-Journal", „Das Beste aus Reader's Digest". 8. *Süddeutsche Blindenhör- und Punktschrift-Bücherei. e. V.*, Stuttgart. Bestand 1982: 4.200 Titel bei über 4.500 Hörern, 18.921 Mutterbänder, 42.028 Ausleihbänder, 62.534 Ausleihkassetten. Zeitschriften: „Divertimento" (Auszüge aus der gleichnamigen Zeitschrift), „Der Radius", „Das Beste aus Reader's Digest". Ferner werden aufgenommen: „Das Echo", eine Zeitschrift für den Bund der Kriegsblinden Deutschlands, „Der Kriegsblinde", „Der kriegsblinde Ohnhänder", „Der Pulsschlag", eine Zeitschrift für bl. Masseure, und „Die Frauenwelt".

Archiv und Internationale Dokumentationsstelle (AIDOS) der Deutschen Blindenstudienanstalt. Diese Präsenz-Bibliothek sammelt, katalogisiert und erschließt Schwarzschrift-Literatur zum Bl.-Wesen; der Bestand bildet die Grundlage einer ausgedehnten Auskunftstätigkeit (wobei medizinische und juristische Fragen nicht berücksichtigt werden können). Im einzelnen stehen zur Verfügung: Literatur (Monographien, Zeitschriften, „graue Literatur") von Bl. und über alle Bereiche des Bl.-Wesens, Zeitungsausschnitte, Sammlung taktiler Kinderbücher, Hilfsmittelkataloge, Verlagsverzeichnisse über Großdruckliteratur, Hörbücher und Punktschriftwerke, Sammlung historischer Bl.-Hilfsmittel.

Es gibt drei Punktschriftdruckereien: *Verein zur Förderung der Blindenbildung e. V. (VzFB)*, Hannover-Kirchrode, gegr. 1876. Im einzelnen erfüllt der Verein folgende Aufgaben: 1. Druck und Verlag von Bl.-Schriften: Bücher, Zeitschriften, Musikalien und musiktheoretische Werke. Diese Schriften dienen dem Unterricht und der Fortbildung der Berufsausbildung und -ausübung sowie der Information und Unterhaltung. 2. Entwicklung, Fertigung und Beschaffung bl.-gemäßer Lehr-, Lern- und Hilfsmittel. 3. Herausgabe spezifischer Schriften im Normaldruck über das Bl.-Bildungswesen. Die Zeitschrift für das Blinden- und Sehbehindertenbildungswesen, früher „Der Blindenfreund". 4. Notenbeschaffung für bl. Musiker durch handschriftliche Übertragung in die Internationale Bl.-Musikschrift. 5. Bera-

Deutschland — Bundesrepublik

tung in Fragen des Bl.- und Bl.-Bildungswesens. Zur Durchführung dieser Aufgaben unterhält der VzFB die folgenden Abteilungen: Punktdrucksetzerei, Korrekturbüro, Punktschrift-Druckerei, Buchbinderei, Notenübertragungsbüro, mechanische Werkstatt, Tischlerei, Abteilung zur Herstellung von Relief-Landkarten im Vakuum-Tiefziehverfahren, Verkaufs- und Versandabteilung. Der VzFB beliefert nicht nur den deutschsprachigen Raum, er exportiert auch in viele europäische und außereuropäische Länder. → *Deutsche Blindenstudienanstalt Marburg* – BLIStA: Bl.-Druck-Verlag, Produktions-, Konstruktions-, Lehrmittelprüfungs- und Entwicklungswerkstätten. *Blindenschrift-Verlag und -Druckerei GmbH „Pauline von Mallinckrodt"*, Paderborn. Mit dem Druck von Schulbüchern begann 1845 die Arbeit in der Punktschrift-Druckerei der Provinzial-Blindenanstalt in Paderborn. Nach der vollständigen Zerstörung im Zweiten Weltkrieg wurde die Verlagsarbeit von der Kongregation der Schwestern der Christlichen Liebe im Jahre 1950 wieder aufgenommen. Um die Produktion noch zu intensivieren, erfolgte 1983 die Gründung einer GmbH. Gesellschafter sind die Kongregation der Schwestern der Christlichen Liebe und das Deutsche Katholische Blindenwerk. Das Verlagsprogramm umfaßt: Religiöse Literatur, Kinder-, Jugend- und Sachbücher, unterhaltende Literatur, Bücher für die Schule, zur Berufsausbildung und für den Beruf, religiöse Bücher – vor allem Teile der Heiligen Schrift – für Entwicklungsländer. Jährlich erscheinen ca. 50 bis 60 Buchtitel in Punktschrift. *Druck und Vertrieb von Großdruckbüchern*, *Unterhaltungsliteratur*: Folgende Verlage sind auf Unterhaltungsliteratur in Großdruck spezialisiert: Verlag Hans Richarz, St. Augustin; Großdruckbibliothek der Deutschen Friedrich-Schiller-Stiftung mit Lesebüchern für sehbehinderte Kinder. *Arbeitsgemeinschaft der Blindenhörbüchereien in Marburg*: Aufgaben des Vereins sind insbesondere die Wahrnehmung der überregionalen Interessen der Bl.-Hörbüchereien gegenüber Behörden, der Öffentlichkeit und sonstigen Kosten- und Entscheidungsträgern, ohne daß dabei die Souveränität der einzelnen Hörbücherei beeinträchtigt wird; die Vertretung der Bl.-Hörbüchereien gegenüber dem Verlegerverband, dem Börsenverein des Deutschen Buchhandels sowie Verlegern und Autoren, insbesondere die Einholung und Weitergabe der Aufsprachegenehmigungen; der Erfahrungsaustausch über technische und organisatorische Probleme; die Ausarbeitung technischer und organisatorischer Kriterien des Betriebes von Bl.-Hörbüchereien; die Führung des Zentralkataloges; die Organisation und Finanzierung überregionaler Aufgaben; die Erledigung statistischer Aufgaben. Der Arbeitsgemeinschaft der Blindenhörbüchereien gehören an: Berliner Hörbücherei für Zivil- und Kriegsblinde e.V., Berlin; Norddeutsche Blindenhörbücherei e.V., Hamburg; Deutsche Blindenhörbücherei, jetzt Teil der BLIStA, Marburg/Lahn; Bayerische Blindenhörbücherei e.V., München; Westdeutsche Blindenhörbücherei e.V., Münster; Blindenhörbücherei des Saarlandes e.V., Saarbrücken; Süddeutsche Blindenhör- und Punktschriftbücherei e.V., Stuttgart.

Museen: *Das Museum für das Blindenwesen in Berlin*. Als nach der Reichsgründung die Königliche Blindenanstalt zu Berlin, die 1877 nach Steglitz verlegt wurde, sich mehr und mehr zum Mittelpunkt des Bl.-Wesens in Deutschland herausbildete, eingerichtet wurde, fügte der Steglitzer Direktor, Karl → Wulff, der Einrichtung noch ein Museum für den Blindenunterricht hinzu. Nach mehrjähriger Vorbereitung konnte es mit finanzieller Unterstützung des Preußischen Kultusministeriums 1980 eröffnet werden. Wulff konnte zurückgreifen auf die Sammlung J.A. → Zeunes, des Gründers der Berliner Anstalt (1806), und auf zahlreiche im Laufe der Jahre von Lehrern hergestellte Unterrichtsmittel und Schriften. Es diente zum einen der historischen Übersicht, zum anderen aber der ständigen Ausstellung von modernen Lehr- und Lernmitteln für den Bl.-Unterricht. Die Bibliothek umfaßt gegenwärtig über 2.000 Bände, Schriften und Folianten. Sie ist in ihrer Art einmalig in der Bundesrepublik. Bis 1959 gibt sie einen vollständigen Überblick über alle Bereiche des Bl.-Wesens: Zeitschriften und Periodika aus Deutschland, europäischen Ländern und von Übersee aus dem Bl.-Wesen und der Bl.-Pädagogik stehen neben Monographien, Sammelbänden und einer Vielzahl von Separata mit Artikeln aus diversen anderen pädagogischen Bereichen, sofern sie Bl. betreffen. Eine Zeitungsartikelsammlung mit über 2.000 Artikeln, beginnend vor dem 1. Weltkrieg, gibt bis in die 40er Jahre das aktuelle Bild von Aktivitäten aus dem Bl.-Wesen in der Presse wieder. Um den Bestand der Bi-

Deutschland – Bundesrepublik

bliothek nach heutigen wissenschaftlichen Kriterien nutzen zu können, müssen alle Bücher und Schriften nach internationalem System neu inventarisiert und die Bücher zum Teil restauriert werden. *Das Museum des Blindenwesens in Wien:* J.W. → Klein legte um 1830 den Grundstein zu seinem Museum und führte 1841 bereits 600 Exponate an. Seine Nachfolger erweiterten die Sammlung, und Direktor Alex. → Mell eröffnete 1910 offiziell das „Museum des Blindenwesens" in eigens dafür vorgesehenen Räumen des 1898 eröffneten neuen Institutsgebäudes. Ab 1965 war Prof. Sageder Kustos des durch die Kriegswirren schwer geschädigten Museums. Die Wiedereröffnung erfolgte unter der Direktion Dr. F. Benesch im Frühjahr 1973. Abteilungen: 1. Abteilung für spezifische Lehr- und Unterrichtsbehelfe aus den Gründungszeiten in- und ausländischer Bl.-Anstalten: a) Erster Schreib- und Leseunterricht, b) Mathematik, Geographie, Naturgeschichte, c) Flachschriftapparate für Bl., d) Die Punktschrift und andere Reliefschriften (Tafeln), e) Die Entwicklung der Schreibmaschine zur Herstellung tastbarer Bl.-Schriften, f) Der Bl. und die Musik, g) Entwicklung des Buchdruckes für tastbare Schriften. 2. → Haüy, → Klein. 3. Berühmte Bl. (→ Braille, → Paradis u. a.). 4. Bl.-Berufe einst und jetzt. 5. Dokumentation aus dem Archiv Kleins (Autographensammlung). 6. Der bl.-gemäße Unterricht heute. 7. Die Abteilung Graphik und Plastik (ca. 1.500 graphische Blätter): a) Der Bl. als Objekt künstlerischer Gestaltung: Bl. im Altertum, im Orient, als Bettler, Bettelmusikanten, in der Karikatur, Heilung des Blinden usw., b) Bl. als Künstler (Bildhauer). *Blindenmuseum im Museum für Völkerkunde Berlin:* Seit Ende 1970 besteht im Berliner Völkerkundemuseum eine besondere Abteilung für stark sehbehinderte und bl. Besucher, das Blindenmuseum. Es ist das erste seiner Art in West-Berlin und der BRD. Eine völkerkundliche Bl.-Abteilung gab es vorher schon in Leipzig.

Zeitschriften: Nachfolgende Zeitschriften erscheinen in *Punktschrift* (Auswahl): Die Blindenselbsthilfe (Organ des → DBV); Der Kriegsblinde (Organ des → BKD); Der Taubblinde (Herausgeber → DBV); Die Frauenwelt (Herausgeber → DBV); Musikrundschau (Herausgeber → VzFB); Die Brücke; horus, Marburger Beiträge zur Integration Blinder und Sehbehinderter. Diese Zeitschrift wird gemeinsam vom → DVBS und von der → BLIStA herausgegeben. Sie enthält wissenschaftliche Abhandlungen verschiedenster Art zu Problemen der Rehabilitation Sehgeschädigter, Erfahrungsberichte und Schilderungen zu Fragen der Ausbildung, Berufsfindung und Arbeitsplatzgestaltung im Bereich akademischer und verwandter Berufe, Nachrichten und Kurzmeldungen aus dem In- und Ausland, Informationen über Hilfsmittel und schließlich ausführliche Darstellungen über die interne Arbeit der beiden Herausgeber (erscheint in Schwarzschrift vierteljährlich als → horus); das Büro (Herausgeber → BLIStA); Blindoc, ein Informationsdienst über berufliche Rehabilitation, herausgegeben vom „Internationalen Arbeitsamt" (→ ILO), in Zusammenarbeit mit der → WBU, Herausgabe und Druck mit Unterstützung der → BLIStA; Unter Uns – Frauenzeitschrift, Herausgeber → BLIStA; Lux Vera – Organ der „Katholischen Aktion der Bl." im deutschen Sprachraum.

Zeitschriften im *Schwarzdruck* (Auswahl): blind – sehbehindert, Zeitschrift für das Sehgeschädigten-Bildungswesen (früher: Der Blindenfreund), gegr. 1881, im Auftrag des Verbandes der Blinden- und Sehbehindertenpädagogen, herausgegeben und verlegt vom VzFB; Die Blindenselbsthilfe (früher: Die Blindenwelt), Zeitschrift für alle Fragen des Bl.-Wesens, Organ des → DBV; Der Kriegsblinde, Monatsschrift, Zeitschrift für Verständnis und Verständigung, Organ des → BKD; horus, Marburger Beiträge zur Integration Blinder und Sehbehinderter, herausgegeben vom → DVBS und der → BLIStA Marburg an der Lahn. Außerdem erscheinen zahlreiche Tonbandzeitschriften.

X. Das Recht der Blinden und Sehbehinderten: 1. Das Recht unterscheidet Bl. und Sehbehinderte; letztere werden durch Gesetz Bl. gleichgestellt, wenn nach § 24 Absatz 1 Satz 2 BSHG (Bundessozialhilfegesetz) a) die Sehschärfe auf dem besseren Auge nicht mehr als 1/50 beträgt, b) bei den durch Nr. 1 nicht erfaßten, nicht nur vorübergehenden Störungen des Sehvermögens von einem solchen Schweregrad vorliegen, daß sie hinsichtlich der Beeinträchtigung der Sehschärfe nach Nr. 1 gleichzuachten sind. Eine frühere engere gesetzliche Begriffsfassung wurde vom Bundesverfassungsgericht für verfassungswidrig erklärt, weil sie Differenzierungen enthielt, für die kein vernünftiger Grund zu finden war (Beschluß vom 7.5.1974, BVerfGE Bd. 37, S. 154 [165]). Demzufolge bezeichnet die Eingliederungsverordnung in der Fassung vom 1.2.1975 (BGBl. I S. 334) als kör-

165

Deutschland – Bundesrepublik

perlich wesentlich behinderte Bl. oder solche Sehbehinderte, bei denen mit Gläserkorrektion ohne besondere optische Hilfsmittel a) auf dem besseren Auge oder beidäugig im Nahbereich bei einem Abstand von mindestens 30 cm oder im Fernbereich eine Sehschärfe von nicht mehr als 0,3 besteht oder b) andere Störungen der Sehfunktionen von entsprechendem Schweregrad vorliegen. (Anhaltspunkte des Bundesarbeitsministers für die ärztliche Begutachtung Behinderter nach dem Schwerbehindertengesetz, Ausgabe 1977; Richtlinien der Deutschen Ophthalmologischen Gesellschaft (DOG), die eine Gleichbehandlung Sehbehinderter mit Bl. dann sicherstellen soll, wenn die Sehschärfe auf dem besseren Auge 1/50 beträgt.)

2. Die schulische und berufliche Bildung und Ausbildung: Die schulische und berufliche Bildung und Ausbildung wird auch in der BRD von der Entschließung des Europarates vom Oktober 1957 (BABl. 1958, S. 479) beeinflußt. Soweit Bl. und Sehbehinderte im schulpflichtigen Alter sind, regelt die schulische wie die berufliche Ausbildung das Sonderschulrecht, das in die Kompetenz der Bundesländer fällt. Auch bestehen daneben in der BRD Tendenzen, an die Stelle der bisherigen Beschulung in Heim-Sonderschulen Tagesschulen zu stellen bzw. integrierten Unterricht in Regelschulen an die Stelle der Sonderschulen zu setzen. Neben der schulischen Bildung und Ausbildung besteht das System der Rehabilitation für erwachsene Bl. oder Sehbehinderte. Das Recht auf Rehabilitation hat hohen Rang und wird von manchen sogar als verfassungsrechtlicher Anspruch angesehen. In der deutschen Rehabilitationssystematik besteht ein sogenanntes gegliedertes System, das verschiedene Einrichtungen der Rehabilitation vorsieht, je nach der Ursache der Schädigung. Nach diesem Kausalitätsprinzip ist die Rehabilitation aufgespalten auf die Bereiche Kranken-, Unfall- und Rentenversicherung, der Arbeitslosenversicherung, Versorgung und Sozialhilfe. Durch das wichtige Gesetz über die Angleichung der Leistungen zur Rehabilitation – Reha-AnglG – vom 7.8.1974 (BGBl. I S. 1881) wird der Versuch unternommen, für die Sozialversicherung und Versorgung Nachteile der Rechtszersplitterung zu beseitigen oder doch wenigstens zu mildern. Die Rehabilitation durch die Sozialhilfe ist allerdings noch immer nicht in die Angleichung einbezogen. Welche Leistungen es im einzelnen gibt, zählt § 29 I SGB in einem umfangreichen Katalog auf (vgl. auch §§ 10 bis 12, 19, 20 Reha-AnglG): a) medizinische Leistungen, insbesondere ärztliche und zahnärztliche Behandlung, Arznei- und Verbandsmittel, Heilmittel einschließlich Krankengymnastik, Bewegungs-, Sprach- und Beschäftigungstherapie, Körperersatzstücke, orthopädische und andere Hilfsmittel, Belastungserprobung und Arbeitstherapie, auch in Krankenhäusern, Kur- und Spezialeinrichtungen; b) berufsfördernde Leistungen, insbesondere Hilfen zur Erhaltung oder Erlangung eines Arbeitsplatzes, Berufsfindung, Arbeitserprobung und Berufsvorbereitung, berufliche Anpassung, Ausbildung, Fortbildung und Umschulung, sonstige Hilfen zur Förderung einer Erwerbs- oder Berufstätigkeit auf dem allgemeinen Arbeitsmarkt oder in einer Werkstatt für Behinderte; c) Leistungen zur allgemeinen sozialen Eingliederung, insbesondere Hilfen zur Entwicklung der geistigen und körperlichen Fähigkeiten vor Beginn der Schulpflicht, zur angemessenen Schulbildung einschließlich der Vorbereitung hierzu, für Behinderte, die nur praktisch bildbar sind, zur Ermöglichung einer Teilnahme am Leben in der Gemeinschaft, zur Ausübung einer angemessenen Tätigkeit, sofern berufsfördernde Leistungen nicht möglich sind, zur Ermöglichung und Erleichterung der Verständigung mit der Umwelt, zur Erhaltung, Besserung und Wiederherstellung der körperlichen und geistigen Beweglichkeit sowie des seelischen Gleichgewichtes, zur Ermöglichung und Erleichterung der Besorgung des Haushaltes, zur Verbesserung der wohnungsmäßigen Unterbringung, zur Freizeitgestaltung und zur sonstigen Teilnahme am gesellschaftlichen und kulturellen Leben; d) ergänzende Leistungen, insbesondere Übergangs- oder Krankengeld, sonstige Hilfen zum Lebensunterhalt, Beiträge zur gesetzlichen Kranken-, Unfall- und Rentenversicherung sowie zur Bundesanstalt für Arbeit, Übernahme der mit einer berufsfördernden Leistung verbundenen Kosten, Übernahme der Reisekosten, Behindertentransporte in Gruppen unter ärztlicher Betreuung, Haushaltshilfe. Ein Überblick über die Zuständigkeiten verschafft nachfolgende Aufstellung. Dabei muß beachtet werden: Voraussetzungen, Art und Umfang der Leistungen richten sich nach den für den jeweiligen Rehabilitationsträger geltenden besonderen Rechtsvorschriften. Das Reha-AnglG begründet keine über die Sondernormen des einzelnen Sachgebietes hinausreichenden Ansprüche. Welche Leistungen aufgrund welcher Vorschriften gesetzlich vorgesehen sind, zählt zusammenfassend das Sozialgesetzbuch – Allgemeiner Teil – auf, nämlich für Krankenversicherung § 21, Rentenversicherung § 23, Unfallversicherung § 22, Soziale Entschädigung – Versorgungsrecht § 24, Arbeits- und Berufsförderung § 19, Schwerbehindertenschutz § 20, Sozialhilfe § 28.

3. *Die Sozialhilfe:* Die Sozialhilfe greift nur dann ein, wenn keine besonderen Ansprüche nach anderen Gesetzen bestehen; sie hat die Aufgabe, neben der beruflichen Rehabilitation auch die soziale Rehabilitation und Integration zu gewährleisten. Voraussetzung für die Hilfe ist der Grundsatz der Subsidiarität, d. h. daß der Bl. oder Sehbehinderte sich nicht selbst helfen kann und auch nicht von anderen, d. h. von Angehörigen, Hilfe erhält oder erhalten kann (Nachrang der Sozialhilfe). Bei der sogenannten Hilfe zum „Lebensunterhalt" ist die Hilfe nach dem Bedarf des Bl. oder Sehbehinderten ausgerichtet. Hier sind vom Gesetz gewisse Regelsätze aufgestellt, doch kann auch ein „Mehrbedarf" anerkannt werden. Bei erwerbstätigen Bl. und Sehbehinderten gibt es eine günstigere Berechnung des Mehrbedarfes (§ 24 BSHG). In welcher Weise und in welcher Höhe Einkommen und Vermögen einzusetzen sind, ist in §§ 76 bis 89 BSHG eingehend geregelt. Diese Bestimmungen gelten auch bei der Hilfe in besonderen Lebenslagen (§ 28), d. h. bei der Krankenhilfe, Eingliederungshilfe für Behinderte, Bl.-Hilfe, Hilfe zur Pflege und den übrigen Arten von Hilfe im Sinne der §§ 27 ff. Sozialhilfe ist also immer mit der Frage verbunden, inwieweit der Einsatz von Einkommen und Vermögen zugemutet werden kann. Die Eingliederung sieht für Bl. und Sehbehinderte einen bestimmten Katalog von Hilfsmitteln vor, die vom Sozialhilfeträger gewährt werden: 1. Schreibmaschinen für Bl., 2. Verständigungsgeräte für Taubbl., 3. Punktschrift-Bogenmaschinen, 4. Bl.-Uhren mit Zubehör, Bl.-Weckuhren, 5. Tonbandgeräte mit Zubehör für Bl., 6. Bl.-Führhunde mit Zubehör, Futtergeld in Höhe des Betrages, den bl. Beschädigte nach dem BVG zum Unterhalt eines Führhundes erhalten, Kosten für die notwendige tierärztliche Behandlung eines Führhundes und unter bestimmten Bedingungen auch für eine angemessene Haftpflichtversicherung, 7. besondere optische Hilfsmittel, besonders Fernrohrlupenbrillen,

8. sonstige Gebrauchsgegenstände des täglichen Lebens und bestimmte Hilfsgeräte anderer Art. Zu den besonderen Leistungen für Bl. und ihnen gleichgestellte Sehbehinderte gehört auch das Bl.-Geld oder das Bl.-Pflegegeld. Es beruht auf den Vorschriften des Bundessozialhilfegesetzes, ist aber – wie alle Leistungen nach diesem Gesetz – abhängig davon, daß der Behinderte (hier der Bl. oder Sehbehinderte) bedürftig ist, also kein eigenes anrechenbares Einkommen hat. Von dieser Einschränkung unabhängig sind die Gewährleistungen nach den Landesblindenpflegegeldbestimmungen. Alle deutschen Bundesländer haben solche Landesblindenpflegegeldgesetze eingeführt, und zwar: Baden-Württemberg: Gesetz über die Landesblindenhilfe vom 8.2.1972 / 3.3.1986 (GBl. 1972 S. 56 / 1976 S. 234); Bayern: Gesetz über die Gewährung von Pflegegeld an Zivilblinde i. d. F. vom 8.11.1974 (GVBl. 774); Berlin: Gesetz über die Gewährung von Pflegegeld an Zivilblinde und Hilflose i. d. F. vom 24.7.1970 / 25.11.1974 (GVBl. 1970 S. 1304 / 1974 S. 2742); Bremen: Gesetz über die Gewährung von Pflegegeld an Blinde und Schwerstbehinderte vom 31.10.1972 (GBl. S. 235); Hamburg: Gesetz über die Gewährung von Blindengeld vom 19.2.1971 / 9.12.1974 (GVBl. 1971 S. 29 / 1974 S. 390); Hessen: Gesetz über das Landesblindengesetz für Zivilblinde vom 25.10.1977 (GVBl. I S. 414); Niedersachsen: Gesetz über das Landesblindengeld für Zivilblinde i. d. F. vom 21.4.1975 (GVBl. S. 115); Nordrhein-Westfalen: Landesblindengeldgesetz vom 16.6.1970 / 9.3.1976 (GVBl. 1970 S. 435 / 1976 S. 116); Rheinland-Pfalz: Landesgesetz über die Leistung von Pflegegeld an Schwerbehinderte vom 31.10.1974 (GVBl. S. 476); Saarland: Gesetz über die Gewährung einer Blindheitshilfe i. d. F. vom 10.12.1969 (Amtsblatt 1970 S. 26); Schleswig-Holstein: Gesetz über das Landesblindengeld i. d. F. vom 5.8.1976 (GVBl. S. 205). Die Höhe dieser Bl.-Pflegegeldleistungen in den einzelnen Ländern schwankt zwischen DM 750,– und DM 940,– monatlich (zum neuesten Stand Drerup, Übersicht über die Blindengeldleistungen in den einzelnen Bundesländern in „Die Blindenselbsthilfe" 1985, Heft 10, S. 3). Der Charakter des Bl.-Pflegegeldes orientiert sich an dem Gedanken, daß durch diese Zuwendungen der Mehraufwand der Bl. und Sehbehinderten gegenüber Nichtsehgeschädigten abgedeckt werden soll. Daneben kann auch Pflege dadurch gewährleistet werden,

daß der Bl. oder Sehbehinderte eine Pflegeperson erhält, deren Aufwendungen vom Träger der Sozialhilfe übernommen werden.
4. *Rentenversicherung, Unfallversicherung:* Innerhalb der vorrangigen Leistungen der besonderen Leistungsträger, wie Krankenkasse, Rentenversicherung, Unfallversicherung, stehen die Leistungen der Krankenkasse an erster Stelle, weil sich der Behinderte an sie zuerst wendet. Im Rahmen der Krankenhilfe oder Krankenpflege wird vor allem medizinische Rehabilitation angeboten (§ 182 ff. RVO). Die Aufgabe der beruflichen oder sozialen Rehabilitation gehört aber nicht zum Aufgabenbereich der Krankenkassen. Auch die Bundesanstalt für Arbeit kann zuständig sein für die Maßnahmen der Rehabilitation, wenn nicht ein anderer Träger, wie z.B. die Unfallversicherung oder die Rentenversicherung, eingreift (§ 1236 RVO / § 13 AVD). Ansprüche auf berufliche Rehabilitation haben den Vorrang vor Ansprüchen auf Rente, um den Berechtigten möglichst vor einer frühen Invalidisierung zu schützen. Wenn der Verlust des Augenlichtes oder die Sehbehinderung mit der Berufstätigkeit zusammenhängt oder auf dem Wege von oder zur Arbeit eingetreten ist, dann greifen die Leistungen zur medizinischen oder beruflichen Rehabilitation nach dem Recht der Unfallversicherung ein. Schüler und Studenten sind in diesen Versicherungsschutz einbezogen (§ 539 ff. RVO). In § 556 RVO wird die medizinische Rehabilitation so umschrieben: Heilbehandlung und Berufshilfe sollen mit allen geeigneten Mitteln 1. die durch den Arbeitsunfall verursachten Körperverletzungen oder Gesundheitsstörungen und Minderung der Erwerbsfähigkeit beseitigen und eine Verschlimmerung der Unfallfolgen verhüten, 2. den Verletzten nach seiner Leistungsfähigkeit und unter Berücksichtigung seiner Eignung, Neigung und bisherigen Tätigkeit möglichst auf Dauer beruflich eingliedern. Berufshilfe kann auch zum beruflichen Aufstieg gewährt werden.

Versorgungsrecht: Im Anschluß soll noch eine Darstellung der Kriegsopferversorgung folgen: Die Kriegsopferversorgung sah einen umfangreichen Katalog von Versorgungsleistungen vor. Wenn jene auch auslaufen wird, so nimmt man doch an, daß aus dem ihr zugrunde liegenden System sich ein allgemeines Entschädigungsrecht auf Versorgung entwickeln wird. So bestehen Ansprüche auf Versorgungsleistungen nicht nur für Unfallopfer, sondern auch für Impfgeschädigte und für alle Opfer von Gewaltverbrechen (Gesetz vom 11. Mai 1976 – BGBl. I S. 1181). Leistungsansprüche in der Unfallversicherung und der Kriegsopferversorgung sind die folgenden (§ 11 BVG): Schutzbrillen, Fernrohrbrillen und Lupen, Bl.-Uhren, Kleinschreibmaschinen auch zum privaten Gebrauch, Verkehrsschutzabzeichen, Aktentasche mit Trageriemen, gefütterte Lederhandschuhe für den Wintergebrauch, sonstige Hilfsgeräte und Gebrauchsgegenstände des täglichen Lebens, Bl.-Führhunde und Beihilfen zu den Futterkosten oder statt dessen Beihilfe zu den Aufwendungen für fremde Führung. Die vom Gesetz gewährten Hilfsmittel haben auch den Zweck, die durch die Schädigungsfolgen eingetretenen Behinderungen bei der Verrichtung der Geschäfte des täglichen Lebens zu erleichtern oder auszugleichen. Daher können auch Hilfsmittel wie Kartenspiele, Schachspiele, Stenografiermaschinen zum privaten Gebrauch verwendet werden und Zuschüsse zum Erwerb von Kraftfahrzeugen gewährt werden.

Besondere Rechtsvorschriften für Bl. und Sehbehinderte bezüglich der Arbeits- und Berufsförderung: Besondere Rechtsvorschriften für Bl. und Sehbehinderte bestehen auch hinsichtlich der Arbeits- und Berufsförderung. Das Berufsbildungsgesetz, das am 14.9.1969 erlassen wurde, hat die Berufsbildung zum ständigen Anliegen des Gesetzgebers und der Arbeitsverwaltung gemacht. Demnach regelt sich, was unter Berufsbildung im weitesten Umfange zu verstehen ist. Zur Berufsbildung in diesem Sinne gehören daher Berufsausbildung, berufliche Fortbildung und Umschulung. Für Behinderte und damit für Bl. gelten einige wichtige Besonderheiten (§§ 48, 49 Berufsbildungsgesetz). So wird zu ihren Gunsten der Grundsatz durchbrochen, daß für einen anerkannten Ausbildungsberuf nur ausgebildet werden darf nach einer bestimmten Ausbildungsordnung. Auch sonst soll auf die besonderen Verhältnisse des Behinderten, der Art und Schwere seines Leidens entsprechend, Rücksicht genommen werden, wie zum Beispiel die Erleichterung der Zulassung zur Prüfung. Für die Behinderten im allgemeinen wie für die Bl. und Sehbehinderten im besonderen sieht das Arbeitsrecht eine besondere Sicherung ihres Rechtes auf Berufsbildung vor. Bei ihren Hilfen gehen die Arbeitsämter von der Erfahrung aus, daß die richtige Auswahl des Berufes bei sehbehinderten und bl. Ju-

Deutschland – Bundesrepublik

gendlichen noch wichtiger als bei Normalsichtigen ist. Jeder Behinderte hat einen Rechtsanspruch auf die in seinem Fall angemessenen Leistungen der Arbeits- und Berufsförderung. Wer im Arbeitsleben gestanden hat, dorthin zurückkehren oder erstmals für eine versicherungspflichtige Beschäftigung ausgebildet werden will, hat den gleichen Anspruch wie ein Nichtbehinderter, die seinen Neigungen, seiner Eignung und seinen Fähigkeiten entsprechende Arbeit zu finden. Die Anordnung des Verwaltungsrates der Bundesanstalt für Arbeit über die Arbeits- und Berufsförderung Behinderter (A Reha) i.d.F. vom 24.3.1977 (ANBA S. 821) enthält einen weiten Fächer von Maßnahmen individueller und institutioneller Art bereit. Individuelle Förderung bedeutet berufliche Rehabilitation des einzelnen Menschen. Laut § 9 A Reha wird sie auf Antrag gewährt, wenn a) der Bl. bereit ist, sich beruflich bilden oder auf andere Weise eingliedern zu lassen, b) sein Leistungsvermögen erwarten läßt, daß er das Ziel der vorgesehenen Maßnahmen erreichen wird, c) die Förderung nach seiner beruflichen Eignung und Neigung zweckmäßig erscheint und d) Art und Schwere der Behinderung nach Abschluß der berufsfördernden Maßnahmen einer beruflichen Tätigkeit auf dem allgemeinen Arbeitsmarkt oder auch nur in einer Werkstatt für Bl. voraussichtlich nichts entgegenstehen wird. Neben der bl.-technischen Grundausbildung stehen auch alle anderen nach Lage des Einzelfalles erforderlichen individuellen Leistungen bereit, um berufliche Schwierigkeiten zu beseitigen oder zu mildern. Auch ein beruflicher Aufstieg wird gefördert, wenn der Bl. nur auf diese Weise vollständig und dauerhaft eingegliedert werden kann. Der umfangreiche Leistungskatalog enthält: Maßnahmen zur beruflichen Ausbildung, Fortbildung und Umschulung, Maßnahmen zur Arbeitserprobung und Berufsfindung, Förderungslehrgänge für noch nicht berufsreife Bl., Lehrgänge spezieller Art mit dem Ziel, Eingliederungsmöglichkeiten zu verbessern, sonstige individuelle angepaßte Hilfen, die erforderlich werden, die Erwerbsfähigkeit des Bl. entsprechend seiner Leistungsfähigkeit zu erhalten, zu bessern, herzustellen oder wiederherzustellen. Zur finanziellen Sicherung wird – dem Grundsatz folgend, daß Rehabilitation Vorrang hat – an Stelle von Arbeitslosengeld ein Ausbildungs- oder ein Übergangsgeld (§§ 24 bis 27 A Reha) gewährt. Neben der Berufsbildung liegt die Aufgabe der Berufsförderung, die in Berufsförderungswerken der Arbeitsverwaltung erfüllt wird. Schließlich gehört die institutionelle Förderung der beruflichen Rehabilitation zu den Aufgaben der Bundesanstalt für Arbeit. Sie kann, wie es im § 60 A Reha heißt, „Zuwendungen für den Aufbau, die Erweiterung, die Ausstattung, in besonderen Fällen auch die Unterhaltung von Einrichtungen ... gewähren, die der beruflichen Rehabilitation dienen". Besondere Bestimmungen befassen sich mit der Förderung von Werkstätten für Behinderte. Die Einrichtung und der Betrieb von Werkstätten für Behinderte wurde 1981 im Jahr der Behinderten in der BRD neu geregelt. Nach dieser Regelung gilt folgendes: Die Werkstatt für Behinderte ist eine Einrichtung zur Eingliederung Behinderter in das Arbeitsleben. Sie bietet denjenigen Behinderten, die wegen Art und Schwere der Behinderung nicht oder noch nicht wieder auf dem allgemeinen Arbeitsmarkt tätig sein können, einen Arbeitsplatz oder Gelegenheit zur Ausübung einer geeigneten Tätigkeit. Die Werkstatt muß es den Behinderten ermöglichen, ihre Leistungsfähigkeit zu entwickeln, zu erhöhen oder wiederzugewinnen und ein dem Leistungsvermögen angemessenes Arbeitsentgelt zu erreichen. Sie soll über ein möglichst breites Angebot an Arbeitsplätzen und Plätzen für Arbeitstraining sowie über eine Ausstattung mit begleitenden Diensten verfügen. Die Werkstatt soll allen Behinderten, unabhängig von Art und Schwere der Behinderung, offenstehen, sofern sie in der Lage sind, ein Mindestmaß wirtschaftlich verwertbarer Arbeitsleistung zu erbringen.

Schwerbehindertenrecht: Eine zentrale Stelle auch für die Situation von Bl. und Sehbehinderten nimmt das Schwerbehindertenrecht ein. Den Schutz im Arbeitsleben bildet das Schwerbehindertenrecht, das nunmehr durch die Neuregelung von 1985 neu geordnet wurde. Schon der Vorläufer dieses Gesetzes hat die Grundstruktur der früheren Rechtsgrundlagen geändert und folgte dem Gedanken einer umfassenden Rehabilitation. Als Schwerbehinderte – wie früher als Schwerbeschädigte – werden alle körperlich, geistig und seelisch Behinderten bezeichnet, die infolge ihrer Behinderung in ihrer Erwerbsfähigkeit nicht nur vorübergehend um wenigstens 50 v. H. gemindert sind (§ 1 SchwbG). Damit werden alle schutzbedürftigen Behinderten ohne Rücksicht auf Art und Ursache ihrer Behinderung erfaßt. Schwerbehinderte genießen vor allem Schutz im Arbeitsleben. So übt das Schwerbehindertengesetz auf die Arbeitgeber einen Zwang aus, auf wenigstens 6 v. H. der Arbeitsplätze Schwerbehinderte zu beschäftigen; darunter müssen sich nach ausdrücklicher Vorschrift in angemessenem Umfang Schwerbehinderte befinden, die nach Art und Schwere ihrer Behinderung besonders betroffen sind, also auch Bl. (§§ 4, 5 SchwbG). Bei der Besetzung freier Arbeitsplätze und bei der Beschäftigung werden den Arbeitgebern gegenüber den Schwerbehinderten bestimmte Pflichten auferlegt (§ 11); insbesondere müssen die Arbeitsplätze möglichst behindertengerecht gestaltet sein. Außer dem allgemeinen Arbeitsschutz gibt es eine Reihe weiterer Vergünstigungen wie: Zusatzurlaub, unentgeltliche Beförderung im Nahverkehr bis 60 km (Gesetz zur Erweiterung der unentgeltlichen Beförderung Schwerbehinderter im öffentlichen Personenverkehr mit Wirkung vom 1.10.1985), freie Beförderung des Begleiters oder des Führhundes des Sehgeschädigten, freier Postreiseverkehr, Erlaß der Kfz-Steuer, steuerliche Vergünstigungen, höheres Wohngeld, Ermäßigung von Eintrittspreisen, Erlaß oder Ermäßigung von Fernsprech- oder Rundfunk- und Fernsehgebühren sowie gebührenfreie Versendung von Punktschrift-Büchern, Tonbändern und Schallplatten.

Versorgungsrenten: Soweit die Sehschädigung zu einem Versorgungsrecht führt – dies gilt für Kriegsopfer, Impfgeschädigte und Opfer von Gewaltverbrechen –, entstehen Versorgungsansprüche nach folgender Art: Grund- und Ausgleichsrente nach einer MdE von 100 v. H., Zuschläge für Verheiratete und Kinderzuschlag, Berufsschadensausgleich, Schwerstbeschädigtenzulage, Pflegezulage. Berufsschadenausgleich erhält der Bl. als Schwerbeschädigter, wenn sein Erwerbseinkommen durch die Schädigungsfolge gemindert ist. Bemessungsgrundlage ist ein im einzelnen zu errechnender Einkommensverlust. Bei erfolgversprechenden und zumutbaren Maßnahmen zur Rehabilitation entsteht der Anspruch auf Berufsschadensausgleich frühestens mit dem Abschluß der Maßnahmen.

Der Anspruch auf Rehabilitation steht nicht in der Verfassung, wird aber aus dem Sozialstaatsprinzip nach Art. 20 GG hergeleitet.

Nach Möglichkeit sollen Schwerbehinderte Arbeitsplätze erhalten, auf denen sie ihre Fähigkeiten und Kenntnisse verwerten und weiter entwickeln können. Das Recht auf einen bestimmten Arbeitsplatz hat der einzelne Schwerbehinderte freilich nicht. Er hat aber einen mit der Klage vor dem Arbeitsgericht verfolgbaren Anspruch auf eine sinnvolle, seinen Fähigkeiten und Kenntnissen angepaßte Beschäftigung ebenso wie auf berufliche Förderung. Im Falle der Aufhebung oder Kündigung eines Arbeitsverhältnisses gilt der allgemeine Kündigungsschutz gegenüber solchen Maßnahmen. Er wird verstärkt durch einen besonderen Kündigungsschutz des Schwerbehinderten, der besonders auch für Sehgeschädigte gilt. Auch in anderen Rechtsgebieten, wie im Privatrecht oder im Recht des Straßenverkehrs, bestehen Vorschriften, die den Sehgeschädigten schützen sollen. Hierzu muß auf die einschlägigen Fachveröffentlichungen verwiesen werden.

Lit.: Thomas Drerup: „Wichtige neue rechtliche Regelungen" in: Die Blindenselbsthilfe 1985, Heft 9, S. 4; G. Hennies: „Der Blinde im geltenden Recht", Herausgeber: Gemeinschaft Deutscher Blindenfreunde von 1860 Berlin, Monn'scher Blindenhilfsverein, Berlin (2. Auflage) 1978; Heinrich Scholler/Peter Krause: „Die Neukonzeption des sozialen Hilferechtes und die Situation blinder Menschen", München 1978; Heinrich Scholler/Maximilian Fuchs: „Mehrbedarfsorientierte Sozialleistungen im Rahmen bürgerlich-rechtlicher Unterhaltsansprüche", Heidelberg 1985.

Von Bedeutung sind auch Rechtsvorschriften zum Ausgleich behinderungsbedingter Nachteile oder Mehraufwendungen, die mehr oder weniger gleich für alle Schwerbehinderten gelten. Solche Nachteilsausgleichsmaßnahmen finden sich im Steuerrecht, Kraftfahrzeugrecht, im Reiseverkehrsrecht, im Kommunikationsrecht, im Wohnbereich sowie im Kranken-, Renten-, Versicherungs- und Pensionsrecht. Im Steuerrecht gibt es verschiedene Formen des Ausgleichs: Pauschalbeträge im Einkommensteuerrecht, Berücksichtigung von Fahrtkosten oder Kosten für die Beschäftigung einer Hausgehilfin, Freibeträge bei Veräußerungsgewinnen. Der Pauschalbetrag von DM 7200,– für Bl. wird demjenigen Schwerbehinderten gewährt, in dessen Schwerbehindertenausweis das Merkzeichen „Bl." eingetragen ist. Der Nachteilsausgleich beim Kfz bedeutet für den Bl. vor allem Parkerleichterung. Für Bl. und außergewöhnlich Gehbehinderte besteht ein Parksonderrecht. Dies bedeutet, daß der Berechtigte in unmittelbarer Nähe seiner Wohnung und/oder seiner Arbeitsstätte eine Parkmöglichkeit erhält. Darüber hinaus stehen für diesen Personenkreis Parkplätze im öffentlichen Stra-

Deutschland – Bundesrepublik

ßenraum, insbes. auf Parkplätzen zur Verfügung (Zeichen 314). Im Reiseverkehrsrecht werden folgende Ermäßigungen gewährt: Nutzung der 1. Wagenklasse (nur für Kriegsbl.), unentgeltliche Beförderung von Begleitpersonen, Seniorenpaß (50%ige Ermäßigung) für den Bl. in der BRD und in der EG mit europäischer Zusatzkarte. Im Kommunikationsbereich werden folgende Erleichterungen gewährt: Befreiung von der Rundfunkgebührenpflicht, Gebührenermäßigung für Fernsprechanschlüsse, vorrangige Herstellung von Fernsprechanschlüssen. Bl.-Sendungen (in Bl.-Schrift oder für Bl. bestimmte Tonaufzeichnungen) werden, wenn der Absender eine Institution des Bl.-Wesens ist, von der Deutschen Bundespost portofrei befördert. Im Wohnbereich werden Bl. und erheblich Sehbehinderten Mietzuschüsse oder Lastenbeihilfen als verlorene Zuschüsse zur Wohnraummiete oder zu den Belastungen nach dem Zweiten Wohnungsbaugesetz gewährt. Hinsichtlich der Wohnungskündigung gem. § 564 b BGB kann der Vermieter einem Mieter i.d.R. nur dann kündigen, wenn er ein berechtigtes Interesse geltend machen kann. Selbst wenn die Kündigung zulässig wäre, kann der Mieter widersprechen und die Fortsetzung des Mietverhältnisses verlangen, wenn dessen Beendigung für ihn oder seine Familie eine Härte bedeuten würde und die Beendigung auch gegenüber dem berechtigten Interesse des Vermieters nicht zu rechtfertigen wäre (§ 556 a BGB). Von Bedeutung ist auch noch die Vorschrift über das flexible Altersgeld für Schwerbehinderte. Aufgrund der flexiblen Altersgrenze für Schwerbehinderte (§ 1249 RVO, § 25 AVG) haben vom vollendeten 60. Lebensjahr an Versicherte, die Schwerbehinderte i.S.d. Gesetzes sind, Anspruch auf Altersgeld. Der Anspruch auf flexibles Altersgeld besteht bis zum 62. Lebensjahr.

XI. Ergebnisse einer regionalen Erhebung: Eine regionale Untersuchung der Situation der Bl. in einem Bundesland, hier Bayern, verdeutlicht das bereits unter II. gezeigte Gesamtbild. Aus der Regionalstudie „Die Blinden in Bayern" – eine Statistik vom 1.12.1979 – sollen Angaben zu den zentralen Problemen in nachfolgenden Tabellen 19–25 wiedergegeben werden:

Tabelle 19: Die Zahl aller Blinden in Bayern

a) *Zivilblinde:* Es handelt sich um die per 1.9.1979 bei den Landesversicherungsanstalten registrierten Empfänger von Bl.-pflegegeld.
Bl. ist jemand, dessen Sehrest nur noch 1/50 der Norm beträgt oder dessen Sehkraft durch einen gleichzuerachtenden Schweregrad entsprechend gelitten hat.
Das halbe Bl.-pflegegeld erhalten Personen, die sich in einem Heim aufhalten, wofür die Kosten von einem öffentlichen Leistungsträger ganz oder teilweise bezahlt werden.

LVA	Bl. ab 18	Bl. von 1-18	Bl. insgesamt	Bevölkerung	Bl. auf 10.000 Einwohner
Oberbayern	3.605	209	3.814	3.615.769	10,5
Niederbayern/Oberpfalz	2.424	128	2.552	1.957.704	13,0
Oberfranken/Mittelfranken	3.114	137	3.251	2.564.055	12,6
Unterfranken	1.330	68	1.398	1.188.670	11,7
Schwaben	1.604	106	1.710	1.519.112	11,2
	12.077	648	12.725	10.845.310	11,7

	volles Pflegegeld	Teilpflegegeld	Pflegegeldempfänger
Oberbayern	3.542	272	3.814
Niederbayern-Oberpfalz	2.370	182	2.552
Oberfranken-Mittelfranken	3.022	229	3.251
Unterfranken	1.301	97	1.398
Schwaben	1.519	191	1.710
	11.754	971	12.725

Wenn 17 Jahrgänge 648 bl. Jugendliche ergeben, ist davon auszugehen, daß im 1. Lebensjahr weitere 38 Bl. stehen.

b) *Kriegsblinde:* Nach einer Angabe des Bundes der Kriegsblinden, Landesverband Bayern, leben in unserem Lande 840 Kriegsbl.

c) *Insgesamt leben in Bayern Blinde:*

– Zivilbl. ab dem vollendeten 1. Lebensjahr	12.725
– Zivilbl. im 1. Lebensjahr	38
	12.763
– Kriegsbl.	840
	13.603

Deutschland – Bundesrepublik

Auf 10.845.310 Einwohner Bayerns kommen somit 13.603 Bl., das sind 12.5 auf 10.000 Einwohner.
Hochgerechnet auf 61.336.600 Einwohner der Bundesrepublik ist davon auszugehen, daß in der Bundesrepublik insgesamt 76.670 Bl. leben.
Die Tendenz der Erbl. ist steigend.
Gründe dafür sind vor allem die Spätfolgen von Zivilisationskrankheiten – wie Diabetes – in Verbindung mit der steigenden Lebenserwartung, aber auch die immer vollständiger werdende Erfassung der Bl. auf Grund von diversen Sozialleistungen.
Außerordentlich hoch ist der Zugang an sehr alten Bl., die nur kurze Zeit Bl.-pflegegeld erhalten und dann sterben.

	Zugänge	1976	2.241 Bl.
		1977	1.978 Bl.
		1978	1.932 Bl.
		1979	2.106 Bl.

Die Abgänge entsprechen fast diesen Zahlen, weil die Gesamtzahl der Zivilbl.-Pflegegeldempfänger seit der letzten Gesetzesänderung per 1.1.1974 nur noch langsam steigt.
Danach beträgt der durchschnittliche Zugang an Bl. in Bayern jährlich 2.064 Bl.

Tabelle 20: Zivilblinde in Bayern in früheren Jahren

1.09.1979	Bl. pro 10.000 Einw.	11,7
1.05.1971	über dem 18. Lebensjahr	9.540
	Schätzung bis 18. Lebensjahr	542
		10.082
	Einwohner	10.414.847
	Bl. pro 10.000 Einw.	9,7
1.02.1960	über dem 18. Lebensjahr	8.001
	Schätzung bis 18. Lebensjahr	454
		8.455
	Einwohner	9.371.000
	Bl. pro 10.000 Einw.	9,0
1.12.1952	über dem 18. Lebensjahr	5.696
	Schätzung bis 18. Lebensjahr	323
		6.019
	Einwohner	9.171.029
	Bl. pro 10.000 Einw.	6,6

1925 wurden in Bayern 4.207 Bl. gezählt, das waren 5,7 auf 10.000 Einw.
1900 wurden in Bayern (ohne Pfalz) 3.007 Bl. gezählt, das waren 5,5 auf 10.000 Einw.

Tabelle 21: Augenleiden und Erblindungsursachen
laut einer Befragung von 6.665 Bl.

Insgesamt	Männer	Frauen	Angeborene Augenleiden
			Grauer Star
0	0	0	Infolge einer Störung während der Schwangerschaft
2	1	1	Familiär erbliche Ursache
81	36	45	Sonstige Ursache oder unbekannte Ursache
83	37	46	
			Grüner Star (Buphthalmus)
0	0	0	Infolge einer Störung während der Schwangerschaft
28	8	20	Familiär erbliche Ursache
70	40	30	Sonstige Ursache oder unbekannte Ursache
98	48	50	
			Hornhauttrübungen
4	2	2	Bei Geburt vorhanden
16	4	12	Bei Geburt erworben
20	6	14	
			Retrolentale Fibroplasie
52	27	25	(Bei Frühgeburt)
			Infolge Erkrankungen der Mutter
88	48	40	Netzhaut- und/oder Aderhautentzündung bei infektiöser Erkrankung der Mutter während der Schwangerschaft, wie Toxoplasmose, Syphilis, Röteln usw.
7	6	1	Augenleiden infolge Allgemeinerkrankung der Mutter während der Schwangerschaft, wie Zuckerkrankheit usw.
95	54	41	
			Fehlbildungen des Augenhintergrundes
19	8	11	Kolobom (Spaltbildung) des Augenhintergrundes, sowie des Sehnervs und Fehlbildung der Regenbogenhaut mit praktischer Blindheit
0	0	0	Hemmungsbildung des Glaskörpers, einschl. Persistenz der Blutgefäße
19	8	11	
			Fehlen der Stelle des schärfsten Sehens
5	3	2	Totale Farbenblindheit

Deutschland – Bundesrepublik

Tabelle 22: Zusätzliche Leiden bzw. Behinderungen
Bei 686 Zivilbl. bis zum vollendeten 18. Lebensjahr muß heute davon ausgegangen werden, daß etwa 30 % mehrfach behindert sind.

Von 6.665 Bl. sind	Insgesamt	Männer	Frauen
schwerhörig	1.073 16,1 %	464 15,5 %	609 16,6 %
taub	124 1,9 %	60 2,0 %	64 1,7 %
gelähmt	254 3,8 %	133 4,4 %	121 3,3 %

Tabelle 23: Das Lebensalter der Zivilblinden in Bayern nach den Unterlagen des Bayerischen Blindenbundes e.V. – es ist bekannt von 9.542 Personen –

Alter	Insgesamt	Männer	Frauen
0– 6	94	52	42
6– 18	407	236	171
18– 30	492	277	215
30– 40	539	330	209
40– 50	685	412	273
50– 60	1.083	565	518
60– 70	1.535	689	846
70– 80	2.362	878	1.484
80– 90	1.886	555	1.331
90–100	441	111	330
100–110	18	9	9
	9.542	4.114	5.428

Tabelle 24: Die finanzielle Versorgung der Zivilblinden in Bayern
Die Angaben hierzu waren unvollständig und überschnitten sich, da des öfteren eine Person verschiedene Leistungen bezieht. So können die Leistungen nur in ihrer Häufigkeit gesehen werden.
An der Versorgung von 6.692 Zivilbl. sind beteiligt:

	Insgesamt	Männer	Frauen
Gesetzl. Rentenversicherung	4.010 = 59,9 %	1.742 = 57,9 %	2.268 = 61,6 %
Gesetzl. Unfallversicherung	336 = 5,0 %	215 = 7,1 %	121 = 3,3 %
Versorgungsamt	503 = 7,5 %	194 = 6,5 %	309 = 8,4 %
Beamtenpension	372 = 5,6 %	157 = 5,2 %	215 = 5,8 %
Sozialhilfe zum Lebensunterhalt	528 = 7,9 %	192 = 6,4 %	336 = 9,1 %
Pflegegeld für Unfallblinde	171 = 2,6 %	113 = 3,8 %	58 = 1,6 %
Sonstige Leistungen	359 = 5,4 %	162 = 5,4 %	197 = 5,4 %
Krankenversichert sind	5921 = 88,5 %	2.660 = 88,4 %	3.261 = 88,6 %
am 1.12.1952 waren es von 4.510 Zivilblinden			
Gesetzl. Rentenversicherung	1.878 = 41,6 %	1.066 = 45,8 %	812 = 37,2 %
Gesetzl. Unfallversicherung	242 = 5,4 %	184 = 7,9 %	58 = 2,7 %
Versorgungsamt	280 = 6,2 %	137 = 5,9 %	143 = 6,6 %
Beamtenpension	282 = 6,3 %	144 = 6,2 %	138 = 6,3 %
Sozialhilfe zum Lebensunterhalt	753 = 16,7 %	331 = 14,2 %	422 = 19,3 %
Pflegegeld für Unfallblinde	88 = 2,0	75 = 3,2 %	13 = 0,6 %
Sonstige Leistungen wie Soforthilfe	936 = 20,8 %	536 = 23,0 %	400 = 18,3 %
Einen Blindenführhund halten	138	103	35
Diese Zahl ist nach den Versicherungsunterlagen die totale Zahl.			
Einer kollektiven Haftpflichtversicherung gehören an	1.679	970	709
Das ist ebenfalls eine totale Zahl.			

Persönlichkeiten: → Bielschowsky, → Büttner, → Christoffel, → Dühring, → Franz, → Gottwald, → Händel, → Jakobi, → Jung-Stilling, → Kalb, → Kerschensteiner, → Knie, → Kraemer, → Krückmann, → Lachmann, → Pinkerneil, → Scherer, → Schönberger, → Sonntag, → Stoeckel, → Strehl, → Zeune.
Weitere Lit.: P. Appelhans u.a.: „Methodische und didaktische Aspekte der Integration Sehgeschädigter in Regelschulen aus der Sicht der Schulfächer – dargestellt am Beispiel der Heinrich-Hertz-Schule in Hamburg", in: R. Schindele (Hrsg.): Unterricht und Erziehung Behinderter in Regelschulen, Rheinstetten 1977, 474–504; Der Bundesminister für Arbeit und Sozialordnung (Hrsg.): „Bericht und Empfehlungen der Nationalen Kommission zum Internationalen Jahr der Behinderten 1981", Köln 1981. Chr. v. Ferber: „Der behinderte Mensch und die Gesellschaft", in: Gesamtbericht über den 65. Deutschen Fürsorgetag, S. 19–29. H. Garbe: „Grundlinien einer Theorie der Blindenpädagogik" Diss. Göttingen 1959 (Hannover, Verein zur Förderung der Blindenbildung); ders.: „Die Rehabilitation der Blinden und hochgradig Sehbehinderten",

Deyl

Tabelle 25: Die Berufstätigkeit der Zivilblinden in Bayern

Diese Zahlen können nicht im Proporz hochgerechnet werden, weil sie bereits durch Registrierungen bei den Berufsfachgruppen ergänzt wurden. Trotzdem sind sie nicht ganz vollständig und haben eine leichte Tendenz nach oben.

	Insgesamt		Männer		Frauen	
Derzeit berufstätig	1.096		787		309	
das sind von den 18–60jähr. Bl.		33 %		42 %		22 %
davon Arbeiter	299 =	27 %	229 =	29 %	70 =	23 %
Angestellte	626 =	57 %	425 =	54 %	201 =	65 %
Beamte	54 =	5 %	44 =	6 %	10 =	3 %
Selbständig	84 =	8 %	67 =	9 %	17 =	6 %
Landwirte	12 =	1 %	9 =	1 %	3 =	1 %
Sonstige	21 =	2 %	13 =	1 %	8 =	2 %
Die Tätigkeiten im einzelnen:						
Handwerker	110 =	10 %	80 =	10 %	30 =	10 %
Ind.-Arbeiter	144 =	13 %	122 =	16 %	22 =	7 %
Telefonisten	288 =	26 %	185 =	24 %	103 =	33 %
Büroschreibberufe	132 =	12 %	69 =	8 %	63 =	20 %
Verwaltungsberufe	48 =	4 %	37 =	4 %	11 =	3 %
Programmierer	3 =	0 %	2 =	0 %	1 =	0 %
Musiker	18 =	2 %	13 =	2 %	5 =	2 %
Klavierstimmer	6 =	1 %	6 =	1 %	0 =	0 %
Masseure/Bademeister	227 =	21 %	190 =	24 %	37 =	12 %
Akademische Berufe	46 =	4 %	35 =	5 %	11 =	4 %
Sonstige Berufe	74 =	7 %	48 =	6 %	26 =	9 %
	1.096 =	100 %	787 =	100 %	309 =	100 %

Dazu kommen noch 106 Bl. und wesentlich Sehbehinderte, die in Behindertenwerkstätten beschäftigt werden.

In Bayern gibt es 5.058.900 Erwerbstätige. Davon sind
    59 %   3.008.100 Männer und
    41 %   2.050.800 Frauen.

Am 1.12.1952 waren 15 % der Zivilbl. berufstätig,
davon 21 % der Männer und
        8 % der Frauen.

München 1965; ders.: „Blindenbildungswesen", in: G. Lesemann (Hrsg.): Beiträge zur Geschichte und Entwicklung des deutschen Sonderschulwesens, Berlin 1966, 1–18; A. Ch. v. Guttenberg: „Der blinde Mensch", Weinheim/Berlin 1968; D. Hudelmayer: „Integration in die Regelschule – Eine Möglichkeit der Erziehung auch für Blinde und sehbehinderte Kinder und Jugendliche in der Bundesrepublik Deutschland?", in: Bericht über den 28. Kongreß für Sehgeschädigtenpädagogik, Waldkirch 1978, 85–112; D. Hudelmayer: „Die Erziehung Blinder", in: Deutscher Bildungsrat: Gutachten und Studien der Bildungskommission 52: Sonderpädagogik, Stuttgart 1975, 17–137; F. Mersi: „Die Erziehung Sehbehinderter", in: Deutscher Bildungsrat: Gutachten und Studien der Bildungskommission 52: Sonderpädagogik, Stuttgart 1975, 139–224; Helmut Pielasch/Martin Jaedicke: „Geschichte des Blindenwesens in Deutschland und in der DDR", Leipzig 1972; Waldtraut Rath: „Empirische Untersuchungen zur Organisation von Sonderschulen", Berlin-Charlottenburg 1974; R. Schindele: „Unterricht und Erziehung Blinder und Behinderter in Regelschulen", in: R. Schindele (Hrsg.): Unterricht und Erziehung Behinderter in Regelschulen, Rheinstetten 1977, 287–312; M. Schöffler: „Der Blinde im Leben des Volkes", Leipzig/Jena 1956; B. Schultz: „Der blinde Mensch in der heutigen Gesellschaft", in: Die Blindenwelt, Sonderausgabe 1966, 9–20; Statistisches Bundesamt (Hrsg.): „Zur Situation der Behinderten in der BRD", Stuttgart 1981; W. Thimm: „Blinde in der Gesellschaft von heute", Berlin 1971; O. Wanecek: „Geschichte der Blindenpädagogik", Berlin 1969.

Deyl, Jan Prof. MUDr R., *25.6.1855 in Vysoké Veseli nad Cidlinou, †16.2.1924 in Prag. 1902 wurde er ordentlicher Prof. an der Karlsuniv. in Prag und gleichzeitig Chef der Augenklinik. Er war der Gründer der Bl.-Fürsorge in Böhmen, ebenso Vorsitzender des Landesverb. für die Erziehung der Bl. in Böhmen, mit dessen Hilfe das Deyl'sche Institut für Bl. aufgebaut wurde → CSSR. Außerdem war er Mitglied von mehreren wissenschaftlichen Organisationen. Er publizierte eine Reihe von wissenschaftlichen Arbeiten auf dem Gebiet der Augenheilkunde.

Dickinson, Harold Charles, *26.1.1909 in Australien. Im Alter von 4 Jahren erbl. An der Bl.-Schule von Brisbane wurde D. zum Musiklehrer ausgebildet. Mit Hilfe seines Bruders hat er elektronische Einrichtungen für bl. Telefonisten entwickelt. Seit 1963 arbeitete er als Abteilungsleiter in „Queensland Training and Placement Centre for the Blind". 1982 wurde seine Autobiographie „Over the Next Hill" in Brisbane veröffentlicht.

Dickinson, Kathleen Mercy, geb. Griffin, *24.9.1919 in Australien. Im Alter von 7 Jahren erbl. Sie war eine der ersten bl. Frauen, die an der Queensland University studierte und am → „New York Institute for the Education of the Blind" einen Hochschulabschluß erwarb. Zurück in Australien arbeitete sie auf dem Gebiet der Sehbehindertenintegration.

Diderot, Denis, *5.10.1713 in Langres/Frankreich, †30.7.1784. 1726 nahm er die Tonsur, Jesuitenerziehung in Langres. 1729 bis 1732 Studium in Paris, MA an der Univ. von Paris im Sept. 1732. Studium der Rechte, praktizierte in einem Anwaltsbüro. Er war bewandert in Philosophie, Literatur, Mathematik und sprach mehrere Fremdsprachen.
Seine Entwicklung zum Deismus und Atheismus zeigte sich in der Novelle „Le Neveu de Rameau". Nach seiner heimlichen Verehelichung mit Antoinette Champion 1743 begann er zwei Jahre später (1745) an einer Enzyklopädie zu arbeiten, die von André Le Breton angeregt worden war. Sie erhielt unter seinem Einfluß einen radikalen und revolutionären Anstrich. Zuvor waren, beeinflußt von Shaftesbury, seine „Pensées philosophiques" erschienen. Die 17 Bände der Enzyklopädie beendete er in Zusammenarbeit mit einem von ihm geworbenen Mitarbeiterstab 1772. Zwischen dem Beginn und dem Ende der Enzyklopädie liegen Arbeiten, die die Wahrnehmungs- und Erziehungsfähigkeit vor allem von Bl. und Tauben maßgeblich beeinflussen sollten. Hierzu gehören die „Lettres sur les Aveugles" (1749), die kurz darauf als „Essay on Blindness" ins Englische übersetzt wurden, später (1751) „Lettres sur les sourds et muets". Im ersteren Werk hatte er bereits die Idee von → Barbier und Louis → Braille vorweggenommen, nämlich daß Bl. durch das Tastgefühl lesen lernen sollten. Gleichzeitig nahm er auch die

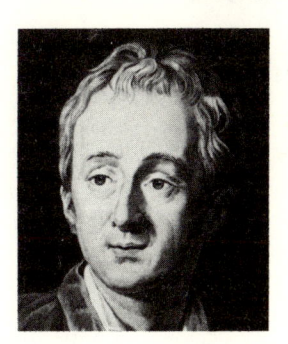

Denis Diderot

Idee Charles Darwins über die Selektion im Lebenskampf vorweg. Seine Theorie eines materialistischen Atheismus, der die Abhängigkeit des Menschen von seinen Sinneseindrücken besonders betont, führte zur Arretierung D. im Gefängnis von Vencennes. Er setzte aber sein Werk an der Enzyklopädie fort, veröffentlichte seine Arbeit „Prospectus" (1750). Mit Hilfe Katharinas der Großen wurde er von seinen finanziellen Nöten befreit und ging 1773 nach Petersburg. In den „Lettres sur les sourds et muets" (1751) widmete sich D. der Funktion der Sprache und Ästhetik. Diesem Werk folgten 1754 die „Pensées sur l'interprétation de la nature". Die später von ihm entwickelte Traumtheorie beeindruckte Freud. D. ist auch für seine Essays, Novellen und Spiele berühmt, von welchen hier nur „Regrets sur ma vieille robe de chambre" und „Entretien d'un père avec ses enfants" erwähnt werden sollen. Seine dramaturgischen Arbeiten beeindruckten Gotthold Ephraim Lessing, dessen „Hamburgische Dramaturgie" zwischen 1767 und 1769 erschien. D. Farbenlehre „Essai sur la Peinture" wurde von Goethe und im 19. Jh. von Charles Baudelaire sehr geschätzt. D. Bedeutung für das Bl.-Bildungswesen steht in den beiden erwähnten Essays, vor allem in den „Lettres sur les aveugles", die Valentin → Haüy und damit auch Louis → Braille beeinflußt haben. Seine Beobachtungen Bl., wie sie in den „Lettres sur les aveugles" niedergelegt sind, beruhen auf konkreten Beobachtungen an dem damals bekannten → Blinden von Puisaux.

Werke u.a.: „Pensées philosophiques ... La Haye, Aux dépens de lá compagnie", o. O. 1746; „Lettre sur les aveugles à l'usage de ceux qui voyent", London 1749; „Lettres sur les sourds et muets, à l'usage de ceux qui entendent et qui parlent", Paris 1751; „Pensées sur l'interprétation de la nature", Paris 1754; „L' Histoire et le secret de la peinture en cire", Paris 1755; „Le Fils Naturel", Amsterdam 1757; „Le père de famille, comédie, Avec un discours sur la poésie drama-

Didymus der Blinde

tique", Amsterdam 1758; „Œuvres de théatre de M. Diderot, avec un discours sur la poésie dramatique", Amsterdam 1759; „Le Neveau de Nameau", Paris 1761; „Encyclopédie ou dictionaire raisonné des sciences, des arts et des métiers", Neufchatel 1765; „An Essay on Blindness with Anecdotes of Sanderson, Milton and others", o. O. 1773; „Prospectus de l'Encyclopédie ou dictionaire raisonné des Science des arts et des Metiers", Paris 1799.
Lit.: A. M. Wilson: „Diderot: The Testing Years, 1713-1759", Oxford 1957; Lester G. Crocker: „Diderot, the Embattled Philosopher", 1966.

Didymus der Blinde, *308 n. Chr. in Alexandrien, †395. Im Alter von fünf Jahren erbl. D. studierte Philosophie und Theologie. Er reiste viel. besuchte die bekanntesten Schulen und Lehrer und ließ sich die berühmtesten Werke vorlesen. Sein außergewöhnliches Gedächtnis erlaubte es ihm, nicht nur in der Philosophie, sondern auch in der Astronomie und Musik große Fortschritte zu machen. Als dem Würdigsten wurde D. der berühmte Lehrstuhl an der Hochschule von Alexandria anvertraut.
Werke u.a.: „Liber de spiritu sancto", Köln 1531; „Breves enarrationes in epistoles catholicas", Lyon 1677; „Adversus Manichaeos", Ingolstadt 1604. *M.*

Die Blindenselbsthilfe → BRD VIII

Dieckhoff, Heinrich v. *16.11.1833 in Poltawa. Gründete 1882 die erste Bl.-Erziehungsanstalt in Moskau. Mitbegründer des Oldenburgischen Asyls für bl. Kinder, Mit-

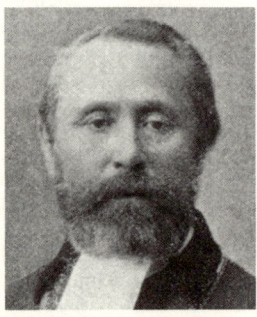

Heinrich v. Dieckhoff

glied der Gesellschaft des kaiserl. Marien-Curatoriums für Bl. der evang.-luth. St. Pauli Kirche in Moskau. Nach der Absolvierung des Gymnasiums in Reval studierte er Theologie in Dorpat. 1871 unternahm D. eine längere Studienreise durch Europa, um die Bl.-Schulen kennenzulernen. Sein Vortrag über die Möglichkeiten des Bl.-Unterrichts erweckte großes Interesse und eröffnete das Blindenfürsorgewesen in Rußland. *M.*

Diesing, Karl Moritz, *1800 in Krakau, †10.1.1867 in Wien. Studierte Medizin in Wien, später Mineraloge und Botaniker, 1849 erbl. Zahlreiche Veröffentlichungen: u.a. „Systema Helminthum", Vindobonae 1850-51. *M.*

Diodotos, †59 v. Chr. Stoischer Philosoph. Unterrichtete Cicero in Dialektik. Seinem Schüler vererbte er 100.000 Sesterzien. Über D. wissenschaftliche Leistungen ist nichts bekannt. Cicero hielt ihn für einen hervorragenden Philosophen und Lehrer. *M.*

Doanski, Wlodzimierz, *1886, †1973 in Polen. Erbl. Psychologe, Musiker, Publizist und Sozialfürsorger. Beendete das Studium der Psychologie an der Sorbonne. Doktor der Philosophie an der Univ. Warschau. Einer der Gründer des Polnischen Bl.-Verb. (PZN) → Polen. Mitglied und Mitredakteur der Zeitschriften „Pochodnia" (dt. die Fakkel) und „Przyjaciel Niewidomych". Mitschöpfer des Ausschusses für das Bl.-Wesen.
Werke u.a.: „Csy istnieje zmysl przeskód u niewidomych", Warschau 1954 (dt. Gibt es bei Bl. eine Wahrnehmung von Hindernissen).

Dobler, Jakob, *1832 (Österreich). Mit 17 Jahren erbl. Postbote. Trotz der Blindheit ein sehr zuverlässiger Briefträger. *M.*

Dohlus, Josef, *1894 in Enchenreuth. Bl., Kirchenmusiker. Seit 1930 Organist in Bamberg. Seit 1936 Leiter des Cäcilianischen Chors in Bamberg.

Doležal, Jan, RNDr., DrSc., Prof., *22.12.1923 in Chotěboř, CSSR, †1981 in Prag. Sehbehindert. 1968 wurde er ordentlicher Prof. für analytische Chemie an der Karlsuniv. in Prag. Er war auch im Ausland wissenschaftlich tätig (1963 bis 1968 in Chile, 1971 bis 1972 in Norwegen). Im Druck erschienen 250 wissenschaftliche Arbeiten von ihm.

Doležalek, Anton, 18.–19. Jh. Österreich. Zweiter Dir. des Budapester Bl.-Erziehungsinstituts.
Werke u.a.: „Nachricht von der Verfassung des Blindeninstituts in Pest", 1836; „Anweisung, blinde Kinder von der frühesten Jugend an zweckmäßig zu behandeln", Ofen 1839; „Ansichten über die Erziehung der Zöglinge einer Blindenanstalt", Pest 1840. *M.*

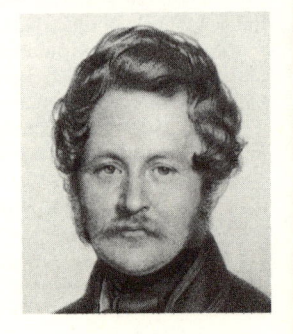

Anton Doležalek

Dominica → Westindien (Regionalbericht)

Dominikanische Republik → Westindien (Regionalbericht)

Doroszewska, Janina, *1900, †1979 in Polen. Dr. der Kunstgeschichte. Dozentin der Sonderpädagogik. Studien in Frankreich und in den USA. Hervorragende Theoretikerin aller Richtungen der Sonderpädagogik, auch der Typhlopädagogik. Hauptredakteurin der Zeitschrift „Szkola Specjalna" (Sonderschule) in den Jahren 1967–1976.

Werke u. a.: „Pedagogika Specjalna" – 2 Bd., Warschau 1981.

Douard-Leseine, Cécile, *in Rouen (Frankreich), †1941. Im Jahre 1899 erbl. Als junge Theaterpianistin ging sie mit ihrer Mutter nach Belgien, wo sie sich in Mons niedergelassen hatte und später als Malerin bekannt wurde. Nach ihrer Erbl. verlegte sie ihren Wohnsitz nach Brüssel und arbeitete als Gymnasiallehrerin für Kunstgeschichte, Musik und Literatur und begann darüber hinaus, sich als Bildhauerin und Schriftstellerin zu betätigen. 1921 tritt sie der 1920 gegr. → „Ligue Braille" bei, deren stellv. Vorsitzende sie wurde. 1926 wurde sie die erste Vorsitzende und bekleidete dieses Amt bis zum Jahre 1938. Sie war am Kulturleben sehr interessiert. Unter ihrem Vorsitz wurde z. B. die Punktschriftbibliothek vergrößert, womit die Bildungsmöglichkeiten für Sehgeschädigte wesentlich erweitert wurden. D. war eine markante Persönlichkeit; sie war nicht nur eine interessante Künstlerin und eine begabte Schriftstellerin, sondern auch eine der ersten Vertreterinnen der Frauenbewegung und der Sehbehinderten in → Belgien. Sie besaß eine große Ausstrahlung, auch ihre literarischen Werke zeugen von Liebe und Humanität. Sie unternahm zahlreiche Reisen durch ganz Europa und versuchte, die dabei gesammelten Ideen im belgischen Bl.-Wesen zu verwirklichen. Ihr Einsatz für die Bl. und Sehbehinderten in Belgien ist von großer Bedeutung.

Døvblindes Ukeblad, Wochenzeitschrift des Norwegischen Taubblindenverbandes → Norwegen

Døvblindes Vel, norwegischer Taubblindenverband → Norwegen

Dreyer, Richard, *21.11.1877 in Hamburg. Im Alter von 13 Jahren erbl. Schon sehr früh zeigte er Interesse und Begabung für Literatur und neue Sprachen. Nach mehrjährigem Studium der englischen und französischen Sprache und einem Aufenthalt in England und Frankreich ließ er sich im Jahre 1899 in Hamburg als Privatlehrer für Sprachen nieder. 1905 wurde D. das Amt des leitenden Bibliothekars an der Hamburger Zentralbücherei für Bl. übertragen.

Lit.: Beiträge 1935.

Drtina, Jan, Dr.phil., *22.2.1918 in Vranovice (ČSSR). Als Kind erbl. Er war Mitbegründer des tschechischen Bl.-Verbandes, Musikpädagoge und -redakteur. Ab 1948 wirkte er als Dir. der Musikschule für Bl. Er war maßgebend an der Reorganisation der tschechischen Bl.-Verbände beteiligt. Für seine Verdienste in der Bl.-Erziehung wurde er mit in- und ausländischen Orden ausgezeichnet. Es erschienen zahlreiche Publikationen von ihm, u. a.: „Vnímání nevidomých" (Wahrnehmung der Bl.).

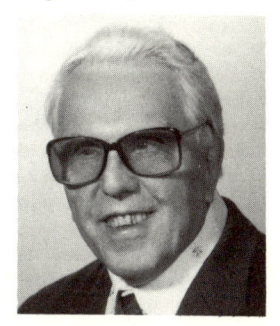

Jan Drtina

Drusus Gaius (um 100 v. Chr.). Ein Rechtsgelehrter zu Rom, Bruder des Marcus Livius D., des Gegners von Sempronius Gracchus, mit dem er im Jahre 123 v. Chr. das Tribunat verwaltete. Erbl. erst im Alter. *M.*

Dühring, Eugen, Dr., *12.1.1833 in Berlin, †21.9.1921 in Nova ves (heute Berlin-Babelsberg). Im Alter von 25 Jahren erbl. D. studierte Naturwissenschaften, Jura und Phil. Zwischen 1863 und 1877 arbeitete er als Privatdozent an der Berliner Univ. Die Berufung zum Prof. wurde ihm jedoch verweigert mit der Begründung, daß durch die Blindheit die Geheimhaltung von möglichen Forschungsergebnissen nicht gewährleistet sei. Auch die Lehrtätigkeit wurde ihm entzogen. Er hielt aber weiter privat Vorlesungen und die Studenten folgten ihm in großer Zahl. Durch seine Schriften wurde er nicht nur ein bekannter Naturwissenschaftler und Philosoph, sondern auch ein berühmter Nationalökonom. Bebel bescheinigte, daß Grundanschauungen D. „vortrefflich" seien und erklärte, daß nach dem „Kapital" von Marx D. Werk zu dem Besten gehöre, was die neueste Zeit auf ökonomischem Gebiet hervorgebracht habe. Seine Selbstbiographie erschien 1882 (2. Auflage 1907). Bekannt ist auch die Gegenschrift von F. Engels: „Herrn Eugen Dührings Umwälzung der Wissenschaft" (Leipzig 1878).

Werke u.a.: „Kritische Geschichte der National-Ökonomie und des Sozialismus", Berlin 1871; „Kritische Geschichte der allgemeinen Prinzipien der Mechanik", Berlin 1873; „Cursus der National- und Sozialökonomie einschließlich der Hauptpunkte der Finanzpolitik", Berlin 1873.

Lit.: G. Albrecht: „E. Dühring", Jena 1927.

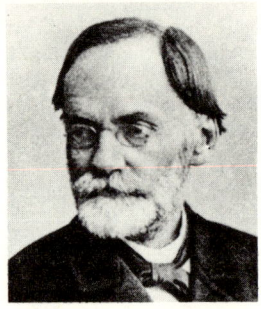

Karl Eugen Dühring

Dufau, Pierre Armand, *15.2.1795 in Bordeaux, †22.10.1877 in Paris. Dir. des nationalen Inst. für junge Bl. in Paris → Frankreich; führte 1850 offiziell die Braille'sche Punktschrift in der Anstalt ein. Gründete eine Gesellschaft „Société de placement et de secours pour patronance aux anciens élèves de l'Institution".

Werke u.a.: „Des aveugles", Paris 1850; „Essai sur l'état physique, moral et intellectuel des aveugles nés", Paris 1837; „Souvenirs et impressions d'une jeune aveugle-née", Paris 1850. *M.*

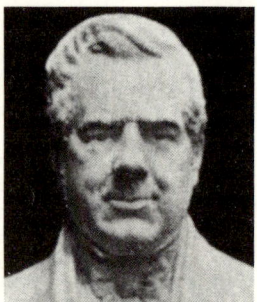

Pierre Armand Dufau

Dufour, Marc Le, Dr., *21.4.1843 in Villeneuve, †29.7.1910. Er studierte Medizin in Bern, Würzburg, Prag und Paris. 1865 kehrte er in die Schweiz zurück, wo er seine Doktorarbeit schrieb. Nach seinem Praktikum in Augenheilkunde in Zürich, Paris und Berlin wurde er Assistenzarzt in Lausanne. D. arbeitete mit Prof. Gonin auf dem Gebiet der Augenkrankheiten zusammen. 1887 bekam er vom „Conseil d'Etat" den Auftrag, im Rahmen der Univ. eine Fakultät für Augenheilkunde aufzubauen. Er wurde Prof. an der Fakultät, später Rektor. 1910 beteiligte er sich an der Gründung des „Gabrielle-Dufour-Bl.-Heimes" und an Wohltätigkeitsveranstaltungen. Er schrieb wissenschaftliche Beiträge in medizinischen Zeitschriften. Er war Mitglied der „Société Française d'Ophthalmologie".

Dulon, Friedrich Ludwig, *14.8.1769 in Oranienburg, †7.7.1826 in Würzburg. Als Säugling erbl. Schon als Kind bekam er von seinem Vater Unterricht im Flötenspiel. Mit 13 Jahren unternahm er seine erste Konzertreise, später folgten Tourneen durch ganz Europa. Überall fand sein Spiel Beifall. Als 9jähriger begann er zu komponieren. 1807 bis 1808 kam seine Autobiographie in Zürich heraus: „Dulons, des blinden Flötenspielers Leben und Meinungen, von ihm selbst bearbeitet." *M., Mo.*

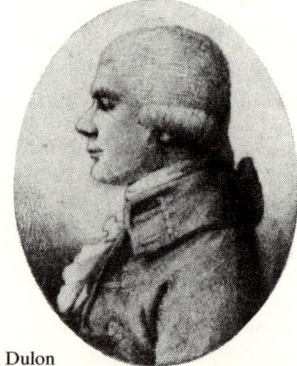

Friedrich Ludwig Dulon

Dumitrescu, Constantin, *1920, †1981, Rumänien, Bl. Pädagoge. Von 1958 bis 1981 Präsident des rumänischen Bl.-Verb. Er setzte sich sehr früh für die Integration der Bl., insbesondere auch durch seine wissenschaftlichen Beiträge in Fachzeitschriften, ein.

E

Eagar, Waldo McGillicuddy, CBE, MA, *17.6.1884 in Cornwall, †2.1.1966 in England. Nach seinem Besuch des Exeter College war er aktives Mitglied im Oxforder und Bermondsey Club. 1928 wurde er zum Vorsitzenden des „National Institute for the Blind" nominiert, das er neu organisierte. Während des 2. WK tat er viel für die Rehabilitation der durch Luftangriffe Erbl. Nach dem Krieg schrieb er mehrere Zeitschriftenaufsätze und Bücher, vorwiegend über die Erziehung bl. Kinder. *W.*

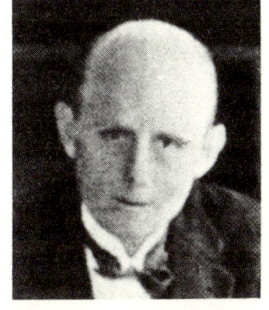

Waldo McGillicuddy Eagar

Ebell, * um 1796 in Bremen. Bl. Schüler des bl. Dulon, Virtuose im Flötenspiel. *M.*

Ecuador, Republik (República del Ecuador). *Fläche:* 283.561 km². *Einwohner:* 9.556.000
E. hat die internationale Blindheitsdefinition übernommen. Nach einer Zählung von 1950 gibt es schätzungsweise 10.000 Bl. Die Zahl ist sehr ungenau, da die Landbevölkerung nicht registriert ist. Wie in den meisten Ländern begann die Arbeit auf dem Gebiet des Bl.-Wesens mit privaten Initiativen. Als Alfonso Correa, ein bl. Musiker, in Quito anfing, privat Punktschrift zu unterrichten, führte es bald zur Gründung eines Bl.-Asyls, das mit Hilfe einiger Ordensschwestern insbes. die materielle Not der Bl. lindern sollte. Es wurden Schüler von sieben bis 21 Jahren aufgenommen, die in Punktschrift und Musik unterrichtet wurden. Es wird durch Spenden aus privater Hand und Zuschüssen von religiösen Organisationen und dem Wohlfahrtsministerium unterhalten. 1951 wurde die Bl.-Schule in Guayaquil mit Hilfe der „American Foundation for Overseas Blind" (→ AFOB) und der „Hadley Correspondence School for the Blind" (→ Hadley School for the Blind) (USA) gegr. Erster Dir. wurde Prof. Eguiguren, der als erster Bl. Ecuadors ein Universitätsabschlußexamen ablegte. Neben den üblichen Schulfächern werden Maschinenschreiben, Punktschrift, Musik und handwerkliche Fächer unterrichtet. Später wurde der Schule eine Rehabilitationsabteilung für Späterblindete angegliedert. Es stehen uns keine Zahlen über Gründungen neuer Bl.-Schulen zur Verfügung, es besteht aber seit 20 Jahren ein starkes Bestreben, bl. Kinder am integrierten Unterricht mit Sehenden teilnehmen zu lassen. Seit dem Erfolg von Prof. Eguiguren studieren mehrere Bl. an der Univ. oder am Konservatorium. Die meisten berufstätigen Bl. sind als Musiker oder Bl.-Lehrer tätig. Einige sind in der Landwirtschaft oder im Handel tätig. Die Bl.-Lehrer haben entweder eine Sonderlehrerausbildung im Ausland oder eine Lehrerausbildung in E. mit einem einjährigen Praktikum an der Bl.-Schule absolviert. Für die Lehrer der handwerklichen Fächer ist eine einjährige Sonderausbildung am nationalen Bl.-Institut in Lima, Peru, vorgesehen, die durch ausländische Stipendien finanziert wird. 1959 wurde von einer Gruppe ehemaliger Schüler der Bl.-Schule in Guayaguil der nationale Bl.-Verband gegründet. Byron Eguiguren war Mitbegründer und erster Präsident. Der Verband besteht aus aktiven und passiven Förderern sowie Ehrenmitgliedern. Er ist u. a. bestrebt, die Rechte der Bl. als Bürger einer demokratischen Gemeinschaft zu wahren und zu fördern, die Gesetzgebung zugunsten der Bl. zu beeinflussen, insbes. wenn es sich um die Gründung geeigneter Bildungs- und Rehabilitationseinrichtungen handelt. Er führt auch mit Hilfe von Ophthalmologen der Kliniken von Santa Lucia und Guayuaguil Blindheitsverhütungsmaßnahmen durch. Schließlich hilft er den bl. Mitgliedern bei Durchführung einer geeigneten Ausbildung und vermittelt Arbeitsplätze.

Rechtliches: Die Bl. haben die gleichen Rechte und Pflichten wie die sehenden Mitbürger, sowohl hinsichtlich des Zivil- wie auch des Strafrechtes. Es gibt wenige Ausnahmen, wo der Bl. nicht als Zeuge fungieren kann. Er kann weder Vormund oder Testamentsvollstrecker sein noch amtliche Dokumente beglaubigen. 1962 legte der nationale Bl.-Verband dem Kongreß einen Geset-

zesentwurf vor, durch den die Lebensbedingungen der Bl. verbessert werden sollten und der eine bessere medizinische, schulische und berufliche Betreuung der Bl. durch die Regierung sicherstellen sollte. Neben den genannten Schulen, Anstalten und Vereinen besteht in Quito noch ein privater Fürsorgeverein „Blindenfreunde", der Mittel sammelt, um die Schule in Quito und auch einzelne notleidende Bl. finanziell zu unterstützen.
Persönlichkeit: Prof. Byron Eguiguren.
Adressen: Sociedad „Amigos de los Ciegos", (Fürsorgeverein „Blindenfreunde"), Quinta San Vincent, Calle Vela 104, Quito. Instituto National de Ciegos del Ecuador, (Nationales Blindeninstitut), c/o Consulado de Turguia, Humboldt 299, P.O. Box 2316, Quito.

Editora Nacional Braille → Argentinien

Egger, Emile, *1813 in Frankreich, †1885. Späterbl. Französischer Hellenist. Mitglied der „Académie des Belles Lettres".
Lit.: VH 1885.

Egloff, Luise, *14.2.1802 in Baden (Schweiz), †3.1.1834. Bl. Naturlyrikerin.
Lit.: Ed. und Luise E. Dorer: „Die bl. Naturdichterin", Aarau 1843. *M.*

Ekeskolan School for Visually Impaired Children → Schweden

Elfenbeinküste → Afrika (Regionalbericht)

El-Rikaby (→ Syrien). Leiter der dortigen „National School for the Blind". Selbst bl., gilt er als Beispiel für seine Landsleute, für die Integration und Tatkräftigkeit der Behinderten.

El Salvador, Republik
(República de El Salvador). *Fläche:* 21.041 km². *Einwohnerzahl:* 5.544.000.
In E. wird die Zahl der Bl. mit 5.000, d.h. 0,1% der Bevölkerung, angegeben. Neben dem Rehabilitationszentrum für Bl. in San Salvador („Centro de Rehabilitación para Ciegos ‚Eugenia Duenas'") gibt es eine Bl.-Selbsthilfeorganisation, die „Asociación Nacional de Ciegos Salvadorenos", ebenfalls in San Salvador. (→ Süd- und Mittelamerika)

Enc, Mitat, Dr., *1909 in der Türkei. 1931 erbl. Student der Rechtswissenschaften. Danach besuchte er zwei Jahre lang die Pädagog. Akademie in Wien. 1936 ging er nach Amerika und absolvierte dort einen Bl.-Lehrerkursus am → Perkins Inst. 1938 BSc, 1939 MA. Von 1940 bis 1950 führte er am Lehrerseminar in Gari Sonderlehrerbildungskurse durch. 1950 richtete er die Bl.-Schule in Ankara ein, die er bis 1956 leitete. Zusammen mit seinen Kollegen gründete er die „Sechs-Punkte-Gesellschaft", eine Fürsorgeorganisation für Bl.. 1953–1956 unterrichtete er an der Pädagog. Hochschule in der Abteilung für Sonderlehrerausbildung. Ab 1960 war er am Erziehungsministerium in Ankara tätig.

Engel, Wilhelm. *1794 in Zernim. Im Alter von zehn Jahren an den Folgen eines Jagdunfalls erblindet. Begabter Flötist. *M.*

Engels, Clemens. *1858 in Mettmann, im siebten Lebensjahr erbl. Musiklehrer, Organist, Chordirigent, schrieb zahlreiche Kompositionen. *M.*

Ente nazionale di lavoro per i ciechi
→ Italien

Entlicher, Friedrich, *29.1.1844 in Zámrsk (Böhmen), Dir. der Landesbl.-Schule in Puckersdorf bei Wien.
Werke u. a.: „Die Blindenanstalten Deutschlands und der Schweiz", Wien 1876; „Pädagogische Reisereminiszenzen", Wien 1880. *M.*

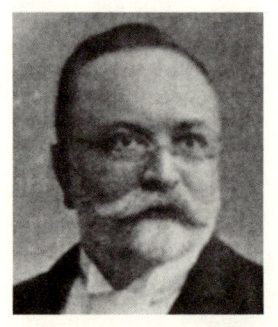

Friedrich Entlicher

Erhard, Albrecht, Prof. Dr., Dr. h.c., *1889 in Berlin, †12.4.1971 in Marburg. Seit 1949 stellv. Vorsitzender der → „Deutschen Blindenstudienanstalt"; Ehrenmitglied des VbGD (→ DVBS). 1923 Habilitation (Univ. Münster). 1927 Ordinarius für Volkswirtschaft in Jena. Mitherausgeber der „Jahrbücher für Nationalökonomie und Statistik". Im Jahre 1935 folgte er einem Ruf nach Marburg, wo er einen Lehrstuhl bis zu seiner Emeritierung 1957 innehatte. Er war Konrektor und Rektor der Philipps-Universität Marburg, Gründer des „Institutes für Genossenschaftswesen" in Marburg und Vorsitzender des Vereins für Sozialpolitik. Umfangreiche Veröffentlichungen zur Sozialpolitik. Auszeichnungen: Verleihung der Würde eines Dr. h.c. der wirtschafts- und sozialwissenschaftlichen Fakultät der Freien Uni-

versität Berlin und Verleihung der Schulze-Delitsch-Medaille in Gold. 1957 Verleihung des Großen Verdienstkreuzes des Verdienstordens der Bundesrepublik Deutschland.
Lit.: horus 1971/2, S. 42

Erlach, Friedrich v., *1708 in Berlin, †1757 oder 1758 in Berlin, als Jugendlicher erbl., hervorragender Klavier- und Flötenvirtuose. M.

Escher, Johann Friedrich Wilhelm, *um 1784 in Berlin, im Alter von 3 Jahren erbl. E. spielte Geige, Flöte, Harfe. M.

Escot, 1. Hälfte d. 19. Jh. Bl. aus Saint-Genis-Laval, hatte einen ausgezeichneten Orientierungssinn, der ihn befähigte, sich in weiten Umkreis seines Heimatortes sicher zu bewegen. M.

Espine, Franz de l', *8.7.1836 in Augsburg, im Alter von 7 Jahren erbl. Obwohl E. nur Korbmacher war, wurde er durch seine Geschäftstüchtigkeit zu einem vermögenden Handwerker. M.

Esposito, Gennaro, 19. Jh., Musiker. Konstruierte eine Tafel, mit deren Hilfe Bl. die Notenschrift mit Bleistift schreiben können.

Ethiopian National Association of the Blind (ENAB) → Äthiopien

Euler, Leonhard, *15.4.1707 in Basel, †7.9.1783 in Petersburg (Leningrad). Berühmter schweizer Mathematiker. E. war Schüler von Johann Bernoulli und wurde bereits 1727 an die Petersburger Akademie berufen, um 1730 dort eine Physikprofessur zu übernehmen und 1733 als Nachfolger von Daniel Bernoulli Prof. für Mathematik zu werden. Friedrich II. rief ihn 1741 nach Berlin, wo er 1744 Dir. der Mathematischen Klasse der Akademie der Wissenschaften wurde. 1766 Rückkehr an die Petersburger Akademie. Diese erlangte unter ihm als Dir. weltweite Anerkennung. Ein Jahr nach der Rückkehr an die Petersburger Akademie erbl. E. völlig, nachdem er bereits jahrelang unter einer schwachen Sehkraft zu leiden gehabt hatte. Trotz seiner Erbl. ließ seine Arbeitskraft nicht nach. Er hinterließ bei seinem Tode fast 900 nur teilweise im Druck erschienene Manuskripte. Seine wissenschaftlichen Veröffentlichungen und die nicht veröffentlichten Manuskripte betrafen sowohl die reine als auch die angewandte Mathematik, die Astronomie und Physik. E. wandte die von R. Descartes geforderte analytische Methode nicht nur auf die Geometrie, sondern auch auf mechanische Probleme an. Auf E. geht die Forderung nach der Arithmetisierung und Formalisierung der Naturwissenschaft zurück. Stärker als durch den persönlichen Unterricht wirkte er durch seine Lehrbücher.

Er war der Begründer der Hydrodynamik bzw. der Strömungslehre und stellte die nach ihm benannten Gleichungen für die Kreiselbewegungen auf. Eine Reihe weiterer Entdeckungen gelangen ihm, wie die Feststellung des Prinzipes der geringsten Wirkung, die erste Darstellung der kombinatorischen Topologie (Eulersche Formel). Er lieferte auch wesentliche Beiträge zur Zahlentheorie. Das Interesse E. an den Existenzbeweisen besteht heute nicht mehr in der gleichen Weise fort; dennoch schmälert das in keiner Weise seine Bedeutung. Unter seinem Einfluß entstand in Rußland die erste bedeutende Mathematikerschule.

Werke: „Introductio in analysin infinitorum", Lausanne 1748, und „Institutiones calculi differentialis", Petersburg 1755, sowie eine in 3 Bd. veröffentlichte Sammlung von Beiträgen zur Integralrechnung „Institutiones calculi integralis", Petersburg 1768-70. Außerdem verfaßte er eine „Vollständige Anleitung zur Algebra", Petersburg 1771, in zwei Teilen. Berühmt sind auch seine Briefe an die 16-jährige Prinzessin Friederike v. Brandenburg-Schwedt („Briefe an eine deutsche Prinzessin über verschiedene Gegenstände aus der Physik", Leipzig 1769-1773). In ihnen gab er eine populäre Darstellung der Physik, behandelte aber auch philosophisch-theologische Probleme seiner Zeit. Wichtig ist seine umfassende Darstellung der angewandten Mathematik in seinen Werken: „Analytische Mechanik", Petersburg 1736; „Musiktheorie", Petersburg 1739; „Die Theorie der Planetenbewegung", Berlin 1744; „Die neuen Grundsätze der Artillerie" (von Benjamin Robins, übers. von Euler) 1745; „Die Theorie des Schiffsbaues" (1749) und die „Dioptica", Petersburg 1769-1771.

Lit.: K. Schröder (Hrsg.): „Sammelband der zu Ehren des 250. Geburtstages E. der Dt. Akademie der Wiss. zu Berlin vorgelegten Abhandlungen", Berlin 1959; O. Spieß: „L. E. – Ein Beitrag zur Geistesgesch. des 18. Jh.", Frauenfeld 1929; Fuß, Eloge de M. Léonard E., Petersburg 1783, deutsch, Basel 1786. W., M.

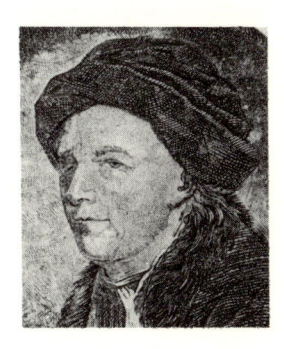

Leonhard Euler

Europa

Geschichte des Bl.-Wesens und außereuropäische Einflüsse
Altertum: Blindheit war im Altertum weit verbreitet. Der Papyrus Ebers (1553 v. Chr. geschrieben und 1872 in der Totenstadt Theben gefunden) nennt Ägypten das Vaterland der Bl. Herodot traf auf seiner Reise nach Ägypten bereits spezialisierte Augenärzte an. Hippokrates (um 400 v. Chr.) kannte schon 30 Augenkrankheiten. Galenus (131–201 n. Chr.) waren noch weitere Augenkrankheiten bekannt, doch ging sein berühmtes Werk über die Augenheilkunst verloren.

Auf eine weite Verbreitung der Blindheit im alten Israel (Regionalbericht → Asien) kann aus der relativ hohen Anzahl von Wörtern, die Blindheit bezeichnen (5 und in poetischer Redeweise 9), geschlossen werden. Außerdem fühlte man sich hier schon frühzeitig bewogen, die Bl. unter den Schutz des Gesetzes zu stellen. (3. Mos. 19, 14; 5. Mos. 27, 18). Augenkrankheiten, wie Trachom, Star, Blennorhoe, Iritis, versuchte man mit Hilfe der Götter zu heilen. Die Ägypter suchten Zuflucht bei Isis. Bei den Griechen behandelten die Priester des Asklepios und des Chiron Bl. Apoll, Minerva und Athene werden aber auch als heilbringende Gottheiten erwähnt. Die Priester kurierten die Augenleiden gegen gute Bezahlung. Sie versetzten die Bl. in einen Tempelschlaf, salbten, badeten und behandelten sie. Auf Votivtafeln wurde der genaue Genesungsvorgang beschrieben. Hierfür einige Beispiele.

„Ambrosia aus Athen, auf einem Auge bl., kommt hilfesuchend in das Heiligtum. Sie verspottet als unglaublich und unmöglich, daß Lahme und Bl. durch das Traumgesicht gesund geworden seien. Während des Tempelschlafes sieht sie aber ein Gesicht, und es scheint ihr, als ob der Gott zu ihr trete und ihr sage, er werde sie zwar gesund machen, sie müsse aber zur Erinnerung an ihre Torheit als Honorar ein silbernes Schwein aufstellen. Nach diesen Worten ritzt er das kranke Auge mit einem Messer und träufelt ein Heilmittel ein. Als es Tag wird, geht sie geheilt von dannen." „Ambrosia war in einer Schlacht durch einen Speerwurf auf beiden Augen erbl. und trug die Lanzenspitze noch ein Jahr lang im Gesicht mit sich herum. Im Tempelschlaf sieht sie ein Traumgesicht, und es scheint ihr, als ob der Gott das Geschoß herausziehe und danach die Lider wieder einfüge. Als es Tag wird, geht sie geheilt von dannen." (Kretschmer S. 10.)

Beschwörungen bilden die Anfänge der Augenheilkunde auch bei den Chaldäern, Assyrern und Babyloniern, so wie sie heute noch bei Völkern auf primitiver Kulturstufe anzutreffen sind. Die alten Völker nutzten zur Behandlung von Augenleiden tierische, pflanzliche und mineralische Stoffe, z. B. das Blut der Fledermaus, Späne von Ebenholz, Grünspan oder Natron. Neugeborene bl. Kinder wurden wie andere behinderte Kinder nicht in die Gemeinschaft aufgenommen, sondern getötet. Grund hierfür war wohl die Annahme, daß ein so stark behindertes Kind weder für sein eigenes Fortkommen, noch für seine alten Eltern sorgen, noch daß es an der Verteidigung der Gemeinschaft teilnehmen könne. Als jedoch einmal der hinkende Sänger aus Athen die Spartaner vor der drohenden Vernichtung durch seine kämpferischen und aufrüttelnden Lieder rettete, soll Sparta von der Tötung dieser Kinder Abstand genommen haben. In Sparta wurden gebrechliche Kinder von der Phyle auf ihre Tauglichkeit untersucht und, wenn diese nicht gegeben war, in eine Schlucht des Taygetosgebirges geworfen. In Athen wurden Kinder in Tongefäßen im Winter ausgesetzt. Bei den Römern erfolgte die Aussetzung in Weidenkörbchen. Bei den Germanen konnte die Mutter das im römischen Zwölftafelgesetz verankerte Vorrecht des Mannes, über das Fortleben behinderter Kinder zu entscheiden, durch die als geheiligt geltende Nahrungs- und Muttermilchgabe ausschalten. Nach Einführung des Christentums erfolgte die Aussetzung nur noch, wenn sie vor der Taufe stattfand (siehe die Legende von der heiligen → Odilia). Ausgesetzte bl. Kinder wurden in Rom von den Nutricatores aufgekauft und als Bettler ausgeschickt oder als Ruderknechte verkauft, wenn es Knaben waren. Waren es Mädchen, so wurden sie später der Prostitution preisgegeben. Von den heidnischen Preußen berichtet Praetorius: „Alte und schwache Eltern erschlug der Sohn, bl., schielende und verwachsene Kinder tötete der Vater durch Schwert, durch Wasser oder Feuer, lahme und bl. Knechte hing der Hausherr an Bäume, die er mit Gewalt zur Erde beugte und dann zurückschnellen ließ." (Kretschmer, S. 16.)

In Indien und China wurden die Bl. unter dem Einfluß des Kulturfortschritts und religiöser Anschauungen geachtet und zu Sehern und Hauptträgern historischer Überlieferungen ausgebildet. In Ägypten und Indien entwickelte sich zum ersten Mal eine systematische Armen- und Blindenfürsoge. Eine erstarkte Priesterkaste bildete einen Sitten- und Moralkodex zur Hilfe der bedürftigen und schwächeren Volksschichten. Eine ausgesprochene Blindenfürsorge findet sich bereits in den Diadochenreichen für die im Krieg erbl. Soldaten unter den Seleukiden und Ptolemäern.

Im römischen Recht wurde sie durch die Valetudinarien übernommen, die sich mit den verwundeten römischen Legionären befaßten. In einem Brief an seinen Konsul Servianus lobte Kaiser Hadrian die Emsigkeit des ägyptischen Volkes, in dem auch die Blinden ihre Arbeit hätten. „nemo ... otiosus ... podagrosi, quod agant, habent; habent caeci, quod faciant." (Kretschmer, S. 18.) Die griechische Antike hat 4 Archetypen des Bl. hervorgehoben: Die Seher → Tiresias und Phineus, die Dichter und Sänger → Homer, → Thamyris und → Demodokos sowie die beiden Späterblindeten, den König → Ödipus und den Naturforscher → Demokrit. Wie Homer, der Sänger, eine verweltlichte Form des religiösen Sehers darstellt, den Tiresias verkörpert, so ist Demokrit der wissenschaftliche Typus der Selbstblendung als Mittel zur Überwindung weltlicher Täuschung. Auch bei Ödipus ist die Selbstblendung weniger ein Weg der Selbstbestrafung, als der Versuch, der Täuschung durch das Blendwerk des Lichtes zu entgehen, welcher Ödipus mehrmals mit tragischen Folgen unterlag. Bei Demokrit steht der in der Mystik immer gehegte Wunsch, durch Selbstaufgabe des Augenlichtes mit dem Licht des Geistes und des Glaubens umso schärfer in die metaphysische Welt blicken zu können. So bildet Demokrit eine säkularisierte Form des noch rein im Sakralen stehenden Ödipus Rex. Weitere berühmte Bl. im alten Griechenland waren die Dichter → Xenocritus und Stesichorus, die sich mit heroischen Themen befaßten. Auch Demokrit und → Asklepiades seien erwähnt sowie → Timoleon, der die Syrakusaner verteidigte. Kretschmer aber trat der Meinung entgegen, daß bei den Griechen Blindheit ein verehrungswürdiger Vorzug gewesen sei. Er verweist dabei auf Euripides, der berichtet, daß man vom Erblindeten den Selbstmord erwartete. Es wurde aber auch angenommen, daß die Götter den Bl. für ihren Sehverlust manchmal einen Ausleich gaben: „Der ausgleichenden Gerechtigkeit verdanken Tiresias und Phineus die Prophetengabe, Demodokos seine Sangeskunst, und auch bei Homer scheint die herrliche Dichtergabe Anlaß zum Rückschluß auf seine Blindheit gegeben zu haben." (Kretschmer, S. 22.)

Auch aus der Römerzeit sind einige berühmte bl. Politiker und Staatsbeamte in die Geschichte eingegangen. So → Appius Claudius, der im Senat bei der Mitteilung der Friedensbedingungen des Perserkönigs gesagt haben soll, daß er bedaure, nicht auch taub zu sein. Auf seinen Antrag wurde der Friedensvorschlag zurückgewiesen, und ein günstiger Sieg war die Folge. Cicero rühmte ihn, trotz seiner Blindheit stets allen Staatspflichten nachgekommen zu sein, und erwähnt sein ausgedehntes und politisch bedeutendes Hauswesen. Gnaeus → Aufidius war 120 v. Chr. römischer Prätor und, nach den Äußerungen Ciceros, ein ausgezeichneter Senator und Wissenschaftler. Zu erwähnen sind auch Gaius → Drusus, der Bruder des Livius Lausus, → Cassius Longinus, ein Konsul und Statthalter von Syrien unter Kaiser Claudius, ferner → Oppius Chares sowie der stoische Philosoph → Diodotos. Im allgemeinen aber wurden die Bl. unter dem römischen Volk sich selbst überlassen und mißachtet. Sie fristeten ihr Leben als elende und verachtete Bettler. Häufig fielen sie in die Hände gewissenloser Sklavenhalter und wurden schamlos ausgebeutet und grausam behandelt. Obwohl also im römischen Reich keine humane Einstellung zu den Gebrechlichen bestand, gab es doch Maßnahmen, die die Wirkung einer Armenfürsorge hatten: Es wurden Getreide, Fleisch, Salz, Öl und Kleidungsstücke aus öffentlichen Mitteln verteilt; hinzu kamen die kaiserlichen Geldgeschenke, die sogenannten Kongiarien und Donativen, sowie die öffentlichen Mahlzeiten, die aus vaterländischen Anlässen eingerichtet wurden. Diese Maßnahmen dienten allerdings mehr der Pompentfaltung, der Selbstdarstellung oder dem Haschen nach öffentlicher Gunst.

Auf die Situationen des Bl. in der germanischen Welt weist die Sage von Hödur, dem bl. Gott, hin, der abseits der anderen Götter wandelt und doch zum ungewollten Mörder seines Bruders Baldur wird. Die mündliche Überlieferung aus verschiedenen germanischen Stämmen kennt die Aufopferung oder Selbstaufopferung von Alten, Siechen und Behinderten in Zeiten größter Not. So wird von dem nordischen Helden Starkather, nachdem er alt und bl. geworden war, folgendes berichtet: „Alle Vorzüge haben sich

Europa

ins Gegenteil verwandelt. Schon sichere ich den weniger rüstigen Körper durch Nachhilfe und stütze die schlaffen Glieder durch Krücken. Als Bl. lenke ich die Füße mit zwei Stöcken und wie der Stab es weist, folge ich den Windungen des Pfades, mehr auf die Unterstützung der Krücken als meines Auges vertrauend." Er gewinnt einen Freien, der ihn tötet (Kretschmer, S. 25). Kretschmer faßt die Stellung der Bl. im Altertum wie folgt zusammen: „Überall wird die Blindheit als das größte Unglück angesehen, das den Menschen treffen kann, vielleicht als Strafe betrachtet. Geistig hochstehende Bl. werden geachtet, wenn nicht gar abergläubisch verehrt, die große Masse wird als praktisch nutzlos verachtet, zuweilen dem Verderben preisgegeben. Humanität ermöglicht vielen ein sorgenfreies Leben, die Mehrzahl aber führt ein elendes Bettlerdasein" (Kretschmer, S. 25).

Mittelalter: Die Heilung des bl. geb. → Bartimaeus durch Christus – dargestellt auf vielen Bildern des Abendlandes wie auch in der volkstümlichen Malerei Äthiopiens – löste ein Umdenken in der Einstellung gegenüber Bl. aus. Kretschmer schreibt hierzu: „Von nun an war der Bl. kein Unreiner mehr, von dem man glaubte, abrücken zu müssen. Die Grundgesetze der christlichen Lehre bewirkten das übrige. Der heidnische Brauch, bl. geb. Kinder auszusetzen oder Späterblindete zu beseitigen, war fortan ausgeschlossen. Der Bl. galt vielmehr als Enterbter schlimmster Art, als Kreuzträger ersten Ranges, dem der Ausspruch Jesu Christi: ‚Was ihr dem geringsten meiner Brüder getan habt, das habt ihr mir getan' in erhöhtem Maße wohlwollende Liebe und mildreiche Barmherzigkeit zusicherte." (Kretschmer, S. 32.) Ein Brauch, daß begüterte Christen bl. Mitgliedern der Gemeinde ein Zimmer zur Verfügung stellten, setzte sich immer mehr durch. Hieronymus spricht davon, daß der Christ die Pflicht habe, die Hütten der Armen aufzusuchen, sich zum Auge des Bl., zur Hand des Schwachen und zum Fuße des Lahmen zu machen. Hospitäler und Asyle traten später an die Stelle der individuellen Armenhilfe. Diese Xenodochien nahmen vor allem dauernd Erwerbsunfähige auf. In ihnen kam es ausschließlich auf die Versorgung, in Ausnahmen auf die Heranziehung einzelner Asylanten zu kleinen Diensten innerhalb ihrer Lebensgemeinschaft an. Berühmt wurde das Xenodochium des hl. Basilius, das um 369 gegr. wurde (Cäsarea in Kappadokien). Es war eine große Ansammlung von Gebäuden, die eine Stadt im kleinen bildete und für die einzelnen Gebrechen eigene Häuser und Regionen aufwies. Das erste Xenodochium in Rom wurde von Fabiola nach öffentlicher Buße gegründet. Hier fanden auch Bl. Aufnahme. In Jerusalem entstand um 630 ein Xenodochium Typhlocoium. Unter den frommen Stiftungen des Bischofs von Le Mans ist auch eine Stiftung für 16 arme Bl. erwähnt, die bis zur Zeit Karls des Großen ihre Dienste versah. Zu diesen Hospizen und Spitälern gehörten ferner in Vicenza das St. Nikolaus-Hospital, 1178 ein Kloster in Memmingen, 1331 das Elsing-Spital in London, 1356 in Meaux eine Anstalt für 25 Bl., 1256 ein Hospital zu Hannover für Wanderer, Arme und Bl. (Kretschmer, S. 37ff.). Neben diesen neuen städtischen Gründungen von Asylen und Spitälern traten solche der Mönchsorden. Die Fürsorge der Orden galt jungen wie alten bl. Menschen gleichermaßen. In manchen Hospitälern wurden ständig 12 Bl., ein Symbol für die Vollzahl der Apostel, verpflegt. Aus den Matrikeln und den Hospitalordnungen geht hervor, daß Bl. immer unter den Armen und Notleidenden, die in Klöstern Herberge fanden, vertreten waren.

Ein weiteres Mittel zur Hilfe war die Gründung von religiösen Bruderschaften sowie weltliche Gemeinschaften Bl., die in Anlehnung an Klosterregeln geschaffen wurden. Die Anfänge dieser „Hospitalbruderschaften für Blinde" gehen bis ins 5. Jh. zurück. Die bedeutendste Bl.-Bruderschaft bestand unter dem Namen: „Congrégation & Maison des trois cents" in Paris. 1254 wurde die „Congrégation des Quinze-Vingts" von Ludwig dem Heiligen errichtet. Nach der Legende soll diese fromme Stiftung für 300 geblendete Kreuzritter ins Leben gerufen worden sein. Der Sultan ließ sie blenden, indem er je 20 Gefangenen an 15 aufeinanderfolgenden Tagen durch glühenden Stahl das Augenlicht nahm, um ein hohes Lösegeld für den in Gefangenschaft geratenen König Ludwig IX. zu erhalten. Wahrscheinlicher aber ist, daß es sich um Erblindungen handelte, die durch die ägyptische Augenkrankheit während des Kreuzzuges auftraten und die den König allgemein auf die Lage der Bl. in Frankreich aufmerksam machten. Der bl. Historiker P. → Villey schreibt über diese Einrichung folgendes: „Das Hospice des Quinze-Vingts ist nicht etwa eine Krankenanstalt: man geht nicht dorthin, um sich behandeln zu lassen.

Es ist auch kein Kloster, da die meisten Hausbewohner verheiratet sind. Es ist ein Institut ganz besonderen Charakters, einzig in seiner Art. Es bildet eine Gemeinschaft, in welcher sich die Mitglieder Brüder und Schwestern nennen und ihre Habseligkeiten miteinander teilen. . . . Die Bürger glaubten gern an die Wirksamkeit ihrer Vermittlung beim Himmel, und es kam durchaus nicht selten vor, daß sie den Quinze-Vingts testamentarisch bedeutende Vermächtnisse stifteten, damit sie für die Erblasser Totenmessen sängen. So hat sich das ungeheure Erbe der Stiftung gebildet, das einen ausgedehnten Besitz in Paris umfaßte" (bei Strehl, S. 45).
1351 gründete Laurentius von Holland zugunsten und im Namen der armen bl. Bettler in Tournai ein Hospital. Andere Bruderschaften entstanden in den Städten Rouen, Bayeux und Caen. Um 1400 gab es auch in Brügge eine Hospitalbruderschaft Bl. Daneben entstanden die freien Bruderschaften als Parallelerscheinung des germanischen Genossenschaftswesens, das in Gilden, Zünften, Zechen, Kalanden Gestalt annahm. Die Bruderschaften waren an eine Kirche angeschlossen und unterstanden dem Patronat eines Heiligen. Dabei vereinigten sich die Bl. in ihren Genossenschaften auch mit anderen Behinderten wie vor allem den Lahmen. Im Gegensatz zu Frankreich, wo vornehmlich Hospitalbruderschaften entstanden, haben sich die freien Blindenbruderschaften in Italien, Spanien und Deutschland ausgebreitet. Gregorovius beschreibt eine dieser Genossenschaften wie folgt: „Die Kongregation besteht aus 30 Mitgliedern, alle Musiker und Sänger. Einige sind Finder von neuen Reimen, andere von Rhapsodien, welche jene singen und verbreiten. Sie verpflichten sich, nicht in schlechten Häusern zu singen, noch auf den Straßen profane Poesie vorzutragen, jeden Tag den Rosenkranz zu rezitieren . . . Sie haben einen Kaplan, der ihnen täglich die Messe liest, einen Jesuitenpater, bei dem sie jeden ersten Donnerstag im Monat beichten und dessen Zensur sie ihre Poesien vorlegen müssen. Außerdem regieren sie sich durch ihre Beamten, einen Superior, zwei Conjunkten, sechs Consultatoren. Stolz auf ihre Gesellschaft, rühmen sie sich, Genossen der Kongregation der Maria Magdalena in Rom zu sein, und ihr geheimnisvoller Kasten verschließt den gnadenreichen Erlaß des Erzbischofs Mormile, der jedem, der einen Bl. eine geistige Poesie rezitieren läßt, eine Indulgenz von 40 Tagen gewährt" (Kretschmer, S. 46).

Die Blindheitshäufigkeit im Mittelalter lag zwischen drei und fünf Prozent und umfaßte die Geburtsbl., Späterbl. sowie die aus Rache oder Strafe Geblendeten. So hat der byzantinische Kaiser Basileus II. nach seiner siegreichen Schlacht im Jahre 1014 über die christlichen Bulgaren 15.000 Kriegsgefangene blenden lassen. Die Geschichte gab ihm dafür den Namen „Bulgarenschlächter". Je 100 geblendete Kriegsgefangene wurden unter Anführung eines Einäugigen nach Bulgarien geschickt. Wieviel von den so Geschändeten überhaupt noch lebend die Heimat erreichten, weiß die Chronik nicht zu berichten.

Ausgehendes Mittelalter und Neuzeit: Die Reformation wandte sich mit wachsender Entschiedenheit gegen die Zulässigkeit des Bettelns durch Arme und Behinderte, sei es in und vor Kirchen oder auf Straßen und Plätzen von Städten und Dörfern. Unter Berufung auf die Bibel wurde das Almosensammeln als unchristlich angesehen und dafür eine gemeindliche Sammlung eingerichtet – nach Martin Luther der „gemeine Kasten" genannt. Wie Luther vorschlug, sollte dieser aus kirchlichen Mitteln, aus freien Beträgen und aus Steuergeldern finanziert und von gewählten Bürgern verwaltet werden. In seiner Schrift „An den christlichen Adel deutscher Nation" (1520) verlangte Luther, daß jede Stadt für ihre Armen Vorsorge treffen solle; er forderte einen Verwalter der Armen, der die Stadtverwaltung zu unterrichten habe. So wurden in Augsburg 1522 sechs Armenpfleger gewählt, Altenburg und Nürnberg folgten. Ypres übernahm das System 1525 in den Niederlanden. Straßburg, Regensburg, Kitzingen und Breslau folgten 1523, Magdeburg 1524, Baden-Baden 1528. Die Reichspolizeiordnung von 1530 und weitere kaiserliche Anordnungen betrafen das Armenwesen und den Bettel. Der Übergang von der karitativen freiwilligen Wohlfahrtspflege zur staatlich organisierten geschah allerdings nicht ohne Probleme. Die Einrichtung staatlicher Fürsorge wurde als lutherische Häresie angeklagt. Religiöse Orden richteten ein förmliches Appellationsverfahren an die Sorbonne, die als höchste Autorität in Philosophie und Religion anerkannt war. Am 16.1.1531 erließ die Sorbonne ein Urteil zugunsten der Reform, die als nützlich, fromm und heilbringend angesehen wurde und nicht im Widerspruch zum Evangelium stünde. Die Entscheidung verbreitete

Europa

sich rasch in Europa und hatte einen großen Einfluß auf den Wandel der sozialen Verhältnisse. Das Anliegen der Fürsorge für Arme und Gebrechliche wurde also eine Aufgabe der politischen Gemeinde und verblieb damit nicht im Rahmen der Kirche und Klöster. Der Übergang verlief jedoch nicht überall reibungslos. Hinzu kam die Auflösung vieler Klöster im Rahmen der Reformation, welche ursprünglich für Arme und Behinderte Speise und Kleidung bereit gehalten hatten. Nach England gelangte die neue Konzeption aber nicht durch die Reformatoren, sondern durch Jean-Louis Vives, einen 1492 im spanischen Valencia geb. katholischen Humanisten. Sein umfangreiches Werk „De Subventione Pauperum sive de Humanis Necessitatibus" (1526) wird als das erste Buch bezeichnet, das sich ausschließlich dem Armenrecht widmete. Er unterscheidet drei Gruppen von Armen, nämlich solche in Krankenhäusern und Almosenunterkünften, heimatlose Bettler und ehrliche und verschämte Arme im eigenen Haus. Unter Heinrich VIII. wurde im Jahre 1531 deshalb ein Gesetz erlassen mit dem Titel „How Aged Poor and Impotent Persons Compelled to Live by Alms Shall be Ordered". 1553 wurde unter dem Einfluß des Bischofs Ridley von London im Namen eines Komitees von 24 führenden Bürgern ein Schema erarbeitet, das drei Kategorien von Armut umfaßte: 1. the poor by Impotency, 2. poor by casualty, 3. thriftless poor, Bl. wurden in die 1. Kategorie eingeordnet.

In der 2. Hälfte des 16. Jh. führte in England das Elend unter den Gebrechlichen, das durch die Aufhebung der Klöster entstand, zur Schaffung des Armengesetzes von 1601, das die Unterhaltspflicht für alle hilflosen Personen deren nächsten Angehörigen auferlegte, oder, wenn nicht vorhanden, der Aufsichtsbehörde der Gemeinde, zu der sie gehörten. Es gab keine besondere Gesetzgebung für die Bl. bis zum letzten Jahrzehnt des 19. Jh., wo alle hauptsächlichen Wohlfahrtseinrichtungen für sie durch Privatmittel entstanden. Beinahe jede dieser Einrichtungen wurde durch einen Bl. angeregt. Trotz aller philanthropischen Versuche zur Eindämmung der Armut verminderte sich die Zahl der Hilfebedürftigen im 17. und 18. Jh. kaum. Sie nahm mit der Technisierung der Arbeitswelt eher noch zu. So blieb vielen Bl. nur die Möglichkeit, durch Almosenempfang ihren Lebensunterhalt zu sichern.

In den Stadtchroniken von Paris, Venedig, Augsburg und Stralsund befinden sich Berichte von gewissenlosen Vergnügungen, zu denen Bl. durch Geschäftemacher mißbraucht wurden. In Stralsund mußten auf dem Markt bl. Bettler mit dem Knüppel nach einem Schwein schlagen, wobei sie sich selbst dabei trafen. Anderswo ließ man seine Witze an ihnen aus. Noch kurz vor der Französischen Revolution wurde Valentin → Haüy in Paris Zeuge eines entwürdigenden Auftrittes bl. Musiker.

Vertreter der Philosophie der Aufklärung in Frankreich, wie Voltaire und → Diderot, begannen in Kenntnis des Lebens vieler Bl. und durch persönliche Erfahrungen, sich mit dem Blindsein geistig auseinanderzusetzen. In seinem „Brief über die Blinden zum Gebrauch der Sehenden" („Lettre sur les aveugles à l'usage de ceux qui voyent" 1749) stellte der Enzyklopädist Denis → Diderot philosophische Überlegungen über die Rolle des Tast- und Gesichtssinnes an. Er zeigte anhand gebildeter Bl. u. a. am Beispiel des Nikolaus → Saunderson, Prof. für Mathematik an der Universität Cambridge, welche Bedeutung die Ausgleichssinne haben und daß Bl. genauso bildungsfähig sind wie Sehende. Indem Diderot auf die erkenntnistheoretischen und praktischen Möglichkeiten Bl. aufmerksam machte, wies er auf die soziale Lage dieser Behindertengruppe hin. Dieses fortschrittliche Ideengut brachte dem Verfasser Gefängnis ein, fiel in humanistischen Kreisen aber bald auf fruchtbaren Boden und ließ die Forderung nach Schulbildung für bl. Menschen wachsen. So nimmt es nicht wunder, daß die systematische Bl.-Bildung in Frankreich ihren Ausgang fand.

Entwicklung der systematischen Blindenbildung: Die Entwicklung der systematischen Beschulung von Bl. begann in Frankreich und ist mit dem Namen Valentin → Haüys und Louis → Brailles verbunden. Im Jahre 1784, fünf Jahre vor der Französischen Revolution, gründete ein der Nachwelt nur noch wenig bekannter Philanthrop, Valentin Haüy, die erste öffentliche Einrichtung zum Unterricht Bl., das „Institut Royal des Jeunes Aveugles". Noch heute ist diese Schule mit dem Namen → „Institut National des Jeunes Aveugles" neben vielen anderen Einrichtungen in Frankreich der zentrale Punkt, von dem das Bildungswesen seine Impulse empfängt. Daß es sich um ein wichtiges Ereignis handelte in der langen schmerzlichen Geschichte des Bl.-Wesens, zeigt schon der Umstand, daß bereits im Jahre 1786 Haüy 24 seiner besten Schüler dem König und dem ganzen Hofe in Versailles vorstellen konnte. Worüber war man wohl damals in Paris mehr überrascht: über den Ballon der Gebrüder Montgolfiere oder über die Bl. Valentin Haüys, die lesen und schreiben, rechnen, arbeiten und musizieren konnten? Diese modern anmutende Öffentlichkeitsarbeit Haüys war notwendig, um das Interesse an der Förderung der Sehgeschädigten zu wecken und auch um Mittel zu erhalten, den Schulunterricht und später auch das von ihm eröffnete Internat zu fördern.

Haüy wurde 1745 in Frankreich geb., studierte Sprachwissenschaften und arbeitete eine Zeit im Auswärtigen Dienst. Als Philanthrop war er auf das massenhafte Auftreten bl. Bettler in Paris und den Kontrast zwischen Luxus und Reichtum auf der einen Seite und der Misere der Behinderten auf der anderen Seite aufmerksam geworden. Dieser Widerspruch wurde intensiviert, als Bl. zur Belustigung des Publikums mißbraucht wurden, indem sie sich auf öffentlichen Plätzen zu Orchestern von 10 bis 12 Bl. zusammenfanden und noch dazu große Brillen aus Pappe auf der Nase trugen. Zudem bestand das Musizieren in der Produktion jämmerlicher Töne. Niemand schien zu empfinden, daß dadurch die Würde des Menschen im tiefsten getroffen war. Das mittelalterliche Bettlertum, das ein System der Umverteilung darstellte, war hier in eine menschenunwürdige Entartung geraten. Gleichzeitig aber befand sich die kulturelle und wissenschaftliche Öffentlichkeitsarbeit in einem tiefgreifenden Wandel ihrer Anschauungen. Die Zeit war vorbereitet auf das Werk Valentin Haüys, denn im gleichen Jahr, als er den Unterricht der Bl. systematisch in Angriff nahm, trat die bl. Wiener Pianistin Maria Theresia von → Paradis in den obersten Kreisen der europäischen Gesellschaft auf und feierte ihre musikalischen Triumphe. Maria Theresia von Paradis war auf einer Konzerttournee und erreichte 1785 Paris, wo sie an die französische Königin Marie Antoinette empfohlen worden war. In einem der Pariser Salons traf sie auch mit Valentin Haüy zusammen. Aber nicht nur die Kunst hatte das Weltbild der Bl. verändert, auch die Wissenschaft trug gerade zu dieser Zeit wesentlich dazu bei. Der bl. → Weissenburg aus Mannheim hat ebenfalls durch seine Kenntnis in Europa Aufsehen erregt. Er bediente sich bei mathematischen Übungen der Rechentafel, die von dem bl. englischen Mathematiker Nikolaus → Saunderson erfunden worden war. Da Weissenburg und Paradis korrespondierten und sich kannten, erhielt auch Haüy von den Hilfsmitteln Kenntnis, die für die Ausbildung Weissenburgs auf physikalischem, mathematischem und naturwissenschaftlichem Gebiet angefertigt worden waren. Auch kannte man in den intellektuellen Kreisen sowohl die Bemühungen Rampazettos (1575) als auch die Erfolge des Abbé de l'Epée beim Unterricht von Taubstummen (1765). Hinzu kam, daß aus der Zeit der Renaissance eine verhältnismäßig große Anzahl von Bl. bekannt war, die zu einem hohen Bildungsstand gelangten, akademische Grade erreichten und sogar an Universitäten lehrten (z. B. Christoph Lutz, Univ. Tübingen, → Nicasius von Verdun, Univ. Köln, Udalrich → Schönberger, Univ. Leipzig). Desweiteren gab es in dieser Zeit auch berühmte bl. Musiker, wie Francesco → Landini, Konrad → Paumann, Francisco → Salinas, Tänzl u. a. Außerdem hatte sich auch die Philosophie intensiv mit dem Blindsein beschäftigt (Voltaire, Diderot). So stieß der Philanthrop Haüy auf eine geistig vorbereitete Ambiance. Von 1780 an glaubte Haüy so weit zu sein, seine Schüler umfassend ausgebildet zu haben, um sie als Lehrer zu verwenden. Damals wuchs die Einrichtung bereits auf 100 Schüler an. Die Revolution brach herein und ergriff auch das Institut Royal des Jeunes Aveugles. Die Schüler sangen nicht mehr wie vormals in den Kirchen, sondern bei revolutionären Ereignissen, figurierten auf einem Revolutionskarren beim Fest am 10.8.1793 und spielten in einer Theateraufführung, einer Sansculotiade von 5 Akten, im Juni 1794. Einer der Zöglinge, der Dichter → Avisse, schrieb 1797 ein Vorstadtstück, ein „Vaudeville", und spielte in diesem etwas dubiosen Werk selbst die Hauptrolle. So schienen die Revolution und ihre Folgen das Werk Haüys wieder zu vernichten. Napoleon Bonaparte schloß 1802 die Anstalt, da er in Haüy einen „Oberpriester der Philanthropisten" sah. Haüy gründete sofort eine Privatanstalt zur Erziehung der Bl., das „Musée des Aveugles", und seine alten Schüler besuchten ihn dort wieder, um in einem wechselseitigen Austausch die Erziehungsmethoden weiter zu verbessern. Allerdings war seine finanzielle Lage außerordentlich mißlich, da er nur eine sehr knappe Pension erhielt. Zu dieser Zeit wurde er von Zar Alexander I. nach Rußland gerufen, um in Petersburg eine Bl.-Anstalt zu gründen.

Europa

Auf der Reise dorthin erreichte Haüy Berlin, wo er mit dem berühmten Augenarzt Dr. Grapengießer zusammentraf. Er hatte seinen gefeierten Schüler → Fournier mit nach Berlin genommen und konnte durch Vermittlung Grapengießers dem König Friedrich Wilhelm III. vorgestellt werden. Diese Begegnung führte alsbald zur Eröffnung einer Bl.-Anstalt in Berlin (1806), für deren Leitung Haüy den Universitätsprofessor und fortschrittlichen Pädagogen August → Zeune vorgeschlagen hatte. Seine anschließende Reise nach Petersburg (dem heutigen Leningrad) mit elfjährigem Aufenthalt brachte keinen entscheidenden Durchbruch für die Bl. Rußlands. Trotz großer Bemühungen gelang es ihm nicht, eine weitere Bl.-Schule ins Leben zu rufen. „Essai sur l'éducation des aveugles" (1786) stellt sein Hauptwerk dar. Es wurde als erstes Buch in Bl.-Reliefschrift gedruckt und gilt deshalb als erstes Bl.-Buch. In einem anderen Werk „Mémoire historique sur les télégraphes" (1810) befinden sich auch bemerkenswerte Mitteilungen über den Unterricht bei Bl. Am 4.1.1809 wurde in Coupvray, unweit von Paris, Louis → Braille geboren, der im Alter von 16 Jahren das heute in der ganzen Welt geltende tastbare Bl.-Schriftsystem entwickelte.

Die Geschichte der Bl.-Schrift umfaßt einen Zeitraum von mehr als drei Jahrhunderten. Die ältesten Nachrichten darüber gehen zurück bis in die Zeit der Eroberung Perus durch die Spanier. Dort sollen die spanischen Eroberer wollene Schnüre verschiedener Farbe, Breite und Länge in großen Kästen gefunden haben, die verknüpft wurden. Die Farbe der Schnur, ihre Größe, die Zahl und die Entfernung der Knoten hatten besondere Bedeutung; sie gaben denen, die sie deuten konnten, klare und konkrete Informationen. Das System wurde Quipu genannt. Bl. Personen, welche diese Schnüre handhabten, konnten sie ebenso verständlich lesen wie Sehende, nur die Farbunterschiede bildeten ein gewisses Hindernis. Mit der symbolischen Schrift Quipu waren die Bl. Perus in der Lage zu lesen.

Dem Zwecke des Lesens dienten auch die Holzschnitte Rampazettos in Rom (1575), Lukas' in Madrid (1580), welche in Europa als die ersten Versuche bekannt geworden sind, den Bl. die Schrift tastbar darzustellen. Die ältesten Informationen über das Schreiben Bl. stammen aus der Zeit der Renaissance. Erasmus von Rotterdam wies auf eine „tabella" hin, die die damals übliche Schriftform in Holzplatten vertieft zeigte. Sie mußte nicht nur Sehenden, sondern auch Bl. beim Erlernen der Schrift behilflich gewesen sein. Auch der Spanier Pero Mexia und der Mailänder Girolano Cordano äußerten sich in ihren Schriften über diese Problematik. Georg Philipp Harsdörffer schrieb 1651 über eine Methode, wonach Bl. auf einer mit Wachs überzogenen Tafel alle mittels Griffel gegrabenen Buchstaben erkennen und nachahmen konnten, ja mit der Zeit auch in Wachs gezogene Schrift zu lesen vermochten. Von Wichtigkeit für die weitere Entwicklung nicht nur der Bl.-Schrift, sondern auch der Bl.-Bildung allgemein, sind die Ansichten des Italieners Francesco Hana-Terzi. In einem Kapitel seines Werkes „Prodromo" befaßt er sich damit, auf welche Weise Bl. schreiben lernen und welchen Nutzen eine Geheimschrift für sie hätte. Es wird von der erfolgreichen Schülerin Jacob Bernouillis, Elisabeth von → Waldkirch, 1676 aus Genf berichtet, daß sie in Holz geschnittene Buchstaben las. Maria Theresia von → Paradis, R. → Weissenburg wie auch Mademoiselle de → Salignac hatten im 18. Jh. Methoden des Lesens und Schreibens entwickelt, wo sie Draht, Nadel und Papier verwendeten. Adet und Hassenfratz machten 1783 den Versuch, eine dickflüssige, abtastbare Tinte herzustellen. Vionville und Dumas, zwei Musiker aus Bordeaux, versuchten die Technik des Quipu wieder aufzugreifen, um eine Notenschrift zu entwickeln.

Drei Namen sind in Verbindung mit der Entstehung der Punktschrift zu nennen: Valentin → Haüy, Charles → Barbier und Louis → Braille. Für die Entwicklung des Systems war es von Bedeutung, daß der Anstoß von der sehenden Außenwelt kam, daß die Verwirklichung zu einem praktischen System dann aber durch den als Kind erbl. Louis Braille erfolgte. Während Haüy an der Vorstellung haften blieb, für Bl. die Buchstaben im Relief lesbar zu machen, geschah durch Barbier eine Abkehr von diesem Prinzip, das sich zu sehr an die Vorstellungswelt der Sehenden anlehnte. In dem Drange, den armen und behinderten Menschen das Schicksal zu verbessern, sann er nach einer Methode, Bl. mit dem Schreiben vertraut zu machen. Dabei erkannte er, wie Diderot vor ihm, daß dem tastenden Finger der erhabene Punkt viel deutlicher sei als die Linie. Außerdem strebte er eine orthographisch vereinfachte phonetische Schreibweise an. So entwarf er ein sonographisches Alphabet, welches mit sechs Punkten in der Höhe und zwei Punkten in der Breite die sechsunddreißig Grundlaute der französischen Sprache durch verschiedene Gruppierungen dieser Punkte wiedergab. Seine Erfindung, die er mit dem Namen „Expéditive française" belegte, unterbreitete er der Akademie der Wissenschaften. Das Nationale Institut für junge Bl. interessierte sich sogleich dafür; man machte mit der Schrift Versuche und nannte sie „Écriture nocturne". Es wurde ein Buch mit der Gebrauchsanleitung zu diesem Schriftsystem gedruckt, außerdem konstruierte man Tafeln zum Schreiben und Zeichnen. Die Schrift konnte sich allerdings nicht durchsetzen, weil sie schwer zu lesen und langsam zu schreiben war. Jedoch hatte Barbier damit etwas geschaffen, was für Bl. von ungewöhnlichem Nutzen werden sollte. Louis Braille nämlich schöpfte daraus die Idee zu seinem so einfachen und praktischen Punktschriftsystem. Er war Schüler des von Haüy gegründeten Instituts und hatte sechs Jahre nach seiner Aufnahme Barbiers Schrift so umgestaltet, daß die Grundlage für alle gebräuchlichen Punktschriftsysteme geschaffen war. Die parallelen Versuche in anderen europäischen Ländern, eine brauchbare Schrift für Bl. zu entwickeln, wie die → Hebold'sche Schrift, die Stachelschrift, die Italienische und Holländische Flachschrift, die → Moon-Schrift u.a., hemmten die Ausbreitung der Brailleschrift. Jedoch errang diese in der zweiten Hälfte des 19. Jh. die Oberherrschaft und wurde in den Bl.-Anstalten Europas zur Schulschrift. Zu ihrer Herstellung sind entsprechende Apparate und Maschinen erfunden worden. Die großen, zeit- und geldaufwendigen Anstrengungen zur Lösung des Schriftverkehrs zwischen Bl. und Sehenden führten zu den heutigen Möglichkeiten und Ergebnissen der Computertechnik. Nachdem 1784 in Frankreich mit der Gründung der Pariser Bl.-Anstalt die systematische Bl.-Bildung in der Welt begann, wurden bald in anderen europäischen Ländern Bl.-Institute eröffnet: Liverpool (1791), Bristol und Edinburgh (1793), London (1799), Wien (1804), Berlin, Glasgow und Stockholm (1806), Mailand (1807), Amsterdam und Prag (1808), Dresden und Zürich (1809), Warschau (1817), Breslau (1818), Brüssel (1819), Barcelona (1820), Preßburg/Budapest (1825), Freising/München (1826), Stuttgart (1827), Bruchsal–Ilvesheim (1828), Braunschweig (1829), Hamburg (1830), Brügge (1836), Lüttich (1837), Madrid (1842), Hannover (1843), Königsberg (1846), Kopenhagen (1858), Christiania/Oslo (1861), Helsingfors (1865). Die Gründungswelle für Bl.-Institute ergab 1885 folgenden Stand in Europa:

Land	Institutionen
Frankreich	13
Österreich-Ungarn	9
England	18
Schottland	4
Irland	4
Deutschland	26 u. 2 Vorschulen
Dänemark	1 u. 1 Vorschule
Schweden	2
Norwegen	1
Holland	1
Belgien	9
Schweiz	3
Italien	5
Spanien	3
Polen	1
Finnland	2

Sie schlug aber auch nach Amerika, Afrika und Australien über. Bei der Aufnahme der allgemeinen Bl.-Bildung ging es nicht nur um die Vermittlung von Wissensstoff und geistigem Bildungsgut, sondern auch um die Ausbildung in handwerklichen und künstlerischen Tätigkeiten. Neben den zahlreichen bl. Bettlern in der Stadt gab es Bl. in Dorfgemeinschaften, die ihren Lebensunterhalt handwerksmäßig sichern konnten. Aber auch auf musikalischem Gebiet vermochten Bl., wie das Beispiel der Maria Theresia von → Paradis zeigte, zu großem Erfolg zu gelangen und auf diese Weise Geld zu verdienen.

Im späten Mittelalter existierten in Europa bereits Vereinigungen bl. Musiker, die auch für die Herausbildung des Nachwuchses sorgten. 1661 wurde in Palermo eine Akademie für bl. Musiker und Dichter gegründet. Wie die mittelalterlichen Zünfte sorgten sie für einen anständigen Lebenswandel ihrer Mitglieder und für Entwicklung charaktervoller junger Menschen, die hochwertige musikalische Leistungen erbringen konnten. Auch im serbo-kroatischen Sprachgebiet schlossen sich bl. Musiker zusammen. Es waren die sogenannten Guslaren, die in der Art der mittelalterlichen Wandersänger das uralte Sagen- und Liedgut der Serben und Kroaten pflegten und bewahrten. Die Vereinigung der Guslaren hat sich bis ins 20. Jh. erhalten. Die 1780 in Paris gegründete „Société Philanthropique", die u.a. auch die Bl. unterstützte, faßte auf Anregung Edmond

Regniers deren handwerkliche Ausbildung in größerem Umfange ins Auge. Regnier, ein geschickter Erfinder, war mit den technischen Erfordernissen seiner Zeit vertraut und erkannte, daß es auch für Bl. Möglichkeiten einer nützlichen Betätigung gab. Der technische Praktiker nannte gleich eine Reihe von Arbeiten, die er für Bl. geeignet hielt: Tabak mahlen, Ziegel stoßen, das Pumprad drehen, Blasebalg treten, Marmor, Stahl, Holz polieren, Ketten biegen, Matten, Sessel und Netze flechten, Roßhaar, Hanf, Schaf- und Baumwolle bearbeiten, spinnen und Schnüre drehen, Strumpfbänder stricken oder Knöpfe mit Ziegenhaar überziehen. Freilich nennt er auch die Musik. Im Geiste der ethischen Einstellung der Aufklärung betonte er, daß man den Bl. helfen solle, ihren Unterhalt auf ihre eigene Arbeit zu gründen. Zur selben Zeit wurde die „Société Philanthropique" von → Haüy auf die Notwendigkeit einer geistigen Ausbildung Bl. hingewiesen, der sich auch angeboten hatte, seine Fähigkeiten dem Unterricht bl. Kinder zu widmen. So wurden die beiden Aufgaben der Bl.-Erziehung, die schulisch-geistige und die beruflich-handwerkliche zugleich angeregt und begonnen. Haüy, der mit überschwenglichem Optimismus seine Aufgabe begann, nahm in seinen Lehrplan die Unterrichtsgegenstände Lesen, Schreiben, Sprachen, Geschichte, Geographie und Mathematik auf. Die von ihm ausgewählten Tätigkeiten waren Goldstickerei, Stricken, Buchdrucken, Buchbinden, Spitzeklöppeln und Spinnen.

In England entstanden wenige Jahre später vier Anstalten für Bl., die im Sinne von Industrieschulen nur eine handwerkliche Ausbildung boten (Liverpool, Bristol, Edinburgh, London). Dort wurden Sehgeschädigte u. a. im Besenbinden und Flachsspinnen unterwiesen. Später legte man auch auf die musikalische Ausbildung einigen Wert. Im deutschsprachigen Raum war es Johann Wilhelm → Klein, der sich als erster der systematischen Bl.-Bildung widmete. Während er sich mit den Problemen der Armenfürsorge beschäftigte, war er auf die Schrift „Kurzer Entwurf zu einem Institut für blinde Kinder" (1802) von Franz Gaheis gestoßen. Gaheis regte daraufhin den als Armenbezirksdirektor in Wien wirkenden Klein persönlich zur Gründung einer Bl.-Anstalt an. Die Institutsgründung erfolgte 1804. Klein begann zunächst mit einem bl. Knaben zu arbeiten. Auch er unterzog ihn nach einem Jahr einer öffentlichen Prüfung und bewies, daß die Bl. bildungsfähig sind und somit sein Unternehmen notwendig und förderungswürdig sei. Als ausgebildeter Jurist hat sich Klein nicht gescheut, dieses pädagogische Neuland zu betreten. Zwar wußte er von der Existenz des Bl.-Instituts in Paris, doch waren ihm die Methoden Haüys unbekannt. So begann er ohne Beispiel, doch mit unendlicher Mühe und Ausdauer sein philanthropisches Werk, das trotz ungünstiger Umstände und schlechter Prophezeiungen wuchs. Mit viel praktischem Sinn stellte er erste Lehrmittel für seine Zöglinge her. Klein gelang es, sein Unternehmen durch Geldspenden zu stabilisieren und Privatpersonen und Mechaniker zu animieren, Gegenstände und Apparate für den Bl.-Unterricht herzustellen (heute aufbewahrt im → Museum des Bl.-Bildungsinstituts Wien). Der Schriftsteller in ihm hieß ihn, alle Erfahrungen und Beobachtungen beim Erziehungsprozeß bl. Kinder niederzuschreiben. Und so sind zahlreiche Schriften über diesen Problemkreis entstanden, von denen zwei herausragen: „Lehrbuch zum Unterricht der Blinden, um ihren Zustand zu erleichtern, sie nützlich zu beschäftigen und zur bürgerlichen Brauchbarkeit zu bilden" sowie „Geschichte des Blindenunterrichtes und der den Blinden gewidmeten Anstalten in Deutschland samt Nachrichten von Blindenanstalten in anderen Ländern". Sein „Lehrbuch" galt über viele Jahrzehnte hinweg als das Standardwerk für Bl.-Lehrer und besitzt auch heute noch eine über das Historische gehende Bedeutung. → Klein sah es als notwendig an, ein grundlegendes pädagogisches Studium in Theorie und Praxis zu absolvieren. So schrieb er sich an der Universität in Wien ein. In seine Prüfungsaufgaben bezog er sein Spezialfach ein und betonte das Erfordernis spezieller Unterrichtsmethoden bei Bl. Er stellte sein Wirken auf ein nüchternes und fachwissenschaftliches Fundament, was der Entwicklung seiner Anstalt diente und große Ausstrahlungskraft nach außen erlangte. Bald wurde die Wiener Anstalt ein Beispiel für die Errichtung neuer Bl.-Schulen. Viele an der Bl.-Bildung interessierte Menschen besuchten die Wiener Einrichtung oder korrespondierten mit Klein. Er sammelte auch von Beginn seiner Tätigkeit als Bl.-Lehrer an wichtige Dokumente, Lehr- und Hilfsmittel, Gegenstände sowie Apparate, die in Zusammenhang mit der Bl.-Bildung standen, und legte in einem gesonderten Raum seiner Anstalt mit diesen Exponaten ein Museum an. Der Wochenstundenplan seines Institutes teilte die Zöglinge in zwei Gruppen: Die Gruppe der jüngeren Zöglinge wurde in Religion, Buchstabieren, Rechnen, Musik, Naturgeschichte, Erdbeschreibung, Handgriffen und Handarbeit unterwiesen. Die Gruppe der älteren Zöglinge wurde in Religion, Sprachlehre, Rechnen, Musik, Naturgeschichte, Erdbeschreibung unterrichtet. Sie erhielt auch Arbeitsstunden in einer Lehrwerkstatt. Klein zeigte ebenfalls lebhaftes Interesse an Leibesübungen, die wohl während der Internatsbetreuung durchgeführt wurden. In seiner Schrift „Gymnastik für Blinde" (1847) lehnte er sich an die Ansichten und Forderungen von Friedrich Guts-Muth und Turnvater Jahn an. Da die wenigen bestehenden Bl.-Anstalten nur einen kleinen Teil der bl. Kinder aufnehmen konnten, veröffentlichte er 1836 eine „Anleitung zur zweckmäßigen Behandlung blinder Kinder von der frühesten Jugend an in dem Kreise ihrer Familien und in den Schulen ihrer Wohnorte". Um diesen Notstand abzubauen, versuchte er, andere Menschen für seine Idee zu begeistern und nahm Einfluß auf die Gründung weiterer Bl.-Schulen (Prag, München, Linz, Ilvesheim, Zürich, Breslau u. a.). In Anerkennung seiner großen Verdienste um die Bl.-Bildung erhielt er den Ehrennamen „Vater der Blinden".

Ein ähnlich hohes Ansehen errang auch die Berliner Blindenanstalt. Von dem Gymnasiallehrer und Universitätsprofessor August → Zeune 1806 gegr., galt die mit großem Engagement und persönlicher Opferbereitschaft geleitete Schule als eine der besten Bl.-Anstalten Europas. Nach Haüys Anstoß zur Gründung eines Bl.-Instituts in Berlin begann Zeune sein Wirken ebenfalls mit einem bl. Schüler. Seine neuen pädagogischen Erfahrungen veröffentlichte er in den Schriften „Belisar – Über den Unterricht der Blinden" (1821) und „Belisar oder über Blinde und Blindenanstalten" (1838). Um seine blindenpädagogische Arbeit zu vervollkommnen, unternahm er Studienreisen nach Frankreich, Holland und England. Besonders wichtig erschien ihm der Kontakt mit Johann Heinrich Pestalozzi, dem Schöpfer der Volksschule, den er 1820 in Iverden in der Schweiz besuchte. Aber auch mit Klein führte er fachliche Korrespondenz. Sein Augenmerk in der Bl.-Erziehung legte er auf die harmonische Berücksichtigung der geistigen, musikalischen und handwerklichen Ausbildung seiner Zöglinge. Aufschlußreich sind seine Angaben über die „Blindenzahl" und die „Zahl der Tauben". So gab es nach seinen Ermittlungen im preußischen Staat 1831 unter 13.038.960 Bewohnern 9.845 Taube, 9.212 Bl. Neben seinem avantgardistischen Wirken im Bl.–Bildungswesen bewies er hohe wissenschaftliche Befähigung als Germanist und Geograph durch aufsehenerregende Vorlesungen, Schriften und Aktivitäten in wissenschaftlichen Gesellschaften. Auch er beeinflußte die Gründung weiterer Bl.-Anstalten. In Dresden begann 1809 Gottlieb Emanuel Flemming, der einige Zeit an der Berliner Anstalt mitgewirkt hatte, mit dem Bl.-Unterricht in Sachsen. Der Begründer der Breslauer Bl.-Schule Johann → Knie war ein Zögling Zeunes.

Ebenfalls 1806 begann Per Aron → Borg in Stockholm damit, ein bl. Mädchen zu unterrichten. Bald darauf wandte er sich auch Gehörlosen zu und richtete in seiner Wohnung eine Schule für Bl. und Taubstumme ein. Nach erfolgreicher Prüfung seiner Zöglinge vor Mitgliedern des Hofes und des Reichstages wurde ihm staatliche Unterstützung zugesagt. Um die Scheu vor dem Anstaltsleben abzubauen, reiste er mit Schülern übers Land auf der Suche nach neuen Zöglingen. Bei dem Bau eines eigenen Instituts halfen Lehrer und Schüler mit. Bei Gottesdiensten soll er deutlich mit dem Mund und mit Zeichen zu seinen Zöglingen gepredigt haben. Sein Sohn Ossian Edmund → Borg, ein studierter Mediziner, trat 1839 die Nachfolge seines Vaters an. Er kümmerte sich auch um andere Behindertengruppen, wie Körperbehinderte und Sprachgestörte. Neben der Anstalt in Stockholm gab es noch weitere Einrichtungen, die Bl. und Taubstumme zugleich aufnahmen (z. B. Warschau, Brüssel, Lüttich, Brügge, Schwäbisch-Gmünd, Friedberg). Diese Ordnung wurde jedoch als nachteilig für die bl. Schüler empfunden. Sie ist daraus zu erklären, daß zur gleichen Zeit auch Bahnbrecher der Gehörlosenbildung wirkten und an der Formung desselben Kulturgedankens arbeiteten.

Bemerkenswert ist, daß die Breslauer Bl.-Anstalt von dem bl. Johann → Knie gegründet wurde. Als Zögling der Berliner Blindenschule faßte er den mutigen Entschluß, sich seinen Schicksalsgenossen nützlich zu erweisen und Bl.-Lehrer zu werden. So begann er nach gründlichen Universitätsstudien 1818 mit dem Bl.-Unterricht in Breslau. Auch er unternahm eine Studienreise zu zahlreichen Bl.-Schulen Europas, verweilte dabei länger bei Klein in Wien. Er versuchte unermüdlich, lohnende Beschäftigungen für Bl. zu finden und einzuführen, sie mit geeigneten Hilfsmitteln und Apparaten erfolgreich zu gestalten. Seine bl.-pädagogischen Erfahrungen und Ansichten veröffentlichte er in zahlreichen Schriften, wie „Anleitung zur zweckmäßigen Behandlung blinder Kinder" (1839). Weitere Bl. stellten sich unmittelbar in den Dienst der Bl.-Bildung. 1833 eröffnete Krause eine Bl.-Anstalt in Halle, 1850 Gröpler in Stettin, 1855 begann Köchlin im Elsaß mit der Unterrichtung bl. Kinder und wurde 1857 Direktor der Bl.-Anstalt in Illzach. Dem aus Belgien stammenden bl. → Simonon wurde 1862 die Leitung der Anstalt in Kiel übertragen. Er förderte → Krohn, der Lehrer der Kieler Schule wurde und die deutsche Bl.-Kurzschrift entscheidend voranbrachte. → Scherer, erst Schüler, dann Lehrer der Münchener Anstalt, errichtete 1854 eine Bl.-Schule in Nürnberg. Durch Vortragsreisen in Deutschland, Österreich, der Schweiz und Dänemark zugunsten seiner Schicksalsgefährten regte er die Gründung von Bl.-Anstalten und Bl.-Vereinen an. Nach Überwindung der Anfangsschwierigkeiten gingen einige Bl.-Anstalten an die Differenzierung und Ausweitung ihres ursprünglichen Aufgabenbereiches. So gliederte man der Dresdner Blindenanstalt 1862 eine Bl.-Vorschule an. Außerdem mußte für die Zukunft der Schulabgänger gesorgt werden, wollte man sie nicht einem ungewissen Schicksal überlassen. Auch hier war die Dresdner Anstalt wiederum Vorreiter durch die Gründung eines „Fonds für entlassene Blinde" im Jahre 1843. Die Stiftung verhalf vielen Bl. im Berufsleben Fuß zu fassen. Dieses sächsische System wurde als vorbildlich betrachtet und in aller Welt nachgeahmt, bis es der Gedanke der staatlichen Fürsorge und der Bl.-Selbsthilfe ablöste. Erwähnenswert ist auch, daß J. → Guadet 1860 bereits spezielle Klassen für geistig zurückgebliebene bl. Kinder vorschlug, für die Unterricht in Religion, Kopfrechnen und Sprachübungen vorgesehen war.

Mit dem Beginn der Bl.-Bildung wurden Prozesse in Gang gesetzt, die auch Irrwege nicht ausschlossen. So orientierte man sich zu unkritisch an der allgemeinen Pädagogik (Klein: „Behandle den Blinden wie einen Sehenden") und erkannte nicht deutlich genug die Eigenständigkeit einer Bl.-Pädagogik. Auch wurde der Einzug der Punktschrift L. Brailles in die Bl.-Schulen durch ein zähes Festhalten an uneffektiven Schriftsystemen gehemmt. Desgleichen verselbständigte sich die Bl.-Fürsorge an verschiedenen Anstalten so, daß sie sich „von der Wiege bis zum Grabe" (→ Pablasek 1867) erstreckte und eine umfassende Heimversorgung, d. h. Isolierung, bedeutete. Die zögernde Einführung der Punktschrift (1850 in Paris, um 1875 in den deutschen Bl.-Anstalten) wurde damit begründet, die Bl. nicht von den Sehenden isolieren zu wollen, obwohl man dies in den Bl.-Versorgungsheimen tat.

Das anfänglich gute Einvernehmen unter den Bl.-Anstalten, die gegenseitigen Studienbesuche und Korrespondenzen gingen in der Folgezeit verloren. Man verzichtete in der Mitte des 19. Jh. aus dem Glauben an die eigene Vollkommenheit auf befruchtende Verbindungen. Diese Selbstbeschränkung und Eifersüchtelei hemmte den Fortschritt. Zu dieser Zeit bereiste der Amerikaner Dr. Samuel → Howe zu Studienzwecken Europa und erkannte, daß das System in Stagnation verharrte. Doch inspirierte ihn dieser Aufenthalt zu Grundsätzen für die Bl.-Bildung seiner amerikanischen Heimat, die uns noch modern anmuten: jedes Kind muß als Individuum beachtet werden; der Lehrplan einer Bl.-Schule soll dem einer allgemeinen Schule angepaßt sein; bl. Schüler sind zu befähigen, ihren Platz im sozialen und wirtschaftlichen Leben ihrer Heimatgemeinde auszufüllen. Die Idee, Bl. in den Schulen der Sehenden zu unterrichten, wurde immer wieder geäußert. Zu wenig Zöglinge konnten in den bestehenden Anstalten Platz finden. Klein schätzte, daß 14 Bl. in Anstalten erzogen werden könnten, während 786 Bl. ohne Bildung blieben.

Der kroatische Lehrer Josip Cunič nahm 1863 in seiner Volksschule in der Nähe von Zagreb einen bl. Jungen auf und informierte sich über seine Erziehung in Kleins „Anleitung . . .". Wenn auch die Forderung nach Beschulung bl. Kinder an den Heimatorten berechtigt war, so zeitigten die vereinzelten Versuche jedoch keinen Erfolg. Das übliche Eintrittsalter in eine Anstalt mit dem 10.–12. Lebensjahr hielten bald viele für zu spät, und so richtete man nach dem Dresdner Vorbild anderenorts Bl.-Vorschulen ein. Ihre Aufgabe war es, die im Elternhaus vernachlässigte oder versäumte physische und psychische Erziehung der bl. Kinder nachzuholen und zu ergänzen. Es wurde Elementarunterricht erteilt, das Aufnahmealter rückte auf 6 Jahre herunter. Diese neuen Bestrebungen

setzten sich auch in Frankreich, Preußen, Dänemark und Österreich durch.
Einen anderen Weg versuchte man in England zu gehen. Seit 1880 bestand dort Schulpflicht für bl. Kinder. Man richtete viele „Centra" ein, wo bl. Kinder mehrmals wöchentlich Unterricht im Lesen, Schreiben und Rechnen erhielten. Auch in der Frage der höheren Schulbildung fand man in England eine Lösung. 1866 wurde das „Worcester College for Sons of Gentlemen", eine höhere Schule für bl. Söhne der höheren Gesellschaft, eröffnet, die zur Hochschulreife führte. 1890 fielen die aus Standesdünkel gemachten Einschränkungen fort. Heute steht diese Schule allen begabten bl. Schülern offen und wird vom → „Royal National Institute for the Blind" verwaltet. → „Royal College and Academy of Music" wurde 1876 für das höhere Musikstudium von Dr. → Armitage und Sir Francis J. → Campbell geschaffen. Das Bedürfnis nach fachlicher Aussprache und Zusammenarbeit, dem herausragende Bl.-Pädagogen der Anfangszeit, wie → Klein, → Zeune, → Knie, immer große Bedeutung beimaßen, war nach einer Periode der Abschirmung wieder mehr in den Vordergrund gerückt. Es wurden Versuche unternommen, Fachzeitschriften und Jahrbücher über das Bl.-Wesen herauszugeben. In Frankreich gründete → Guadet 1855 die Zeitschrift „L'instituteur des aveugles". In Deutschland mißlangen die ersten Unternehmungen bis 1881 „Der Blindenfreund" erschien. Getragen wurde die Zeitschrift durch den → „Verein zur Förderung der Blindenbildung"; der erste Redakteur war Direktor W. Mecker, Düren.
Auch der Gedanke, gemeinsame Tagungen durchzuführen, kam auf. 1853 trafen sich in New York die Bl.-Lehrer der USA. In Deutschland versammelte man sich 1855 in Winnenden. 1869 hielten die nordeuropäischen Länder in Kopenhagen ihren ersten „Abnormenschulkongreß" ab. Die französischen Bl.-Lehrer tagten 1878 in Paris das erste Mal, die englischen 1883 in York und die italienischen auch 1883 in Florenz. Es gab bald Bestrebungen, einen internationalen Zusammenschluß zustande zu bringen. Im Ergebnis gipfelte der internationale Blindenlehrerkongreß 1873 in Wien, an dem Vertreter aus 47 Anstalten Europas, Amerikas und Afrikas teilnahmen. An diesen Kongreß schloß sich die regelmäßige Abhaltung und bis heute aufrechterhaltene Reihe von deutschen Bl.-Lehrerkongressen an. Sie fanden immer mit internationaler Beteiligung statt und besaßen in der Gesamtentwicklung nicht nur für die Bl.-Pädagogik, sondern auch für die Bl.-Fürsorge und Bl.-Selbsthilfe unschätzbare Bedeutung über den deutschen Sprachraum hinaus. Ihre Dokumentationen bilden einen lebendigen Abriß der Geschichte des europäischen Bl.-Wesens über viele Jahrzehnte. Nun kamen in der Bl.-Bildung eigenständige Inhalte zum Tragen, so der Erwerb von Vorstellungen durch Anschauung, das Modellieren und Zeichnen, die Sinnesschulung, die Bl.-Psychologie, Werk- und Heimatkundeunterricht. Im Sinne einer Arbeitsteilung begann man sich auf diesen gemeinsamen Tagungen in Arbeitsgruppen aufzugliedern. Mit großer Einsatzbereitschaft und über die Tage des Kongresses hinaus wirkten solche Kommissionen für die Schaffung von Lehrmitteln, für die Einführung von Reliefkarten und Reliefbildern, für Früherziehung u. a. m. Jetzt erst setzte sich die Braille'sche Punktschrift durch, zögernd und mit vielen Variationen, so daß die verschiedensten Punktschriftsysteme entstanden. Das heillose Durcheinander wurde erst beendet, als man in England, Frankreich und Deutschland Kurzschriften entwickelte. Verschiedene Schreibmaschinen für Punktschrift wurden konstruiert, so Hall 1892 in Philadelphia, Stainsby 1900 in London und → Picht 1901 in Berlin. Kommissionen befaßten sich mit der Einrichtung von speziellen Punktschriften für Mathematik, Chemie und Noten. An den Schriftsystemen wird bis heute gearbeitet; die Einführung der Computertechnik macht es erforderlich. Die Frage ihrer Gestaltung ist längst nicht mehr nur Aufgabe von Bl.-Pädagogen. In den Kreis der Fachleute sind Computertechniker und Informatiker gerückt. Zur Vereinheitlichung der von Braille entworfenen Bl.-Notenschrift finden bis heute Kongresse zur Schaffung des „Internationalen Punkt-Musikschrift-Systems" statt.
Neben der Schulpflicht für bl. Kinder, die Anfang unseres Jh. allgemein wirksam wurde, gelangte die Berufsausbildung Bl. zunehmend in den Brennpunkt des Interesses. Schulbildung und Berufsausbildung wurden getrennt, ein berufsbildender Unterricht für Lehrlinge eingeführt. Doch machte die Berufsausbildung keine nennenswerten Fortschritte; es blieb bei dem eingeschränkten Berufsspektrum für Bl., wie Bürstenbinder, Korbflechter und Musiker. Nur wenigen gelang der Sprung in einen akademischen Be-

ruf. Dies war das Ergebnis einer Unterbewertung und Bevormundung des bl. Menschen hinsichtlich seiner wirtschaftlichen und sozialen Eingliederung.
Der südosteuropäische Raum begann nach der Abschüttelung der jahrhundertelangen osmanischen Fremdherrschaft mit dem Aufholen des Entwicklungsrückstandes auch im Bl.-Wesen. So wurde 1905 in Sofia/Bulgarien eine Bl.-Schule ins Leben gerufen. In der etwa 1895 errichteten Bl.-Schule in Konstantinopel ging die Bildung bl. Kinder nicht weit über das Auswendiglernen des Korans hinaus. Das Bl.-Wesen in Rußland erfuhr nach seinen zaghaften und mißlungenen Anfängen um 1807 in Petersburg durch → Haüy eine lange Pause der Untätigkeit, bis Ende des 19. Jh. eine rege Bewegung zur Belebung der Bl.-Bildung und Bl.-Fürsorge einsetzte. Besondere Verdienste erwarb sich hierbei der → Marienverein bei der Unterstützung erbl. Soldaten und bei der Errichtung von Bl.-Anstalten, darunter der größten in Moskau 1881. Der Beginn des 20. Jh. brachte einen gewaltigen Umbruch in der Gestaltung des pädagogischen Denkens und der pädagogischen Praxis, der auch vor den Pforten der Bl.-Anstalten nicht haltmachte. Avantgardisten, wie Maria Montessori (Italien), Georg Kerschensteiner (Deutschland), Adolphe Ferriere (Frankreich), Herbert Spencer (England) u. a. brachten das Lehrgebäude der „Lern- und Gedächtnisschule" ins Wanken. Die selbständige Erarbeitung des Bildungsgutes wurde als der richtige Weg proklamiert. Nicht der Verstand allein sollte ausgebildet werden, um all die Anforderungen des Lebens zu bewältigen. Die Bedeutung auch des Emotionalen in allen menschlichen Bezügen wurde immer klarer. Das brachte für die Bl.-Bildung die Herausforderung mit sich, über die Aktivitäten bl. Kinder nachzudenken und sich mit adäquaten Bildungs- und Erziehungsmethoden zu befassen. Es kam zu einer intensiven Arbeit an neuen Lehrprogrammen und zu Vorschlägen, den Schulalltag zu reformieren. Dabei tauchten Gedanken zur Schülerselbstverwaltung, zum Gesamtunterricht, zur Intensivierung der körperlichen Erziehung und zu Schullandwochen auf. Es fehlte nicht an Bereitwilligkeit, die neue „Arbeitsschule" auch im Bl.-Wesen in die Tat umzusetzen. Die Bl.-Lehrerkongresse bildeten in Europa das entsprechende Diskussionsforum. Auch ein Blick in → „Der Blindenfreund" dieser Jahre ergibt, daß sich die Bl.-Lehrer mit den neuen Ideen der Pädagogik engagiert auseinandersetzten. Eine intensive Erforschung erkenntnistheoretischer und psychologischer Vorgänge begann, die vor allem das Raumerleben, den „Fernsinn", den Tastsinn und den Lesevorgang betrafen. Stimuliert durch die neuen Richtungen der Psychologie, wie Gestalt-, Erlebens-, Verhaltens-, Denk- und Individualpsychologie, vertiefte sich die bl.-psychologische Forschung. Es wurde versucht, das Wesenhafte und Charakteristische der bl. Persönlichkeit festzustellen.
Im Zusammenhang mit den modernen Strömungen der Pädagogik, der Philosophie und Psychologie wird deutlich, daß sich das Moment der Erziehung in der Bl.-Pädagogik immer deutlicher hervorschiebt. Das veranlaßte auch die Einbeziehung der Elternberatung in die sonderpädagogische Arbeit. Hier eröffnete sich ein neues Betätigungsfeld. Zahlreiche Bl.-Schulen richteten Beratungsstellen ein, die die Aufgaben haben, Eltern mit Kindern zu Beratungen zu empfangen, Hausbesuche bei den Eltern mit Beobachtungen der Kinder in der häuslichen Umgebung durchzuführen und Schriften zur Information der Eltern zu erarbeiten. Um den gewachsenen sonderpädagogischen und fachwissenschaftlichen Aufgaben gerecht zu werden, richtete man für Sonderpädagogen spezielle oder Zusatzstudiengänge an Universitäten oder Pädagogischen Hochschulen ein. Diese Notwendigkeit hatte bereits Johann Wilhelm → Klein erkannt und sich ihr unterzogen. Auch in die erstarrte Berufsausbildung wurde in der ersten Hälfte unseres Jhs. eine erfreuliche Auflockerung und Bereicherung gebracht. Man eröffnete den Bl. den Zugang zu metallverarbeitenden Berufen, zu Büro– und Heilberufen sowie zu akademischen Ausbildungen. Dazu wurden neue Schulzweige oder -klassen gegründet. Für die Einführung in Büroberufe war die Entwicklung einer Bl.-Stenographie und geeigneter Schreibapparate notwendig. Derzeit bieten textverarbeitende Geräte der Computertechnik immer neue Möglichkeiten der Punktschriftadaptation.
Heute kann der Sehgeschädigte in den Kulturländern eine seinen Begabungen und Möglichkeiten entsprechende Bildung erhalten. Neuerliche Entwicklungstendenzen im Sehgeschädigtenbildungswesen zielen auf die integrative Beschulung ab. Die Nachteile der segregativen Beschulung werden nicht mehr als bedeutungslos abgetan. In verschiedenen europäischen Staaten wurden in den letzten

Jahren einzelne Bl.-Schulen aufgelöst (→ Italien) oder zu Beratungsschulen umgewandelt (→ Dänemark, → Schweden). Ein System von Betreuungslehrern bzw. Wanderlehrern ist den bl. Kindern bei der Beschaffung von Lehr- und Hilfsmitteln sowie bei der Einübung der Bl.-Techniken behilflich und berät deren Lehrkräfte in den allgemeinen Schulen bei der Anwendung spezieller Methoden, um den Bildungs- und Erziehungserfolg zu sichern. Eine Analyse der Zusammmensetzung der Schüler an den Bl.-Schulen weist auf eine deutliche Zunahme von Schülern mit Mehrfachbehinderungen hin, d. h. mit zusätzlicher Hör-, Sprach- und Verhaltensstörung, mit geistiger Behinderung, Lern- und Körperbehinderung sowie Anfallsleiden. Diese Tatsache führt zwangsläufig zu neuen Lernbedingungen und zu einer schwierigeren sonderpädagogischen Arbeit. Seit einigen Jahren werden auch die schwer geistig behinderten bl. Kinder in speziellen Schulen pädagogischen Fördermaßnahmen unterzogen.

In den osteuropäischen Ländern, die sich nach dem 2. Weltkrieg politisch und wirtschaftlich der Sowjetunion angeschlossen haben, wurde das Schulsystem zur Einheitsschule reformiert. Dabei entstand auch ein flächendeckendes Netz von Sonderschulen, in denen weitgehend nach den Lehrplänen der allgemeinen Schulen unterrichtet wird. Eine integrative Beschulung wird im Bereich der Bl.-Bildung nicht angeboten.

Die Entwicklung der systematischen Sehbehindertenbildung: Seit Begründung der allgemeinen Bl.-Bildung gab es in den europäischen Bl.-Anstalten auch sehbehinderte Schüler. Schon nach ihrem Beginn machte der Wiener Pädagoge Franz Gaheis auf die Probleme der „Halbblinden" aufmerksam, die zum zweckmäßigen Gebrauch ihres geringen Augenlichtes zu bringen seien. Auch → Klein waren diese Kinder in seiner Anstalt aufgefallen. Doch hielt er ihr geringes Sehvermögen aus medizinischen und pädagogischen Gründen für unbrauchbar und praktizierte daher die völlige Subsumierung dieser Gruppe unter die Vollbl. Erst in der zweiten Hälfte des 19. Jh. kam durch die Fortschritte in der Ophthalmologie eine Entwicklung in Gang, die die Förderung auch der Sehbehinderten zur Folge hatte. Dieser Kinder nahmen sich besonders die Augenärzte H. Cohn, G. Levinsohn, M. Bartels und die Bl.-Pädagogen S. → Heller, A. → Brandstaeter, K. Bürklen und O. → Wanececk an.

1907 beschäftigte sich der Blindenlehrerkongreß in Hamburg mit dieser Problematik. In der wissenschaftlichen Diskussion waren Begriffe wie schwachsichtig, augenkrank, sehdefekt, sehschwach, hochgradig sehschwach, halbbl., halbsehend, partially sighted u. a. im Gebrauch. Schließlich setzte sich über Jahrzehnte die Bezeichnung „sehschwach" durch. Es kam bald zur Gründung zahlreicher Sehschwachenschulen in ganz Europa (London, Berlin, Wien, Zürich, Hamburg, Hannover, Straßburg, Leipzig, Dortmund, Basel, Essen u. a.). Um die richtige Organisationsform wurde gestritten. Im angelsächsischen Raum wurden Sehschwachenklassen in Regelschulen integriert. Im deutschsprachigen Raum trat man für eigenständige Schulen oder Spezialklassen in Bl.-Schulen ein. Kurz vor dem 1. Weltkrieg etablierte sich in Straßburg unter dem Einfluß des Ophthalmologen Redslob die erste „Schwachsichtigenschule" im deutschsprachigen Raum. Schonung der verbliebenen Sehkraft bildete das Unterrichtsprinzip. Informationsaufnahme sollte verstärkt über die intakten Sinnesorgane erfolgen.

1933 wurde die 1. Tagung der Sonderschulen für Sehschwache in Chemnitz abgehalten. Hier ging es um die organisatorische und pädagogische Abgrenzung zur Bl.-Schule wie auch zur Regelschule. Es wurde festgestellt, daß zwischen dem Unterricht an Bl.-Schulen und an Sehschwachenschulen fundamentale Unterschiede bestehen. Doch orientierte sich die Sehschwachenpädagogik in praxi in Fragen der Organisation und Lehrplangestaltung an den Bl.-Schulen und an anderen Sonderschulen, die das Problem der Erziehung und Bildung Behinderter durch segregative Beschulung lösten. 1934 kam mit der Gründung der Essener „Sehschonungsschule" der neue Trend in Mitteleuropa in Gang, der von den englischen „Sigth Saving Classes" abgeleitet wurde. Es entstanden zahlreiche Sehschutzklassen, die nach augenhygienischen Grundsätzen geführt wurden.

Um die Sehbehinderung feststellen und bestimmen zu können, entwickelten Augenärzte Meßverfahren für den Nah- und Fernvisus (Niepel, Pflüger, Snellen). Die größte Aufmerksamkeit fanden dabei zuerst Kinder mit einer Myopie (50–60%). In London wurden 1908 „myope classes" eingerichtet, in denen anfänglich nach dem Prinzip der Augenschonung das Schreiben und Lesen verboten waren. Bei den Versuchen einer Definition der Sehschwäche stieß man sehr bald auf die Tat-

195

sache, daß die gemessene Sehschärfe nur bedingt eine für die Sehleistung maßgebende Aussage darstelle. Man erkannte, daß auch die Intelligenz und Geschicklichkeit die Ausnutzung des Restsehvermögens beeinflussen. So entstand eine Uneinheitlichkeit in der Definition der Sehbehinderung in ihrer Abrenzung zur Blindheit und zur Normalsichtigkeit. Bis heute diskutiert man über Zehntelbrüche der Sehschärfe um die richtigen Grenzwerte. Jedoch weiß man inzwischen, daß man dabei differenzieren muß, für welche Lebenssituation die Sehbehinderung (Schule, Beruf, Straßenverkehr u. a.) zu charakterisieren ist.

Vor dem WK II rankten sich die Diskussionen um die didaktisch-methodische Unterrichtsgestaltung an Sehschwachenschulen. → Wanecek, ein bekannter Bl.-Lehrer, Sehschwachenlehrer und Psychologe aus Wien, entwickelte die Methode des „Tastsehens". Nach dem WK II verbanden sich mit dem Ringen um eine methodische Konzeption Auseinandersetzungen um die Bedeutung der Heilpädagogik auch für den Sehschwachenunterricht. Der Disput, der sich im deutschsprachigen Raum über längere Jahre hinzog, endete damit, daß die Sehschwachenschulen als zugehörig zum heilpädagogischen Sonderschulwesen galten. Der heilpädagogische Ansatz betrachtet den sehschwachen Schüler als Fünfsinnigen. Aufgabe der Sehschwachenschule bilden hiernach u. a. die visuelle Reedukation, die Aufarbeitung von Vorstellungsdefiziten, die Stärkung der Kompensationsfähigkeit und des emotional-volitiven Bereichs. Diesen Schritt haben die sozialistischen Staaten nicht vollzogen. Der Begriff „Heilpädagogik" wurde von ihnen (ausgenommen Ungarn) aus weltanschaulichen Gründen nicht akzeptiert. Hier wird die Sehbehindertenpädagogik in verschiedene theoretische Konzeptionen eingeordnet, wie „Defektologie" (Sowjetunion, CSSR), „Spezialpädagogik" (Polen), „Spezialpsychopädagogik" (Rumänien) und „Rehabilitationspädagogik" (Bulgarien, DDR). Diese Staaten verfügen entweder über selbständige Sehschwachenschulen (CSSR, DDR, Polen, Sowjetunion, Ungarn) und/oder unterrichten sehbehinderte Schüler in Spezialklassen an Bl.-Schulen (Bulgarien, Jugoslawien, Rumänien). In der Tschechoslowakei besteht außerdem ein Schultyp für Kinder mit Sehresten. Diese Einrichtungen werden von Kindern mit beträchtlichen Sehschäden und fortgeschrittenen Augenleiden besucht.

In den skandinavischen Ländern wurden sowohl selbständige Sehbehindertenschulen als auch Sehbehindertenabteilungen an Bl.-Schulen eingerichtet; in England und Italien selbständige Schulen. Während in Frankreich Anschlußklassen in den Bl.-Schulen eröffnet wurden, gründete man in Holland Sehbehindertenklassen an Normalschulen. In Österreich und in der Schweiz gibt es kombinierte und eigenständige Sehbehindertenschulen, in Zürich und Basel sogar „Heilpädagogische Sonderklassen", in denen Sehbehinderte gemeinsam mit Schwerhörigen, Schwererziehbaren und Sprachgestörten unterrichtet werden.

Innerhalb Europas haben die Sehbehindertenschulen in England die größte Verbreitung gefunden. Schon 1934 wurden dort 2600 Schüler in 50 Sehbehindertenschulen erfaßt. Trotz einer erfolgreichen Sehbehindertenpädagogik verblieben die meisten sehbehinderten Kinder in den Regelschulen. Auch landeten solche Schüler fälschlicherweise in Schulen für Lernbehinderte. In der Gegenwart laufen in zahlreichen europäischen und außereuropäischen Ländern Bestrebungen dahin, behinderte Kinder in den Regelschulbereich zu integrieren. Diese Entwicklung ist in den skandinavischen Ländern und in Italien am weitesten fortgeschritten. Auch in der Bundesrepublik Deutschland wird immer mehr sehbehinderten Kindern durch besondere Betreuung und Hilfe der Besuch ihrer Heimatschule ermöglicht.

1982 wurde die staatliche Schule für Sehbehinderte Schleswig als Zentrum für Beratung, Unterstützung und Frühbetreuung Sehgeschädigter gegründet. Es eröffneten sich für sie folgende Arbeitsbereiche: Beratung in allen Fragen über Blindheit und Sehbehinderung; Frühbetreuung bl. und sehbehinderter Kinder; Beratung und Unterstützung sehbehinderter Kinder in den Regelschulen; Berufsberatung Sehgeschädigter; Vermittlung besonderer Techniken, Hilfen zur Bewältigung von Alltagsproblemen u. a. in mehrwöchigen Kursen; Elterngespräche und -kurse. Die bildungspolitische Entwicklung zielt auf den Ausbau von flexiblen Bildungssystemen für Sehgeschädigte hin. Aus den vorhandenen Sonderschulen für Bl. und Sehbehinderte können durch eine konzeptionelle Weiterentwicklung offene und kooperative Bildungszentren entstehen, die sehgeschädigte Schüler verschiedener Altersstufen und Behinderungsgrade innerhalb und außerhalb der Einrichtung fördern. Solche Veränderungen machen auch eine Umgestaltung der Lehrerausbildung wie auch der Lehrtätigkeit notwendig.

Entwicklung der öffentlichen Bl.-Fürsorge:
Während in Frankreich, England, Belgien, den Niederlanden, Italien und Nordeuropa das Bl.-Wesen mit geringen Ausnahmen karitativ-kirchlich oder philanthropisch-privat organisiert wurde, hat es sich im deutschen Sprachraum öffentlich-rechtlich strukturiert. Es wurden hier nicht nur wichtige Bl.-Schulen, wie Wien, Berlin, Dresden und München, von Monarchen ins Leben gerufen, sondern die gesamte Beschulung der Bl., das Bl.-Fürsorgewesen und das Schulrecht wurden auf eine öffentlich-rechtliche Grundlage gestellt. Das unterscheidet die Entwicklung im deutschsprachigen Raum ganz entscheidend von der in seinen Nachbarländern. Das öffentlich-rechtliche Bl.-Wesen entstand als Teil eines allgemeinen öffentlichen Behindertenwesens. Allerdings werden Behinderte noch recht undifferenziert behandelt. Nicht selten wurden verschiedene Behindertengruppen, wie Geisteskranke, Anfallsleidende, Verwahrloste, Taubstumme und Bl., zusammen in Asylen verwahrt, was einen unerträglichen Zustand darstellte. Mit der Rezeption des römischen Rechtes waren zwar alle privat–rechtlichen und öffentlich–rechtlichen Beschränkungen der Rechtsfähigkeit der Bl. beseitigt worden, dennoch blieben die faktischen Ungleichheiten unübersehbar. Die Bl.-Fürsorge wurde noch weiterhin nach armenrechtlichen Grundsätzen geregelt.

Das öffentliche Bl.-Wesen des 19. Jh. bildete sich in zwei Bereichen aus, in dem Bereich des Sonderschulrechts für Bl. und im Bereich des sich neuordnenden Fürsorgewesens. Hierbei ist auf die Entwicklung vom mittelalterlichen Asyl- und Armenrechtsdenken zum modernen Sozialleistungsdenken hinzuweisen. Besonders hervorzuheben ist, daß die Entwicklung auf dem Schulsektor und dem Sozialrechtssektor in einer engen Wechselwirkung stand. Die Erkenntnis der Bildungsfähigkeit Bl. mußte notwendigerweise auf ihren sozialen Status einwirken und eine berufliche und soziale Integration hervorrufen und damit auf die fürsorgerechtliche Behandlung zurückwirken. Das ursprüngliche Asyl- und Absonderungsdenken bzw. die Fürsorge– und Armenrechtskonzeption mußten einem Programm der Eingliederung durch schulische Bildung und berufliche Ausbildung weichen. So hatte bereits → Klein 1826 in Wien eine Versorgungs- und Beschäftigungsanstalt für erwachsene Bl. geschaffen, um seine aus der Schule entlassenen Zöglinge vor ungünstigen Lebensumständen zu bewahren. Auch anderwärts entstanden ähnliche Einrichtungen, aber die Zahl der aufgenommenen arbeitsfähigen Männer und Frauen blieb naturgemäß gering. Einzelne Anstalten gingen bereits früh dazu über, Fonds für Entlassene zu bilden.

Das erste und umfangreichste System der nachgehenden Fürsorge wurde durch die Bl.-Anstalt in Dresden aufgebaut, das unter dem Namen „Sächsisches System" bekannt und in Europa und Nordamerika als beispielhaft betrachtet wurde. Bereits 1818 war in Dresden ein Verein zur Unterhaltung armer Bl. gegründet worden, 1843 war dann durch den „Fonds für entlassene Blinde", auch „Blindenstock" genannt, eine wirksame Hilfe möglich. Bei der Entlassung aus der Anstalt wurden die Zöglinge mit dem erforderlichen Arbeitsgerät, mit Wäsche, Kleidung und Rohmaterial für den Anfang ausgestattet. An ihren Wohnorten wurde eine angesehene Persönlichkeit gebeten, sich ihrer anzunehmen und ihnen mit Rat und Tat zur Seite zu stehen. Außerdem betrieb man beständig Aufklärung in der Öffentlichkeit durch Zeitungsartikel, Vorträge und persönliche Vorsprachen. Der Kontakt zu den Entlassenen blieb bestehen. Im Jahre 1869 waren im Dresdner Institut 104 Schüler, und unter der Obhut der Anstalt lebten in verschiedenen Städten und Dörfern Sachsens 240 ehemalige Zöglinge. Der Direktor besuchte mehrmals im Jahr mit Freifahrtschein der Eisenbahn seine ehemaligen Schüler und warb zu deren Nutzen um Verständnis bei der Bevölkerung und den örtlichen Behörden. Ohne das Engagement vieler Bl.-Pädagogen, die nicht nur Lehrer und Erzieher waren, sondern auch als Erfinder, Anstaltsleiter, Fürsorger, Vereinsleiter und Unternehmer wirkten, hätte es die Fortschritte im damaligen Bl.-Wesen nicht gegeben. Andere Anstalten folgten dem Dresdner Beispiel und gingen dazu über, die Mittel für die Fonds für Entlassene durch Fürsorgevereine aufbringen zu lassen. Um 1880 verfügten zahlreiche Anstalten über diese unterstützenden und fördernden Vereine. Nach den Empfehlungen der Bl.-Lehrerkongresse gingen bald alle daran, solche Vereine zu gründen. Mit den Zinsen der Fonds wurden Arbeiten vermittelt, Kredite gewährt, Spenden und Krankengelder bewilligt, Heime, Asyle und Werkstätten errichtet und unterhalten sowie Punktschriftbücher herausgegeben. Viele Bl. jedoch, die eine Anstalt nicht besuchen konnten, blieben unberücksichtigt. Über die Zahl der Bl. herrschte im allgemeinen lange Unklarheit. Nach den Ergebnissen der Volkszählung von 1900 gab es im Deutschen Reich 34.334 Bl. (auf 100.000 Einwohner 61 Bl.).

Die Erkenntnis der Bildungsfähigkeit Bl. und ihre Verwirklichung in Bl.-Anstalten – allerdings ohne Schulpflicht und Schulzwang – hatte nicht nur philanthropische Motive, sondern besaß auch eine sozialökonomische Komponente. Dem Wunsch nach sozialer Integration durch adäquates Bildungswissen trat das Bedürfnis nach Leistungswissen zur Seite, das in den Bl.-Anstalten durch eine gezielte berufsbezogene, handwerkliche Ausbildung angeboten wurde. Allerdings waren die Berufsmöglichkeiten beschränkt, ihre Erweiterung problematisch. Die sozialökonomische Komponente der Schaffung wirtschaftlich selbständiger Existenzmöglichkeiten für bl. und sehbehinderte Handwerker blieb nicht ohne rechtliche Konsequenzen. Sie bestanden vor allem darin, daß die Absicherung der nunmehr berufstätigen Bl. und Sehbehinderten, die zunächst ein Anliegen der an den Bl.-Anstalten wirkenden Fürsorgevereine war, zu einer öffentlichen Angelegenheit wurde. Gegen Ende des 19. Jh. wurden deshalb die Aufgaben der öffentlichen Bl.-Fürsorge anerkannt und bestanden darin, 1. Bl. in einer ihrem Gebrechen angepaßten Form schulisch zu unterrichten; 2. sie gewerblich auszubilden; 3. sie in den Stand zu versetzen, einen Beruf auszuüben und ihnen in eigens dafür eingerichteten Werk- und Verkaufsstätten Arbeitsgelegenheit und Absatzmöglichkeit für ihre Erzeugnisse zu bieten; 4. für die Unterbringung wirtschaftlich schwacher sowie arbeitsunfähiger und alter bl. Bürger in Heimen und Feierabendstätten zu sorgen.

Das Ergebnis des Weltblindenkongresses, der 1902 in Brüssel abgehalten wurde, ist in der Bildung von Fürsorgevereinen auch in anderen Ländern Europas und darüber hinaus abzulesen. In den meisten Ländern Europas arbeiteten zu Beginn des 20. Jh. an der Unterstützung der Bl. Staats- und Kommunalbehörden, private Anstalten sowie Fürsorgevereine gemeinschaftlich. Gesetzliche Regelungen sollten ihnen die Unabhängigkeit und Integration in die Gesellschaft erleichtern. Sie beruhten auf der Grundanschauung, daß Bl. wegen eingeschränkter Arbeitsfähigkeit, verringerten Arbeitsverdienstes, ihres begrenzten Arbeitsgebietes, ihrer besonderen Ausgaben für Begleitung und Hilfen und wegen ihres unverschuldeten Schicksals einen natürlichen Anspruch auf besondere Rücksichtnahme und Unterstützung haben. Die Frage der Bl.-Bildung und Bl.-Fürsorge wurde einzelnen Ministerien zugeordnet, wie dem Unterrichtsministerium, Wohlfahrtsministerium, Sozialministerium, Ministerium für Volksbildung, für Gesundheit, dem Ministerium des Inneren, aber auch der Verbrauchssteuerbehörde (zaristisches Rußland).

Großbritannien, ein in der Bl.-Fürsorge aktives Land, veranstaltete internationale Bl.-Fürsorgekongresse in London (1902), Edinburgh (1905), Manchester (1908), Exeter (1911) und wieder London (1914). Die Kongresse begünstigten die Annäherung der Bl.-Fürsorger aus dem In- und Ausland und befaßten sich mit der Verbesserung der Arbeits- und Verwaltungsmethoden. Während des WK I gründete Sir Arthur → Pearson ein großes Unternehmen der Kriegsblindenfürsorge, das → St. Dunstan's Institut. Der Gründer, selber plötzlich erbl., erkannte, daß neue Methoden, neue Ideen, neue Richtlinien zur Umschulung und Umgestaltung in der Lebensführung vieler junger kriegsbl. Männer aufgestellt werden müßten. Neben der Zentrale in London gab es bei St. Dunstan's Zweigstellen im ganzen Land und Zweigorganisationen in Australien, Neuseeland, Kanada und Südafrika. Das Spektrum der Bl.-Berufe erfuhr eine Ausweitung. Die in St. Dunstan's ausgeführten Berufe umfaßten Mattenflechter, Korbmacher, Schuhflicker, Netzwirker, Wolldeckenweber, Geflügelzüchter, Masseur, Stenotypist, Telefonist, Schreiner, Holzschuhmacher, Händler, Buchhalter, Postbeamter, Geschäftsreisender, Rechtsanwalt und Betriebsleiter. Außerdem wurde bei St. Dunstan's ein umfangreiches System der nachgehenden Fürsorge entwickelt, das Maßnahmen wie Einrichtung einer Werkstatt, Belieferung mit Rohmaterial, Abnahme der gefertigten Ware, Beschaffung von Kundschaft, berufliche Weiterbildung in Auffrischungskursen, gesundheitliche Betreuung mit Erholungsaufenthalten, finanzielle Beihilfen für Kinder u.a. umfaßten. Auch in Schottland wurde bl.-fürsorgerisch Vorbildliches geleistet. Religiöse Bl.-Fürsorgevereine beauftragten Pfleger mit der Betreuung von jeweils 10 Bl. Die Fürsorge bestand im Aufsuchen der Bl. in ihrem Zu-

hause, im Vorlesen aus der Bibel, im Unterricht in Bl.-Schrift, in finanzieller, beruflicher und gesundheitlicher Unterstützung. In größeren Ortschaften wurden Lese- und Spielclubs für Bl. gegründet. Auch richtete man Erholungsheime ein. Die Aktivitäten richteten sich später auch darauf, Bl. mit Heimarbeit zu versorgen und deren Waren zu verkaufen. Die Vereine beschafften sich Fonds aus Sammlungen, erhielten aber auch Zuschüsse vom Wohlfahrtsministerium und von örtlichen Behörden.
Nachdem sich Ende des 19. Jh. unter den Bl. Europas die Braille'sche Punktschrift durchgesetzt hatte, begannen Fürsorge- und Fördervereine Zeitschriften in Bl.-Druck herauszugeben. Das Nationale Institut für Bl. in Paris gründete zur Unterstützung ehemaliger Zöglinge 1883 die Zeitschriften → „Louis Braille" und später „Revue Braille". Bald wurde auch eine Punktschrift-Leihbücherei eingerichtet. Diesen und anderen wichtigen Aufgaben in Zusammenhang mit der Schulbildung und der beruflichen Tätigkeit widmete sich in Frankreich die Association Valentin → Haüy. Sie wurde 1889 gegr. und gliederte sich in Ausschüsse und Abteilungen. Um den Betreuten möglichst nahe zu sein, wurden in der Provinz Bezirksgruppen organisiert. Eine besondere Art der Bl.-Fürsorge bildete der Orden der bl. Schwestern von St. Paul, der 1852 gegr. wurde. Die Schwesternschaft umfaßte bl. und sehende Nonnen und befaßte sich mit der Erziehung bl. Mädchen, ihrer Berufsausbildung und der Betreuung bl. Damen als Pensionäre.
Nach einer statistischen Erhebung gab es 1911 in Frankreich 28.945 Bl. Im WK I stieg die Zahl rapide an. Anfang des 20. Jh. entstanden auch in Frankreich zahlreiche Bl.-Hilfsorganisationen, darunter auch die der Kriegsbl.
Die Niederlande haben im Bl.-Wesen eine ihren Nachbarländern ähnliche Entwicklung vollzogen. Waren die Initiatoren der ersten Bl.-Schule in Amsterdam (1808) Mitglieder des Freimaurerordens, so wurde die Bl.-Fürsorge Ende des 19. Jh. durch private, kirchliche und staatliche Aktivitäten getragen. Neben zahlreichen Bl.-Büchereien errichtete man auch in den großen Städten Arbeitsanstalten für Bl.
In Italien lebten in der neuzeitlichen Bl.-Fürsorge die mittelalterlichen Traditionen der Wohltätigkeit und Barmherzigkeit gegenüber Bl. fort mit der Gründung von Anstalten und Fürsorgevereinen. Außerdem beeinflußten hervorragende bl. Männer das italienische Bl.-Wesen. Dante → Barbi-Adriani griff zu journalistischen Mitteln, um den Bl. in Beruf und Bildung weiterzuhelfen. Er gab seit 1876 die erste Zeitschrift der Welt in Brailleschrift, den „Blindenmentor", heraus. Augusto → Romagnoli erneuerte im letzten Jahrzehnt des 19. Jh. die Bl.-Bildung. Pietro Landriani richtete als Leiter der → „Società Nationale Margherita di Patronato" Bibliotheken und Werkstätten für Bl. ein. Er leitete auch die Errichtung einer nationalen Braille-Druckerei in Florenz in die Wege. Die sehr von Selbsthilfe geprägten Maßnahmen setzte der im Weltkrieg erbl. Offizier und Nationalökonom Aurelio → Nicolodi zugunsten der Kriegsbl. fort. Die Arbeit der wenigen Bl.-Fürsorgevereine wurde 1920 durch die Gründung des Bl.-Verbandes → „Unione italiana dei ciechi" bedeutungslos. Sein Programm bestand darin, die Bl. Italiens in einer festen und starken Organisation zusammenzufassen. Nach einer Volkszählung von 1911 ermittelte man in Italien 31.357 Bl. Der Prozentsatz der Erbl. im Süden lag bedeutend höher als im Norden des Landes.
Mit einigen Jahrzehnten Verzögerung kam auch in Südosteuropa die Gründung von Bl.-Hilfsvereinen in Gang. Zumeist ergriffen dazu einzelne Bl.-Lehrer, Augenärzte, aber auch andere Philanthropen die Initiative. Sie fühlten sich zum Schutz und zur Unterstützung der Bl. aufgerufen, gründeten Asyle oder andere Einrichtungen und finanzierten die Tätigkeit hauptsächlich durch Spenden. In Jugoslawien richtete der amerikanische Bl.-Fürsorgeverein „Permanent Blind Relief War Fund" seine Hilfe auf bl. Soldaten. Sie wurden auch in ein staatliches Förderprogramm einbezogen. Man verheiratete sie mit armen Mädchen, gab ihnen 3 ha Land, entsprechende Gebäude und landwirtschaftliche Geräte dazu und versorgte sie mit einer Kriegsrente, so daß der Lebensunterhalt dieser Familien gesichert war. Für 35 bl. Soldaten und ihre Familien wurde die „Kolonie und Agrargemeinschaft der blinden Soldaten – Veternik" gegr.
Der WK I hatte die zarten und hoffnungsvollen Anfänge einer Bl.-Fürsorge in Bulgarien und Rumänien fast wieder zum Erliegen gebracht. Zumeist waren die für die Bl. geschaffenen Gebäude der Zerstörung anheim gefallen. Nach dem Krieg aber ging man daran, den Vorsprung der westeuropäischen Länder zu verringern. Der Staat übernahm die Leitung der Fürsorgemaßnahmen. In

Europa

Rumänien wurde 1919 die „Generaldirektion der sozialen Assistenz" gebildet. Sie bewirkte in der Tat einen Aufschwung und eine Ausweitung der Bl.-Fürsorge. Die im Jahre 1927 durchgeführte Volkszählung in Rumänien ergab bei 17 Mill. Einwohnern eine Zahl von 8.948 Bl. Bl.-Bibliotheken und Bl.-Zeitschriften wurden mit ausländischer Hilfe (insbes. durch die American Braille Press) eingerichtet.

Das Bl.-Wesen in Ungarn und der Tschechoslowakei profitierte von den Anregungen und Programmen der Nachbarländer Deutschland, Österreich und Schweiz. Schon zeitig begannen neben der Bl.-Bildung Bestrebungen zur Bl.-Fürsorge. Wurde die praktische Fürsorge lange Zeit auch als Humanitätsakt aufgefaßt, so bereitete sie doch den Boden für spätere prinzipielle Maßnahmen zugunsten aller Bl.

Die deutschen Bl.-Lehrerkongresse und die österreichischen Bl.-Lehrertagungen stimulierten die Aktivitäten und gaben ihnen eine bestimmte Richtung. Hinzu kam, daß die Gesellschaft hier wie anderswo lernte, die bl. Mitbürger anders zu sehen. 1929 konnten sich mehrere Bl.-Vereinigungen in der Tschechoslowakei mit dem Prager Unterstützungsverein selbständiger Bl. zu einer großen Selbsthilfeorganisation zusammenschließen.

In den nordeuropäischen Ländern gelang es erst nach mehreren mißglückten Ansätzen, die Bl.-Fürsorge um die Jahrhundertwende in Gang zu bringen. Hier machten sich vor allem philanthropisch eingestellte Frauen aus dem Volk und den Königshäusern verdient. Ihr tatkräftiger Einsatz bei der Abschrift von Punktschriftliteratur bildete den Grundstock der Bl.-Bibliotheken in Norwegen und Schweden. Einfallsreiche Öffentlichkeits- und Aufklärungsarbeit über Blindheit und die Einrichtung eines alljährlichen Bl.-Tages in Schweden führten zu Hilfsbereitschaft und Verständnis in der Bevölkerung. Man organisierte Ausstellungen und Basare mit Bl.-Arbeiten und lud zu Vorträgen und Gesprächsrunden ein. So konnte das Bl.-Wesen auf der Grundlage vielseitiger privater Initiativen und schließlich auch staatlicher Fördermaßnahmen seine Fürsorge auf nahezu alle bl. Bürger ausdehnen. Vorteilhaft war hierbei, daß regelmäßig statistische Erhebungen über die Verbreitung der Blindheit erfolgten. In Norwegen ergaben diese Zählungen im Zeitraum von 1835 bis 1920 folgendes:

Jahr	Bl.	Anteil auf 100.000 Einwohner
1835	2109	177
1845	2753	207
1855	2759	185
1865	2320	136
1876	2468	136
1891	2565	128
1900	1879	85
1910	2097	89
1920	2687	101

Die Tätigkeit der verschiedenen Bl.-Hilfsvereine führte dazu, daß etwa ein Drittel der Bl. ihre Existenz ohne fremde Hilfe sichern konnte. Ein weiteres Drittel erhielt zu den Eigenleistungen Unterstützung durch die Bl.-Vereine. Das restliche Drittel mußte durch staatliche und private Fürsorge erlangt werden. Der hohe Anteil an unabhängigen Bl. ließ frühzeitig den Gedanken der Selbsthilfe aufkommen, der sich sowohl in Dänemark (Dänische-Bl.-Gesellschaft) wie auch in Norwegen (→ Norges Blindeforbund) und Schweden (→ De blindas förening) mit der Gründung und Leitung von Bl.-Vereinen durch engagierte Bl. artikulierte. Diese Vereine entfalteten bald eine das ganze jeweilige Land umfassende Unterstützungstätigkeit und gliederten sich in örtliche Zweigstellen. Ihre Tätigkeit betraf die möglichst frühe Auffindung bl. Kinder zum Zwecke des Schulbesuchs, die berufliche Ausbildung und Umschulung, die berufliche Existenzgründung, die Einrichtung von Ruhe- und Altersheimen, das Punktschriftwesen mit der Einrichtung von Bibliotheken und der Herausgabe von Zeitschriften sowie die gesundheitliche Betreuung mit der Errichtung von Bl.-Erholungsheimen.

Die etwa 1300 erbl. Soldaten des Russisch-Türkischen Krieges 1877–78 hatten durch ihr schweres, allen sichtbares Opfer das bewirkt, was den großen Philanthropen → Haüy, der für diesen Zweck nach Petersburg gekommen war, überfordert hatte. Sein 1807 gegr. Bl.-Institut existierte zwar über 70 Jahre, war aber zu einem von der Öffentlichkeit nicht beachteten Armenasyl heruntergekommen. Angesichts der vielen Kriegsbl. wurde in Rußland ein Zentralkuratorium organisiert. Das löste eine Welle von Bittgesuchen aus der Zivilbevölkerung aus. 1881 mußte man dieses Kuratorium in einen Verein für Bl.-Fürsorge umwandeln, der unter dem Namen → „Marien-Verein" bekannt wurde. Die hauptsächlichen Mittel zur Bestreitung der

Ausgaben erbrachten die Büchsensammlungen der „Blindenwoche". Der Verein entfaltete seine Tätigkeit über ganz Rußland. Daneben entstanden in den westlichen Grenzgebieten unter dem Einfluß der westeuropäischen Bl.-Fürsorge einige lokale Vereine. Es wurden zahlreiche Anstalten in großen Städten des Reiches gegr., die neue Petersburger von 1889 war nach Ratschlägen und Konsultationen der Dresdner Einrichtung gebaut worden und galt als vorbildlich. Eine größere Summe wurde zur Errichtung von Asylen für erwachsene Bl. verwendet, in denen sie ein Handwerk erlernen und ihm nachgehen konnten. Ende des 19. Jh. erschienen nach vielen Mühen die ersten Punktschriftbücher und die Monatszeitschrift → „Mußestunde der Blinden". In Petersburg und Moskau entstanden Punktschriftdruckereien. Zur Information der Bevölkerung verbreitete man Flugblätter und die Zeitschrift „Der russische Blinde". Engagierte Augenärzte organisierten zur Eindämmung und Verhütung der Blindheit im ganzen Land Augenkliniken und Augenstationen sowie „Fliegende Kolonnen für Augenkranke", die Standorte wechselten. Bei einer Volkszählung 1897 ermittelten die Behörden 247.900 Bl. Der Koeffizient der Blindheit auf 10.000 Einwohner schwankte von fünf (westliches Rußland) über 125 bei den Jakuten, Tataren und Baschkiren bis zu 700 bei den Tungusen. Mit der Revolution 1917 stellte der → Marien-Verein seine Tätigkeit ein, da er in den Gouvernements von Beamten der Verbrauchssteuerbehörde geleitet wurde. Nach der Oktoberrevolution gelangte die Bl.-Fürsorge unter die Instruktion dreier Volkskommissariate: das der Volksaufklärung, der Sozialen Fürsorge und der Gesundheitspflege. Der Gedanke der Selbsthilfe der Bl. wurde auf der 1. Allrussischen Tagung der Bl. 1925 aufgegriffen und ein ständiger Rat des Allrussischen Vereins der Bl. gewählt.

In Polen wollte man es den Völkern mit höherer Kultur und Zivilisation gleichtun, aus Menschenliebe Bl., Taubstummen und anderen Behinderten Beschulung, Pflege und Hilfe zu gewähren. Im 19. Jh. war in Polen große Armut verbreitet. Die Anfänge der Bl.-Bildung gestalteten sich mühevoll auch wegen der Koppelung mit der Taubstummenbildung. Erst unter Direktor → Paplonski gelangte die Bl.-Abteilung in Warschau zu Selbständigkeit und Ansehen. Er regte auch 1883 die Gründung des ersten Bl.-Vereins in Polen an, dem die ehemaligen Schüler der Warschauer Anstalt angehörten. Sein Ziel war die gegenseitige moralische und materielle Hilfe der Mitglieder. Sehende Ehrenmitglieder sorgten für finanzielle Spenden. Außerdem gab es an der Bl.-Anstalt Bromberg, dem späteren Bydgoszcz, einen Bl.-Fürsorgeverein, der ebenfalls vom Direktor der Schule geleitet wurde. Der Verein unterhielt ein Heim mit Werkstätten und eine Punktschriftdruckerei, lange Zeit die einzige in Polen. Im Blindenheim wohnten überwiegend Frauen, da die meisten bl. Mädchen niemanden hatten, der sie nach Beendigung der Schulzeit aufnahm. Wenige Monate nach Beginn des WK I entstanden staatliche Fürsorgestellen, in einigen Orten wurden Werkstätten für Kriegsbl. eröffnet, jedoch blieben die Bemühungen unzureichend.

Auch die spanischen Bl. erhielten in ihrem Land jahrzehntelang nur spärliche Fürsorge. Die 1820 in Barcelona gegr. und 1832 in staatliche Obhut übernommene, mit einer Taubstummenschule gekoppelte Bl.-Anstalt betreute nur wenige bl. Zöglinge. Erst 1918 wurde hier die Brailleschrift eingeführt. 1857 verfügte ein Gesetz die Einrichtung von Bl.-Anstalten in allen Provinzen. Dies aber wurde ohne Berücksichtigung der bereits vorhandenen Erfahrungen realisiert. Die einzelnen Schulen arbeiteten isoliert und uneffektiv. So konnte die Rückständigkeit auf der Iberischen Halbinsel im Bl.-Wesen bis ins 20. Jh. hinein nicht überwunden werden. Der auf königliches Dekret hin 1910 geschaffene „Nationale Schutzbund für Taubstumme, Blinde und andere Anormale" wurde wegen Ergebnislosigkeit dreimal aufgelöst und neugegr. Auch mangelte es an privaten Initiativen zur Unterstützung der Bl. Unter den Anstaltsleitern befand sich kein pädagogischer Patriot, der sich für das Schicksal seiner entlassenen Zöglinge interessierte. Nachteilig hatte sich wie in einigen anderen Ländern ausgewirkt, daß Bl. immer mit Taubstummen in einer Anstalt zusammenlebten. Nur zwei Bl.-Asyle als Stiftungen existierten. In Madrid beherbergte das eine je 50 männliche und weibliche erwachsene Bl. In dem anderen in Barcelona waren 50 bl. Frauen und Mädchen untergebracht. Andere Bl. konnten in den Armenhäusern der Provinzhauptstädte ein Obdach finden. Nur in Barcelona wurden zwei Bl.-Fürsorgevereine gebildet, die aber nur wenig zu leisten vermochten. So waren die meisten spanischen Bl. bar staatlicher Fürsorge oder

Europa

privater Hilfen und auf öffentliches Mitleid in der Bettelei angewiesen. In dem den Spaniern eigentümlichen Beruf des Losverkäufers der Staatslotterie vermochten einige Bl. ihren Lebensunterhalt zu verdienen. In Großstädten gab es auch bl. Zeitungsverkäufer. Die Frage nach gegenseitiger Unterstützung und Selbsthilfe erhielt deshalb unter den Bl. Spaniens mehr und mehr Bedeutung. Gegen Ende des 19. Jh. hatte ein Teil der europäischen Länder das eigentliche Wesen der Bl.-Fürsorge erkannt. Die private und karitative Armenfürsorge wurde durch staatliche Daseinsvorsorgeformen abgelöst. → Strehl beschrieb die Grundlage der öffentlich-rechtlichen Fürsorge und Versorgung für Deutschland wie folgt: „1. die Bl. einer der Eigenart ihres Gebrechens angepaßten Form zu unterrichten; 2. sie gewerblich auszubilden; 3. sie in den Stand zu setzen, einen Beruf auszuüben und ihnen in eigens dafür eingerichteten Werk- und Verkaufsstätten Arbeitsgelegenheit und Absatzmöglichkeit für ihre Erzeugnisse zu bieten; 4. für die Unterbringung wirtschaftlich schwacher und für alte und arbeitsunfähige Bl. in Heim- und Feierabendstätten zu sorgen." (Strehl I, S. 181.)

Nach und nach setzten sich in den europäischen Ländern Maßnahmen und Hilfen der Fürsorge und des Ausgleichs durch, die vom Staat und von den Gemeinden getragen wurden: Schulpflicht für bl. Kinder; Kostenübernahme für hilfsbedürftige Anstaltsinsassen; Portoermäßigung für Bl.-Schriftsendungen; Preisnachlaß bei Bahnfahrten; Steuervergünstigungen; Rentenzahlung. Es bedurfte jedoch noch jahrzehntelanger Auseinandersetzungen und Reformen, um Bevormundung sowie Zurücksetzung zu überwinden und die Solidarität der Mitmenschen zu erlangen. Diesen Schritt zur Sicherung der Zukunft vollzogen die Bl. in gemeinschaftlicher Selbsthilfe.

Beginn der Blindenselbsthilfe: Historische Formen der individuellen Bl.-Selbsthilfe waren organisiertes Betteln und Musizieren. Es bedurfte wieder selbstbewußter Einzelkämpfer, die den Boden für eine kollektive Organisiertheit der Bl. bereiteten. Da gab es den bl. Kapellmeister Thomas → Zakreis (1826-70), der mit 14 Bl. aus der Wiener Anstalt austrat und eine Kapelle gründete. Jahrelang unternahmen diese Musiker erfolgreiche Konzertreisen durch Österreich und Süddeutschland. Sie wurden ein Vorbild dafür, daß sich Bl. aus eigener Kraft durch gute Ausbildung und durch Zusammenschluß ihren Lebensunterhalt selbst verdienen konnten.

Der bl. Lehrer und Schriftsteller Friedrich → Scherer bereiste zwischen 1850 und 1880 die deutschen Staaten und hielt propagandistische Vorträge über Fähigkeiten, Bedürfnisse und Zukunft der Bl. Er war ein großer Anreger von Bl.-Anstalten und Fürsorgevereinen und warb für die Gleichberechtigung der Bl. als Familienmitglieder, Freunde und Staatsbürger. Seine öffentliche Fürsprache blieb nicht ohne Einfluß. 1873 führte Sachsen als erstes Land die Schulpflicht für Kinder ein. Auch auf dem ersten → Blindenlehrerkongreß in Wien 1873, dessen Zustandekommen wesentlich auf Scherer zurückzuführen ist, hielt er einen flammenden Appell zur Selbsthilfebildung. Seine unablässigen Bemühungen wurden belohnt durch die Schaffung der ersten Bl.-Selbsthilfegruppen in Deutschland.

Bl. Bürger wollten die Ordnung ihres Berufslebens selbst in die Hand nehmen und durch weitere genossenschaftliche Stärkung desselben unabhängig von fremdbestimmter Fürsorge werden. Es entstanden die ersten Selbsthilfeverbände und genossenschaftlichen Vereinigungen: 1872 erste Blindengenossenschaft Hamburg, 1874 → Allgemeiner Blindenverband Berlin, 1879 die Stuhlflechter-Genossenschaft Berlin. Damit wurde ein Anfang mit dem System einer selbstverantworteten, qualifizierten Fürsorge, oder besser sozialen Sicherheit auf genossenschaftlicher Ebene, gemacht. Hierbei blieb jedoch für die Selbsthilfe die Mitarbeit der bisherigen privat-öffentlichen Fürsorgevereine weiterhin von Bedeutung; sie traten in eine enge Kooperation mit den Verbänden der Bl.-Selbsthilfe.

Die Programme der Bl.-Selbsthilfevereinigungen forderten im letzten Viertel des 19. Jh. eine intensivere Beschulung aller Bl. im schulpflichtigen Alter durch Einführung der Schulpflicht für bl. Kinder und eigenverantwortliche Führung der Berufsangelegenheiten der Bl. Handwerker möglichst durch genossenschaftliche Zusammenschlüsse. Damit glaubte man den Gedanken der Identität von Blindenfürsorge und Armenfürsorge endgültig zu überwinden. Nicht in der Gesellschaft, deren Exponenten die Fürsorge- und Hilfsverbände waren, sondern im Staat sahen die Bl.-Selbsthilfeverbände den Part-

Fortsetzung des Textes auf S. 206

Europa

WHO-Statistik

Land oder Gebiet	Bevölk. schätz. 1983 in Mill.	Zeitpunkt der Datenerhebung	Art der Daten	Blindheitsdefinition	Prävalenz in %	Hauptursachen	
EUROPE							
Bulgaria	8,94	1970	S	4	0,01	erblich	27 %
						Infektionen	18 %
						Glaukom	16,3 %
Denmark	5,11	1970	R	8	0,2		
Finland	4,86	1970	E		0,8	Verletzungen	
						Infektionen	
						Netzhautveränderungen	
						Glaukom	
France	54,65	1985	S	6	0,2	Augenerkrankungen	12 %
						allgem. Erkr.	17 %
						Unfälle	15 %
						angeb. Schädigungen	17 %
						andere	3 %
						unbekannt	7 %
Germany, Federal Republic of	61,42	1971	S	2		Glaukom	15,1 %
						Atrophie	10,3 %
						Verletzungen	9,9 %
						Retinopathie	9,2 %
						Hornhauterkrankungen	7,3 %
						angeb. Schäden	7 %
						Myopie	6,6 %
						Uveitis	6,6 %
						Netzhautveränderungen	5,9 %
						Netzhautablösung	5,5 %
						Nervenerkr. des optischen Nerv	4,8 %
						Katarakt	4 %
						Makular Veränderungen	3,7 %
		1977	R	3	0,1		
Hungary	10,69	1973	E		0,2		
Iceland	0,24	1978	S	8	0,04	Atrophie	
						Katarakt	
Italy	56,6	1980	S	6	0,4		
Malta	0,38	1973	R		0,2	Myopie	19,4 %
						Katarakt	18,7 %
						Glaukom	17,7 %
						Diabetes	14,9 %
						Trachom	12,9 %
						Atrophie	7,5 %
						Uveitis	2,1 %
						Verletzungen	1,8 %

Die englischen Ländernamen wurden aufgrund des Erhalts der alphabetischen Reihenfolge beibehalten.

Europa

Fortsetzung WHO-Statistik

Land oder Gebiet	Bevölk. schätz. 1983 in Mill.	Zeitpunkt der Datenerhebung	Art der Daten	Blindheitsdefinition	Prävalenz in %	Hauptursachen	
Norway	4,13	1972	S	8	0,2	Glaukom	33 %
						Netzhautveränderungen	14,2 %
						Erkr. des optischen Nerves	8,3 %
						Katarakt	6,9 %
						Netzhauterkrankungen	6,9 %
Poland	36,57	1975–1976	S			Katarakt	28,3 %
						Atrophie	12,3 %
						Myopie	11 %
						Netzhautveränderungen	9,4 %
						angeb. Anomalien	7,2 %
						Amblyopie	6,5 %
						Fibroplasie	5,1 %
						Hydrophthalmie	4,3 %
						Hornhauterkrankungen	3,6 %
Sweden	8,33	1972	S	9		pränatale Einflüsse	36 %
						allgem. Erkr.	21 %
						Unfälle	12 %
						Infektionen	9 %
		1977	R	9	0,3	pränatale Einflüsse	58 %
						Unfälle	18 %
						Infektionen	12 %
						allgem. Erkr.	5 %
United Kingdom of Great Britain and Northern Ireland	55,61	1979	R	6	0,18		
Union of Soviet Socialist Republics	272,50	1973	R	13	0,12	Verletzungen	
						Myopie	
						Glaukom	
						angeb. Erkrankungen	
		1974	S	12	0,19 / 0,36	Katarakt	0,16 %
						Netzhauterkrankungen	0,04 %
						Glaukom	0,03 %
						Atrophie	0,03 %
						Netzhauterkrankungen	0,02 %
						angeb. Erkr. (Krasnojarsky-Region)	0,02 %
		1977	C		0,12	Verletzungen	39,4 %
						Augenerkrankungen	22,9 %
						angeb. Schäden (Weißrussische Republik)	10,3 %

Europa

Legende zur WHO-Statistik

Die Angaben stellen eine Korrektur der Erhebungen vom November 1978 dar. Die Data/87 sind keine offizielle Veröffentlichung.

Zeichenerklärung:

C = Zensus
E = Schätzung
R = Registrierung
S = Stichprobenerhebung

Der Bericht der WHO umfaßt zwei weitere Kolumnen, die die Erhebungsweise und die Dokumentation näher angeben, welche hier aber fortgelassen wurden. In der Aufführung der einzelnen Länder folgt die Darstellung der englischen Bezeichnung in alphabetischer Reihenfolge.

In der Rubrik Blindheitsdefinition entsprechen die Zahlen 1 bis 10 folgenden Kriterien:

1 = völlige Blindheit
2 = $1/60$ oder weniger
3 = weniger als $1/60$
4 = $2/60$ oder weniger
5 = $3/60$ oder weniger
6 = weniger als $3/60$
7 = $20/300$ oder weniger
8 = $6/60$ oder weniger
9 = weniger als $6/18$
10 = andere Kriterien

Erklärung der augenmedizinischen Begriffe:

Amblyopie	= Schwachsichtigkeit
Atrophie	= durch Mangelernährung bedingter Organ-Gewebe-Zellenschwund
Buphthalmus	= krankhafte Vergrößerung des Augapfels
Konjunktivitis	= Bindehautentzündung
Chorioidea	= Aderhaut des Auges (-Erkrankung ders.)
Diabetes	= Zuckerkrankheit
Fibroplasie	= Glaskörpertrübung bei Frühgeborenen, bedingt durch Sauerstoffbehandlung
Fundus	= Grund, Boden des Hohlorgans (-Erkrankung dess.)
Glaukom	= zu hoher Augeninnendruck, grüner Star
Hydrophthalmus	= Augapfelvergrößerung, Wasserauge
Iatrogen	= durch medizinische Behandlung entstanden
Katarakt	= Trübung der Augenlinse, grauer Star
Keratopathie	= Hornhauterkrankung
Leukom	= Wucherung od. Narbe auf der Hornhaut des Auges
Makula	= krankhafte Veränderung des Flecks schärfsten Sehens
Mikrophthalmus	= angeborene, krankhafte Kleinheit des Auges
Myopie	= Kurzsichtigkeit
Neoplasma	= bösartiges Geschwulst
Onchocerciasis	= von der Kriebelmücke übertragene Krankheit, die zur Erblindung, später zum Tode führt (=Onchozerkose, Flußblindheit)
Phthisis Bulbi	= allgemeiner Verfall des Augapfels
Pterygium	= dreieckige Bindehautwucherung, die sich über die Hornhaut schiebt
Retinitis	= Netzhautentzündung
Retinoblastom	= bösartiges Netzhautgeschwür
Retinopathie	= übermäßige Pigmentation der Netzhaut
Smallpox	= Pocken
Trachom	= ägypt. Augenkrankheit, Virusinfektion der Bindehaut
Uveitis	= Entzündung der Aderhaut des Auges
Xerophthalmie	= Austrocknung des Bindegewebes

Europäische Gemeinschaft

ner, der die freiheitliche und gleichberechtigte Entwicklung garantieren könne. Es zeigte sich jedoch, daß der Selbsthilfe der Bl. Grenzen gesetzt waren, weil der Bl. im Wettbewerb mit den Sehenden zurückbleibt und für diesen Wettbewerb erst durch staatliche Maßnahmen rehabilitiert werden mußte. Aus diesem Grund wurde alsbald die Forderung nach staatlicher Rentenleistung an Bl. erhoben. Der entscheidende Durchbruch kam mit dem Ende des WK I. Für das durch den Krieg verschärfte Problem, die Wettbewerbsnachteile der Bl. auszugleichen, standen drei Lösungswege zur Diskussion: 1. öffentlich-rechtliche Bl.-Rente und/oder ein Pflegegeld nach dem Versorgungsrecht der Kriegsbl.; 2. Neugestaltung des Bl.-Handwerks durch völlige Überführung der Einzelbetriebe in Genossenschaften; 3. Ausdehnung des Schwerbeschädigtengesetzes auf Zivilbl. und deren Unterbringung in der Industrie. Die durch Krieg und fortschreitende Industrialisierung bedingte Zerstörung der selbständigen Einzelbetriebe mußte den wettbewerbsschwachen Bl. besonders treffen und zugleich zur Forderung nach staatlicher Hilfe, nach genossenschaftlichem Zusammengehen und nach einer Integration der konkurrenzbedrohten Bl. in die Wirtschaft als Industriearbeiter führen. Es kam in Deutschland zum Zusammenschluß der bestehenden Verbände und Selbsthilfeorganisationen zur Bl.-Wohlfahrtskammer, die als ständige Vertretung sämtlicher Bl. und Bl.-Fürsorgevereine, der Bl.-Anstalten und der Bl.-Lehrer dem Staat gegenüber auftrat. 1924 fand der erste Deutsche Blindenwohlfahrtskongreß in Stuttgart statt. Er formulierte noch einmal den Anspruch auf Bildung, Arbeit und staatliche Rente für alle Bl. Die Sozialgesetzgebung verbesserte die Bl.-Fürsorge, wenn auch noch unter Bevorzugung der Kriegsbl. Sonderrechte in bezug auf das Steuerwesen, auf Hilfsmittel, Freifahrten in öffentlichen Verkehrsmitteln, freie Postbeförderung wurden festgelegt. Der Anspruch auf Heilbehandlung brachte in der sozialen Fürsorge den Gedanken der Rehabilitation zum Ausdruck. Die Bl.-Selbsthilfe entwickelte sich in der ersten Hälfte des 20. Jh. auch in anderen Ländern ähnlich und übernahm überall im europäischen Bl.-Wesen die führende Rolle. Weitere Informationen s. einzelne Landesberichte.

Scholler/Michailov

Lit.: „Bericht über die Bl.-Lehrer-Kongresse", Nr. 1–15 (1873–1920); „Der Blindenfreund – Zeitschrift zur Verbesserung des Loses der Bl." – gegr. 1881; jetzt: „blind – sehbehindert – Zeitschrift für das Sehgeschädigten-Bildungswesen"; W. Fromm und R. Degenhardt: „Rehabilitationspädagogik für Sehgeschädigte", Berlin 1984; V. Haüy: „Essai sur l'éducation des aveugles", Paris 1786; J. W. Klein: „Lehrbuch zum Unterrichte der Bl.", Wien 1819; R. Kretschmer: „Geschichte des Bl.-Wesens vom Altertum bis zum Beginn der allgemeinen Bl.-Bildung", Ratibor 1925; A. Mell: „Encyklopädisches Handbuch des Bl.-Wesens", Band 1, Wien und Leipzig 1899, Band 2, Wien und Leipzig 1900; F. Mersi und F. Benesch: „Zur Begründung des Sehbehindertenwesens in Mitteleuropa", Neuburgweiler, Karlsruhe 1970; M. Pablasek: „Die Fürsorge für die Blinden von der Wiege bis zum Grabe", Wien 1867; H. Pielasch und M. Jaedicke: „Geschichte des Bl.-Wesens in Deutschland und in der DDR", Leipzig 1971; F. Scherer: „Drei Vorträge über die sozialen Leiden der Blinden und über die Mittel zu deren Abhülfe", Leipzig 1866; S. Solarová: „Geschichte der Sonderpädagogik", Stuttgart, Berlin, Köln, Mainz 1983; C. Strehl: „Handbuch der Bl.-Wohlfahrtspflege", Band I, Berlin 1927, Band II, Marburg-Lahn 1930; Ch. Theiner, E. Künne und K.-P. Becker: „Zur Theorie und Praxis der Erziehung und Bildung Geschädigter in sozialistischen Ländern", Berlin 1981; Verband deutscher Bl.-Lehrer (Hrsg.): „Gesamtübersicht über die Bl.-Bildungseinrichtungen in Deutschland und in den Nachbarländern" (Sonderheft), Hannover-Kirchrode 1969; O. Wanecek: „Geschichte der Bl.-Pädagogik", Berlin 1969; A. Zeune: „Belisar – Über den Unterricht der Bl.", Berlin 1821.

Europäische Gemeinschaft – Kommission der Europäischen Gemeinschaften. Die Kommission behandelt die Probleme der Sehgeschädigten integral im Rahmen ihrer Maßnahmen zugunsten der Behinderten. Deshalb muß hier eine Gesamtdarstellung der Behindertenpolitik der EG erfolgen. Im Oktober 1981 übermittelte die Kommission dem Rat als wichtigsten Beitrag zum Internationalen Jahr der Behinderten eine Mitteilung über die Eingliederung der Behinderten in die Gesellschaft. Darin wird einer im März desselben Jahres gefaßten Entschließung des Europäischen Parlaments zu diesem Thema und einer Stellungnahme des Wirtschafts- und Sozialausschusses Rechnung getragen. Das Ergebnis war die Entschließung des Rates vom 21. Dezember 1981, in der die Mitgliedstaaten und die Kommission aufgefordert wurden, Maßnahmen zur Förderung der gesellschaftlichen Eingliederung zu ergreifen. Zur Durchführung des vereinbarten Arbeitsprogrammes richtete die Kommission im Mai 1982 in der Generaldirektion „Soziale Angelegenheiten" ein Büro für Aktionen zugunsten der Behinderten ein. Das Programm des

Europäische Gemeinschaft

Büros beinhaltet drei Ziele: politische Maßnahmen, Information und Förderung erprobter Methoden.

Politische Maßnahmen: Ziel ist es, auf einzelstaatlicher und Gemeinschaftsebene die Entwicklung einer Politik zur Lösung der wichtigsten Behindertenprobleme einzuleiten. Dazu wird eine Reihe von politischen Maßnahmen ergriffen, die sich jeweils auf ein wichtiges Thema konzentrieren. Ein erstes Thema ist die Beschäftigung von Behinderten. Im Anschluß an die beiden durchgeführten Studien mit den Schwerpunkten Statistik und Ergonomie, hat die Kommission zwei weitere Studien in Auftrag gegeben. Beide wurden in der Schriftenreihe der Kommission „Soziales Europa" veröffentlicht. Das zweite Thema betrifft die physische Umwelt der Behinderten, einschließlich Fragen der Mobilität, des Zuganges (z.B. zum Arbeitsplatz, zu öffentlichen Gebäuden usw.) und der Wohnraumversorgung.

Förderung erprobter Methoden: Dieser Teil des Programmes umfaßt 5 Hauptkomponenten: 1. Programm zu Vorhaben auf Bezirksebene. Es besteht aus 16 Modellvorhaben auf örtlicher Ebene, die alle darauf abzielen, die gesellschaftliche Eingliederung und selbständige Lebensweise aller Behinderten im örtlichen Gemeinwesen zu fördern. 2. Europäischer Verbund von Rehabilitationszentren. Dieses 1975 errichtete Netz besteht aus 31 Zentren für funktionelle oder berufliche Rehabilitation. 3. Zuschüsse an externe Stellen. Seit 1983 konnte die Kommission jedes Jahr ein Zuschußprogramm zur Unterstützung von in europäischer Zusammenarbeit durchgeführten Maßnahmen externer, typischer Nichtregierungsorganisationen für Behinderte abwickeln. 4. Schulische Eingliederung. Im Anschluß an die Initiative des Ausschusses für Bildungsfragen forderte der Rat und die im Rat vereinigten Minister für Bildungswesen in ihren Schlußfolgerungen vom Juni 1984 die Mitgliedsstaaten auf, eine Reihe von Maßnahmen zur Förderung der Eingliederung von behinderten Kindern und Jugendlichen an Regelschulen zu ergreifen und ersuchen die Kommission, diese Maßnahmen auf gemeinschaftlicher Ebene zu unterstützen. 5. Begegnungen für behinderte Jugendliche. Alljährlich wird ein Programm von Begegnungen für Behinderte und Fachleute, die mit ihnen arbeiten, veranstalten und fortentwickeln, organisiert. Das Programm wird von „Mobility International" im Namen der Kommission durchgeführt.

Information: Ein Großteil der Informationen wird im Rahmen der vorher beschriebenen Komponenten des Programmes – erprobte Methoden – erworben und ausgetauscht. Doch ist der Bedarf an Information so groß, daß es spezifischer Aktionen bedarf. Das bekannteste unter diesen Vorhaben ist das Handynet-Projekt; daneben gibt es jedoch noch zwei andere wichtige Teilbereiche des Programms.

Handynet: Es handelt sich um ein langfristiges Projekt zur Errichtung eines gemeinschaftsweiten Netzes von Datenbanken und -basen, das sich möglichst auf alle Fragen im Zusammenhang mit Behinderungen erstreckt. Bei dem ersten Handynet-Modul handelt es sich um technische Hilfsmittel. Für die Erörterung und den Austausch von Informationen stehen der Kommission folgende Arbeitsgruppen zur Verfügung: 1. die Verbindungsgruppe für das Behindertenprogramm; 2. Arbeitsgruppe für die schulische Eingliederung; 3. die Mitglieder des Europäischen Verbundes von Rehabilitationszentren; 4. die Dialoggruppe der Nichtregierungsorganisationen; 5. Gruppe der nationalen Sekretariate von „Rehabilitation International" in den Gemeinschaftsländern; 6. Projektleiter und -bewerter der Vorhaben auf Bezirksebene; 7. ständige Sachverständigengruppe für das Handynet-Projekt.

Sonstige Maßnahmen der Kommission für Behinderte: Die informatorische Aufzeichnung befaßt sich mit dem Aktionsprogramm zur Förderung der sozialen Integration von Behinderten. Es können hier nur kurze Hinweise auf andere Gemeinschaftstätigkeiten zugunsten Behinderter gemacht werden. Wichtig ist, insbesondere unter finanziellen Gesichtspunkten, die Beteiligung des Europäischen Sozialfonds zur Unterstützung von Maßnahmen zur Berufsausbildung und Arbeitsplatzanpassung für Behinderte. Auch im Rahmen ihres Aktionsprogramms im Sozialbereich führt die Kommission ein Programm von Modellvorhaben für die Wohnraumversorgung von behinderten Arbeitnehmern durch. Das medizinische Forschungsprogramm der Kommission enthält mehrere sehr wichtige Projekte, die insbesondere körperliche und sensorische Behinderungen betreffen. Die Kommission ist außerdem auf den Gebieten Transport, Zölle und Steuern tätig, um die Gleichbehandlung für Behinderte zu fördern. Ferner unternimmt sie selbst Anstrengungen, um in ihren Dienststellen Behinderte einzustellen.

Europarat (ER), gegr. 1949 in London mit Sitz in Straßburg, Generalsekretär seit 1979 Franz Karasek. Mitgliedsländer: Gründungsmitglieder sind Belgien, Dänemark, Frankreich, Großbritannien, Irland, Italien, Luxemburg, Niederlande, Norwegen und Schweden. Später kamen dazu die Türkei, Griechenland, Bundesrepublik Deutschland, Island, Österreich, Zypern, Schweiz, Malta, Portugal und Spanien. Ziele des ER: Schutz und Förderung der Ideale und Prinzipien des gemeinsamen europäischen Erbes und Zusammenarbeit in wirtschaftlichen, sozialen, kulturellen, wissenschaftlichen und rechtlichen Angelegenheiten. In verschiedenen Entschließungen entwickelte der ER ein kohärentes Rehabilitationsprogramm (Beschlüsse von 1962, 1967, 1975, 1979 und 1981). Anläßlich des Internationalen Jahres der Behinderten (1981) war der Ausschuß der Ansicht, daß es notwendig sei, alle früheren Entschließungen neu zusammenzustellen, um darin u. a. die Grundsätze der Mitwirkung und Selbständigkeit der Behinderten aufzunehmn. Zu diesem Zweck wurde 1981 ein Sachverständigenausschuß zur Überarbeitung und Aktualisierung bisheriger Entschließungen auf dem Gebiet der Rehabilitation eingesetzt, der sich im Juni 1982 zu seiner ersten Sitzung traf und seine Arbeit im März 1984 abschloß. Folgende Grundsätze und Ziele wurden im Anhang der Entschließung festgelegt:

Grundsätze: Die Mitgliedsstaaten sollten verstärkt Präventivmaßnahmen ergreifen, um Schädigungen, Beeinträchtigungen und Behinderungen zu bekämpfen; eine umfassende und koordinierte Rehabilitationspolitik in die Wege zu leiten; die volle Beteiligung des Behinderten an seiner Rehabilitation und am Gemeinschaftsleben zu fördern.

Ziel und Zweck der Rehabilitation: Die Rehabilitation erstreckt sich auf alle Bereiche des gemeinschaftlichen Lebens und ist insbesondere auf die folgenden Aspekte ausgerichtet, die harmonisch aufeinander abgestimmt und mit der vollen Beteiligung des Behinderten entwickelt werden sollen: Prävention, Ermittlung und Diagnose von Schädigungen, Beeinträchtigungen und Behinderungen; Behandlung, Anpassung von Hilfsmitteln und funktionelle oder medizinische Rehabilitation; Bildungs- und Berufsberatung; schulische Bildung; berufliche Bildung und Rehabilitation; Beschäftigung, geschützte Beschäftigung, Beurteilung aus beruflicher Sicht und Vermittlung in eine Beschäftigung; technische und soziale Hilfen, Zugang zu Gebäuden, Wohnungen, Kommunikation, Beförderung, Freizeit, Sport und Ferien; Ausbildung des bei der Rehabilitation tätigen Personals; Gesundheitserziehung, Information und Forschung; soziale Beratung; Koordinierung von Maßnahmen.

Die Rehabilitation und ihre Ziele beruhen auf folgenden Grundsätzen: Verankerung des Rechts der Behinderten auf Integration und der Verpflichtung der Gesellschaft, sie sicherzustellen; Beseitigung der gegenständlichen und der psychologischen Hindernisse in der Gesellschaft und Schaffung der Voraussetzungen für eine volle Beteiligung der Behinderten; Anerkennung der Notwendigkeit von frühzeitigen Maßnahmen in der Rehabilitation; Anerkennung des Wertes einer soweit wie möglich vollständigen Rehabilitation von Behinderten im Hinblick auf ihre Eingliederung oder Wiedereingliederung, vorzugsweise in ihr soziales Umfeld, ggf. in ihren früheren Beruf oder eine geeignete Beschäftigung in ihrer früheren Arbeitsumgebung; Ausarbeitung von Rehabilitationsprogrammen, die einen umfassenden, nahtlosen und individuellen Prozeß darstellen, der von Beginn der Schädigung an und während der verschiedenen aufeinanderfolgenden Phasen bis hin zur Integration ins Arbeitsleben und in die Gesellschaft Dienste bereitstellt; Sicherstellung einer engen und frühzeitigen Zusammenarbeit zwischen den mit der Rehabilitation befaßten Personen und Einrichtungen und Herstellung einer Verbindung zwischen den mit der Rehabilitation und Beschäftigung von Behinderten beauftragten Trägern und Behörden.

Exner, Therese, *4.7.1873 in Louisville/Kentucky. Im Alter von vier Jahren taub, mit acht Jahren bl. geworden. Mit elf Jahren kam E. ins Kloster, mit 13 in die Taubstummenanstalt Würzburg. Für sie wurde die Gebärdensprache erfunden. Otto Wolf schrieb über sie in der Zeitschrift „Vom Fels zum Meer", 17. Heft, 15. Jg. *M.*

Eyck, van, * in Utrecht, als Jugendlicher erbl. Tonkünstler und Dichter. *M.*

Eye Dog Foundation for the Blind, Inc. Los Angeles. Gegr. 1952. Weltweite Dienstleistungen, insbesondere auch Ausbildung von Trainern; Optacon und Stereoton-Lesehilfsmittel. Unterricht in Mobilität und Handhabung von Sehhilfen. Unterbringung von Forschungsprogrammen über wissenschaftliche Hilfsmittel für Bl.

F

Fabozzi, Gennaro, *7.7.1866 in Neapel. Als Kind erbl. In den Jahren 1873–1887 Ausbildung am Bl.-Inst. in Neapel (→ Italien). Er wurde ein bedeutender Klaviervirtuose, der nicht nur in ganz Italien, sondern auch in München, London und Paris Konzerte gab. *M.*

Fagnani, Prospero, *1587 in San Angelo in Vado, †1678 in Rom. Theologe. Er war ein berühmter Gelehrter des kanonischen Rechtes, der an der Römischen Kurie wichtige Funktionen ausübte. Er verlor mit 44 Jahren das Augenlicht, setzte aber seine Tätigkeit mit der Hilfe von Sekretären fort. Er verfaßte im Auftrag des Papstes Alexander VII. einen monumentalen Kommentar zu den Dekretalen, der ihm den Beinamen „doctor caecus oculatissimus" (der scharfsichtige bl. Gelehrte) einbrachte.
Lit.: J. Bund: „Catalogus auctorum qui scripserunt de theologia morali et pratica", Rotterdam 1900.

Falkowski, Jakub, *1775, †1848 in Polen. Priester und Pädagoge. Gründer (1817) und Rektor des ersten Taubstummen-Inst. in Warschau, das um 1842 zum Inst. für Taubstumme und Erbl. umgebildet wurde, wobei man sich auf die westlichen Erfahrungen stützte. (→ Polen)

Fawcett, Henry, *1833 in Salisbury/England, †6.11.1884. Mit 21 Jahren erbl., setzte trotzdem sein Studium fort. Durch sein Werk berühmt geworden: „Manual of political economy", 1863. 1865 ins Parlament gewählt, 1880 Generalpostmeister von England. *M.*

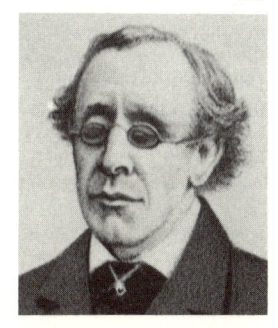

Henry Fawcett

Federación Argentina de Institutiones para Ciegos → Argentinien

Fédération des Instituts pour Sourds et Aveugles en France (FESAF) → Frankreich

Fédération Nationale des Associations des Parents d'Enfants Déficients Visuels, Paris → Frankreich

Fédération Nationale des Aveugles, Paris → Frankreich

Fédération Nationale des Instituts de Jeunes Sourds et de Jeunes Aveugles de France → Frankreich

Fejervari, Ladislaus, lebte um die Mitte des 18. Jh. in Siebenbürgen. Bl. geb. Das „Österreichische Archiv für Geschichte" vom 14.9.1833 berichtet über F., daß er im Rechnen und in allen Artikeln der Glaubenslehre so bewandert war, daß er allgemeines Erstaunen hervorrief. *M.*

Feliciano, José, *10.9.1945 in Lares/Puerto Rico. Bl. geb. 1950 wanderten seine Eltern nach den Vereinigten Staaten aus. Dort – in East Harlem/New York City – kam F. in Kontakt mit der schwarzen Soul-Musik. Er lernte insgesamt 30 Musik-Instrumente zu spielen, von denen er die Gitarre zu seinem Hauptinstrument erwählte. Seine Vorbilder waren der ebenfalls bl. Sänger Ray → Charles und der Jazz-Gitarrist Wes Montgomery. 1964 beginnt seine eigentliche Karriere als Profi-Musiker mit einem Auftritt dem Newport-Folk-Festival. Von da an spielt er, gegen allerdings noch niedrige Gagen, in Musik-Kneipen und auf Platten-Aufnahmen. Den Durchbruch als Entertainer schafft er mit einer Soul-Version der amerikanischen National-Hymne bei einer Fernsehübertragung eines Baseballspieles. Die dadurch ausgelösten zwiespältigen Reaktionen im ganzen Land verschafften ihm einen hohen Bekanntheitsgrad. „Damit", sagt F., „war mein Platz in der Geschichte gesichert". Weitere Schallplatten-Aufnahmen: „Hey Jude", „California Dreamin'", „Light my fire", u. a.
Lit.: Rock-Lexikon, Hrsg.: Siegfried Schmidt-Joos, Bony Graves, Reinbek bei Hamburg 1977.

Ferdinand, Karl, * in Brügge, †1496 in Chesal-Benoit bei Brügge. Als Kind erbl. Er war Philosoph, Redner und Musiker.
Werke u. a.: Lateinische Abhandlung: „De tranquilitate animi" u. a. *M.*

Fernand, Johann, 16. Jh. in Belgien. Von Geburt an bl., zeichnete sich F. als Philosoph, Logiker, Dichter und Musiker aus. *M.*

FernUniversität Hagen, Redaktion „Fernstudium für Sehgeschädigte". Als jüngste Gesamthochschule des Landes Nordrhein-Westfalen wurde 1974 die FernUniversität in Hagen gegr. Diese Hochschule sollte auch all denjenigen ein Studium ermöglichen, denen dies wegen mangelnder Mobilität bislang versagt blieb. Gedacht wurde u. a. an behinderte Studenten, von denen angenommen wurde, daß für sie ein Präsenzstudium (Studium am Ort der Hochschule) oftmals schon deshalb nicht in Frage komme, weil der Studienbewerber in der Regel einen Wohnortwechsel vornehmen müsse und ihn dies wiederum vor allzu große Probleme stelle. In den Jahren 1979 – 1983 wurden fünf Einführungskurse in verschiedenen Fachdisziplinen bl.-gerecht umgearbeitet und als Tonkassetten mit zusätzlichem Begleitheft in Punktschrift angeboten. Mit finanzieller Unterstützung der Zentralstelle für Arbeitsvermittlung (ZAV) in Frankfurt, der Hannoverschen Landwirtschaftlichen Berufsgenossenschaft in Hannover und des Landschaftsverbandes Westfalen-Lippe in Münster konnte die FernUniversität im Mai 1984 eine eigene Redaktion „Fernstudium für Sehgeschädigte" einrichten. Die Redaktion hat die Aufgabe, das spezielle Kursangebot für sehgeschädigte Interessenten mit Hilfe moderner Datenverarbeitungstechniken qualitativ und quantitativ zu erweitern. Entwickelt werden sollen Fernstudienkurse, die mit den Schwarzschriftkursen inhaltlich identisch sind, redaktionelle Änderungsmöglichkeiten für eventuelle Neuauflagen zulassen und der jeweils speziellen Lernsituation des Sehgeschädigten (bl., hochgradig sehbehindert oder sehbehindert) gerecht werden. Die FernUniversität Hagen erweiterte zum Sommersemester 1986 ihr spezielles Kursangebot für Sehgeschädigte. Angeboten werden Einführungskurse in die Fächer Soziologie, Betriebswirtschaft, Rechtswissenschaften, Psychologie und Ethik sowie insgesamt 17 Kurse aus dem Lehrgebiet Germanistik/Neuere deutsche Literaturwissenschaft. Hinzu kommt ein Lehrbuch, das den Einführungskursen in die neuere deutsche Literaturwissenschaft zugrundeliegt. Die Einführungskurse der Fächer Soziologie, Betriebswirtschaft, Rechtswissenschaft, Ethik und Psychologie werden nach wie vor in der Form eines Medienverbundes (Lehrtext auf Tonkassette und Begleitheft in Braille, das taktiles graphisches Material und diverse Übersichtsdarstellungen enthält) angeboten. Die Sehgeschädigtenkurse aus dem Lehrgebiet Germanistik können sowohl in Punktschrift (wahlweise Kurz- oder Vollschrift) wie auch auf Tonkassette bezogen werden. Erstmals wird auch ein Kurs in digitaler Form, als Braillex-Diskette und als Versa-Braille-Kassette, offeriert, und zwar der Kurs: „Die Karriere eines Greenhorn – Karl May: Winnetou I – III".

Lit.: horus 1985, S. 252; 269.

Ferrari, Bruno, Prof., *Verona, †16.4.1938. Artillerieoffizier bis Febr. 1917, als er schwer verwundet wurde und erbl. Gründete zus. mit Guilio Giordani die „Associazione fra Mutilati e Invalidi di Guerra". Ab 1923 war er delegierter Kanzler der Provinz Bologna für alle Kriegsverwundeten. 1930 Vizekommissar, dann Kommissar des Bl.-Inst. F. Cavazza in Bologna, das er acht Jahre lang leitete.

Ferry, Richard Nandal, 18.–19. Jh., USA. Begründer der Freibibliothek für Bl. in New York 1896. F. erbl. im späten Alter. *M.*

Fidschi-Inseln → Ozeanien (Regionalbericht)

Fielding, Sir John, †1780. Berühmter Strafrechtler und Londoner Magistratsmitglied, „ein Schrecken für alle Übeltäter".

Figueras, Pacheco Francisco, *13.12.1880 in Alicante, †21.3.1960. Vater: Francisco Figueras Bushell, ebenfalls bl. Der Sohn verlor sein Augenlicht im 17. Lebensjahr. Juristisches Lizenziat an der Univ. in Valencia 1907, Dr. jur. in Madrid 1910. 1908 wurde er offizieller Chronist der Stadt Alicante bis Juli 1951. 1909 ausgezeichnet durch die Königl. Akademie der Politischen Wissenschaften, hielt eine berühmte Rede über Juegos Florales vor dem König Alexander XIII. Schwierigkeiten bei der Erlangung des Lehrstuhles der jur. Fakultät veranlaßten ihn, sich von der Rechtswissenschaft abzuwenden und sich der Archäologie und Geschichte zuzuwenden. Freund und Gesinnungsgenosse von Gabriel Miró. Mitglied der Provinzialkommission für Denkmäler 1927; mehrere Arbeiten, vor allem über Albufereta und Alicante. Spätere Ausgrabungen bestätigten die These von F., die er bereits 1929 vorgetragen hatte, daß die Stadt Acra-Leuka auf dem Boden von Alicante erbaut worden war. Der IV. Archäologische Kongreß Südostspaniens 1948 machte ihn zum Ehrenmitglied. Wichtige Etappen seines Lebensweges waren: sein Vortrag „Phantasie und lokale Geschichte" 1928, sein Beitrag mit dem Titel „Acra-Leuka. Die Stadt von Amilcar", welcher für den Internat. Histori-

kerkongreß in Barcelona 1929 geschrieben wurde.
Werke u. a.: „Alicante bajo les reyes de Castillia", Alicante 1952; „Bibliografiá arqueológica de la provincia de Alicante", Alicante 1958.

Filatov, Vladimir, Dr., *1875 in Rußland, †1956. Nach dem Medizinstudium beschäftigte sich F. mit dem Problem der Hornhauttransplantation. 1911 wurde er zum Lehrstuhlinhaber für Augenheilkunde an der Novorossijsk Univ. ernannt. F. entwickelte neue Behandlungsmethoden für Augenkrankheiten. Für seine Arbeit auf diesem Gebiet wurde er mit mehreren Orden ausgezeichnet.

Filipec, Miloslav, *7.1.1924 in Prag. 1941 erbl. er. F. studierte Musik. 1960 wurde er Dir. der Bl.-Druckerei und -Bücherei in Prag. Aufgrund seiner fachlichen Kenntnisse wurden ihm zahlreiche Ämter in Bl.-Organisationen übertragen. Für seine Verdienste wurde er mit mehreren Orden ausgezeichnet.

Finnland

(Suomen Tasavalta/Republiken Finland). *Fläche:* 338.127 km². *Einwohner:* 4.901.000.
Statistik: In F. leben rund 4,9 Mill. Einwohner, davon sind 30.000 bis 40.000 sehgeschädigt. Für die Blindheitsdefinition wird die Definition der → WHO benutzt. 70 % der Bl. und Sehbehinderten in F. sind ältere Mitbürger. Schätzungsweise erfahren in jedem Jahr 450 bis 500 Personen eine Augenschädigung. Seit 1980 besteht ein Sehgeschädigtenregister. Die Sehgeschädigten konzentrieren sich mehr in großen Städten als in kleinen Dörfern. Nur ca. 1.000 Bl. können die Punktschrift lesen. Nach offiziellen Statistiken ist der durchschnittliche Einkommensstand in Finnland 4.000 Fmk monatlich. Die berufstätigen Sehbehinderten werden genauso entlohnt wie die Sehenden, nur diejenigen, die als Handwerker arbeiten, erhalten weniger Lohn.
Die Erziehung für Bl. und Sehbehinderte in Finnland: *Schulen:* Bl.-Schule in Helsinki, gegr. 1865; Bl.-Schule in Kuopio, gegr. 1971. Die beiden oben genannten Schulen existieren nicht mehr, sie wurden 1972 in die Jyväskylä Bl.-Schule umgewandelt. Außerdem gibt es die Schwedische Bl.-Schule (Svenska Blindskolan). Die Jyväskylä Bl.-Schule ist ein Gymnasium mit insgesamt 67 Schülern (1983) und sieben Klassen der unteren Stufe und drei Klassen der oberen Stufe. Die schwedische Schule ist ebenfalls ein Gymnasium mit 19 Schülern (1983), sieben Klassen der unteren Stufe und drei Klassen der oberen Stufe. Mehr als ⅔ der bl. Jugendlichen besuchen die integrierte Schule, die Zahl liegt bei ca. 300 Schülern (1983).
Berufsschule: Die Berufsschule für Sehgeschädigte in Espoo wurde 1892 gegr. 1983 wurde sie von 150 Schülern besucht. Die Kurse dauern zwischen ein und zwei Jahren. Die Berufsschule bereitet die Schüler für 12 verschiedene Berufe vor: Masseur, Sportlehrer, Bürsten- und Korbmacher, Weber, Polsterer, Maschinenschreiber, Telefonist, Sozialarbeiter, Metallarbeiter, Fließbandarbeiter. Eine Abend- oder Fernschule für Bl. gibt es nicht. Der Bl.-Verband in Helsinki gründete im Jahre 1958 ein „Arbeitsheim" und begann mit Lehrgängen für Metallverarbeitung. Damit waren die Fragen der beruflichen Rehabilitation geklärt, so daß 1963 mit den ersten Rehabilitationslehrgängen für Sehgeschädigte begonnen werden konnte. Das Rehabilitationszentrum kann 30 Personen aufnehmen. In zweimonatigen Kursen werden die Rehabilitanten in folgenden Berufen ausgebildet: Metallarbeiter, Korbmacher, Netzmacher, Weber u. a. Darüber hinaus werden auch Mobility training-Kurse für Bl. angeboten.
Bl.-Fürsorge und Selbsthilfeorganisationen: Der finnische Bl.-Verband (De Blindas Centralförbund), 1928 gegr., hat 28 regionale Bezirksverbände. Der Dachverband unterhält das Rehabilitationszentrum und er berät und informiert über die Hilfsmittel. Diese Selbsthilfeverbände wurden zwischen 1907 und 1956 ins Leben gerufen und haben zur Zeit an die 4.500 Mitglieder. Die Hauptverbandszeitschrift ist die „Näkövammaisten Airut" in Punktschrift und Schwarzgroßschrift und auf der Kassette. Der Zentralverband veröffentlicht auch Adreßbücher und Hilfsmittelkataloge in Punktschrift.
Bl.-Berufe:

in der Landwirtschaft	300
im Handel	20
akademische Berufe	5
Korb- und Bürstenmacher, selbständig	350
Masseure, selbständig	300
Masseure, im Krankenhaus angestellt	150
Industriearbeiter	300
Büroangestellte, Telefonisten	150
Büroangestellte, andere	50
in Ausbildung	160
an der Universität	20
zusammen	2.000

Sonderausbildung: ⅔ der Schüler nehmen am integrierten Unterricht an Regelschulen teil. ⅓ besucht die Bl.-Schule. Bl.-Lehrer werden normalerweise an der Jyväskylä-Universität ausgebildet. Die Zeitschrift für Sonderpädagogik in F. heißt „Sellistä".

Bl.-Hilfsmittel: Fast alle Hilfsmittel werden importiert. Nur Spiele aus Holz werden in F. hergestellt. Die Punktschriftbücher werden im Handdruckverfahren, die Zeitschriften im Maschinendruckverfahren hergestellt. Jährlich werden 300 Buchtitel, dazu 150 Schulbuchtitel gedruckt. Die Hörbücher werden im Zentralverband, die Schulbücher in der Bibliothek für Sehgeschädigte in SF-00510 Helsinki 51, Mäkelänkatu 68–60 herausgegeben. Das ist die einzige Bl.-Bibliothek. Die meisten Bücher werden in Finnisch, rund 50 Titel jährlich in Schwedisch, nur wenige in Englisch, Deutsch oder Französisch gedruckt.

Rechtsgrundlage und soziale Fürsorge für Bl. und Sehschwache: Nach dem Behindertengesetz sind folgende Hilfsmittel, wie Kassettenrekorder, Punktschriftschreibmaschinen, Optacon, Schreibmaschinen u. a. kostenlos. Rehabilitationsmaßnahmen sowie Transportmittel sind auch kostenlos. Ein bl. Kind kann eine finanzielle Hilfe bekommen. Außerdem gibt es Umzugsbeihilfen. Es gibt keine spezielle Arbeitsvorkehrungen für Sehgeschädigte. In der Metallverarbeitung gibt es Sicherheitsvorkehrungen für Maschinen, die von Bl. bedient werden. Bl. Arbeitnehmer erhalten Bl.-Geld, bl. Kinder eine finanzielle Unterstützung, ältere Bl. eine Rente, die die Sozialhilfe aufstockt.

Adressen: Näkövammaisten Keskusliittory (Finnischer Zentral-Blindenverband), Makelankatu 50, SF-00510 Helsinki 51. Svenska Blindskolan, Edelfeldtsnagen 13, SF-00150 Helsingfors 15.

Persönlichkeiten: Karvinen, → Juvonen

Lit.: P. Kinnunen: „Rehabilitation der Neuerblindeten in Finnland", in: Umschau des europäischen Blindenwesens 1982/1; Urpo Kuotola: „Näkörammaisten integraituminen yhteiskuntaan", Tampere 1976.

Fischer, Elisabeth, *1788 in Halle. F. erbl. im dritten Lebensjahr. Bekannte Harfenistin ihrer Zeit. *M.*

Fischer, Gerhard, *2.8.1863 in Elbingrode. Lehrer an der Bl.-Anstalt in Frankfurt, später in Soest tätig. *M.*

Fischer, Johann Sebastian, *1773 in Gunzenhausen an der Altmühl, †1836. Im 42. Lebensjahr erbl. Gab aufgrund der Erbl. den Musikerberuf auf und wurde ein weitbekannter Hersteller von Violinsaiten. 1820 wurde er vom Kunst- und Gewerbeverein in München für seine Leistungen ausgezeichnet. F. betätigte sich in seiner freien Zeit als Schnitzer. Seine Arbeiten wurden mit Interesse aufgenommen, und einige Werke befinden sich noch im Wiener Blindenmuseum. *M.*

Flach, Johann, *10.9.1916 in Theiming bei Linz/Österreich, †5.11.1975. Von Geburt an bl. Ausbildung an der Bl.-Schule in Linz. 1948 Bestellung zum hauptamtlichen Sekretär der Landesgruppe, Verleihung des Berufstitels „Bundesstaatlicher Fürsorgerat", durch den Bundespräsidenten, 1. Vizepräsident des österr. Bl.-Verbandes.

Flemming, C. Friedrich E. *3.8.1814 in Dresden, †1891 in Braunschweig. Studierte Theologie und Pädagogik in Leipzig, lernte mehrere Bl.-Anstalten kennen. 1843 Dir. der Hannover'schen Bl.-Anstalt. Unterstützte die Anstaltsentlassenen. *M.*

Werke u. a.: „Geschichte der Blindenanstalt zu Hannover".

Florentinisches Komitee für die Kriegsblinden → Italien

Florentzos, Mikis, * in Kyrenia/Zypern. 1961 erbl. Nach dem Besuch des Bl.-Gymnasiums in Zypern studierte F. Jura an der Thessaloniki Univ. in Griechenland. Seit 1972 arbeitet F. als Staatsanwalt in Zypern. Bald wurde er aktives Mitglied der „Pancyprian Organization of the Blind" (P.O.B.). Sein Hauptwerk war die Durchsetzung von Bl.-Fürsorge-Gesetzen.

Florida School for the Deaf and the Blind, gegr. 1885; mit öffentlichen Mitteln finanziert. Die Schule bietet einen Kindergarten und Schulausbildung bis zur Mittelschule für sehgeschädigte Kinder, Kurse in „Mobility" und „Orientation", Hauswirtschaft, Handwerk, Vorbereitung auf Berufsausbildung sowie Gesundheits- und Psychotherapie-Dienste an.

Fohlentner, Matthias, *1796 in Oberthern (Österr.), †16.4.1861. Seit 1822 Lehrer am k. u. k. Bl.-Erziehungsinst. in Wien, 1846 wurde er Dir. dieses Inst. Unter seiner Leitung wurde die Herstellung von Büchern und Tabellen aller Art zum Unterricht forciert. Unterstützte auch die Druckerei von Büchern im Liniendruck. Verleihung des österr. Franz-Josef-Ordens. *M.*

Foreningen Finlands Dovblinda (Finnischer Taubblindenverband). Der Taubbl.-Verband unterhält ein Rehabilitationszentrum für taubbl. Kinder, das 1- bis

2monatige Rehabilitationskurse durchführt. Außerdem gibt es verschiedene Kurse für taubbl. Erwachsene, für ihre Familienangehörigen, für Sozialarbeiter, Krankenschwestern usw.
Adresse: Foreningen Finlands Dovblinda, Makelankatu 50, SF-00510 Helsingfors 51, Finnland

Foreningen for Blinde – der erste Bl.-Fürsorgeverein in → Norwegen.

Foreningen Norges Dovblinde (Norwegischer Taubbl.-Verband). Der Verband beschäftigt Sozialarbeiter, Sozialberater und Editoren für die verbandseigene Zeitschrift. Ein Tageszentrum für Taubbl. für den Großraum Oslo und Kontaktklubs in drei verschiedenen Städten Norwegens werden unterhalten. Im Rahmen der Verbandstätigkeit werden verschiedene Kurse veranstaltet sowie Zeitungen und Zeitschriften in Punktschrift, Großdruck und auf Kassette herausgegeben.
Adresse: Foreningen Norges Dovblinde, Eikkolt Senter for Dovblinde, N-3030 Konnerud, Norwegen

Foucault, François-Pierre, *1797 in Corbeil-Essonnes/Frankreich, †1871 in Frankreich. Im Alter von fünf Jahren erbl. Bis 1818 Ausbildung im Pariser Bl.-Inst. F. machte mehrere Erfindungen, die meisten wurden jedoch wegen Geldmangel nicht realisiert. 1839 erfand er, angeblich zusammen mit → Braille, einen Apparat, den Raphigraph, mit dem die Schrift der Sehenden von Bl. benutzt werden konnte. Für diese Erfindung wurde F. mit der Medaille der Gesellschaft zur Unterstützung industrieller Versuche ausgezeichnet. 1849 erhielt F. einen Preis für die Erfindung eines Schreib-/Buchdruck-Gerätes, einer Maschine, der dieselbe Idee wie der Remington'schen Schreibmaschine zugrunde lag. *M.*

Foundation for the Blind → Thailand

Foundation for the Junior Blind (California), gegr. 1953; unterstützt integrierte Beschäftigung und Freizeitaktivitäten junger Sehgeschädigter. Psychologische Behandlungen; dient auch mehrfachbehinderten bl. Schülern; wirtschaftlicher Unterricht und Unterricht in lebenspraktischen Fähigkeiten (LPF).

Fournier, Alexander, * Ende des 18. Jh. in Paris. Als Kind erbl. Schüler von → Haüy und Paingeon. Sehr begabt, deswegen nahm ihn V. → Haüy mit nach Petersburg, um die Erfolge des Unterrichts bei Bl. zu demonstrieren. *M.*

Francesco il Bella, genannt „Der Blinde von Ferrara" (Cieco di Ferrara), Ende 15. Jh. Dichter. Aus seiner Jugend ist wenig überliefert. Als Bl. studierte er Zivilrecht und bekam in Pisa den Doktortitel verliehen. Er stand in den Diensten des Duca Ercole di Ferrara. Zwischen 1490 und 1496 verfaßte er „Mambriano", ein Rittergedicht mit 45 Gesängen, das 1509, nach seinem Tode, gedruckt wurde. Das Werk hatte einen beachtlichen Erfolg und wurde wiederholt während des 16. Jh. aufgelegt. F. stellte darin die Themen von Liebe und Abenteuer in karolingischem Stil und unter Verwendung von Volksszenen lebhaft dar. Teile des Gesamtwerkes wurden auch einzeln gedruckt. F. wurde oft mit Francesco Orbo von Florenz, einem anderen Bl., verwechselt, der um die gleiche Zeit am Hofe von Padua lebte. Er war der Autor des Gedichtes „Persiano". Intrigen und Eifersucht brachten F. den Vorwurf der Konspiration und den des Mordes ein. Wahrscheinlich wurde er inhaftiert und ins Elend gestürzt. Er mußte dann an anderen Höfen der Emilia sein Glück versuchen.

Frankl, Ludwig August, Ritter von Hochwart, *3.2.1810 in Chrást (Böhmen), †12.3.1893 in Wien. Österreichischer Schriftsteller, studierte in Wien Medizin, promovierte in Padua zum Dr. med., übte seinen Beruf jedoch nicht aus, sondern wirkte als Lehrer für Ästhetik am Konservatorium in Wien. Gründete ein Inst. für israelitische Bl. 1873 Präsident des 1. Europäischen Bl.-Lehrerkongresses in Wien. *M.*

Frankreich, Französische Republik (République Française). *Fläche:* 547.026 km^2. *Einwohner:* 55.358.000.
Geschichtliches: Schon um 1260 wurde in Paris von König Ludwig IX. das berühmte Hospiz (Heim oder Asyl) Quinze-Vingts gegründet. Es war eine Genossenschaft bzw. Bruder- oder Schwesternschaft der Pariser Bl., die vom König Privilegien, insbesondere Sammelerlaubnis, auch innerhalb der Kirche, erhalten hatten. Nach der Legende soll es sich um Kriegsbl. aus den Kreuzzügen gehandelt haben. Sie hatten auch das Privileg, innerhalb von Kirchen um Almosen zu bitten. Zwischen den beiden Kriegen betrug die Zahl der bl. Bewohner von Quinze-Vingts noch 235. Sie erhielten auch Mahlzeiten und einen täglichen Zuschuß und konnten in Werkstätten arbeiten. Im Gegensatz zu diesen und ähnlichen Asylen hatte Valentin → Haüy, geb. 1745 in Jouy-en-Josas, den

Frankreich

Plan verfolgt und verwirklicht, Bl. auszubilden und ihnen Berufsmöglichkeiten zu schaffen. Er nahm Anstoß an den Narrenszenen bl. Musiker im September 1771 auf dem Jahrmarkt St.-Ovide, wo Bl., mit großen Brillen versehen, eine Art Katzenmusik vollführten. Haüy war Philanthrop wie der Abt De L'Epée, der zur gleichen Zeit Taubstumme unterrichtete. Damals waren schon viele Bl. durch besondere Leistungen hervorgetreten, so der englische Mathematiker → Saunderson, der Bl. du Puiseaux, aus dem Brief → Diderots „über die Blinden zum Nutzen derer, die sehen", (1749), Lamoureux, Frl. de → Salignac, die Österreicherin Maria Theresia von → Paradis und der Deutsche → Weissenburg aus Mannheim (P. Villey).
1784 traf Haüy an der Pforte der Kirche St. Roch in Paris einen 16jährigen Bl. namens → Lesueur, den er fortan unterrichtete und dann dem König und der Öffentlichkeit vorstellte. 1884 wurde eine Schule gegründet, aus der später das Institut Royal des jeunes Aveugles (heute INJA) hervorging. Napoleon schloß die neue Schule bzw. gliederte sie an das Hospice des Quinze-Vingts an. Unter König Ludwig XVIII. wurde sie wieder eröffnet.
Um 1825 wurde Louis → Braille in die Schule aufgenommen. Aus einer Anregung von Charles → Barbier, einem französischen Artillerieoffizier, entwickelte er später die Punktschrift, die nach ihm Braille-Schrift genannt wurde. In Paris sollte seine Schrift 1869 durch das INJA anerkannt und übernommen werden. Im Ausland war die Schrift sehr viel früher zur Grundlage des Unterrichts gemacht worden. Privat war jedoch die Braille-Schrift auch in Frankreich schon sehr viel früher in Gebrauch. Das INJA legte besonderes Gewicht auf die Ausbildung zu Musikern, insbesondere Organisten. Ihre musikalische Ausrichtung blieb auch später erhalten.
Ein anderer Schüler, Claude → Montal, öffnete den Beruf des Klavierbauers für Bl. Nach seiner Entlassung aus der Schule wurde er einer der berühmtesten Klavierbauer von Paris.
Erst um die Mitte des 19. Jh. wurden – ermutigt durch die Fortschritte des INJA – auch in den Provinzstädten Blindenschulen errichtet. 1880 gab es bereits 25 solcher Schulen in Frankreich, doch waren sie nicht so erfolgreich, da sie weniger gut ausgerüstet waren.
Maurice de la → Sizeranne gründete um die Mitte des vorigen Jahrhunderts einen Verein zur Unterbringung und Unterstützung ehemaliger Schüler des Nationalen Blindeninstitutes (INJA), da er erkannt hatte, daß die Fürsorge und Berufsvermittlung für bl. Absolventen des INJA eine zentrale und bislang vernachlässigte Aufgabe war. 1883 gründete er die Zeitschriften „Louis Braille" (in Punktschrift) und „Revue Braille" sowie „Valentin Haüy" (in Schwarzschrift).
Das Museum Valentin → Haüy wurde auf seine Anregung von → Guilbeau eingerichtet und enthielt Gegenstände, die von Bl. oder für Bl. geschaffen worden waren. Es folgte die Bücherei Valentin Haüy mit Werken in allen Sprachen hinsichtlich des Bl.-Wesens. 1880 wurden diese Einrichtungen unter der Association Valentin Haüy zusammengefaßt. Die Bedeutung wuchs schnell unter der Leitung tatkräftiger und bekannter Vorsitzender, wie Jules Simon, François Coppée, Georges Noblemaire, General Balfourier. Bis 1918 blieb Maurice de la Sizeranne Generalsekretär dieser Einrichtung.
Daneben bildete sich als weitere wichtige Einrichtung der Orden der blinden Schwestern von St.-Paul (1852). Die Anregung war von Anne Bergunion und Abt Juge ausgegangen. Die Schwesternschaft umfaßte sehende und bl. Nonnen. Nach den Ordensregeln sollten solche erwachsenen blinden Mädchen aufgenommen werden und in ein Lehrverhältnis oder Arbeitsverhältnis eingegliedert werden, die keine gesicherte Lebensstellung hatten. Auch Mädchen ab dem 4. Lebensjahr konnten aufgenommen werden und erhielten Schulbildung.
Zur Schule trat eine Lehrwerkstätte, ein Altersheim, eine Punktschriftbücherei und ein Altenheim für Damen.
1911 ergab eine demographische Erhebung folgende statistischen Angaben: Von den 28.945 Bl. waren 15.534 männlich, 13.411 weiblich. Die Altersgliederung war wie folgt:

Alter	insg.	männl.	weibl.
unter 20 Jahren	2.640	1.503	1.137
von 20–29 Jahren	1.628	925	703
von 30–39 Jahren	1.990	1.195	795
von 40–49 Jahren	2.785	1.661	1.124
von 50–59 Jahren	3.760	2.219	1.541
über 60 Jahre	13.732	7.835	7.897
ohne Altersangabe	410	196	214

Zwischen den beiden Weltkriegen gab es in Frankreich 32 Schulen für bl. Kinder mit Elementarunterricht und gewerblicher Ausbildung. 11 der Schulen nahmen nur Mädchen auf: Aleçon, Auray, Bordeaux-Talen-

ce, Chilly-Mazarin, Deols, Laon, Larnay (bei Poitiers), Lille, Lyon-Vaise, Marseille (Montée de l'Oratoire) und die Schule der blinden Schwestern von St.-Paul in Paris. 8 Schulen nahmen nur Knaben auf: die in Bordeaux, Marseille, Nantes, die Schule der Brüder von St.-Jean de Dieu in Paris, Poitiers, Ronchin, St.-Hippolyte, Soissons (St.-Médard). Die übrigen 14 Schulen nahmen Knaben und Mädchen auf. Nur das INJA war staatlich, die Schulen in Nantes und in St. Mandé bei Paris waren Provinzialschulen, die Schulen in Lyon-Villeurbanne und Ronchin-Lille waren städtische Schulen, alle übrigen waren Privatschulen.
Der Charakter der Schulen war etwas unterschiedlich: das INJA war eine höhere Schule für Musik und Klavierstimmen, die Braille-Schule in St.-Mandé eine gewerbliche Schule und die Schule in Chilly-Mazarin eine Schule für Mehrfachbehinderte. Die Schulen in Poitiers und Larnay spezialisierten sich auf Taubblinde. Hier wurde auch die taubblinde Marie Heurtin unterrichtet.
In Frankreich war und ist der Blindenunterricht häufig bl. Lehrern anvertraut. „Das Beispiel des bl. Lehrers scheint außerordentlich geeignet zu sein, dem bl. Kinde Vertrauen einzuflößen" (P. Villey).
1926 wurde der Verband der privaten Bl.-Schulen gegründet, der den Status und die Leistungsfähigkeit der Schulen verbessern sollte. Weitere Schulen: Während des 1. Weltkriegs wurde in Montluçon eine Klavierstimmerschule für Kriegsblinde und schon 1905 (öffentlich-rechtlich anerkannt: 1923) eine Massageschule gegründet. Lehrstätten befanden sich zwischen den Kriegen in Alger, Amiens, Argenteuil, Arras, Auray, Béziers, Bordeaux, Cannes, Clermont-Ferrand, Larnay, Lyon-Villeurbanne, le Mans, Marseille, Montpellier, Moulins, Paris.
Villey kritisierte aber schon 1930, daß die Werkstätten in Frankreich unzureichend ausgerüstet seien.

Blindenfürsorge und Blindenvereine: 1841 wurde der Fürsorge- und Unterstützungsverein für blinde Arbeiter Frankreichs gegründet. Älter noch ist der „Verein zur Unterbringung und Unterstützung ehemaliger Schüler des Nationalblindeninstitutes Paris" (INJA). Der Blindenfürsorgeverein wurde als landesweite Einrichtung 1980 gegründet. Der Blindenfürsorgeverein der Association Valentin Haüy wurde 1889 gegründet.
Die Kriegsblinden schlossen sich nach dem 1. Weltkrieg zusammen in der Organisation: Les Amis des Soldats Aveugles, le Phare de France, La Familiale und Pour Eux. Daneben bestanden aber auch noch andere Organisationen für Kriegsblinde. Der Phare de France war eine amerikanische Gründung, die die Umschulung vieler Augenverletzter sicherte. Zu erwähnen ist noch der Verband l'Amitié des Aveugles de France (1917), der Darlehenskassen, Unterstützungskassen und Arbeitsvermittlung unterhielt.

Blindenschrift und Blindendruck: Die älteste Punktschriftdruckerei Frankreichs und der Welt ist die Druckerei des INJA in Paris, die seit 1849 regelmäßig Drucke herausbrachte. Daneben haben auch die Schwestern von St.-Paul und die Druckerei der Brüder von St.-Jean de Dieu Musikalien und Fachzeitschriften im Druck herausgebracht. Nach dem WK I. hat die American Braille Press in Paris eine Druckerei mit 12 Punziermaschinen betrieben. Auch der Phare de France verfügte über eine Druckerei.

Statistik und Definition: Die Zahl der Bl. in F. beläuft sich (1985) auf 45.000 bis 50.000; die der Sehbehinderten auf das Doppelte. Als Bl. wird betrachtet, wer auf jedem Auge nicht mehr als 1/20 der normalen Sehschärfe besitzt, und als Sehbehinderter gilt, wer auf jedem Auge über eine Sehschärfe zwischen 0,2 und 0,1 verfügt. Ungefähr die Hälfte der Sehgeschädigten ist über 60 Jahre alt, ein Zehntel unter 20 Jahre. Nähere Angaben hinsichtlich der Verteilung nach Altersgruppen liegen nicht vor, da keine systematische Nachforschung der Sehschädigung vorgenommen wird, dies gilt insbesondere für Kleinkinder, deren Eltern sich öfters weigern, eine Schädigung anzugeben, und für alte Menschen, bei welchen Blindheit aufgrund von Diabetes, Grauem Star usw. verbreitet ist und zunimmt. Anläßlich einer vor kurzem angestellten Nachforschung bei Familien von 2.000 jungen in öffentlichen und privaten Lehranstalten beschulten Sehgeschädigten hat man feststellen können, daß die bl. und sehbehindert geborenen Kinder ungefähr ein Viertel der Fälle darstellen und daß die Sehschädigung bei 25% der Erfaßten mit weiteren motorischen oder psychischen Störungen verbunden war. Was die Kriegsbl. anbelangt, werden zur Zeit noch etwa 1.000 Versorgungsrenten an ehemalige Soldaten und Kriegsopfer bezahlt, davon die Hälfte für Folgen von Kriegshandlungen in Vietnam und Algerien. Der sozial-ärztliche Schutz sowie der dazu gehörende finanzielle Beistand sämtlicher Behindertengattungen (also

Frankreich

einschließlich der Sehgeschädigten) ist durch das sogenannte „Orientierungsgesetz" vom 30. Juni 1975 neu geregelt worden, dessen Verfügungen am 1. Januar 1978 in Kraft getreten sind. Hinsichtlich der geschichtlichen Entwicklung in Frankreich: → Europa, Geschichte des Bl.-Wesens.

Die Beschulung der Sehgeschädigten: Laut § 4 des obengenannten Orientierungsgesetzes wird der Schulpflicht nachgekommen, wenn der junge Behinderte, nach Bestimmung der departementalen Sonderunterrichtskommission, entweder den normalen Unterricht oder einen seinen speziellen Bedürfnissen entsprechenden Sonderunterricht erhält. Diese Kommission, die sich aus qualifizierten auf Vorschlag der Eltern der behinderten Kinder und Jugendlichen ernannten Personen zusammensetzt, weist in jedem Fall auf die in Betracht kommenden Sonderanstalten hin und kann auch der Familie eine finanzielle Beihilfe zuteilen. In § 5 bestimmt dasselbe Gesetz, auf welche Weise die Beschulung stattfinden kann: vorzugsweise, wenn möglich, in den üblichen Klassen bzw. in den Sonderklassen oder Abteilungen einer dem Unterrichtsministerium unterstehenden Anstalt; in jenen von anderen Ministerien oder von juristischen Personen des öffentlichen Rechts abhängigen Lehranstalten, denen das Unterrichtsministerium ein qualifiziertes Personal zur Verfügung gestellt hat; in Privatanstalten, die einen Vertrag mit dem Staat abgeschlossen haben. Hauptsächlich in den Lehranstalten letzterer Kategorie wird der Sonderunterricht der 3.000 jungen Bl. und 6.000 jungen Sehbehinderten durchgeführt, und zwar in ungefähr 30 Grund- und Oberschulen sowie Lehrwerkstätten, die Jugendliche beiderlei Geschlechts in Schulen mit oder ohne Internat aufnehmen. In ihnen wird durchschnittlich ein Lehrer für fünf Kinder oder Jugendliche beschäftigt, ein Erzieher, Personal der Verwaltung, ärztliches Betreuungspersonal sowie übriges Personal werden mitgerechnet, so daß man auf das Verhältnis einer besoldeten Person für zwei Kinder oder Jugendliche kommt.

Obgleich die Sehgeschädigten, wie schwer ihre Schädigung auch sei, die Möglichkeit haben, dank verschiedener Hilfsmittel sich in den Regelschulen auf das Abitur vorzubereiten, führen dennoch manche Sonderanstalten den Unterricht bis zur Reifeprüfung durch. Zu den Hilfen und Hilfsmitteln gehören Tonbänder, Prüfungstexte in Punktschrift und eine Vorlesekraft. Auch wird ihnen für solche Prüfungen eine zusätzliche Arbeitszeit von 1/3 gewährt. Die durch die Zusammenarbeit verschiedener von Privatinitiativen gestifteter und meistens von Geistlichen oder Religionsgemeinschaften geleiteter Lehranstalten gegründete „Fédération Nationale des Instituts de Jeunes Sourds et de Jeunes Aveugles de France" (Nationaler Verband der Einrichtungen für junge Taubstumme und junge Bl. Frankreichs) (74, rue Dunois, 75013 Paris) unterrichtet ca. 2.000 Bl. und Sehbehinderte in 19 Anstalten (sowie 5.000 Taubstumme in 21 anderen Stiftungen).

Das → „Institut National des Jeunes Aveugles", Paris, gehört zu den Lehranstalten der zweiten oben erwähnten Kategorie. 1784, von Valentin → Haüy gegr., untersteht es dem Gesundheitsministerium und hat zu seinen Schülern, später seinen Lehrkräften, Louis → Braille gezählt. 1843 an die heutige Adresse, Boulevard des Invalides 56, verlegt, bereitet es auf das Abitur sowie auf die Aufnahme in Heilmassage- und Gymnastikschulen sowie Musikschulen vor. In einer Sonderberufsabteilung führt es die Ausbildung zu Klavierstimmern und Stenotypistinnen durch. Nur in einem verhältnismäßig geringen Maß wird der Sonderunterricht der Sehgeschädigten vom Unterrichtsministerium direkt betrieben. Die entsprechenden Sonderklassen sind meistens öffentlichen Haupt- und Oberschulen angeschlossen. Im Gegensatz zu den privaten Anstalten wird die Punktschrift in solchen Klassen nicht obligatorisch gelehrt. Drei Staatsgymnasien sind den Bl. und Sehbehinderten ausschließlich reserviert. Das Curriculum führt von der Sexta bis zum Abitur. Sie sind mit einem Internat ausgestattet. Ein Teil ihrer Lehrer sind Sehgeschädigte, die mit den verschiedenen Lehrhilfsmitteln vollkommen vertraut sind: Lycée polyvalent de Rambouillet in der Nähe von Paris, Lycée mixte de Brequigny bei Rennes in der Bretagne, Lycée mixte Georges de la Tour in Nancy/Lothringen. Sowohl in den öffentlichen als auch in den privaten Lehranstalten müssen die Lehrer eine Sonderprüfung ablegen.

Die Familien der Kinder und Jugendlichen mit einem anerkannten Behinderungsgrad von 80% und mehr erhalten eine spezielle Beihilfe in Höhe von 32% der monatlichen Kinderzulage. Dazu kommt ein Zuschlag von 24% dieses Grundbetrages für eine Teilzeitbetreuung durch Dritte. Dieser Zuschlag wird verdoppelt, wenn eine dauernde Betreuung notwendig ist. Beihilfe und eventuelle Zuschläge werden zusätzlich zur allgemeinen Kinderzulage bezahlt. Sie entfallen bei Aufnahme in eine Sonderlehranstalt bei voller Kostenübernahme durch den Staat. Die ideellen und materiellen Interessen der Familien der Sehgeschädigten werden von Sonderfamilienverbänden wahrgenommen. Der wichtigste von ihnen ist die „Association nationale des Parents et Enfants Aveugles et Gravement Déficients Visuels", Paris. Von mehreren in der Region Paris wohnenden Familien 1964 gegründet, betreut dieser Verband zur Zeit über 3.000 junge Sehbehinderte unter 18 Jahren im ganzen Land. Im Département du Nord betreibt er eine ärztlich-pädagogische Lehranstalt für Mehrfachbehinderte. Vierteljährlich veröffentlicht er in Druck- und in Punktschrift eine den Problemen der jungen Sehgeschädigten und deren Familien gewidmete Zeitschrift mit dem Titel „Comme les autres" (Wie die Anderen), die große Beachtung findet. Die „Fédération Nationale des Associations de Parents d'Enfants Déficients Visuels", Paris, koordiniert die Tätigkeit von 12 Familienverbänden, die sich für sehgeschädigte Kinder (ausschließlich der bl.) auf örtlicher oder departementaler Ebene gebildet haben.

Jede ständige, ärztlich anerkannte Sehbehinderung von mehr als 80% bei Erwachsenen vor Vollendung des 60. Lebensjahres begründet den Anspruch auf eine Erwachsenen-Behindertenzulage, wenn das steuerpflichtige Einkommen des Behinderten einschließlich der Zulagen einen vom Familienstand abhängigen Richtsatz nicht erreicht. Sollte der Richtsatz überschritten werden, wird die Zulage entsprechend gekürzt. Vergünstigungen sind auch bei Inanspruchnahme der Hilfe Dritter für die Bewältigung der elementaren Tätigkeiten des täglichen Lebens vorgesehen (generell anwendbar bei Bl.) oder bei Sonderausgaben, die für nichtbehinderte Kollegen desselben Berufsstandes nicht entstehen. Diese Mehrbelastungen werden dadurch berücksichtigt, daß nur 25% des Lohnes oder Gehaltes zur Einkommensteuer herangezogen werden. Ab 1. Januar 1985 beläuft sich der monatliche Betrag der Basiszulage auf 2.470 FF; der für die Erteilung dieser Zulage maßgebende Höchstbetrag der jährlichen besteuerten Einnahmen beläuft sich auf 28.460 FF für eine einzelne Person, 56.230 FF für ein Ehepaar mit einer Erhöhung von 1.490 FF für jedes Kind. Der Zuschuß für eine dritte Person beläuft sich monatlich auf 4.249 FF. Grundsätzlich müssen die Arbeitgeber die Anstellungspriorität von 3% ihrer Belegschaft den Behinderten gewähren. Außerdem sind sie zu einer Einstellung von Kriegsbl. bei 10% der Arbeitsplätze verpflichtet. Trotz dieser doppelten Verpflichtung bestehen Ersetzungsmöglichkeiten in beiden Kategorien. Jedoch sind die dafür festgesetzten Richtlinien derart, daß diese gesetzliche Regelung in der Praxis nicht erfüllt wird, ausgenommen sind eine gewisse Anzahl von öffentlichen Ämtern, für welche Prozentsätze in den Stellenausschreibungen festgesetzt sind.

Was den Lehrkörper betrifft, so dürfen die Bl. und Sehbehinderten sich beim Unterrichtsministerium als Professoren und Studienräte des Gymnasial-, Hochschul- und des Berufsfachschulwesens bewerben, wenn sie sich auf die folgenden Unterrichtsfächer beziehen: Philosophie, Literatur, lebende Sprachen, Mathematik, Musik, Sozialwesen und Betriebswirtschaftslehre. Seit 1960 stehen auch Bewerbungen von Verwaltungsattaché-Ämtern in den verschiedenen Ministerien offen, und seit 1976 ist ihnen der Zugang zu den Höheren Fachschulen (Bergwerksakademien, Brücken- und Straßenbauwesen, Fernmeldeverkehrswesen) möglich. Eine gewisse Anzahl von Lehrwerkstätten und Fachausbildungsschulen für sehgeschädigte Jugendliche können Erwachsene noch nach Vollendung des 20. Lebensjahres aufnehmen; tatsächliche Erwachsenenzentren beschränken sich auf 8 Einrichtungen: vier für die Vorbereitung auf das Heilmassage- und Heilgymnastik-Diplom (eine in Paris, zwei in der Umgebung von Paris, eine in Lyon), vier für die Telefonistenfachausbildung (zwei in Paris, eine in der Umgebung von Paris, eine in Limoges). Zur Zeit untersuchen mehrere Sehgeschädigtenverbände die Möglichkeiten, auf welche Weise eine Informatikerausbildung eingeführt werden könnte. Eine finanzielle Beihilfe für die Einstellung oder Wiedereinstellung ist lt. § 12 des Orientierungsgesetzes vom 30. Januar 1975 sowohl für die Behinderten als auch für die Arbeitgeber vorgesehen, insbesondere hinsichtlich der Anpassung der Maschinen und Werkzeuge und der Ausstattung des Arbeitsplatzes einschließlich der nötigen individuellen Sondereinrichtungen. Nach derselben Vorschrift kann auch die → Cotorep, d. h. die Commission Technique d'Orientation et d'Education Professionnelle (Technische

Frankreich

Orientierungs- und Fachausbildungskommission) die Übernahme der Umschulungskosten in einem für Behinderte geeigneten Rehabilitationszentrum bestimmen. Junge Bl. auf der Suche nach einer Erstanstellung oder in einer Fachausbildung in einem anerkannten Institut erhalten eine staatliche Unterstützung. Behinderte, für welche sich die Integration in ein normales Arbeitsmilieu als unmöglich erweist, können auf Veranlassung der Cotorep entweder in „geschützten Werkstätten" (Ateliers protégés) angestellt werden bzw. Hausarbeit erhalten oder in „Hilfszentren durch Arbeit" (Centres d'aide par le travail) aufgenommen werden. Erstere stehen unter der Aufsicht des Arbeitsministeriums, letztere haben eine ärztlich-soziale Ausrichtung und stehen unter der Obhut des Gesundheitsministeriums. Für jede Kategorie wird vom Staat ein Mindestlohn zugesichert. Zur Zeit bestehen in Frankreich etwa 30 solcher Einrichtungen, die zum größten Teil von der Fédération Nationale des Aveugles in Paris getragen werden.

Angaben zur Berufsstatistik: *Heilmasseure:* Unter ungefähr 20.000 in Frankreich tätigen Masseuren sind ca. 1.000 Sehgeschädigte, die diesen Beruf ausüben. Die Prüfung für das erforderliche Staatsdiplom kann nur nach einem dreijährigen Studium abgelegt werden. In einigen Fällen muß man noch ein weiteres Jahr für die Vorbereitung auf die Aufnahme in die Massagefachschule hinzurechnen. *Telefonisten:* Die Anzahl der sehgeschädigten Telefonisten wird auf 1.200 bis 1.500 geschätzt, was sich als verhältnismäßig gering erweist. Zum großen Teil kann man dies dadurch erklären, daß sich die Arbeitgeber oft weigern, die nötigen Einrichtungen anzuschaffen, sei es in den kleinen oder mittleren Firmen mit einem oder zwei Telefonisten, oder in den größeren, wo sie sich gegenseitig ablösen.

Statistische Angaben über bl. Schüler in Frankreich: Bei den statistischen Angaben über das „Centre Louis Braille" in Straßburg wird davon ausgegangen, daß diese Angaben mehr oder weniger repräsentativ für ganz F. sind. Die Angaben beruhen auf Ermittlungen der Fédération des Institutes pour sourds et aveugles en France (FISAF) und waren Gegenstand einer wissenschaftlichen Untersuchung. Die statistischen Angaben erstrecken sich im wesentlichen auf den Zeitraum von 1973 bis 1983 mit gewissen Abweichungen.

Die Tabelle 1 gibt einen Überblick über den Diplomabschluß am „Centre Louis Braille". Überraschend ist die hohe Zahl der Absolventen mit Telefonistenprüfung (111), den Telefonisten folgen die Korbflechter (10). Daran schließt sich als dritte Berufsgruppe die der Stenotypisten an (6). Als Blindheitsursachen (Tabelle 2) wurden ermittelt angeborene Deformationen (29,3 %), gefolgt von erblichen Schädigungen (28,2 %). Die Tabellen 3a und b zeigen die Aufteilung der Schüler am Institut nach Geschlecht und nach geografischer Herkunft. Die Schüler männlichen Geschlechtes überwiegen signifikant. Bei der geographischen Aufschlüsselung ist der größte Teil (46,9 %) aus Bas-Rhin, während nur 13,7 % von Haut-Rhin kommen. Bei den Ausländern fallen Algerier, Spanier und Portugiesen auf (4,4 bzw. 2,7 %). Die Tabellen 4a und b befassen sich mit der Aufteilung der Schüler auf Grund- und Regelschule und mit der Verteilung der behinderten Schüler auf die einzelnen Formen der Sonderschulen. Bei den

Tabelle 1: Darstellung von Berufsausbildungsmöglichkeiten (Diplomabschluß) und Arbeitsplatzverteilung Sehgeschädigter von 1978–1982 (Umfrage der FISAF)

Beruf	Ausbildung	Dipl. erhalten	festes Arbeitsverhältnis offener Markt	geschützte Werkstätten
Telefonist	121	111	93	–
Stuhl- und Korbflechten	5	10	2	13
Landwirtschaft u. Gartenbau	2	2	2	–
Musik	4	4	4	–
Stenotypist	7	6	3	–
Büroangestellte	1	1	0	0
Techn. Angest. d. Genossenschaften	4	4	0	0
Berufliches Abschlußzeugnis für Krankenpflege u. Sozialarbeit	2	2	0	0
Rechnungswesen	3	3	2	–

Frankreich

Primar- und Sekundarschulen handelt es sich um Regelschulen, also um Zulassungen von sehbehinderten und anderen behinderten Schülern im Rahmen integrierter Beschulung. Die Tabelle 4a unterscheidet solche Zulassungen, die aufgrund einer Kommissionsentscheidung getroffen wurden und andere, die ohne Kommissionsentscheidung von den Schulen getroffen werden konnten. Bei Bl. erfolgte aufgrund der Kommissionsentscheidung die Zulassung von 34, während die Zahl der Zulassungen ohne Kommissionsentscheidung bei 62 Schülern lag. Bei den Sehbehinderten liegen die beiden Zahlen entsprechend höher, nämlich bei 222 zu 531. Die Tabelle 4b gibt demgegenüber an, wie stark die Population in den verschiedenen Sonderschulformationen ist. Die Tabelle 4b ist von Interesse, da die Sonderschulen zum Teil dem Erziehungsministerium, zum anderen Teil aber dem Gesundheits- bzw. dem Sozialministerium unterstehen. Tabelle 5 zeigt nun mit Bezug auf ganz Frankreich die geografische Verteilung der verschiedenen Schulen mit ihren spezifischen Ausbildungsorientierungen. Auffallend ist, daß die Ausbildung zu landwirtschaftlichen und handwerklichen Berufen überwiegt, die Büroberufe nur vereinzelt im Vordergrund stehen. Die Tabelle 6 gibt Aufschluß über die soziale und berufsbezogene Herkunft der Schüler am „Centre Louis Braille". Entsprechend der gesellschaftlichen Gliederung stammen die meisten Schüler aus der Arbeiterschicht (43,5%), während nur 12% aus der Schicht der Angestellten kommt. Die Gruppe der Unternehmer und der Funktionäre stellt jeweils 7% der Schüler dar. Schließlich gibt die Tabelle 7 über das Vorkommen von Mehrfachbehinderungen bei bl. Kindern Aufschluß. Ein Zusammentreffen von Blindheit mit einer weiteren Behinderung (geistige Behinderung) lag bei 15 Kindern vor, während 16 Schüler Blindheit und zwei weitere Behinderungen aufwiesen.

Sehgeschädigtenverbände und Stiftungen für das Bl.-Wesen: Es gibt in F. eine ziemlich große Anzahl verschiedener Sehgeschädigtenverbände und Stiftungen für das Bl.-Wesen. Die älteste Einrichtung und praktisch bis zum Ersten Weltkrieg einzig wichtige ist die von Maurice de la → Sizeranne gegründe-

Tabelle 2: Blindheitsursachen der Schüler des Louis Braille Instituts

Ursachen	Anzahl	Prozentsatz
Angeborene Mißbildung	54	29,34
Graustar	21	11,42
Grüner Star	20	10,86
Microphtalmie	8	4,34
Anophtalmie	5	2,72
Erbliche Erkrankungen	52	28,26
Netzhaut Degeneration	24	13,04
Augen Atrophie	17	9,18
Degeneration der Makula	10	5,44
	1	0,54
Infektionen	12	6,48
Tumore	10	5,44
Verletzungen	11	5,94
Verschiedene	45	24,30
Retrolenticulare Fibrophasie	20	10,80
Nystagmus	8	4,32
Netzhaut Ablösung	7	3,78
Refraktionsschäden	5	2,70
Diabetes	2	1,08
Albinismus	1	0,54
	1	0,54
Avitaminose A	1	0,54

Tabelle 3a: Aufteilung der Zulassung von 1973–1983 am Louis Braille Zentrum nach Geschlecht

	Anzahl	Prozentsatz
Junge	17	53,13 %
Mädchen	15	46,87 %

Tabelle 3b: Aufteilung nach der geographischen Herkunft der Schüler des Louis Braille Zentrum zwischen 1973–1983

Départements/Länder	Anzahl	Prozentsatz
Bas-Rhin	86	46,9 %
Haut-Rhin	25	13,74 %
Moselle	17	9,32 %
Doubs	7	3,85 %
Seine	5	2,71 %
Meurthe/Moselle	5	2,71 %
Guadelope	3	1,63 %
Meuse	3	1,63 %
Jura	2	1,08 %
Vosges	2	1,08 %
Nord	2	1,08 %
Somme	1	0,50 %
Territoire de Belfort	1	0,50 %
Haute Saône	1	0,50 %
Seine Maritime	1	0,50 %
Loire Atlantique	1	0,50 %
Sâone et Loire	1	0,50 %
Seine Ste Denis	1	0,50 %
Algerien	8	4,40 %
Spanien/Portugal	5	2,71 %
Jugoslawien	1	0,50 %
Türkei	1	0,50 %
Süd-Ost-Asien	2	1,08 %
Benin	1	0,50 %
Z.A.R.	2	1,08 %

Frankreich

te → „Association Valentin Haüy", nach dem Namen des Gründers der ersten Bl.-Schule in F. (1784) benannt, in die Louis → Braille später eintreten sollte (1819). In frühester Kindheit erbl., entschloß sich Maurice de la Sizeranne zu dieser Gründung (1889), um die Menschen über die Probleme der Blindheit besser zu informieren, um die Eltern der jungen Sehgeschädigten hinsichtlich Erziehung und Ausbildung beraten zu können und den Bl. zugleich einen dauernden Schutz anzubieten. Erst 1917 wurden das „Institut National des Jeunes Aveugles" und die Hilfsgenossenschaft „L'Amitié des Aveugles" in eine Reihe unabhängiger Regionalverbände umgewandelt und ihre Tätigkeiten auf nationaler Ebene in der jetzigen „Fédération des Aveugles de France" koordiniert. Unter ihrem früheren Namen und in Verbindung mit anderen Bl.-Verbänden, namentlich mit der „Association Valentin Haüy" und der „Union des Aveugles de Guerre", hat sie, in der Absicht, das Bl.-Wesen in allen Gebieten gemeinsam zu fördern, das „Comité National pour la Protection Sociale des Aveugles" gegründet. Mit der Gründung der „Union Centrale des Associations d'Aveugles et de Typhlophiles" (1970), in der Absicht, freundschaftliche Beziehungen zu fördern, sich gegenseitige Hilfe für evtl. Schritte bei Behörden zu gewähren und punktuell wichtige Aktionen gemeinsam durchzuführen, hat sich eine neue Gruppierung etabliert, so daß zur Zeit nur noch ca. ein Dutzend Selbsthilfeverbände in Nord- und Westfrankreich selbständig blieben. Es gibt folgende Sehgeschädigtenverbände und Stiftungen für das Bl.-Wesen:

Mitglieder des „Comité National pour la Protection Sociale des Aveugles": Dem Umfang ihrer Aufgabenbereiche nach, sind die Mitglieder des Comité in zwei Kategorien einzuteilen: die ordentlichen Mitglieder, die auf nationaler Ebene eine das Bl.-Wesen angehende wichtige Tätigkeit ausüben; die einfachen Mitglieder, deren Tätigkeit sich auf bestimmte Sehgeschädigtenkategorien beschränkt oder deren Wirkungskreis die Grenzen einer bestimmten Gegend nicht überschreitet.

Tabelle 4a: Aufteilung der Behinderten auf die Regelschulen (I. und II. Zyklus), 1982–1983
Französisches Mutterland – staatlich und privat

		Zahl der Schüler, die nach Entscheidung der Kommission für Sonderpädagogik aufgenommen wurden							
		Blinde	Seh-behind.	Taube	Schwer-hörige	Motorisch Gestörte	Andere Körper-behind.	Geistig Behind.	ins-gesamt
I. Stufe	st.	32	208	340	596	455	538	8 033	10 202
	pr.	2	14	22	48	59	54	565	764
	insgesamt	34	222	362	644	514	592	8 598	10 966
	%								49,0
1.–4. Klasse	st.	28	248	93	235	254	245	501	1 604
	pr.	–	11	27	35	34	33	2	142
CPPN-CPA	st.	–	14	2	25	14	16	41	112
	pr.	–	–	–	3	2	11	8	24
I. Zyklus – insgesamt	st.	28	262	95	260	268	261	542	1 716
	pr.	–	11	27	38	36	44	10	166
II. Zyklus – kurz	st.	–	130	27	89	98	92	7	443
	pr.	2	11	12	23	10	176	14	248
II. Zyklus – lang	st.	10	49	2	5	51	34	–	151
	pr.	15	11	8	7	14	15	–	70
II. Stufe	st.	38	441	124	354	417	387	549	2 310
	pr.	17	33	47	68	60	235	24	484
	insgesamt	55	474	171	422	477	622	573	2 794
	%								31,0
I. + II. Stufe	st.	70	649	464	950	872	925	8 582	12 512
	pr.	19	47	69	116	119	289	589	1 248
	insgesamt	89	696	533	1 066	991	1 214	9 171	13 760
	%								44,0

Frankreich

a) Ordentliche Mitglieder (membres titulaires): In erster Linie die schon oben angeführte, 1889 gegründete und 1891 als gemeinnützig anerkannte „Association Valentin Haüy pour le Bien des Aveugles" in Paris, die durch örtliche und departementale Ausschüsse im ganzen Land vertreten ist. In ihrer Pariser Fachausbildungsanstalt bereitet sie auf die Aufnahmeprüfung in die Heilmassage-Hochschule vor sowie zum Berufseinsatz der Telefonisten und Stenotypisten. In einer experimentellen Abteilung interessiert sie sich gleichfalls für die Problematik der Ausbildung des Sehgeschädigten zum Informatiker. Im Dep. Paris besitzt sie eine ärztlich-pädagogische Anstalt für sehgeschädigte und leicht geistigbehinderte Mädchen sowie zwei Heime für schwergeschädigte ältere Leute. Sie verfügt in den Departementen über zwei weitere ähnliche Heime und zwei Hilfszentren. Sie betreibt auch Punktschriftdruckereien in Paris und Lyon und führt eine Organisation zum Verkauf von Hilfsmitteln für Sehgeschädigte sowie von allerlei von Sehgeschädigten hergestellten Gegenständen.

Die 1917 gegründete und 1921 als gemeinnützig anerkannte „Fédération des Aveugles de France" in Paris faßt 23 regionale Filialen zusammen, die mit Heimen und sonstigen Anlagen für Sehgeschädigte ausgestattet sind. Eine dieser Filialen besitzt in Limoges ein bedeutsames Fachausbildungs- und Rehabilitationszentrum, an das geschützte Werkstätten angeschlossen sind. Eine Zeitschrift „Les cannes blanches" (Die weißen Stöcke) wird von der Fédération des Aveugles veröffentlicht. Sieben Schwerbeschädigtenverbände haben sich der Fédération angeschlossen, es sind: (1) Die „Confédération Nationale des Travailleurs Aveugles" in Paris, hauptsächlich aus Handwerkern zusammengesetzt, die sich die Überwachung der tatsächlichen Durchführung der zugunsten der Sehgeschädigten getroffenen gesetzlichen Maßnahmen zum Hauptziel gesetzt hat. (2) Die „Union des Producteurs Aveugles de Brosserie, Titulaires du Label" in Paris (Verein der Fabrikanten für Bürsten mit Garantiemarke), die als Vermittlerin für das Angebot und die Verteilung der vom Staat und von den öffentlichen Gemeinschaften

	Zahl der ohne Kommissionsentscheidung aufgenommenen behinderten Schüler							insgesamt	
Blinde	Seh-behind.	Taube	Schwer-hörige	Motorisch Gestörte	Andere Körper-behind.	Geistig Behind.	ins-gesamt	staatlich privat	st.+pr.
57	469	427	1 271	1 480	2 181	3 627	9 512	19 714	–
5	62	129	337	368	403	530	1 834	2 598	–
62	531	556	1 608	1 848	2 584	4 157	11 346		22 312
							51,0		100,0
12	368	52	509	405	856	63	2 265	3 869	5 227
4	109	102	374	186	379	62	1 216	1 358	
–	30	5	35	34	60	65	229	341	461
2	2	–	10	16	18	48	96	120	
12	398	57	544	439	916	128	2 494	4 210	5 688
6	111	102	384	202	397	110	1 312	1 478	
3	185	15	209	93	272	99	876	1 319	2 055
2	21	45	63	80	171	106	488	736	
23	97	5	104	121	247	7	604	755	1 254
19	34	52	83	85	153	3	429	499	
38	680	77	857	653	1 435	234	3 974	6 284	8 997
27	166	199	530	367	721	219	2 229	2 713	
65	846	276	1 387	1 020	2 156	453	6 203	8 997	
							69,0		100,0
95	1 149	504	2 128	2 133	3 616	3 861	13 486	25 998	31 309
32	228	328	867	735	1 124	749	4 063	5 311	
127	1377	832	2 995	2 868	4 740	4 610	17 549	31 309	
							56,0	100,0	100,0

Frankreich

kommenden Aufträge auftritt. (3) Die „Union des Auteurs et Musiciens Aveugles" in Paris. (4) Die „Association des Aveugles d'Alsace et de Lorraine" in Straßburg. Dieser 1909 gegründete Verband besitzt mehrere Heime, ein Rehabilitationszentrum sowie ein Hilfszentrum und geschützte Werkstätten. (5) Die „Association des Aveugles du

Tabelle 4b: Aufteilung der Behindertenschüler auf die verschiedenen Sonderschulformen 1982–1983
Französisches Mutterland

Behinderungsarten	Erziehungs-ministerium		Gesundheits-ministerium		Sozial-ministerium		Ministerien insgesamt	
	Bestand	%	Bestand	%	Bestand	%	Bestand	%
Blinde	176	0,1	80	0,4	1 305	1,1	1 561	0,4
Sehbehinderte	1 340	0,6	52	0,3	1 579	1,3	2 971	0,8
Taube	428	0,2	376	1,9	6 005	5,0	6 809	1,9
Schwerhörige	997	0,5	61	0,3	1 392	1,2	2 450	0,7
Motorisch Gestörte, aber nicht schwer Mehrfachbehinderte	610	0,3	787	4,1	3 100	2,6	4 497	1,3
Andere Körperhinderungen								
Andere motorisch Behinderte	1 884	0,9	2 191	11,3	3 644	3,0	7 719	2,2
Andere Körperbehinderungen	947	0,4	6 160	31,7	1 104	0,9	8 211	2,3
Schwerstbehinderte	186	0,1	1 473	7,6	4 165	3,4	5 824	1,6
Nicht schwer geistig Behinderte	196 426	91,0	1 657	8,5	58 792	48,6	256 875	72,2
Schwerst geistig Behinderte	(29)	(ε)	(358)	(1,8)	(3 019)	(2,5)	(3 406)	(1,0)
Behinderte, nicht mehrfachbehindert	(527)	(0,2)	(398)	(2,0)	(16 237)	(13,4)	(17 162)	(4,8)
Mittlere Behinderung	(14 219)	(6,6)	(459)	(2,4)	(30 046)	(24,8)	(44 724)	(12,6)
Leichte Behinderung	(181 651)	(84,2)	(442)	(2,3)	(9 490)	(7,8)	(191 583)	(53,8)
Behinderungen, durch soziale Gründe verursacht	8 178	3,8	1 516	7,8	8 797	7,2	18 491	5,2
Verhaltensgestörte	4 146	1,9	2 249	11,6	27 342	22,6	33 737	9,5
Schwer psychisch Gestörte	375	0,2	2 817	14,5	3 726	3,1	6 918	1,9
Gesamtzahl der aufgenommenen Schüler	215 693	100,0	19 419	100,0	120 951	100,0	356 063	100,0
Gesamtzahl der eingeschulten Schüler	215 693		10 940		83 334		309 967	

Tabelle 5: Berufliche Ausbildung in den Schulungseinrichtungen

Einrichtung in	Musik	Stuhl- und Korb- flechten	Tele- phonie	Land- wirt- schaft und Garten- bau	maschin. Bügeln	Mecha- nik	Matrat- zenher- stellung	Strik- kerei	Ange- stellte in Genos- sen- schaften	Büro- ange- stellte	Haus- wirt- schaft	Rech- nungs- wesen	Elek- tronik
Marseille	x	x	x										
Plene Jugon				x									
Ramonville-St Agne				x	x								
Toulouse	x	x					x	x					
Ambares	x	x	x						x		x		
Vertou	x	x						x	x	x			
Nancy		x								x	x		
Lille		x											
Loos-lez-Lille	x	x			x				x	x		x	x
Clermont-Ferrand	x	x						x	x				
Strasbourg			x										
Lyon	x							x			x		
Villeurbanne	x	x	x	x		x							

Frankreich

Midi" in Toulouse. (6) Die „Association des Anciens Elèves de l'Ecole de Jeunes Aveugles" in Lyon-Villeurbanne. (7) Die schon angeführte „Fédération Nationale des Institutions des Jeunes Sourds et de Jeunes Aveugles de France", in Paris übt auf nationaler Ebene die Verwaltung der ihr angeschlossenen Lehranstalten aus, denen sie auch technische Hilfe in der pädagogischen Forschung sowie in der Fachausbildung des Lehrpersonals gewährt. Sie besitzt dafür ihre eigene Schule.

Die „Union des Aveugles de Guerre" in Paris, 1921 als gemeinnützig anerkannt, besitzt in Paris ein großes Heim mit Restaurant und mehrere Erholungsheime in den Departementen. Gesellschaftsreisen und freundschaftliche Versammlungen werden von ihr organisiert.

„Les Auxiliaires des Aveugles" in Paris.

Die von der „Association Valentin Haüy" 1948 gegründete „Association Générale des Musiciens Aveugles" in Paris hat sich die Information und den gegenseitigen Berufsbeistand ihrer Mitglieder zum Ziel gesetzt. Sie besitzt eine Musikothek und besorgt das Übertragen der Musikstücke in die Punktnotenschrift.

Der „Verein der blinden und sehbehinderten Intellektuellen" (GIAA) in Paris wurde 1949 von einer kleinen Gruppe Pariser sehgeschädigter Studenten und Akademiker gegründet in der doppelten Absicht, sich bequemer treffen zu können und wohlwollende Sehende für die Aufsprache der von ihnen benötigten Handbücher und für sonstige Hilfen zu gewinnen. 1959 als gemeinnützig anerkannt, ist der Verein zur Zeit in allen Departementen vertreten und hat seinen Wirkungskreis auf die Aufsprache wissenschaftlicher und literarischer Werke einschließlich von Zeitschriften, auf die Beratung und Berufsorientierung seiner Mitglieder sowie auf die Organisation von Tagungen, Studien- und Erholungsreisen usw. erweitert. Er besitzt eine beachtliche Leih-Hörbücherei (über 15.000 Titel) und leitet einen unter dem Namen „Amitiés Pouget" aus sehgeschädigten Priestern, Mönchen und Nonnen zusammengesetzten Verein, in dem er technischen Beistand auf allen Gebieten leistet.

1965 gegründet, erteilt das „Institut Hardley pour les Aveugles" in Paris den neu Erbl. und Sehbehinderten mittels Tonbändern, Kassetten und Punktschrift einen kostenlosen Fernunterricht (Grammatik, Orthographie und lebende Sprachen).

Tabelle 6: Verteilung der Schüler am „Centre L. Braille", von 1973-1983, nach dem Beruf der Eltern

	Zahl	in %
Arbeiter	80	43,5 %
Angestellte	22	12,0 %
Unternehmer	13	7,0 %
Mittlere Funktionäre	13	7,0 %
Invaliden, Rentner	12	6,5 %
Andere Berufe	9	5,0 %
Freie Berufe	8	4,3 %
Landwirtschaftliche Berufe	8	4,3 %
unbekannt	7	3,8 %
arbeitslos	4	2,2 %
Berufsvermittlung von DDASS	4	2,2 %
Hausangestellte	3	1,6 %
Arbeiter in der Landwirtschaft	1	0,6 %

Tabelle 7: Mehrfachbehinderungen bei bl. Kindern (am L. Braille Institut)

Zwei Behinderungen	
Blindheit + leichte geistige Behinderung	1
Blindheit + mittlere geistige Behinderung	6
Blindheit + schwere geistige Behinderung	4
Blindheit + Psychose	4
Drei Behinderungen	
Blindheit + leichte geistige Behinderung + Psychose	2
Blindheit + mittlere geistige Behinderung + Psychose	3
Blindheit +mittlere geistige Behinderung + Bewegungsstörung	3
Blindheit + schwere geistige Behinderung (Psychose) + Epilepsie	1
Blindheit + Psychose + Antismus	4
Blindheit + Psychose + Epilepsie	1
Vier Behinderungen	
Blindheit + mittlere geistige Behinderung + Hydrocephalie + Bewegungsstörung	1

Gesamtergebnis: 2 Behinderungen 15 Kinder
3 Behinderungen 14 Kinder
4 Behinderungen 1 Kind

Frankreich

Von einem Jesuiten wurde der „Croisade des Aveugles" (Blinden-Kreuzzug) in Paris 1927 gegründet. Er hatte sich ursprünglich ein rein apostolisches Ziel gesetzt, das er später auf soziale und kulturelle Tätigkeiten ausdehnte. Als gemeinnützig 1950 anerkannt, besitzt er ein Studentenheim in Paris, mehrere Heime in den Departementen sowie ein bäuerliches Lehrzentrum, eine bäuerliche Haushaltungsschule, ein ärztlich-pädagogisches Institut für bl. und leicht geistigbehinderte Jungen und Jugendliche sowie geschützte Werkstätten und ein Hilfszentrum für die Arbeitstherapie. Außerdem organisiert er Pilgerfahrten und kulturelle Reisen. Eine zweimonatlich erscheinende Zeitschrift „Lux vera" wird von ihm veröffentlicht.

„Le Phare de France" (Der Leuchtturm) in Ronchin/Nord zählt 700 Mitglieder in F. Dieser Verein besorgt die Aufsprache von Büchern und Zeitschriften, er besitzt eine Leih-Musik- und Literaturhörbücherei, gibt seinen Mitgliedern soziale und gerichtliche Beratungen und veröffentlicht alle drei Monate ein Informationsblatt in Schwarzschrift, „Phare-Information". Er ist auch mit einem Rehabilitationszentrum ausgestattet.

„Les Amis des Etablissements Professionnels et Climatiques d'Aveugles" in Paris (Die Freunde der Berufs- und Luftkuranstalten für Blinde) wurde 1920 in Cannes (Süd-F.) für die Rehabilitation der sehgeschädigten Soldaten des Ersten Weltkrieges gegründet. Als gemeinnützig anerkannt, leitet diese Gruppe seit 1942 eine zur Verleihung des Heilmassage-Staatsdiploms befugte Hochschule und besitzt ein Fachausbildungszentrum für Erwachsene (zur Herstellung von Bürsten und Stühlen). Diese Hochschule und das Zentrum sind jetzt in den Pariser Vorort Villejuif verlegt worden, wo größere, mit einem Studentenheim versehene Gebäude die Aufnahme weiterer Aktivitäten (Informatik, lebende Sprachen) ermöglicht.

„Pour les Aveugles – Domaine des Ombrages", Marly-le-Roi (in der Nähe von Paris). 1917 von einer Lehrerin gegründet mit dem Vorhaben, Bücher für sehgeschädigte Soldaten in Punktschrift handschriftlich zu übertragen, hat dieser Verein seine Zielgruppe zunächst auf bl. Kinder und danach auch auf Erwachsene ausgedehnt. 1931 als gemeinnützig anerkannt, hat er sich auf die Berufsumschulung der bl. gewordenen Erwachsenen eingestellt, insbesondere für diejenigen über 50 Jahre, bei denen sich eine andere mit der Sehschädigung verbundene Behinderung eingestellt hat. In Paris besitzt er eine Punktschriftdruckerei sowie eine Hilfsmittelverkaufsstelle. Der Verein gibt Zeitschriften für Kinder und Erwachsene in Kurz- und normaler Punktschrift heraus sowie eine Zeitschrift für Wissenschaftler.

„L'Union des Masseurs – Kinesitherapeutes Aveugles" in Paris, 1937 gegründet, hat sich zum Ziel gesetzt, durch Darlehen und Vermittlung den Einsatz der als Diplommasseure ausgebildeten bzw. umgeschulten Sehgeschädigten zu fördern. Die Union hat ein mit 12 ausgestatteten Arbeitsstellen versehenes Massagezentrum eröffnet, um ihren neu diplomierten Mitgliedern den Eingang in den Beruf zu erleichtern. Mit der Veröffentlichung einer in Schwarz- und Punktschrift herausgegebenen Zeitschrift und mit Fortbildungskursen leistet sie ihren 700 Mitgliedern (davon 200 in Paris) einen bedeutsamen Beitrag für ihre wissenschaftliche und technische Fortbildung.

„L'Union des Producteurs Aveugles de Brosserie, Titulaires du Label" (siehe oben).

b) *Einfache Mitglieder:* „L'Amicale des Standardistes Aveugles de France" in Paris wurde 1960 von einer kleinen Gruppe ehemaliger sehgeschädigter Soldaten des Vietnamkrieges gegründet, die trotz ihrer Umschulung als Telefonisten Schwierigkeiten bei der Wiedereingliederung in das Berufsleben hatten. Diese Vereinigung zählt über 1.000 Mitglieder. Außer ihrer Vermittlungs- und Beratungsstelle hat sie sich mit einer technischen Dienststelle für die Bearbeitung und die Herstellung von Telefonanlagen für Sehgeschädigte ausgestattet, deren Erzeugnisse mittels einer kaufmännischen Filiale verkauft werden. Mit Hilfe der Fernmeldeverkehrsfirmen hält sie sich im Bereich der Fernschreibertechnik auf dem laufenden. Sie veröffentlicht eine Punktschrift-Zeitschrift „L'Ami du Téléphone".

„Association Nationale des Parents d'Enfants Aveugles" in Paris (siehe oben).

„Amicale des Elèves et Anciens Elèves de l'Institut National de Jeunes Aveugles" in Paris.

Mitglieder der „Union Centrale des Associations d'Aveugles et de Typhlophiles", Paris:

„Amitié Protestante des Aveugles de la cause" (la cause = hier gemeint „die gerechte Sache") in Carrières-sous-Poissy (in der Nähe von Paris). 1920 gegründet mit dem Vorhaben, den evangelischen Sehgeschädigten eine geistliche, moralische und soziale Unterstützung anzubieten. Als gemeinnützig

Frankreich

anerkannt, ist sie in mehreren Departements vertreten. Sie besitzt eine Leih-Hörbücherei und veröffentlicht eine auf Tonbändern aufgesprochene Zeitschrift, die auch in Punktschrift verfügbar ist („L'Etoile de la Nuit").
„Les Auxiliaires des Aveugles" in Paris. Dieser Verein ist der wichtigste Initiator der „Union Centrale des Associations d'Aveugles et de Typhlophiles" geworden.
„Groupement des Anciens de l'Institution de Jeunes Aveugles de Clermont-Ferrand". Ehemalige Schüler der betreffenden Anstalt.
„Le Phare du Nord".
„L'Union des Aveugles Israelites de France" in Paris. Veröffentlicht eine Zeitschrift auf Kassette.
„L'Union des Femmes Aveugles" (Rue de Sambre et Meuse 11, Paris). Heim für sehgeschädigte Frauen, die aus ärztlichen Gründen oder zur Fachumschulung in Paris eine Unterkunft haben. müssen.
Andere Verbände und Stiftungen: Wie oben gesagt, bestehen in Nord- und Westfrankreich einige Sehgeschädigtenverbände, die sich weder an die Fédération, noch an die Union Centrale angeschlossen haben.
Private Lehranstalten für bl. Kinder und Jugendliche:
Mitglieder der „Fédération Nationale des Instituts de Jeunes Sourds et de Jeunes Aveugles de France (F.I.S.A.F.)," 74 rue Dunois, Paris Cedex 13;
Institut les Charmettes – Croisade des aveugles, Association protectrice des aveugles des Charmettes, Yzeure (Allier);
„L'Arc en Ciel" Institut de jeunes aveugles et amblyopes, 8, montée de l'Oratoire, Marseille 7e;
Institut régional de jeunes sourds et jeunes aveugles, 3, rue Abbé Dassy, Marseille 7e;
Centre éducatif rural d'aveugles et déficients visuels, „La Villeneuve Saint-Odile", Plenée Jugon (Côtes-du-Nord);
Centre éducatif Sainte-Odile, 7, rue des Monts de Brégille, Besançon (Doubs);
Institut de jeunes aveugles, 37, rue Monplaisir, Toulouse (Haute Garonne);
Centre de soins et d'éducation spécialisé „Alfred Peyrelongue", 12, rue Alfred de Musset, Ambares et Lagrave (Gironde);
Centre de Faibles de Vue, avenue Aristide Briand, Mérignac (Gironde);
Institution des J.F. Aveugles, Place de l'église, Talence (Gironde);
Institution de Jeunes Aveugles, 61, rue de Marseille, Bordeaux (Gironde);
Centre éducatif professionnel pour aveugles et amblyopes, Notre-Dame-de-Terreneuve, Cauve Saint-père-en-Retz (Loire Atlantique);
Institut pour aveugles et déficients visuels, „Les Hauts-Thébaudières, Vertou (Loire Atlantique);
Institution de jeunes aveugles, 8, rue de Santifontaine, Nancy;
Institution de jeunes aveugles, 131, rue Royale, Lille (Nord);
Centre de rééducation pour déficients visuels, 30, rue Sainte-Rose, Clermont-Ferrand (Puy-de-Dome);
Institut des Aveugles, 25, Grand' Rue, Mutzig (Bas-Rhin);
Centre Louis Braille pour déficients visuels, 80, route de Neuhof, Strasbourg (Bas-Rhin);
Institution de Jeunes Aveugles et des Amblyopes, 12, rue Saint-Simon, Lyon (Rhône);
Institut des jeunes filles aveugles, 88, avenue Denfert-Rochereau, Paris 14e;
Centre Normandie-Lorraine pour jeunes amblyopes, 34, route de Darnétal, Le Mesnil-Esnard (Seine-Maritime);
Institution de Larnay pour sourds et sourds-aveugles, Biard, Poitiers (Vienne);
Institut psycho-pédagogique pour déficients aveugles, 30, avenue Mazarin, Chilly-Mazarin (Essonde);
Ateliers Protégés:
Amité des Aveugles du Cher, 14, rue Victor Hugo, Vierzon (Cher);
Amicale des aveugles civils de la Côte d'Or et région, 22, rue le Jolivet, Dijon (Côte d'Or);
Union des aveugles de Montpellier et de la région, 16, rue Terral, Montpellier (Hérault);
Union des Aveugles de l'Isère, 20, rue de la Tannerie, Fontaine (Isère);
Association des aveugles d'Alsace et de Lorraine, 27, rue de la 1ère Armée, Strasbourg (Bas-Rhin).
Nationale Mitglieder der WBU (OMPSA):
Association „pour les aveugles" (1, 3, 5, 8, 14, 18); Association Valentin Haüy (1, 2, 3, 4, 5, 7, 8, 10, 13, 14, 15, 17, 18, 19); Fédération des aveugles de France (1, 2, 4, 5, 9, 10, 11, 13, 14, 15, 16, 18, 19); Groupement des intellectuels ou amblyopes (1, 4, 5, 8, 10, 13, 14, 18, 19); Union des producteurs aveugles titulaires du label (1).
Assoziierte Mitgleder der WBU (OMPSA):
Association nationale des parents d'enfants aveugles (1, 8, 10, 11, 16, 18); Les auxiliaires des aveugles (1, 13, 18); La croisade des aveugles (1, 2, 3, 4, 5, 6, 8, 10, 15, 17, 18,

Frankreich

19); Etablissements professionnels et climatiques d'aveugles (1); Fédération des aveugles de France (1, 2, 4, 5, 9, 10, 11, 13, 14, 15, 16, 18, 19); Fondation pour la réadaption des déficients visuels (5, 14); Institut Hadley pour les aveugles (1, 7); Laboratoire de recherches pour la réinsertion professionelle des handicapés (C.N.A.M.) (20).

Verzeichnis der Verbände der Region Paris:
1) Amitié des aveugles de France (1917), heute: Fédération des aveugles de France (1, 2, 4, 5, 9, 10, 11, 13, 14, 15, 16, 18, 19); 2) Association nationale des parents d'enfants aveugles (1964) (1, 8, 10, 11, 16, 18); 3) Association nationale pour la réhabilitation par le travail protégé (A.N.R.T.P.) (R.U.P.) (1954) (1, 2, 7, 18); 4) Association nationale pour les sourds-aveugles (A.N.P.S.A.) (1978) (1, 18); 5) Association „pour les aveugles" (1, 3, 8, 14, 18); 6) Association „pour les aveugles" (1917) (1, 3, 5, 8, 14, 18); 7) Auxiliaires des aveugles (1); 8) Comité de liaison et d'action des parents d'enfants et adultes atteints de handicaps associés (C.L.A.P.E.A.H.A.) (1969) (1, 9, 18); 9) Comité de liaison et d'action des parents d'enfants et adultes atteints de handicaps associés (1, 9); 10) Comité nationale d'aide à la réadaption (1971) (1); 11) Comité nationale pour la promotion sociale des aveugles (C.N.P.S.A.) (1947) (1); 12) Croisade des aveugles (1927) (1, 2, 3, 4, 5, 6, 7, 8, 10, 15, 17, 18, 19); 13) Fédération des aveugles de France, früher: Amitié des aveugles de France, (1917) (1, 2, 4, 5, 9, 10, 11, 13, 14, 15, 16, 18, 19); 14) Fédération nationale des associations de parents d'enfants déficients visuels (F.N.A.P.E.D.V.) (1967) (9, 18); 15) Groupement des intellectuels aveugles ou amblyopes (G.I.A.A.) (1, 4, 5, 8, 10, 13, 14, 18, 19); 16) Groupement pour une information progressiste des aveugles (1, 18); 17) Institut des jeunes filles aveugles (1857) (7, 8, 12, 15); 18) Institut Hadley pour les aveugles (1965) (1, 7); 19) La visite a l'hôpital (1, 20); 20) Le centre français de locomotion (1, 5); 21) Le livre de l'aveugle (1917) (1, 3, 8); 22) Les auxiliaires des aveugles (1963) (1, 13, 18); 23) Organisation pour la prévention de la cécité (O.P.C.) (1978) (1); 24) Union central des associations d'aveugles et typhlophiles (U.C.A.A.T.) (1970) (1, 9); 25) Union des aveugles de la Résistance (1945) (1, 10, 19).

Erklärung der Ziffern (): 1: Vereinigungen/Sitz; 2: Werkstätten; 3: Punktschriftbüchereien; 4: Hörbüchereien; 5: Rehabilitationszentren; 6: Schallplatten; 7: Schulen; 8: Punktschriftdruckereien; 9: Dachverbände; 10: Heime; 11: Krankenhäuser; 12: Kindergärten; 13: Freizeiten; 14: Geschäfte für Blindenwaren; 15: Altenheime; 16: Urlaubshäuser; 17: Museen; 18: Zeitschriften; 19: Soziale Dienste; 20: Verschiedene Funktionen; 21: Führhunde.

Zeitschriften (Die Ziffern verweisen auf den herausgebenden Verband): Actuel Club; Antigone; Braille Magazine; Bulletin de Liaison (vgl. 4); Bulletin de Nouvelles de L'O.M.P.S.A., -Revue des Aveugles Européens; Bulletin Loisirs; Claude Montal; Comme Les Autres (vgl. 2), -Le Guide Familial; Fée Claudine (vgl. 6), -Dans Le Vent, -Notre Revue, -Et La Lumière Fut, -Liaison; Gazette des Aveugles de L'Ile-de-France, -La Canne Blanche; La Canne Blanche (vgl. 13); La Lumière; L'Ami Du Téléphone; L'Auxiliaire Des Aveugles (vgl. 22); Le Fil des Jours; Le livre blanc des enfants atteints de handicaps associés 1976 (vgl. 8); Le Louis Braille, -La Causette, -Les Échos Du Monde, -Étoile, -Cosmos, -La Ronde Sonore, -La Recherche; Le Masseur Kinésithérapeute Aveugle; Le Trait D'Union (vgl. 14); Lux Vera (vgl. 12) -Alleluia; Ombres et Lumière; Plaisir des Jours (vgl. 15), -Faon Flane, -Lettres D'Aujourd'Hui, -Poesia, -Bulletin Pédagogique, -Liste complète: „Membre du Comité Français Du Livre Parlé"; Réadaption; Revoir; Revue Musicale Braille; Revue Sonore; Vouloir Revivre.

Büchereien (Die Ziffern geben an, um welchen der Pariser Verbände es sich handelt, siehe Verzeichnis der Verbände der Region Paris): Die älteste Punktschriftbücherei ist die der Association Valentin Haüy (1884). 1930 verfügte sie bereits über 95.000 Bände und 12.000 Titel. Außerhalb von Paris entstanden die Büchereien in Chaumont, Lille, Lyon und anderen Städten.

Adressen der Verbände der Pariser Region: 12 = Paris 75006. Siège Central: 15, rue Mayet; Groupement d'aveugles rapatriés d'Afrique = Paris 75006. 9, rue Mayet; 1 = Paris 75007. 58, avenue Bosquet; Association générale des Musiciens aveugles de France (1948) = Paris 75007. 5, rue Duroc; Association Valentin Haüy pour le bien des aveugles (1889) = Paris 75007. 3 à 9, rue Duroc; 22 = Paris 75007. Permanence et secrétariat: 19, rue du Général Bertrand; 13 = Paris 75007. 58, avenue Bosquet; 15 = Paris 75007. 5, rue Daniel Lesueur – B.P.24106 – 75264 Paris 06; Institut national des jeunes aveugles = Paris 75007. 56, Bd des Invalides; Organisation mondial pour la promotion sociale des aveugles (O.M.P.S.A.) – World Council for the Welfare of the Blind (1951) = Paris 75007. 58, avenue Bosquet; 11 = Paris 75009. 49, rue Blanche – Secrétariat: 58, avenue Bosquet – Paris 75007.

Persönlichkeiten: → Ballu, → Barbier, → Bérenger, → Braille, Chambet, Ciccone, → Delille, → Douhard-Leseine, → Fournier, → Galeron, Hardy, → Haüy, Herb, → Jayle, → Laas d'Aaguen, → Lusseyran, → Niboyet, → Nicolle, → Romiglacus, → Roques.

Lit.: Denis Diderot: „Lettre sur les aveugles à l'usage de ceux qui voient", London 1749; P.-A. Dufau: „Des aveugles", 1837[1] 1850[2]; ders.: „Souvenirs et impressions d'une jeune aveuglenée", 1876[2]; Joseph Gaudet: „L'Institut des Jeunes Aveugles de Paris, son histoire et ses procédés d'enseignement", Paris 1849; ders.: „L'Institution Impériale des Jeunes Aveugles de Paris", Versailles 1855; Edgar Guilbeau: „Historie de l'Aveugle", 1887; ders.: „Historie de l'Institution Nationale des Jeunes Aveugles", Paris 1907; Valentin Haüy: „Essai sur l'éducation des aveugles", CNAM, Paris 1786[1] et Paris 1985[2]; Pierre Henri: „Charles Barbier et la genèse du système Braille", V.-H., 1, 2 et 3, 1947; ders.: „Diderot et les aveugles", 1949; ders.: „Les Aveugles et la Société", Paris 1958; ders.: „La vie et l'œuvre de Valentin Haüy", Paris 1984; Jacques Lusseyran: „Et la lumière fut", Paris 1953; ders.: „Silence des hommes", Paris 1954; Albert Mahaut/Elisabeth De Geyer: „L'Association Valentin Haüy pour le Bien des Aveugles", Paris-Tourion 1925; Pignier: „Essai historique sur l'Institution Nationale des Jeunes Aveugles", Paris 1860; Alexandre Rodenbach: „Lettre sur les aveugles, faisant suite à celle de Diderot, Bruxelle 1828; Maurice de la Sizeranne: „Les aveugles par un aveugle", Paris-Hachette 1889; ders.: „Notes sur les aveugles", Tournon 1893; ders.: „Les Aveugles Utiles", Paris Anteuil 1881; ders.: „Impressions et Souvenirs d'Aveugles", 1899; ders.: „La Question des Aveugles en 1910", Caen 1910; ders.: „30 ans d'études et de propagande en faveur des aveugles", Montbrison 1908; Paul Villay: „Gegenwärtiger Stand des Bl.-Wesens in Frankreich", in: Carl Strehl, Handbuch der Bl.-Wohlfahrtspflege Teil II, Marburg 1930, S. 42; Pierre Villey: „Le monde des aveugles", Paris 1914; ders.: „La pédagogie des aveugles", Paris/Alcan 1922; ders.: „L'aveugle dans le roman contemporain, La vie des peuples", sept. 1925; ders.: „L'aveugle dans le monde des voyants", Paris 1927; ders.: „Maurice de la Sizeranne", Paris 1932; et Georges Pérouze: „Les études pédagogiques, recueil d'articles publiés dans le V.-H.",Caen 1923; „Annuaire des Associations établissements et organisations pour les aveugles et les mal-voyants", Paris 1982.

Franz, Karl, *22.8.1843 in Memel. Im Alter von zwei Jahren erbl. Nach Schulbesuch und Musikausbildung lebte F. in Königsberg als Musiklehrer und Pianist und wurde 1869 als Organist in Memel angestellt. 1877 bekam er die Organistenstelle am Dom in Berlin. 1874 war er Mitbegründer und lange Zeit der Vorsitzender des → Allgemeinen Bl.-Verbandes in Berlin. 1880 folgte F. einer Einladung nach Paris zu einem internationalen Bl.-Konzert. *M.*

Franz v. Assisi, Franziskus, der „seraphische Heilige" (Fest 4. Okt.), Gründer der Franziskaner, Klarissen, Terziaren, Patr. der Kath. Aktion (1916) u. It.s (1939), *1181 od. 1182 in Assisi, †3.10.1226 ebd.

Jugend, Anlage: Eine sensible asthenische Natur, v. „überdurchschnittlicher Intelligenz", intuitiv u. musisch begabt, offen u. großherzig, liebte er die unbeschwerte Freude der Jugend. Der Städtekrieg Assisi–Perugia (1202), einjährige Gefangenschaft und eine folgende Krankheit öffneten ihm die Augen für die „Wirklichkeiten".

Bekehrung, Ideale: F. Bekehrung vollzog sich in mehreren Jahren durch den Wandel seiner Persönlichkeit: Zwei Hauptstufen (als Schichten in den Schr. erkennbar): a) Erlebnis der Größe und Majestät des Vater-Gottes („König"), gefaßt als Vision v. Waffensaal (1205); F. zog sich zurück, baute Kapellen auf, 1206/07 Enterbung („Gott im Himmel mein Vater"), mischte sich unter Aussätzige; b) Erlebnis der „göttlichen" Exinantio der Inkarnation, zeitl. etwa bestimmbar (24.2.1209) durch die Perikope (Mt 10, 5) der Apostelsendung.

Orden, Regeln: Der Orden des hl. F. wurde zunächst von seiner Persönlichkeit bestimmt, bis die wachsende Gefolgschaft als Eigengröße erstand. 1212 führte eine Mission F. nur bis Dalmatien (Neubeginn der kirchl. Heidenmission); eine Erkrankung in Spanien hinderte (um 1213–15) seine Predigt in Afrika; versuchte 1219 die Bekehrung des Sultans; Besuch des Kreuzfahrerheeres in Daniette (Ägypten) 1219, Heimkehr mit der ägypt. Augenkrankheit, es folgt eine Zeit qualvollsten Siechtums; bald gruppierten sich um F. auch verheiratete Laien, denen er 1221 unter Mitwirkung Kard. Hugolins eine „Lebensform" verf. Die wachsende Bruderschaft erforderte die mehr jurist. Formulierung.

Stigmatisation, Tod: Den steigenden Anforderungen nicht gewachsen, gab F. die Leitung des Ordens aus der Hand und zog sich in die Einsamkeit zurück, wo er, zeitlebens Diakon, in Kontemplation lebte. Die Wirkung der zwei Jahre vor seinem Tod empfangenen Stigmatisation auf das MA ist kaum zu überschätzen, sie war ihm das „erhabenste Siegel" (Dante, Par. XI 107) der Christusförmigkeit (Dante, Inf. XXVII 116f). Erster

Fall einer Stigmatisierung. Leidend nach Assisi zurückgebracht, wegen der zunehmenden Blindheit schmerzhaften ärztlichen Kuren unterworfen, keine Besserung. F. starb, während auf seinen Wunsch die Passion gelesen wurde, entkleidet wie bei der Enterbung auf nacktem Fußboden.

Bedeutung: Die lebendige Ausstrahlung des hl. F. durch die Jh. zeigt sich in einer reichen Lit., einer Gefolgschaft großer Orden und vieler Kongregationen. *LThk., ThRe.*

Fraser, William Jocelyn Ian, Baron of Lonsdale, *30.8.1897, †1974. Präsident der Schule für Umschulung der Kriegsbl. in London bis 1922. Verlor 1916 sein Augenlicht in der Schlacht an der Somme. Setzte sich als Mitglied der Rundfunk- und Hörfunkkommission für unentgeltlichen Rundfunk für Bl. ein. Präsident des Nationalen Institutes für Bl. in London. (→ Großbritannien)

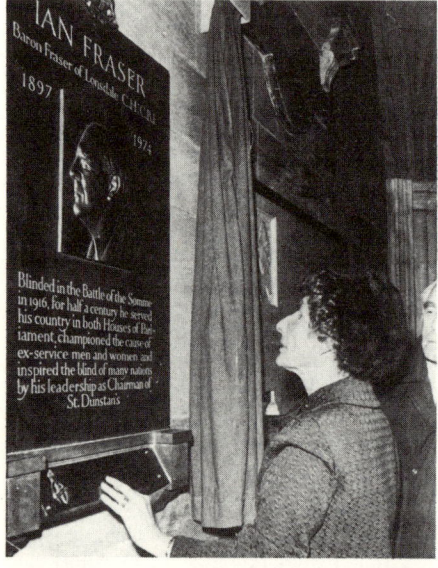

Gedenkstein für Ian Fraser, Baron of Lonsdale in Westminster Abbey, London

Freire, Mamede, *16.8.1885 in Aracoiaba, Brasilien, †4.9.1961 in Sao Paulo. Schüler an der Marineschule, durch eine Explosion im Arsenal im Alter von 15 Jahren erbl. F. besuchte neun Jahre lang das Bl.-Inst. in Rio de Janeiro. Später gründete F. das Inst. „Herbert Spencer" und die Liga zum Schutz der Bl. Dies war für die Bl. Brasiliens der erste Schritt zur sozialen Eingliederung. Die Regierung wurde auf ihn aufmerksam und beauftragte ihn, eine Bl.-Schule zu bauen. 1927 rief ihn der Verb. zur Förderung der Bl.-Bildung nach Sao Paulo und beauftragte ihn mit dem Ausbau des Verb., dessen technischer Leiter er wurde.

Freund, Emil, Dr., *18.10.1898 in Gießen, †14.4.1979. Besuchte 1906–1916 die Bl.-Schule in Wiesbaden, danach Musikstudium in Frankfurt, anschließend studierte er Musikwissenschaft und Literatur in Marburg. 1938 promovierte er dort zum Dr. phil. mit einer Arbeit über den bl. Komponisten Hubert Pfeifer. In den darauf folgenden 35 Jahren unterrichtete er an der → Bl.-Anstalt in Marburg Musik und Stenographie. Er war der Mitinitiator der deutschen Einheitsbl.-Stenographie.

Lit.: Beiträge, 1957/1958/1, S. 21; horus, 1974/1, S. 30.

Freystätter, Wilhelm, *1836 in München, †22.1.1892. Als Jugendlicher erbl. Wirkte als Musikschriftsteller und Kritiker. *M.*

Friedländer, Julius R., *1803 in Oberschlesien, † 17.3.1839. Erster Vorsitzender der „Pennsylvania Institution for the Blind" in Philadelphia. Studierte in Breslau, Dresden und Leipzig und war Hofmeister in der Familie des Fürsten von Fürstenberg. Wirkte drei Jahre in der Bl.-Anst. in Baden und wanderte dann nach Amerika aus. Dort begann F. nur mit einem bl. Zögling den Unterricht. Bald vergrößerte sich die Zahl, so daß 1833 die Bl.-Anst. in Philadelphia offiziell eröffnet werden konnte. F. zeigte sich seiner Aufgabe als Anstaltsleiter gewachsen. Er starb sehr früh nach nur sechsjähriger Tätigkeit. (→ USA) *M.*

Fritz, Franz, *16.12.1914 in Kulma/Österreich. Im Alter von 4 Jahren erbl.; Ausbildung im Bl.-Inst. in Wien. Als 24jähriger wurde er mit der Leitung der Bl.-Druckerei und -Bücherei beim Bl.-Inst. betraut. Nach dem Krieg beteiligte er sich am Wiederaufbau der Bücherei. Seit 1950 ist er Spitzenfunktionär des österr. Bl.-Verbandes; 1962 zum Obmann gewählt.

Fritzeri (Fridzeri, Frixer), Alexander Maria Anton, *1741 in Verona, †1819 oder 1825 in Antwerpen. Im Alter von 4 Jahren erbl. Seine musikalische Begabung kam bald zum Vorschein. Als Geigenvirtuose hatte er auf seinen Konzertreisen große Erfolge. Im Jahre 1771 ließ er sich in Paris nieder, wo er auch seine Opern und Singspiele komponierte und später ein eigenes Konzertinstitut gründete. Durch einen Bombenanschlag verlor er sein Eigentum, so daß er wieder als

Virtuose auftreten mußte, bis er sich als Musiklehrer in Antwerpen niederließ. *M., Mo.*

Fucà, Giuseppe, *31.10.1922 in Scilla (Italien), †18.9.1981 in Florenz. Dritter Präsident der → „Unione italiana dei ciechi" (UIC). Er war geburtsbl., konnte aber durch eine Operation im 4. Lebensjahr das Sehvermögen wiedererlangen. Durch das Erdbeben 1908 verloren die Eltern das Haus. Der Vater, gehbehindert, führte ein Speiselokal. F. besuchte das Bl.-Institut „Principe di Napoli" (später „Martuscelli"). Nach dem Schulabschluß mußte F. eine Handwerkslehre antreten, obwohl er die klassischen Studien vorgezogen hätte. Unter großen Schwierigkeiten konnte er schließlich die Masseurausbildung in Florenz am Inst. „Aurelio Nicolodi" abschließen (1942). Nach einem kurzen Zwischenaufenthalt zu Hause in Reggio Calabria nach dem 2. WK wurde er Mitglied der Sozialistischen Partei und der Gewerkschaft (CGIL). Zwischen 1946 und 1955 übte er seinen Beruf als Physiotherapeut aus und erhielt 1955 den Posten als Lehrer für praktischen Unterricht an der Masseurschule in Florenz. Schon 1951 war er Sekretär der Sektion „Toscana" der UIC, 1956 kam er in das Nationale Exekutiv-Komitee und übernahm im gleichen Jahr die Leitung der nationalen Führhundeschule. In diesen Jahren und auch für den „Schmerzensmarsch" arbeitete er mit Paolo Bentivoglio eng zusammen. Er veranlaßte die Öffnung der normalen Schulen für bl. Lehrer. Nach dem Tod von Bentivoglio wurde F. 1965 zum Präsidenten der UIC gewählt. Er setzte sich weiter, wie seine Vorgänger, für das Bl.-Pflegegeld und die Auflösung der „Opera nazionale ciechi civili" ein. Diese Ziele wurden 1970 erreicht. 1974 wurde Führ- und Pflegegeld für Sehbehinderte eingeführt, das den Leistungen für Kriegsbl. entsprach. 1978 erlitt F., erschöpft durch seinen unermüdlichen Einsatz, den ersten Herzinfarkt. Er schrieb seine Autobiographie „Un racconto per Chiara", die gleichzeitig eine lebendige Schilderung der Entstehung der UIC ist. 1980 mußte er die Funktion als Präsident der UIC aufgeben und wurde zum Ehrenpräsidenten ernannt. Ihm folgte als neuer Präsident Roberto Kervin.

Werke u.a.: G. Fucà: „Un racconto per Chiara – i ciechi che gente meravigliosa", Florenz 1980; G. Fucà – F. Carella: „In memoria die Aurelio Nicolodi", Florenz 1961.
Lit.: S. Bragli: „Fini istituzionali ed attività dell' U.I.C.", Roma 1961.

Fuenllana, Miguel de, * um 1500 in Navalcarnero (Madrid), † um 1579 wahrscheinlich in Valladolid. Spanischer Lautenvirtuose und Komponist. Von Geburt an bl., stand vermutlich von 1562 bis 1569 in Diensten des span. Königshofes und widmete 1554 Philipp II. sein in Sevilla gedrucktes Lautenwerk, eines der wichtigsten Zeugnisse der span. Musikliteratur des 16. Jh. Libro de música para vihuela intitulado Orphenica lyra . . . mit Lautenbearbeitung von Vokalsätzen und Fantasien von F.
Werke u.a.: 10 Stücke bei A. Koczirz: „Die Gitarrenkompositionen in M. de F.s Orphénica lyra (1554)", AfMw IV, Fantasien, f. Git. bearb. v. E. Pujol, = Les vihuelistes espagnols Nr. 1014 bis 1016, Paris 1954.
Lit.: H. Riemann: „Das Lautenwerk des Miguel de Fuenllana 1554", MfM XXVII, 1895; J. Bal: „Fuenllana and the Transcription of Span. Lute-Music", AMI XI, 1939.

Fundacao para o Livro do Cego no Brasil → Brasilien

Fundación Braille del Uruguay → Uruguay

Furniss, Henry Sanderson, MA, Baron. *1.10.1868 in London, †25.3.1939 in London. Bl. geboren. Er studierte moderne Geschichte und Wirtschaft am „Hertford College" in Oxford. 1907 wurde er Dozent für Wirtschaft am „Ruskin College" in Oxford. 1930 wurde er in den Adelsstand erhoben. Er beschäftigte sich nun überwiegend mit Politik. Furniss schrieb „L. S. Buxton, A Memoir" und eine Autobiographie „Memories of Sixty Years".

Furukana, Tashiro, *1845 in Japan, †1907 in → Japan. Als Lehrer in Kyoto stellte F. 1875 fest, daß bl. und taubstumme Kinder vernachlässigt wurden. Deshalb gründete F. in Kyoto die erste Schule für Bl. und Schwerhörige in Japan. Er entwickelte selbst auch einheitliche didaktische Methoden, die den Unterricht erleichtern sollten. 1889 verließ er aus finanziellen Gründen die Schule. 1900 wurde er Hauptlehrer am Bl.-Inst. in Osaka.
Lit.: Tashiro Furukana's Autobiografie – Osaka

G

Gale, James, MA, PhD, FG, FCS, *29.7.1833 in Crabtree, England, †12.2.1907. Als Kind schwachsehend, im Alter von 17 Jahren vollbl. G. besuchte die „South Devon and Cornwall Institution for the Education of the Blind". 1862 ging er nach London und wurde Mitglied der → „British and Foreign Blind Association" (jetzige → RNIB). 1866 erhielt er den Dr. phil. von der Deutschen Univ. Rostock. Bekannt wurde er durch seine Erfindung eines Mittels zum Lagern von Munitionspulver.

Galeron, Bertha, geb. de Calonne, *1860 in Paris. Im Alter von sechs Jahren erbl. und nahezu taub. Seit 1875 machte sie eine Ausbildung bei den Ordensschwestern von St. Paul. Sie zeigte eine Begabung für Poesie. Im Jahre 1890 erhielt sie für eine Sammlung von Gedichten unter dem Titel „Dans ma nuit" einen Preis und eine Ehrenmedaille von der Académie française. Von dem französischen Unterrichtsministerium wurde ihr der Titel eines „Officier de l'Académie" zuerkannt. *M.*

Galilei, Galileo, *18.2.1564 in Pisa, †8.1.1642 in Arcetri/Florenz. Mathematiker und Astronom. 1589 Prof. der Mathematik in Pisa, 1592 in Padua, 1610 Rückberufung nach Pisa. Gleichzeitig Mathematiker am Florentiner Hof. Durch seine Untersuchungen zur Fall- und Wurfbewegung Begründer der modernen Kinematik. Berühmt wurde G. durch seine astronomischen Untersuchungen, für die er ein selbstgebautes Fernrohr benutzte. G. entdeckte die Phasen der Venus, die Struktur der Mondoberfläche, den Sternenreichtum der Milchstraße und die Jupitertrabanten. Wissenschaftstheoretisch bedeutsam wegen der Trennung der beobachtenden Physik und der Philosophie. G. vertrat das kopernikanische Weltbild und wurde dadurch in Prozesse vor dem Hl. Officium verwickelt. Dieses verurteilte 1616 den Satz G., daß die Sonne der Mittelpunkt der Welt sei und daß sich die Erde bewege. In einem zweiten Prozeß 1633 unter Androhung der Folter zum Widerruf bewogen, soll er nach Abschluß gesagt haben: „Eppure si mouve" (dt.: „und sie bewegt sich doch"). In Siena und später in seiner Villa Arcentri wurde er vom Klerus arretiert. Nachdem er zuvor schon auf einem Auge das Sehvermögen verloren hatte, erbl. er 1637 vollständig. Trotzdem konnte er die Lage noch nicht entdeckter Sterne bestimmen. Er entwickelte damit die später in der Astronomie häufig angewandte Methode der mathematischen Voraussage von Sternkonstellationen. Eine Gesamtausgabe seiner Werke in 20 Bänden erschien in Florenz zwischen 1890 und 1909.
Lit.: F. Dessauer: „Der Fall G. Galilei und wir", Luzern 1943; S. Taylor: „G. and the Freedom of Thought", London 1938; E. v. Born: „Der blinde Astronom", Beiträge, 1942, S. 114.

Gallasek, Georg, * Anfang 19. Jh. in Ebergassing/Niederösterreich. G. erfand außer einer Schnell- und Satz-, Druck- und Ablegevorrichtung auch eine Konversationsmaschine, die für Taubstumme und Bl. nützlich sein sollte. Diese Maschinen waren im Jahr 1846 in Wien ausgestellt. *M.*

Gambasius, Joannes, 16. Jh. Italien. Im Alter von 20 Jahren erbl. Ein ausgezeichneter Bildhauer, der auch nach seiner Erbl. Erstaunen mit seinen Werken hervorrief. *M.*

Gambia, Republik
(Republic of Gambia) *Fläche:* 11.295 km^2, *Einwohner:* 704.000.
Im Rahmen des „Department of Social Welfare" ist die „Gambia Society for the Blind" und das „Yoro Beri Kunda Training Centre" organisiert. Die „Gambia Society for the Blind" weist folgende Programme auf: Ein allgemeines Programm zur Verbesserung der sozialen Situation Bl. in G.; Trainingsprogramme, um die sozialen und beruflichen Chancen Bl. zu heben; Verbesserung der Rehabilitationsbedingungen; Aufbau von Diensten und Einrichtungen, wo diese in Ergänzung zu bereits bestehenden Angeboten erforderlich sind; Zusammenarbeit mit internationalen Einrichtungen des Bl.-Wesen. Die Gesellschaft übernimmt zusammen mit dem „Department of Social Welfare" die Verwaltungsaufgaben für die Campama-Bl.-Schule. → Afrika (Regionalbericht).
Adresse: Gambia Society for the Blind, c/o Department of Social Welfare, 23 Anglesea Street, Banjul

Gamsjäger, Michael, * im März 1809 in Taschelbach/Österreich, †5.3.1860 in Wien. Im Alter von 8 Jahren erbl. Ausbildung in der Versorgungsanst. für Bl. in Wien. Er war sehr begabt in Anfertigung von Tischlerwaren. Auch als Uhrmacher gewann er einen besonderen Ruf, als er eine für sehende Kollegen nicht reparable Turmuhr reparierte. G. wurde als Arbeitslehrer im k. k. Bl.-Inst. in Wien angestellt. *M.*

Garin, Ludwig, 19. Jh., Paris. Bl. geboren, mit 24 Jahren durch eine Staroperation sehend geworden. Farbwahrnehmung rot und weiß war vor der Operation vorhanden. Nach der Operation war V.→ Haüy mit anderen Bl.-Lehrern anwesend. Die ersten Worte G. waren: „Ich sehe sehr viel Licht, es umgibt mich überall". Er konnte Gegenstände und Personen nicht erkennen und mußte zuerst das Identifizieren erlernen. *M.*

Garzaner, August, *23.6.1841 in Graz/Österreich, †5.11.1895. Seit seiner Kindheit bl. Mit 6 Jahren in die Bl.-Anst. in Linz eingetreten, wo er 20 Jahre blieb. Vorzüglicher Klavier- und Orgelspieler, Mitbegründer des Bl.-Inst. in Graz. *M.*

Gattermayer, Josef, *1758 in Obritz/Österreich, im Alter von 3 Jahren erbl., geschickter Handwerker. *M.*

Gatti, Francesco, *1864, †1941 in Italien. Ein bl. Italiener in Buenos Aires lebend. 1902 gründete er die erste Bl.-Schule. Sie war die Grundlage für das nationale Bl.-Institut. Er war ihr Direktor.

Geibel, Adam, *15.9.1855 in Frankfurt, † in den USA. Im Alter von 9 Tagen erbl. 1862 wanderten seine Eltern nach Amerika aus. Mit 9 Jahren trat G. in das „Pennsylvania-Institute" in Philadelphia ein, wo er vorwiegend in Musik unterrichtet wurde. Seine musikalische Begabung kam schon bald zum Vorschein. 1874 erhielt er eine goldene Medaille als Preis für die Komposition einer Hymne. Insgesamt schrieb er über tausend Kompositionen, die größtenteils auch in Europa verlegt wurden. 1884 wurde G. als Lehrer im Bl.-Inst. in Philadelphia angestellt. *M.*

Geipels, von → Baczko erwähnt als Bl. in der Papiermühle zu Plauen. Nach Baczko erfand er eine Wasserpresse, wodurch „zwey Menschen mit Hülfe des Wassers so viel in anderthalber Minute bewirken, als die Kraft von 6 bis 8 Menschen in fünf Minuten zu wirken vermag". Das nach seiner Wasserpresse bereitete Papier sei fester und nehme den Leim besser an. *B.*

Geißler, Horst, *28.7.1921 in Hannover. Erbl. während der Schulzeit. Besuchte die BLIStA in Marburg. Anschließend Studium der Rechts- und Staatswissenschaften sowie Rundfunk- und Zeitungswissenschaft in Freiburg und Göttingen; Promotion zum Dr. jur. Volljurist. Von 1952–1965 im Bundesinnenministerium. Von 1965–1971 Dir. der → „Deutschen Blindenstudienanstalt" in Marburg; seit 1971 wieder im Bundesinnenministerium. Von 1953–1971 Stellvertretender Vorsitzender und von 1974–1982 Vorsitzender des → „Deutschen Blindenverbandes"; von 1954 bis 1982 deutscher Delegierter im → WCWB, von 1967–1974 und von 1977–1982 Mitglied des Exekutivausschusses und Mitarbeit in verschiedenen ständigen Ausschüssen; 1964 Mitbegründer der → IFB und Vizepräsident dieser Organisation von 1964–1974; Initiator zur Gründung des Koordinierungsausschusses der Bl. in den Ländern der Europäischen Gemeinschaft im Jahre 1967; Vorsitzender des Vereins → „Hilfe für Blinde in Israel".
Veröffentlichungen: Beiträge in verschiedenen Sammelwerken und zahlreiche Aufsätze in verschiedenen Zeitschriften des Bl.-Wesens.

Generaldirektion der sozialen Assistenz → Europa Geschichte des Bl. Wesens

Gennariello (Zeitschrift) → Italien

Georg V., König von Hannover, *27.5.1819 in Berlin, †12.6.1878 in Paris. König 1851–1866. War Sohn König Ernst Augusts von Hannover. Seit 1833 erbl. Ihm wird vorgeworfen, daß er eine überreaktionäre Politik betrieben habe. Er setzte 1855 die Verfassung von 1848 außer Kraft. Nach dem Ende des Krieges von 1866 wurde sein Land von Preußen annektiert. G. hat sich immer dieser Annektion widersetzt. Der Abfindungsvertrag wurde von Preußen zu seinen Gunsten nie vollzogen. G. verbrachte die letzten Lebensjahre in verschiedenen Städten Europas, vor allem in Wien und Paris. *M.*

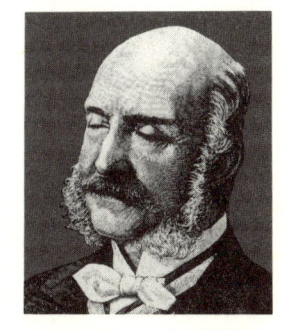

König Georg V.

Georgi, Karl August, Dr.,*1.4.1802 in Naumburg, †26.4.1867 in Dresden. Dir. der

Georgia Academy for the Blind

königl. Bl.-Anst. in Dresden. Er kam 1805 nach Dresden, 1816 in die Fürstenschule in Meißen, 1822 begann er die theologischen Studien an der Leipzig Univ., promovierte 1825 zum Dr. phil. 1832 wurde er Dir. der Bl.-Anst. in Dresden, die er 35 Jahre lang leitete. Unter ihm wurden einschneidende Änderungen vorgenommen: vorwiegend musikalische, weniger technisch-handwerkliche Erziehung sowie Förderung der Selbständigkeit der Schüler.
Werke u. a.: „Geschichte der kgl.-sächsischen Blindenanstalt", Dresden 1836; „Die Versorgung der Blinden im Königreiche Sachsen", Dresden 1851; „Anleitung zur zweckmäßigen Behandlung blinder Kinder im Kreise ihrer Familien", Dresden 1857. *M.*

Georgia Academy for the Blind, 1852 gegr. Unterricht nach dem Programm des „State Department of Education", wird aus öffentlichen Mitteln finanziert. Der Unterricht erstreckt sich vom Kindergarten bis zur mittleren Schulausbildung für bl. Kinder, eingeschlossen Mehrfachbehinderte.

Gepner, Boleslaw Ryszard, *1864 in Polen. Berühmter polnischer Ophthalmologe. Mitbegründer der Gesellschaft zur Bl.-Fürsorge in Królestwo Polskie, der heutigen Gesellschaft für die Bl.-Fürsorge in Laski. Mitglied der Wissenschaftsgesellschaften in Prag und Wien. Von ihm stammen viele Schriften zur Ophthalmologie.

Gessner, Ilse-Maria, Dr., *1908 in Nordböhmen. Sehbehindert. 1933 legte sie das Examen als Mittelschullehrerin ab. Bis 1945 war sie als Bl.-Oberlehrerin in Aussig/Elbe tätig. Ab 1946 in Bayern, wo sie in Würzburg Psychologie studierte. Seither arbeitete sie als Dozentin am Heilpädagogischen Seminar in Würzburg.
Lit.: horus, Nr. 1969/1, S. 21–26.

Gether, Johann Adolf, *1809 in Kopenhagen, †1873. Von Kindheit an bl. Vom 4. Lebensjahr an im Kopenhagener Bl.-Inst., wo er vorwiegend in Musik unterrichtet wurde. Flötist und Organist, später als Musiklehrer tätig, komponierte Lieder, Choräle u.a. *M.*

Ghana, Republik
(Republic of Ghana). *Fläche:* 238.537 km^2, *Einwohner:* 13.435.000.
G. hat, bei einer Bevölkerung von 12 Mill., 100.000 Bl. Diese sind hauptsächlich in den trockenen Savannengebieten des Nordens konzentriert. Die Hauptursachen für Blindheit sind Onchozerkose, Trachom, Katarakt, Unterernährung und Röteln. Im Süden sind dagegen Katarakt und Glaukom vorherrschend. Eine Maßnahme der Blindheitsverhütung ist die Einbeziehung der „Primary eye care" (Erste Augenhilfe) in die „Primary health care" (Erste Gesundheitshilfe). Die Gesundheitsbeamten und das Hilfspersonal der „Primary health care" werden auch für die augenärztliche Betreuung ausgebildet. Zu diesem Zweck wurde auch ein Nationalkomitee zur Blindheitsverhütung gegr. Über das ganze Land verstreut besteht ein Netz, das von den ersten Soforthilfemaßnahmen der „Primary eye care" bis zu Stationen reicht, die sich intensiv mit der Betreuung von Augenkrankheiten beschäftigen. Im Juli 1982 hat G. mit Hilfe von → WHO ein Workshop-Seminar zur Blindheitsverhütung organisiert, an dem auch Delegierte von Gambia, Nigeria und Sierra Leone teilnahmen. Hauptprobleme sind der Mangel an Fachkräften und die infrastrukturellen Unzulänglichkeiten. In G. wird mehr als die Hälfte der Krankenhäuser und Schulen von Kirchen und Missionen unterhalten. So wird z.B. in Garu von der → CBM ein landwirtschaftliches Zentrum betrieben, wo über 400 Bl. lernen und leben. Es werden Kurse in Handarbeit, Gartenarbeit, Geflügelzucht usw. angeboten. Den Bl. werden insbesondere Kenntnisse vermittelt, wie sie für sich und ihre Familien den Unterhalt verdienen können. Die Bl. werden nicht nur mit Anregungen, technischem Wissen und Hilfsmitteln versorgt, sondern erhalten auch einen Kredit, der ihnen die Eröffnung eines kleinen Betriebes, z.B. einer Seifenfabrik oder Seilflechterei, ermöglicht. Erbl. Bauern werden im Rehabilitationsprogramm mit der veränderten Situation vertraut gemacht und für die Ausübung des Berufes unter den veränderten Umständen vorbereitet. Es werden Handwerks- und Flechtkurse veranstaltet. In den zwei Bl.-Schulen von G., in Akropong und in Wa, werden in zehn Schulklassen Kinder nach Lehrprogrammen der Schulen für Sehende unterrichtet, außerdem in der Punktschriftstenographie und in Maschinenschreiben. Die Schule in Akropong besitzt eine Rehabilitationsabteilung und eine Punktschriftdruckerei. Die „Ghana Society for the Blind" betreibt eine Punktschriftbibliothek, eine Hilfsmittelabteilung und veranstaltet Rehabilitationskurse für Späterbl.
Adressen: Ghana Association of the Blind, c/o Department of social Welfare, PO Box M 230, Accra, Ghana; Ghana Society for the Blind, PO Box 3065, Accra, Ghana; School

for the Blind, PO Box 29, Akropong; School for the Blind, PO Box 58, Wa.

Gibraltar, britisches Dominium
Fläche: 6,5 km², Einwohner: 31.200.
Die „Gibraltar Society for the Prevention of Blindness" unterhält Programme zur Verbesserung der sozialen und beruflichen Lage der Bl. und Sehbehinderten. Da G. ein britisches Dominium ist, erhalten die Sehgeschädigten ihre Ausbildung in Großbritannien.
Adresse: Gibraltar Society for the Prevention of Blindness, 1 A Paradise Ramp, Gibraltar.

Gilbert, Elisabeth, *1826 in Oxford, †1875. Erbl. im Alter von drei Jahren. Mit Hilfe von W.H. Levy, Lehrer an der St. John's Wood School, studierte sie die Bl.-Verhältnisse in England und gründete 1855 einen Verein: „Association for promoting the general welfare of the Blind". *M.*

Giotti, Cosimo, *1760, †1793. Mit 18 Jahren erbl. Verfaßte eine Reihe von Dramen.
Werke u. a.: „Agide Rè di Sparta", in: Il Teatro moderno, Bd.11, Venedig 1796; „Gusmano d'Almeida", in: Il Teatro moderno, Bd.8, Venedig 1796. *M.*

Gissler, Tore, *1914 in Schweden, †1979. 1939 erlangte er den MA. 1939 bis 1945 arbeitete er im schwedischen Außenministerium. In den Jahren 1948 bis 1978 war er Hauptlehrer an der Tomteboda-Schule für Bl. 1967 bis 1972 war G. Vorsitzender des Weltrates für Bl.-Lehrer. Außerdem war er Mitglied des Regierungsausschusses für Erziehungsprobleme bei Bl. 1954 und 1958 war er als Experte für Bl.-Angelegenheiten in Jugoslawien. Er schrieb mehrere Bücher und Artikel über die Ausbildungsprobleme der Bl. und Sehbehinderten.

Glier, Johann, *4.5.1851 in Pasek (ČSSR). Im Alter von 9 Jahren erbl. G. kam 1860 in das Bl.-Inst. Wien, wo er Lehrer für das Klavierstimmen wurde. *M.*

Godai, Anton, *14.1.1863 in Mödling/Österreich, †22.3.1910 in Purkersdorf. Nach der Absolvierung der Lehrerbildungsanst. in St. Pölten kam er als Präfekt an die niederösterreichische Landesbl.-Anst., an der er bis zu seinem Tode als Lehrer und Dir. wirkte. G. war Gründer des Bl.-Unterstützungsverbandes „Die Purkersdorfer" in Wien.
Lit.: Der Blindenfreund, 1910, Jg. 30.

Golovin, Sergei, Prof., *14.7.1866 in der Orlov Region, Russland. 1895 verteidigte er seine Doktorarbeit zum Thema der Augenheilkunde. 1903 bekam er den Lehrstuhl für Augenheilkunde an der Univ. in Odessa. Zwischen 1911 und 1917 war er Chefarzt am Moskauer städtischen Krankenhaus. Er nahm an 65.724 Bl. Untersuchungen vor, die als Grundlage für seine wissenschaftlichen Werke dienten.

Golz, von, *1764 in Markienen/Ostpreußen. Mit 13 Jahren erbl., studierte Mathematik und Rechtswissenschaften, promovierte und wurde zweiter Prof. des Kypkeschen Instituts in Königsberg. *M.*

Gonelli, Giovanni (genannt „der Blinde von Gambassi"), *1602 oder 1603 in Gambassi/Valdelsa, † um 1664 in Rom. Studierte als Schüler von Pietro Tacca in Florenz bildende Kunst. Bei der Eroberung von Mantua verlor er sein Augenlicht. Nach Florenz zurückgekehrt, besuchte er die Accademia medicea. Er arbeitete für den Großfürsten Ferdinando II. und später, in Rom, für Papst Urban VIII. Vor allem wurden seine Terracotta-Arbeiten und seine Reliefs bewundert.
Werke u.a.: Die Pieta mit sechs Figuren (in Santa Croce a Borgo di Collo), die Geburt Christi (in der Kirche Omonima in Florenz), die Pieta mit fünf Figuren (in S. Bernardino dell' Osservanza in Siena), der hl. Sebastian (im Nationalmuseum in Florenz), die Pieta mit Magdalena und Johannes, die Ascensione und Pentescoste. Letztere befinden sich im Kloster von S. Vivaldo, doch ist strittig, ob sie von G. stammen. Paiono schreibt G. noch die Büste von Ferdinand II. und ein Relief von Urban VIII. (im Palast Barberini, Rom) zu. Es wird die Meinung vertreten (Révész), daß die künstlerischen Schöpfungen von G. auf die Zeit vor seiner völligen Erbl. zurückgehen.
Lit.: F. Baldinucci: „Notizie de'professori del disegno", Firenze 1702, P. M. del Rosso: „Il cieco di Gambassi", Florenz 1880, J. B. Supino: „Le opere del cieco da Gambassi", in: Miscellanea storica della Valdelsa, XIII, 19/5; G. Révész: „Psychology and art of the blind"; London 1950.

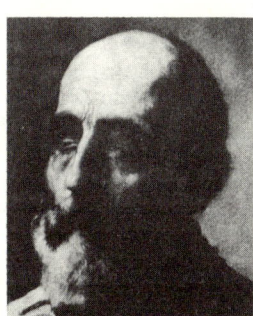

Giovanni Gonelli

Gonin, Jules, *10.8.1870, Schweiz, †10.6.1935. 1895 beendete G. sein Medizinstudium. 1920 bekam er den Lehrstuhl für Ophthalmologie an der Univ. Lausanne. Er wurde durch seine erfolgreichen Operationen bei Netzhautablösungen berühmt. Schon 1904 schrieb er eine Abhandlung über die Pathologie der Netzhautablösung. Außerdem war er Chefarzt am schweizerischen Bl.-Zentrum. Als er starb, hinterließ er der Sehgeschädigtenstiftung eine Summe von 150.000 Schweizer Franken.

Gore, Thomas Pryor, *1870 bei Embry, Miss., †1949, USA. Senator des Staates Oklahoma. Verlor durch ein Unglück sein Augenlicht im 8. Lebensjahr. Promovierte an der Univ. von Cumberland/Tennessee. 1903 ernannt zum Kanzler des Territoriums von Oklahoma. War Mitglied vieler Kommissionen und von seinen Kollegen wurde er „Enzyklopädie des amerikanischen Senates" genannt, da er auf allen Gebieten ein sehr breites Wissen besaß.

Gottwald, Alfons, Dr., *8.12.1905 in Berlin, †3.4.1976 in Bonn-Bad Godesberg. Als vierzehnjähriger Gymnasiast erbl. er an den Folgen einer Verletzung durch Schneeballwurf. Er blieb jedoch auf der gleichen Schule und legte an ihr die Reifeprüfung ab. Obgleich seine eigentliche Liebe der Musik gehörte, verzichtete G. auf ein Musikstudium und studierte Rechtswissenschaften. Zum Studium zog es ihn nach Marburg, wo der junge bl. Dr. Carl → Strehl dabei war, ein Zentrum der höheren Bl.-Bildung in Deutschland zu schaffen. G. studierte nicht nur Rechtswissenschaft und vervollständigte seine bl.-technischen Kenntnisse. Seine besondere Liebe galt der Musik; er spielte Klavier, sang und komponierte. Nach bestandenem Referendar- und Assessorexamen sowie der Promotion zum Dr. jur. gelang es ihm zunächst nicht, eine Anstellung im Staatsdienst zu erhalten. Er ging nach Schweden und studierte in Uppsala schwedisches Recht. 1933 ließ er sich in Berlin als Rechtsanwalt beim Kammergericht und Fachanwalt für schwedisches Recht nieder. Im Jahre 1940 wurde er als Richter beschäftigt und 1941 zum Amtsgerichtsrat ernannt. 1943 wurde G. von Berlin an das Amtsgericht Neuruppin versetzt, wo ihm die Zweigstelle des Gerichts in Kremmen übertragen wurde. Durch die Wirren des Kriegsendes im Jahre 1945 nach Schleswig-Holstein verschlagen, baute er sich in Timmendorfer Strand wieder eine neue Praxis als Rechtsanwalt und Notar auf. Während er schon früher als Bezirksbeauftragter des damaligen Vereins der bl. Akademiker Deutschlands für Berlin im Bl.-Wesen tätig war, übernahm er im Jahre 1946 die Geschäftsführung des Schleswig-Holsteinischen Bl.-Vereins und beteiligte sich von dieser Stellung aus am Wiederaufbau des deutschen Bl.-Wesens. Im Jahre 1949 war die Organisation der deutschen Zivilbl. auf Länderebene so weit fortgeschritten, daß im Bl.-Heim Meschede der → Deutsche Bl.-Verband als Nachfolgeorganisation des früheren → Reichsdeutschen Bl.-Verbandes gegr. werden konnte. Vorsitzender wurde der Geschäftsführer des Bayerischen Bl.-Bundes, Friedrich Paul. In den Vorstand wurden u.a. G., Wilhelm → Marhauer und Dr. F. → Heister gewählt, Geschäftsführer wurde der Jurist Dr. → Gerl. 1951 erklärte sich G. bereit, seine Anwaltspraxis aufzugeben und hauptamtlicher geschäftsführender Vorsitzender des Deutschen Bl.-Verbandes zu werden. Seitdem war G. hauptamtlich im Dienst für die Bl. tätig. Im VbGD war er seit 1954 Leiter des Bezirks Nordrhein-Westfalen. Im internationalen Bereich ist er Mitglied der deutschen Delegation im → WCWB sowie Mitglied des Präsidiums des Europäischen Regionalausschusses. In seinen Musestunden setzte sich G. gerne ans Klavier, spielte und komponierte, denn die Liebe zur Musik ist ihm durch alle die langen und bewegten Jahre erhalten geblieben. Folgende gesetzliche Verbesserungen und soziale Errungenschaften konnte G. in der Bundesrepublik erreichen: 1953 Einführung eines dynamischen Bl.-Pflegegeldes in das Fürsorgeänderungsgesetz. – Zuerkennung der vollen Schwerbeschädigteneigenschaft an Zivilbl. anläßlich der Novellierung des seit 1923 bestehenden Schwerbeschädigtengesetzes. – 1954: Gründung der Deutschen Blindenhörbücherei in Marburg. – Ab 1960: Mitwirkung bei der Schaffung des Bundessozialhilfegesetzes. Wenige Wochen vor seinem plötzlichen Hinscheiden hat G. den zweiten Band von „Werden und Wachsen der deutschen Blindenselbsthilfe" abgeschlossen, der die Geschichte dieser bedeutsamen 25 Jahre für kommende Generationen festhält. 1959 erhielt er das Bundesverdienstkreuz und 1972 das Große Bundesverdienstkreuz.

Werke u.a.: „Werden und Wachsen der Blindenselbsthilfe", Band 2

Lit.: Blindenwelt 1965/12; 1976/5; 1969/Sonderausg.

Gough, John, *1757 in Kendal/England, †1825. Im Alter von drei Jahren erbl. Zoologe, Botaniker und Mathematiklehrer. Verfaßte 50 Fachabhandlungen, die meisten sind in „Memoirs of the Literary and Philosophical Society of Manchester" und in „Nicholson's Journal" erschienen. *M., W.*

Gouvea Nowill, Dorina de, geb. in Brasilien. Im Alter von 17 Jahren erbl. Nach Absolvierung des pädagogischen Institutes zunächst als Bl.-Lehrerin tätig. Sie war maßgebend beteiligt an der Gründung der ersten Punktschriftdruckerei, des ersten Rehabilitationszentrums sowie des Institutes für Sonderschulpädagogik in Brasilien. Eine von ihr erwirkte gesetzliche Bestimmung gestattete es bl. Kindern, öffentliche Schulen zu besuchen. Mit der Gründung der Brasilianischen Stiftung für den Druck von Punktschriftbüchern legte G. im Jahre 1946 zugleich den Grundstein für ein modernes Bl.-Wesen in Brasilien. Seit 1967 Mitglied des Exekutivkomitees des → WCWB und seit 1974 Vizepräsidentin des WCWB.
Lit.: Umschau des europäischen Blindenwesens, 1976/2.

Gower, John, *1325 in England, †1402 (oder 1408) in Saint Mary Overy. Englischer Dichter, im Jahre 1399 erbl.; studierte Rechtswissenschaften, war Mitglied der „Society of Lincolns Inn". Bekanntschaft mit dem berühmten engl. Dichter Chaucer. Schrieb ein Werk in 3 Teilen: „Speculum meditantis", „Poem quod dicitur vox clamantis" und „Confessio amantis", 1483. „Der Gegenstand des ganzen Werkes ist die Liebe, in rhetorischer und metaphysischer Weise dargestellt." 1857 kam eine neue Ausgabe unter dem Titel „Confessio Amatis of John Gower", London 1857, von Reinhold Pauli mit einer Lebensbeschreibung des Autors heraus. *M.*

Grave, Johann Jakob, *1670 in Amsterdam. Bl. geboren, holländischer Organist. *M.*

Grega, Ján, CSc, Doz., Dr. jur., *6.3.1936 in Nižná Písaná, (ČSSR). 1945 verlor er bei einer Granatexplosion das Augenlicht und seine rechte Hand. Nach dem Abitur in der Bl.-Schule in Levoča studierte G. Rechtswissenschaften an der Komensky-Universität in Bratislava. Danach arbeitete er als Assistent und später als Dozent an der Šafařík-Universität in Košice. G. schrieb mehr als 50 wissenschaftliche Arbeiten, die sich mit der Problematik des Marxismus-Leninismus beschäftigten. Für seinen Einsatz auf dem Gebiet der Bl.-Fürsorge erhielt er die höchsten Auszeichnungen.

Greger, Franz, *1802 in Sternberg/Mähren. Bl. geboren. War ein sehr begabter Schüler des Bl.-Inst. in Wien. G. erhielt Harfe- und Klavierunterricht und konnte sich bald, dank seines Talentes, als Musiker durchsetzen. *M.*

Grenada → Westindien, Regionalbericht

Griechenland, Republik (Elliniki Dimokratia). *Fläche:* 131.944 km^2, *Einwohner:* 9.999.000.

Allgemeines: Nach dem allgemeinen Bl.-Wohlfahrtsgesetz von 1951 sind Personen mit einer Sehschärfe von weniger als $1/25$ nach Korrektur bl. im Sinne des Gesetzes (in der BR Deutschland: weniger als $1/50$). In der Praxis hat sich diese Definition als unpraktisch erwiesen und wird nicht streng eingehalten. Die Zahl der Bl. ist nicht genau bekannt, Schätzungen gehen von etwa 16.000–20.000 Bl. aus. Das Verhältnis von bl. Frauen zu bl. Männern beträgt 45 zu 55. Schätzungsweise ist 1% aller Bl. weniger als 6 Jahre alt, 8% sind zwischen 6 und 18 Jahren, 20% zwischen 18 und 40 Jahren, 20% zwischen 40 und 60 Jahren, der Rest, d. h. ca. 50%, sind über 60 Jahre alt. Die Hauptursachen der Blindheit in G. sind Glaukom, Katarakt, Sehnervenatrophie, Iridocyclitis und ein ungewöhnlich hoher Prozentsatz an Augenverletzungen durch Sprengkörper, die als Folge des WK II im ganzen Land verstreut liegen geblieben sind. Aufgrund breitangelegter hygienischer Maßnahmen sind Trachom und Ophthalmie-Neonatorum als Blindheitsursachen fortgefallen.

Schulbildung: In G. gibt es zwei Bl.-Schulen, eine in Athen, die andere in Thessaloniki. Die Schule in Athen wurde 1906 aufgrund privater Initiative unter der Bezeichnung „Blindenheim" gegr., ein Name, den sie heute noch trägt. Durch Vermächtnisse hat diese Schule, die erste ihrer Art im Lande war, ein beträchtliches Vermögen erworben. Vom Staat erhält sie Zuschüsse in Höhe von etwa 25% ihres Haushaltes. Die Schule in Thessaloniki wurde 1950 ebenfalls auf private Initiative hin unter der Bezeichnung „O Ilias" (Die Sonne), gegr., und zwar aufgrund einer Schenkung aus dem „Lord Mayor's Aid to Greece Fund". Sie erhält beträchtliche private Spenden und einen jährlichen Zuschuß der Regierung in Höhe von 50–60% ihres Haushaltes. 30 Jahre lang wurde in der Schule nach der sog. philanthropischen Idee unterrichtet, aber die Zustände waren so schlecht, daß 1983 die Schüler einen Streik ausriefen, bis sie einen organisatorischen Wechsel bewirkten. Das neu entwickelte Programm besteht aus 3 Teilen: Schulausbildung, außerschulische Einrichtungen, Rehabilitation. 1) Außer dem normalen Unterricht gibt es Nachhilfestunden, Musikunterricht (Instrumente und Chor), Bildhauerkurse und Sprachkurse. 2) Die Punktschrift-

Griechenland

bücherei wurde erneuert, außerdem wurde ein Tonbandstudio und eine Punktschriftdruckerei für Schulbücher eingerichtet. Die Internatsküche wurde modernisiert und die Speisen werden nach ausgewogenen Diätplänen zubereitet. Es werden Theater-, Konzert- und Kinobesuche sowie Sportveranstaltungen angeboten. 3) Das Rehabilitationsprogramm beinhaltet neben dem Erlernen von Punktschrift Berufsausbildungskurse im Korbflechten, Weben, Hand- und Maschinenstricken, im Punktschriftdrucken sowie die Ausbildung zum Musiker und Telefonisten. Außerdem betreibt die Schule einen Informationsservice für alle Bl. und für Eltern von bl. Kindern. Der Schule ist auch ein Kindergarten für bl. Kinder angegliedert. Begabte Absolventen besuchen öffentliche Gymnasien für sehende Kinder.
Lighthouse for the Blind: Das 1947 als private Organisation von M. → Tsamados gegr. „Lighthouse for the Blind" in Athen ist die zentrale Wohlfahrts- und Berufsausbildungsstätte für Bl. in G. Sie unterhält geschützte Werkstätten zur Bürsten- und Besenherstellung, sowie eine Berufsausbildungsabteilung für Telefonisten. Das Lighthouse ist ein modernes Rehabilitationszentrum, das neben der Berufsausbildung auch eine Druckerei für Punktschriftbücher, ein Aufnahmestudio für Hörbücher sowie eine Punktschrift- und Hörbücherbibliothek unterhält. Hier werden monatlich auch zwei Punktschriftzeitschriften herausgegeben. Darüber hinaus gibt es eine Sozialabteilung, wo Eltern erbl. Kinder und Spätbl. Informationen und Hilfe erhalten können. Es werden mehrere Interessenzirkel unterhalten, z.B. eine Frauengruppe, ein Schachclub, Bl.-Chor, Folkloregruppe, eine ständige Ausstellung über Bl.-Hilfsmittel usw.
Integrierte Schulausbildung: Integrierte Klassen für Bl. gibt es nicht, aber einige bl. Kinder besuchen die normale Volksschule, und da es kein Gymnasium für Bl. gibt, besuchen viele Bl. die höheren Schulen für Sehende. Bl. Studenten gibt es in den theologischen, philosophischen und juristischen Fakultät. Schulen für mehrfachbehinderte Bl. existieren nicht, lediglich der Bl.-Schule in Athen sind zwei Sonderklassen für geistig zurückgebliebene bl. Kinder angegliedert.
Blindenberufe: Eine unbekannte Anzahl Bl. mit und ohne Ausbildung ist in landwirtschaftlichen Berufen tätig, und zwar in der Geflügel- und Haustierzucht, die meisten jedoch im Ackerbau bei Familienangehörigen.

Die traditionellen Bl.-Handwerke, die früher neben den landwirtschaftlichen Tätigkeiten die einzigen Beschäftigungsmöglichkeiten für Bl. in G. darstellten, werden noch immer von einer gewissen Anzahl Bl. entweder selbständig oder in geschützten Werkstätten ausgeübt. Einige Bl. sind tätig als Masseure, Kirchensänger und Klavierstimmer, eine größere Anzahl als Handelsvertreter und Kaufleute. Als erfolgreich erweist sich der Beruf des Telefonisten; es sind bereits 200 in Banken und Großbetrieben beschäftigt. Von den konzertierenden Künstlern haben mehrere internationalen Rang. Da die Bl. in G. erst in den letzten 20 Jahren Zugang zu den Universitäten hatten, gibt es noch relativ wenig bl. Akademiker, vorwiegend sind es Theologen, Rechtsanwälte und höhere Verwaltungsbeamte.
Gesetzgebung: Das Bl.-Wohlfahrtsgesetz von 1951 enthält Bestimmungen über soziale Maßnahmen zugunsten der Bl. G. Diese erhalten einen Sonderausweis, aufgrund dessen ihnen freier Krankenhausaufenthalt, ärztliche und soziale Betreuung sowie für alle mehrfachbehinderten Bl. monatliche Unterstützung gewährt wird. Ein weiteres Gesetz verpflichtet staatliche Stellen, Bl.-Waren zu nicht wettbewerbsmäßigen Preisen zu kaufen. Nach einem anderen Gesetz werden berufstätige Bl. in öffentlichen Verkehrsmitteln frei befördert, wird eine bevorzugte Arbeitsvermittlung in staatliche Einrichtungen durchgeführt. Die Bl. werden unabhängig von ihrem Lebensalter pensionsberechtigt, sobald sie die Mindestzeit an Dienstjahren (d.h. 14) abgeleistet haben. Die normale Dienstaltersgrenze ist 62 Jahre.
Blindenselbsthilfe und -fürsorgevereine: Obgleich es einige Bl.-Vereine gibt, wie den Nationalen Bl.-Rat, den panhellenischen Bl.-Verein und den Bl.-Bund für Nord-G., sind die meisten der griechischen Bl. noch nicht organisiert. Als größte Fürsorgeorganisation wurde schon das „Lighthouse" angeführt. Es gibt eine Anzahl meist kleiner privater Fürsorgevereine, die sich in bescheidenem Umfang der Bl. in Athen und in den Provinzen annimmt.
Adressen: Pharos Typhlon (Lighthouse for the Blind of Greece), 17 Athimas Street, Kallithea, Athen; School for the Blind in Northern Greece, 32 Queen Olgas Avenue, Thessaloniki.
Persönlichkeit: Michael → Tsamados.

Griesinger, Johann Burchard, *1638 in Worms, †1701. Im Alter von 3 Jahren erbl.; begabter Prediger und Redner, sprach acht Sprachen. *M.*
Gröpler, Anton Moriz, *3.6.1818 in Raguhn a. d. Mulde, †14.1.1875. Erbl. 1828, begabter Schüler der Bl.-Anst. in Halle, wo er ab 1844 selbst als Lehrer wirkte. Später gründete er eine Anst. in Neu-Torney bei Stettin. (→ DDR) *M.*
Groß, Ferdinand, *26.3.1847, Österreich. Erbl. im Alter von 2½ Jahren. Lehrer an der Bl.-Anst. in Linz. Als Anerkennung von Fachkreisen wurde er 1898 mit dem Silbernen Verdienstkreuz ausgezeichnet. *M.*

Großbritannien

(United Kingdom of Great Britain and Northern Ireland). *Fläche:* 244.046 km^2, *Einwohner:* 56.618.000

Geschichtliches: 1791 wurde von dem Bl. Edward Rushton (geb. 1756) und dem bl. Musiker J. Christie die erste Schule in Liverpool gegründet. Es folgten ähnliche Schulen in Bristol 1793, London 1801.
In Schottland wurde 1793 in Edinburgh ebenfalls eine Schule mit Werkstatt gegründet. Dort gründete auch Gall 1833 eine Schule, die seine Blindenschrift unterrichten sollte, später Royal Blind Asylum and School genannt. 1804 wurde das Kgl. Blindenasyl in Glasgow ins Leben gerufen. Folgende weitere Schulen entstanden: Asylum for the Blind in Aberdeen (1818), ein Institut in Dundeee (1865), das Institut zu Iverness. In England und Schottland wurden private Hilfsvereine gegründet, so in England von der bl. Tochter des Bischofs Gilbert von Chichester der Allgemeine Blindenfürsorgeverband in London und später the Indigent Blind Visiting Society von Armitage. 1930 gab es in England folgende Schulen:
Royal Normal College and Academy of Music for the Blind, das College for the Blind in Worcester (gegründet 1866), das Chorley Wood College in Chorley Wood und seit 1915 St. Dunstan's für die Kriegsblinden. Letztere Einrichtung wurde von Sir Arthur Pearson gegründet. Es wurden alle Kriegsblinden aus dem Commonwealth dort betreut (Australier 80, Neuseeländer 23, Kanadier 55, Südafrikaner 15). Insgesamt wurden 88 Offiziere und 1.588 Manschaften betreut. Die Schule stand auf rein privater Grundlage und wurde nach dem Tode Arthur Pearsons von seiner Frau und später von Jan Fraser geführt.

Um 1930 wurden 52.727 Bl. betreut, davon 26.515 Männer und 26.212 Frauen.

Altersverteilung

Bis zum 5. Jahre	258
5.–15. Jahre	2.438
16.–21. Jahre	1.623
21.–30. Jahre	3.288
30.–40. Jahre	4.716
40.–50. Jahre	5.897
50.–60. Jahre	8.568
60.–70. Jahre	11.581
über 70 Jahre	14.304
unbekannt	54
insgesamt	52.727

Mehrfachbehinderte Blinde

A. Geistige Gebrechen	2.215
B. Körperlich gebrechlich	2.702
C. Taub	2.131
Kombin. mit A, B, C	434
insgesamt	7.482

Es ergibt sich daraus eine Zunahme von 1.159 seit 1927.

Von den 9.548 erwerbstätigen Bl. wurden 1980 folgende Berufe ausgeübt:

Agenten, Reisende etc.	230
Korbmacher und Rohrflechter	1.958
Schuhflicker	366
Bürstenmacher	448
Schreiner	69
Geistliche	50
Schreiber und Maschinenschreiber	136
Telefonisten	59
Händler, Teeagenten, Krämer etc.	722
Dienstboten	155
Landwirte	88
Hausierer	274
Blindenpfleger	120
Maschinenstricker	1.066
Tagelöhner	141
Masseure und Masseusen	138
Mattenflechter	725
Matratzenarbeiter	62
Musiker und Musiklehrer	318
Netzstricker	51
Zeitungsverkäufer	217
Geflügelzüchter	204
Schullehrer	51
Stepper und Tapezierer	35
Hersteller von Stroh und Tressetaschen	85
Klavierstimmer	569
In verschiedenen Berufen	1.211
Insgesamt	9.548

Ca. 2.600 Bl. waren als Handwerker in Bl.-Werkstätten tätig.

Fürsorgevereine: Zwischen den Kriegen bestanden folgende Vereine der privaten Fürsorge oder Einrichtungen für Bl.: National Institute for the Blind (1868 von Dr. T.R. Armitage gegründet), The British and For-

Großbritannien

eign Blind Association, der Moonsche Verein, die 3 Sunshine Homes (Erstgründung 1917); weiter The College and Association of Teachers of the Blind, Association of Certificated Blind Masseurs und die National Union of the Professional and Industrial Blind of Great Britain and Ireland sowie die National League of the Blind; schließlich die Braille Missionary Union.

In Schottland bestanden zur gleichen Zeit folgende Verbände: Blindenfürsorgeverbände für Aberdeen, Dundee, Edinburgh und Südschottland, für Fife und Kinross sowie Glasgow, Dumfries, Inverness und Perth. Sie waren zusammengefaßt im Schottischen Nationalverband der Fürsorgeinstitute und Fürsorgevereine für Blinde.

Von den zwischen den Kriegen schon erscheinenden Zeitschriften in Schwarz- und Punktschrift seien folgende hervorgehoben: The Beacon, herausgegeben von HRGS vom RNIB; St. Dunstan's Review; TheTeacher of the Blind. Und in Punktschrift Braille Mail sowie The Weekly Summary for the Blind, Progress, Braille Literary Journal, Braille Musical Magazine und School Magazine.

Allgemeines und Statistiken: G. hat ca. 56 Mill. Einwohner, davon sind 128.907 bl. und 58.969 sehschwach. Die gesetzliche Bl.-Definition lautet: Als Bl. werden die Personen bezeichnet, die eine Arbeit, die der Sehkraft bedarf, nicht ausführen können. Das heißt, daß jeder, dessen Sehkraft niedriger als 3/60 ist, als bl. betrachtet wird. Personen, deren Sehkraft zwischen 3/60 und 6/60 liegt und deren Sehfeld eingeschränkt ist, werden auch als Bl. betrachtet. Die Dauer der Sehschädigung und das Alter, in welchem die Behinderung aufkam, werden auch in Betracht gezogen. Es gibt keine andere genaue gesetzliche Definition für die Sehschwachen. Folgende Kriterien werden jedoch zugrunde gelegt: Wenn die Sehkraft zwischen 3/60 und 6/60 ohne Einschränkung des Sehfeldes, bei 6/24 mit mäßiger Einschränkung des Sehfeldes oder 6/18 mit ziemlich großer Einschränkung des Sehfeldes liegt, besteht Sehschwäche. Die Blindheit muß von einem praktizierenden Augenarzt bestätigt werden.

Die Zahl der Analphabeten in der britischen Bevölkerung ist sehr gering. Nur ungefähr 1% der Briten sind völlige Analphabeten. Völligen Analphabetismus gibt es nur bei bl. Personen, die eine zusätzliche Behinderung zur Blindheit haben. Das Problem des zu niedrigen Bildungsniveaus wird am deutlichsten sichtbar an den Rehabilitanden des Tor-

Blindenstatistik nach Alter:

	insg.	0–4 J.	5–15 J.	16–64 J.	65–74 J.	über 75 J.
Blinde						
England	107.765	254	1.781	24.630	19.499	61.601
Wales	7.496	13	94	1.701	1.661	4.014
Schottland	11.019					
Nordirland	2.627					
Sehschwache						
England	51.426	157	2.226	13.136	8.494	27.413
Wales	3.635	6	86	875	730	1.937
Schottland	3.169					
Nordirland	739					

quay Rehazentrums. Die 1965 durchgeführte Studie, die die Blindheitsursachen aus der geographischen Sicht erforscht, kam zu dem Ergebnis, daß der geographische Faktor irrelevant ist.

Blindenschulen: Die erste britische Bl.-Schule wurde 1791 in Liverpool gegründet. Bald folgten andere Schulen in Bristol, London, Edinburgh und Schottland. Zur Zeit gibt es um die 70 Schulen und Klassen für Bl. und sehschwache Personen in G. Außerdem gibt es Sunshine Homes für Kinder, die jünger als sieben Jahre sind, und Heime für Mehrfachbehinderte. Die bekannteste Fachschule für Behinderte ist das Worcester College for the Blind. Es gibt Tagesschulen sowie Internatsschulen. Anhand der neuesten Statistik hat man festgestellt, daß zur Zeit 800 Sehgeschädigte im Ausbildungsprozeß stehen. Die Berufsausbildung erfolgt in verschiedenen Fachschulen für Bl. Viel Wert wird auf die Ausbildung zu Massage- und Wirtschaftsberufen gelegt. Außerdem gibt es eine Akademie für Musik in Hereford („Academy of Music for the Blind"), in der Sehgeschädigte als Klavierstimmer und Musiker ausgebildet werden. In Schottland besteht ein Bl.-Zentrum, das „Royal Blind Asylum and School in Edinburgh", in dem man alle Schultypen findet, angefangen vom Kindergarten bis zur Universität. An der Fachschule Wolsay Hall in Oxford können bl. Studenten an einem Fernstudium teilnehmen. Die „Open University" – die etwa der Volkshochschule entspricht – erteilt Lehrkurse für Behinderte. Die Lehrprogramme werden durch Rundfunk und Fernsehen ausgestrahlt. Zahlreiche Privatausbildungsstätten bieten auch Lehrprogramme für Sehgeschädigte an. Es werden auch Tages- und Abendkurse für Sehgeschädigte an einigen Regelschulen angeboten. Seit einigen Jahren werden von verschiedenen Organisationen Sommerkurse für Bl. veranstaltet. Es werden Seminare und

Großbritannien

Unterbringung und Erziehung Blinder und Sehbehinderter im Alter von 5–15 Jahren (1970–1977)

	1970 M	1970 W	1974 M	1974 W	1976 M	1976 W	1977 M	1977 W
Blinde								
1. Besuch spezieller Blindenschulen	369	310	390	299	385	298	372	331
2. Besuch anderer Schulen	45	49	77	64	92	79	98	78
3. Kein Schulbesuch, aber Unterricht zuhause	5	7	20	13	27	11	10	11
4. Kein Schulbesuch und kein sonstiger Unterricht								
a Schulbesuch möglich	16	18	35	29	29	27	32	31
b Schulbesuch nicht möglich	23	20						
5. In Krankenhäusern für Geisteskranke	19	8	7	3	2	1	1	1
6. In Krankenhäusern für geistig Behinderte	42	24	18	12	7	4	3	4
7. In speziellen Übungszentren	5	2	6	8	6	2	4	1
Gesamt	524	438	553	428	548	422	520	457
Blinde mit zusätzlicher Behinderung								
1. Besuch spezieller Blindenschulen	71	50	83	78	117	111	130	90
2. Besuch anderer Schulen	40	37	60	50	101	90	102	94
3. Kein Schulbesuch, aber Unterricht zuhause	6	7	18	7	10	14	12	15
4. Kein Schulbesuch und kein sonstiger Unterricht								
a Schulbesuch möglich	25	20	82	60	80	49	108	58
b Schulbesuch nicht möglich	101	68						
5. In Krankenhäusern für Geisteskranke	19	8	16	7	13	7	12	7
6. In Krankenhäusern für geistig Behinderte	115	59	106	81	111	65	98	67
7. In speziellen Übungszentren	35	49	61	40	35	33	33	37
Gesamt	412	298	426	323	467	369	495	368
Sehbehinderte								
1. Besuch spezieller Sehbehindertenschulen	866	467	751	418	719	424	680	394
2. Besuch anderer Spezialschulen	181	119	197	124	206	119	225	129
3. Gewöhnliche Schulen	379	222	428	273	494	312	464	287
4. Kein Schulbesuch, aber Unterricht zuhause	16	15	21	15	20	21	20	18
5. Kein Schulbesuch: a) Schulbesuch möglich	59	27	92	69	124	87	123	105
b) Schulbesuch nicht möglich	70	36						
Gesamt	1571	886	1489	899	1563	963	1512	933

Die Datenerhebung für 1970 erfolgte am 31. Dezember; für die Jahre 1974, 1976 und 1977 jeweils am 31. März.
Quelle: DHSS

Vorlesungen in Literatur, Musik, Archäologie, Politik usw. abgehalten.
Royal National Institute for the Blind: Das → RNIB ist die größte Bl.-Organisation der Welt. Es wurde als die erste Bl.-Organisation in G. 1868 von Dr. Thomas Rhodes → Armitage, selbst ein Bl., als die „British and Foreign Society for Improving the Embossed Literature of the Blind" gegr. Der Name wurde bald geändert in „British and Foreign Blind Association". 1914 hieß sie „National Institute for the Blind". 1953 wurde die Gesellschaft unter der Leitung von J.C. Colligan in „RNIB" umbenannt. Die Organisation verfügt über ein jährliches Budget von mehr als zehn Mill. Pfund und über 1.400 Angestellte und 4.000 Freiwillige. Sie unterhält 9 Filialen, davon je eine in Wales, Schottland und Nordirland. Von ihr werden viele Heime, Schulen, Rehabilitationszentren und Ausbildungszentren geleitet. Die Organisation berät und informiert Bl. und Taubbl. 200 Studenten werden jährlich von der Organisation finanziell unterstützt. Die Organisation hat zwei Bibliotheken, eine für Punktschrift – ca. 20.000 Titel – und eine Hörbücherei. Die Organisation verfügt auch über die größten Punktschriftdruckereien im British Commonwealth. Der Verlag gibt zahlreiche Zeitschriften, Informationsblätter und Bücher, vorwiegend in Englisch, heraus. Die Organisation ist für die Arbeitsbeschaffung der Bl. und deren Fürsorge verantwortlich. 1922 haben die Kriegsbl. ihre eigene Organisation → St. Dunstan's gegr. Sie ist für die Rehabilitation und eine lebenslange Fürsorge zuständig. Sie verfügt über ein vielfältiges Ausbildungsprogramm und zahlreiche Erholungsheime. Das Rehabilitationsprogramm erstreckt sich auch auf Mehrfachbehinderte. In Schottland gibt es für die Kriegsbl. die „Scottish National Institution for the War Blinded". Sie hat ähnliche Aufgaben wie St.

Großbritannien

Erziehung Blinder und Sehbehinderter 1978
(Datenerhebung im Januar, Ministerium für Erziehung und Wissenschaft)

	1978		1979		1980		1981		1982		1983	
	Bl.	Sehbeh.	Bl.	Sehbeh.	Bl.	Sehbeh.	Bl.	Sehbeh.	Bl.	Sehbeh.	Bl.	Sehbeh.
Auf Plätze in Spezialschulen wartend												
jünger als 5 Jahre	20	22	15	14	10	12	8	19	11	13	8	10
5 Jahre und älter	17	68	16	58	17	53	11	48	9	36	7	32
In geförderten Spezialschulen												
Extern	72	1239	80	1253	96	1024	99	1003	118	1028	110	1055
Intern	175	361	157	349	135	283	129	261	118	286	119	210
In Spezialschulen ohne Förderung												
Extern	76	112	85	120	92	126	89	152	83	143	79	135
Intern	688	397	649	429	654	355	574	374	576	382	504	386
In speziellen Krankenhausschulen	24	10	19	6	19	5	18	4	15	4	24	4
In behördlich organisierten, unabhängigen Schulen												
Extern	2	9	–	8	2	7	5	7	4	7	9	5
Intern	22	10	31	7	35	25	25	13	27	9	50	32
In speziellen Klassen innerhalb geförderter Regelschulen												
Extern	1	135	8	154	1	145	7	205	21	149	11	150
Schulbesucher insgesamt Extern	175	1505	192	1541	210	1307	218	1371	241	1331	233	1349
Schulbesucher insgesamt Intern	885	768	837	765	824	663	728	648	721	677	673	628
In Heimen untergebracht und oben nicht erfaßt. Gemäß Abschnitt 56 des Gesetzes von 1944 Erzogene												
in Krankenhäusern	3	1	1	–	3	2	1	–	1	1	–	–
in anderen Gruppen	3	4	3	5	2	9	2	9	2	5	2	4
zuhause	6	6	16	6	11	4	7	3	5	2	6	1
Gesamt	1109	2374	1080	2389	1077	2050	975	2098	990	2065	929	2027
Älter als 5 Jahre, ohne vorgesehene Erziehung (Wartende eingeschlossen)	1	–	3	–	–	–	–	–	–	–	2	–

Erfaßte Blinde

Alter	1970 M	1970 W	1972 M	1972 W	Alter	1976 M	1976 W	1977 M	1977 W	1979 M	1979 W	Alter	1980 M+W	1982 M	1982 W
0–4	176	159	195	163	0–4	190	166	171	176	137	148	0–4	254	151	124
5–10	523	393⎤	956	736	5–15	1021	808	1019	830	995	806	5–15⎤	1781	964	745
11–15	411	339⎦			16–20	483	429	518	433	577	477	16–49⎦		6429	5042
16–20	626	494			21–39	3090	2275	3120	2312	3212	2434	50–64	24630	7056	6366
21–29	1221	838⎤	6212	4444	40–49	2454	1833	2469	1786	2314	1739	65–74	19499	8522	10854
30–39	1643	1154			50–59	4300	3676	4313	3740	4308	3755	75+	61601	19221	46255
40–49	2863	2082⎦			60–64	3122	3810	3113	3066	2821	2745				
50–59	4548	3909	4586	3904	65–74	8076	10898	8299	11031	8371	10853				
60–64	3088	3413	3101	3303	75+	15632	39006	16127	39928	17240	42057				
65–69	3659	4759	7987	11427	n s	144	272	104	230	86	195				
70–74	4224	6812⎤													
75–79	4585	8603	14266	35094											
80–84	4485	10445													
85–89	3170	9065													
90+	1736	6267⎦													
n s	8	26	16	32											
Gesamt	36966	58758	37319	59101		38513	62543	39253	63532	40061	65209		107765	42343	69386
	95724		96420			101056		102785		105270				111729	

Großbritannien

Spätere Fälle von erfaßten Blinden

Alter	1970 M	1970 W	1972 M	1972 W	Alter	1976 M	1976 W	1977 M	1977 W	1979 M	1979 W	Alter	1980 M+W	1981 M+W	1982 M+W
0–4	76	51	95	71	0–4	82	53	44	58	42	50	0–4	66	80	82
5–10	46	32⎤	75	52	5–15	71	54	64	57	66	58	5–15	147	102	100
11–15	14	21⎦			16–20	39	36	39	36	35	45	16–49⎤	11885	646	715
16–20	27	26⎤	339	252	21–39	188	156	189	153	190	159	50–64⎦		951	1018
21–29	54	47⎦			40–49	134	122	175	135	120	128	65–74	2457	2126	2312
30–39	90	56			50–59	285	306	338	344	307	318	75+	8069	7061	7674
40–49	172	140⎦			60–64	303	304	284	285	246	277				
50–59	294	292	313	323	65–74	1015	1403	1018	1410	960	1387				
60–64	273	362	310	364	75+	2158	4905	2358	5256	2414	5220				
65–69	378	542	1003	1533	n s	28	41	12	41	17	39				
70–74	524	931⎤													
75–79	657	1231	2168	4679											
80–84	741	1523													
85–89	463	1264													
90+	202	654⎦													
n s	7	12													
Gesamt	4018	7184	4311	7296		4303	7380	4521	7380	4397	7681		12614	10966	11901
	11202		11607			11683		11901		12078					

Erfaßte Sehbehinderte

Alter	1970 M	1970 W	1972 M	1972 W	Alter	1976 M	1976 W	1977 M	1977 W	1979 M	1979 W	Alter	1980 M+W	1981 M	1982 W
0–4	90	60	86	69	0–4	137	101	95	85	84		0–4	157	94	71
5–10	745	425	1604		5–15	1563	963	1518	937	1418		5–15	2226	1244	818
11–15	824	463			16–20	889	490	881	482	911		16–49⎤	13136	5074	3588
16–20	724	498	5626		21–39	2363	1629	2451	1686	2715		50–64⎦		2825	2810
21–29	1120	793			40–49	947	687	931	729	980		65–74	8494	3675	5742
30–39	860	572			50–59	1381	1262	1468	1255	1525		75+	27413	8151	23911
40–49	787	642			60–64	947	1223	998	1205	1031		n s			
50–59	1132	1161			65–74	2784	4702	2935	5016	3139					
60–64	837	1007			75+	5023	15560	5503	17169	6382					
65–69	984	1618			n s	81	244	28	62	41					
70–74	1054	2575													
75–79	1270	3423													
80–84	1155	3821													
85–89	741	2953													
90+	320	1504													
n s	6	8													
Gesamt	12650	21523				16054	26861	16868	28626	18226			51426	21063	36940

Dunstan's, besitzt dazu aber eigene geschützte Werkstätten, wo die Bl. als Korbmacher, Drahtverarbeiter und als Schmiede arbeiten können.

Rehabilitationszentren und Büchereien: Die ersten Rehabilitationszentren für erwachsene Bl. wurden im WK II eröffnet. Zur Zeit gibt es 3 Rehabilitationszentren in Großbritannien, zwei davon fallen unter die Kompetenz des RNIB. Es gibt regionale Rehabilitationszentren, wie z.B. in Birmingham, und kombinierte Zentren, wo die Rehabilitanden die Möglichkeit zum Erholen haben, wie z.B. in Schottland. In den vorhandenen Zentren werden die Sehgeschädigten auch als Sozialarbeiter ausgebildet und nach der Ausbildung als Sozialarbeiter für Bl. eingesetzt. Nur der Bereich des Mobilitätstrainings wird von den Sehenden ausgeführt.

The National Library for the Blind: Die Nationale Bl.-Bibliothek wurde 1882 von Martha J. Arnold, selbst bl., gegründet. Ihr Volumen beträgt jetzt 300.000 Bände in Punktschrift und Großdruck. Zahl der Titel: ca. 40.000.

National Mobility Centre at Birmingham: In diesem Zentrum werden Mobilitätstrainer für Erwachsene ausgebildet. Das Zentrum

Großbritannien

Spätere Fälle von erfaßten Sehbehinderten

Alter	1970 M	1970 W	1972 M	1972 W	Alter	1976 M	1976 W	1977 M	1977 W	1979 M	1979 W	Alter	1980 M+W	1981 M+M	1982 M+W
0–4	71	34	54	44	0–4	59	33	41	36	28		0–4	54	50	68
5–10	119	72⎤	176	105	5–15	128	79	92	129	82		5–15	204	137	223
11–15	35	12⎦			16–20	42	28	31	43	38		16–49⎤	1441	510	544
16–20	28	24⎤	586	568	21–39	128	97	112	140	93		50–64⎦		805	936
21–29	25	28			40–49	104	92	97	89	101		65–74	1903	1595	1873
30–39	56	36			50–59	233	214	233	229	208		75+	4684	4715	5317
40–49	104	92			60–64	197	243	228	200	214		n s			
50–59	202	186			65–74	608	1019	1172	652	1047					
60–64	211	212⎦			75+	1083	2871	3228	1249	3274					
65–69	206	353	482	960	n s	13	58	115	16	23					
70–74	260	604⎤													
75–79	345	811													
80–84	268	840	852	2404											
85–89	172	536													
90+	49	168⎦													
n s	2	6	6	9											
Gesamt	2153	4014	2156	4090		2595	4734	5349	2783	5108			8286	7898	8875

Altersspezifische Quoten pro 1000 Einwohner, getrennt nach Alter und Geschlecht für die Jahre 1971, 1976 und 1981 (England)

Alter	Erfaßte Blinde			Spätere Fälle erfaßter Blinder			Erfaßte Sehbehinderte			Spätere Fälle erfaßter Sehbehinderter		
	1971	1976	1981	1971	1976	1981	1971	1976	1981	1971	1976	1981
Männlich												
0–4	.09	.12	.10	.04	.04	.03	.05	.07	.06	.03	.04	.02
5–9	.23	.24	.24	.02	.02	.02	.32	.32	.29	.05	.04	.04
10–14	.24	.25	.25	.01	.01	.01	.45	.44	.40	.03	.02	.02
15–19	.34	.27	.33	.02	.02	.02	.45	.52	.60	.02	.03	.02
20–29	.40	.41	.40	.02	.02	.02	.36	.44	.49	.01	.01	.01
30–39	.62	.63	.61	.04	.04	.04	.32	.36	.41	.02	.03	.03
40–49	.95	.92	.93	.06	.06	.07	.27	.35	.34	.03	.04	.04
50–59	1.70	1.62	1.64	.11	.12	.10	.42	.54	.61	.07	.09	.09
60–64	2.46	2.54	2.37	.23	.24	.20	.67	.79	.96	.16	.17	.19
65–69	3.66	3.34	3.34	.36	.37	.31	1.00	1.23	1.44	.21	.25	.23
70–74	6.49	5.92	5.92	.76	.79	.66	1.60	1.98	2.31	.40	.49	.45
75–79	11.96	12.47	12.82	1.72	1.72	1.57	3.35	4.59	5.72	.89	1.14	1.10
80–84	22.02	22.97	23.60	3.66	3.66	3.33	5.73	7.84	9.79	1.30	1.66	1.61
85+	47.07	49.10	50.44	6.41	6.41	5.84	10.28	14.07	17.57	2.11	2.69	2.61
Weiblich												
0–4	.09	.12	.09	.03	.04	.02	.04	.06	.05	.02	.02	.02
5–9	.18	.18	.19	.01	.01	.02	.19	.19	.18	.04	.03	.03
10–14	.20	.21	.21	.01	.01	.02	.27	.27	.25	.01	.01	.01
15–19	.29	.25	.33	.02	.02	.02	.32	.30	.41	.02	.02	.02
20–29	.26	.29	.29	.02	.02	.02	.28	.32	.35	.01	.02	.01
30–39	.46	.50	.51	.02	.03	.03	.22	.25	.28	.02	.02	.02
40–49	.69	.76	.77	.04	.05	.05	.23	.27	.29	.03	.04	.04
50–59	1.36	1.28	1.30	.11	.12	.09	.41	.45	.51	.06	.08	.08
60–64	2.35	2.48	2.25	.25	.21	.22	.72	.88	.90	.15	.17	.18
65–69	3.72	3.35	3.28	.44	.38	.34	1.27	1.41	1.53	.28	.30	.31
70–74	6.55	5.90	5.77	.92	.81	.80	2.48	2.75	2.99	.59	.63	.66
75–79	11.64	12.04	12.19	1.65	1.63	1.50	4.75	5.82	7.03	1.10	1.29	1.36
80–84	22.41	23.17	23.46	3.24	3.20	2.95	8.41	10.30	12.45	1.80	2.11	2.23
85+	50.08	51.79	52.43	6.20	6.14	5.66	15.11	18.50	22.35	2.30	2.69	2.85

Großbritannien

Erfaßte Blinde mit zusätzlicher Behinderung

	1970 M	1970 W	1980 M+W
Geisteskrank	356	576	957
Geisteskrank + zusätzliche Behinderung	132	217	300
Geistig behindert	963	852	2.092
Geistig behindert + zusätzliche Behinderung	419	374	888
Körperbehindert	3.692	6.649	12.753
Körperbehindert + zusätzliche Behinderung	302	665	1.493
Taubstumm	154	176	290
Taub	430	1.011	1.630
Schwerhörig	1.725	3.115	3.710
Gesamt	8.173	13.633	24.113

Geschätzte Sehbehinderte in England

I. Entwicklungsrate wie 1981

	a) Erfaßte Blinde 1981 M	1981 W	1991 M	1991 W	2001 M	2001 W	b) Spätere Fälle erfaßter Blinder 1981 M+W	1991 M	1991 W	2001 M	2001 W
0–4	142	123	170	147	168	144	76	52	38	51	37
5–15	979	765	828	654	958	755	116	56	49	65	56
16–20	669	572	565	495	530	467	64	33	31	31	29
21–49	5677	4300	6280	4942	6263	5075	645	409	294	413	297
50–64	7074	6470	6778	6068	7481	6655	1026	471	507	510	546
65–74	8527	10910	8442	10466	8069	9610	2298	872	1357	837	1252
75+	18609	44930	25609	56378	29675	62148	7601	3226	6549	3709	7165
Gesamt	109747		127822		137998		11826	13944		14998	

	c) Sehbehinderte 1981 M	1981 W	1991 M	1991 W	2001 M	2001 W	d) Spätere Fälle Sehbehinderter 1981 M+W	1991 M	1991 W	2001 M	2001 W
0–4	88	73	104	86	103	85	57	42	26	14	26
5–15	1370	837	1167	734	1391	843	188	110	63	126	73
16–20	889	593	975	615	893	584	59	34	27	33	26
21–49	3989	2840	4091	2921	3915	2853	473	294	232	278	235
50–64	2716	2689	2606	2404	2864	2635	880	432	410	466	442
65–74	3475	5430	3444	5204	3283	4789	1790	618	1116	592	1029
75+	7532	22206	10219	27480	11701	29900	4905	1724	4387	1954	4685
Gesamt	54727		62050		65839		8352	9515		10006	

II. Entwicklungsrate wie 1981, mit Korrektur der Nicht-Erfassung

	a) Erfaßte Blinde 1981 M	1981 W	1991 M	1991 W	2001 M	2001 W	b) Spätere Fälle erfaßter Blinder 1981 M+W	1991 M	1991 W	2001 M	2001 W
0–4	156	135	187	162	185	158	84	57	42	56	41
5–15	1077	842	911	719	1054	831	128	62	54	72	62
16–20	749	641	633	554	594	523	72	37	35	35	32
21–49	6812	5160	7536	5930	7516	6090	774	491	353	496	356
50–64	9196	8411	8811	7888	9725	8652	1334	612	659	663	710
65–74	11341	14510	11228	13920	10732	12781	3056	1160	1805	1113	1665
75+	24750	59757	34060	74983	39468	82657	10109	4291	8710	4933	9529
Gesamt	143537		167522		180966		15557	18368		19763	

Großbritannien

Fortsetzung geschätzte Sehbehinderte in England

	c) Sehbehinderte						d) Spätere Fälle Sehbehinderter				
	1981		1991		2001		1981	1991		2001	
	M	W	M	W	M	W	M+W	M	W	M	W
0–4	97	80	114	95	113	94	63	46	29	45	29
5–15	1507	921	1284	807	1530	927	207	121	69	139	80
16–20	1067	712	1170	738	1072	701	71	41	32	40	31
21–49	5585	3976	5727	4089	5481	3994	662	412	325	389	329
50–64	4889	4840	4691	4327	5155	4743	1584	778	738	839	796
65–74	6590	10860	6888	10408	6566	9578	3580	1236	2232	1184	2058
75+	15064	44412	20438	54960	23462	59800	9810	3448	8774	3908	9370
Gesamt	100960		115736		123156		15977	18281		19237	

III. Korrigierte Schätzung bei Berücksichtigung von nicht erfaßten Blinden und Sehbehinderten und Verbesserungen im Medizinischen Bereich

	a) Erfaßte Blinde						b) Spätere Fälle erfaßter Blinder				
	1981		1991		2001		1981	1991		2001	
	M	W	M	W	M	W	M+W	M	W	M	W
0–4	156	135	187	162	185	158	84	57	42	56	41
5–15	1077	842	911	719	1054	831	128	62	54	72	62
16–20	749	641	627	548	582	513	72	36	34	34	31
21–49	6812	5160	7182	5651	6809	5518	774	457	328	427	306
50–64	9196	8411	8309	7438	8616	7666	1334	560	603	525	589
65–74	11341	14510	10515	13015	9369	11119	3056	1050	1630	902	1342
75+	24750	59757	30211	67785	30548	66787	10109	3684	7665	3537	7242
Gesamt	143537		153260		149755		15557	16262		15166	

	c) Sehbehinderte						d) Spätere Fälle Sehbehinderter				
	1981		1991		2001		1981	1991		2001	
	M	W	M	W	M	W	M+W	M	W	M	W
0–4	97	80	114	95	113	94	63	46	29	45	29
5–15	1507	921	1284	807	1530	927	207	121	69	139	80
16–20	1067	712	1170	738	1072	701	71	41	32	40	31
21–49	5585	3976	5836	4167	5689	4146	662	424	334	411	348
50–64	4889	4840	4785	4414	5361	4933	1584	801	760	889	844
65–74	6950	10860	7336	10444	6651	9645	3580	1248	2244	3986	2081
75+	15064	44412	21235	55427	25227	60817	9810	3617	8866	4291	9567
Gesamt	100960		117852		126906		15977	18632		22781	

wurde vom Ausschuß der RNBI, von St. Dunstan's und von der „Birmingham Royal Institution for the Blind" gegr.
Guide Dogs for the Blind Association: Es gibt insgesamt fünf Trainingszentren für die Ausbildung von Führhunden, zur Zeit sind 3.000 Hunde im Einsatz. Die Versicherungen übernehmen die Kosten für das Hundefutter.
Forschungszentren: 1. Es gibt eine „Blind Mobility Research Unit" an der Nottingham Universität, in der Hilfsmittel (Landkarten inbegriffen) entwickelt werden. 2. An der Warwick Universität gibt es eine „Warwick Research Unit for the Blind", die sich mit der Problematik der besseren Ausnutzung der Führhunde beschäftigt. 3. Das Forschungszentrum für die Ausbildung der Sehgeschädigten an der Birmingham Universität (Research Centre for the Education of the Visually Handicapped) untersucht neue Unterrichtsmethoden für bl. Schüler und Studenten. 4. Die Braille-Gesellschaft ist laut Gesetz zuständig für die Neugestaltung und Abkürzung der Punktschrift. Es gibt zahlreiche andere kleinere Organisationen, die sich zur Aufgabe gemacht haben, Forschungen und Fürsorge zum Wohle der Bl. durchzuführen, z.B. „Pro Canto Singers", ein 1950

Großbritannien

gegr. Bl.-Chor, oder die „Talking Newspaper Association", die über 300 Zeitschriften und Zeitungen auf Kassette herausgibt. Es gibt weitere Organisationen, die finanzielle Mittel entweder als Beihilfen zum Lebensunterhalt oder zur Beschaffung der Bl.-Hilfsmittel zur Verfügung stellen. Zahlreiche Organisationen gewähren auch Stipendien für sehbehinderte Studenten. Es sind mehr als 100 verschiedene Erholungsheime, Ferienhotels und Ferienwohnungen vorhanden, die den Bl. zur Erholung zur Verfügung stehen. Manche Heime haben eine begrenzte Bettenzahl für Mehrfachbehinderte.

Selbsthilfeorganisationen: Es gibt zahlreiche Selbsthilfeorganisationen auf der nationalen und lokalen Ebene. Die drei wichtigsten sind: „National League of the Blind and Disabled", die 3.000 Mitglieder hat. Die meisten Mitglieder arbeiten in geschützten Werkstätten. „National Federation of the Blind of the United Kingdom", die 700 Mitglieder hat und vorwiegend auf dem Gebiet der Bl.-Fürsorge tätig ist. „Partially Sighted Society", die 350 Mitglieder hat und sich mit den Problemen der Sehschwachen beschäftigt.

Andere Selbsthilfeorganisationen sind berufsgebunden, z. B. die der Klavierstimmer, der Verwaltungsangestellten und der Juristen. Zur Unterstützung dieser Organisationen werden viele Wohltätigkeitsveranstaltungen und Sammelaktionen durchgeführt. Die BBC strahlt wöchentlich ein Programm für die Bl. („In Touch") aus. Es gibt auch verschiedene Ausstellungen für Sehbehinderte in Museen. Die Bl. erhalten eine Ermäßigung für öffentliche Verkehrsmittel. Installationen von Gas- und Stromleitungen werden für Sehgeschädigte kostenlos durchgeführt. Die Universitäten und Fachhochschulen sind zunehmend an der Lösung verschiedener Probleme der Sehbehinderten interessiert. In vielen Gefängnissen werden Bl.-Hilfsmittel gefertigt, in einem schottischen Gefängnis ist eine Reparaturwerkstatt für Punktschriftmaschinen vorhanden. Viele Engländer leisten freiwillige Dienste, entweder organisiert oder auf privater Basis. Die meisten Unterstützungen, die die Bl. erhalten, erfolgen im Rahmen der allgemeinen Behindertenhilfe. Der Tag des „weißen Stockes" trägt auch zum Verständnis für die Bl.-Probleme in G. sowie in anderen Ländern bei. Die Integrationsbemühungen sind auf der lokalen Ebene stärker entwickelt als auf der nationalen. Als Beispiel sei die „Greater London Association for the Disabled", angeführt, die sich besonders für die Lösung der Sehgeschädigtenprobleme einsetzt.

Zeitschriften: „The New Beacon", Herausgeber RNIB, monatlich, Schwarz- und Punktschrift; „Inter-Regional Review", Herausgeber: „Southern and Western Regional Association for the Blind", zweimal im Jahr, Schwarz- und Punktschrift; „Oculus", Herausgeber: „Partially Sighted Society", Großschrift, sechsmal im Jahr.

Pädagogische Zeitschriften: „Child Care, Health and Development", erscheint sechsmal pro Jahr; „Educare", erscheint dreimal pro Jahr; „Insight" von der „Association for the Education and Welfare of the visually handicapped", erscheint dreimal pro Jahr.

Bücher: „Directory of Agencies", London; „In Touch"; Henry John Wagg: „A Chronological Survey of Work for the Blind", London 1932; „Report of the Committee of Inquiry on the Rehabilitation, Training, and Resettlement of Disabled Persons"; usw.

Blindenberufe: Neuere Statistiken über die Ausbildung und Beschäftigung von Bl. sind nicht vorhanden. Folgende Schätzungen geben jedoch gewisse erläuternde Hinweise (nach Witton):

Physiotherapeuten	200
Lektoren, Lehrer und Ausbilder	150
Sozialarbeiter	130
Musiker und Musiklehrer	100
EDV-Programmierer	150
Sekretärinnen und Stenotypisten	550
kirchlicher Sozialdienst	175
Telefonisten	700
Geschäftsleute, Manager, Kaufleute	250
Bauern und Gemüsehändler	200
Klavierstimmer	200
Facharbeiter	530
Monteure und Installateure	310
Packer	350
Verkäufer und Lagerarbeiter	150
Reinigungskräfte und Portiers	350
Hilfskräfte	350
	4.845

Andere Berufe sind zum Beispiel Korbmacher, Flechter und Bürstenmacher. 2.000 Beschäftigte aus den aufgelisteten Berufen arbeiten in geschützten Werkstätten, und 200 sind Heimarbeiter. Die Summe der Beschäftigten ergibt insgesamt 8.000, die in der Liste angeführten ergeben eine Zahl von 7.045. Darüber hinaus ist zu bemerken, daß die meisten Frauen neben ihrer Beschäftigung als Hausfrau noch eine andere Teilzeit- oder Vollzeitbeschäftigung haben. Man sollte

Großbritannien

noch einige ungewöhnliche Berufe aufzählen, wie z.B. Architekten, Aufseher, Ingenieure, Ärzte, die in der Administration oder als Psychiater arbeiten, Börsenmakler, Kaufleute, Journalisten, Rundfunksprecher und Filmproduzenten. Jedes Jahr beenden an die 300 Studenten ihr Studium, davon 80 mit einem Universitätsabschluß. Obwohl die Arbeit in nicht geschützten Werkstätten vor 1939 nicht unbekannt war, entwickelte sie sich erst richtig während des WK II, als die Fabriktore für bl. Arbeiter offenstanden. So kam es, daß 1960 an die 11.000 Bl. als Fabrikarbeiter beschäftigt waren. Neben der Ausbildung an den Bl.-Schulen gibt es auch Unterricht an Regelschulen. Anfang des 20. Jahrhunderts unterrichtete Miss M. C. Greene auf der Grundlage ihrer Erfahrungen in den USA mit Hilfe von 12 jungen bl. Frauen 200 bl. Kinder an Regelschulen in London. In Wales gab es ein ähnliches Projekt.

Integrierte Beschulung: In Schottland war es Tradition, daß die bl. Kinder Regelschulen besuchten, dies hat sich aber mit dem Ausbruch des WK II geändert. Erst mit dem Gesetz von 1944 war es wieder möglich, die behinderten Kinder an einer Regelschule teilnehmen zu lassen. Schwester Aloysia von der St. Vincent-Schule war eine Art Vorkämpferin in diesem Bereich: 1961 hat sie Sonderklassen gebildet, in welchen sie einige besonders gute Schüler ausgewählt hat, um diese dann in die nächstgelegene Regelschule zu integrieren. Dieser Versuch hat in Sheffield und in Wolverhampton Nachahmung gefunden. Studienräte und Sozialpädagogen haben viel zu der Ausdehnung der Sonderklassen beigetragen, vor allem in Nordengland. Trotz der Integration der Sehgeschädigten in Regelschulen kann man im allgemeinen sagen, daß die Zahl deren, die eine Sonderschule besuchen, in England wesentlich höher liegt, als diejenige der in Regelschulen Unterrichteten. Es ist zwar möglich, daß Kinder mit unterschiedlichem Bildungsgrad eine Regelschule besuchen, aber die meisten Eltern neigen dazu, ihre behinderten Kinder in Sonderschulen zu schicken. In England werden normalerweise die Lehrkräfte für Sonderschulen im Forschungszentrum der Universität Birmingham ausgebildet. Die Bl.-Lehrer in Schottland werden aber im „Moray House College of Education" in Edinburgh fortgebildet. Die Bl.-Lehrer aus Übersee werden ebenfalls im Sinne dieser beiden Zentren ausgebildet.

Hilfsmittel: Das RNIB ist sehr gut ausgerüstet und bietet den bl. Schülern eine breite Palette verschiedener Hilfsmittel. Die Geräte sind zum größten Teil in G. hergestellt, nur die Perkins Punktschriftmaschine, Wecker und Uhren nicht. Die wichtigsten Hilfsmittel, die für das Wohl der Bl. in G. hergestellt werden, sind folgende: Werkzeug für Schneider, Musiker, Sekretärinnen, Haus- und Kücheninstrumente sowie ein Stopfgerät mit verschiedenen Formen als Farbsymbol, Meßkrug, Arzneimittelspender, Haus- und Gartenspritzen und ein Hindernisdetektor. Außerdem gibt es eine Reihe von Bl.-Stökken, u.a. die sogenannten reflektorfähigen Stöcke. Das RNIB verfügt sogar über Bl.-Stöcke, die mit einem glänzenden roten Band speziell für Taubbl. gestreift sind. Das RNIB verfügt über alle möglichen Hilfsmittel, die die Sehbehinderten in ihrem privaten und beruflichen Leben benötigen. Das RNIB veröffentlicht außerdem einen detaillierten Katalog der neuesten Hilfsmittel, die es auf dem Markt gibt. Das RNIB in G. spielt in dem Sehgeschädigtenwesen eine bedeutende Rolle. Es hat u.a. die größte Punktschriftdruckerei im ganzen Commonwealth. Die Leistung der Druckerei ist beachtlich. Ungefähr eine halbe Mill. Exemplare von Punktschriftzeitschriften werden jährlich vom RNIB gedruckt, 200 neue Bücher im Punktschriftverfahren, 56 Musikbücher und 55.000 verschiedene andere Bücher und Zeitschriften werden vom RNIB veröffentlicht und zu reduzierten Preisen verkauft. Das Institut wird bald eine vollautomatische Druckmaschine erhalten, die nach dem Druck die Zeitschriften oder Bücher selbst stapelt, sie mit Name und Anschrift versieht, dann in Umschläge legt und zum Versand gibt.

Die „Braille Radio Times" ist eine bevorzugte Bl.-Zeitschrift. Sie ist unter den bl. Akademikern weit verbreitet und erscheint wöchentlich in einer Auflage von 5.000 Stück. Mit der Einführung der neuen Druckmaschine rechnet das Institut mit einer größeren Zahl von Büchern, Zeitschriften und ähnlicher Punktschriftliteratur. Die Bücher, die in dem RNIB-Katalog aufgeführt sind, behandeln eine Reihe von Themen, von der klassischen Literatur bis zum zeitgenössischen Roman, moderne Geschichte und wissenschaftliche Berichte, sowie die Gebiete Musik, Jura, Physiotherapie und Klavierstimmen sind die Hauptthemen der Zeitschrift. Es gibt z.B. auch die „Roundabout",

Großbritannien

eine Zeitschrift für Kinder zwischen 8 und 12 Jahren, sie erscheint viermal pro Jahr, die „Theological Times", eine religiöse Zeitschrift und die „Progress", eine allgemeine Zeitschrift mit einer großen Auswahl an Themen und Hobbies. Sie erscheint einmal im Monat.

Neben dem RNIB sind die regionalen Verbände an der Bl.-Schrift-Bücherproduktion beteiligt. Die schottische königliche Presse (the Scottish Royal Press) hat vor kurzem über 12.000.000 Seiten in Punktschrift gedruckt. Das sind 32.998 Bände und 224.661 Zeitschriftenexemplare. Der größte Teil dieser Veröffentlichungen erfolgte im Auftrag anderer Organisationen und wird in viele Länder verschickt. Die Bücher der schottischen Bl.-Presse erscheinen unter dem Seriennamen „this the books", eine Art „Paperback"-Bücher. Eine große Anzahl der Bücher in der Blinden-Staatsbibliothek sowie der RNIB-Bibliothek wurde von freiwilligen Helfern von Hand erstellt. Die Studentenbibliothek des RNIB produziert auch Prüfungsblätter unter strenger Geheimhaltung. Die Hörbücherei in England ist sehr beliebt: sie hat 3.500 Titel und 50.000 Mitglieder. Die Bücher sind auf besonderen Kassetten mit großer Laufzeitkapazität aufgenommen, die entsprechenden Abhörgeräte werden kostenlos verliehen. Die Hörbibliothek des RNIB benutzte am Anfang selbst diese Spezialkassetten, jetzt verwendet sie jedoch nur noch Standardkassetten. Die meisten Tonbandbücher sind zwar in englischer Sprache aufgenommen, einige hundert Bücher gibt es jedoch in Deutsch, Französisch und Spanisch.

Das im Jahre 1912 von Dr. E. E. Fournier d'Albe erfundene Optophone war zu seiner Zeit ein großer Erfolg. Unsere heutige hochtechnisierte Gesellschaft hat in England und in den anderen europäischen Ländern für die Bl. viel erreicht und damit viele langgehegte Träume verwirklicht. Aber die wissenschaftlichen Möglichkeiten sind noch nicht erschöpft. Die neue Ära der Informations- und Bildschirmtechnik hat auch das Bl.-Wesen miteinbezogen und viele erstaunliche Entwicklungen gebracht. Das Braillex mit all seinen Variationen und Brailink sind Beispiele dafür.

Eine rein britische Erfindung erscheint uns von besonderer Bedeutung: das BITS-System. Das BITS-System ist ein kombiniertes Textverarbeitungssystem, das sowohl mit normaler Schrift als auch mit Punktschrift funktioniert. Dieses Gerät wurde von Dr. J. M. Gill vom Forschungszentrum der Universität „Warwick", Abteilung Bl.-Wesen entwickelt. Mit diesem Gerät kann jede Sekretärin einen Text in der abgekürzten Bl.-Schriftform so schnell verarbeiten wie bei einem normal getippten Text, und zwar ohne Kenntnis der Punktschrift. Das Gerät besteht aus einem Mikrocomputer, einer normalen Tastatur und einem Minidrucker.

Soziales: Die wichtigsten Regelungen der sozialen Fürsorge in G. kamen mit der Entstehung des „Welfare State" nach dem WK II. Eine spezifische Gesetzgebung für Bl. gibt es nicht. Durch den „Welfare State" genießen die Bürger G. eine Reihe von Vergünstigungen wie z.B.: kostenlose medizinische Behandlungen, Vergütungen bei Krankheit, Erwerbsunfähigkeit, Pensionierung oder Arbeitslosigkeit. Bl. erhalten auch die gleichen Vergünstigungen. Der „Welfare State" hat noch mehr Unterstützung für Bl. als für Sehende vorgesehen.

Erst 1920 hatte sich die Lage der Bl. in G. deutlich verbessert: Das Gesetz „The Blind Persons' Act" brachte eine deutliche Wende. Dieses Gesetz sieht eine monatliche Vergütung für bl. Personen zwischen 50 und 70 J. vor, und zwar in der gleichen Höhe wie das normale Altersruhegeld. Das Gesetz brachte zugleich eine revolutionäre Änderung im britischen Bl.-Wesen: Alle Bl.-Organisationen sollen registriert werden, die regionalen Betriebe sollen ein Sozialversicherungsprogramm ausarbeiten. Die regionalen Betriebe können freiwillige Organisationen für die Durchführung des Programmes einsetzen. Das Gesetz von 1920 „The Blind Persons' Act" wurde 1938 ergänzt. Das Berechtigungsalter für die monatliche Unterstützung wurde damit auf 40 gesenkt. Der sogenannte „Chronically Sick and Disabled Persons' Act" 1970, hat eine Reihe von Vergünstigungen gebracht. Alle Haushaltshilfemaßnahmen sind erst mit diesem Gesetz garantiert. Die von der Blindheit verursachten Kosten sind in G. nur zum Teil anerkannt. Die Pflegegeldempfänger erhalten daher nur 1,25 Pfund pro Woche zusätzlich. Nur 30% der Bl. erhalten diese zusätzliche Vergütung. Bl. in G. haben Anspruch auf: Schwerbehindertenrente, Kriegsbeschädigtenrente, Erwerbsunfähigkeitsrente. Außerdem gibt es andere Vergünstigungen für Bl. und Schwerbehinderte wie z.B. das Recht auf Rehabilitation, Ermäßigungen bei Transport, Parkplätzen, Telefongebühren, Fernseh- und Rundfunkgebühren; kostenlose Beförderung von Brail-

Großbritannien

lesendungen durch die Post usw. Erst seit 1933 ist ein Sehgeschädigter berechtigt, in Begleitung einer sehenden Person seine Wahlpflicht zu erfüllen, 1949 wurde ihm auch die Briefwahl ermöglicht.

Eine staatliche Organisation, die sich mit Sehgeschädigten beschäftigt, ist vor allem „The Department of Education and Science". Dieses Organ kümmert sich nicht nur um die Erziehung der Sehgeschädigten, sondern auch um wissenschaftliche Forschungen und die Beschaffung von Stipendien für die Schüler, die eine nicht-staatliche Bl.-Schule besuchen. In Wales hat das „Welsh Education Office" dieselben Aufgaben. Nach einem Gesetz von 1946 genießen Sehgeschädigte und Behinderte im allgemeinen eine gute medizinische Versorgung. Es gibt ungefähr 30 Augenkliniken in England, und fast alle großen Krankenhäuser haben eine nennenswerte Augenabteilung. Besondere Brillen, Kontaktlinsen und andere optischen Hilfsmittel können die Schwachsichtigen meistens kostenlos bekommen.

Auch für die Sehschwachen hat man in G. gesorgt: es gibt eine Reihe von Büchern, die für sie besonders groß gedruckt sind. Englische Verlage, wie „Ulverscroft Large Print Books Ltd" z.B. haben viel auf diesem Gebiet geleistet. Die Großdruck-Bücher sind in allen Buchhandlungen zu kaufen. Geräte für die Vergrößerung von Texten, Büchern oder Musiknoten sind ebenfalls überall zu finden. Fernseh-Lesegeräte in Schwarz/Weiß und in Farbe sind relativ teuer in G., aber die Staatsbibliotheken stellen den Sehbehinderten Lesegeräte kostenlos zur Verfügung. Die Zahl dieser Geräte wird jährlich wesentlich erhöht. Die staatliche Hilfe für Sehgeschädigte und die Zuschüsse für die Beschaffung von verschiedenen Geräten und Hilfsmitteln basieren auf dem Gesetz von 1920. Die erste direkte staatliche finanzielle Hilfe war die Gewährung von finanzieller Beihilfe in Höhe von 10 Schilling pro Woche für Sehgeschädigte über 50 Jahre. Ab 1938 konnten auch Sehgeschädigte ab 40 Jahre diese Rente beziehen. Auf jeden Fall ist das Gesetz von 1920 bis heute Grundlage für die Verbesserungen der Lage der Sehgeschädigten in G. geblieben.

Die „Manpower Services Commission" übernimmt die Arbeitsbeschaffung und die Ausbildung der Sehgeschädigten in England. Der Vorstand dieser Kommission besteht fast nur aus Sehgeschädigten. Innerhalb dieser Organisation ist das SEPACS (Sheltered Employment Procurement and Consultancy Services) sehr aktiv auf dem Gebiet der Betreuung von sehbehinderten Arbeitnehmern. In geschützten Fabriken und Werkstätten gilt diese Einheit außerdem als Beratungsstelle für verschiedene wirtschaftliche Probleme, Produktion, Personal, Buchhaltung, Management usw. Es gibt 50 sogenannte geschützte Werkstätten in England. Diese Werkstätten oder Fabriken sind meistens gemischt, d.h. für bl. Frauen und Männer zugänglich. Die Produktion ist nicht auf Bürsten, Matten und Flechtarbeiten beschränkt, sondern die Sehbehinderten produzieren Seife, Kosmetik und Gummigußstücke. Alle 50 Werkstätten sind staatlich subventioniert; einige werden regional geführt und einige von freiwilligen Organisationen kontrolliert. Die regionalen Verbände, die „Local Authorities", kümmern sich u.a. um die Sicherheit der Sehgeschädigten auf der Straße, indem sie an Kreuzungen Druckknöpfe, Drucktasten oder eine akustisch hörbare Ampel einrichten. In Edinburgh gibt es sogar sprechende Ampelanlagen.

Die Dressur von Bl.-Hunden hat erst 1931 in England begonnen, vorher haben die Bl. selbst ihre Hunde dressiert und als Führhunde benutzt.

Die Berufsverbände der Behinderten sind sehr gut organisiert und dienen zum Teil auch als Arbeitsvermittlungsstellen. Die „Association of Blind and Chartered Physiotherapists" z.B. stellt Verbindungen zwischen Ärzten und potentiellen Patienten auf der einen Seite und Physiotherapeuten auf der anderen Seite her.

Nach einem Gesetz von 1944 sind alle Arbeitgeber gezwungen, Behinderte und somit auch Sehbehinderte in ihren Firmen einzustellen. Außerdem erhalten die Zivilbl. und die Kriegsbl. eine steuerfreie Beihilfe. Obwohl es keine gesetzlichen Hindernisse für die Einstellung bl. Juristen in G. gibt, ist die Zahl der Sehbehinderten, die als Rechtsanwälte oder Richter tätig sind, im Vergleich zu anderen Ländern sehr gering. Die britische Öffentlichkeit ist stets bestrebt, das Leben der Behinderten in einem möglichst normalen Rahmen einzurichten. Es wird viel getan, um den Sehbehinderten zu helfen und um die Ursachen der Blindheit zu bekämpfen. Unter dem Motto: „Fight for Sight" kooperieren zwei große Augenheilkundeinstitute auf dem Gebiet der Blindheitsvorbeugung. Diese Institute finanzieren ihre Forschungen hauptsächlich durch private Spenden oder

Spendensammlungsorganisationen wie „The Irish Fund for Prevention from Blindness", die für solche Zwecke gegründet worden sind. Auch das RNIB ist durch seinen Ausschuß für die Bekämpfung der Blindheit in diesem Bereich sehr aktiv. Die Augentransplantationseinheit in Pockhington, sowie die Hornhauttransplantationseinheit im „Queen Victoria"-Krankenhaus arbeiten hierfür eng zusammen.

Stand und Planung des RNIB (1987/88):
Erziehung: 1.200 Familien wurden durch Erziehungsberatung unterstützt. 341 Kinder sind in Schulen des RNIB, 32 Studenten in der „North London School" für Physiotherapie, weitere 99 Studenten im RNIB's „Commercial College" untergebracht. Der Besuch weiterführender und höherer Schulen wurde bei 870 Studenten gefördert. 3.000 Bücher wurden aus der Punktschriftbücherei des RNIB, 5.600 Bücher aus der Hörbücherei ausgeliehen, 1.200 neue Titel wurden in die Hörleihbücherei aufgenommen. 1.200 Personen besuchten Erziehungskurse. **Rehabilitation:** 289 Personen besuchten das Rehabilitationszentrum des RNIB. **Berufsunterbringung:** 170 Bl. wurde bei der Berufsunterbringung geholfen. **Anpassung:** 131 ältere Bl. und Taubbl. sind in Heimen des RNIB untergebracht. **Freizeit:** 2.548.000 Hörbücher wurden an 67.000 Bibliotheksmitglieder ausgeliehen, 600 neue Hörbücher aufgenommen, 100 Personen wurde der Aufenthalt in Sommerschulen ermöglicht. **Ausrüstung:** Veröffentlichungen von 1.000 Punktschriftbüchern, 81 Punktschrift-Musikalben, Druck von 25 Mio. Seiten in Punktschriftmagazinen und Herausgabe von 390.000 Büchern, Flugschriften und Periodika in Moonschrift.

Einrichtungen und neue Projekte 1987/88:
Berufseingliederungszentren: Bisherige Zentren: Manor House in Torquay, Handelsbildungszentrum „Commercial Training College" in London mit Programmier- und Computerkursen, Stenotypistinnenausbildung zur besseren Berufseingliederung. Neuere Zentren: Planung des neuen „Vocational College" als Ersatz für das alte „Commercial Training College" in London: mit neuen Handels- und Wirtschafterkursen ausgestattet, mit dem Ziel späterer leichterer Berufseingliederung. Gestaltung des neuen „Production and Distribution Centre" in Peterborough, wohin in den nächsten 2 Jahren u. a. die Produktionsabteilung für Moon- und Punktschriftbücher verlegt wird.
Integrierte Erziehung in Grund- und Sekundarschulen
„Chorleywood College" für bl. Mädchen; inzwischen geschlossen und seit September 1987 überführt in das „Worcester College" als weiterführende Schule. *Weitere Schulen:* „Sunshine House Schools" in East Grinstead, Southport und Northwood; „Rushton Hall School" für bl. Kinder zwischen 7 und 12 Jahren; „Condover Hall School"; weiterführendes „Hethersett College" in Reigate.
Psychotherapeutische Einrichtungen: „North London School" für Psychotherapie.
Erwachsenenausbildung: „Employment Rehabilitation Centre" im Manor House/ Torquay, „Condover Hall School" für Kinder, die zugleich taub und blind sind.
Freizeit: Führer durch Museen für Blinde; Organisation von Seminaren; Herausgabe des Führers „Sport and Leisure" für Bl.
Neue Publikationen: Herausgabe der Informationsschrift „Out of Isolation", die über Vorschläge für die Koordination regionaler Einrichtungen informiert.
Rehabilitation: 1) „National Mobility Centre" in Birmingham mit einjährigen Rehabilitationskursen und Beratungsdienst. 2) freiwillige Publikationen des Berichts „Working together" über die Verbindung zu verschiedenen Bl.-Verbänden.
PR-Arbeit: Sie besteht aus Zusammenarbeit mit Mitgliedern des Parlaments, den Kommunen, mit Handelsgesellschaften, anderen Schulen und Colleges. Auch veröffentlichte das RNIB eine Neuauflage des Handbuchs für das Blindenwesen „The Directory od agencies for the Blind", eine Leitlinie für den Unterricht im „tactile diagram". Weiterhin erfolgte die Zusammenarbeit des RNIB Pressebüros mit Journalisten, Hörfunk und Fernsehen zur Förderung seiner Arbeit.
Vertretungen im RNIB „Executive Council": North Regional Association for the Blind, Northern Ireland, South Regional Association for the Blind, Scottish National Federation for the Welfare of the Blind, Wales Council for the Blind, Association of County Councils, Association of Metropolitan Authorities, Convention of Scottish Local Authorities, St. Dunstan's, National Library for the Blind, Jewish Blind Society, Association for the Education and Welfare of the Visually Handicapped, Royal Commonwealth Society for the Blind, National Deaf-Blind Helpers League, National League of the Blind and Disabled, Association of Blind

Großbritannien

Chartered Physiotherapists, Association of Blind and Partially Sighted Teachers and Students, British Computer Association of the Blind, National Federation of the Blind of the United Kingdom, Association of Blind Piano Tuners.

Rechtliches und Soziales:
Fürsorgeleistungen: Von den 130.000 Bl. in England erhalten 40.000 Supplementary Benefit, um das Existenzminimum zu erreichen. Es besteht nach Meinung englischer Autoren kein ausreichendes System zum Ersatz der Mehraufwendungen. Die 40.000 Bl., welche Supplementary Benefit erhalten, beziehen eine sogenannte Blindness addition von 1,25 Pfund pro Woche. 30.000 bl. Steuerzahler erhalten aufgrund des Blind person's tax allowance wöchentlich 2,80 Pfund. 65.000 Bl. erhalten keine besondere finanzielle Zuwendung, um den Mehraufwand abzudecken. Man spricht daher von „poverty and disability breaking the link", vgl. die gleichlautende Veröffentlichung der Disablement Allowance in The new Beacon 1987, Seite 145. Das bestehende System der Renten und Fürsorge für Bl. wird als ungenügend angesehen. Für arbeitsunfähige Behinderte (auch Bl.) können Renten entweder als Invalidity Benefit oder Severe Disablement Allowance (SDA) gewährt werden. Minimum ist 39,50 Pfund pro Woche. Hier ist Voraussetzung, daß ein Rentenanspruch durch Einzahlung erlangt wurde. Liegt der Anspruch nicht vor, so erhält der Bl. nur SDA, nämlich in Höhe von Pfund 23,75 pro Woche. Bei Arbeitsunfall wird eine Disablement Pension von Pfund 64,50 pro Woche gezahlt. Diese Leistung ist unabhängig vom Einkommen. Die Behindertenorganisationen in G. verlangen vom Gesetzgeber folgende Regelung: *Disability Pension:* Sie sollte für alle Arbeitsunfähigen gezahlt werden und soll von versicherungsrechtlichen Ansprüchen abhängig sein. Höhe Pfund 39,50 pro Woche, wie die bisherigen Leistungen aus dem Invalidity Benefit. Doch sollte diese Leistung erheblich angehoben werden. *Disablement Costs Allowance:* Diese Leistung sollte den Mehrbedarf der Behinderten abdecken und sollte einkommens- und rentenunabhängig sein. Sie sollte die bestehenden Leistungen für Mobility oder Unterhalt (Mobility Allowance bzw. Attendance Allowance) ablösen.

Mehrfachbehinderte Bl.: In G. sind 9% aller registrierten Bl. und Sehbehinderten mehrfach behindert. (Multi-handicapped visually impaired (MHVIP). Diese Gruppe von MHVIP macht 38% der Bl. und Sehbehinderten in der Altersstufe von 16 bis 34 Jahren aus. RNIB hat sich bisher nur mit mehrfach behinderten Kindern, nicht dagegen mit mehrfach behinderten bl. Erwachsenen beschäftigt. RNIB will sich aber nunmehr diesen Personengruppen MHVIP verstärkt zuwenden. Studiengruppen aus Mitgliedern der Universität von Birmingham und Sense, zusammen mit RNIB, widmen sich dieser Aufgabe. Ein Bericht (Out of isolation) hat die Notwendigkeit dieser Leistungen dargetan. Die Leistungen sollen die Lebensqualität von MHVIP, Unabhängigkeit und Integration, verbessern. Viele aus der Gruppe der MHVIP haben keine adäquate Ausbildung erhalten; Mobilität und LPF sind ungenügend entwickelt. Die MHVIP sollen nicht in Häusern oder Heimen zusammengezogen werden, sondern an den Wohnorten verbleiben können, so daß mobile Einrichtungen geschaffen werden müssen (The New Beacon, 1988, S.37).

Taubblindendienste: Das RNIB hat auch die Verbesserung der Lage der Taubblinden im Auge. RNIB, zusammen mit SENSE (the national Deaf-Blind and Rubella Association), hat eine Arbeitsgruppe gebildet (Deaf-Blind Services Liaison Group) und beabsichtigt, mit folgenden Gruppen zusammenzuarbeiten: AMA, ACC, DHSS, ADSS, DES, ADSW und COSLA.

Adressen: Royal National Institute for the Blind, 224 Great Portland Street, London WIN 6 AA; St. Dunstan's Organisation for Men and Women Blinded on War Service, PO Box 4 XB, 12-14 Harcourt Street, London W 1A 4XB; Partially Sighted Society, 40 Wordsworth Street, Hove, East Sussex, BN 35 BH.

Persönlichkeiten: → Armitage, → Campbell, → Fawcett, → Fielding, → Hollins, → Jarvis, Lucas, → Metcalf, → Milton, → Moon, → Moyes, → Pearson, → Preece, → Prescot, → Purse, → Robertson, → Rushton, → Saunderson, → Stanley, Taylor, → Towse, → Tylor.

Literatur: T. R. Armitage: „The Education and Employment of the Blind. What it has been, is, and ought to be", London 1871[1] 1886[2]; Edward Arnold and Co., London: „The Education of a Blind – A Survey"; Donna L. Bluhm, W. B. Saunders: „Teaching the retarded visually handicapped: Indeed they are children", Philadelphia & London 1968; Dorothy R. Campbell, Royal National Institute for the Blind, „Research work for the prevention of blindness, 1962-1967", 1968; Central Office of Information: „Social Welfare in the United Kingdom Dependencies", London 1960; The College of Teachers of the Blind: „The Care of the

Deaf-Blind"; The Disablement Income Group Charitable Trust: „Social security and disability – a study of the financial provisions for disabled people in seven west European countries", Goldham, Surrey, 1971; Shirley S. Fine: „Blind and partially sighted children", Education Survey 4, HMSO, 1968; Stephen Jackson: „Special Education in England and Wales", 2nd ed. London 1969; Rose June: „A Century of Blind Welfare in Britain"; Yoon Hough Kim: „The community of the Blind – applying the theory of community formation", American Foundation for the Blind, New York 1970; Madeleine S. Loomis: „Standard English Braille in Twenty Lessons"; W. Percy Merrick: „Bl.-Bildung und -Fürsorge in England und Wales", im Handbuch der Bl.-Wohlfahrtspflege, Teil II. herausgegeben von Carl Strehl, Marburg 1930; William Moon: „William Moon ... and his work for the Blind, etc.", 1898; Sir Cyril Arthur Pearson, Bart.: „Victory over Blindness. How it was won by the men of St. Dunstan's and how others may win it", London 1919; B. Purse: „Die britischen Bl.", London 1928; Research Centre for the Education of the Visually Handicapped: „Research Register: research relating to the needs of the blind and partially sighted", Birmingham 1972; The Royal National Institute for the Blind: „The History of Blind Welfare in England and Wales", London; Josef R. Schultheis: „Die Intergation der Blinden in historischer und systematischer Hinsicht", Phillips-Universität, Marburg/Lahn, 1970; Scottish Office, Department of Employment: „Help for handicapped people in Scotland", Edinburgh 1973; P. F. Skottowe: „The Law relating to the Blind", 1967; James Wilson: „Biography of the Blind", Birmingham 1835.
Dokumente: „Poverty and Disability", Disability Alliance, London 1987; Royal National Institute for the Blind, a)„Initial Demographic study – A review of available data on the visually disabled popuation", London Juli 1985; b)„Second Demographic Study/Visually Handicapped children"; c)„Third Demographic Study/Visually Handicapped People with Additional Disabilities", Jennifer Moss, November 1985.

Grot, Constantin von, *12.1.1815, †30.10.1897 in Petersburg. Mitglied des russischen Reichsrates, Staatssekretär des Zaren. Von der Zarin Marie Alexandrowna 1876 zum Präsidenten des Komitees zur Versorgung der Witwen gefallener Soldaten und erbl. Soldaten berufen. 1880 gründete er eine Bl.-Anst. für Knaben in Petersburg unter dem Namen „Curatorium für Blinde der Kaiserin Marie Alexandrowna" sowie eine Werkstelle für erwachsene Bl. Die Neugestaltung des russischen Bl.-Wesens ist zum großen Teil ihm zu verdanken. Zur Unterstützung seiner Studien über das Bl.-Wesen besuchte er eine große Zahl von Bl.-Anst. und nahm an verschiedenen Bl.-Kongressen im Ausland teil. (→ UdSSR) *M.*

Grothe, Heinrich, *1796 in Berlin, †1826. 1804 völlig erbl., kam er 1807 in die Zeune'sche Bl.-Anst. Berlin, wo er zum Pianisten ausgebildet und 1817 als Klavierlehrer angestellt wurde. *M.*

Groto, Luigi, *1541, †13.12.1585 in Venedig. Unter dem Namen „Il Cieco d'Adria" bekannt. Erbl. kurz nach seiner Geburt, studierte Sprachen und Wissenschaften in Padua. Mitglied mehrerer italienischer Akademien, ausgezeichneter Redner. Übersetzte die Ilias ins Italienische.
Werke u. a.: Tragödien: „La Dalida", Venedig 1572; „La Emilia", Venedig 1579; „La Hadriana", Venedig 1583, „Il Tesoro", Venedig 1583; „L'Alteria", Venedig 1587. Komödien: „Il pentimento amoroso", Venedig 1576; „La Calisto", Venedig 1583.
Lit.: G. Grotto: „La Vita di L. G., con il catalogo delle sue opere e delle molte loro edizioni", Venedig 1777; V. Turri: „L. G., il Cieco d'Adria", Lanciano 1885; F. Bocchi: „L. G., il Cieco d'Adria", Adria 1887; I. Sanesi: „La Commedia", Band I, 2. Auflage, Mailand 1954.

Grotthus, Elisabeth Freiin von, *1823. †4.2.1896. Sie verlor frühzeitig das Augenlicht. Trotzdem studierte sie Sprachen, Literaturgeschichte und Musik, schrieb Romane und Novellen. *M.*

Groupement des Intellectuels Aveugles et Amblyopes (GIAA) → Frankreich

Grünberg, G. *28.7.1806 in Hannover. Seit Geburt bl., ausgezeichneter Flötist. 1834 veröffentlichte er seine Biographie: „Leben und Reisen des erblindeten Flötenspielers G.". *M.*

Grzegorzewska, Maria *1888, †1967 in Polen. Studien in Brüssel und Paris. Weltbekannte Pädagogin und Psychologin. Begründerin der polnischen Sonderpädagogik. Ab 1922 Organisatorin, Direktorin und Prof. des Inst. für Sonderpädagogik (PIPS) an der Hochschule in Warschau, dem ersten Hochschulinst. für Sonderpädagogen in der Welt. 1958 Lehrerin im → INJA in Paris. Schuf die Methode der sog. Arbeitszentren zum Unterricht der bl. Kinder. Gründerin und

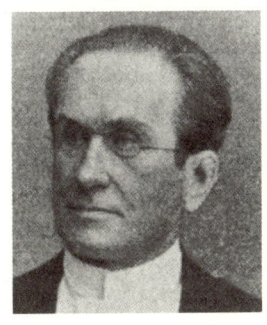

Constantin v. Grot

Guadet

Hauptredakteurin der Zeitschrift „Szkola Specjalna" (Sonderschule) 1924.
Werke u.a.: „Psychologia Niewidomego" (Psychologie des Bl.) Warszawa 1930; „Listy do modego nauczyciela" (Briefe an den jungen Lehrer) Warszawa 1959–1961; „Struktura psychiczna czytania wzrokowego i dotykowego" 1927 (Psychische Struktur des visuellen und taktilen Lesens); „Gluchoniemni", (Die Taubstummen) 1928; „Analiza zjawiska kompensacji u gluchych i niewidomych" (Analyse der Kompensationsmechanismen bei Hör- und Sehgeschädigten) 1959.

Guadet, J., *1795 in St. Emilian in der Gironde, †1881 in St. Emilian. Dir. der Anst. für junge Bl. in Paris, große Verdienste an der Verbreitung der Erfindungen Brailles.
Werke u.a.: „Les aveugles mécaniciens", Paris 1845; „Les aveugles musiciens", Paris 1846; „L'institut des jeunes aveugles de Paris", Paris 1850; „De la condition des aveugles en France", Paris 1857; „De la première éducation des enfants aveugles, d'après J. G. Knie et K. A. Georgi", Paris 1859; „L'Instituteur des aveugles", 1855–1863, eine von G. herausgegebene Zeitschrift. *M.*

Guatemala, Republik
República de Guatemala. *Fläche:* 108.889 km², *Einwohner:* 8.246.000.
Die Anfänge der Bl.-Arbeit in G. sind in den 40er Jahren anzusetzen. Die Initiative ging von Manuel Solórzano aus. Mit der Hilfe einiger interessierter Privatleute gründete er die erste Ausbildungsstätte für Bl. in Guatemala City. Es standen nur geringe Mittel zur Verfügung, bis einige Jahre später durch Elisa M. de → Sthal der nationale Bl.-Fürsorgeverein (Comité Nacional Pro Ciegos y Sordomudos de Guatemala) gegründet wurde, der die Schule unterhielt und erweiterte. Der Schule wurde eine Werkstatt angegliedert, in der eine Anzahl von Bl. in verschiedenen manuellen Berufen ausgebildet wurde. Der Verein hat Programme für die Blindheitsvorsorge und Bekämpfung von Blindheit verursachenden Krankheiten ausgearbeitet. Er eröffnete eine einzigartige Klinik für bl. und stumme Kleinkinder (bis 4 Jahre). Auf dem Gebiet des Schulwesens betreibt er die schulische und soziale Integration, erarbeitet Sondererziehungsprogramme und Rehabilitationsprogramme für Späterbl. – sowie Arbeitsbeschaffungsprojekte für Bl. und Taube.
Adressen: Comité Nacional Pro Ciegos y Sordomudos de Guatemala, 4a Avenida 2–28, Zona 1, Guatemala City; Associacion Nacional de Ciegos de Guatemala, 4a Avenida 2–28, Zona 1, Guatemala City.
Persönlichkeit: Elisa Molina de → Sthal

Günderrode, Karoline von, *11.2.1780 in Karlsruhe, †1806 in Bingen. Seit ihrer Kindheit sehbehindert. 1797 trat sie in ein evangelisches Damenstift in Frankfurt ein. Ihre Liebe zu Karl von Savigny verhalf ihrer dichterischen Begabung zum Durchbruch. 1804 erschien ihr erster Gedichtband. Nach ihrem freiwilligen Tod 1806 wurde sie bald vergessen, bis 1840 Bettina von Arnim mit ihrem Buch „Die Günderrode" die Erinnerung an die Dichterin wieder wachrief.
Lit.: Beiträge 1940/3

Gugenheim, Jean Emile, *2.4.1890, †12.10.1980. Einen Sohn (Alain) aus erster Ehe. Wiederverheiratet mit Nadine G. Von Jugend an stark kurzsichtig, erblindete im Alter von 40 Jahren. War ab 1930 als Unternehmer in der Metallurgie in Frankreich und in Nordafrika tätig. Später wurde er Generaldirektor und Ehrenpräsident der Companie Metallurgique et Minière. 1965/66 war G. Vizepräsident der → GIAA und zudem Vorsitzender der Kommission für auswärtige Beziehungen. 1967 ging er in Pension. Sein Nachfolger als Vizepräsident war L. Flichy. 1968 wurde G. Ehrenmitglied der GIAA. Ebenfalls 1968 wurde er Verwaltungsratsmitglied der CTF. Organisierte 1969 zum Zwecke eines weiterführenden Erfahrungsaustausches eine Studienreise in die UdSSR. G. förderte besonders blinde Akademiker in und außerhalb Frankreichs. Er wurde vielfach geehrt. So erhielt er das Croix de Guerre 39-45 und die Widerstandsmedaille. War auch Offizier der Ehrenlegion und Offizier der nationalen Wirtschaft. War musikalisch sehr begabt und engagiert, so spielte er bei diversen Symphonieorchestern als Soloflötist.

Guide Dogs for the Blind, San Rafael. Gegr. 1942. Kostenlose Abgabe von Führhunden an Bl. Rehabilitationsprogramme.

Guilbeau, Edgar Charles, *1850 in Angers. Im Alter von vier Jahren erbl. Wurde mit sehenden Kinder erzogen, später im Pariser Bl.-Inst.; 1873 wurde er dort als Lehrer für Geschichte und Geographie eingestellt. Gründete 1891 in seiner Wohnung ein „Musée typhlologique", das spätere „Musée Valentin Haüy".
Werke: „Chants et Légendes de l'aveugle", Paris 1894; „Histoire de l'aveugle" 1888; „Histoire de'l Institution nationale des jeunes aveugles", Paris 1907 sowie weitere Schriften für den Geographieunterricht seiner Schüler. *M.*

Guillié, Dr. Von 1814 bis 1851 Dir. des „Institut National des Jeunes Aveugles" in

Paris. Auf dem Gebiet des Bl.-Unterrichts führte G. viele Änderungen ein, wobei er das von V. → Haüy eingeführte System fast vollständig ignorierte. G. ließ neue Landkarten und Rechenmaschinen anfertigen, erfand eine neue Art von Buchstaben für die Bl.-Buchdruckerei und erweiterte den Musikunterricht. Die Bl. lernten Spinnen, Stricken, Weben, Flechten, Seilen, Teppiche knüpfen usw.
Hauptwerk: „Essai sur l'instruction des aveugles", Paris 1817. *M.*

Guldberg, C. E. L. *1823 in Nyborg/Dänemark. Studierte Theologie, 1862 legte er die katechetische Prüfung ab. Lehrer an der Bl.-Anstalt in Kopenhagen. Erfand verschiedene Unterrichtsapparate für Bl., u.a. einen nach ihm benannten Schreibapparat. *M.*

Gutierrez, Jose Plata, *6.4.1904 in Mengibar/Spanien. Studierte an der Univ. Genf Pädagogik und Psychopädagogik unter den Professoren Claparede, Piaget, Bovet und Descoeudres. Anschließend Studium an der Sorbonne in Paris am Inst. für Psychologie. Anschließend in Madrid Spezialstudien der Sonderpädagogik der Bl., der Taubstummen und der geistig Behinderten. Arbeit im → „Institut National des Jeunes Aveugles" in Paris; anschließend in Brüssel und London. Viele Reisen in ganz Europa zu den Zentren der Sonderpädagogik. Doktorarbeit in Madrid über das Thema „El trabajo de los ciegos" (Die Arbeit der Bl.), Professor für Sonderpädagogik der Sehbehinderten sowie der Taubstummen. G. arbeitete in verschiedenen Schulen und Rehabilitationseinrichtungen, z.B. am „Colegio Nacional de Ciegos" in Madrid. 1948 gründete er mit anderen Mitarbeitern die Spanische Gesellschaft für Pädagogik und die pädagog. Zeitschrift „Bordon". Gleichzeitig gründete er die spanische Gesellschaft für Psychologie. Er ist Mitglied der nationalen Gesellschaft Hermandad, der technischen Inspektoren des Erziehungswesens, sowie des Madrider Athenäums und der → UNICEF.
Ehrungen: „Hijo Predilecto" seiner Geburtsstadt Mengibar, Silbermedaille der Stadt Madrid.
Werke: mehr als 10 Bücher über die Erziehung der Bl., 48 Monographien über die Psychologie der Sinneswahrnehmungen, der Sondererziehung der Bl. und Sehbehinderten, Monographische Serie von 30 Arbeiten über die Berufsausbildung sowie das Buch „Comprobación Objetica del Rendimiento Escolar".

Guyana, kooperative Republik (Co-operative Republic of Guyana). *Fläche:* 214.969 km^2, *Einwohner:* 952.000.
Es besteht nur eine Einrichtung in Georgetown, u.zw. die „Guyana Society for the Blind". In Unterrichtsprogrammen wird angeboten: Punktschrift, handwerkliche Berufe wie Korb- und Mattenflechten, Korbstuhl- und Schuhherstellung, Besenbinden, Skulpturbearbeitung und mechanische Ausbildung.

H

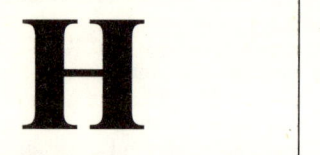

Hacia la Luz (Zeitschrift) → Argentinien

Hacker, Franz Xaver, *20.1.1836 in München. H. studierte in München, 1863 zum Priester geweiht, seit 1.1.1887 leitender Inspektor der „Staats-Blinden-Anstalt" in München. Versuchte die Lage der Bl. in Bayern auch durch finanzielle Fürsorge zu verbessern und schenkte daher dem Institut eine große Geldsumme. H. war unter dem Pseudonym „Franz von Seeburg" literarisch tätig. *M.*

Hadley School for the Blind, Winnetka, gegr. 1920. Fernkurse zur Ausbildung in akademischen und nichtakademischen Berufen. Elementarschulausbildung vom 5. Schuljahr, High-School (Oberstufe), Kurse für Collegestudenten und Zusammenarbeit mit der Universität von Wisconsin und anderen Universitäten, Bibelkunde, Studien sowie andere Fachgebiete mit Schwerpunkt auf Erholung und kultureller Weiterbildung; Englisch-Unterricht durch ein Verteilernetz von 9 Distriktorganisationen; Zusammenarbeit mit dem → „Canadian National Institute for the Blind". Programme für Volkshochschule einschließlich Filmunterricht. Seit 1973 gibt es das „Hadley School's International Program", das Bl. außerhalb der USA Unterricht in Englisch, Schreibmaschinenschreiben, Mathematik und Abakus vermittelt. Die ersten Nebenstellen sind in Kolumbien, Argentinien, Brasilien, Spanien, Frankreich, Italien, Griechenland, Indien und Kenia entstanden. Eine Sonderabteilung der Hadley School ist mit der Ausarbeitung eines Unterrichtsprogrammes für Taubbl. beschäftigt.
Adresse: Hadley School for the Blind, 700 Elm-Street, Winnetka, Illinois 60093.

Häkkinen, Eero, *4.11.1911 in Suonenjoki (Finnland), †19.8.1976 in Kuopio. Seit der Kindheit sehschwach. 1945 erlangte er den MA und wurde Lehrer an der Bl.-Schule Helsinki. In den Jahren 1947–72 war er Dir. der Bl.-Schule in Kuopio. H. war auch politisch engagiert: von 1951–68 als Gemeinderat in Kuopio, von 1966–70 als Mitglied des finnischen Parlaments. Auch auf dem Gebiet der Bl.-Arbeit zeigte er rege Aktivitäten. In den Jahren 1961–76 war er Präsident des zentralen Bl.-Verbandes, 1974–76 Vizepräsident des „World Council for the Welfare of the Blind" (WCWB, → WBU), und er war Mitglied mehrerer Gremien, die sich mit der Ausbildung und Rehabilitation der Sehbehinderten beschäftigten.

Händel, Georg Friedrich, *23.2.1685 in Halle/Saale, †14.4.1759 in London. Komponist. H. hatte in Halle seine erste Organistenstelle, wurde Geiger, bald darauf Cembalist. 1705 entstand seine erste Oper „Almira", zu einem Zeitpunkt, als er schon nach Hamburg ans Opernhaus übersiedelt war. 1707–09 bereiste H. Italien und machte auch die Bekanntschaft von Corelli und Scarlatti. 1710 kurfürstl. Kapellmeister in Hannover, von dort aus Reise nach London zur Aufführung seiner Oper „Rinaldo" (1711), die ein großer Erfolg wurde. 1712 ließ H. sich für immer in England nieder und wurde 1727 naturalisiert. 1717 erhielt er den Auftrag, ein königliches Opernhaus, die Royal Academy of Music, zu gründen. Hierfür waren seine italienischen Opern entstanden, darunter „Giulio Cesare" (1724), „Tamerlano" (1724) und „Rodelinda" (1725). Während sich H. Ruhm in Europa verbreitete, war er in London ohne Erfolg. Trotz wiederholten Versuches der Neugründung mußte er das Opernhaus verlassen. Der schlechte Gesundheitszustand zwang H. 1737, sich vom Opernhaus und den Opern zurückzuziehen. Seit 1740 widmete sich H. fast nur noch der Komposition von Oratorien. Unter den 22 Werken dieser Musikgattung zählt der „Messias" wohl zu den bekanntesten. Auch als Organist engagierte sich H. wieder stärker. Aus Anlaß des Aachener Friedens von 1748 entstand die „Feuerwerksmusik" (1749). Während der Komposition seines Oratoriums „Jephta" (1751/52) erbl. er völlig. Nach seiner Erbl. lebte H. 7 Jahre in England. Die Besonderheit des Schaffens von H. liegt in der Verbindung der deutschen Organistentradition mit italienischen, französischen und auch englischen Musikelementen (vor allem Purcell ist hier zu erwähnen). Sein Nachlaß befindet sich im Britischen Museum.
Lit.: O.E. Deutsch: „H. A documentary biography", London 1955; R. Friedenthal: „G.F.H. in Selbstzeugnissen und Bilddokumenten", Hamburg 1959; P.H. Lang: „George Frideric Handel", New York 1966; R. Petzold/E. Crass: „G.F.H., sein Leben in Bildern", Leipzig 1955; W. Siegmund-Schultze: „G.F.H. Thema mit 20 Variationen", Halle 1965.

Haile Selassie I Foundation
→ Äthiopien

Haiti → Westindien (Regionalbericht)
Halarevici, George, *1884, †1950 in Rumänien. Ein berühmter sehender rumänischer Bl.-Pädagoge. Von 1940 bis 1942 war er Dir. des Bl.-Inst. in Cluj. Er setzte sich für die Erziehungs-, Berufs- und Sozialintegration der Bl. ein. Er gründete die Braille-Druckerei in Cluj. Er entwickelte Lehrbücher und andere Unterrichtshilfsmittel für Bl.
Halifax School for the Blind, Halifax → Kanada
Hålogaland Blindeforbund — Blindenverband in Finnsnes → Norwegen
Hamel, Robert, †14.11.1921. Chef der Hamel'schen Buchdruckerei und des Verlages der Fachzeitschrift → „Der Blindenfreund".
Hamilton, * Anfang 19. Jh., England. Ein bl. geborener, in klassischen Sprachen sehr bewanderter Literat. Über ihn erzählt das „Ausland" vom 27.6.1831 folgendes: „Unter den Gelehrten, die sich unlängst um die Stelle eines Mitgliedes des Dreieinigkeits-Collegiums an der Universität Oxford bewarben, erhielt Herr H. – ein bl. Geborener – den Vorzug. Dieser junge Mann, bewandert in den klassischen Sprachen wie in allen Zweigen der Literatur, setzte die Prüfungskommission durch den Reichthum seiner Kenntnisse ins höchste Erstaunen, und seine ausgebreitete Gelehrsamkeit übertraf alle Erwartung." *M.*
Hammer, Martin, *11.1.1851 in Schifferstadt b. Speyer. Mit 9 Monaten erbl., Zitherspieler. 1875 gab H. eine kleine Broschüre heraus: „Leben und Streben des Blinden".
Hampson, Denis, genannt der Mann mit 2 Köpfen, der bl. Barde von Magilligan. Im Alter von drei Jahren erbl. Im Alter von zwölf Jahren lernte er Harfe spielen. Mit 86 Jahren heiratete er zum zweiten Mal. H. starb im Alter von 110 Jahren. *M., W.*
Hanawa, Hokinoichi, *1746 in Musashi, †1821 (Japan). Er verlor durch eine Erkrankung im 5. Lebensjahr sein Augenlicht. Er studierte bei dem berühmten Japanologen Kamo-Mabachi (1697–1769), dem Grundleger der klassischen japanischen Literatur. Dank seines außerordentlichen Fleißes und seines exzellenten Gedächtnisses meisterte er die Schwierigkeiten als Erbl. Sein Hauptwerk bestand in einer systematischen Sammlung und Katalogisierung der klassischen japanischen Literatur, die er schließlich in 530 Bänden veröffentlichte. Unerwartet starb er mitten in seiner Arbeit. Neben seiner Tätigkeit als Schöpfer einer Literatursystematik eröffnete er mit Unterstützung der japanischen Regierung Tokugawa-Shogunat (Edo-Periode) die erste japanische Literaturschule. Daneben widmete er sich der Ausbildung geeigneter Nachfolger für die Katalogisierung und Systematisierung der klassischen japanischen Literatur.
Handikappinstitutet → Schweden
Hansen, Johann Jakob, †1775 in Amsterdam. In seiner Jugend erbl., 1759 an die Akademie nach Königsberg. H. besaß ein starkes Gedächtnis und kannte die ganze Bibel auswendig. *M.*
Hareng, Peter, geb. in Caen/Normandie. Wird von → Baczko in den „Nachrichten von einigen merkwürdigen Blinden" erwähnt als Uhrmacher: „... zerlegte alle Arten von Uhren, reinigte sie nicht nur und setzte sie wieder zusammen, sondern erkannte auch durchs Gefühl, was daran schadhaft war, und besserte dies aus." *B.*
Hartig, Anton, *21.7.1929 in Mank/Niederösterreich. Im Alter von 4 Jahren erbl. Bis 1948 am Bl.-Erziehungsinst. in Wien. H. blieb im Inst. als Angestellter der Bl.-Leihbücherei, die später von ihm geleitet wurde. Seit 1948 aktives Mitglied im „Österreichischen Blindenverband", 1974 wurde er zum 2. Obmann-Stellvertreter, 1980 zum Obmann der Landesgruppe Wien gewählt.
Haste, Carl Cohn, *7.12.1874 in Dänemark, †4.6.1939. Im Alter von sechs Jahren erbl. Er kam in die Bl.-Schule, wo er zum Pianisten ausgebildet wurde und später als Klavierlehrer eine Stelle erhielt. Aufgrund seiner Aktivitäten wurde 1911 der „Dänische Blindenverband" gegründet, dessen 1. Vorsitzender H. wurde. Sein größter Verdienst lag in der Einführung einer gesetzlich festgelegten, öffentlichen Unterstützung für notleidende Bl. Neben seiner Arbeit für die Wohlfahrt der Bl. gab er zahlreiche Konzerte.
Haüy, Valentin, *13.11.1745 im Dorf Saint-Just-en-Chaussée in der Picardie (→ Frankreich), †1822 in Paris. Bruder des berühmten Mineralogen René Just H. Widmete sich zuerst dem Studium der Sprachwissenschaften, war Beamter im französischen Ministerium des Auswärtigen. Gründete 1784 den ersten Bl.-Unterricht. H. war wohl von → Diderots Schrift „Lettre sur les aveugles" von 1749 beeinflußt worden. Auslöser für sein philanthropisches Werk war jedoch das Auftreten bl. Bettler in Paris und die

rohe Behandlung Bl. zur Belustigung des Pariser Publikums. Sein Vorbild war wohl auch der Abbé de l'Epée, der für die Ausbildung von Taubstummen eingetreten war. H. hatte auch Kenntnis von den Arbeiten Rampazzettos und von dem Unterricht des bl. → Weißenburg. Sein erster Schüler war der bl. Jean François de → Lesueur. Nach wenigen Monaten konnte er nach erfolgreicher Demonstration der Lernerfolge Lesueurs zwölf Schüler aufnehmen, für deren Unterhalt teilweise die Société Philanthropique sorgte. Die Zahl seiner Schüler vervierfachte sich, so daß H., der ursprünglich eine Tagesschule hatte, ein Internat in der Rue Coquiller eröffnen mußte. Weinachten 1786 stellte H. 24 seiner besten Schüler dem König in Versailles vor und erstaunte den Hof durch das Lesen, Schreiben, Rechnen und Musizieren der Bl. Schon 1789 dachte H. an den Einsatz seiner Schüler als Lehrer von Sehenden. Die Erweiterung der Einrichtung auf 100 Schüler wurde dann durch die Wechselfälle der Revolution unterbrochen. Die Schüler H. nahmen an Demonstrationen der Revolution, z. B. an einer „Sansculottiade" in fünf Akten, im Juni 1794 teil. Ein Schüler H., der Dichter → Avisse, schrieb 1797 ein zweifelhaftes Vaudeville und spielte darin die Hauptrolle. H. wurde als früherer Freund des Königs trotz der aktiven Teilnahme seiner Schüler an der Revolution abgesetzt und inhaftiert. Napoleon sah in H. einen Oberpriester der Philanthropisten und ernannte an seiner Stelle 1802 einen anderen Dir. H. gründete eine Privatschule für Bildung und Erziehung von Bl. unter dem Titel „Musée des Aveugles". H. mußte in Frankreich mit einer sehr kargen Pension von 2.000 Francs recht ärmlich leben. Da erreichte ihn von Kaiser Alexander I. aus Rußland ein Antrag, eine Bl.-Anst. in Petersburg zu gründen. 1803 erarbeitete er dafür einen Plan, verkaufte sein restliches Vermögen, insbesondere die Druckerei der Privatbl.-Schule, und übergab die Leitung der Anst. dem bl. → Heilmann, einem ehemaligen Schüler. Auf den Wege nach Petersburg traf er in Berlin Dr. Grapengießer, einen Augenarzt, der mit den Leistungen des Schülers von H., → Fournier, bekannt gemacht wurde. Grapengießer vermittelte ein Zusammentreffen mit König Friedrich Wilhelm III., der durch die Leistungen der Schüler H. dafür gewonnen werden konnte, ein Bl.-Inst. zu gründen. Es wurde nach den Plänen H. konzipiert; Leiter wurde der von H. empfohlene Dr. Zeune. Weniger erfolgreich war H. in Petersburg trotz eines elfjährigen Aufenthaltes. Er kehrte 1817 nach Paris zurück, ohne in Petersburg eine Schule gegründet zu haben. Eine Begegnung von H. und Louis Braille nach der Rückkehr des ersteren aus Rußland ist bekannt. H. starb, zurückgezogen und in ärmlichen Verhältnissen, bei seinem Bruder René-Just im Jahr 1822 in Paris. H. Hauptwerk ist sein Buch „Essai sur l'éducation des aveugles", erschienen 1786 in erhabenen, tastbaren und zugleich geschwärzten Buchstaben, von Bl. gedruckt. Es gilt als erstes Bl.-Buch. Eine Übersetzung des Werkes ins Deutsche erschien in „Der Blindenfreund" 1883. In einem früheren Werk hatte er sich ebenfalls mit der Erziehung bl. Jugendlicher beschäftigt: „Notice historique sur l'institution des enfants aveugles", Paris 1781. Mell weist noch darauf hin, daß sich in dem Werk „Mémoires historiques sur le télégraph", Paris 1810, weitere Informationen befinden.

Werke u. a.: „Essai sur l'éducation des aveugles", Paris 1786, Reprint: Bibliothèque du CNAM (Conservatoire National des Arts et Métiers), Paris 1985.

Lit.: Brandstaeter: „Valentin Haüy in Berlin", in: Blindenfreund 1883; P.–A. Dufan: „Notice sur Valentin Haüy, créateur des procédés spéciaux d'enseignement à l'usage des aveugles", Paris 1844; J. Guadet: „Valentin Haüy, 1745–1822", Paris 1870; P. Henri: „La vie et l'oeuvre de Valentin Haüy", Paris 1984; D. Schabow: „Valentin Haüy und die Anfänge der Blindenbildung vor 200 Jahren"; H. Scholler: „Louis Braille, seine Zeit und die Entwicklung der Blindenschrift", horus 1969/1, S. 7; ders.: „Louis Braille", in: Die Großen der Weltgeschichte, Bd. VII, Zürich 1976, S. 789.

Hausdorf, Johannes, *1903, †19.8.1970 in Dresden. Bl. Stieg vom Industriearbeiter zum hohen Staatsfunktionär der Landesregierung Sachsen auf. War beteiligt an dem Neuaufbau des Bl.-Wesens in Sachsen, an der Produktionsgemeinschaft des Bl.-Handwerks für den Bereich Dresden und an der Deutschen Zentralbücherei für Bl.

Hawkes, Clarence, *16.12.1869 in Goshen, Mass. Genannt „der bl. Dichter von Neuengland". Mit 13 Jahren durch einen Unfall erbl., mit 15 Jahren in das Perkins-Inst. in Boston eingetreten, studierte Literatur und Rhetorik; mit 21 Jahren Professor. Verfaßte mehr als 300 Gedichte und 50 kurze Erzählungen. Veröffentlichte eine Sammlung seiner Dichtungen unter dem Titel „Pebbles and Shells", Northampton/Mass. 1895. *M.*

Hebold, Ernst Eduard, *4.3.1819 in Sorau (Zary), †11.10.1871 in Barby. Erster

Lehrer und Inspektor an der Bl.-Anst. in Barby, konstruierte eine geometrische Zeichentafel und einen Schreibapparat.

Werke u. a.: „Schreibschule für Blinde", Berlin 1859; „Das blinde Kind im elterlichen Hause und in der Volksschule", Berlin 1862. *M.*

Hedkvist, Charles, Dr., *14.3.1910, †14.4.1975 in Schweden. Von Geburt an bl. Langjähriger Vorsitzender der schwedischen Bl.-Vereinigung. Er arbeitete im Rundfunkabhördienst, bis er sich der Bl.-Fürsorge widmete. Er setzte eine Reform der Bl.-Schulen durch. Den Höhepunkt seiner Laufbahn erreichte er, als er 1969 für fünf Jahre zum Vorsitzenden des WCWB (→ WBU) gewählt wurde.

Heidmann, *1782 in Schlaue, Hinterpommern. Im Alter von 4 Jahren erbl. Als Musiker tätig. *M.*

Heilmann, * in Mühlhausen. Bei → Baczko in den „Nachrichten von einigen merkwürdigen Blinden" erwähnt. Lehrer der Philosophie in Mühlhausen, obschon er nach unterschiedlichen Angaben zwischen dem 9. und 13. Lebensjahr erbl. Baczko gibt an, daß Valentin → Haüy mit Baczko über H. gesprochen habe und daß letzterer mit Haüy nach Petersburg gereist sei, um ein Inst. für Bl. zu gründen. *B.*

Heister, Friedel, Dr., *16.11.1912 in Mündersbach, †29.9.1978 in Kassel. Sie besuchte die Bl.-Schulen in Frankfurt, Wiesbaden und Marburg, wo sie auch Germanistik und Philosophie studierte. 1942 promovierte sie in Berlin. Seit 1959 war sie die Geschäftsführerin des Bl.-Bundes in Hessen. Ihr besonderes Interesse galt der Schaffung eines Bl.-Geldgesetzes, der Eingliederung bl. Menschen in den Beruf und den Problemen bl. Frauen.

Lit.: horus, 1974/1, S. 28.

Helbling, Conrad, *24.4.1894 in Rapperswil, †31.1.1968, Schweiz. Im Alter von 16 Jahren erbl. Nach Absolvierung der Internatsschule in Illzach erwarb er das Diplom als Privatlehrer, anschließend studierte er als Gasthörer an der Universität Zürich Philosophie, Literatur und Geschichte. 1920 erhielt er das Masseurdiplom an der orthopädischen Klinik Zürich und 2 Jahre später eröffnete er dort seine eigene Praxis. Von 1925 bis 1935 war er Teilhaber der Buchhandlung Oprecht & Helbling. Seine Neigung zur Literatur veranlaßte ihn, 1950 die erste Bl.-Bücherei zu gründen, deren Präsident er bis 1965 war.

Helen Keller International (HKI).

Helen Keller International

I. Die HKI geht auf eine Gründung von Helen → Keller und anderen amerikanischen Persönlichkeiten im Jahre 1915 zurück. Helen Keller wurde 1915 eine der Gründungsdirektoren von „American, British, French and Belgian Permanent Blind Relief, War Fund for Soldiers and Sailors". Ab 1919: „American Braille Press", ab 1945: → „American Foundation for Overseas Blind", ab 1977: „Helen Keller International, Inc.". Die Gründer dieser Gesellschaft wollten die Blindheitsursachen weltweit bekämpfen. Die HKI war in über 80 Ländern bei der Bekämpfung von Blindheit aktiv beteiligt. Zwar hat die HKI an der historisch begründeten Aufgabe der Rehabilitation Bl. festgehalten, doch in neuerer Zeit legte sie ihren Schwerpunkt auf die Verhütung vermeidbarer Blindheit. Folgende Programme werden von der HKI durchgeführt, wobei die in Klammern gesetzte Zahl den Dollarbetrag für das entsprechende Programm im Jahre 1980 angibt.

1. *Urban Programms.* Solche Programme wurden nach folgenden Modellen entwickelt: a) Rehabilitation Center (1,5 Mill.): Dieses Programm umfaßt sowohl die Deckung persönlicher Bedürfnisse als auch das Training für eine Berufsrehabilitation. Hier werden in Heim-Rehabilitationszentren lebenspraktische Fähigkeiten zu den beruflichen Ausbildungsprogrammen angeboten. b) Geschützte Werkstätten (Sheltered Workshop): Solche geschützten Werkstätten stehen manchmal in Verbindung mit Reha-Zentren und bieten denjenigen Arbeitsmöglichkeiten, die sonst auf dem freien Markt keinen Arbeitsplatz finden würden. c) Arbeitszentrum (Work Activity Center): Hier werden Bl. Arbeitsmöglichkeiten angeboten, die weder auf dem freien Arbeitsmarkt noch in geschützten Werkstätten Arbeit finden können. d) Beschäftigungsvermittlung (Employment Exchange): Hier wird durch einen speziell ausgebildeten Berufsvermittler versucht, die ausgebildete bl. Person im freien Arbeitsmarkt unterzubringen.

2. Landwirtschaftliches Programm – Landwirtschaftliches Ausbildungszentrum *(Agricultural Training Center):* a) Landwirtschaftliches Ausbildungszentrum (900.000). Hierbei handelt es sich um ein landwirtschaftliches Ausbildungsprogramm, wobei die Auszubildenden im Zentrum wohnen. b) Landwirtschaftliches Ausbildungszentrum mit erweitertem Programm (Rural Center with Extension Service): Hier werden die Schüler in

Helen Keller National Centre

einem Zentrum für Kurzzeitausbildung zusammengefaßt. Vom Zentrum aus werden besonders geschulte Fachleute in die Dörfer geschickt, aus denen die bl. Rehabilitanden stammen, um an Ort und Stelle notwendige Ajustierungen vorzunehmen. c) Ländliche Kooperativen (Rural Cooperatives): Hierbei handelt es sich um kleinere Kooperativen Bl., die gewinnorientiert und weniger ausbildungsorientiert sind. Gelegentlich findet auch ein Ausbildungsprogramm für Neuaufgenommene statt. Die Managementhilfe wird meist von einem Reha-Zentrum geleistet. d) Vor-Ort-Ausbildung (On-site Rehabilitation Program) (40.000): Hier trainiert der Sozialarbeiter den Rehabilitanten in seinem Heimatort. Hauptziel ist die soziale Integration in Familie und Gesellschaft, ein Nebenziel ist auch die Befähigung zur Gewinnerzielung durch Arbeit. Zur Blindheitsverhütung werden verschiedene Programme durchgeführt, die sich mit operativen Eingriffen zur Bekämpfung des Kataraktes und des Glaukoms beschäftigen. Die Arbeit gilt auch der Bekämpfung der Xerophthalmia, des Trachoms und der Onchocerciasis.
II. Zu diesem Zwecke arbeitet die HKI mit folgenden Organisationen zusammen:
1. *Nichtstaatliche Einrichtungen:* Afro-American Foundation for the Prevention of Blindness, Los Angeles, USA; Canadian National Institute for the Blind, Toronto, Canada; Caritas, 6002 Luzern, Schweiz, Mr. Fridolin Kissling; Eye Care Incorporated, Washington, USA; Institutio International Para Ninos, Montevideo, Uruguay; International Organization Against Trachoma, Paris; Middle East Committee for the Welfare of the Blind, Riyadh, Saudi-Arabien; New Zealand Association of the Blind, Incorporated, Auckland 5, Neuseeland; Nippon Lighthouse, Welfare Center for the Blind, Osaka City, 538, Japan; Royal National Institute for the Blind, London, England; Royal Guide Dogs for the Blind Association of Australia, National Guide Dog & Mobility Training Centre, Kew, Victoria 3101, Australien; Swedish Federation of the Visually Handicapped, Enskede, Schweden; The International Association of Lions Clubs, Oak Brook, Illinois, USA.
2. *Regierungsbehörden:* Canadian International Development Agency, Hull Quebec K1A, OG4, Kanada.
3. *Zwischenstaatliche Vereinigungen:* → International Labour Organization Genf, Schweiz; Organization of American States, Washington, D.C., USA; → UNESCO, Paris, Frankreich; → UNICEF, New York, USA.
4. *Internationale Spezialorganisationen:* → International Agency for the Prevention of Blindness, Sussex RH 16 3AZ, England; → International Council for the Education of the Visually Handicapped, Bensheim, Deutschland; → World Blind Union (WBU), Paris, Frankreich.
Die HKI hat folgende Außenstellen: Bangladesch, Dakar, Fidschi, Suwa, Indonesien, Djakarta, Papua Neuguinea, Goroga, Peru, Philippinen, Legasti City, Sri Lanka, Colombo, Tansania.
Zu den zahlreichen Programmen, die die HKI in der Dritten Welt durchführt, seien aus dem Zeitabschnitt von 1978 bis 1983 folgende erwähnt: Rehabilitationsprogramm für den landwirtschaftlichen Bereich: Philippinen. Bei den präventiven Programmen sind zu erwähnen: die Arbeiten im „Valley of the Blind" (LUAPULA Valley) in Sambia und in der Agadir-Region in Marokko. Ähnliche Programme wurden in folgenden Ländern in abgelegenen ländlichen Gebieten durchgeführt: Peru, Sri Lanka, Philippinen und Tansania.
Adresse: Helen Keller International, 15 West 16 Street, New York.
Lit.: „Community-Based Rehabilitation of the Rural Blind", Helen Keller International 1986

Helen Keller National Centre for Deaf-Blind Youths and Adults. Das Zentrum führt verschiedene Kurse durch: Vorbereitung auf Berufsausbildung, Mobility-Training, Grundrehabilitation, Handwerk und Kurse für lebenspraktische Fähigkeiten. Unter den Angestellten sind Sozialarbeiter, Krankenschwestern, Fachärzte, Psychologen usw. Es werden Arbeitsbeschaffungs- und Rehabilitationsprogramme für Taubbl. ausgearbeitet.
Adresse: Helen Keller National Centre for Deaf-Blind Youths and Adults, 111 Middle Neck Road, Sands Point, New York 11050, USA.

Heller, Simon, *25.10.1842 in Plan (Planá) (Böhmen). Legte die Lehramtsprüfung in Olmütz ab und war an einer israelitischen Mädchenfortbildungsschule in Wien beschäftigt; später Dir. und 1. Lehrer des israel. Bl.-Inst. in Wien. Wurde mit Abfassung von Lesebüchern für bl. Schüler betraut, z.B. „Modellieren und Zeichnen in der Blindenschule", 1888. M.

Helletsgruber, Anton, *8.7.1839 in St. Agatha/Oberösterreich. Domherr des Kathedralkapitels in Linz, 1862 zum Priester geweiht. 1875 Leiter des Linzer Privat-Bl.-Inst. Große Verdienste in der Organisation der Bl.-Fürsorge in Oberösterreich. Aufgrund seiner Bemühungen entstand ein Mädchen- (1883) und ein Männerheim (1893). *M.*

Helmbrecht, Christian Friedrich Franz, * um 1765 in Berlin, † um 1825. Im Alter von 8 Tagen erbl. Er spielte mehrere Instrumente, wie Mandoline, Harfe, Klarinette, Mundharmonika, Klavier und Orgel. 1790 wurde er Organist an der franzisk. Klosterkirche in Berlin. Erfand eine fühlbare Notenschrift für Bl., die er „Hakennoten" nannte. *M.*

Helmers, Wilhelm, *1897. Dir. der Landesblindenschule in Hannover. 1922 Lehrer an der Bl.-Schule, 1937 Vorsitzender, 1946 Dir. Er regte eine sich über ganz Deutschland erstreckende Zusammenarbeit der Bl.-Druckereien an und war Initiator eines Gesamtkataloges der Veröffentlichungen. Als 1945 Druckerei und Plattenlager unter Trümmern lagen, erzwang H. durch seinen persönlichen Einsatz die Rettung dieser Schätze.

Henze, Johann Christian, *1744 in Brachstädt bei Halle, †1794. Bl. Dorfsänger, sehr geschickter Handwerker. *M.*

d'Herbemont, Guillet, *1888 in Frankreich, †1980. Erfinderin des weißen Stockes als Kennzeichen bl. Menschen (1931).

Hertel, Johann Christian, *1699 in Öttingen, †1754. Verlor 1748 das Augenlicht. Gambenvirtuose und Instrumentalkomponist. Kam 1716 als Theologe nach Halle, da sein Vater nicht wollte, daß er Musiker würde. H. konnte den Vater jedoch überzeugen. 1719 ließ sich H. in Eisenach als erster Violinist der Hofkapelle engagieren und begann Symphonien, Ouvertüren, Quartette, Sonaten u.a. zu komponieren. In den Jahren 1723–1727 unternahm er mehrere Kunstreisen; später wurde er Konzertmeister und Dir. des fürstlichen Konzert- und Kammermusikorchesters in Eisenach. 1742 wurde er als Konzertmeister an den Hof von Mekklenburg-Strelitz berufen. *M.*

Hertelendy, Gabriel v., *Dezember 1800 in Pest (Ungarn, heute: Budapest), †12.10.1844. Erbl. mit 12 Jahren. H. wurde 1814 an das Bl.-Inst. in Wien aufgenommen, 1826 im Bl.-Inst. in Pressburg als Lehrer angestellt. Er gab ein Bändchen Gedichte heraus und übersetzte Homer ins Ungarische. 1836 erfand er eine Maschine zum Bohren artesischer Brunnen. 1836 Lehrer an der Bl.-Anst. in Padua. 1840 kam er nach Hannover, wo er den erbl. Kronprinzen in verschiedenen Handgriffen und mechanischen Beschäftigungen unterrichtete. *M.*

Heyder, Daniel, *8.5.1822 in Linz, †8.2.1873. Erbl. mit 7 Jahren. Mit 9 Jahren als Schüler im Bl.-Inst. in Linz, ab 1839 dort als Lehrer tätig, mit großer Begabung für Mathematik. *M.*

Hientzsch, Johann Gottfried, *4.8.1787 in Mockrhena, †1.7.1856 in Berlin. Studium in Leipzig, Lehrer in verschiedenen Inst. für Sehende, später am Bl.-Inst., 1847 Dir. des königlichen Bl.-Inst. in Berlin. 1849 gründete er einen Verein, der später ein Asyl für erwachsene Bl. in Berlin wurde. *M.*

Hildesheimer Blindenmission e.V. Sie ist die älteste Bl.-Mission in Deutschland. Sie wurde 1890 in Hildesheim gegründet. Die Arbeit begann im Oktober 1897 in Hongkong mit der Gründung einer Bl.-Schule. 1899 mußte die Schule nach Macao verlegt werden. 1901 wurde ein Heim für bl. Mädchen auf Kowloon gebaut. 1913 bis 1914 entstand die Ebenezer-Schule für Bl. in Hongkong. Im Jahre 1955 wurde das Altersheim für bl. Frauen eingeweiht, 1978 eröffnete Pastor Tegtmeyer das Ausbildungszentrum für mehrfachbehinderte Bl. in Ebenezer. Ebenezer war der Ausgangspunkt der Arbeiten in Asien. Im Jahre 1912 begann die Bl.-Arbeit in Meishan, China. 1921 wurde in Chequi (50 km südlich von Kanton) ein Heim für bl. Mädchen gegr. 1951 wurden die beiden Häuser aus politischen Gründen dem chinesischen Staat übertragen. 1964 weitete sich die Arbeit auf die Insel Taiwan aus. 1968 übernahm die H. in der Nähe von Taichung vom Christian Children's Fund die Bl.-Schule. 1985 begann der Bau eines Zentrums für mehrfachbehinderte Bl. 1978 begann die Bl.-Arbeit in → Indonesien, wo auf Sumatra zusammen mit der ev.-luth. Kirche eine neue Bl.-Schule gebaut wurde. 1977 wurde auf den → Philippinen der „Verein zur Verhinderung von Blindheit und Arbeitsbeschaffung für Blinde" gegr. In dem Verein sind 10 Augenärzte und Schwestern tätig. 1982 wurde in der Nähe von Davao eine neue Bl.-Schule eröffnet. Seit 1973 arbeitet die H. mit der Bl.-Einrichtung für Späterbl. in Taipei (→ Taiwan) und seit 1978 mit dem Bl.-Ausbildungswerk in Surabaia zusammen. Neben zwei deutschen Diakonissen in Hongkong und einer in Taiwan wird alle überseeische Arbeit von einheimischen Kräften geleistet,

Hilfe für Blinde in Israel

die durch die H. ausgebildet worden sind. Die H. erhält keine staatlichen Zuschüsse, sie wird ausschließlich durch Mittel aus Missionsgemeinden und Freundeskreisen finanziert.
Leiter: Pastor Tegtmeyer.
Adresse: Sedanstraße 33, 3200 Hildesheim.

Hilfe für Blinde in Israel. Der Verein „Hilfe für Blinde in → Israel" wurde am 27. April 1966 in Düsseldorf gegr. Er hat seinen Sitz in Marburg und ist dort in das Vereinsregister des Amtsgerichtes eingetragen. Der Verein ist nach seiner Satzung „politisch und religiös neutral" und verfolgt den Zweck, „Bl. in Israel unbeschadet ihrer nationalen Herkunft und ihrer Religionszugehörigkeit bei der Überwindung der ihnen infolge ihres Gebrechens erwachsenen Hindernisse unmittelbar und mittelbar, ideell und materiell im Geiste der Brüderlichkeit zu helfen". Er arbeitet mit amtlichen und privaten Stellen sowie mit Einzelpersönlichkeiten, insbesondere in Deutschland und Israel, zusammen. Er ist überregionales Mitglied des Deutschen Paritätischen Wohlfahrtsverbandes – Gesamtverband, Frankfurt, und assoziiertes Mitglied der → Weltblindenunion (WBU) in Paris. Organe des Vereins sind der Vorstand, der Beirat und die Mitgliederversammlung. Der Verein hat ordentliche und fördernde Mitglieder. Die Initiative zur Gründung des Vereins ging von dem bl. Dr. Ernst → Blum aus, der als höherer Beamter der saarländischen Regierung bereits maßgebend an der Entstehung der Bl.-Schule in Lebach, dem Erlaß des saarländischen Bl.-Pflegegeldgesetzes und der Errichtung des Hauses der Bl., einer gemeinsamen Einrichtung von Kriegs- und Zivilbl. in Saarbrücken, beteiligt war und deshalb zum Ehrenmitglied des Deutschen Bl.-Verbandes ernannt worden war. Er gehörte als Jude zum Kreis der von der NSDAP Verfolgten. Auf einer Israelreise wurde er von der Notlage der dort lebenden Bl. stark beeindruckt. Er bestimmte daher, daß der mit dem ihm 1965 vom Zentralrat der Juden in Deutschland für sein humanitäres Wirken verliehenen Leo-Baeck-Preis verbundene Geldbetrag den Bl. in Israel zugute kommen sollte. Darüber hinaus stellte er dafür noch erhebliche Eigenmittel zur Verfügung. Er übernahm bis zu seinem Tode 1970 den Vorsitz des neu gegr. Vereins. Es war der Wunsch von Dr. Blum, daß nicht nur die von ihm einmalig bereitgestellten Mittel für die Bl. in Israel verwendet werden sollten, sondern daß daraus ein bleibendes humanitäres Hilfswerk entstehen sollte. Zu ihm sollten vor allem Juden und Bl. beitragen. Er hatte auch wesentlichen Anteil an der Zwecksetzung in der Vereinssatzung; er wirkte bewußt darauf hin, daß die Hilfe nicht nur den Bl. unter den Juden, sondern allen Bl. in Israel, also auch den arabischen Bl., zukommt. Nach dem Tod von Dr. Blum wurde Johannes Giesberts, Beigeordneter der Stadt Köln, der ebenfalls Träger des Leo-Baeck-Preises war, der Vorsitzende. Er hatte große Verdienste um die deutsch-israelische Verständigung erworben. Er führte den Vorsitz trotz seiner Erkrankungen bis 1981. Dann wurde Dr. Horst → Geißler zum Vorsitzenden gewählt, der schon seit der Gründung des Vereins als Geschäftsführer mitgewirkt hatte. Der Verein fördert insbesondere Vorhaben privater Bl.-Einrichtungen durch Hilfsmaßnahmen. Unterstützt wurden zum Beispiel 1983 die Errichtung einer zentralen Sportstätte für die Bl. beim Jüdischen Bl.-Institut in Jerusalem und die Einrichtungen der Gesellschaft für Bl. in Herzlya, u. a. die Zahnklinik und die Werkstatt, sowie die Zentralbücherei in Natania. Die Vorarbeit hat auch dazu beigetragen, daß sich die → CBM in viel höherem Maße, als es dem Verein möglich gewesen wäre, für die Bl. in Israel engagiert hat. Die Zusammenarbeit mit gleichgerichteten schweizerischen Hilfsvereinen wurde im Herbst 1984 durch ein Treffen in Basel bekräftigt.
Adresse: Hilfe für Blinde in Israel e. V. Horst Gaisler, Vorsitzender, Bad Honnef

Hirzel, Heinrich, *31.10.1815 im Kanton Zürich. Erster Vorsteher des Bl.-Inst. in Lausanne. 1860 richtete er eine Druckerei, 1853 eine Korbmacher- und Drechslerwerkstatt ein. Machte sich sehr verdient durch die Erziehung des taubstummen Bl. Ed. → Meystre, den er zu einem handfertigen Drechsler ausbildete. *M.*

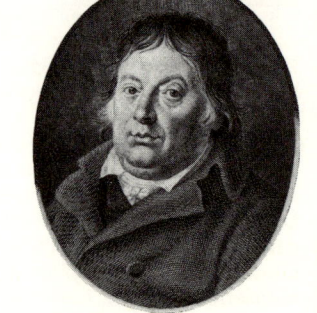

Heinrich Hirzel

Hitzelberger, Urban, *1855, †28.2. 1897. In früher Jugend erbl., 1861 Eintritt ins Bl.-Inst. in München, als Musiklehrer am Bl.-Inst. in Augsburg angestellt. H. besaß ungewöhnliche Kenntnisse als Violinist und Organist. *M.*

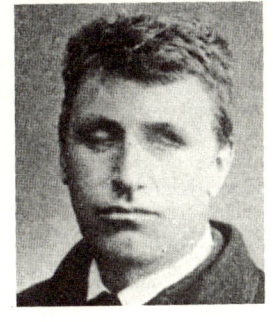

Urban Hitzelberger

Hohner, Michael, *8.1.1846 in Virath b. Bamberg, †1896. Von Geburt an bl. H. wurde 1855–1869 im Bl.-Inst. in München erzogen. Talentierter Musiker, insbes. als Pianist. *M.*

Hollins, Alfred *1865, ausgezeichneter Organist und Komponist. *M.*

Holmann, James, *1786, England. Im Alter von 25 Jahren erbl. Mit 30 Jahren unternahm er eine Reise von London nach Petersburg und von dort nach Irkutsk in Sibirien. Er durchreiste ganz Europa und machte eine Seereise nach Afrika. Hinterließ interessante Reisebeschreibungen. *M.*

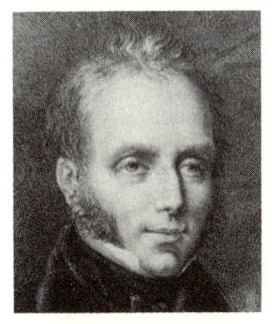

James Holmann

Homer lebte in der zweiten Hälfte des 8. Jh. v.Ch.; unehelich geboren im ionisch-äolischen Grenzgebiet Kleinasiens, wahrscheinlich in Smyrna. H. wurde von der neueren Philologie lange Zeit für eine fiktive Persönlichkeit gehalten, während man heute wieder eine historische Person in ihm erkennt. Er wurde in Smyrna erzogen, kehrte, der Vita des Begründers der griechischen Geschichtsschreibung, Herodot von Halikarnass (ca. 485 bis ca. 430 v. Chr.), zufolge, von einer Schiffahrt in seine Heimatstadt erblindet zurück und wurde nun Dichter. Legenden schmücken sein Leben als das eines wandernden Rhapsoden aus. In Kyme, wo er vergeblich versuchte, als Dichter und Sänger beschäftigt zu werden, soll er seinen Namen erhalten haben, weil dort alle Bl. „Homer" genannt worden sein sollen (aufgrund falscher Etymologie von „ho mē horôn": der nicht sieht); richtig leitet sich der Name ab von „hómēron", der ionischen Form von gr. „hómaron" (Pfand, Geisel): ein „hómaros" ist also einer, der aufgrund seines Vermögens Bürgschaften stellen kann. H. errichtete eine Schule auf der Insel Chios, auf der er die längste Zeit seines Lebens zubrachte, heiratete und zwei Töchter hatte. Auf Chios entstand ein Großteil seiner Epen Ilias und Odyssee, wogegen die Autorschaft der Odyssee heute von den meisten Forschern H. abgesprochen wird. Beide Werke stehen am Beginn der großen dichterischen Literatur der Griechen. Während in den vielen wuchernden Legendenbildungen über H. nur wenige handfeste Tatsachen rekonstruiert werden können, läßt sich zu seiner Blindheit immerhin feststellen, daß sie schon in den frühesten Quellen belegt zu sein scheint und in der Überlieferung allgemein anerkannt wurde (der Dichter des delischen Apollonhymnus etwa nennt ihn „den blinden Mann, wohnhaft auf Chios"). So zeigen ihn viele Portraits mit geschlossenen Augen oder mit ausdruckslos nach innen gekehrtem oder auch visionärem Blick.

Lit.: Herbert Bannert: „Homer in Selbstzeugnissen und Bilddokumenten dargestellt" (rowohlts monographien 272), Reinbek bei Hamburg 1979; C.M. Bowra: „Heldendichtung. Eine vergleichende Phänomenologie der heroischen Poesie aller Völker und Zeiten", dt. Übers., Stuttgart 1964; A. Lesky: „Die Homerforschung in der Gegenwart", Wien 1952; W. Schadewaldt: „Von Homers Welt und Werk", Stuttgart 1965; K. Schefold: „Griechische Dichterbildnisse", Zürich 1965.

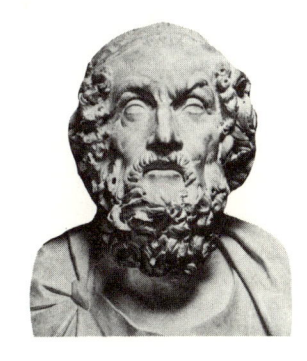

Homer

Honduras → Süd- u. Mittelamerika (Regionalbericht)

Honma → Japan

horus → BRD VIII

Howe, Samuel Gridley, Dr., *10.11.1801 in Boston, †9.1.1876 in Boston, USA. Amerikanischer Philanthrop und Bl.-Lehrer. H. besuchte die Boston University, 1818 die Brown University in Providence und die Harvard Medical School, wo er sein MD 1824 ablegte. Er nahm am griechischen Befreiungskrieg teil, wo er sich als hervorragender Arzt, Verwalter, Soldat und Philanthrop bewährte. Nach seiner Rückkehr nach Boston 1831 fing H. an, sich für die Bl.-Erziehung zu interessieren. Er erhielt das Direktorat einer Schule, die von dem Arzt Johnson D. Fisher, dem bl. Historiker William → Prescott und dem Philanthropen Thomas → Perkins gegründet worden war. Er blieb bis zum Ende seines Lebens Dir. dieser Schule. H. besuchte Bl.-Schulen in Europa, insbesondere in Frankreich, England und Deutschland, und konnte die Vor- und Nachteile des dortigen Bl.-Wesens untersuchen. Wegen seiner Verbindungen mit dem amerikanisch-polnischen Komitee für politische Flüchtlinge wurde er von der preußischen Regierung fünf Monate gefangengehalten. Nach Boston 1835 zurückgekehrt, setzte H. seinen Unterricht an der „New England School for the Blind", später „Perkins School for the Blind" genannt, fort. Er wurde Pionier des Bl.-Punktschriftbuches (Boston-Typus); 1841 ließ er die Bibel in acht Bänden nach diesem Verfahren herstellen. Er legte bei der Erziehung Wert darauf, daß die Sehgeschädigten gleiche Unterrichts-Chancen und -Gegenstände erhielten wie Sehende und daß sie ein unabhängiges Leben führen konnten. Er unterstützte auch andere Bewegungen, wie die von Horace → Mann für die Verbesserung der öffentlichen Schulen; er gründete die erste Schule für geistig Behinderte in den Vereinigten Staaten. Er trug zur Gründung der Clark-School für Taube in Northampton/Mass. bei. H. unterstützte auch Dorothea Dicks in ihrem Kreuzzug für bessere Gefängnisse und Haftbedingungen. Später gründete er eine Zeitung, deren Thema die Sklaverei im Commonwealth war. Den größten Erfolg hatte er mit seiner Schülerin Laura → Bridgman, die wohl als erste Taubbl. durch adäquate Taubbl.-Pädagogik erzogen wurde. Heute gilt H. als großer Pionier des amerikanischen Bl.-Wesens.

Lit.: Frances A. Koestler: „The unseen Minority – social History of Blindness in the United States", New York 1976

Howe Press of Perkins School for the Blind, Watertown. Verkauf von Hilfsmitteln, insbesondere Herstellung der Perkins-Punktschrift-Maschine und anderer Hilfsmittel wie Schreibtafeln, Druckereimaschinen, Spiele, Bilderbücher für Kinder in Punktschrift, Landkarten. (→ USA)

Huber (auch Huebner), Franz, *2.7.1750 in Genf, †21.12.1831 ebd., Sohn einer bekannten Genfer Familie, die mit Voltaire in Kontakt stand. Der Vater war wissenschaftlich und musisch interessiert. Früh machte sich eine Sehschwäche bemerkbar, die auf den zu großen Leseeifer des Jungen zurückgeführt wurde. Sein Vater brachte H. in die Nähe von Paris, um dort auf einer Farm Landwirtschaft zu betreiben. H. erbl., entwickelte aber dennoch ein intensives Interesse an der Naturforschung und konzentrierte sich auf die Untersuchung der Lebensumstände von Bienen und Bienenvölkern. Im Verlauf seiner Forschungen entdeckte er den Ablauf der Befruchtung der Bienenkönigin durch Drohnen, die Entwicklung von Bienenschwärmen, von Flugbewegungen und artspezifischen Gewohnheiten. Zur Beobachtung benutzte er verschiedene Formen von gläsernen Bienenstöcken. Er benutzte Hauspersonal als wiss. Assistenten, so Francis Burnens, den er sorgfältig auf die wissenschaftliche Beobachtung vorbereitete. Später übernahm sein Sohn Peter, der ebenfalls als Naturforscher hervortrat, diese Aufgabe. 1792 veröffentlichte H. in der Form von Briefen an Charles Bonnet unter dem Titel „Nouveille Observations sur les Abeilles" den Hauptteil seiner Arbeiten. Zu den genauen Naturbeobachtungen der Bienen traten Naturexperimente hinzu, wodurch er seine Theorien beweisen konnte. Er korrespondierte mit Wissenschaftlern seiner Zeit, wie z.B. Senebier, und entwickelte mit die-

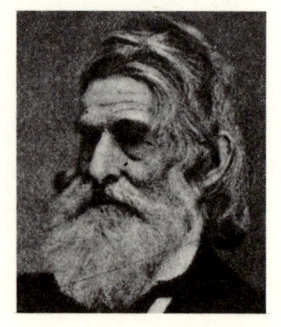

Samuel G. Howe

sen Experimente über die Saatzucht. Ihre gemeinsamen Forschungsergebnisse wurden in dem Werk „Memoires sur l'influence de l'air dans la germination des graines" veröffentlicht. H. entwickelte auch ein Druck- oder Schreibdruckverfahren, das nach Art eines Setzkastens Bl. das Korrespondieren ermöglichen sollte. Hinsichtlich der Exaktheit seiner wissenschaftlichen Beobachtungen bemerkte er scherzhaft. „Ich bin sehr viel sicherer in bezug auf die Ergebnisse der Forschung, denn ihr anderen veröffentlicht immer nur, was ihr selbst gesehen habt, mit eigenen Augen, während ich immer das Ergebnis der Beobachtungen vieler niederschreibe." Die FAO in Rom hat eine Gedenkmünze für H. prägen lassen. *B., W., M.*

Huei-Ming School and Home for Blind Children → Taiwan

Hunter, David Benjamin, *5.9.1905 in Australien, †31.8.1981. Im Alter von sechs Jahren erbl. Im Jahre 1940 wurde er als erster Bl. in das New South Wales Parlament gewählt. Außerdem übte er verschiedene Ämter aus, wie z. B. das des Vizepräsidenten des „Royal New South Wales Institute for Deaf and Blind Children" und das des Präsidenten der „Society for Providing Homes for Neglected Children".

I

Ibn Burd Bašar, * in Basra, Irak, †784 im Irak. Als bl. Sklave geb. Von Frau Uqaila freigekauft, der er für immer die Treue hielt. Ein hervorragender Dichter, bekannt durch seine Satiren und Lobeshymnen. I. war eines der aktivsten Mitglieder der „Schubija"-Bewegung. 784 wurde er wegen Ketzerei zum Tode verurteilt.
Lit.: Ibn Chillikan: „Kitabu uafijat Al'ajan wa 'anba'u Abna'i Ezzaman" (dt.: Geschichte der arabischen Literatur), Band 1, S. 245; H. Scholler/B. Beji: „Blinde Dichter und Denker der arabischen Kultur", horus 1983/4, S. 14–16.

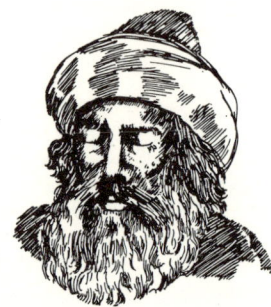

Ibn Burd Bašar

Ibn Hažr Aus, lebte vor der islamischen Zeitrechnung auf der Arabischen Halbinsel. Von Geburt an bl. Hammad, ein arabischer Überlieferer, hat ihn den besten Dichter seiner Zeit genannt. I. verfaßte überwiegend Klagegedichte.
Lit.: Abi Alfarž Al asbahani: „Kitab Al'aghani" (dt.: Literatursammelband), Band 11, 1950, S. 70.

Ibn Homaid, Abdullah, Scheich, *1910 in Riad, Saudi-Arabien, †8.9.1982 in Riad. Von Geburt an bl. Er war sehr begabt, schon als Kind konnte er den ganzen Koran auswendig. Früh wurde er Assistent von Scheich Mohammed Ibn Ibrahim. Später unterrichtete er Jura, Arabisch und Religion. In den Jahren 1937–1957 war er Richter in Riad, Sodair und in der Kasem-Provinz. 1964 wurde er von König Faisal zum Vorsitzenden des Religionsgremiums der Heiligen Moschee ernannt. 1974 wurde er Präsident am Höchsten Gericht in Saudi-Arabien. Neben seiner Tätigkeit an der Univ., den Vorlesungen in der Öffentlichkeit und im Fernsehen schrieb er 15 Bücher, die sich mit der Thematik des islamischen Rechts und der islamischen Doktrin beschäftigen.

Idaho State School for the Deaf and Blind, gegr. 1906, wird mit öffentlichen Mitteln unterstützt. Bietet Schulunterricht für bl. und mehrfachbehinderte Kinder, Elternberatung, Hilfsmittelzentrale, Rehabilitationsprogramme, Handwerkerkurse und Volkshochschulausbildung an.

Ignacio Trigueros → Mexiko

Illinois Braille and Sight Saving School, gegr. 1849, unterstützt aus öffentlichen Mitteln; Programme erstrecken sich auf ganz Illinois. Der Schule ist ein Internat angeschlossen. Der Unterricht reicht bis zur Mittleren Reife, eingeschlossen sind Spezialprogramme für taubbl. Kinder. Außerdem werden Orientierungs- und Mobilitätstraining und Hauswirtschaftskurse angeboten.

Indiana School for the Blind, gegr. 1847, unterstützt von öffentlichen Mitteln. Sie erteilt Unterricht bis zur Sekundarstufe für Bl. und Mehrfachbehinderte. Unterhält einen Kindergarten. Außerdem werden Vorbereitungskurse für Berufsausbildung und Orientierungs- und Mobility-Training sowie Hauswirtschaft und psychologische Tests angeboten.

Indien, Republik
(Bharat Juktarashtra/Indian Union). *Fläche:* 3.287.263 km². *Einwohner:* 766.200.000.
Statistik, Definition: Es gibt wenig verläßliche statistische Angaben über die Zahl der Bl. in I. Der Zensus von 1931 und der Regierungsbericht über Blindheit 1944 nehmen 5.000 Bl. auf 100.000 Menschen an. Auf dieser Grundlage wurden 2 Mill. Bl. und 2 Mill. Sehbehinderte errechnet. Das „Indian Council of National Research" ging davon aus, daß 1 % der Gesamtbevölkerung bl. sei, was 1961 zur Annahme von 4,39 Mill. Bl. führte. Die Angaben schwanken daher von 1 Mill. Bl. und 2 Mill. Sehbehinderter bis zu 9 Mill. Bl. und 15 Mill. Sehbehinderter. Der Zensus von 1931 war zu ungenau und wurde unsystematisch durchgeführt. I. folgt nunmehr der Blindheitsdefinition der WBU, danach liegt Blindheit unter folgenden Voraussetzungen vor: 1. völliges Fehlen des Sehvermögens; 2. die Sehschärfe beträgt $^{6}/_{60}$ oder $^{20}/_{200}$ (Snell) auf dem besseren Auge nach Korrektur; 3. Beschränkung des Sehfeldes 20 Grad oder darunter.
Altersgliederung der Bl. in I. nach dem Zensus von 1931 (Ausgangszahl ca. 600.000):

Indien

	männlich	weiblich
Gesamt:	284.741	316.629
0–5 Jahre	8.443	6.419
5–10 Jahre	13.443	9.167
10–15 Jahre	14.359	9.708
15–20 Jahre	13.375	9.782
20–25 Jahre	14.228	11.064
25–30 Jahre	14.343	13.198
30–35 Jahre	14.236	14.435
35–40 Jahre	16.142	18.357
40–45 Jahre	17.310	20.097
45–50 Jahre	20.830	25.655
50–55 Jahre	21.363	26.720
55–60 Jahre	25.825	35.009
60–65 Jahre	26.168	35.470
65–70 Jahre	20.031	25.442
70 Jahre und darüber	43.705	55.323
Alter nicht feststellbar	940	693

Geschichte: Schon in sehr früher Zeit hat sich die indische Geisteswelt mit der sozialen und kulturellen Situation bl. Menschen beschäftigt. Siehe hierzu die Ausführungen im Regionalbericht → Asien. Jedoch war es ein weiter Weg von der literarischen und kulturellen Problembearbeitung bis zur modernen Beschulung. Die erste Bl.-Schule wurde 1887 von der englischen Missionarin Miss Annie Sharp gegründet. Es folgten 1890 und 1897 zwei weitere Schulgründungen in den Staaten Madras und Bengal. Heute bestehen ca. 200 Bl.-Inst., -Schulen, -Fürsorgestellen und -Vereine in den verschiedenen Teilen Indiens. Sie werden hauptsächlich von privaten Organisationen getragen und erhalten nur begrenzt finanzielle Hilfe vom Staat.

Sehgeschädigtenbildungswesen: 1960 gab es in I. insgesamt 70 Bl.-Schulen, von denen vier auch Kindergärten haben.

Ausbildende Schulen: Handelsschulen, Gewerbeschulen, Handwerksschulen und Schulen zur Ausbildung zum Physiotherapeuten, zum Musiklehrer usw.: 1965 bestanden bereits sog. Workshops mit Ausbildungszentren (Workshop and Training Centers) zur handwerklichen Berufsausbildung. In Bombay ist dieser Workshop sehr modern ausgerüstet.

Rehabilitationszentren: In der Mitte der 60er Jahre wurde ein voll ausgebautes Reha-Zentrum von der indischen Regierung betrieben. Einige Schulen hatten angefangen, die Erziehung in Grund- und Hauptschulen anzubieten. Z.Z. gibt es insgesamt 100 Bl.-Schulen, von denen nur einige zum Schulabschluß führen. An viele dieser Schulen sind Kindergärten angeschlossen. Ferner bestehen fünf Berufsausbildungszentren mit Werkstätten, davon ist eine nach modernsten Gesichtspunkten eingerichtet (Bombay). Die Bl. lernen dort, Drehbänke und elektrische Werkzeugmaschinen zu bedienen. Der „Victoria Memorial School for the Blind" in Bombay ist die einzige Ausbildungsstätte für bl. Physiotherapeuten angeschlossen. Ein Rehabilitationszentrum für Bl. wurde von der indischen Regierung in Dehra Dun eingerichtet. Es unterhält eine Tagesausbildungsstätte zur Erlernung verschiedener Bl.-Berufe.

Schulen oder Anstalten für mehrfachgeschädigte Bl. existieren nicht, doch hat man in einigen Städten damit begonnen, bl. Schüler und Studenten auch zum Unterricht in Regel-, Volks- und höheren Schulen sowie zur Universität zuzulassen. Geeignete Anwärter erhalten eine einjährige Sonderausbildung in der „National Academy of Teachers for the Blind" im Staat Madras. Diese Ausbildungsstätte wurde von der „National Association of the Blind" (NAB) in Zusammenarbeit mit dem „National Christian Council" gegründet. In verschiedenen Staaten wurden regionale Kurse für Bl.-Lehrerausbildung eingerichtet, so in Maharashtra, Gujarat, Andhra Pradesh und in Neu Delhi. Die Lehrpläne dieser Kurse entsprechen weitgehend denen des „College of Teachers of the Blind" in England und der → „Perkins School for the Blind" in den Vereinigten Staaten. Die „National Association for the Blind" unterhält den einzigen Home-Teacher-Dienst in Bombay.

Zu Beginn der 80er Jahre, also ca. 100 Jahre nach der Gründung der ersten Bl.-Schule in I. (1887), verfügte Indien über ca. 200 Schulen, Einrichtungen, Vereine und Vereinigungen für Bl. Die meisten dieser Schulen werden von Freiwilligen oder von gemeinnützigen Organisationen betrieben. Einige Schulen wurden von der Regierung als öffentliche Schulen errichtet, soweit es in der jeweiligen Region keine Bl.-Schulen gab. Ca. 6.000 Schüler erhalten dort Unterricht. Die meisten Schulen z.B. in den Staaten von Maharashtra, Gujarat, Tamil Nàdu und Delhi folgen nunmehr dem Lehrplan der örtlichen staatlichen oder städtischen Schulen. Doch läßt oft ihr Standard zu wünschen übrig. Unterrichtet werden an diesen Schulen folgende Fächer: Sprachen, Arithmetik, Geschichte, Geographie, allgem. Naturwissenschaften, Hauswirtschaft (besonders in Mädchenschulen). Natürlich ist die Punktschrift die Grundlage für den Unterricht in diesen Schulen. Alle in I. gesprochenen Sprachen

Indien

können nun in Punktschrift gelesen und geschrieben werden. In Ergänzung zu den normalen Unterrichtsfächern der Schulen werden Musik, verschiedene handwerkliche Fähigkeiten wie Stuhlflechten, Weben und Stricken unterrichtet. Aufgenommen werden Kinder zwischen dem 5. und 16. Lebensjahr. Häufig sind in einer Klasse Kinder zusammengefaßt, die zwischen 7 und 14 Jahre alt sind. Die meisten Schulen bieten nur Grundausbildung an, einige haben seit neuestem auch Sekundarstufen. Das System der integrierten Erziehung auf Sekundarstufe ist weiter ausgebaut worden. Ca. 1.000 bl. Kinder nahmen im Jahr 1981 am integrierten Unterricht teil. Auf Grund großzügiger Stipendien durch die Regierung und von privater Seite konnten ständig mehr Bl. auch Hochschulabschlüsse (BA und MA) erzielen. Viele haben einen Abschluß in Rechtswissenschaft erhalten.

Berufsausbildung: Anfang der 80er Jahre gab es 50 Trainings-Center für Berufsausbildung Bl. in I. Sie sind in der Größenordnung sehr verschieden und reichen von kleinen Zentren, wo Korbflechten unterrichtet wird, bis zu den Großzentren in Bombay, Delhi, Ahaedabad und Poona. Hier werden einfache Ingenieurarbeit, Zusammensetzung von Maschinenteilen, Schreinerhandwerk, Schneiderhandwerk und andere technische Berufe gelehrt. In diesen Zentren wurden Anfang der 80er Jahre ca. 3.000 Bl. ausgebildet.

Blindenberufe: Durch die Einführung von Berufsvermittlern auf Regierungsebene und auf der Ebene der Organisationen für Bl. gelang es Anfang der 80er Jahre, schon ca. 2.500 bis 3.000 Bl. auf dem Arbeitsmarkt zu vermitteln (in Fabriken, Mühlen usw.). Es zeichnet sich eine Tendenz von den einfachen Arbeiten zur Maschinenbedienung ab. Anfang der 80er Jahre wurden auch die ersten bl. Telefonisten ausgebildet. Einigen Sehgeschädigten ist es gelungen, als Geschäftsleute vermögend und einflußreich zu werden, andere arbeiten als Lehrer, Hochschullehrer an Colleges, als Physiotherapeuten, als Kaufleute und Rechtsberater. In einer von der NAB gegründeten Landwirtschaftsschule, dem „Tata Agricultural and Rural Training Centre for the Blind" (TACEB), werden Bl. für Tätigkeiten in der Landwirtschaft ausgebildet. Etwa 400 Bl. arbeiten in Spinnereien und Webereien, einige sind Physiotherapeuten, Musiker oder Handwerker (Stuhlflechter), Telefonisten,

Versicherungsagenten, Lektoren, Dozenten und Hilfsprediger.
Bisher besteht nur die Braille-Vollschrift. Das Bharati-Braillesystem und eine Kurzschrift sind in Entwicklung. Die Bl.-Schulen und -Anstalten sind private Institutionen, die von staatlicher Seite und privaten Spendern Beihilfen erhalten.

Wohlfahrtseinrichtungen für Blinde: Die bedeutendste Bl.-Fürsorgeorganisation ist die NAB. Ihr sind fast alle Bl.-Institutionen und -Organisationen (Selbsthilfe und Fürsorge) im ganzen Land angegliedert. Bl.-Selbsthilfeorganisationen sind: „The Blind Men's Association" in den Staaten Maharashtra und Gujarat, „The Blind Persons Association" in Westbengalen und die „Andh Sarvodaya Mandal" in Gujarat. In einigen Bl.-Instituten und -Organisationen wird für Unterhaltungsmöglichkeiten gesorgt (Spiel, Sport, Chorgesang etc.). Es gibt jedoch weder Wohn- noch Altersheime, noch Erholungs- oder Kurheime für Bl., ebenfalls keine Führhundschulen, bis auf das von der NAB gegründete „Lions Home for Aging Blind" in Khandela, wo 100 bl. Männer aus ganz I. untergebracht sind.

Hilfsmittelzentralen: Es bestehen drei Druckereien in den Staaten Maharashtra, Madras und Uttar Pradesh, die Literatur in Punktschrift herausbringen. Die „Blind Men's Association" unterhält in den Staaten Gujarat und Maharashtra zwei Braillebüchereien, eine dritte im Staat Uttar Pradesh wird von der indischen Regierung getragen. Die NAB richtet neuerdings Hörbüchereien nach dem englischen Kassettensystem ein. Seit 1958 besteht eine Druckerei in Bombay, die in Hindi, Gujarati und Marathi druckt. Es bestehen auch 7 Punktschriftzeitschriften, darunter seit 1959 die Zeitschrift „Blind Welfare". 1960 wurde auf Initiative des Lion's Club in Bombay die NAB Lions Blind Welfare Library gegründet. Seit 1963 hat die NAB eine Tonbandbibliothek eröffnet und stellt seitdem Tonbänder in Hindi, Marathi und Gujarati, Sanskrit und Englisch zur Verfügung.

Berufliche und soziale Rehabilitation: Abgesehen von verschiedenen Weisungen der Regierungsstellen auf Staats- und Bundesstaatsebene überlegt die Regierung seit einiger Zeit, das Qutasystem gesetzlich für alle Behinderten einzuführen. Auch wird eine Verbesserung des Systems der Berufsvermittlung durch besonders qualifizierte Beamte erwogen. Die Zahl der besonderen Berufsver-

Indien

mittler für Bl. lag Anfang der 80er Jahre bei 20, die Dauer der Ausbildung in den Berufsausbildungszentren schwankt zwischen einem und vier Jahren, die Zahl der ländlichen Ausbildungsstätten lag bei vier und die Zahl der Sehgeschädigten, die dort ausgebildet wurden, bei 100 Schülern. Die Schwierigkeit besteht darin, daß die Mehrzahl der Bl. kein Land besitzen. Im Agrarsektor können Bl. in selbständiger Arbeit Farmen, Milchproduktion sowie örtliche Handwerksberufe oder Läden betreiben. In Madurai und in Tiruchirapalli wurden Anfang der 80er Jahre Programme zur Wiedereingliederung Bl. in die Landwirtschaft durchgeführt. Bl. werden in ihren Dörfern von einem Team von Mitarbeitern aufgesucht, die sie an Ort und Stelle in Mobilität, handwerklichen Tätigkeiten und Ackerbau unterrichten (Suresh Ahuja).

Gesetzgebung: In der indischen Verfassung Art. 46 ist das Prinzip verankert, daß der Staat sich mit besonderer Sorge der Förderung des ökonomischen und erzieherischen Wohls der schwächeren Schicht des Volkes annehmen muß. Hierzu gehören zweifellos auch die Sehgeschädigten. Die Zentralverwaltung wie auch die verschiedenen Bundesstaaten haben von Zeit zu Zeit Maßnahmen zur Verbesserung und Förderung der Erziehung, Rehabilitation und zur Anstellung Bl. unternommen. In I. haben alle Bl. eine Vorzugsstellung bei der Benutzung der öffentlichen Transporthilfen und sind von der Bezahlung von Postgebühren für Punktschrift und von Zoll für eingeführte Bl.-Artikel befreit. Alleinfahrende Bl. zahlen ein Viertel des regulären Preises; wenn sie in Begleitung eines Sehenden reisen, fährt die Begleitung frei. Auch der Lion's Club hat verschiedene soziale Leistungen an Bl. übernommen.

Die NAB: Im Jahr 1932 bestanden 33 Schulen und Einrichtungen sowie 10 Verbände für Bl., die voneinander unabhängig auf dem Gebiet der Bl.-Wohlfahrt arbeiteten. Es bestanden aber keine Kontakte zu Einrichtungen von Bl. und zu Bl. im Ausland. Die indische Regierung fing damals an, sich der sozialen Situation bl. Menschen anzunehmen. Bombay war das führende Zentrum einer sozialen und philanthropischen Avantgarde. Dort wurde auch die erste Provinzkonferenz der Arbeiter für Bl. im Jahr 1948 abgehalten. Bombay hatte sich auch dafür ausgesprochen, eine einheitliche Punktschrift für ganz I. durchzusetzen. Bis dahin gab es verschiedene Punktschriftsysteme in den verschiedenen Schulen des Landes. Die erste Provinzkonferenz in Bombay wandte sich an die → UNESCO, was 1952 zur Annahme des Bharati Braille Code und schließlich zum Weltpunktschriftsystem (World Braille Code) führte. R. M. Alpaiwala und Captain A. J. Desai entwickelten damals die Idee einer „National Association for the Blind". Die Verfassung dieser Einrichtung wurde von dem ältesten Sozialarbeiter für Bl., N. Chhatrapati, entworfen in Zusammenarbeit mit dem Captain Desai und anderen.

Ziele der 1952 gegründeten NAB nach ihrer Satzung sind: a) sich um das Sozialwohl der Bl. im allgemeinen bemühen; b) für die Harmonie zwischen den Einrichtungen und Vereinigungen sorgen und die Bl.-Arbeit in I. auf nationaler Ebene koordinieren; c) Maßnahmen zu ergreifen zur Verhütung und Behandlung von Blindheit, Augenkliniken zu errichten und mobile ophthalmologische Behandlungseinheiten zu betreiben; d) Maßnahmen zur Erziehung, Rehabilitation und zur Ausbildung von Bl. zu ergreifen, den Sehgeschädigten bei ihrer Beschäftigung in geschützten Werkstätten zu helfen und Arbeit auf dem allgemeinen Arbeitsmarkt zu finden; e) Konferenzen abzuhalten, wenn wichtige Probleme zur Diskussion stehen; f) Punktschriftbüchereien und Punktschriftdruckereien einzurichten, um Literatur für Bl. herzustellen; g) die Herstellung von Apparaten und Hilfsmitteln zu fördern, die Bl. zur Erziehung, zur Berufsausbildung und zur Durchführung kultureller Aktivitäten dienen; h) die Bl.-Wohlfahrt durch alle geeigneten Maßnahmen zu fördern.

Die indische Regierung hat die NAB anerkannt. Als Ergebnis verschiedener Bemühungen hat die indische Regierung das Beratungsgremium für die Behindertenerziehung errichtet. Gleichzeitig wurde vom Arbeitsministerium ein Netz von 100 Beamten zur Berufsunterbringung Behinderter ins Leben gerufen. 1954 hat die NAB ein Komitee zur Berufsunterbringung geschaffen, dessen Vorsitzender S. H. Batil ist. Damals konnten 220 Bl. auf dem freien Markt, in Fabriken und Mühlen, Büros, Krankenhäusern usw. untergebracht werden. Zur Sicherung der Arbeitsunterbringung wurden vorher geeignete Trainingskurse veranstaltet, um Unqualifizierte von vornherein auszuscheiden. Es bestehen folgende Einrichtungen: a) M. N. Banajee Industrial Home for the Blind, gegr. Juli 1956 in Joqeshvari, Bombay, wo 50 Bl. Stöcke, Körbe, Web- und Teppichwaren,

Indochina

Musikinstrumente und Texte in Punktschrift herstellen. b) The Tata Agricultural and Rural Training Centre for the Blind: Da die große Mehrheit der Bl. in I. auf dem Land lebte und völlig unversorgt war, wurde im Januar 1960 ein solches Landwirtschaftszentrum zur Rehabilitation bl. Landarbeiter und Bauern geschaffen. Es kann 50 Sehgeschädigte pro Jahr aufnehmen. c) National Society for the Prevention of Blindness: 1959 gegr. Diese Einrichtung hat ihren Sitz in New Delhi, Präsident ist Rajkumari Amrit Kaur. Anfertigung von Schriften, Broschüren, Postern zur Blindheitsverhütung, Organisation von Veranstaltungen zum World Health Day. d) Workshop for the Blind: Die Werkstätten für Bl. wurden ins Leben gerufen, da es auf dem freien Markt sehr schwer ist, Bl. in Berufe zu vermitteln. In Bombay wurde 1963 der erste Workshop gegründet. e) The National Academy of Teachers of the Blind: Für die mehr als 100 Schulen und Einrichtungen für Bl. in I. besteht die Notwendigkeit, besonders ausgebildete Lehrer einzusetzen. Um dies zu ermöglichen und um den Standard der Lehrerbildung zu heben, wurde die Akademie 1960 ins Leben gerufen. Sie befindet sich bei der Bl.-Schule Palayamkottai im Staat Madras und wird von der NAB und dem National Christian Council geführt. Der Unterricht erstreckt sich über ein akademisches Jahr; daneben werden Stipendien für die Ausbildung vor allem in den USA gewährt. f) Home Teaching: Seit 1971 wurde der erste Home Teacher als Mitglied der NAB in Bombay ernannt. Die Aufgaben des Home Teacher bestehen darin, bl. Personen aufzufinden und ihnen bei ihren Rehabilitationsproblemen zu helfen, Punktschrift zu unterrichten, ihnen verschiedentliche handwerkliche Fertigkeiten beizubringen und ihnen die Sozialhilfeleistungen des Staates näherzubringen. Zweigstellen: Schon früh wurden in Madras und Kerala Zweigstellen von NAB gegründet; weitere bestehen in Haryana, Karuatak, Rajasthan, Tamil Nàdu, West Bengal und Punjab.

Lit.: Subodh Chandra Roy: „Blind in India and Abroad"; H.J.M. Desai: „Blind in India"; ders.: „First All-India Conference for the Blind", Bombay 1952; Suresh C. Ahuja: „Blind Welfare in India"; ders.: „The National Association for the Blind"; K.N.K. Jussawala: „Blind Children and the Rehabilitation"; ders.: „Problem of the Blind in India"; ders.: „Vocational Guidance for the Blind"; Rajendra T. Vyas: „Visually Handicapped in Bombay State – Their Social Background and Present Status".

Persönlichkeiten: S. → Ahuja, Mahaber Prasat Jatia, Desai, Shonlien Kiloung, Lal Advani, Rajenera Vyas, Prof. Manindra Krishma Kumar.

Adressen: National Association for the Blind, 51, Mahatma Ghandi Road, Bombay 400 023; Blind Relief Association, Lal Bahadur Shastri Marg, New Delhi 110 003; Vocational Rehabilitation Training Centre for the Blind, Habowal Road, Near Civil Lines, Ludhiana, Punjab 141 001; National Institute for the Visually Handicapped, 116 Rajpur Road, Dehra Dun, Uttar Pradesh 248 001.

Indochina (Regionalbericht)
LAOS: *Fläche:* 236.800 km². *Einwohner:* 3,6 Mill. VIETNAM: *Fläche:* 329.556 km². *Einwohner:* 59,7 Mill. *Blindenzahl:* 151.200.
LAOS, Laotische Demokratische Volksrepublik (Sâthâlamalid Pasâthu'paait Pasâsîm/ République démokratique populaire du Lao.): Es gibt keine Fürsorgedienste für bl. und gehörlose Menschen. Statistikzahlen sind ebenfalls nicht vorhanden, allerdings vermutet man in den Nordostprovinzen und entlang der vietnamesischen Grenze viele Kriegsbl., die wohl von ihren Familien mitversorgt werden. Die Augenklinik in Laos verfügt über 15 Betten. Aufgrund fehlender Geräte können viele Operationen nicht mehr durchgeführt werden. Eine Studie vom Februar 1972 der beiden französischen Ophthalmologen Dr. F.J. Beauchamp und Dr. B. Epardeau zeigt ein Trachomvorkommen zwischen 40 und 60 % unter der Landbevölkerung; 1982 wurde die Zahl sogar auf 70 % geschätzt. Augenmedikamente sind nicht verfügbar. Lediglich zwei Augenärzte sollen in ganz Laos (1982) tätig sein.
VIETNAM, Sozialistische Republik (Công Hòa Xã Hôi Chu Nghîa Viêt Nam). Von den 151.200 Vollbl. in Vietnam leben 45.900 im Norden und 105.300 im Süden. Hiervon sind wiederum 77 % kriegsbl., ca. 20 % erbl. aufgrund von Infektionskrankheiten und Unterernährung; die restlichen 3 % sind von Geburt an bl. Alleine im Großraum von Ho Chi Minh-Stadt, dem früheren Saigon, soll es 13.260 Bl. geben, in Hanoi 4.369. In ganz Vietnam gibt es nur eine einzige Schule für bl. Kinder, und zwar die Nguyen Dinh Chineu-Bl.-Schule in Saigon, wo 1982 in 9 Klassen 75 bl. Jungen und Mädchen unterrichtet wurden. Einige Kinder sind lediglich sehbehindert. Bl.-Hilfsmittel stehen nur in unzureichendem Maße zur Verfügung. In Haiphong und in einem kleineren Ort der Ha Nam Ninh-Provinz (beide Nord-V.) gibt es je

eine Sonderschulklasse. Trainings- oder Rehabilitationszentren im westlichen Sinne existieren nicht, aber viele Bl. arbeiten in kleineren Werkstätten, wo Gummidichtungen und -ringe, Radspeichen, einfache elektronische Geräte wie z. B. Trafos, Türverriegelungen, Haken und Ösen und andere Eisenteile sowie Tischlerplatten hergestellt werden.

Der am 17.4.1969 gegr. Nationale Bl.-Verband Vietnams ist sehr aktiv; 1982 verfügte er bereits über 60 Bezirks- und Kreisverbände, die sich vor allem um Bildung, Arbeitsbelange, Sozialfürsorge und Freizeitinteressen der Bl. kümmern. Der Verband organisiert Spezialkurse für Bl.-Lehrer, schickt erwachsene Bl. auf Sonderlehrgänge und richtet Bl.-Bibliotheken (Braille-Bücher, Kassetten) ein. In Hanoi wurde dem Verband eine Braille-Presse vom holländischen „Komitee 2" der Freien Universität Amsterdam gestiftet (1981). Die Bl.-Verbände sind generell zuständig für Bl. ab 16 Jahren; die ca. 200 bl. Kinder Hanois werden vom Bildungs- und Sozialministerium betreut. Die Kinder besuchen „zwangsweise" Regelschulklassen und erhalten nebenher eine Sonderausbildung durch Bl.-Lehrer; 1982 waren in Vietnam an die 100 Punktschrift-Lehrer tätig, die für Kinder und Erwachsene gleichzeitig Kurse abhielten. Die Verbände und Ministerien arbeiten auf dieser Ebene eng zusammen. 1982 gab es in Hanoi 30 solcher Sonderklassen für 200 Schüler, außerdem führte man Abendkurse in neun Klassen mit 50 älteren Schülern durch.

Ist ein Bl. arbeitslos, erhält der Unterstützung durch das Sozialministerium. Die Behinderten-Produktionswerkstätten, in denen jeweils zwischen 10 und 20 Menschen arbeiten (gelegentlich sogar bis 100), konkurrieren innerhalb der staatlichen Wirtschaftsordnung (Genossenschaftswesen) mit allen anderen „normalen" Betrieben; nur wenn es zu Absatzschwierigkeiten kommt, kauft der Staat die Produkte direkt ab. Jeder Bezirk in Hanoi besitzt eine Bl.-Werkstätte. Die Entlohnung erfolgt nach einem bestimmten Leistungsprinzip, sie kann zwischen 200 bis 550 Dong (1 DM = 44 Dong) monatlich betragen. Die Betriebe arbeiten meist in drei Schichten. In der Hafenstadt Haiphong gibt es eine Werkstatt für Flechthandwerk und eine Glaserei, die dem Bl.-Verband angegliedert sind, dessen Vorsitzender 1982 Mr. Nguyen Van Vong war.

Ho Chi Minh soll schon gesagt haben: „Die Bl. sind die ärmsten Leute unter den Behinderten – ihnen schenkt große Aufmerksamkeit." Kein Bl. wird zur Arbeit gezwungen, aber das „Recht auf Arbeit" sichert ihm in jedem Fall eine Beschäftigungsmöglichkeit, die seinen physischen und geistigen Fähigkeiten entspricht.

In Ho Chi Minh-Stadt, Süd-Vietnam, sind im engeren Stadtbezirk 2.123 Bl. erfaßt, davon haben sich 414 Mitglieder im noch jungen Bl.-Verband (1979) eingeschrieben. Ähnlich wie in anderen Verbänden engagieren sich vorwiegend ältere Bl.; 65 % sind älter als 45 Jahre. Die Kriegsbl. werden vom Verband nicht sozial betreut, ihrer nimmt sich der Staat besonders an. Produktionsstätten wurden für sie eingerichtet, außerdem erhalten sie eine staatliche Rente.

Nord-Vietnams einziges Lehrinstitut für Ophthalmologie befindet sich in Hanoi. Dort werden die kompliziertesten Eingriffe durchgeführt, vom Katarakt und der Keratoplastik über das Glaukom bis hin zu Netzhautoperationen. 32 % der Bevölkerung leidet an Trachom; über 14 % der Trachom-Komplikationen führen zur Blindheit.

Günstig wirkt sich in Vietnam das relativ engmaschige Netz der Gesundheitsstationen aus, an denen etwa 460 „Augenhelfer" Dienst tun; dennoch zusammen mit den knapp 300 Augenärzten viel zu wenig für ein Land mit über 50 Millionen Menschen (1982). An fast jedem Bezirkshospital hat man eine kleine Augenklinik, und in jeder Provinz arbeitet mindestens eine spezielle Trachomstation.

Vorbeugung von Blindheit in Vietnam: 1980/1981 wurde in Nordvietnam in 6 Provinzen des Deltagebietes eine Untersuchung an 24.095 Probanden durchgeführt. Die Ergebnisse der *Verteilung von Krankheiten*:

Aktive Form von Trachom	31,80 %
Bindehautentzündung	12,70 %
Wucherung der Augapfelbindehaut auf die Hornhaut	6,00 %
Katarakt (Grauer Star)	5,50 %
Myopie	2,30 %
Hypermetropie presbyopia	1,70 %
Hornhautschäden	1,80 %
Schielen	0,46 %
Glaukom	0,27 %
Verletzungen	0,17 %.

Die Untersuchung ergab weiter die prozentuale Anzahl der Sehgeschädigten:

Blindheit an einem Auge	2,00 %
beidseitige Blindheit	0,80 %
zusammen	2,80 %

Indonesien

Die *Blindheitsursachen*:

Grauer Star	39,40 %
Trachom	14,10 %
Erkrankung des Augenhintergrundes	8,90 %
Glaukom	6,30 %
Wucherung der Augapfelbindehaut auf die Hornhaut	5,40 %
Verletzungen	3,60 %
Schielen	3,10 %
Hornhautschäden	3,10 %
Masern, Pocken	1,20 %
Refraktionsschäden	0,50 %
Nicht festzustellende Ursachen	14,40 %

Altersverteilung in %:

weniger als 7 Jahre	0,80 %
7–16 Jahre	1,50 %
17–45 Jahre	14,80 %
46–60 Jahre	29,90 %
über 61 Jahre	53,00 %

1980 gab es in Vietnam 280 Fachaugenärzte und 459 Hilfspersonal. Im Zeitraum von 1955 bis 1980 wurden insgesamt 1.193.709 Operationen an 610.212 Personen durchgeführt, die an Entropium Trichiasis litten. Bei dieser Krankheit handelt es sich um Hornhautschäden, die aufgrund angeborener Fehler oder Krankheiten wie Trachom oder Skrofulose, Verbrennungen oder durch Wimpern, die auf der Hornhaut scheuern, entstehen.

Adresse: School for the Blind, 1 Ngugen Trai, Cholon, Saigon, Vietnam.

Indonesien, Republik
(Republik Indonesia). *Fläche: 2.027.087 km². Einwohner: 169.440.000.*
Statistik, Allgemeines: Die Zahl der Bl. beträgt 1,5 Mill. Blindheitsursachen: Trachoma, Katarakt und Unterernährung. Über das Bl.-Wesen in I. ist kaum Material zu erhalten. Die erste Bl.-Schule wurde in Bandung ungefähr 1907 von den Holländern gegr. Bis 1979 gab es insgesamt 23 Bl.-Schulen, die durch staatliche oder andere Unterstützungen ermöglicht wurden. Außer diesen Bl.-Schulen und der „Indonesian Association of the Blind", die auch eine Punktschriftdruckerei und -bücherei unterhält, gibt es die „Blindness Prevention Foundation of Indonesia" in Djakarta, die mit den internationalen Organisationen kooperiert und eine intensive Forschung der Blindheitsursachen und -verhütung betreibt, sowie das „National Council for Social Welfare", gegr. von Frau Asution, die in Djakarta die örtliche Präsidentin ist. Im ganzen Lande gibt es Basisgruppen, und nahezu jede Offiziersfrau arbeitet freiwillig mit. Die Organisation hat Bl.- und Taubstummenschulen sowie Leprosenzentren gegründet. Durch die Mitarbeit der → HKI und anderer wurde ein Fünfjahresplan entwickelt. Es wurde ein Teacher-Training-College in Bandung und ein Mobility-Zentrum in Djakarta gegründet.

Informelle Ausbildung der Blinden: Das Projekt wurde 1981 vom indonesischen Ministerium für Bildung und Kultur unter Mitarbeit der HKI begonnen. Finanziert wird das Projekt vom USAID, der → Christoffel Blindenmission, der IBM und der Kanadischen Botschaft in Djakarta. Das Projekt ist folgendermaßen aufgebaut: In 72 Stunden dauernden Kursen werden freiwillige Mitarbeiter ausgebildet. Es wird das notwendigste Wissen über die Arbeit mit Bl. vermittelt. Danach wird im Einzelunterricht trainiert, und zwar im Hause des Bl. Das Programm basiert auf der indonesischen Tradition des „Gotong Royong", d.h. der gegenseitigen Hilfe. Diese Methode hat mehrere Vorteile: 1. Wenn das Training zu Hause durchgeführt wird, spart man die Kosten für Neubauten, Unterbringung usw. 2. Wenn die bl. Person aus ihrer gewohnten Umgebung nicht herausgerissen wird, gibt es später keine Probleme mit sozialer Integration. 3. Es entsteht keine Diskrepanz zwischen den Personen, die aus ländlichen oder städtischen Gebieten stammen, wie es bei einer zentralen Umschulung der Fall wäre.

Strukturell ist die informelle Erziehung wie folgt aufgebaut: Es gibt eine zentrale Verwaltung, des weiteren eine Kreis-, eine Bezirks- und eine örtliche Verwaltung. Das örtliche Büro hat jeweils 8 Mitarbeiter. Voraussetzungen der Mitarbeiter: erfolgreicher Abschluß des 72stündigen Kurses; Verpflichtung, mindestens 6 Stunden in der Woche am Programm zu arbeiten; 4 Schüler auszubilden; den Unterricht im Hause der bl. Person durchzuführen; einmal im Monat an einer Sitzung teilzunehmen; Verantwortung bei der Suche der Klientel zu übernehmen. Für die Mitarbeit erhält der Ausbilder 5 US-Dollar monatlich, und die Fahrtkosten werden erstattet. Anfang der Ausbildung ist ein 48stündiger Grundkurs, danach folgt ein 6monatiges Praktikum und nach Beendigung des Praktikums ein 24stündiger follow-up-course. Der Auszubildende wird in Punktschrift, in Mobility- und Orientierungs-Training unterrichtet. Das wichtigste ist, daß er das alltägliche Leben meistern kann und fähig ist, sich in den Arbeitsprozeß einzufügen. So werden z. B. Bl., die in Gebieten leben, wo Reis angebaut wird, geschult, die Umrisse von Reisfeldern zu erkennen; Bl. die zu Handwerkerfamilien gehören, werden mit dem Handwerk vertraut gemacht. Im Zeitraum zwischen 1981 und 1983 haben 44 Lehrpersonen 230 bl. Kinder und Erwachsene ausgebildet. Die Altersdifferenz lag zwischen 3 und 103 Jahren. Einige Beispiele: Einer 32jährigen bl. Frau wurde beigebracht, wie sie am besten ihre Kinder alleine versorgt, einer Gruppe von 7 bl. Männern wurde geholfen, eine Kaninchenzucht aufzubauen. Ein 68jähriger Mann hat gelernt, den Bl.-Stock zu benutzen, so daß er seine Freunde alleine besuchen kann. Eine Gruppe bl. Frauen hat gelernt, wie man Sojagerichte zubereitet. Ein 23jähriger lernte die Grundlagen der Massage und machte eine kleine Massage-Praxis auf.

Adressen: Indonesian Association of the Blind, 9 Jln Burangrang, Bandung; Indonesian Federation for the Welfare of the Blind, Kadipaten Wetan Kp 1/101, Djakarta.

Industrial School for the Blind
→ Westindien (Regionalbericht)

Ingmann, Hanna, *1845 in Kuopio (Finnland). Nach ihrem Studium wurde sie zur Vorsteherin des Mädcheninternates an der Bl.-Schule in Kuopio ernannt, danach Leiterin des Bl.-Inst. in Helsingfors (heute: Helsinki). 1887 gründete sie dort den Verein der Bl.-Freunde und widmete ihr Leben der Sache der Bl. *M.*

Institut des Aveugles, Sousse
→ Tunesien

Institute Loaiza Cordero for Blind Children, gegr. 1919. Zuständig für Puerto Rico. Bietet Ausbildung von der Vorschule bis zum Abitur für sehgeschädigte und taubbl. Kinder, Rehabilitationsprogramme und Mobilitätstraining an.

Institut für Rehabilitation und Integration Sehgeschädigter (IRIS)
→ BRD V

Institut Hardley pour les Aveugles
→ Frankreich

Institut Louis Braille, Montreal
→ Kanada

Institut National des Jeunes Aveugles → Frankreich, → Europa (Geschichte des Bl.-Wesens)

Instituto de Cegos de S. Manuel
→ Portugal

Instituto Nacional de Ciegos
→ Argentinien

Instituto Nacional de Servicios Sociales Servicio Social de Minusvalidos
→ Spanien

Instituto Nacional para Ciegos, Bogotá → Kolumbien

Institut pour Aveugles Mama Mobutu → Zaire

Institut pour déficients visuels
→ Luxemburg

Institut Royal des Jeunes Aveugles
→ Europa (Geschichte des Bl.-Wesens)

Institut „Sant' Alessio" → Italien

International Agency for the Prevention of Blindness (IAPB). Die IAPB wurde im Januar 1975 durch Sir John Wilson, der auch der 1. Präsident wurde, gegr. Die 1. Generalversammlung war in Oxford im Jahre 1978. 1980 erschien das Buch „World Blindness and its Prevention". Das Programm der IAPB, die mit der → WHO und der → WBU zusammenarbeitet, hat zum Ziel, bis zum Jahre 2000 den Prozentsatz der Blindheit allgemein und in jedem Land unter 5 % und in jeder Stadt unter 1 % zu drücken. Das Programm hat ferner zum Gegenstand, in jedem Land in den elementaren Gesundheitsdienst ein augenärztliches Programm einzuschließen. Das Ziel dieses Programmes ist es, die verhinderbare Blindheit – sie beträgt in den Entwicklungsländern über 80 % der vorhandenen Blindheit – bis zum Jahr 2000 bis auf die Hälfte zu reduzieren. Dieses Programm begann 1974, als die WHO es mit weltweiter Priorität annahm. Die Maßnahmen richteten sich gegen die vier Hauptursachen der Blindheit in den Ländern der Dritten Welt, und zwar: Onchozerkose (Onchocerciasis = Flußblindheit), Trachom (Cerophthalmia) einschließlich der Erbl. durch Unterernährung und Katarakt (= Grauer Star). Die Bekämpfung von Glaukom und Augenverletzungen durch Unfall sind ebenfalls weitere Prioritäten in den Regionalprogrammen. Beim westafrikanischen Onchozerkoseprogramm könnte man nun über zwei Drittel der von der endemischen Krankheit befallenen Gebiete in sieben Ländern bekämpfen. Dies bedeutet, daß nun in diesem Gebiet keine Neuinfektionen auftreten und daß die nächste Generation frei von dieser Krankheit sein sollte. Es gibt aber noch keine Massenrehabilitation, um das Hilfsprogramm zu ergänzen im Hinblick auf die große Zahl der Erwachsenen, die inzwischen erbl. sind und von den Hilfsprogrammen der

International Blind Sport Association

Verhütung nicht mehr profitieren können. Beim Trachom hat das Verhütungsprogramm, das eine Kombination von medizinischer Therapie und öffentlichen Gesundheitsmaßnahmen darstellt, bereits entscheidende Erfolge erzielt, und zwar gerade in den sehr stark befallenen Gebieten in Nordafrika, dem Mittleren Osten, Süd- und Südostasien, im sowjetischen Zentralasien, in China und in Australien. Das Programm verfügt über angepaßte Arbeitsmethoden, so daß die am stärksten betroffenen Gebiete nun in der Lage sein sollten, die Blindheitsursachen in einem Zeitraum von fünf Jahren systematischer Arbeit völlig zu kontrollieren. Daneben könnte bei einem Kostenaufwand von ca. einem Dollar im Jahr, gerechnet pro Kopf der Bevölkerung, jede vom Programm betreute Region trachomfrei gehalten werden. Gegen Cerophthalmia (Erbl. durch Fehl- oder Unterernährung), wegen der schätzungsweise jährlich 250.000 Kinder erbl., sind drei erfolgreiche Maßnahmen durchgeführt worden: Beigaben zur Nahrung von Zucker mit Vitamin A (Guatemala, Indonesien und Zentralamerika), Verteilung von Vitaminkapseln (Bangladesch, Indien und Indonesien) und ernährungsmäßige Rehabilitation, die darauf abzielt, täglich einen Zusatz von vitaminreicher Nahrung in Form von Gemüsen der Kindernahrung beizufügen. Nach neueren Schätzungen resultieren 40% der Erbl. in Afrika und Südasien aus Erkrankungen an Grauem Star. Massenbehandlungsprogramme, die den Rückstand der bisher unbehandelten Kataraktfälle aufarbeiten sollen, sind nun in verschiedenen Ländern im südlichen und südöstlichen Asien in Angriff genommen worden. In Indien allein sind über 800.000 Augenoperationen mit dem Ziel der Wiederherstellung des Sehvermögens durchgeführt worden. Systematische und wissenschaftlich orientierte nationale Verhütungsprogramme sind nun in über 24 Entwicklungsländern im Gange. Nach Angaben der → WHO sollen im Jahr 1989 solche Programme in 60 Entwicklungsländern laufen. Eine starke Anregung für diese Arbeit geht von den nationalen Komitees der IAPB aus, von denen es in 56 Ländern derartige Komitees als ständige Einrichtung gibt. Der World Council for the Welfare of the Blind (→ WCWB, jetzt → World Blind Union) unterhält amtliche Verbindungen mit der WHO und ihren Repräsentanten und spielte von Anfang an eine wichtige Rolle bei den Beratungskomitees, welche die weltweiten Programme der → WHO durch Orientierungsrichtlinien dirigieren sollten. Auch in den sechs verschiedenen Weltregionen der WHO hat der WCWB zusammen mit der → IFB eine wichtige Rolle gespielt, da sie sechs Delegierte in das Exekutivkomitee der IAPB entsandt haben. Sie nahmen unter den Delegierten von mehr als 60 Ländern führende Positionen ein, was bei der zweiten Generalversammlung der IAPB in Washington 1982 deutlich hervortrat.

Bei der Tagung der Beratungsgruppe der WHO in Manila 1983 wurde festgestellt, daß zusätzlich zu der beschriebenen Herabsetzung des Prozentsatzes an Erbl. in vielen Entwicklungsländern jährlich über 1 Mill. Menschen durch Operation das Augenlicht wieder erhalten, die noch vor zehn Jahren keine Chance zur Wiedererlangung des Sehvermögens gehabt hätten. Die → WBU hat auch auf regionaler Ebene internationale Organisationen. In Europa trägt sie die Bezeichnung EBU (European Blind Union). Verschiedene Einrichtungen bestehen auch in den Vereinigten Staaten, Asien und anderen Teilen der Welt. Eine rege internationale Arbeit haben auch die Verbände der Kriegsbl. aufgebaut, soweit sie in Sonderorganisationen organisiert sind. Zu erwähnen ist vor allem die Arbeit des → Bundes der Kriegsblinden Deutschlands (BKD). In jüngster Zeit hat sich der Bl.-Sport organisatorisch von den nationalen oder internationalen Organisationen abgelöst und eine eigene internationale Bl.-Sportorganisation → IBSA (International Blind Sport Association) gebildet. Schließlich ist der Zusammenschluß der bl. Lehrer, der → ICEVH (International Council of the Educators of the Visually Handicapped), zu erwähnen. (Siehe auch Tagung Neu Delhi 1986).

Adresse: IAPB, Commonwealth House, Haywards Heath, West Sussex, RH16 3AZ, Großbritannien.

Lit.: „World Blindness and its Prevention, Volume 3", hrsg. von: JAPB, unter d. Ltg. von C. Kupfer, Oxford University Press 1988.

International Blind Sport Association (IBSA). I. Im Jahre 1976 wurde der „Verband der blinden Sportler der USA" (USABA) gegr. Die Notwendigkeit hierzu ergab sich, als bl. Sportler erstmals zu den Olympischen Spielen der Behinderten 1976 nach Toronto, Kanada, eingeladen waren und sich die Vereinigten Staaten von Amerika unvorbereitet vor die Aufgabe gestellt sa-

International Blind Sport Association

hen, ein Wettkampfteam bl. Sportler zusammenzustellen und zu trainieren. Schon 4 Monate später wurden die ersten nationalen Meisterschaften für Bl. im Schwimmen, Ringen und in der Leichtathletik durchgeführt, an denen sich etwa 250 bl. Sportler und Sportlerinnen beteiligten. Durch diese nationale Veranstaltung erfuhren die Bürger der USA zum ersten Male in den Medien über die USABA und ihr Sportprogramm für Bl. Seit 1977 führt die USABA jedes Jahr nationale Meisterschaften in den Sommer- und Wintersportarten durch. Schon 1984 bestanden offiziell anerkannte Zweigorganisationen der USABA in 25 Staaten der USA. Es werden immer mehr Disziplinen aufgenommen, es gibt z. B. Bl.-Bowling, Bl.-Golf, Beep Baseball für Bl. usw. Aus den versch. nationalen Bl.-Sportverbänden entstand der Internationale Blindensportverband (IBSA – International Blind Sport Association). Er nahm seine Arbeit auf, nachdem 1981 auf dem Kongreß in Paris die Gründung beschlossen wurde. Mit der Gründung der IBSA ist ein alter Traum der bl. Sportler Wirklichkeit geworden. Schon seit langem besteht ihr Wunsch nach einer eigenen internationalen Sportorganisation, um stabile sportliche Kontakte zwischen den einzelnen Ländern und einen beständigen Erfahrungsaustausch über alle interessanten Fragen zu pflegen. Beispiele für das erfolgreiche Wirken internationaler Organisationen auf dem Gebiet des Versehrtensports bieten das Internationale Komitee für Gehörlosensport, gegr. 1924, die International Stoke Mandeville Games Federation (ISMGF), gegr. 1952, oder der Internationale Versehrtensportverband (ISOD), gegr. 1964. Diese und andere Organisationen haben starken Einfluß auf das Sportleben der einzelnen Länder ausgeübt, haben Maßstäbe gesetzt, Normen geschaffen und Reglements entwickelt. Dem Bl.-Sport fehlten bisher die Impulse, die von einer internationalen Organisation ausgehen. Die IBSA will hier eine Änderung herbeiführen. Sie beruft sich auf eine Anzahl bereits bestehender Traditionen. Seit 1956 gibt es internationale Wettkämpfe zwischen den sozialistischen Ländern, die nach und nach erweitert wurden, bis 1977 die 1. Europäischen Sportspiele der Bl. in Poznań, Polen, durchgeführt werden konnten. Seit 1972 hat sich der Internationale Versehrtensportverband (ISOD) dem Bl.-Sport stärker zugewandt, Schritte auf dem Gebiet der Reglements und der Klassifikation getan und

1976 und 1980 die Olympischen Spiele für die Behinderten organisiert. 1977 wurde das Sportkomitee des Weltrates für die Blindenwohlfahrt (→ WCWB) gegründet, das ebenfalls zahlreiche Aktivitäten entfaltet hat. Es sei auch erwähnt, daß alle im internationalen Bl.-Wesen tätigen Organisationen wie WCWB, → IFB, → ICEVH und ISOD im Rahmen des Komitees an der Vorbereitung des Gründungskongresses mitgewirkt haben. II. Das Statut definiert die IBSA als „eine autonome Organisation und die höchste Autorität in allen internationalen Fragen des Bl.-Sports". Die IBSA erklärt es als ihr Ziel, möglichst viele Bl. für regelmäßige sportliche Betätigung zu gewinnen und zu begeistern. Dazu will sie neben dem Leistungssport auch den Freizeit- und Erholungssport fördern und verbreiten und ihre Aufmerksamkeit der körperlichen Erziehung der Vorschulkinder, der Älteren und der Mehrfachbehinderten zuwenden. Dabei sollen die Bl. ermutigt werden, ihre Aktivitäten soweit als möglich auf der Grundlage der Eigeninitiative zu realisieren. Zur Zeit des Kongresses hatten 30 Länder ihre Mitgliedschaft beantragt, eine Anzahl weiterer Staaten hat sich schon angekündigt. Wesentlich ist, daß die Mitgliedschaft in jedem Land nur von einer Organisation oder Institution erworben werden kann, die dann als der nationale Repräsentant des IBSA gilt. Es besteht kein Grund, die historisch gewachsene Struktur des Bl.-Sports in den einzelnen Ländern wegen der Mitgliedschaft im IBSA zu ändern. Diese Struktur ist in den einzelnen Ländern sehr unterschiedlich und zumeist in Gesetzen fixiert. Die Verantwortung für den Bl.-Sport kann bei den Organisationen der Bl. und für die Bl. liegen, beim Versehrtensportverband, bei Schulen und Rehabilitationszentren für Bl. oder weiteren Institutionen. In den Ländern jedoch, in denen der Bl.-Sport gegenwärtig noch auf die Schulen und Rehabilitationszentren beschränkt ist, sollten diese gemeinsam mit ihren entlassenen Schülern und Rehabilitanden als Keimzelle für eine nationale Bl.-Sportbewegung dienen. Nach den 1. Europäischen Sportspielen in Polen 1977 fand 1981 in Fulda die 2. Veranstaltung dieser Art statt. Anwesend waren 550 Sportler aus 24 Ländern. Es wurde in der Leichtathletik, im Schwimmen und im Rollball um insgesamt 142 Medaillen gekämpft. Erfolgreichste Nation war die UdSSR mit 39 Medaillen (23 Gold, 11 Silber und 5 Bronze), es folgten Schweden (8/5/3) und Polen (5/4/5). Großbri-

International Blind Sport Association

tannien (3/3/4), Finnland (2/1/3) und Italien (2/0/0) belegten die Plätze 4, 5 und 6. Die Einteilung der Sportler erfolgte in Gruppe A (vollbl.) und Gruppe B (sehschwach). Hier durfte das Sehvermögen auf dem besseren Auge auch nach Korrektur nicht mehr als 6/60 betragen, oder das Gesichtsfeld dieses Auges mußte auf 20 Grad oder weniger eingeschränkt sein. Erfreulicherweise gab es keine Komplikationen bei der medizinischen Kontrolle.

Im Oktober 1983 fanden in Varna (Bulgarien) die 3. Leichtathletik-Europameisterschaften für Bl. statt. Zu den Wettkämpfen kamen 22 Teams aus fast allen Ländern Europas; die Zahl der Wettbewerbe betrug 106, davon 62 Finalkämpfe. Es wurde hervorragender Sport mit 15 neuen Weltrekorden, davon 9 in der Klasse B 1 und 6 in der Klasse B 3, geboten.

Im Juni 1984 kamen 3.000 behinderte Sportler aus 48 Ländern nach Nassau (USA), um an den Internationalen Spielen für die Behinderten teilzunehmen. Insgesamt gingen die behinderten Athleten in fast 20 Sportarten an den Start. Für die bl. Teilnehmer wurde zum ersten Mal der Internationale Blindensportverband (BSA) wirksam. Die 510 anwesenden bl. Sportler trugen ihre Wettkämpfe in Leichtathletik, Schwimmen, Torball und Ringen aus.

Im Januar 1984 fanden in Innsbruck, Österreich, die III. Winterspiele für Körperbehinderte statt. 4 Jahre nach den Spielen von Geilo, Norwegen, stand diese „Winterolympiade der Behinderten" erstmals unter der Schirmherrschaft des Internationalen Olympischen Komitees. Der Bl.-Sport hat durch die großartigen Leistungen seiner Sportler seine Stellung im Behindertensport gerechtfertigt. Den bl. und sehbehinderten Sportlern boten die III. Weltwinterspiele erstmals die Möglichkeit, auch im Bereich des alpinen Skisports „olympisch" dabeizusein.

III. 1982 wurde das Internationale Koordinierungskomitee (ICC) ins Leben gerufen. Ihm gehören an: CP ISRA (Internationaler Verband für Sport und Erholung der zerebral Bewegungsgestörten); IBSA (Internationaler Blindensportverband); ISMGF (Internationale Föderation für die Stoke-Mandeville-Spiele); ISOD (Internationaler Versehrtensportverband). Das ICC ist verantwortlich für die Koordinierung von gemeinsamen Aktivitäten der Mitglieder unter strenger Beachtung ihrer Autonomie und ihres Status. Es bemüht sich um die weitere Entwicklung des Behindertensports in allen Teilen der Welt. Es repräsentiert den Behindertensport bei Verhandlungen mit Gremien, wie dem Internationalen Olympischen Komitee und den Vereinten Nationen. Es kann Unterkomitees zur Unterstützung seiner Arbeit bilden, und es führt einen gemeinsamen Sportkalender.

Im Dezember 1983 fand das erste internationale Seminar für Lehrer und Trainer im Bl.-Sport in der BRD mit dem Ziel statt, Informationen über die Situation des Bl.-Sports in den verschiedenen Ländern zu erhalten, sportpraktische Erfahrungen auszutauschen sowie die Ergebnisse durch Vorträge und Demonstrationen in die Organisation und Praxis des Bl.-Sports einzuführen.

Im November 1984 fand in Papendal (Niederlande) eine Konferenz zur Leitung und Planung von IBSA-Aktivitäten und zur Qualifizierung von Sportexperten statt. Die IBSA hatte zur Zeit der Konferenz 79 Mitglieder, darunter nationale Organisationen für den Behindertensport, Bl.-Sportverbände, Schulen und Einrichtungen sowie zunehmend Bl.-Organisationen, die sich für den Sport verantwortlich fühlen. Die IBSA wird nach wie vor alle Bemühungen unterstützen, möglichst viele Sehgeschädigte für eine aktive sportliche Betätigung zu gewinnen. Die Erschließung weiterer Sportarten könnte diesem Anliegen sowie der Intensivierung des Wettkampfsportes dienlich sein. Den Freizeit- und Erholungssport kann die IBSA durch den Erfahrungsaustausch, die Entwicklung und den Austausch spezieller Programme sowie durch Sommerlager für Kinder und Jugendliche fördern. Mitglieder der IBSA können Organisationen oder Institutionen werden, z. B. Behindertensportverbände, Bl.-Sportverbände, Bl.-Organisationen oder Ministerien, in deren Kompetenz der Bl.-Sport fällt, Schulen oder Rehabilitationszentren. In jedem Land kann nur eine Organisation oder Institution die IBSA-Mitgliedschaft erwerben. Der erste Präsident der IBSA war von 1981 bis 1985 H. → Pielasch.

Lit.: A.E. Copeland: „Fortschritte im Sport für die Blinden in den USA", in: Blindensport International 1984/1; F. Haslinger: „Varna 1983 im Rückblick", in: Blindensport International 1984/4; A. Karrinen: „Eurosport 2", in: Umschau 1981; H. Kosel: „Internationales Seminar für Trainer und Lehrer im Blindensport", in: Blindensport International 1984/2; H. Pielasch: „Gründung des Internationalen Blindensportverbandes", in: Umschau des europäischen Blindenwesens 1981/3; ders.: „Zur Vereinbarung über das

ICC", in: Blindensport International 1984/3; H. Schlich: „Um olympische Ehren", in: Blindensport International 1984/2; B. Sinizyn: „IBSA-Konferenz mit Blick auf die Generalversammlung", in: Blindensport International 1985/1.

International Council for Education of the Visually Handicapped (ICEVH).

Im August 1949 anläßlich der International Conference of Workers for the Blind in Oxford angeregt, wurde ein Education Committee ins Leben gerufen, das 1952 seine erste Konferenz in Bussum/Niederlande abhielt. Damals gab sich die Einrichtung den Namen „International Conference of Educators of the Blind", die erst nach den Konferenzen in Oslo (1957), Hannover (1962), Watertown/Mess., USA (1967), Madrid (1972) und Paris (1977) in International Council for Education of the Visually Handicapped benannt wurde. Die Präsidenten der sich alle fünf Jahre treffenden Konferenzen waren: Farrell (USA), Getliff (UK), Waterhouse (USA), → Gissler (Schweden), Kenmore (USA), Stein (Bundesrepublik Deutschland). Die Organisation gibt als Publikation „The Educator" heraus. Regionalkonferenzen wurden in Singapore (1973), Brisbane (Australien, 1974), Ljubljana (Jugoslawien, 1975) und Penang (Malaysia, 1975) abgehalten. Die Vereinsarbeit erfolgt in verschiedenen Komitees, so z. B. im Resources Committee. Das ICEVH-Committee für Taubbl. gründete 1976 die neue Einrichtung: „The International Association for Education of the Deaf-Blind". Die ICEVH hat seit 1972 der → UNESCO gegenüber Beraterfunktion und ist Mitglied im „Committee of World Organizations Interested in Handicapped" (CWOIH). Sie war auch internationales Mitglied des WCWB, auch nach dessen Auflösung und Umgründung in die WBU. Die ICEVH verfügt über ein Exekutivkomitee, dem neben dem internationalen Präsidenten (Wolfgang Stein, BRD, bis 1987; seither Bill Brohier, Malaysia) und der Vizepräsidentin (Dr. Jeanne Kenmore, BRD, bis 1987; seither Dr. Susan Spungin, USA) auch ein Sekretär u. Schatzmeister angehören. In den Regionen Afrika, Europa, Ferner Osten, Lateinamerika, Mittlerer Osten, Nordamerika und Ozeanien führen regionale Präsidenten die Arbeit durch (Pedro Zurita, William Brohier, Susana Crespor, Max Wolly, Sheigk Abdullah → AlGhanim, Austen Chibututu). Zwischen 1977 und 1982 wurden 52 Expertenreisen aus elf verschiedenen Ländern organisiert. Aufgaben: Lehrerausbildung, Beratung und Evaluierung, Mobilitätskurse. Hilfe wurde durch Sonderausstattung gewährt. 1984 wurde der Präsident der europäischen Sektion Colborne Brown durch Pedro Zurita (Spanien) ersetzt. Die Verhandlungen der Fünfjahreskonferenzen werden veröffentlicht.

Zeitschrift: The ICEVH Educator, hrsg. von K. J. Lessard, Watertown.

Lit.: „Fifth Quinquennial Conference, International Council of Educators of Blind, 1972 Madrid", Madrid 1974; „International Council for Education of the Visually Handicapped, Proceedings 7th Quinquennial Conference Nairobi/Kenia 1982", Bensheim 1983.

Internationale Blindenarbeit.

I. Die internationale Blindenarbeit ist nicht erst im 20. Jahrhundert entstanden. Im Grunde genommen war die Arbeit für Bl., wie die Arbeit der Bl., nie an nationale Grenzen gebunden. Valentin → Haüys Arbeit strahlte sehr bald in die französische → Schweiz und nach → Belgien aus (→ Rodenbach). Auf dem Weg nach Petersburg hatte er in Berlin Anstoß zur Gründung der ersten deutschen Bl.-Schule gegeben. Auch das russische Bl.-Wesen hatte, dank dem Besuch Haüys, die ersten kräftigen Impulse bekommen. Die Gründer der → Perkins School in Boston – Fischer und andere – hatten ihre Anregungen aus Paris. Sie entsandten → Howe nach Europa (England und Frankreich), um mit den Experten des Bl.-Wesens in Kontakt zu treten. Perkins hatte immer besondere Kontakte zur Londoner Schule, wo ein Amerikaner (→ Campbell) unterrichtete. Der erste Direktor der Schule in New York – Friedlander – war Deutscher, der in Deutschland die Bl.-Lehrerausbildung durchlaufen hatte. Auch zur Wiener Schule hatten die amerikanischen Pionierschulen intensive Kontakte. Die Bl.-Lehrer-Kongresse, die erstmals im Jahre 1873 in Wien organisiert wurden, waren als europäische Kongresse übernational. Die Selbsthilfeverbände der Bl. in Deutschland organisierten sich zunächst einmal in kleineren regionalen Einheiten, wie Berlin, Sachsen, Bayern und Hamburg. Die nationalen Dachverbände folgten Anfang des 20. Jahrhunderts. Auch gab es schon zur gleichen Zeit von Genf ausgehend einen internationalen Verband bl. Akademiker. Schon zuvor war im Jahre 1890 ein Selbsthilfeverein deutschsprechender Bl. in Hamburg gegründet worden, der auf überregionaler und übernationaler Grundlage arbeitete. Die starke Zuwendung der Bl.-Selbsthilfeverbände und ihrer Mitglieder zur

Internationale Blindenarbeit

internationalen Hilfssprache Esperanto, die Gründung eigener Esperanto-Vereine, vermehrte signifikant die internationale Zusammenarbeit der Bl., da sie in Esperanto auch gleichzeitig ein internationales Hilfsmittel zur Verständigung gefunden hatten.

II. Nach dem 1. Weltkrieg, besonders aber nach dem 2. Weltkrieg, entwickelte sich die internationale Bl.-Arbeit auf folgenden Ebenen: Fortführung und Ausbau der Bl.-Mission auf katholischer wie auf evangelischer Seite (→ Christoffel-Blindenmission, → Andheri-Hilfe). Neben die Missionswerke trat auch in zunehmendem Maße ein Engagement der katholischen (→ Deutsche und internationale katholische Blindenorganisationen) und evangelischen Kirche (Katholisches Blindenwerk, Evangelischer Blindendienst). Diese Einrichtungen hatten schon von ihrer konfessionellen Ausrichtung eine transnationale Funktion. Zu den missionarischen und kirchlichen Einrichtungen traten nach dem 1. Weltkrieg auch philanthropische Gründungen mit internationalem Charakter, so die AFOB (→ American Foundation for Overseas Blind) und die → Helen-Keller-International. Die Gründung der AFOB mit Sitz in Paris wollte vor allem den Bl. als Opfern des 1. Weltkrieges in Europa helfen. Auch die amerikanische → Hadley School muß hier erwähnt werden, die als Fernschule über ein umfangreiches Bildungsangebot verfügt und weltweit arbeitet. Die Helen-Keller-International hat sich, ähnlich wie auch in letzter Zeit die CBM, auf Pionierprojekte verlegt, wie z.B. die informelle Schulbildung Bl. in → Indonesien oder die Errichtung von Landwirtschaftsprojekten in → Ghana oder auf den → Philippinen. Auf dem Gebiet der Prävention von Bl. arbeiten neben den nationalen Komitees zur Verhütung von Blindheit (Deutsches Komitee zur Verhütung von Blindheit) auch internationale Organisationen, wie das → International Council for the Prevention of Blindness. Diese professionellen Einrichtungen arbeiten mit einer weiteren Gattung von internationalen Organisationen auf dem Gebiet der Blindheitsverhütung zusammen, wie zum Beispiel der → ILO Genf, der → WHO Genf, der → UNESCO Paris und der → UNICEF. Während die → WHO in Verbindung mit nationalen und internationalen Einrichtungen, vor allem durch sanitäre Maßnahmen und Maßnahmen der Epidemiebekämpfung die Blindheitsverhütung weltweit betreibt, widmet sich die UNESCO wesentlich der Verbreitung der Punktschrift, der Entwicklung von Punktschriftalphabeten und ihrer Vereinheitlichung, um Schulung und Ausbildung Sehgeschädigter zu verbessern oder einzuführen, wo es solche Beschulung noch nicht gibt (International Braille Usage).

III. Auch die → Europäische Gemeinschaft hat einen Fond zur sozialen Förderung und Wohlfahrt der Bl. und bemüht sich auf dem Gebiet des sozialen Rechts, die Situation der Bl. in Europa auszugleichen bzw. zu verbessern. Die → ILO in Genf hat sich neben der Schaffung von Werkstätten für Bl. in der Dritten Welt vor allem dadurch verdient gemacht, daß sie Empfehlungen ausarbeitet, welche auf die staatliche Gesetzgebung einwirken sollen, um Behinderten im allgemeinen und Bl. im besonderen geregelte Arbeitsverhältnisse zu vermitteln. In der Bundesrepublik Deutschland ist die sogenannte Werkstättenverordnung vom August 1980 ein Ergebnis dieser internationalen Bemühungen gewesen. Im Internationalen Jahr der Behinderten sind von fast allen Staaten besondere Anstrengungen unternommen worden, um Pläne und Programme oder Gesetze anzunehmen und in die Tat umzusetzen, um die wirtschaftliche und soziale Lage der Bl. zu verbessern. Die UN hat in verschiedenen Resolutionen die allgemeine Erklärung der Menschenrechte aus dem Jahre 1948 dadurch ergänzt, daß für Menschen in besonderer Lage eigene Menschenrechtserklärungen, so z.B. für Behinderte (so die Charta der Menschenrechte der Bl. und Tauben), aufgestellt wurden. Die Wirksamkeit dieser Erklärungen hängt zwar von der Bereitschaft der Umsetzung in nationales Recht ab, dennoch sind solche Erklärungen nicht ohne Signalwirkung. Von besonderer Bedeutung ist die internationale Bl.-Arbeit der Selbsthilfeverbände und der Einrichtungen für Bl. Die erste Weltorganisation, die Selbsthilfeverbände und Verbände für die Hilfe für Bl. zusammenfaßte, war der Weltrat für die Bl.-Wohlfahrt (WCWB – Wourld Council for the Welfare of the Blind). Er ist zum 31. Dezember 1984 in Riad, Saudi-Arabien, aufgelöst und in die → WBU (World Blind Union) überführt worden. Präsidenten des WCWB waren Eric → Boulter (UK), → Hedkvist (Schweden), Boris → Zimin (UdSSR) und Dorina → Gouvea Nowill (Brasilien, 1979 bis 1984). Neben dem WCWB entstand in den Vereinigten Staaten aus der NFB (National Federation of the Blind) die IFB (International Federation of the Blind), die unter der Leitung der Präsidenten Renzi Alagyawana Fatima → Shah und Dr. Franz → Sonntag (1979 bis 1984) stand. Der WCWB und die IFB wurden 1984 in der WBU zusammengefaßt, an deren Spitze als Präsident Scheich Abdullah → Al-Ghanim (Saudi-Arabien) gewählt wurde. Daneben betreiben aber auch nationale Bl.-Selbsthilfevereinigungen Entwicklungshilfe und internationale Bl.-Arbeit. So der schwedische Blindenverband mit der Durchführung von sogenannten Leadership-Seminaren in Afrika und Asien. Der → Deutsche Blindenverband in Bonn und der → DVBS in Marburg haben im Jahre 1982 eine besondere Form eines Leadership-Seminars in Nepal durchgeführt.

Lit.: J.C. Colligan: „Einen Schritt voran in der internationalen Zusammenarbeit?", in: Umschau 1985/3; A. Husveg: „Das Internationale Jahr der Behinderten", in: Umschau des europäischen Blindenwesens 1983/1; H. Scholler: „Beiträge zum Behinderten- und Rehabilitationsrecht", Percha 1986.

Internationaler Blindenlehrerkongreß → Europa (Geschichte des Bl.-Wesens)

International Federation of the Blind (IFB). Fédération Internationale des Aveugles (FIA). Internationale Föderation der Blinden (IFB) → WBU

International Labour Organization (ILO). Internationale Arbeitsorganisation, gegr. 1919 im Rahmen der Versailler Verträge, 1946 von der UN als Sonderorganisation übernommen mit Sitz in Genf. 159 Mitgliedsstaaten.
Aufgaben: Weltweite Verbesserung der Arbeitsbedingungen und des Lebensstandards. Beseitigung sozialer Ungerechtigkeiten.
Ziele: Vollbeschäftigung, freier Arbeitsmarkt, gerechte Einkommensverteilung und Gesundheitsschutz. Die ILO hat sich dazu verpflichtet, die berufliche und soziale Förderung und Eingliederung aller behinderten Menschen zu unterstützen, ohne Unterschiede hinsichtlich der Behinderungsarten oder -ursachen. Dies kommt deutlich in dem im Jahre 1983 von der Allgemeinen Konferenz der Internationalen Arbeitsorganisation verabschiedeten Übereinkommen (Nr. 159) über die berufliche Rehabilitation und die Beschäftigung der Behinderten zum Ausdruck, wo es u. a. heißt (Teil I, Artikel 1, Abschnitt 4): „Die Bestimmungen dieses Übereinkommens gelten für alle Gruppen von Behinderten." Dementsprechend finden sich weder in diesem Übereinkommen noch in den dazugehörigen Empfehlungen Nr. 99 und 168 Hinweise auf spezielle Behindertengruppen wie die Bl. Es besteht also zwischen den 159 Mitgliedsstaaten der ILO Einvernehmen, daß Gesetzgebung wie Entwicklung konkreter Rehabilitationsprogramme im Prinzip allen Behindertengruppen in gleicher Weise zugute kommen soll. In Übereinstimmung mit dieser Auffassung bemüht sich die ILO sicherzustellen, daß in allen von ihr geförderten Rehabilitationsprojekten (zur Zeit laufen etwa 40 solcher Projekte in Ländern der Dritten Welt) die Belange der Bl. in gleicher Weise vertreten werden wie die anderen Behindertengruppen. In der Tat sind an beinahe allen derartigen Projekten Sehgeschädigte beteiligt – ob sie die Entwicklung institutioneller Strukturen (Ausbildungsstätten, Werkstätten für Behinderte), gemeindenaher Dienste oder die Ausbildung von Fachkräften der Rehabilitation zum Ziele haben. Dennoch kann es vorkommen, daß die ILO Anfragen von Mitgliedsstaaten erhält, die die Unterstützung spezieller Bl.-Projekte durch die ILO erforderlich machen. So hat ein zweijähriges ILO-Programm in sieben Ländern West-Afrikas versucht, Strukturen für die berufliche und soziale Eingliederung der von der „Flußblindheit" (Onchozerkose) Betroffenen zu schaffen. In Mali trägt die ILO zur Verbesserung und Erweiterung der Ausbildungs- und Beschäftigungsmöglichkeiten Bl. in verschiedenen Berufsbereichen bei. In Peru arbeitet ein Experte daran, Einrichtungen für Bl. in die Lage zu versetzen, bl. Rehabilitanden zur selbständigen Arbeit vorzubereiten. In Sri Lanka wiederum arbeitet die ILO an der Entwicklung eines neuen Ausbildungsprogrammes für Bl. und Sehbehinderte im elektrischen und elektronischen Bereich. Auf regionaler Ebene hat die ILO in den letzten Jahren eine Reihe von Fachseminaren durchgeführt, die auf spezielle Behinderungsgruppen zugeschnitten waren. Darunter war auch ein vierwöchiges Seminar für Fachkräfte in Lateinamerika und ein regionales Seminar für Bl. und Taube in Asien, in Hongkong 1976.
Im Laufe des letzten Jahrzehnts hat sich eine besonders enge Zusammenarbeit zwischen der ILO und den internationalen Bl.-Verbänden ergeben, die zur Folge hatte, daß Fragen des Bl.-Wesens einen besonderen Schwerpunkt in der Arbeit der Abteilung für berufliche Rehabilitation der ILO erhielten. Drei Bereiche dieser Zusammenarbeit sind zu nennen: 1. Die aktive Unterstützung der

→ WBU; 2. die ständige Mitarbeit in der Kommission des → WCWB für Rehabilitation, Ausbildung und Beschäftigung, die auch unter der neugeformten Weltblindenunion (WBU) weitergeführt wird; und 3. die Aufrechterhaltung eines dreisprachigen Informations- und Dokumentationsdienstes für Blinde (BLINDOC), der in Zusammenarbeit mit den beiden o. g. Weltverbänden seit 1974 herausgegeben wird und mittlerweile weit über 500 Ausgaben umfaßt.

Inter-Regional Review → Großbritannien

In Touch — BBC Programm für Bl. → Großbritannien

Irak, Republik
(Al-Jumhuriya al-Iraqiya). *Fläche:* 434.924 km^2. *Einwohner:* 15.673.000
In den Ländern des Orients sind meistens weder verbindliche Zahlen noch verbindliche Bl.-Definitionen vorhanden. Es war unmöglich, höchstwahrscheinlich aufgrund des Kriegszustandes, über I. einen Bericht zu bekommen. Eine offizielle Zählung aus dem Jahre 1957 gibt eine Zahl von 47.614 Bl. an. Eine zweite Zahl (60.029) bezieht sich auf einäugige und sehschwache Personen. Als Erbl.-Ursache steht Trachoma an erster Stelle. Die Anfänge des Bl.-Bildungswesens gehen auf missionarische Initiative zurück (Ende des 19. Jh.). Später kamen Bemühungen der allgemeinen Wohlfahrt dazu, und in der neueren Zeit wurden auch von staatlicher Seite Schulen eröffnet oder die privaten Schulen unterstützt. Die Ausbildung geht im allgemeinen nicht über die Elementarstufe hinaus. Oft werden begabte Bl. im Ausland (Ägypten, Tunesien, England, USA) weiter ausgebildet. Einzelne von ihnen haben später an Lehranstalten für Sehende im Orient ihre Ausbildung weiter vervollständigen können. In der neuesten Zeit werden Schüler mit gutem Erfolg an Schulen für Sehende unterrichtet. Im Jahre 1964 hat (unter Beteiligung des I.) zum ersten Mal eine Konferenz der Bl.-Erzieher des Vorderen Orients stattgefunden. Die Konferenz wurde von der → „American Foundation for Overseas Blind" angeregt und diente der Vorbereitung eines Lehrerseminars. In Bagdad gibt es eine Bl.-Schule und eine Abteilung für Späterbl. Es ist eine staatliche Institution, die eine Elementarausbildung bis zur vierten Klasse anbietet. Danach ist die Teilnahme am Unterricht der Regelschulen oder eine Ausbildung zum Musiker möglich.

Adressen: Blind Federation of Iraq, Bab El Sharki, PO Box 457, Bagdad; Model Institute for the Blind, Shamaia, Bagdad.
Persönlichkeit: → Ibn Burd Bašar.

Iran, Islamische Republik
(Dschumhuri-i-Islami-i-Irân). *Fläche:* 1.648.195 km^2. *Einwohner:* 48.000.000.
Die Iranische Nationale Bl.-Organisation NIOWB wurde im Februar 1970 gegründet. 1979, nach der islamischen Revolution im I., wurde sie in „Organisation für Blindenrehabilitation und Fürsorge" umbenannt. Die Ziele der Organisation sind folgende: 1. Förderung der islamischen Erziehung, die zur Selbständigkeit und Selbstbestätigung der Bl. führen soll; 2. Durchführung der Rehabilitations- und Ausbildungsmaßnahmen für Sehbehinderte; 3. Beschaffung der Arbeitsplätze und Fürsorge für Bl.; 4. Schaffung von Voraussetzungen für die Bl.-Integration; 5. Bekämpfung der Blindheitsursachen.
Um die genannten Ziele zu erreichen, ist die Organisation auf folgenden Gebieten tätig:
Rehabilitation: 1973 wurde eine Abteilung für Rehabilitation gegründet, wo jährlich 80 Bl. ausgebildet werden. Es wird Mobilitätstraining, Sozialtraining, Lesen und Schreiben der Punktschrift, Schreibmaschinenschreiben, Handwerk und Gymnastik unterrichtet. Während der Kurse werden auch Information und Beratung erteilt.
Berufsausbildung: 80 Sehgeschädigte werden jedes Jahr zu Telefonisten ausgebildet. Inzwischen sind 375 Bl. als Telefonisten beschäftigt. 700 Bl. arbeiten als Handwerker entweder als Selbständige oder in geschützten Werkstätten. Seit neuestem gibt es andere Möglichkeiten für Bl.-Beschäftigung, z. B. in der Packindustrie, als Arbeiter an einfachen Maschinen oder als Koranlehrer.
Arbeitsbeschaffung: Die Rehabilitation und die damit verbundene Berufsausbildung haben nur dann einen Sinn, wenn die ausgebildeten Behinderten einen entsprechenden Arbeitsplatz finden. Diese Arbeitsbeschaffungsabteilung hat 1976 ihre Tätigkeit aufgenommen. Seit der Eröffnung wurden 435 Bl. vermittelt, und zwar als Telefonisten (375), Lehrer (21), Rechtspfleger (5), Hilfsarbeiter (8), Liftboys (2), Schaffner (22), Masseure (2).
Schulausbildung: Das Ministerium für Schulwesen ist für die Schulausbildung der Sehgeschädigten zuständig. Es gibt verschiedene Erziehungsmethoden: Internatsschulen; Bl.-Schulen; integrierte Klassen; Au-

ßendienstlehrer helfen den bl. Schülern in normalen Gymnasien, den Unterricht zu verarbeiten.
Die Hauptschulen in Teheran: Die Khazaeli-Schule, gegr. 1964. Eine Schule für erwachsene Bl. Jährlich nehmen 60 Schüler am Unterricht teil. Die Shahid-Mohebi-Internatsschule, gegr. 1979. Es ist eine Schule für bl. Jungen, sie hat jährlich 220 Schüler. Die Pasdaran-Internatsschule für bl. Mädchen, gegr. 1979. Dort werden 180 Schülerinnen jährlich unterrichtet. Dazu kommen vier Spezialklassen für Bl. im Shaikh-Mohamad-Khiabani-Ausbildungszentrum und sechs spezielle Klassen für Bl. in verschiedenen Gymnasien für Normalsichtige. Weiter gibt es in 27 weiteren Städten im ganzen Land Bl.-Schulen und Integrationsschulen. Bl.-Hilfsmittel sowie Bl.-Schulbücher stehen in jeder Schule des Landes kostenlos zur Verfügung.
Die Druckerei: Die Bl.-Druckerei wurde 1967 gegr. Die Produktion wächst von Jahr zu Jahr. Bis 1985 kamen 97.000 Bände heraus. Die Bücher werden kostenlos verschickt. Das größte Werk ist die Übertragung des Korans in die Punktschrift.
Hörbücher: 1973 wurde die Hörbücherei eröffnet. Viele Bücher aus den verschiedensten Gebieten wurden auf Kassetten aufgenommen. Zahlenmäßig sind es bis jetzt 1.553 verschiedene Originaltitel. Auch die Kassetten werden von der Post kostenlos befördert. Die Bibliothek hat 250 Abonnenten (Stand 1985).
Punktschrift-Bibliothek: Die Punktschrift-Bibliothek führt zur Zeit (Stand 1985) 83 Titel Unterhaltungsliteratur. Die Bibliothek wurde 1979 eröffnet. Außerdem gibt es sieben weitere Bl.-Bibliotheken in anderen iranischen Provinzen.
Soziale Fürsorge: Es gibt folgende gesetzlich festgesetzte Vergünstigungen für Bl. im I.: Das Ticket für die Bahn ist frei, Stipendien während der schulischen Ausbildung, Rente für Bl., die das 40. Lebensjahr überschritten haben, in 16 bestimmten Berufen haben die Bl. den Vorrang vor den Sehenden.
Internationale Beziehungen: Die Iranische Bl.-Gesellschaft ist bemüht, ihre Erfahrungen auszutauschen. Deshalb ist sie Mitglied des → „World Council for the Welfare of the Blind" und der → „International Federation of the Blind".
Adressen: Irania Centre for the Welfare of the Blind, Kushk Street, Ferdosi Avenue, Teheran; Aba Bassir Amouzeshi Aba Bassir, Vigeh Nabinayon; Dastgerrd Ghaddadeh Road, Imam, Khomeini Avenue, PO Box 529, Isfahan.
Persönlichkeiten: Khazaeli.

Irish Association for the Blind
→ Irland

Irland, Irische Republik
(Poblacht Na h'Éireann/Irish Republic).
Fläche: 70.283 km². *Einwohner:* 3.568.000.
Blindheitsdefinition, Allgemeines: Bl. ist, wer eine so geringe Sehkraft besitzt, daß er seine frühere oder eine andere Tätigkeit nicht ausüben kann. Die Blindheitsursachen sind vorwiegend der Grüne und Graue Star. Die Zahl der Bl. beträgt schätzungsweise 8.000, davon ist der größte Teil über 60 Jahre alt.
Geschichte: Die Tochter von Dr. Thomas R. → Armitage, des Gründers des „National Institute for the Blind" in London, Miss Alice Armitage, begann 1929, sich um die Bl. in I. zu kümmern, für die bis dahin sehr wenig getan worden war. Ihren intensiven Bemühungen ist in erster Linie die Gründung (1931) des „National Council" zu verdanken. Für bl. Kinder bestand bereits die „St. Joseph's School for Male Blind" (gegr. 1859) und die „St. Mary's School for Blind Girls" (gegr. 1858), beide von Ordensgeistlichen bzw. -schwestern geleitete Volksschulen. Für alte bl. Menschen gab es je ein Heim in Dublin (Molineux) und Cork. 1913 wurde von der damaligen → „British and Foreign Blind Association" London (jetzt → RNIB) eine irische Tochterorganisation gegr., deren Sekretär ein bl. Rechtsanwalt, W. Rockfort Wade, war. Er setzte sich vor allem für die wirtschaftliche Besserstellung der Bl. in Dublin ein. Als er 1920 starb, wurde die Organisation aufgelöst, die Arbeit unterbrochen, bis elf Jahre später der „National Council" (NC) gegr. wurde.
Der Erlaß des „Blind Persons Act" im Jahre 1920 bedeutete auf den Britischen Inseln den Beginn der staatlichen Fürsorge für die Bl. Bis dahin kam die Hilfe fast ausschließlich von privater Hand. Der NC hat sich zum Ziel gesetzt, alle Bl. der Republik I. zu betreuen. Es wurden fast in allen Teilen des Landes Verwaltungsstellen mit eigenen Home Teachers eingerichtet. Seit 1934 besteht ein Spendenfond für die Versorgung Bl. mit Rundfunkgeräten. Seit 1935 wurden Bl. auch außerhalb der geschützten Werkstätten beschäftigt (als erste waren zwei bl. Stenoty-

pisten vermittelt worden, die nach ihrer Schulzeit in I. ihre weitere Ausbildung in England erhalten hatten). Seitdem wird die Arbeitsvermittlung bevorzugt behandelt. Die beiden ersten Kioske, die von Vollbl. bedient werden, wurden 1951 in Dublin eröffnet. Im gleichen Jahr wurde vom Sozialministerium ein Ausbildungszentrum für bl. Telefonisten eingerichtet. Mit einem Ophthalmologengremium, das dem NC beratend zur Seite steht, wird erfolgreich auf dem Gebiet der Blindheitsverhütung gearbeitet. Die Regierung erklärte Trachom und Ophthalmia neonatorum zu meldepflichtigen Krankheiten, in den Fabriken wurden Sicherheitsvorkehrungen getroffen, um das Augenlicht im höchsten Maße schützen zu können.

Die Bl.-Schulen unterstehen dem Erziehungsministerium und erhalten öffentliche Zuschüsse. Sie nehmen Kinder ab dem 8. Lebensjahr auf. Ihr sind ein Kindergarten für bl. Jungen und Mädchen sowie eine Sehschwachenschule und ein Bl.-Altersheim angegliedert. Sie unterhalten Ausbildungsabteilungen für Klavier- und andere Instrumentalmusik, Tanz, Maschinenschreiben, Handwerk, Sprecherziehung und Rezitation.

Blinden-Lehrerausbildung: Die Bl.-Lehrer besuchen nach dem Abschluß einer normalen Lehrerausbildung das „College of Teachers for the Blind" in Bristol, England. Der „National Council for the Blind of Ireland" beschäftigt eine größere Anzahl von Home Teachers. Als Bl.-Schriftsysteme werden benutzt: Braillevoll-, -kurzschrift und -Stenographie, Moon'sche Schrift zum Lesen. Hochgradig Sehschwache helfen sich mit Blockschrift und „Millard-Tafeln". Zur Taubbl.-Verständigung benutzt man das englische Handalphabet oder schreibt große Buchstaben auf die Handfläche.

Blindenberufe: In der Landwirtschaft sind meistens nur späterbl. ehemalige Landwirte tätig. Bl. Handwerker und Industriearbeiter werden in den geschützten Werkstätten in Dublin und Cork, sowie von Home Teachern des NC zu Hause in den gewerblichen Berufen ausgebildet und erhalten Anregungen für ihre Freizeitbeschäftigung. Die meisten Bl. arbeiten als Telefonisten, Physiotherapeuten, Kioskverkäufer, Organisten, Verwaltungsbeamte und Juristen.

Selbsthilfeorganisationen und Hilfsmittel: Es gibt 2 Selbsthilfeorganisationen, und zwar die „National League of the Blind" und die „Irish Association for the Blind". Beide unterhalten kleinere Punktschriftbüchereien und sind bei der Arbeitsvermittlung behilflich. Hörbücher werden von der „Nuffield Talking Book Library for the Blind" in London entliehen. Die „Irish Association for the Blind" gibt eine Punktschriftzeitschrift „The Blind Citizen" und die „National League of the Blind" die Zeitschrift „Contact" heraus. Weitere Braille-, Moon'sche und Schwarzgroßdruckzeitschriften werden von England und den USA bezogen, ebenso alle Bl.-Hilfsmittel und Bl.-Führhunde.

Recht: Bl. haben den gleichen Rechtsstatus wie sehende Bürger. Ab dem 21. Lebensjahr erhalten Sehgeschädigte eine staatliche Bl.-Rente, vorausgesetzt, daß ihr sonstiges Einkommen eine gewisse Grenze nicht übersteigt. Weiter wird bei Bedarf eine Beihilfe für die häusliche Pflege von den lokalen Behörden gewährt. Eine besondere Arbeitsschutzgesetzgebung für Bl. besteht nicht. Alle registrierten Bl. haben freie Fahrt in den städtischen Bussen, für die Bahn bekommen sie verbilligte Rückfahrkarten. Bl.-Führhunde werden frei befördert. Im Verkehr benutzen Bl. den weißen Stock und den Führhund. Die bedeutendste Bl.-Fürsorgeorganisation in I. ist der „National Council for the Blind of Ireland" mit Sitz in Dublin und Verwaltungsstellen in 19 Bezirken. Seine Aufgabe ist die Betreuung aller Bl. des Landes, soweit sie nicht in Schulen oder Anstalten untergebracht sind. Der Verein ist staatlich anerkannt, erhält Beihilfe nur von lokalen Behörden. Er unterhält Wohn- und Altersheime, versorgt Bl. mit Radios und Bl.-Hilfsmitteln und organisiert gesellige und kulturelle Veranstaltungen. 1956 begann er in enger Zusammenarbeit mit staatlichen und lokalen Behörden, einen Arbeitsvermittlungsdienst für Bl. zu betreiben. Es konnte bisher eine große Anzahl von Bl. in die freie Industrie vermittelt werden.

Adressen: Irish Association for the Blind, 8, North Great George's Street, Dublin; National Council for the Blind of Ireland, Armitage House, 10 Lower Hatch Street, Dublin 2.

Irwin, Robert Benjamin, MA, LLD, *2.6.1883 in Rockford, Iowa, †12.12.1951 in Washington State. Im Alter von fünf Jahren erbl. Nach der Schule arbeitete I. als Vertreter, um sein Studium finanzieren zu können. Später bekam er ein Stipendium für die „Harvard University", wo er 1907 den MA erlangte. 1909 wurde er als Oberstudienrat an der

Bl.-Schule in Cleveland, Ohio, angestellt, wo er sich insbesondere für die Hilfsmittelentwicklung für Sehschwache einsetzte. 1931 organisierte er die 1. Bl.-Weltkonferenz nach dem WK I. Moses Charles Migel (1866–1958) finanzierte diese Konferenz. I. leitete bis zu seinem Tode die „American Foundation for Overseas Blind", die ebenfalls von Moses Charles Migel finanziert wurde. I. größte Leistung lag in seinem Bemühen um die Verbesserung der materiellen Lebensbedingungen für Bl. (Bl.-Geld, Steuervergünstigungen, Rente). Er veranlaßte die Gründung von Hörbüchereien. Für seine Verdienste wurde er mit dem höchsten Orden ausgezeichnet.

Isaak II Angelos → Dandalo

Ishikawa, Kuraji, *1859 in Hamamatsu, †1944 in Japan. 1886 als Lehrer an einer Schule in Kunmoin, später an der Bl.-Schule in Tokio. Der Dir. dieser Schule beauftragte ihn, sich mit der Brailleschrift zu befassen. Er schuf das japanische Braillesystem. Dafür erhielt er nicht nur von Japan, sondern auch von Frankreich hohe Auszeichnungen.

Island, Republik
(Lydveldid Island). *Fläche:* 103.000 km^2. *Einwohner:* 243.000.
Allgemeines: Wenn man über die Sehgeschädigtenproblematik von I. spricht, darf man die geringe Bevölkerungszahl nicht unberücksichtigt lassen. I. hat nur 243.000 Einwohner, davon sind ca. 500 bl. oder sehschwach (Stand 1978). Als bl. werden die Personen anerkannt, die weniger als ‰ des Sehvermögens besitzen. Bis vor kurzem war der Grüne Star die einzige Blindheitsursache. Der Grüne Star tritt vorwiegend bei älteren Menschen auf, zur Zeit ist er aber auf dem Rückzug, dank dem medizinischen Fortschritt. 1931 hat das isländische Parlament ein Gesetz verabschiedet, das den Augenärzten zur Aufgabe macht, jeden Sommer freiwillige Untersuchungen außerhalb Reykjaviks durchzuführen. Dafür wurde das Land in mehrere Bezirke aufgeteilt. Die Kosten für diese Untersuchungen werden vom Gesundheitsministerium übernommen.
Blindenorganisationen: Im Jahre 1932 wurde die Isländische Gesellschaft für Bl.-Freunde, die „Blindravinafèlagio", gegr. Die Gesellschaft hat eine Bl.-Werkstätte gestiftet, wo Bürsten, Korbwaren und Matten hergestellt werden. Weiter wurde die erste Bl.-Schule „Blindraskolinn" gegr. und von der Gesellschaft bis vor kurzem auch geleitet. Jetzt gehört die Schule der Stadt Reykjavik und wie jede andere Schule wird sie vom Staat geführt. 1939 haben die Sehgeschädigten ihre eigene Organisation gegr., die „Blindrafèlagio, samtök blindra og sjonskertra a Islandi". In diesen Organisationen haben nur die Sehgeschädigten das Recht zu wählen. Andere Mitglieder sind willkommen, haben aber kein Stimmrecht. Die Bl.-Organisation ist ein nationaler Verband mit Sitz in Reykjavik; da das Land eine niedrige Bevölkerungsdichte hat, hat es sich erübrigt, andere Büros zu eröffnen. Die Bl.-Organisationen sind jetzt sehr gut ausgerüstet. Sie unterhalten eine Punktschriftbibliothek, eine Hörbücherei, eine geschützte Werkstätte und verwalten ein Bl.-Heim. Der seit 1973 amtierende Vorsitzende erteilt Informationen, die Schul- und Berufsausbildung betreffen. Die Punktschriftbibliothek wurde zur gleichen Zeit wie die Bl.-Schule gegr. Sie hat eine begrenzte Anzahl isländischer und ausländischer Punktschriftbücher. Die Hörbücherei wurde 1975 eingerichtet. Die Bl.-Organisationen arbeiten zusammen mit den Volksbüchereien. Es werden in Kooperationen Bücher aufgenommen, und die Kosten werden geteilt. Die Hörbücher werden danach von den Volksbüchereien katalogisiert und an die Interessenten verschickt. Die Bl.-Organisation gibt auch eine Zeitschrift auf Kassetten heraus, die zweimal monatlich erscheint. Es werden interessante Artikel aus Zeitungen und Zeitschriften aufgenommen, außerdem wird über die Tätigkeit der Organisation berichtet. In den letzten vier Jahren wurden mehr als 600 Hörbuchtitel produziert. Die Werkstätte für Bl. wurde 1941 gegr. Größtenteils werden Bürsten hergestellt. Die Produktion wird von automatischen Maschinen besorgt.
Soziales: Der Verband organisiert Freizeitgestaltung und den Verkauf von Lotterielosen. Jedes Jahr werden zusammen mit den Städtischen Abendschulen verschiedene Tanz-, Koch-, Schreibmaschinen-, Sport- und Keramik-Kurse veranstaltet.
Blindenfürsorge: Jeder Behinderte bekommt vom Staat eine Rente. Die staatliche Versicherung übernimmt auch die Kosten für die Rehabilitation.
Beschäftigung. In I. arbeiten alle Bl., die eine Beschäftigung ausüben können. Es werden Bl. als Bürsten- und Korbmacher, als Polsterer, Tischler, Klavierstimmer, Masseure, Handwerker, Schreibkräfte, Telefonisten, Geschäftsleute, Arbeiter in Kranken-

Israel

häusern und als Bauern beschäftigt.
Erziehung: Für Bl. gibt es die schon erwähnte 9jährige Grundschule. Ein Bl.-Gymnasium ist nicht vorhanden. Viele studieren im Ausland, manche nehmen am Unterricht in normalen Mittelschulen teil. Ein Sehgeschädigter hat jetzt auch ein Universitätsstudium abgeschlossen. Die Bl. in I. gelten nicht als isoliert, sondern stellen einen aktiven Teil der Gesellschaft dar.
Adresse: Blindrafèlagio, Hamrahlid 17, 105 Reykjavik.
Persönlichkeiten: Rósa Guómundsdóttir, Arnbór Helgason.

Israel, Staat
(Medinat Yisrael). *Fläche:* 20.770 km^2. *Einwohner:* 4,37 Mill.
Definition, Allgemeines: Es wurde die internationale Definition der Blindheit angenommen.
Hauptursachen der Blindheit: 1. Augenkrankheiten, vor allem Trachom, Entzündungen, Grauer Star, Hornhautvernarbung, Linsentrübungen, Pocken und Masern; 2. Unfälle und Kriegsverletzungen. Zahl der registrierten Bl. 7.000 (1984), davon 3% unter 6 Jahren, 5% zwischen 6 und 18 Jahren, 40% zwischen 18 und 40 Jahren, 20% zwischen 40 und 60 Jahren, 32% über 60 Jahren.
Die Zusammensetzung der Bl. in I. unterscheidet sich von der in anderen Ländern, weil 90% der Bl. Einwanderer aus unterentwickelten Ländern wie Nordafrika, Marokko, Algerien, Ägypten, Irak und dem Jemen sind, wo die Bl.-Zahlen sehr hoch liegen.
Geschichte: Die Bl.-Betreuung begann 1902 mit der Gründung der ersten Bl.-Schule, die bis 1955 das einzige Bl.-Institut blieb. Die prophylaktischen Maßnahmen in Schulen und Familien, die seit 1913 vom Gesundheitsdienst gegen Trachom durchgeführt wurden, trugen stark zur Verminderung der Zahl der Bl. in I. bei. 300 bis 400 Bl. lebten in der Anstalt, andere wurden von ihren Familien unterhalten, einige wenige verdienten Geld durch Bürstenherstellung und bekamen zusätzliche Mittel durch den örtlichen Sozialdienst. Seit der Gründung des Staates I. kamen mit den wachsenden Einwandererzahlen fast 6.000 Bl. vom Jemen, Irak und aus Nordafrika.
Schulbildung: Das „Jewish Institute for the Blind" wurde 1902 von einer Gruppe von Geschäftsleuten in Jerusalem gegr. Die Schule wird im Rahmen der allgemeinen Schulpflicht vom Erziehungsministerium unterhalten. Der Lehrplan entspricht dem der Regelschulen mit zusätzlichen Fächern wie Hauswirtschaft, Sport, Keramik und anderen Handwerken. Dem Institut ist ein Kindergarten für 4- bis 6jährige bl. Kinder, eine Punktschriftdruckerei und ein Tonstudio angegliedert. Das Institut hat ein „Community Adaptation Programme" entwickelt, das bl. Jugendlichen, die am integrierten Unterricht an benachbarten Regelschulen teilnehmen, Hilfe zur Bewältigung schulischer Probleme anbietet. Die Absolventen des Institutes nehmen an Fortbildungskursen für Programmierer, Codierer usw. teil, die die Schule veranstaltet.
Berufsausbildung und Rehabilitation: Die Rehabilitationsabteilung für Sehgeschädigte ist dem Ministerium für Arbeit und Soziales angeschlossen. Die Abteilung arbeitet eng mit einer Anzahl von Gesellschaften, die die Entwicklung des bl. Kindes bis zur Volljährigkeit regeln und unterstützen, zusammen. Eine der wichtigsten Organisationen, die mit dem Ministerium arbeitet, ist das „Migdal-Or Rehabilitation Center". Schon 1959 wurde dort ein Hometeacher-Dienst ins Leben gerufen. Seit 1978 erhalten die Lehrer durch finanzielle Hilfe des „American Joint Committee in Israel" eine Sonderfachausbildung durch die Dozenten der Haifa-Universität. Jährlich werden zwischen 500 und 600 bl. Personen durch die Hometeacher betreut. Die Lehrer arbeiten in folgenden Bereichen: Rahmenarbeit in Kindergärten und Fürsorgezentren für Kinder, Elternberatung, Instruktionsverteilung, spezielle Programme, z. B. Ferienprogramme.
Fürsorgezentren: In I. gab es 4 Fürsorgezentren für Kinder: „The Hanna Houshi Developmental Pediatries Center" am Rothschild-Krankenhaus in Haifa; „The Institute for Child Development" am Tel Hashomer-Krankenhaus in Tel Aviv; „The Jerusalem Center for Child and Family Developmental Rehabilitation" in Jerusalem; die Kindereinheit im Rehabilitationszentrum in Beersheba. Die Zentren verfügen über unterschiedliche Programme, um sich auf persönliche Bedürfnisse der Kinder einstellen zu können. Neben dem fachmedizinischen Personal gibt es in jedem Zentrum einen Psychologen, einen Sozialarbeiter und einen Kinderpädagogen. Die meisten Zentren sind in den 70er Jahren entstanden. Die Hauptaufgaben bestehen in der Erstellung von Diagnosen,

medizinischer Fürsorge, Rehabilitation, im Erlernen der Ausnutzung von Sehresten und in fachlicher Information über Erbanlagen. Neben dem Hometeacher-Dienst wird im Migdal-Or die Berufsausbildung im Bürodienst, in der Industrie und in verschiedenen Handwerken durchgeführt. Die Ausbildung in EDV wurde im „Jewish Institute for the Blind" in Jerusalem eingerichtet. Im Rahmen einer Textilfachschule für Sehende im Ramat-Gan wird ein besonderer Spinn-Kurs für Bl. durchgeführt. Es gibt besondere Kurse für die Ausbildung in Physiotherapie, Musik oder anderen gehobenen Berufen für Bl., die an den entsprechenden höheren Schulen für Sehende stattfinden. In dem o. g. Rehabilitationszentrum werden auch mehrfachbehinderte Bl. umgeschult.

Selbsthilfe: Eltern von sehgeschädigten Kindern haben aus eigener Initiative eine Vereinigung, die „National Association Eliya", gegr. Die Aktivitäten begannen zuerst in Jerusalem, Tel Aviv und Haifa, bis sie einen überregionalen Charakter erreichten. Die Arbeit erstreckt sich auf die Tätigkeit in Clubs, Rehabilitationszentren, in Sport- und Sozialzentren sowie auf die Koordination der Tätigkeiten für Bl. und auf die Forcierung der Integration.

Ein Beispiel für das Wirkungsfeld der Organisation: zweimal wöchentlich werden ca. 14 sehgeschädigte Kinder im Alter von 6 bis 11 Jahren aus allen Gebieten Jerusalems in das Jewish-Institut gebracht, wo sie mit den freiwilligen Helfern Hausaufgaben machen, Mobility-Training-Kurse absolvieren, neue Spiele lernen, Töpfern und anderes Kunstgewerbe in Freizeitzirkeln betreiben können. Neben dem Migdal-Or Rehabilitationszentrum gibt es das „Beersheba Rehabilitation Center" in Beersheba. Beide Zentren nehmen Sehgeschädigte und Mehrfachbehinderte ab 15 Jahren auf. Neben der Berufsrehabilitation werden das Mobility-, Orientierungs- und Sozial-Training und die Arbeitsvermittlung angeboten. Es gibt auch Dienste für die sehbehinderten Hochschulstudenten (1984 waren es ca. 30) und eine kleine geschützte Werkstatt.

Blindenberufe: In der Landwirtschaft arbeiten Bl. in der Rinder-, Ziegen- und Geflügelzucht oder als Packer von Zitrusfrüchten; in der Industrie bei Herstellung elektronischer Instrumente, Verpacken in der Pharma- und Tabakindustrie, in Textilfabriken, Metall- und Plastikindustrie und in Druckereien. Ein Teil der Sehgeschädigten arbeitet als Kaufleute, Telefonisten und Stenotypisten. In gehobenen Positionen findet man eine größere Anzahl der Bl. im Schulwesen tätig, als Bl.-Lehrer oder Musik- und Sprachlehrer an Regelschulen, weiter in der Verwaltung oder als Musiker, Komponisten oder Ansager beim Rundfunk. Selbstverständlich ist der Beruf des Klavierstimmers auch vertreten, in den letzten Jahren auch der des EDV-Fachmannes. 1984 waren ca. 700 Bl. als voll berufstätig registriert.

Punktschrift-Bibliotheken und -Druckereien: Es gibt 2 wichtige Punktschrift-Druckereien und -Bibliotheken in I. Die erste ist die „Central Library for the Blind and Visually Handicapped" in Netanya, die von 3.000 Lesern in allen Altersstufen in Anspruch genommen wird und Bücher aller Gattungen druckt und ausleiht. Es gibt Literatur in Englisch, Arabisch, Deutsch und anderen Sprachen sowie religiöse jüdische Fachbücher und Kataloge. Neben der Druckerei gibt es ein großes Tonstudio, wo die Bücher vorwiegend in hebräisch aufgenommen werden. Die zweite Druckerei ist der „National Society for the Visually Handicapped" in Jerusalem angeschlossen, wo Punktschrift- und Hörbücher in Englisch und Arabisch hergestellt werden. Außerdem hat die Gesellschaft eine Hilfsmittelzentrale. In den Druckereien werden auch eine Monats- und eine Vierteljahreszeitschrift gedruckt.

Adressen: Services for the Blind, Ministry of Labour and Social Affairs, 10 Yad Harutzim Street, Talpiot, PO Box 1260, Jerusalem 91000; Jewish Institute for the Blind, PO Box 925, Kiryat Moshe, 91008 Jerusalem; Central Library for the Blind and Visually Handicapped, 4 Histadruth Street, Nethanya; National Society for the Visually Handicapped, PO Box 19924, Jerusalem.

Istituto „Luigi Configliacchi"
→ Italien

Italien, Italienische Republik (Repubblica Italiana). *Fläche:* 301.225 km². *Einwohner:* 57,374.000
Statistik: Aufgrund der Volkszählung von 1911 verteilten sich die Bl. bis zum 15. Lebensjahr folgendermaßen: Im Süden I. und auf den Inseln betrug der Prozentsatz der Bl. 1%, Sardinien 1,9%, Kalabrien 1,07%, Basilikata 1,03%, Latium 0,6%, Norditalien 0,6%, Piemont 0,5%, Lombardei 0,47% (Soleri). 1931 rechnete man mit 2.000 Bl. im erziehungsfähigen Alter, wovon 1.000 in An-

Italien

stalten unterrichtet werden sollten. Daneben gab es ungefähr 4.000–5.000 Bl. im Alter von 15 bis 45 Jahren. Zur gleichen Zeit gab es 1.460 Kriegsbl. zusätzlich.

Geschichte: Das Bl.-Wesen hat auch in I. eine lange historische Tradition, die weit ins Mittelalter zurückreicht (→ Europa, Geschichte des Bl.-Wesens). In Neapel wurde 1818 das Institut S. Giuseppe e Lucia gegr., darauf folgte die Gründung einer Bl.-Schule in Padua und des berühmten Mailänder Institutes, das vor allem auf die Musikerziehung großen Wert legte. Unter den Führern des Bl.-Wesens ist Dante → Barbi-Adriani zu erwähnen (1837 in Florenz geb.), der mit 20 Jahren erbl. Er gründete 1875 die „Società Tommaseo" und gab seit 1876 als Monatsschrift den „Blindenmentor" heraus. Sie gilt als erste Zeitschrift der Welt in Punktschrift (Soleri). Er war einer der ersten, die das Problem der Sehgeschädigten als ein soziales Problem auffaßten. Auf seine Veranlassung wurde 1853 in Florenz der erste italienische Kongreß der Bl.-Anstalten abgehalten. 1886 gründete er die „Società Nazionale Margherita di Patronato" für erwachsene Sehgeschädigte. 1888 Gründung eines internationalen Lehrmuseums in Florenz, 1893 Annahme einer Denkschrift, die von Dante Barbi-Adriani verfaßt und von 400 Bl. unterzeichnet und der Regierung überreicht wurde. Verlangt wurde der obligatorische Schulunterricht, die Zulassung zu öffentlichen Schulen, staatliche Aufsicht über Bl.-Schulen und staatlicher Zuschuß für Einrichtungen der Sehgeschädigten. Nach dem Tode Barbi-Adrianis trat eine Stagnation ein (1897). Männer wie Prof. Landriani, Rechtsanwalt Loffredo, Clelia Allegri und Gennaro Giannini versuchten eine Neubelebung des Sehgeschädigtenwesens zu erreichen. Im letzten Jahrzehnt des 19. Jh. zeichnete sich ein junger Bl., Augusto → Romagnoli, aus, der in Philologie und Philosophie den Doktorgrad erworben hatte. In seiner „Einführung in die Blindenerziehung" entwickelte er neue Gedanken zur Sonderpädagogik. Von Romagnoli wird gesagt: „Er kann als der Pädagoge gelten, der auf wissenschaftliche Weise der neuen Erziehung ihren Weg vorzeichnete" (Soleri). 1910 wurde in Bologna anläßlich eines Kongresses eine Gesellschaft, die „Società pro Cultura", gegr., die erreichte, daß von 1915 an bl. promovierte oder diplomierte Philologen und Musiker Anstellungen in Lehrämtern an öffentlichen Mittelschulen erhielten. In Lazaretten wurden bl. Masseure, in Kirchen bl. Organisten angestellt. Im WK I initiierten Landriani und Masciotta eine Hilfsbewegung der Zivilbl. für die Kriegsbl., und es entstand das „Florentinische Komitee für die Kriegsblinden"; in Genua entstand eine von Ernesto Soleri gegr. vergleichbare Einrichtung. Romagnoli wurde Direktor des Heimes für die Ausbildung der Kriegsbl. Dies führte zu einer Neubewertung der bestehenden Bl.-Bildung. Der bl. Leutnant Aurelio → Nicolodi wurde Direktor des Ausbildungszentrums der Kriegsbl. in Florenz und gab den Anstoß zur Gründung der Nationaldruckerei 1919 und einer Punktzeitschrift, die unter dem Namen „Blindenkurier" alle 14 Tage erschien. 1920 folgte auf dem 7. Kongreß der Bl.-Anstalten in Genua die Gründung eines Selbsthilfeverbandes der Kriegs- und Zivilbl., der syndikalistischen Charakter hatte. Mit ihm wurde der schon bestehende Verein „Società pro Cultura" verschmolzen. Der neue Verein, der am 26. Oktober 1920 gegr. wurde, trug seitdem den Namen „Unione italiana dei ciechi". Der 1921 entstandene Nationale Bund der Bl.-Anstalten schloß sich dem Reformprogramm des italienischen Bl.-Verbandes an.

Italienische Union der Blinden (Unione Italiana dei Ciechi): Die Italienische Union der Bl. wurde in der unruhigen Phase nach dem I. Weltkrieg gegr., in der I. soziale Spannungen und neuere Bewegungen erlebte. Am 26. Oktober 1920 wurde in Genua ein Typhologie-Kongreß abgehalten, an dem, neben Philanthropen und Institutsleitern, auch erstmals eine große Anzahl von kampfeslustigen Bl. teilnahmen. Es waren Intellektuelle, die sich vor einigen Jahren in der „Società pro cultura degli insegnanti ciechi" (Gesellschaft für Kultur der Bl.-Lehrer) gruppierten, die von Augusto Romagnoli gegr. wurde, und Gruppen von Kriegsbl., von Aurelio Nicolodi organisiert, die unbedingt eine Einheitsfront mit den Zivilbl. erreichen wollten. Die Mehrzahl der Teilnehmer wurde von der Redekunst von Carlo → Delcroix mitgerissen, und alle akademischen Diskussionen überwindend, proklamierten sie die Gründung einer neuen Vereinigung aller italienischen Bl., unabhängig von der Ursache der Erbl. Der erste von ihr veranstaltete Kongreß fand nach zwei Monaten in Florenz statt. Dieser wählte Nicolodi zum Präsidenten. Die Italienische Union der Bl. wurde 1923 als juristische Person anerkannt, die alle italienischen Bl. vertrat.

Italien

In den wichtigsten Städten entstanden Gruppen, die der Organisation beitraten und die in wenigen Jahren regionale und überregionale Sektionen bildeten. Die Union verfolgte von Anfang an ehrgeizige Programme für die Bl.: uneingeschränkte bürgerliche Rechte, Recht auf Einschulung aller bl. Kinder, Recht auf Arbeit für die gesunden Bl., Recht auf öffentliche Fürsorge für die alten und nicht gesunden Bl. und Kontrolle von seiten der Bl. über alle für sie geschaffenen Institutionen. Diese Ziele wurden intensiv verfolgt und zum großen Teil durch den Erlaß von Gesetzen erreicht: Im Jahre 1923 wurde die Schulpflicht für die Bl. auf Kosten der Provinzialverwaltung eingeführt, Bl.-Vertreter wurden in der Verwaltung der Institute eingesetzt. 1934 wurde das Institut „Ente nazionale di lavoro per i ciechi" (Nationale Arbeitseinrichtung für Bl.) gegr. Seit 1942 garantiert das neue Zivilgesetzbuch alle Rechte der Bl. Im Jahre 1943 wurde eine erste Form von Sozialhilfe für Bl. vorgesehen. Es handelte sich hierbei um sehr wichtige Maßnahmen, die aufgrund des persönlichen Prestiges von Nicolodi und in mühsamen Verhandlungen mit Vertretern der Faschisten erreicht wurden. Die Konzessionen der faschistischen Partei schränkten aber die Bl. auf eine Organisationsform mit rein innerer Selbstverwaltung ein. Dennoch gelang es der Italienischen Union der Bl., eine relative Unabhängigkeit von der Partei und eine organisatorische Autonomie zu erreichen, so daß sie ihre Leiter, unabhängig von den Richtlinien der Partei, auswählen konnte.
Nach dem II. Weltkrieg wurde Paolo → Bentivoglio Nachfolger Nicolodis. Mit ihm fing eine Phase an, die von einem spannungsreichen Verhältnis zur Regierung bestimmt wurde. Im Jahre 1954, im Rahmen einer imposanten Veranstaltung „La marcia del dolore" (Der Schmerzensmarsch), marschierten die Bl. von Florenz nach Rom, um ihren Anspruch auf Rente zu erheben. Die Regierung gründete eine halbstaatliche Einrichtung „L'Opera nazionale ciechi civili" (Nationales Institut für Zivilbl.), die die Aufgabe hatte, ärmere Bl. finanziell zu unterstützen. Im Jahre 1970 wurde diese Institution abgeschafft, und die Rente für die Bl. wurde gesetzlich verankert. Im Jahre 1979 wurde allen Zivilbl. – wie den Kriegsbl. – eine Vergütung für die Begleitung gewährt. Während sich das Institut „Ente nazionale di lavoro per i ciechi" (Nationale Arbeitseinrichtung für Bl.) in einer schweren Krise befand, wurden Experimente bezüglich des Arbeitseinsatzes von Bl. unternommen. Für die obligatorische Unterbringung von Bl. in Telefonzentralen wurde 1957 das erste Gesetz erlassen. Außerdem wurde erreicht, daß bl. Masseure, die vor dem Krieg nur hin und wieder eine Stelle gefunden haben, ab 1961 obligatorisch in Krankenhäusern untergebracht wurden. Ein Gesetz von 1962 setzte erste Normen fest, damit Bl. als Lehrer unterrichten konnten. Ab 1964 konnten Bl. an Kiosken Zeitungen verkaufen. Präsident Bentivoglio setzte sich mit großem Eifer für das Recht der Bl. auf Arbeit ein. Nach seinem Tod wurde Giuseppe → Fucà zum Nachfolger gewählt. In der Zeit seiner Präsidentschaft konnte die Union ihre organisatorischen Strukturen erweitern und verbessern; in jeder Provinz wurden Sektionen gegr., die von regionalen Räten koordiniert wurden. Im Jahre 1970 wurde die Union von der Regierung als öffentliche Einrichtung anerkannt und erhielt höhere Geldmittel, verlor aber gleichzeitig einen Teil ihrer organisatorischen Autonomie und ihrer politischen Beweglichkeit. Im Jahre 1978 wurde die Union wieder eine private juristische Einrichtung und erreichte wieder ihren früheren Elan. Vorsitzender der Union von 1980–85 war Roberto Kervin, der seit 1974 unter Fucà Vizepräsident war. Ihm folgte 1986 Tommaso Daniele. Die Union setzte für ihre Arbeit folgende Schwerpunkte: Soziale Integration der Bl., Recht der Bl. auf Studium und Arbeit, völlige Integration der Bl. in die Gesellschaft. Gleichzeitig hat die Italienische Union der Bl. ihre traditionellen und charakteristischen Merkmale verstärkt und wurde zur einzigen starken Organisation, die alle italienischen Bl. vertritt.

Blindenschulen (Istituti per ciechi): Die nationale Föderation der Bl.-Schulen ist eine Vereinigung der Schulen und der Hilfseinrichtungen der Bl. Gegr. anläßlich des Bl.-Kongresses von Genua im Oktober 1920, auf dem auch die Verfassung des italienischen Bl.-Bundes „Unione Italiana dei Ciechi" angenommen wurde, die 1930 Rechtsverbindlichkeit erlangte. Für viele Jahre wurde Oreste Poggiolini Sekretär, nach dessen Tod Augusto → Romagnoli die Präsidentschaft erhielt. Ihm folgte seine Witwe Elena Coletta. Seit der Mitte der 20er Jahre hat die Föderation die Reform der Bl.-Schulerziehung koordiniert und mit der Einführung und Ausdehnung des obligatorischen Schulunterrichtes für bl. Kinder auch die Herstellung

Italien

von Lehrmaterial in Angriff genommen. Die entscheidenden Etappen dieser Entwicklung waren: 1923 Ausdehnung des obligatorischen Unterrichts; 1925 Zulassung zum Besuch der elementaren Normalschule ab Klasse 4a; 1925 bis 1928 Unterstellung der größeren Institute unter das Erziehungsministerium; 1930 Errichtung eines Schulinstitutes für Berufsausbildung an den Schulen; 1953 Verstaatlichung der Elementarschule und der Institute und obligatorischer Besuch der Sonderschulen; 1963 Errichtung der Mittelschulen für Bl. bei den Instituten; 1973 bis 1977 Versuchsphase zur Rückführung der bl. Schüler in ein integriertes Ausbildungssystem; 1976 Freizügigkeit für den Besuch der Normalschulen.

Die wichtigsten Schulen sind gemeinnützige juristische Personen des öffentlichen Rechtes (Istituzioni pubbliche di Assistenza e Beneficienza). Sie verfügen über Selbstverwaltungsautonomie. Im Rahmen dieser Einrichtungen entstehen auch Kindergärten (Scuole materne), Elementarschulen, staatl. Mittel- und Berufsschulen bzw. Berufsschullehrgänge auf Provinzebene und auch Lehrgänge in den Konservatorien.

Staatl. Institut „A. Romagnoli" für sonderpädagogische Ausbildung von Erziehern und Lehrern Sehbehinderter (Scuola di metodo). Gegr. 1925 von Romagnoli, wurde die Einrichtung später dem Krankenhaus „Margherita di Savoia" angegliedert. Bei ihr führten nun die Pädagogen des Sehbehindertenwesens Lehr- und Forschungsprogramme zwischen 1912 und 1916 durch. Es war eine staatliche Einrichtung, die 1874 von der Königin Margherita gegr. wurde; sie befand sich in der historischen päpstlichen Villa und besaß einen großen Park. 1948 erhielt das Institut den Namen des Gründers. Für ein halbes Jahrhundert war das Institut Romagnoli die einzige Einrichtung für die sonderpädagogische Ausbildung von Lehrern für Sehgeschädigte. Die neuesten Curricula stammen aus dem Jahre 1977, und seit dieser Zeit sind auch die Schulen ermächtigt worden, sonderpädagogische Kurse an anderen Orten abzuhalten, besonders in den Universitäten, um die sonderpädagogische Ausbildung möglichst zu verbreiten und sie zur Grundlage der integrierten Beschulung Bl. in Normalschulen zu machen.

„Istituto Serafico per ciechi e sordomuti di Assisi", ein Institut für Bl. und Taubstumme in Assisi. Gegr. 1871, war diese Einrichtung von großer Bedeutung und starker religiöser Ausrichtung bis 1920. Hier wurden vor allem mehrfachbehinderte Bl. oder retardierte Sehgeschädigte unterrichtet.

Istituto „Francesco Cavazza" von Bologna. Gegr. 1881; die Schule wurde u. a. auch von Augusto → Romagnoli besucht. Unter der Leitung von Paolo → Bentivoglio sandte dieses Institut die Schüler auch zu externen Schulen, wo sie Spezialunterricht in den klassischen Fächern oder in Musik auch auf der Ebene der Universität erhalten konnten. 1968 war das Institut der Schauplatz der heftigsten Protestbewegungen der bl. Studenten. In den letzten Jahren wurde das Institut neu organisiert und ist heute auch der Sitz des einzigen Kurses in I. zur Ausbildung von Bl. in der Datenverarbeitung.

Institut von Cagliari. 1896 gegr., war es für viele Jahrzehnte die einzige Bl.-Schule in Sardinien. Es folgte dann die Errichtung der Schule in Sassari. Beide führen Elementar- und Mittelschulen.

Institut „Ardizzone Gioeni" von Catania. Gegr. 1884. Diese Einrichtung hat sich auf Berufsausbildung Erwachsener spezialisiert. Zur Zeit hat sich das Institut auch Aufgaben der Augenheilkunde zugewandt.

Nationales Institut „Vittorio Emanuele II" von Florenz. Diese Schuleinrichtung ging 1931 aus der Zusammenlegung von zwei Instituten hervor: dem Istituto „Vittorio Emanuele II" und dem Nationalen Institut für bl. Erwachsene. Das Institut „Vittorio Emanuele II" war 1868 gegr. worden als Elementarschule für Kinder, das Nationale Institut war von Aurelio → Nicolodi 1923 ins Leben gerufen worden und verfügte über eine Berufsausbildung für Industriearbeiter und Masseure. Nach der Vereinigung beider Einrichtungen wurden die Aktivitäten auf Ausbildung von Telefonisten ausgedehnt. Die Einrichtung erhielt 1965 den Namen Nicolodi. 1979 wurde die Verwaltung des Nationalen Institutes „Vittorio Emanuele II" in die Region Toscana verlegt.

Institut „David Chiossone" von Genua. Gegr. 1868 als Sonderschule, die 1974 aufgegeben wurde im Rahmen der integrierten Erziehung. Das Institut arbeitet heute als Hilfszentrum und hat auch eine Sektion für bl. Senioren.

Institut von Mailand. Gegr. 1840. Diese Einrichtung ist die älteste, die noch heute besteht. Viele Jahre war sie das Zentrum der Erziehung Bl. in I. und stellte die Avantgarde auf dem Gebiet der musikalischen Erziehung. Heute besteht die Elementarschule

Italien

wegen der integrierten Erziehung in Normalschulen nicht mehr. Es blieb die Mittelschule, die auch für sehende Schüler geöffnet wurde. Das Institut hat auch die Aufgabe, als Hilfszentrum für die Integration und die integrierte Erziehung Bl. zu dienen. Ferner ist sie eine Einrichtung für bl. Frauen.

Institut „Paolo Colosimo" von Neapel, gegr. 1895. Diese Einrichtung hat sich besonders mit der Ausbildung bl. erwachsener Arbeiter beschäftigt. Das Institut ist auch der Sitz der staatlichen Berufsausbildung. 1979 ist die Verwaltung der Region Campania übertragen worden. Hier war Giuseppe → Fucà Vorstandsmitglied.

Institut „Domenico Martuscelli" in Neapel. 1816 wurden in Neapel zwei Einrichtungen gegr.: „San Giuseppe" und „Santa Lucia". Das heutige Institut wurde von dem Typhlologen D. Martuscelli als kommunale Schule für Bl. 1873 gegr. Es wurde später mit einer Elementarschule und einer Musikschule ausgestattet und erhielt den Namen „Principe di Napoli". Den jetzigen Namen übernahm die Einrichtung 1949. Giuseppe Fucà war hier Schüler. Bis zum heutigen Tage werden viele Schüler aus dem Süden I. aufgenommen.

Institut „Luigi Configliacchi" in Padua. Gegr. 1838. 1964 wurde die Schule neuorganisiert. Sie umfaßt eine Schule für die schulpflichtigen Jahrgänge und einen Kurs zur Berufsausbildung allgemein und einen zur Ausbildung von Musikern. Die Einrichtung unterstützt auch höhere Studiengänge sowie Studenten, die eine Universitätsausbildung anstreben. 1968 war das Institut ein Zentrum der Unruhen bl. Studenten.

Institut „Florio e Salamone" in Palermo. Die Einrichtung ging hervor aus der Zusammenlegung zweier Schulen, die seit 1891 bzw. 1896 bestanden.

Regionalinstitut „G. Garibaldi" in Reggio Emilia. Gegr. 1883 anläßlich der Errichtung eines Monumentes für Garibaldi. Es verfügte über die der Schulpflicht entsprechende Klassen. Im Verlauf der Einführung der integrierten Erziehung hat sie ihre schulischen Funktionen eingestellt.

Institut „Sant' Alessio" in Rom. Gegr. 1868. Die Schule diente zur musikalischen Grundausbildung. 1926 war sie vorübergehend Sitz der Bl.-Lehrerausbildungsanstalt (Scuola di metodo).

Institut von Turin. Gegr. 1879, verfügte es über die Pflichtschulklassen und Berufsausbildungskurse. Die Schule hat 1979 im Verlauf der Einführung der integrierten Erziehung ihre Funktion eingestellt.

Institut „Rittmeyer" in Triest. Gegr. 1918, umfaßt die Schulklassen mit Schulpflicht und hat eine experimentelle Einrichtung für mehrfachbehinderte Kinder eröffnet. Das Institut organisiert Hilfestellungen für bl. Schüler im Rahmen der integrierten Erziehung. Die Schule genießt eine besondere Unterstützung durch die Region Friaul-Venedig Giulia.

Gesetzgebung: Die Sozialgesetzgebung in I. nahm folgenden Weg: 1890 erging das Gesetz über die Wohltätigkeitseinrichtungen, das auch auf Bl.-Anstalten ausgedehnt wurde. 1904 wurden Bl. zur Erlangung des Lehrerdiploms bei Lehrerseminaren zugelassen. Durch Dekret vom 31.12.1923 wurden die Bl.-Anstalten den staatlichen Behörden und nicht mehr den Wohltätigkeitsbehörden unterstellt. In diesem Dekret wurde auch angeordnet, daß die Vertreter des Bl.-Verbandes in die Verwaltungsausschüsse der Bl.-Anstalten gewählt werden. Der obligatorische Unterricht für Bl. wurde bis zum 14. Lebensjahr verlängert (1923). Im Jahr darauf wurde ab der 4. Klasse auch die Zulassung zu Regelschulen angeordnet. Das Ministerium ernannte in die Kommission auch → Romagnoli und Oreste Poggiolini. Es wurden folgende Schulen ausgewählt: Turin, Mailand, Reggio Emilia, Florenz (Institut „Vittorio Emanuele II"), Neapel („Prinz von Neapel"), Lecce, Cagliari, Palermo. Die Anstalt von Genua, Padua und Rom traten später hinzu. Mit Dekret vom November 1925 wurde ein königliches Seminar zur Bildung der Bl.-Lehrer unter → Romagnoli geschaffen („Regina Margherita", Rom). Die Errichtung von Berufsschulen wurde 1923 beschlossen, und wurde verfügt, daß die Schulen Bl. im Alter von 15 bis 45 Jahren aufnehmen. Die Gleichstellung der Bl. im Versicherungswesen, in der Unfallversicherung und im Gewerbe, Handel und Handwerk erfolgte zur gleichen Zeit. Für die Kriegsbl. wurde durch Gesetz vom 29. März 1917 eine Nationalgesellschaft für Kriegsinvaliden gegr., die Unterstützungen, Arbeitsplatzvermittlung und Ansiedlungen vorsah. Den Kriegsbl. wurde auf der Liste freiwerdender Positionen in Staats-, Provinzial- und Kommunalverwaltung rechtlich ein Vorrang eingeräumt, wenn die übrigen Bedingungen für die Position erfüllt waren. Dabei wurde ein Quotasystem von 1:10 festgesetzt. In der Privatwirtschaft war das Quotasystem 1:20 zugunsten der Kriegsinvaliden.

Italien

Organisationen für Unterricht und Bl.-Hilfsmittel: a) Der Nationale Bund der Bl.-Institute trug auch zur Gründung der Nationaldruckerei Braille bei, die alle Anstalten mit Schulbüchern, Noten, Atlanten in Punktschrift und Reliefzeichnungen versieht. b) Die Lehrerseminare bestanden in Mailand und Neapel bereits für Taubstumme und wurden 1925 auch für Bl. eingeführt. c) Die Druckereien gingen aus dem Florentinischen Komitee und dem Nationalbund der Bl.-Anstalten hervor. 1928 konnten bereits 28.000 Kopien von Werken hergestellt werden. Die öffentliche Druckerei druckte die Zeitschriften „Der Blindenkurier" und „Gennariello". Auch die Schulen in Mailand, Padua und Rom hatten angegliederte Druckereien für lokale Zwecke. Eine Abschreibeabteilung entstand in Vicenza unter Prof. Ettore Fornasa und eine weitere Druckerei für Musikwerke in Punktschrift. Dort erschienen auch die „Musikalische Revue" und „Poliglotte Revue Fischetti" in 6 Sprachen. Es entstanden folgende Zeitschriften: „Die Stimme der Musik" in Rom, „Musikalische Revue" in Punktschrift in Vicenza sowie eine Frauenzeitschrift „Feenhände", eine Handarbeitsmonatsschrift in Punktdruck. Der italienische „Blindenfreund" und die „Revue für Typhlologie" stellten 1920 ihr Erscheinen ein. d) Bl.-Hilfsmittel und soziale Vergünstigungen wurden in I. mit Nachdruck entwickelt bzw. betrieben. „Für das Schreiben mit Bleistift haben wir die Apparate Galimberti und Martuscelli; für das Schreiben aus freier Hand die von Frezza, Mecacci, Trani; für Buchführung den Apparat Torosi; für Braille-Maschinenschrift die ganz neue Conti-Maschine, die den Wünschen und der Möglichkeit des Schreibens mit doppelseitigem Zwischenpunktsystem entspricht; auch ist sie leicht, gut zu transportieren und billig. Für die Braille- und Balluschrift gibt es vortreffliche, bei Bertini in Turin wie auch dem bl. Taubstummen Eugenio → Malossi in Neapel hergestellte Tafeln. Der Bl. Ezio Vicentini in Padua hat auch eine Braille-Maschine erfunden, die in der Druckerei jener Stadt in Gebrauch ist." (Soleri) Zur gleichen Zeit wurde ein Atlas gedruckt und 1927 in Mailand bei Rossi die Herstellung geographischer Bücher und Plastiken begonnen. 1924 war bereits die nationale Braille-Kurzschrift Trani und Grimandi angenommen worden. Die Punktschriftsendungen erfolgten kostenlos und die Fahrt auf städtischen Bahnen wurde unentgeltlich gestattet. Es wurden Steuerermäßigungen eingeführt. e) Bl.-Berufe: Die erste Werkstatt wurde in Rom vom Augenarzt Prof. Neuschüller für Buchbinderei und Strickmaschinen-Arbeit gegr. (Römische Werkstatt Neuschüller). In der Landwirtschaft waren die Bl. vor allem beim Weinbau, Hopfenbau, Pfropfen von Oberbäumen erfolgreich. In der von Carboni geleiteten Schule wurden Klavierstimmer und Reparateure ausgebildet, seit 1900 gibt es den Beruf des Masseurs für Bl., den Efrati in Rom zuerst ausübte. Hervorzuheben sind vor allem Nino → Salvaneschi (Begründer der literarischen Rundschau in Brüssel und Korrespondent für die bekanntesten italienischen Zeitungen, Romanschriftsteller) und Carlo → Delcroix (Kriegsbl. und Parlamentsmitglied), die Rechtsanwälte Armando Masciotta, Armando Eram, Antonio Loffredo sowie Marcello Palazzi, bekannt in Zivil-, Straf- und Handelssachen. Zu erwähnen sind der bereits genannte Augusto → Romagnoli, der 1909 als Sieger aus einem Lehramtswettbewerb hervorging, und Raffaele Tancredi, der ebenfalls Wettbewerbssieger und als Lehrer in Savona tätig war. Als Musiker von internationalem Ruf seien erwähnt: der Pianist Gennaro → Fabozzi aus Neapel, Emilio → Schieppati aus Mailand als Konzertspieler, der Kirchenmusiker Luigi → Bottazzo aus Padua, der Organist Antonio Belletti aus Padua (Conservatorio Santa Cecilia, Roma), der Komponist Carlo Grimandi. Bl. Frauen wirkten als Musiklehrerinnen und Konzertspielerinnen, waren im Kunstgewerbe tätig und als Direktorinnen von Anstalten (Anna Antonacci in Lecce, Clelia Allegri in Siena). Soleri kommentiert wie folgt: „Während der Krieg die Geister und die Mittel vereint hatte, bewirkte die Nachkriegszeit die Verbrüderung aller Invaliden, und das Vaterland erhoffte nun auch von ihnen Beitrag zum öffentlichen Wohl ..." (Soleri, S. 109).

Adressen: Unione Italiana dei Ciechi, via Borgognona 38, 00187 Rom; Federazione Nazionale Istituzioni pro Ciechi, via Gregorio VII 267, 00165 Rom; Biblioteca Italiana per Ciechi „Regina Margherita", Villa Reale, 20052 Monza.

Persönlichkeiten: → Alessi, → Anagnos, → Ansaldi, → Ascenso, → Banfi, → Barbi-Adriani, → Bottazzo, → Brandolini, → Cavallacci, Cieco, → Curti, → Fabozzi, Galileo Galilei, → Giotti, → Grotthus (Groto), → Landino, → Lomazzo, → Merkanti, → Merli, → Moriconi, → Oppius, → Pelissanto, → Pesenti, → Sciutti, → Sollazzo, → Vento, → Vitali.

Lit.: P. Bentivoglio: „Una vita per una meta", Bologna 1969; E. Bonvicini: „Aurelio Nicolodi, il presidente fondatore", Rom; E. Ceppi: „I minorati della vista", Rom 1969; G. Fucà: „Un racconto per Chiara ... i ciechi che gente meravigliosa", Florenz 1980; G. Giraldi: „L'educazione dei ciechi", Rom 1961; F. Gobetti: „Codice dei diritti del non vedente", Rom 1981; „Il fenomeno della cecità in Italia", Rom 1976; Antonio Loffredo: „Über die gegenwärtige bürgerliche und juristische Lage der Blinden in Italien", (Hrsg.), Camastro, Sora 1920; ders.: „Das Problem des Unterrichts für Blinde", (Hrsg.), Camastro, Sora 1920; Aurelio Nicolodi: „Die Kriegsblinden", Borgo San Lorenzo 1919; ders.: „Das Problem der Blindheit", Borgo San Lorenzo 1920; ders.: „Discorsi sulla cecità", Florenz 1944; ders.: „Relazione al VI congresso dell' U.I.C., Florenz 1945"; O. Poggiolini: „Corpi e Ombre", Florenz 1933; Augusto Romagnoli: „Einführung in die Blindenerziehung". Ed. Zanichelli, Bologna 1906; ders.: „Pagine vissute di un educatore cieco", Florenz 1944; Nino Salvaneschi: „Noi che camminiamo nella notte", Mailand 1962; Ernesto Soleri: „Das Erziehungsproblem der Blinden in Italien", Dissertation bei der kgl. Universität, Florenz 1925; N. Vitali: „I ciechi uomini fra gli uomini", Florenz 1941.

Iwahashi, Takeo, *1898 in Osaka, †1954. Als Student erbl. Nach Abschluß seiner Studien als Lehrer an der Bl.-Schule in Osaka ging er wegen wirtschaftlicher Schwierigkeiten nach England, wo er an der „University of Edinburg" als erster Bl. den MA machte. Nach seiner Rückkehr war er als erster Bl. Univ.-Prof. in Japan. 1933 gründete er die „Osaka Welfare Association of the Blind". 1934 begab er sich auf eine Vortragsreise in die USA. Mit den Honoraren gründete er das „Lighthouse" in Osaka. Nach einer erneuten Reise in die USA 1949 gründete er das „National Committee of Social Welfare Institutions of the Blind". Er schrieb u. a. 19 Bücher und übersetzte zahlreiche Texte. (→ Japan)

J

Jablanczy, Anton Karl v., *1802 in Pressburg (heute: Bratislava), †1847 ebd. Wenige Tage nach der Geburt erbl. Mit sieben Jahren in das Bl.-Inst. in Wien, dort ragte er durch außerordentliches Gedächtnis, besonders im Kopfrechnen, hervor. Sein Tastsinn war so ausgeprägt, daß er alle Münzen, Getreidearten und Früchte erkennen konnte. *M.*

Jackson, William Henry, MA, *13.3.1889 in Greenwich, †6.12.1931 in Kéménd. Nach dem Besuch des „Royal Normal College for the Blind" in Norwood studierte er Theologie und wurde 1912 zum Priester geweiht. Er hat innerhalb der Kirche und durch Missionen viel für die Bl. getan. Er wanderte durch das Land, um die Eltern der bl. Kinder über die Bl.-Schulen zu informieren und sie für eine Ausbildung zu gewinnen. 1919 hatte er das neue Gebäude für die Bl.-Schule fertig. *W.*

Jairos Jiri Association → Simbabwe

Jakob, der Blinde, lebte um die Mitte des 18. Jh. in Netra (Hessen), †1771. Mit 18 Monaten erbl. Schon als Schuljunge schnitzte er mit seinem Messer Holzstäbchen, die er mit Wörtern in Beziehung brachte. Man war darüber so erstaunt, daß er die Erlaubnis bekam, mit adeligen Kindern den Unterricht zu besuchen. So lernte er Geographie, Geschichte u. a. und machte sich mit seiner Stäbchenschrift Notizen. Später gab er selbst Unterricht im Rechnen und war auch als Arzt tätig, wobei er die Medizinflaschen mit seinen Schriftstäbchen kennzeichnete. → Baczko berichtet in seinen „Nachrichten von einigen merkwürdigen Blinden" folgendes: „... erbl. im zweiten Jahre seines Alters durch bösartige Blattern, wurde zur Anhörung des Religionsunterrichts in die Dorfschule geschickt und nachher zum Gänsehüten bestimmt. Während dieses letzteren Geschäfts kam er auf den Einfall, Erinnerungszeichen für das, was er in der Schule gehört hatte, zu erfinden, und fiel darauf, Stöcke durch eingeschnittene Kerbe zu bezeichnen. Diese Kerbe waren nicht Buchstaben oder einzelne Worte, sondern kurze gedrängte Auszüge, so daß er, wenn er mit den Fingern diese Kerben berührte, den Inhalt des Gelesenen hersagte, und es ist zu bedauern, daß kein Sehender sich von dieser Methode einen vollständigen Begriff verschafft hat; denn er ließ sich so viel als möglich vorlesen, kerbte während des Zuhörens zuerst auf der einen, dann auf der andern Seite des Stocks, bezeichnete die Stöcke mit Nummern und auch die, welche Auszüge aus einem Buche enthielten, mit einem besonderen Zeichen, band sie auch jederzeit in ein Bündel. Er besaß eine beträchtliche Bibliothek von solchen Stäben, holte, wenn von einem Buche, welches er gelesen hatte, die Rede war, seine dazu gehörigen Stöcke und sagte nun, wenn er die Denkzeichen betastete, seine Auszüge her..." *M., B.*

Jakob, Herbert, *1921, †5.11.1975 in Leipzig. Als Dir. der Deutschen Zentralbücherei für Bl. zu Leipzig hat er sich um Entwicklung und Ausbau der Zentralbücherei und um die Verbreitung des Braillebuches bleibende Verdienste erworben.

Jakobi, Christian Gotthilf, *1696 in Magdeburg, †1750. Erbl. im Alter von zwei Jahren. Seit 1712 hörte er philosophische und juristische Vorlesungen in Leipzig und setzte sein Musikstudium fort. 1720 wurde er als Organist an der Peters- und sechs Jahre danach an der Katharinen-Kirche in Magdeburg angestellt. Er galt als berühmter Orgel- und Klaviervirtuose. Von seinen Kompositionen, die er einem anderen Musiker diktierte, hat sich keine erhalten. *M.*

Jalalabad Blind Welfare Association → Bangladesch

Jalicon, *1820, †1896. Eine bl. Frau, die mit Hilfe ihrer Mutter 1851 ein Bl.-Inst. in Clermont-Ferrand gründete. War lange Zeit als Organistin an der Notre-Dame-Kirche in Paris tätig. *M.*

Jamaika → Westindien (Regionalbericht)

Janeček, Alois Edler v., *2.6.1828 in Brünn. 1867 ernannte ihn die k. u. k. Statthalterei zum Mitkurator des mährisch-schlesischen Bl.-Inst. Seiner Fürsorge war es zu verdanken, daß eine eigene Unterrichtsabteilung für geistig behinderte Bl. errichtet wurde. J. gab auch zusammen mit Dir. Pawlik den Impuls zur Konstituierung eines „Blindenwohlfahrtsvereins für Mähren und Schlesien", der die Gründung eines Heimes für bl. Mädchen anstrebte. Auch auf anderen Gebieten der Wohlfahrt war er tätig, wie z. B. 1866 an der Förderung des Roten Kreuzes in Mähren und später als Geschäftsleiter der Obrowitzer Waisenanst. für Mädchen sowie der mährischen Kronprinz-Rudolf-Stiftung für patriotische und gemeinnützige Zwecke. *M.*

Japan
(Nippon). *Fläche:* 377.708 km². *Einwohner:* 121.840.000

Chronik des Blindenwesens:
593 Der damalige Kaiser (Tenno) Shotokutaischi errichtet u.a. Einrichtungen (Heime) für Behinderte und Arme.
701 Organisierung der verschiedenen Berufsgruppen der Masseure und Akkupunkteure.
729 Kaiserin Komyo richtet Heime für Behinderte und Obdachlose ein.
754 Dem chinesischen buddhistischen Mönch Ganjin gelang es 753 nach fünf mißlungenen Versuchen, endlich in J. zu landen. Während der Reise aus China nach J. verlor er sein Augenlicht. Trotz seiner Behinderung predigte er den Buddhismus weiter, baute den Tempel Toshodaiji. Er starb 767.
850 Der 4. Sohn des 54. Kaisers Ninmei-Tennos, Prinz Hitoyasu (830–872), erbl. im Kindesalter. Er versammelte bl. Menschen um sich und organisierte deren Hilfe und bildete sie kulturell aus. Er wird heute noch sehr verehrt.
1338 Gründung von Todo-za (Gilde der bl. Musiker, insbesondere der Biwa-Spieler) durch K. → Akashi, der dadurch endgültig die Sicherheit und die berufliche und gesellschaftliche Grundlage für die bl. Musiker schuf. Das Instrument „Biwa" kam aus China, etwa zur gleichen Zeit wie der Buddhismus, und wurde ursprünglich als Begleitinstrument für die buddhistischen Gebete benutzt. Später wurden verschiedene zeitgenössische Geschichten mit der Begleitung dieses Instruments von dem herumziehenden Biwa-Hoshi (bl. Sänger mit dem Biwa-Instrument) erzählt.
1603 E. Tsuchiya (1540–1621) bat den damaligen Shogun Ieyasu um Unterstützung für die Erhaltung des Todo-za für Biwa-Spieler (Berufsverband für bl. Berufsmusiker mit fester Gliederung und Organisation). Da der Shogun Ieyasu in seiner Regierung die Gesellschaft in vier hierarchisch geordnete Schichten zu unterteilen versuchte (Samurai, Bauern, Handwerker, Kaufleute), war die Existenz des alten Berufsverbandes der bl. Musiker somit ernsthaft gefährdet. Die Edo-Regierung erließ auf Bitten des Tsuchiya eine begünstigende Ausnahmeregelung für Bl.
1685 Der bl. Akkupresseur K. → Sugiyama heilte den 5. Shogun Tsunayoshi und wurde zum Hofarzt ernannt. Sugiyama führte eine Neuorganisation des Todo-za durch, also ca. 300 Jahre nach der Gründung der Todo-za durch K. Akashi, und sicherte Teile der chinesischen Medizin, nämlich die Berufe der Akkupunktur, Massage und Mogusa-Therapie, für die Bl. Er verfaßte eine Art von „Gewerbeordnung", die in 158 Artikeln detailliert die Gliederung der Berufsgruppe, die Besoldung der einzelnen Mitglieder bis zu Regeln für den privaten Bereich der Bl. wie Kleiderordnung, Heiratsbedingung, aber auch strafrechtliche Maßnahmen regelte.
1779 Hokiichi → Naniwa (1746–1821), der als 5jähriger erbl., begann mit seinem gigantischen Werk, nämlich als Japanologe die klassische japanische Literatur systematisch zu ordnen und zu verfassen. Er verfaßte bis in das Jahr 1819 530 Bände. Seine Werke spielen für die klassische japanische Literatur die wichtigste Rolle.
1793 H. Naniwa eröffnete mit der Genehmigung der Regierung eine Art „Japanologie-Schule" und bildete junge Literaturwissenschaftler aus.
1848 Der späterbl. Buchautor Bakin Takizawa schrieb das berühmte Buch „Nanso Satomi Hakkenden" und „Hakkenden".
1871 Verbot der Todo-za durch die neue Meiji-Regierung.
1875 Gründung der Rakuzen-kai durch → Furukawa, Tsuda, Nakamura, Kishida, den deutschen Missionar Burchard und den englischen Arzt H. Faulds, um die Schule für Bl. (Tokyo Bl.- und Taubstummenschule) einzurichten.
1890 Die japanische Punktschrift (Braille) wurde von K. → Ishikawa mit einer japanischen Form des internationalen 6-Punktsystems geschaffen. 1901 erfolgte die offizielle Anerkennung der japanischen Punktschrift.
1903 Die 1. Einrichtung der Lehrerausbildung in der Tokyo Bl.- und Taubstummenschule.
1907 Die 1. Versammlung der Lehrer der Schule für Bl. und Taubstumme.
1910 Gründung des Japanischen Bl.-Verbandes (Nippon Mojin Kyokai), der die Zeitschrift „Blinde in Japan" herausgab.
1911 Das Ministerium des Inneren führt zum ersten Mal eine Untersuchung über die Lage der Bl. in J. durch. Erlaß der Gewerbeordnung für Akkupunktur, Massage und Mogusa (Heilkräuter)-Therapie.
1919 K. → Nakamura gab die erste Zeitung in Bl.-Schrift, „Akebono", heraus. U. Akimoto

Japan

eröffnete das Tokyo-Hikarinoie (ein Bl.-Heim) und begann Bücher in Punktschrift zu drucken.
1920 Die erste Wanderbibliothek für Punktschrift in Niigata wurde eröffnet.
1923 Erlaß des Gesetzes über die Bl.- bzw. Taubstummenschulen, in dem die Verpflichtung der einzelnen Provinzen zur Einrichtung solcher Schulen festgelegt wurde. Der Protest gegen das Privileg der Bl., die Akkupunktur, Massage und den Mogusa-Therapie-Beruf auszuüben, wurde immer stärker. T. Yamamura gab die Fachzeitschrift „Therapienachricht" in Punktschrift (Tenji Chiryoshinpo) heraus.
1924 Die 1. Vollversammlung der berufstätigen Bl. in Tokyo fand statt.
1925 Das Ministerium für Unterricht und Kultur führte das erste Mal eine Untersuchung über die Lage der Bl.- und Taubstummenschulen in J. durch. Die Änderung des Wahlgesetzes erfolgte. Die Wahl mittels der Punktschrift wurde genehmigt.
1929 Die ersten offiziellen Punktschriftbücher für die Bl.-Schulen wurden vom Ministerium für Unterricht und Kultur herausgegeben. Gründung des Vereins „Freunde für die Punktschriftübersetzung". Der zentrale Bl.-Wohlfahrtsverband wurde gegr. und betätigte sich auf dem Bereich der Prävention der Augenkrankheiten bzw. Blindheit.
1930 In der staatlichen Bl.-Schule Tokyo begann man mit dem Physiotherapieunterricht.
1931 Das Ministerium des Inneren untersuchte die Zahl der Bl. und stellte 76.260 Personen fest, davon 38.304 Männer und 37.956 Frauen. Yuri Saito (1892–1947) gründete Yoko-Kai (Heim für bl. Frauen). Sie ist eine der ersten bl. Frauen, die trotz ihrer Behinderung und ihrer Aufgaben als Ehefrau und Mutter von 4 Kindern sich der Aufgabe widmete, das Selbstbewußtsein der bl. Frauen zu erwecken und zu stärken. Sie gab auch eine Zeitschrift heraus.
1935 Eröffnung des 13. Lighthouse in der Welt (jetziges Nippon Lighthouse) in Osaka (Gründer: T. → Iwahashi).
1936 Das Ehepaar Winifred Holt Mather (Gründer des New York Lighthouse) besuchte J.
1937 Der 1. Besuch von Helen → Keller mit einer Vortragsreise durch J. Sie hielt 97 Vorträge, und ihre Reise hatte einen großen Einfluß auf das japanische Wohlfahrtssystem für Behinderte.
1938 Heime für Kriegsbl. und deren Erziehung „Shoreihogoin" wurden eingerichtet.

Der Deutsche Gordon brachte das erste Mal einen Bl.-Führhund nach J.
1940 Kazu Honma errichtete die erste Japanische Punktschrift-Bibliothek (jetzige Japan Braille Library) in Tokyo mit seiner Privatsammlung, die 700 Bänder in Punktschrift umfaßte.
1942 S. Gotoh gründete den Japanischen Bl.-Schrift-Übertragungsverein (Dai Nippon Tenyakuhoshidan).
1947 Erlaß des Jugendwohlfahrtsgesetzes. § 43 Jap. JWG: Einrichtung für bl. und taubstumme Kinder. Das Nagoya Lighthouse wurde gegr.
1948 2. Besuch von Helen → Keller. Gründung und Zusammenschluß der „Nippon Mojinkai Rengo" (= Japan United Association of the Blind). Diese Dachorganisation war der erste überregionale Verband der japanischen Bl.-Verbände, zu dem sich 30 Verbände mit mehr als 7.000 Mitgliedern zusammenschlossen. Ihr Ziel war die Verbesserung der Lage der bl. Menschen. Eröffnung der staatlichen Rehabilitationseinrichtung für Bl. in Tokyo und in Shiobara, sog. Komei-Ryo.
1949 Gründung des „Kyoto-Ryo" (das spätere Wohlfahrtszentrum für Körperbehinderte in Kyoto).
1950 In diesem Jahr trat das Körperbehindertenwohlfahrtsgesetz in Kraft, das auch für alle Bl. über 18 Jahre gilt: Ärztliche Betreuung, Beratung, Rehabilitation, Beschulung, Ausbildung und Hilfsmittel sind kostenlos. Wer ein niedriges Einkommen bezieht, dem steht eine Rente zu. Die Bl. erhalten Nachlässe bei der Benutzung von Verkehrsmitteln sowie bei Rundfunk- und Fernsehgebühren. Sie sind auch durch geringere Steuersätze begünstigt, und Bl.-Sendungen werden von der Post frei befördert. Eröffnung der Matsuyama-Komei-Ryo (Rehabilitationseinrichtung für Bl.).
1951 Eröffnung der staatlichen Rehabilitationseinrichtung für Bl. in Kobe (Kobe-Komei-Ryo).
1952 Gründung der National Association of the School Masters for the Blind.
1953 Gründung des National Council of the Social Welfare Institutions for the Blind.
1954 Erlaß der Förderungsgesetze für die Bl.-, Taubstummen- und Behindertenschulen. Das Ministerium für Sozialwohlfahrt ernannte die „Japan Braille Library" als vom Ministerium beauftragte Bibliothek für Punktschrift.
1955 3. Besuch von Helen → Keller mit einer

Vortragsreise durch J. Die 1. asiatische Konferenz für das Bl.-Wesen findet in Tokyo statt. 11 Länder aus Asien beteiligen sich an dieser Konferenz. In der Firma Hayakawa-Denki wird eine Behindertenwerkstatt eingerichtet, in der später die Firmenverwaltung von Bl. übernommen wird.
1956 Gründung des Nippon Mojinfukushi Iinkai (Japanischer Bl.-Wohlfahrtsverband). Die Einrichtung der Lyons-Augenbank wurde in Tokyo durchgeführt. Der berühmte bl. Musiker Michio → Miyagi, der als Koto-Spieler, Komponist und Essayist sehr bekannt war, kam durch einen Zugunfall im Alter von 62 Jahren ums Leben.
1957 Gründung des Japanischen Bl.-Führhundeverbandes.
1958 Erlaß des Gesetzes mit entsprechenden Bestimmungen für „Netzhauttransplantationen". Gründung des Nippon Mogakko Kenkyukai (Japanisches Komitee für die Erziehung in der Bl.-Schule).
1959 Arbeitsbeginn der „Talking books" in der „Japan Braille Library" und im „Nippon Lighthouse". Herausgabe des Grammatikbuches in Punktschrift vom japanischen Punktschrift-Forschungskomitee.
1960 Gründung der Dachorganisation der 8 japanischen Lighthouses in Form des „Japan Lighthouseverbandes". Eröffnung des ersten Heimes für seh- und geistigbehinderte Kinder „Hikone Gakuin".
1961 Bestimmung über die Befreiung von Rundfunkgebühren für Bl. vom NHK (staatlicher Rundfunk) und über die Befreiung von Postgebühren für Sendungen von Bl.-Hilfsmitteln. Eröffnung des „Kyoto Lighthouse" und des Altersheimes für Bl. „Jiboen". T. Torii wurde als erster Bl. in J. Ehrenbürger der Stadt Kyoto.
1963 Das „Concise English Japanese Dictionary" wurde vom Nippon Lighthouse in Punktschrift (71 Bände) herausgegeben und wurde mit dem Kulturförderpreis der Stadt Osaka ausgezeichnet.
1964 Behinderten-Olympiade in Tokyo.
1965 Befreiung von Postgebühren für Auslandssendungen. Der 1. Internationale Kongreß für Akkupunktur und Mogusa-Therapie fand in Tokyo statt. 19 Länder aus Europa, u. a. Deutschland, Frankreich, England, aus Amerika und Asien, beteiligten sich an diesem Kongreß.
1966 Das japanische Punktschrift-Forschungskomitee löst sich auf. Gründung des Japanischen Punktschriftkomitees (Nippon Tenji-Iinkai), das sich aus jeweils 6 Personen aus unterschiedlichen Erziehungsbereichen zusammensetzt, sowie aus dem Verlag für Punktschriftbücher und einigen Wissenschaftlern. Es wird ein sog. Regelbuch der Japanischen Punktschrift verfaßt.
1967 Einrichtung der Schule für Bl.-Führhunde und des Instituts für die Ausbildung entsprechender Trainer.
1970 Änderung des Urheberrechtsgesetzes § 39, wodurch alle Bücher ohne Genehmigung des Autors in Punktschrift übertragen werden können.

Geschichte des Blindenwesens:
1. Von den Anfängen bis zum Mittelalter
Über das Leben der Bl. in J. existieren vor der Ausbreitung des Buddhismus, der aus China (ca. 538 n. Chr.) nach J. kam, so gut wie keine Unterlagen. Man kann jedoch aus der damaligen Literatur die Lage der Bl. in jener Zeit erschließen. Es zeigt sich, daß sie einerseits von der Gesellschaft als Behinderte behütet wurden. Andererseits wurden sie zeitweise gefürchtet, da sie durch ihre besonders ausgeprägten Wahrnehmungsfähigkeiten einige Katastrophen, wie Erdrutsche usw., voraussagten und ihnen deshalb magische Kräfte zugesprochen wurden.
Am Anfang des 6. Jh. etablierte sich die japanische Monarchie unter dem Tenno, und gleichzeitig wurde der Kontakt mit den Nachbarländern (Korea und China) aufgenommen. Der Buddhismus wurde von Seimu-Tenno, dem damaligen Tenno (Shotukutaishi) stark gefördert und beeinflußte als Staatsreligion des Leben des Japaners. Auf Grund der buddhistischen Lehre und ihrer Gebote stellte die Einführung des Buddhismus einen Wendepunkt in der Geschichte des japanischen Bl.-Wesens dar. Hiernach ist u. a. der Mensch durch seine Geburt, das Karma, durch sein Erbgut und durch seine Erziehung vorbestimmt. Es existiert nur die leidvolle Kette der Wiedergeburten; die Befreiung daraus erfolgt aus eigener Kraft durch das Eingehen in das Nirvana. Die buddhistische Lehre, die eine Erklärung und eine psychologische Einstellung zu gewissen Grundfragen des Daseins darstellt, änderte dramatisch das Leben der Behinderten zur damaligen Zeit.
Alle defizienten Erscheinungsformen des Menschen wie z. B. Behinderungen wurden als Schicksal des Menschen interpretiert und auf ihr „sündhaftes schuldbeladenes" vorausgegangenes Leben zurückgeführt. Dies führte dazu, daß die Bl. immer mehr aus der Gesellschaft und der Familie als „sündhafte"

Menschen ausgeschlossen wurden und somit der Armut und Obdachlosigkeit anheim fielen. Andererseits wurden die Behinderten, die durch die falsche Interpretation des Buddhismus von der Gesellschaft ausgestoßen wurden, auch zu Empfängern der buddhistischen Wohlfahrt erklärt.

Eine der ersten Einrichtungen des japanischen Sozialdienstes wurde im Jahre 593 mit der Unterstützung des damaligen Tenno Shotokutaishi gegr. Im Laufe der Zeit wurden die Verbindung zwischen den Bl. und dem Buddhismus bzw. den buddhistischen Tempeln immer enger, da ein Teil der Bl. als Bettelmönche lebte und immer mehr Bl. im Rahmen der „musikalischen Gebete" beteiligt wurden.

Ein Instrument aus China (Biwa = Zupfinstrument), das damals während der Gebete benutzt wurde, spielte später für die Bl. eine große Rolle, da viele Bl. als Musikanten mit diesem Instrument ihren Lebensunterhalt verdienten. Im Jahre 753 gelang es dem chinesischen Mönch Ganjin nach jahrelangen Versuchen, endlich in Japan zu landen. Er verlor zwar sein Augenlicht während dieser Zeit, jedoch gelang es ihm, die Lehre des Buddhismus in J. zu verbreiten, und er konnte sogar den damaligen Tenno als Anhänger und Unterstützer seiner Lehre gewinnen. Er brachte nicht nur die Religion nach J., sondern auch die chinesische Kultur, u. a. die Kunst des Holzschnittes, der Kalligraphie, der Malerei und der Architektur. Trotz seiner Behinderung war er für den Aufbau des japanischen Staates von großer Bedeutung. Er baute im Jahre 759 einen Tempel, Toshodaiji. Im Zeitraum zwischen dem 9. Jh. und dem 12. Jh. wurde die Verbindung zwischen den buddhistischen Tempeln und den Bl. immer stärker, da die Bl. als „religiöse" Musiker mit dem Instrument „Biwa" die buddhistischen Gebete begleiteten und dadurch die buddhistische Lehre verbreiteten. Vor allem zwischen dem Ende des 12. Jh. und dem Ende des 16. Jh. waren die bl. Biwa-Spieler als Musiker beschäftigt. Sie verfaßten Gedichte über die Geschichte der Kämpfe und Auseinandersetzungen der damaligen Herrscher und deren Leiden. Die Dichtung und Komposition, die von den Bl. gepflegt und entwickelt wurden, wurden mündlich weitergegeben und verbreitet. Diese Tradition blieb bis in unser Jahrhundert hinein erhalten. Damals wanderten viele bl. Musiker mit dem „Biwa"-Instrument durch das Land und wurden allmählich als Künstler anerkannt. Im gleichen Jahrhundert bildeten sich einige Gruppen von bl. Mönchen in verschiedenen Städten. Sie pilgerten mit ihrer „Biwa" durch das Land und predigten die Lehre Buddhas, aber nicht im klassischen ursprünglichen Sinne, sondern in einer eher veränderten Form, mit der Begleitung der Biwas. Als berühmtester Bl.-Musiker der damaligen Zeit wurde K. → Akashi (1301–1371) genannt, der Begründer der Heike-Biwa. Er war nicht nur musikalisch begabt. Dank seiner geschickten Politik gewannen die Bl.-Biwaspielergruppen gesellschaftliche Anerkennung; er gründete einen festen Verband bl. Biwa-Spieler, sog. „Todou-Za". Das Wort „Todou-Za" bedeutet etwas ähnliches wie „Gilde". Innerhalb der gleichen Berufe werden bestimmte Regeln festgelegt, und es besteht ein Mitgliedschaftszwang. Die Mitglieder wurden hierarchisch in Stufen aufgeteilt und mußten streng die Regeln einhalten, die bis ins einzelne Detail das Leben der Mitglieder regelten. Die Gruppe der Biwa-Spieler wurde als Künstlervereinigung bekannt und von den jeweiligen Herrschern unterstützt.

2. Neuzeit: Edo Periode (1600–1867). Im Jahre 1603 bat E. Tsuchiya (1540–1621) den damaligen Shogun (Feldherrntitel, damals Regent) Ieyasu um Unterstützung für die Erhaltung des Todo-za für Biwa-Spieler, da die Existenz des alten Berufsverbandes der bl. Musiker durch seine Politik ernsthaft ge-

Blinde Bettelmusikanten in Japan

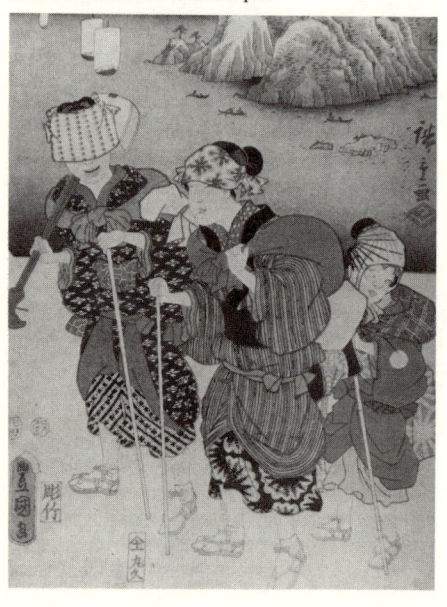

fährdet war. Die Edo-Regierung erließ auf Bitten des Tsuchiya folgende begünstigende Ausnahmeregelung für Bl.: a) Bestätigung der Todou-Za und somit Selbstverwaltung und Durchführung der eigenen Gesetze innerhalb des Verbandes. b) Offizielle Bevollmächtigung für den Vorsitzenden des Verbandes. c) Erteilung der Erlaubnis zur weiteren Ausübung der Tätigkeit als Geldausleiher (Kreditinstitut) für Bl. d) Alle Bl. mußten in den Verband Todou-Za eintreten, der an zwei Stellen, nämlich in Kyoto und Edo (dem jetzigen Tokyo), seine Kontrollen durchführte. e) Keine Steuerpflicht für Bl. Im Jahre 1685 heilte der bl. Akkupunkteur W. → Sugiyama den 5. Shogun Tsunayoshi und wurde zum Hofarzt ernannt. Sugiyama führte ca. 300 Jahre nach der Entstehung des Todou-Za eine Neuorganisation des Todou-Za durch und sicherte Teile der chinesischen Medizin, nämlich die Berufe der Akkupunktur, Massage und Mogusa-Therapie für die Bl. Diese Berufe sollen aus China bereits zum fast gleichen Zeitpunkt wie der Buddhismus nach J. gekommen sein. Als Berufe für Bl. gewannen sie erst in der Zeit der Edo-Periode an Bedeutung. W. Sugiyama verfaßte 158 Gesetze, in denen detailliert die Gliederung der Berufsgruppe, die Besoldung der einzelnen Mitglieder bis zu Regeln für den privaten Bereich der Bl. wie Kleiderordnung, Heiratsbedingung, aber auch strafrechtliche Maßnahmen festgelegt wurden. Das System der Todou-Za besaß Gültigkeit bis zur sog. „Meiji-Restauration". Nach der langen feudalistischen Herrschaft, die den

Blinde Biwaspieler, Japan

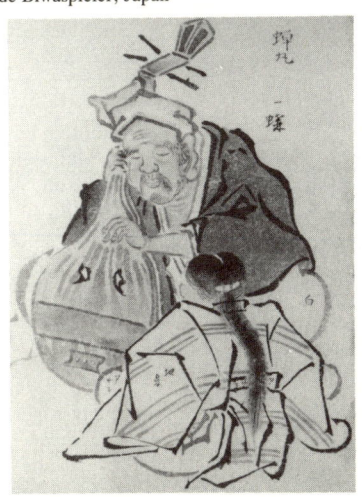

Kontakt mit dem Ausland völlig verboten hatte, bedeutete die Öffnung des Landes einen Wendepunkt in jeder Hinsicht. Für das Leben der Bl. bedeutete dies einen völlig neuen Anfang ohne jegliche Unterstützung durch die Regierung und ohne gesicherte Selbstverwaltungsmöglichkeiten. 1871 wurde nach der „Meiji-Restauration" die „Gilde" (der Bl.-Berufsverband, sog. Todo-za) durch die neue Regierung offiziell aufgelöst und somit das Selbstverwaltungsrecht der bl. Berufsgruppe aufgehoben. Außerdem trat nach der Öffnung des Landes die europäische Medizin an die Stelle der bisherigen asiatischen, und somit verloren die für die Bl. auf dem therapeutischen Sektor wichtigen Berufe wie Akkupunktur, Akkupressur, Mogusa-Therapie und Massage an Bedeutung. Den anderen Berufsgruppen der Bl. wie den Musikern wurde auch das Privileg der Selbstverwaltung entzogen, jedoch konnten sie ihren Beruf weiter ausüben, da die Bevölkerung anfing, sich für die bis dahin als Musik für die Oberschicht bestimmte japanische klassische Musik wie Koto-, Biwa- und Shakuhachispiel zu interessieren. Die Schwierigkeiten bestanden darin, daß keine allgemeingültige Ausbildungsregelungen der jeweiligen Berufe existierten und die Ausbildung sehr lange dauerte. In dieser schlimmen Zeit für Bl. zeigten einige Intellektuelle ihr Interesse für Bl., da von den damaligen Abgesandten der Regierung einige Berichte über das europäische Bl.-Wesen veröffentlicht wurden. Die Berichte erregten Aufmerksamkeit, jedoch konnte die damalige Regierung, die nach der Revolution mit dem Verwaltungsaufbau selbst beschäftigt war, für die Behinderten noch keine konkreten Gesetze für deren Erziehung und Fürsorge erlassen und sie durchführen. Wegen des langdauernden feudalistischen Regierungsprinzips konnte die Bevölkerung sich auch nicht so schnell der Änderung der Gesellschaft anpassen, so daß keine ausgeprägte Solidarität mit der Bewegung der Sozialarbeit existierte. Die Tätigkeiten für die Versorgung der behinderten Mitbürger wurden in J. vielmehr in einer Form der Nachahmung der ausländischen Wohlfahrtspflege begonnen. So entstanden einige Gruppen von Intellektuellen, die sich für Behinderte einsetzten, vor allem für deren Erziehung. Im Jahre 1875 wurde ein Verein, der sog. „Rakuzen-kai", für das Bl.-Wesen durch Furukawa, → Nakamura, Kishida, den deutschen Missionar Burchard und den engli-

schen Arzt H. Faulds gegründet. Der Verein bekam die offizielle Genehmigung für die Einrichtung der Bl.-Schule (Rakuzen-kai-Kunmoin, die spätere Tokyo Bl.- und Taubstummenschule) und begann mit dem Unterricht im Jahre 1880. Fast zur gleichen Zeit wurde auch von T. Furukawa in Kyoto eine Schule für Bl. und Taubstumme eingerichtet. In den beiden ersten Schulen für Bl. wurde neben dem normalen Unterricht auch Unterricht in den traditionellen Berufen wie Musik, Akupunktur, Massage und Mogusa-Therapie durchgeführt. Seitdem versuchte man in den verschiedenen Städten außerhalb von Tokyo und Kyoto, Schulen für Bl. zu errichten, wobei jedoch wegen finanzieller Schwierigkeiten die meisten Schulen wieder schließen mußten. Im Jahre 1889 errichtete eine Amerikanerin (Charlotte F. Draper) in Yokohama eine christliche Einrichtung für Bl. (jetzige Yokohama-Kunmoin) und unterrichtete dort Lesen, Akupunktur und Massage. Seit 1900 entstanden erneut mehrere Schulen für Bl. und Taubstumme, aber es handelte sich ausschließlich um private Einrichtungen, die später (meist nach dem 2. Weltkrieg) als staatliche bzw. städtische Schulen übernommen wurden. Vor dem 2. Weltkrieg wurde in den Bl.-Schulen vorwiegend die Berufserziehung durchgeführt, obwohl das Schulbildungsgesetz von 1900 die Schule für Bl. anerkannte, aber es gab kaum einen normalen Unterricht wie an den Regelschulen. Im Jahre 1947 trat das neue Schulbildungsgesetz in Kraft, und es wurde eine Schulreform durchgeführt, in der zum ersten Mal die Gleichberechtigung der Bl.-Schulen gesetzlich festgelegt wurde. Nach §§ 71 und 73 des Schulbildungsgesetzes sollten die bl. Kinder in der Schule eine den sehenden Kindern entsprechende Erziehung genießen können. Dadurch wurde u. a. die Schulpflicht eingeführt. Nach §§ 22 und 39 des Schulbildungsgesetzes sollten die bl. Studenten die Möglichkeit bekommen, die höhere Ausbildung zu genießen. Die Verwirklichung dieses Zieles gestaltete sich aber aufgrund der Vorurteile der Gesellschaft sehr schwierig. Nach dem 2. Weltkrieg begann sich erst richtig eine aktive Bewegung der Wohlfahrt in der demokratischen Regierung breitzumachen. Die wertvolle Pionierarbeit im Bereich des Bl.-Wesens, die vor und nach dem 2. Weltkrieg geleistet wurde, bestand in der Bl.-Erziehung und die dazu notwendige Arbeit im einzelnen auf dem Gebiet der Buchdruckerei sowie der Veröffentlichung der Bücher und Zeitschriften in Punktschrift.
Veröffentlichungen in Punktschrift. Zu den ältesten in Punktschrift veröffentlichten Büchern zählt die Gedichtsammlung der damaligen Schüler der „Tokyo School for the Blind", dessen Schuldirektor S. Konishi war. Sie wurde im Jahre 1894 zum Anlaß der Silberhochzeit des damaligen Meiji-Tenno herausgegeben. Weiter folgte die Herausgabe der Bibel in Punktschrift im Jahre 1894. Anfang des 20. Jahrhunderts stieg die Zahl der Bl.-Schulen rasch an, jedoch gab es keine entsprechenden Bücher für die Schüler. 1921 ergriff der Schuldirektor der Nara-Bl.-Schule die Initiative und bat den Zeitungsverlag Osaka Mainichi um Hilfe. Schließlich erfolgte im Jahre 1922 der Druck von mehreren Schulbüchern der japanischen Sprache, der Ethik, der Mathematik, der Geschichte. Diese Arbeit wurde von dem Zeitungsverlag Osaka Mainichi übernommen, und es wurde die „Tenji Osaka Mainichi" gegründet.
The Braille Mainichi: Zum ersten Chefredakteur wurde Kyotaro → Nakamura (1880–1964) benannt, der als erster japanischer Bl. in England studierte. Nach seiner Rückkehr war er als Lehrer in einer Bl.-Schule (Doai-Kunmoin) in Tokyo tätig, bis er Chefredakteur von „The Braille Mainichi" wurde. Im Verlag des Osaka Mainichi wurde eine eigene Redaktion für die Herausgabe der Zeitung und Bücher in Punktschrift eingerichtet. Damals waren außer K. Nakamura, seine Frau, K. Kohata und H. Ono für die Tenji-Osaka-Mainichi tätig. Trotz materieller Schwierigkeiten während des 2. Weltkrieges erschien wöchentlich die Zeitung für die Bl., die seit 1943 „Tenji Mainichi" (The Braille Mainichi) hieß. Sie umfaßt heute 48 Seiten und hat eine Auflage von 12.000 Stück. Sie kostet pro Stück 250 Yen (= ca. 2,50 DM). Daneben wurden weiterhin Punktschriftlehrbücher hergestellt.
Nippon Tenji-sha: Nach der Meiji-Restauration wurde die chinesische Medizin, vor allem die für die Bl. wichtigen Berufe, nämlich Akupunktur, Massage usw., eine zeitlang von der westlichen Medizin verdrängt, aber Anfang des 20. Jh. begannen sie wieder an Anerkennung zu gewinnen. Im Jahre 1922 schlossen sich K. Kohata, T. Yamamura, U. Kobayashi zusammen, um den immer größer werdenden Wunsch nach einer Fachzeitschrift für den Akupunktur-, Massage- und Mogusa-Therapie-Beruf zu erfüllen und gründeten die Firma „Nippon Tenji-sha". Sie verfaßten die erste Fachzeitschrift „Therapie

Nachricht" (Tenji Chiryoshinpo) in Punktschrift. Sie erweiterten ihre Arbeit und veröffentlichten außer der Fachzeitschrift auch die erforderlichen Fachbücher über Anatomie, Physiologie, Innere Medizin u. a. Medizinisches Lexikon. Während des 2. Weltkrieges verloren sie durch Bombenangriffe kostbares Material und unersetzbare Druckmaschinen. Sie mußten ganz neu anfangen und veröffentlichten ab 1951 erneut eine Fachzeitschrift, die sich nur an die medizinischen Experten der Akupunktur, Massage und Mogusa-Therapie (Sanryo-ikai) wandte.

Tokyo Tenji-sha: Der Tokyo Tenji-sha wurde im Jahre 1926 von K. Higo gegründet. Er begann mit der Herausgabe der Monatszeitschrift „Akupunktur und Massage". 1944 fusionierten wegen des Krieges zwei Unternehmen, und somit kam der Punktschrift-Verlag des Tokyo Hikarinoie mit dem Tokyo Tenji-Verlag zusammen. Nach dem Krieg vergrößerte sich dieser Verlag und beschäftigte mehr als 20 Personen. Dies ist der größte Verlag, der nur Punktschriftbücher herausgibt. Herausgegebene Werke sind u. a. verschiedene englische und japanische Werke, das 16bändige Japanisch-Englisch-Lexikon, das Deutsch-Japanische Lexikon in 16 Bänden und das Japanische Lexikon in 32 Bänden. Außer diesen Werken werden viele Lehrbücher verschiedener Fachbereiche, Schulbücher und die Bibel herausgegeben.

Hirai Tenji-sha (Verlag für Noten in Punktschrift): Dieser Verlag ist der einzige in J., der Noten in Punktschrift herausgibt. T. Hirai, der selbst bl. ist, begann im Jahre 1939 mit dieser Tätigkeit. Hauptsächlich werden moderne und klassische ausländische und klassische japanische Noten übertragen und herausgegeben.

Kyoto Tenji-sha: Nach dem Tod des T. Yamamura, dem Herausgeber der praxisbezogenen Fachzeitschrift für Bl. (Sanryo-ikai), übernahm A. Torii diese Aufgabe und begann im Jahre 1951 weitere Auflagen herauszugeben. Außerdem gab er die wichtige Zeitschrift für japanische bl. Musiker (Ongakuno-tomo) heraus.

Nippon Aimo-Kyokai: G. Ozaki begann im Jahre 1955 unter dem Namen Seiko-sha die Zeitschrift „Tenji Bunka" (Punktschriftkultur) herauszugeben, 1958 änderte er den Titel in „Fujin Bunka" (Frauenkultur), die als wichtige Zeitschrift für bl. Frauen anerkannt wurde. Außerdem werden verschiedene Bücher über Kochen, Kindererziehung, Heirat usw., die für das Leben der Bl. wertvolle Ratschläge geben sollen, veröffentlicht.

Yomei-kai: Das Ehepaar Saito widmete sich besonders dem Bereich der Sozialwohlfahrt für Bl. T. Saito begann 1929 das Werk die „Lehre der demokratischen Politik" in Form von mehr als 20 Bänden zu veröffentlichen und wollte das Bewußtsein der Bl. stärken, indem er über die Problematik der Arbeit, Politik und Befreiung der Frauen Beiträge lieferte. Seine Frau Uri Saito beschäftigte sich besonders mit den bl. Frauen, die in der Gesellschaft in Vergessenheit geraten waren. Trotz der eigenen Sehbehinderung und der Verpflichtungen als Mutter von 4 Kindern studierte sie an der Universität (Nippon Joshi Daigaku). Danach stellte sie ihr Haus bl. Frauen zur Verfügung und gründete „Yomeikai" und strebte danach, das Selbstbewußtsein der Frauen zu fördern und zu stärken. Neben der Betreuung und Erziehung der bl. Frauen verfaßte sie die Monatszeitschrift „Tenji-Kurabu" und gab außerdem mehrere praxisbezogene Bücher heraus.

Charakterisierung der japanischen Punktschriftbibliotheken und Blindenverbände der Selbsthilfeorganisationen: Im folgenden wird eine kurze Charakterisierung der aktuell relevanten einzelnen Bl.-Bibliotheken und der Bl.-Verbände der Selbsthilfeorganisationen in J. vorgenommen.

Nippon Lighthouse: In Osaka wurde im Jahre 1935 im neuerbauten Lighthouse mit 1.200 Büchern eine Punktschriftbibliothek eingerichtet. Der Begründer des Nippon Lighthouses Takeo → Iwahashi, selbst bl., war als Philosoph und Privatdozent an der Kansaigakuin-Universität tätig und begann im Jahre 1922 Lehrbücher wie z.B. für Esperanto herauszugeben. Im Jahre 1928, nach der Rückkehr aus England, interessierte er sich für den Buchdruck neben der Tätigkeit an der Kansaigakuin-Universität als Privatdozent und begann Bücher zu verfassen und zu veröffentlichen. Zu Beginn seiner Arbeit entstanden Bücher wie „Die Blinden als Sozialproblem", „Die europäischen und amerikanischen Blinden". Als regelmäßige Zeitschriften gab er die „Lighthouse News" und „Somei" heraus. „Somei" wurde eine renommierte Zeitschrift. Nach dem 2. Weltkrieg, zu einem Zeitpunkt, in dem ein Informationsmangel herrschte, gelang es ihm, hochqualifizierte Bücher und Zeitschriften herauszugeben. Als eine der wichtigsten Arbeiten der Tätigkeit des Lighthouses ist die Herausgabe des Concise English Japanese

Japan

Lexikons in Punktschrift (1949–1963) zu nennen, das 71 Bände mit 14.000 Seiten umfaßt.

Nippon Tenji Toshokan (Japan Braille Library): Im Jahre 1940 gründete Kazuo Honma (der jetzige Bibliotheksdirektor), der im Alter von 5 Jahren sein Augenlicht verlor und später an der Kansaigakuin-Universität englische Literatur studierte, mit seinen selbst gesammelten 700 Büchern die Bibliothek für Bl. in Tokyo. Durch Bombenangriffe wurde das Hauptgebäude der Bibliothek zwei Jahre nach dem Aufbau vernichtet. Trotz aller Schwierigkeiten wurde mit den geretteten Büchern die Bücherausleihe per Post weitergeführt. Der neue Anfang der Bibliothek begann im Jahre 1948 in Tokyo mit 3.000 Büchern. Im Jahre 1952 erhielt sie den Status einer Sozialwohlfahrtskörperschaft. Heute spielt die Japan Braille Library als eine der größten Bl.-Bibliotheken J. und somit Asiens für verschiedene Bereiche der Bl.-Wohlfahrt eine wichtige Rolle. Die Zahl der Angestellten beträgt zur Zeit 76, die Anzahl der eingetragenen Benutzer der Bibliothek beträgt 10.423. Es existieren 121.389 Punktschriftbücher und 616.701 Hörbücher (Stand März 1985). Die Einzigartigkeit der Japan Braille Library besteht in ihrer speziellen Wahrnehmung der Aufgabe für die Bl.-Wohlfahrt. Ihre Haupttätigkeiten bestehen in der kostenlosen Fernausleihe von Punktschrift- und Hörbüchern per Post ins In- und Ausland. In der eigenen Druckerei der Bibliothek werden verschiedene Bücher gedruckt, und einige Fachbücher werden von anderen Verlagen gekauft. Hörbücher werden in dem bibliothekseigenen Aufnahmestudio als Originalaufnahme hergestellt und mittels moderner Maschinen vervielfältigt. Die Japan Braille Library bildet als Zentralbibliothek auch unter strengen Auswahlkriterien Übertragungskräfte der Punktschrift aus, um das hohe Niveau der Bücher zu garantieren. Benutzer der Bibliothek können postalisch oder telefonisch die Bücher bestellen und ausleihen. Außerdem gibt es einen Informationsservice innerhalb der Bibliothek, so daß sich jeder über die veröffentlichten Punktschriftbücher im ganzen Land informieren kann.

Hilfsmittel für Blinde: Neben diesen Haupttätigkeiten ist die spezifische Forschungstätigkeit und die Entwicklung neuer Hilfsmittel für Bl. und deren Vertrieb zu nennen. Um das alltägliche Leben der Bl. zu erleichtern und zu verbessern, richtete die Japan Braille Library im Jahre 1966 eine eigene Abteilung für Bl.-Hilfsmittel ein, die heute eine sehr wichtige Rolle für die Bl. spielt. Die Hilfsmittel werden auch den Benutzern in asiatischen Ländern wie Taiwan, Singapur, Malaysia, Korea usw. zur Verfügung gestellt. Die Hilfsmittel, die die Bl. per Post bestellen können, sind u. a. speziell entwickelte Tonband- bzw. Kassettenrekorder, Bl.-Schriftgeräte verschiedener Art, Waagen, Thermometer, Blutdruckgeräte mit akustischen Signalen, Armbanduhren, diverse Landkarten, Atlanten und vieles andere. Damit werden die Bl. von der Schwierigkeit befreit, die Bücher oder Hilfsmittel bei unterschiedlichen Adressen bestellen zu müssen, was für sie eine große Erleichterung bedeutet. Außerdem wird in der Japan Braille Library dreimal in der Woche ein kostenloser Punktschriftunterricht für Späterbl. (Einzelbetreuung) durchgeführt. Das nötige Unterrichtsmaterial wird von der Bibliothek zur Verfügung gestellt.

Nippon Mojinfukushi Kenkyukai (sog. Fumizuki-Kai): (Society for the Study of the Welfare for the Blind) besteht aus Personen mit akademischer Ausbildung und besitzt heute mehr als 250 Mitglieder. Ursprünglich war dieses Komitee im Jahre 1951 von den bl. Studenten gegründet worden, um gegen die Vorurteile gegenüber Bl. und die damit verbundenen Schwierigkeiten für die bl. Studenten gemeinsam zu kämpfen. Ihre Ziele waren u. a. die Zulassung der bl. Studenten an Universitäten und die Anerkennung der Aufnahmeprüfung mit Hilfe der Punktschrift. Damals wurden bl. Studenten, mit Ausnahme von sehr wenigen Privatuniversitäten, überhaupt nicht zugelassen. Vor allem die staatlichen Universitäten zögerten sehr lange mit der Zulassung bl. Studenten. Die Aufnahmeprüfung wurde mündlich durchgeführt. Zu den Hauptaktivitäten dieses Komitees gehören: Beratung und Betreuung bezüglich der Universitätsausbildung und Berufsvermittlung; die Herausgabe der in Schwarzschrift erscheinenden Zeitschrift „Shikau-Schogai" (Sehschädigung) 6mal im Jahr, die wegen ihres hochqualifizierten Inhalts sehr geschätzt wird; die Veranstaltung von Vorträgen durch berühmte Persönlichkeiten in verschiedensten Bereichen der Kultur und mit sich daran anschließenden Diskussionen; Öffentlichkeitsarbeit.

Nippon Mojinkai-Rengo: 1948 schlossen sich die 30 Verbände bzw. Vereine des Landes zu der Dachorganisation „Japan United Association of the Blind" zusammen. Ihr Ziel war die Verbesserung der Lage der bl. Menschen. Später wurde eine Reorganisation durchgeführt. Als Dachorganisation wurde das „National Committee for the Welfare of the Blind" gegründet, dem 3 Organisationen unterstanden, und zwar die „Japan Federation of the Blind", „National Association of the School Masters for the Blind" und der „National Council of the Social Welfare Institutions for the Blind". Die Institutionen verwalteten folgende Einrichtungen: 15 Rehabilitationszentren, 2 Behindertenwerkstätten, 2 Rehabilitationszentren für Mehrfachbehinderte, 2 Werkstätten für Mehrfachbehinderte, 3 Tageswerkstätten, 1 Punktschriftbücherei, 33 Altenheime, 12 Punktschriftdruckereien.

Rehabilitationszentren. Zur Zeit gibt es in J. 15 große Rehabilitationszentren, 5 davon sind staatlich, 4 privat und 6 öffentlich. Außerdem gibt es 6 kleine Rehabilitationszentren, die von regionalen Fürsorgeorganisationen gegründet worden sind. Es werden neben den traditionellen japanischen Berufen Masseur und Akupunkteur auch Berufsausbildungen für EDV-Programmierer, Maschinenschreiber, Telefonisten und Kfz-Mechaniker angeboten.

Nippon Tenji-Iinkai: Das Japanische Punktschriftkomitee (Nippon Tenji-Iinkai) wurde im Jahre 1966 gegr. Es setzte sich aus jeweils 6 Personen aus unterschiedlichen Erziehungsbereichen zusammen sowie aus dem Verlag für Punktschriftbücher und einigen Wissenschaftlern. Seine Aufgabe bestand darin, einheitliche Regeln für die japanische Punktschrift zu schaffen und damit eine Rationalisierung und Ökonomisierung der Schrift zu erreichen. Es wurde ein sog. „Regelbuch der Japanischen Punktschrift" verfaßt. Das internationale Sechspunktsystem (Braille) wurde im November 1890 erstmals in J. durch einen Lehrer der „Tokyo School for the Blind", → Ishikawa, in die japanische Punktschrift eingeführt. Da in der japanischen Sprache das Alphabet 51 Buchstaben umfaßt sowie aufgrund weiterer Besonderheiten der japanischen Sprache, ergaben sich für den grammatikalischen Aufbau der Satzbildung durch die Punktschrift große Schwierigkeiten. 1980 wurde eine neue Auflage der landeseinheitlichen Grammatik der japanischen Punktschrift herausgegeben. Ein weiteres Ziel dieses Komitees besteht darin, die Punktschrift zeitgemäß dem modernen Computerzeitalter anzupassen und eine adäquate Verständigung durch Punktschrift zu ermöglichen.

Blindheitsvorsorge: Es gibt keine spezielle Blindheitsvorsorgeeinrichtung. Diese Aufgabe wird von der „Japan Ophthalmologist Society", „Eye Hygiene Association" und „Eye Bank Society" übernommen. Am 10.10. jeden Jahres gibt es einen „Eye Protection Day", an dem Vertreter von Augenkliniken Informationsvorträge in den Schulen halten. Es gibt ein sehr gutes und verbreitetes Netz der medizinischen Fürsorge, so daß kein Bedarf an einer speziellen Blindheitsvorsorge besteht. Statistisch gesehen entfallen auf 1.000 Einwohner J. 23,8 Behinderte. 370.000 Personen sind sehgeschädigt, d.h. sie stellen 16% der Behinderten dar. Die Blindheitsdefinition beruht auf dem Fürsorgegesetz für Behinderte und umfaßt 6 Stufen:

Stufe	Grad der Behinderung
1. Stufe	Sehvermögen am besseren Auge weniger als 0,01
2. Stufe	Sehvermögen auf beiden Augen zwischen 0,02–0,04
3. Stufe	Sehvermögen auf beiden Augen zwischen 0,02–0,08
4. Stufe	1. Sehvermögen auf beiden Augen zwischen 0,09–0,12 2. Gesichtsfeld übersteigt nicht 5° auf beiden Augen
5. Stufe	1. Sehvermögen auf beiden Augen zwischen 0,13–0,2 2. Gesichtsfeld übersteigt nicht 10° 3. Mehr als die Hälfte des Gesichtsfeldes kann von einem Auge nicht erfaßt werden
6. Stufe	Sehvermögen an einem Auge weniger als 0,02, am zweiten Auge weniger als 0,6, zusammen mehr als 0,2

Die Verteilung der Sehgeschädigten nach Alter in %

0-3 J.	4-12 J.	13-17 J.	18-39 J.	40-64 J.	üb. 65	ohne Angaben
12,4	11,1	4,1	19,4	30,4	15,5	7,1

Blindenschulen: Das Schulsystem für Bl. basiert auf dem japanischen Schulbildungsgesetz, § 71. Durch das Gesetz für bl. und taube Kinder, das einen Pflichtschulbesuch vorschreibt, liegt die Einschulung für bl. Kinder in J. bei 100%. Das Schulsystem für Bl. ist in 3 Sektionen aufgeteilt: Bl.-Schulen, integrierte Klassen und Abteilung für Bl.-Lehrer. Schulbesuch ist Pflicht – die Grundschule hat 6 und die Mittelschule 3 Klassen. Der Unterrichtsplan an Bl.-Schulen ist der gleiche wie in Regelschulen, da beide vom Ministerium für Unterricht und Kultur er-

Japan

stellt werden. Es kommen dazu spezielle Fächer wie z. B. „Krankenpflege" oder „spezielle Berufsausbildung für Bl.". In den weiterführenden Schulen gibt es 2 Wege, entweder die gleiche Ausbildung wie für die Sehenden oder spezielle Berufsausbildung wie folgt: 1. Heiltherapie-Kurse: Heilmassagen, Akkupressur; 2. physikalische Therapie-Kurse: Akupunktur, Moxibution, Heilmassage; 3. Physiotherapie-Kurse; 4. Musikausbildung: japanische klassische Musikinstrumente und europäischer Musikunterricht; 5. Klavierstimmen; 6. Haushaltshilfe-Kurs für bl. Mädchen.

Blindenlehrerausbildung: Das Ministerium für Unterricht und Kultur veranstaltet spezielle Lehrgänge für Bl.-Lehrer an den folgenden Universitäten: „Miyagi Education College", „Hiroshima Universiy" und für Bl.-Lehrer für Physiotherapie an der „Tsukuba Universiy" in Tokyo.

Tabelle der Beschäftigungsgebiete für Sehgeschädigte

Massage, Akkupunktur, Moxibution	41,3 %
Land- und Forstwirtschaft, Fischerei	12,9 %
Verkauf	10,4 %
Fabrikarbeit	10,4 %
Techniker	5,0 %
Administration	3,5 %
Büroarbeiten	2,0 %
Transport	0,5 %
Bergbau, Steinbruch	0,5 %
Andere (z. B. Lehrer, Musiker)	13,5 %

Quelle: „A White paper on the Employment Situation of the visually Handicapped – 1985", Hrsg.: Nippon Mojinfukushi Kenkyukai

Nach den Angaben des Arbeitsministeriums vom Januar 1980 liegt der monatliche Durchschnittslohn der Japaner bei 197.945 Yen. Eine Tabelle zeigt den monatlichen Durchschnittslohn bei Sehgeschädigten (%).

Tabelle der prozentualen Verteilung der Sehgeschädigten, bezogen auf Einkommensgruppen

Yen	– 29.999	30.000–69.999	70.000–109.999	110.000–149.999
%	24,2	27,4	24,7	9,1

Yen	150.000–180.000	190.000–229.999	230.000–249.999
%	3,8	–	4,9

Mehr als 250.000 4,9 %: Durchschnittslohn = 81.300 Yen

Verzeichnis der Institutionen für Blinde in Japan: 11 Bl.-Verbände und Vereine des Erziehungsbereichs und der Sozialwohlfahrt; 7 Ausbildungsinstitute für Bl.-Schul-Lehrer; 72 Bl.-Schulen (7.273 Schüler): 1 staatliche, 69 öffentliche bzw. städtische und 2 private; 71 Bibliotheken für Bl., Punktschriftbibliothek i. S. des § 33 des Körperbehindertenwohlfahrtsgesetzes (KwohlFG); 16 Punktschriftverlage bzw. Druckereien i. S. des § 34 des KwohlFG; 15 Rehabilitationszentren i. S. des § 31 des KwohlFG für Sehbehinderung: 5 staatliche, 4 private und 6 öffentliche; 5 Werkstätten für Sehgeschädigte i. S. des § 31 KwohlFG; 33 Heime für Sehgeschädigte, darunter 8 Heime für Sehgeschädigte mit Einrichtungen in Form von geschützten Werkstätten; 4 Heime für sehgeschädigte Frauen; 14 Altenheime für Sehgeschädigte; 7 Bl.-Wohlfahrtszentren; 32 Einrichtungen für sehgeschädigte Kinder; 3 Einrichtungen für mehrfachbehinderte Erwachsene und Kinder; 6 Heime für Bedürftige; 3 Verbände der Bl.-Führhunde und Trainingseinrichtungen; 9 Herstellungs- und Verkaufseinrichtungen für Hilfsmittel für Bl., die in den verschiedenen Institutionen untergebracht sind; 21 Augenbanken.

Adressen: National Association for the Welfare of the Blind in Japan, c/o Denki-Building, 6-20-12 Shinbashi, Minato-ku, Tokyo; National Rehabilitation Center for the Blind in Hakodate, 1-35-20 Yukawa-cho, Hakodate-Shi Hokkaido; National Rehabilitation Center for the Blind in Shiobara, 21-1 Shimoshiobara, Shiobara-machi Nasugun, Tochigi-ken; National Rehabilitation Center, 4-1 Namiki Tokorozawa-shi, Saitama-ken, 359; Nippon Tanji Toshokan (Japan Braille Library), 23-4 Takadanobaba 1-Chome, Shinjuku-ku, Tokyo 160; Nippon Lighthouse Welfare Center for the Blind, 4-37 Imazunaka 2-Chome, Tsurumi-ku, Osaka-shi 538; Nippon Mojin-kai Rengo, 10-23 Takadanobaba, 1-chome, Shinjuku-ku, Tokyo 160; The Braille Mainichi, Mainichi-Shinbun-Sha, 6-20 Tojima 1-Chome, Kita-ku Osaka 530; Tokyo Rehabilitation Center, 3-17-2 Toyama, Shinjuku-ku, Tokyo 162; Tokyo Braille Printing House, 3-32-10 Shimo Renjaku, Mitaka, Tokyo; Nippon Mojin-Fukushi Kenkyukai (Japan Association of the Blind), c/o Japan Braille Library, 23-4 Takadanobaba 1-Chome, Shinjuku-ku, Tokyo 160.

Persönlichkeiten: Kengyo Akashi, Charlotte F. Draper, T. → Furukawa, Ganjin, Seika Gotho, Prinz Hitoyasu, Kazuo Honma, K. → Ishikawa, Takeo → Iwahashi, Helen → Keller, K. Konishi, Michio → Miyagi, Kyotaro → Nakamura, Hokiichi Naniwa, Yuri Saito, Kengyo Sugiyama, Bakin Takizawa, E. Tsuchiya.

Lit.: Kazuo Honma: „Japan Braille Library und Ich", Tokyo 1980; (Hrsg.) K. Katoh (Hrsg.): „desk", Encyclopedia of Contemporary Knowledge, Tokyo 1983; Nippon Lighthouse (Welfare Center for the Blind) (Hrsg.) „The World Encyclopedia of the Blind", Osaka 1972; Zeitschrift der Nippon Mojin-Jukushi Kenkyukai, Hrsg. Nippon Mojin-Fukushi Kenkyukai, Tokyo 1985; Shikakushogaisha Rodo-Hakusho: „A White Paper of the Employment, Situation of the Visually Handicapped – 1985", Hrsg. Nippon Mojin-Fukushi Kenkyukai, Tokyo 1985; Directory of principal associations, schools and agucies for, the visually handicapped in Japan.

Jarvis, John E., MA, *22.8.1915 in Sussex, †10.1.1978 in Crossin-Hand, Sussex. Von Geburt an bl. Er besuchte das → „Worcestershire College for the Blind" und die „St. Cathrine's Society", Oxford. Zwischen 1939–1946 arbeitete J. bei der BBC. 1946 wurde er Mitglied der NIB. Dort widmete er sich hauptsächlich der Pflege der internationalen Beziehungen. Er beteiligte sich an der Gründung des → WCWB. Zwischen 1959 und 1969 war er dessen Generalsekretär. Er war ein bekannter Dolmetscher. Nach seiner Pensionierung gründete er die Zeitung „Heathfield, Sussex, Talking Newspaper".

Jayle, Max Ferrand, *1912 in Frankreich, †1978. Im Alter von 26 Jahren als Folge einer Explosion in seinem eigenen Laboratorium erbl. Ein bekannter Biochemiker und Prof. der Medizin. Ehemaliger Präsident der → GIAA.

Jean le Jeune, genannt der bl. Bruder, *1592 in Poligny, †1672. Im Alter von 35 Jahren erbl. Wurde Priester und Prediger und besaß ein außerordentliches Rednertalent. In seinen letzten 20 Jahren war er Missionsprediger in der Diözese von Limoges. M.

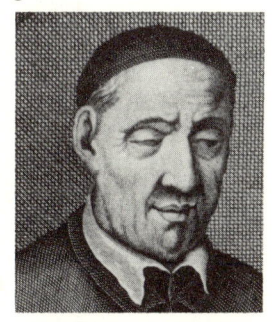

Jean le Jeune

Jefferson, Blind Lemon, *1897 in Memphis/Tennessee, †1953. Bl. geborener Country-Blues-Sänger und Gitarrist. Stammte aus einer Musiker-Familie. Für J. als bl. Farbigen gab es keine andere Möglichkeit, als Musiker zu werden, um seinen Lebensunterhalt zu verdienen. Er tingelte durchs Land als Alleinunterhalter. Die Tatsache, daß er das ganze Land kennenlernte, erklärt sein beeindruckend großes Repertoire, das die verschiedensten Stilrichtungen der amerikanischen Volksmusik umfaßte. In den 20er Jahren nahm er seine ersten Schallplatten auf, die sich allerdings nicht sehr gut verkauften. Erst nach seinem Tod begann man ihn als einen der ausdrucksstärksten und einflußreichsten Musiker zu entdecken.

Jeffrey, Harold Hugh, *17.9.1917 in Melbourne/Australien. Von Geburt an bl. Nach seinem Musikstudium (BA) an der Univ. von Melbourne arbeitete er als Musikoberlehrer an verschiedenen Fachhochschulen. Später wurde er zum Dirigenten des australischen Rundfunkorchesters (A.B.C.) berufen. Als Laienpriester dirigierte er die Kirchenchöre. J. war der Begründer und zwölf Jahre Präsident der „Australian Guild of Business and Professional Blind". Acht Jahre war er Vorsitzender der „Australian Federation of Organisations of the Blind". Außerdem gründete er die „National Federation of Blind Citizens", deren Vizepräsident J. war. Für seine Verdienste wurde er mit hohen Orden ausgezeichnet.

Jemen-Nord, Arabische Jemenitische Republik
(Al Dschumhurija al Arabija al Jamaniya).
Fläche: 195.000 km^2. *Einwohner:* 7.500.000.
Ca. 4 % der Einwohner J. sind sehgeschädigt. Genaue statistische Angaben liegen uns nicht vor. Das Ministerium für Soziales und Arbeit kümmert sich um die Belange der Bl.
Adresse: Ministry of Social Welfare and Labour Social Welfare Department, Sana'a.
→ Vorderer Orient (Regionalbericht)

Jernigan, Kenneth, Dr., *1926 in Tennessee. J. besuchte die Bl.-Schule in Nashville. Nach dem Studium an der Hochschule arbeitete J. als Manager in einem Möbelgeschäft in Beechgrove. 1949 erlangte J. den

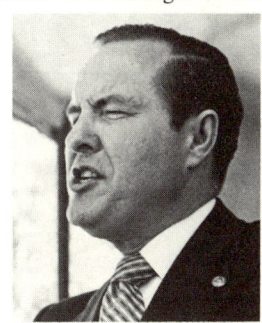

Kenneth Jernigan

Jerošenko

MA für Englisch am Peabody College in Nashville. Seit 1950 arbeitet er als Englischlehrer an der Bl.-Schule in Tennessee. 1951 wurde er zum Präsidenten der Bl.-Organisation in Tennessee gewählt. Zwischen 1958 und 1978 war J. Direktor der „Iowa State Commission for the Blind". Seit 1968 ist er Präsident der „National Federation of the Blind".

Jerošenko, Vassilli, *31.12.1889 im Belgorod-Bezirk, †23.12.1952. Als Kind erbl. russ.-sowj. Schriftsteller. Nach Beendigung der Bl.-Schule lernte er Esperanto, Englisch und Japanisch. In den Jahren 1916–1923 lebte J. in Thailand, Indien und in China. Nach seiner Rückkehr in die UdSSR unterrichtete er an der Universität. Ab 1919 war er literarisch tätig. Seine ersten Erzählungen „It rains" und „A Fale of the Beacon" wurden in Japan veröffentlicht.
Lit.: „Putěšestvie russkogo slepca v London" (dt.: Die Reise eines russischen Blinden nach London), in: Vokrug světa, 1912, Nr. 24; A. Kepov, „Muzikant, poet, jazykověd" (dt. Der Musiker, Dichter und Sprachwissenschaftler), in: Belgor. pravda, 1961.

Jesenský, Ján, CSc, *3.3.1931 in Hlohovec (ČSSR). In den Jahren von 1964 bis 1977 wirkte J. als Dozent für Typhlologie an der Karlsuniv. in Prag. Seit 1977 war er wissenschaftlicher Mitarbeiter des Bl.-Verbandes und Mitglied des Gremiums, das sich für die Realisierung eines Rehabilitationszentrums in Levoča einsetzte. Zur Thematik der Typhlologie und Sehbehindertenpädagogik erschienen insgesamt 185 Schriften von ihm.

Jewish Braille Institute of America, Inc., New York, gegr. 1931. Weltweite Dienstleistungen, insbesondere Herstellung der Zeitschrift „Jewish Braille Review" und hebräische Bibelteile. Punktschriftbücher in Hebräisch und Englisch, Hörbücher in Hebräisch und Jüdisch und Englisch. Förderung hebräischer Sprachen, Religionsunterricht und ein Volkshochschulprogramm.

Jewish Guild for the Blind, gegr. 1914, durch öffentliche Mittel unterstützt, zuständig für die Stadt New York. Bietet Berufsausbildung und Berufsvorbildung, Rehabilitationsmaßnahmen und Maßnahmen zur beruflichen Unterbringung. Betreibt eine psychiatrische Klinik, eine Abteilung für die mehrfachbehinderten Bl. und eine Hörbücherei. Betreibt Freizeitbeschäftigungsprogramme für Jugendliche und ältere Bl. sowie ein Altersheim in Yonkers.

Jewish Institute for the Blind → Israel

Ježek, Jaroslav, *25.9.1906 in Prag, †1.1.1942 in New York. Seit seiner Kindheit stark sehbehindert. Er war Absolvent des Prager Konservatoriums. Bald erkannte man seine musikalische Begabung. Zusammen mit J. Voskovec und J. Verich gründete er ein Musiktheater in Prag, das bald zum Treffpunkt der Liebhaber und Kenner der Avantgarde- und Jazzmusik wurde. Auch als Komponist klassischer Musik war er bedeutend.

Joaquim, Rodrigo, *22.11.1901 in Sagunto/Spanien. Er schien ein musikalisches Wunderkind zu sein. Seine Lehrer waren Chávarri und Gomá sowie Francisco Antich. Er folgte der Tradition von Albéniz, de Falla und Turina und ging 1927 nach Paris an die Musikschule. Dort besuchte er die Kompositionsklasse von Paul Dukas bis 1932. Er war mit Manuel de Falla bekannt. 1928 begann seine Zusammenarbeit mit der Pianistin Victoria Kamhi. In Paris begann er mit seinen charakteristischen Werken wie „Zarabanda lejana", „Preludio al gallo mananero" und „Muy graciosa es la doncella". Nach einem kurzen Aufenthalt in Spanien, wo er 1934 die Komposition „Conde de Cartagena" fertigstellte, ging er nach Paris zurück, um bei Maurice-Emmanuel am Konservatorium und bei Pirro an der Sorbonne Musikgeschichte zu studieren. Von 1939 bis 1977 arbeitete er als Chef der Kultur-, Kunst- und Werbeabteilung von → ONCE (des spanischen Bl.-Verb.) mit. Seit 1944 ist er musikalischer Berater der Generaldirektion des spanischen Rundfunks. 1947 erhielt er den Lehrstuhl für Musikgeschichte an der Philosophischen Fakultät in Madrid. 1954 wurde er Vizepräsident der Internationalen Gesellschaft für Musik (SIMC), spanische Sektion. 1950 wurde er einstimmig zum Mitglied der Königlichen Akademie der Schönen Künste in San Fernando gewählt und erhielt 1964 den Ehrendoktortitel der Univ. von Salamanca. Zahlreiche Konzertreisen in ganz Europa, Afrika, Türkei, Lateinamerika, Vereinigte Staaten, Israel, Japan, Mexiko. Vorlesungen über Musikgeschichte 1963 in Puerto Rico, Curso International de Cascaes 1970. Auszeichnungen: 1945 Encomienda von Alfons X., 1953 das Großkreuz von Alfons X., 1960 erhält er von der französischen Regierung die Ehrung als „Officier des Arts et Lettres", 1963 die Aufnahme in den Orden „Caballero de la Legión de Honor", 1966 das Große Verdienstkreuz und die Goldene Verdienstmedaille. 1967 wird er Mitglied der

„Société Européenne de Cultura" (SEC), 1968 Mitglied der „Akadémie du Monde Latin", 1975 Auszeichnung durch die „Espuela de Plata" von Mexiko, 1976 Ehrenmitglied des Athenäum von Marid, 1979 Mitglied der „Académie Royale de Sciences, des Lettres et des Arts de Belgique" anstelle des freigewordenen Platzes von Benjamin Britten.

Werke: „Concierto de Aranjuez" für Gitarre und Orchester, 1939; „Canciones sobre textos castellanos", 1941; „Concierto Heroico" für Klavier und Orchester (Nationalpreis), 1942; „Concierto de Estio" für Violine und Orchester, 1944; „Triptic de Mosen Cinto" für Gesang und Orchester, 1946; „Ausencias de Dulcinea" für Baß, vier Sopranstimmen und Orchester, 1948; „Concierto Galante" für Violoncello und Orchester, 1949; „Cuatro Madrigales Amatorios" für Gesang und Orchester, 1948; „Concierto-Serenata" für Harfe und Orchester, 1952; „Fantasía para un Gentilhombre" für Gitarre und Orchester, 1954; „Pavana Real", Ballett, 1955; „Concierto Madrigal" für zwei Gitarren und Orchester, 1966; „Concierto Andaluz" für vier Gitarren und Orchester, 1967; „Himnos de los neófitos de Qumran" für Chor und kleines Orchester, 1965–75; „Con Antonio Machado", zehn Lieder für Gesang und Klavier, 1971.

Johannes Ferdinandus, Navarrete, * vor 1600 in Flandern. Bl. von Geburt an. Priester von Cordoba. Bedeutende Kenntnisse in Poesie, Philosophie und Musik. *M.*

Johannssohn, Peter, * in Knapel (Schweden). Im Alter von drei Jahren erbl. Baute Schlitten, Karren und Räder, machte Schmiedearbeiten, baute ein Haus und richtete es ein. Führte alle Verrichtungen wie wie ein Sehender aus. → Baczko berichtet in seinen „Nachrichten von einigen merkwürdigen Blinden" folgendes: „... verfertigte allerlei hölzerne Geräthschaften, nämlich Wagen, Karren, Schlitten und Räder. Er band Fässer, härtete Eisen, machte Messer, in deren Griffen sich kleine Messer und Gabeln befänden, löthete Metalle, goß Knöpfe und Schnallen, wozu er sich selbst Formen aus feinem Sande machte. Er machte Blasbälge für sich und andere Feuerarbeiter. Er nähte, fädelte sich den Faden ein; gärbte Leder und machte Schuhe daraus; baute sich selbst ein Haus, machte die Verkleidung an den Fenstern; er ging in den Wald, fällte Holz und brachte es nach Hause, ohne daß er dabei eines Führers bedurft hätte. Er machte sich eine Violine, die er zu seiner Unterhaltung spielte." *M., B.*

Jordanien, Haschemitisches Königreich (Al-Mamlakah al-Urduniyah al-Hashimiyah). *Fläche:* 97.740 km². *Einwohner:* 3.742.000.

Allgemeines: Es gibt keine offizielle Statistik über die Zahl der Bl. in J. Man schätzt, daß es an die 6.000 gibt. Die Zahl erhöht sich bestimmt durch die Palästinaflüchtlinge, da das Leben in Flüchtlingslagern unter erschwerten hygienischen und ernährungsmäßigen Voraussetzungen noch härter ist. Unter den Krankheiten steht Trachoma an erster Stelle. Weitere hohe Prozentsätze sind durch Geschlechtskrankheiten und Pocken bedingt. Man versucht, diese Situation durch besondere medizinische und prophylaktische Anstrengungen zu lindern.

Schulbildung: „Home for blind Girls" (Bethlehem) und „Home for blind Boys". Beide Heime gehen auf die jahrelange Bl.-Arbeit zurück, die die Engländerin Mary Jane Lovell von 1895 bis 1932 in J. geleistet hat. Die heutigen Leiterinnen sind Schülerinnen der Gründerin und führen die Tradition weiter. Neben der Elementarausbildung werden arabische und englische Punktschrift und Musik unterrichtet. Nach der Ausbildung finden einige Schüler den Anschluß an normale Schulen, andere treten in das „Helen-Keller-House" über.

Helen-Keller-House (Jerusalem): 1960 durch die „Bible Land Society London" gegr. und seither durch diese finanziert. Es bietet eine berufliche Ausbildung für schulentlassene bl. Mädchen im Maschinenstricken, Weben, Bürstenmachen, Stuhlflechten, Korbmachen. Die Ausbildungszeit beträgt zwei Jahre, anschließend können die Schülerinnen entweder als bezahlte Arbeiterinnen oder Heimarbeiterinnen weiterarbeiten.

Home for blind Boys (Jerusalem): 1963 durch die „Bible Land Society London" reorganisiert.

„Alaiya-School" in Ramallah wurde 1938 als staatliche Schule gegr. Bietet bewußt nur eine sechsjährige Grundausbildung, damit die Isolierung der bl. Schüler von der sehenden Umwelt möglichst kurz ist. Die höhere Ausbildung findet an Schulen für Sehende und an der Universität statt. Der Unterricht umfaßt auch handwerkliche Fächer in den traditionellen Bl.-Berufen und Kurse für Schuhmacher, Polsterer, für Musik und landwirtschaftliche Arbeiten.

„School for the Blind" in Nablus wurde 1962 durch die arabische Frauenvereinigung von Nablus gegr. Der Schule ist ein Soziales Zentrum angegliedert.

Lehrwerkstätten des Lutherischen Weltbundes: Als Ersatz für die traditionellen Bl.-Werkstätten auf dem Ölberg hat der LWB

Jugoslawien

die Aufnahme von bl. Lehrlingen in die außerhalb Jerusalems für Sehende eingerichteten Lehrwerkstätten (Automechanik, Holz- und Metallbearbeitung) ermöglicht. Die Bl. sollen so in den normalen Arbeitsprozeß integriert werden.
Adresse: Friendship Association for the Blind, PO Box 7063, Amman.

Jugoslawien, Sozialistische Föderative Republik (Socijalistička Federativna Republika Jugoslavija). *Fläche:* 255.804 km². *Einwohner:* 23.886.000.
Statistik: Zahl der Bl. insgesamt: 25.268 Personen (Stand 1985). Durch Augenkrankheiten sind 12.939, durch Unfälle 3.970, durch Erbkrankheiten 2.756 und durch unbekannte Ursachen 5.603 Personen erbl.
Geschichte: Vor dem 2. Weltkrieg führten die Bl. in J. ein Leben am Rande der Gesellschaft. Es gab nur 3 Grundschulen für Bl., nach dem Schulbesuch wurde man zum Bürstenmacher und Korbflechter ausgebildet. Die älteste Schule wurde 1895 von Vinko → Bek in Zagreb gegr., der auch ihr erster Direktor war. Die zweite wurde 1917 von Veljko Ramadanovic in Bizerta (Tunesien) gegr. 1919 wurde sie nach Zemun in Jugoslawien verlegt. Ramadanovic war 24 Jahre lang ihr Leiter. Die dritte Schule wurde 1919 in Ljubljana (Slowenien) gegr. Nach dem 2. Weltkrieg und der Gründung der sozialistischen Republik wurden weitere vier Schulen eröffnet: 1948 in Risan (Monte Negro), 1950 in Sarajewo, 1954 in Skopje und in den 60er Jahren in Peć. In Beograd gibt es außerdem eine Schule für sehbehinderte Kinder; die Lehrbücher sind in Schwarzgroßdruck. Die Unterrichtsfächer entsprechen denen an Normalschulen, lediglich die Unterrichtsmethoden sind den besonderen Bedürfnissen bl. Kinder angepaßt.
Integrierte Beschulung: Nur wenige bl. Kinder nehmen am Unterricht für sehende Kinder teil. Die Prozentzahl ist wesentlich höher an den Mittelschulen und anderen weiterführenden Schulen. Z.B. gibt es an der Medizinischen Schule in Beograd eine Abteilung für Sehbehinderte, die Physiotherapie studieren.
Rehabilitationszentren: Es gibt inzwischen 9 Rehabilitationszentren in J., und zwar in Beograd, Sarajewo, Derventa, Osijek, Skofja Loka, Kumanovo, Bitolj und 2 in Skopje. Die Rehabilitanden, die ein- oder zweijährige Umschulungskurse absolvieren, stehen im Alter von 17 bis 45 Jahren. Neben der medizinischen, schulischen und sozialen Rehabilitation werden sie in verschiedenen manuellen Tätigkeiten ausgebildet (Metall-, Holz- und Kunststoffarbeiten, Bürstenbinden, Korbflechten, Netzeknüpfen usw.). Eine Anzahl der Bl. besucht die Hochschule, vor allem die Pädagogische Hochschule, die Musik- und Verwaltungshochschule. Wenige studieren an der Universität, und zwar Philosophie, Jura, Wirtschaft. Bl. Studierende erhalten vom Jugoslawischen Bl.-Verband finanzielle Beihilfen und Hilfsmittel, wie Schreibmaschinen, Tonbandgeräte, Relief-Landkarten usw.

Blindenlehrer-Ausbildung: Es gibt 3 Hochschulen, an denen Sonderschullehrer ausgebildet werden: das Institut in Beograd (zweijähriges Studium), in Ljubljana (dreijähriges Studium) und in Zagreb (vierjähriges Studium). Handwerksmeister, die in Bl.-Schulen und Bl.-Werkstätten unterrichten, haben keine Spezialausbildung. Sie besuchen lediglich Kurse und Seminare an den Schulen, an denen sie tätig sein werden.

Punktschrift-Bibliotheken, Hörbüchereien und Punktschriftverlage: Die Bl. in J. benutzen die Punktschrift-Vollschrift. Es gibt 4 Bl.-Schriftalphabete in folgenden Sprachen: Serbokratisch, Slowenisch und Mazedonisch sowie für die albanische Minderheit in Albanisch. Punktschriftkurzschriftsysteme sind bereits für Slowenisch und Sebokratisch eingeführt. Einige alte bl. Menschen benutzen das Reliefsystem von Johann Wilhelm → Klein. Punktschriftdruckereien gibt es in Zagreb, Ljubljana und Skopje. Es gibt 28 monatlich erscheinende Zeitschriften, eine in Schwarzdruck, 14 in Punktschrift und 13 auf Kassette. In Beograd ist eine zentrale Leihbücherei (gegr. 1954), der auch eine Verkaufsabteilung angeschlossen ist. Eine weitere Punktschriftbücherei besteht in Ljubljana, und eine mit vorwiegend wissenschaftlichen Werken ist dem Typhlologischen Museum in Zagreb angeschlossen. Die meisten Bl.-Schulen und die größeren Bezirksstellen des Bl.-Verbandes verfügen über eigene Hausbüchereien.

Produktion von anderen Hilfsmitteln: Viele Hilfsmittel, wie Punktschrift-Rahmen, weiße Stöcke, Wecker, Telefonpultrelais, Haushaltsartikel, Spielartikel, werden in J. produziert, andere dagegen, wie Punktschrift-Schreibmaschinen, Kassettenrekorder, Optacon, werden importiert.

Blindenverbände: 1946 wurde der Bl.-Verband von J. in Beograd gegründet, der heute

für das Leben der Bl. von großer Bedeutung ist. Der Bl.-Verband leistete eine erfolgreiche Arbeit auf dem Gebiet der beruflichen und sozialen Integration und dient als Vermittler zwischen den anderen Bl.-Institutionen und der Regierung.
Recht: Jede bl. Person in J. erhält ein Bl.-Geld, das nach Region zwischen 5.500 und 10.000 Dinar liegt. Berufstätige Bl. erhalten manche Hilfsmittel kostenlos. In den Rentenfragen werden die Bl. bevorzugt, bei der Berechnung werden 12 Beschäftigungsmonate als 15 Monate gezählt. Bl. mit einer Berufsausbildung erhalten eine finanzielle Hilfe, bis sie eine Anstellung gefunden haben. Bl.-Postsendungen werden frei befördert. Die Fernseh- und Radio-Gebühr entfällt, für Telefongespräche wird nur die Hälfte der Gebühren berechnet. Öffentliche Verkehrsmittel sind für die bl. Personen und die Begleitung frei. Im internationalen Reiseverkehr zahlt der Bl. 25 % der Reisekosten. Im Luftverkehr sind es 50 % für die Bl. und die Begleiter. Kriegsbl. erhalten einen Zuschuß beim Kauf eines Autos. Bl. arbeitsunfähige Personen, die keine Rente erhalten, bekommen von der Gemeinde ausreichend finanzielle Unterstützung. Dazu erhalten sie vom Bl.-Verband in zeitlichen Abständen weitere finanzielle Hilfen. Bl. Rentnern, die keine Familie haben, wird ein Aufenthalt in Altenheimen finanziert. Alle Bl. erhalten kostenlose Kur- und Ferienaufenthalte. Der Bl.-Verband hat fünf Erholungsheime. Von der Gesamtheit der Bl. stehen 4.278 in einem Arbeitsverhältnis, 8.292 erhalten Altersrente, die 578 Kriegsbl. erhalten hohe Kriegsversehrtenrenten, und 1.372 erhalten Bl.-Geld in Höhe von 10.000 Dinar.
Adresse: Union of the Blind of Yugoslavia, Ustanicka no. 25/II, PO Box 807, Beograd.
Persönlichkeiten: Vinko → Bek, Veljko Ramadanovic.
Lit.: Ana Lukiè: „Socijalna prava invalidnih lica" (dt.: Sozialrechte der Behinderten), Beograd 1980.

Jung-Stilling, Johann Heinrich, *12.9.1740 in Grund, †2.3.1817. Er erlernte zunächst das Schneiderhandwerk, wurde dann Lehrer und studierte 1770 in Straßburg Medizin. 1772 ließ er sich als Arzt nieder. Von 1787 bis 1803 wirkte er als Professor der Ökonomie an der Univ. Marburg. Er wurde durch seine mehr als 2.000 Staroperationen und durch seine schriftstellerische Tätigkeit bekannt.
Werke u. a.: „Johann Heinrich Jungs (genannt Stillings) Lebensgeschichte, oder dessen Jugend, Jünglingsjahre, Wanderschaft, Lehrjahre, häusliches Leben und Alter. Eine wahrhafte Geschichte von ihm selbst erzählt." Herausgegeben und mit einer Einleitung versehen von Max Mendheim, Leipzig, ohne Jahresangabe (Insel-Verlag). Neue vollständige Ausgabe, mit Anmerkungen, hrsg. von Gustav Adolf Benrath, 1976.
Lit.: Beiträge, 1940/3, S. 58–62.

Jurczek, Franz, Dr., *1898, †24.1.1970 in Koblenz. Kriegsbl. (1915), Oberstudiendir. 40 Jahre stand sein Leben und Wirken im Dienste der Bl., vorwiegend im Dienste der Bl.-Pädagogik. Den Höhepunkt seiner pädagogischen und organisatorischen Tätigkeit bilden die Jahre 1948–1963, in denen er die durch den Krieg zerstörte Bl.-Anst. in Berlin-Steglitz wieder aufbaute.

Juvonen, Einar, *6.4.1898 in Wärtsilä (Finnland), †1979. 1918 während des Krieges erbl. Als 16jähriger wurde er Seemann; schulte nach der Erbl. zum Masseur um. Im Jahre 1928 wurde der Finnische Bl.-Verb. gegr.; J. war einer der Gründer und wurde der erste Vorsitzende während der Jahre 1928–1948. Zum zweiten Mal war J. Vorsitzender 1951–1961. Außerdem war J. 36 Jahre lang Vorsitzender des Esperantovereins Steleto, 26 Jahre im Vorstand des Urlaubsvereins der Bl. und der Gründer der physikalischen Pflegeanst. in Finnland. Er war der Chefredakteur der Bl.-Zeitung „Sokeain Airut" 1927–1945. Sein Lebenswerk ist äußerst wichtig für die Förderung der Bl.-Arbeit in Finnland. Für seine Verdienste bekam er in den fünfziger Jahren die Rittermedaille des Ordens der Weißen Rose Finnlands.

Jyväskylä, Blindenschule → Finnland

Jyväskylä-Universität, Blindenlehrerausbildungsstätte → Finnland

K

Käferle, Johann, *1768 in Waiblingen, †1834. Völlig bl. mit vier Jahren. Handwerklich sehr begabt, schon als Kind bastelte und erfand er Werkzeuge. Nach einer erneuten Augenentzündung mit 16 Jahren, wobei er drei Jahre lang das Bett hüten mußte, baute er Musikinstrumente und lernte Klavier und Orgel spielen. Nach dem Tod seines Vaters zog er nach Ludwigsburg, wo er eine Instrumentenfabrik gründete. *M.*

Kalb, Charlotte von, *25.7.1761 auf Schloß Waltershausen im Grabfeld (Franken), †12.5.1843. Bekannt als Freundin deutscher Dichter (Schiller, Hölderlin und Jean Paul). Sie las so viel, daß ihre Augen 1787 erkrankten und sie 1820 völlig erbl. 1802 war ihr geistiger Zustand so beklagenswert, daß von Seiten der Verwandten ihres Mannes versucht wurde, sie für unzurechnungsfähig zu erklären. Durch einen Prozeß, dies zu widerlegen, verlor sie ihr ganzes Vermögen, so daß sie den letzten Lebensabschnitt in Not verbrachte. Jean Paul hat sie als Linda im „Titan" poetisch verherrlicht.
Lit.: Hermann Sauppe: „Charlotte von K." im Weimarischen Jahrbuch für dt. Sprache, Lit. und Kunst, Band 1, Weimar 1854). *M.*

Kamerun, Vereinigte Republik (République Unie du Cameroun). *Fläche:* 475.442 km^2. *Einwohner:* 10.008.000
In K. bestehen folgende Einrichtungen für Bl. bzw. von Bl.: „Centre des Aveugles de Bulu" in Buea, „Union Générale des Aveugles et Grands Infirmes de la République Unie du Cameroun" in Douala sowie die Abteilung des Gesundheitsministeriums „Ministère de la Santé et de l'Assistance Publique" in Yaounde.
Das „Centre des Aveugles de Bulu" umfaßt ein Rehabilitationsinstitut für Bl. und Sehbehinderte einschließlich eines Informationszentrums für bl. Lehrer sowie Hilfsmittel, um berufliche und soziale Integration zu ermöglichen. Die Rehabilitationsausbildung erfolgt für landwirtschaftliche Berufe (Hühner- und Schweinefarmen), das Handwerk, Korbmachen und Webarbeiten, für Punktschrift-Unterricht in französischer und englischer Sprache sowie Maschinenschreiben. In den letzten Jahren werden auch Mobilitätsunterricht und Arbeiten zur Berufsforschung angeboten bzw. durchgeführt.
Adresse: Centre des Aveugles de Bulu, PO Box 27, Buea, South West Province.

Kanada
(Canada). *Fläche: 9.976.139 km^2. Einwohner: 25.658.000.*
Definition Statistik: Bl. ist, wer nach Korrektur auf 20 oder weniger Fuß Entfernung nicht mehr das sieht, was ein Sehender auf 200 Fuß Entfernung sehen kann. Nach dieser Definition können in K. mehr als 70% aller registrierten Bl. noch etwas sehen. Nach authentischen augenärztlichen Berichten betrug 1964 die Zahl der Bl. in K. fast 25.000. Unter 6 Jahren 365, zwischen 7 und 20 Jahren 1.891, zwischen 21 und 39 Jahren 3.053, zwischen 40 und 64 Jahren 7.979, zwischen 65 und 69 Jahren 2.329, zwischen 70 und 99 Jahren 9.041, 100 Jahre und mehr 13.
Diese Einteilung beruht auf statistischen Erhebungen des Canadian National Institute for the Blind (CNIB) Toronto. Im Jahre 1984 betrug die Zahl der Bl. 33.000 und die Zahl der Seh- und Mehrfachbehinderten 200.000. Als Blindheitsursachen werden Glaukom, Katarakt, Brechungsfehler, Strukturunregelmäßigkeiten, angeborene und vererbte Sehschäden, Infektionskrankheiten, Diabetes, Trauma und Vergiftungen angegeben.
Blindenbildungswesen. Die Erziehung und Ausbildung der Bl. ist wie die der Sehenden Angelegenheit der einzelnen Provinzen. Es gab 1964 6 Bl.-Schulen, die aus öffentlichen Mitteln finanziert werden, und zwar die „Ontario School for the Blind" in Brantford, die „Halifax School for the Blind" in Halifax, die „Jericho Hill School" in Vancouver, das „Institut Louis Braille" in Montreal, die „Montreal Association for the Blind" in Montreal und das „Nazareth Institute for the Blind" in Montreal. 1984 gab es dagegen nur 4 Bl.-Schulen, und zwar das „Institut Nazareth et Louis Braille" in Longuenil, die „Montreal Association for the Blind" in Montreal, die „W. Ross Macdonald School" in Brantford und eine in Halifax. Die Rückgängigkeit der Bl.-Schulen ist auf das neue Unterrichtssystem zurückzuführen. 1973 wurde die integrierte Beschulung in K. eingeführt. Die Sehgeschädigten besuchen Schulen für Sehende und bekommen von den Rehabilitationszentren Nachhilfeunterricht.
An den Bl.-Schulen werden alle üblichen Fächer unterrichtet, außerdem Punktschrift in

Kanada

allen Graden und das Taubbl.-Alphabet. Schriftliche Arbeiten werden in Punktschrift ausgeführt. Das Lehrpersonal an diesen Schulen hat die gleiche Ausbildung, die in den jeweiligen Provinzen für Regelschullehrer verlangt wird. Wenn bei einem bl. Kind besondere Schwierigkeiten auftreten, erhält es durch einen Sonderlehrer des CNIB Nachhilfeunterricht. Kindern, die noch einen ausreichenden Sehrest haben, wird empfohlen, eine Regelschule zu besuchen. Dies trifft auf mehr als die Hälfte der sehgeschädigten Kinder in K. zu.

Seit 1922 studieren Bl. an den Universitäten. 1964 waren 70 bl. Studierende an kanadischen Universitäten und Colleges eingeschrieben, die höchste Zahl, die jemals zu gleicher Zeit studierte. Das CNIB hat erreicht, daß bl. Studierende an fast allen kanadischen Universitäten keine Collegegebühren zu zahlen haben. Das CNIB gewährt auch Vorlesegelder, soweit die ehrenamtlichen Hilfskräfte nicht ausreichen. Bei den sehgeschädigten Collegestudenten steht die Ausbildung zum Musiklehrer an erster Stelle, an zweiter Stelle kommt die Ausbildung zur Sozialarbeit und zu Lehrerberufen. Einige studieren Jura, Soziologie, Medizin und EDV. Die älteste Bl.-Schule in K. ist die „Montreal Association for the Blind" (MAB), gegr. 1908 von Phillip E. Layton. Sie startete mit einer Werkstatt, einer Punktschriftbibliothek und einer Sozialstation. 1912 bekam die Schule eine zusätzliche Werkstätte und ein Internat. 1922 wurde der erste Sehgeschädigte K. für das Universitätsstudium vorbereitet. 1929 kam eine Sozialabteilung dazu. 1968 eine Rehabilitationsabteilung für erwachsene Bl. und 1969 ein Kindergarten. Seit 1977 in Zusammenarbeit mit staatlichen Schulen wird eine integrierte Beschulung forciert. 1979 wurde eine Augenklinik und Sehschule angegliedert. Der Unterricht wird in 3 Stufen vollzogen: 1. Vorschulstufe, 2. Grundschulstufe, 3. Gymnasialstufe.

Selbsthilfe und Einrichtungen: a) „Canadian National Institute for the Blind" (CNIB), Sitz in Toronto mit 50 über das ganze Land verteilten Zweigstellen. b) „Canadian Council of the Blind" (CCB) (Kanadischer Blindenrat) mit Sitz in London/Ontario, er wird vom CNIB finanziert und arbeitet mit diesem in allen Fragen, insbesondere der Gesetzgebung, eng zusammen. Er unterhält 79 Bl.-Clubs im Lande.

Das CNIB unterstützt die Integration der Sehgeschädigten durch die Rehabilitation, Arbeitsplätzevermittlung, Bl.-Vorsorgeprogramme und Sehschulen. Sehgeschädigte Vermittlungsbeamte des CNIB überprüfen Industriebetriebe, überzeugen die Betriebsleitungen von den Fähigkeiten bl. Arbeiter, bilden die einzelnen für ihre Tätigkeit aus und besuchen sie häufig am Arbeitsplatz, um sich über ihre Fortschritte zu informieren. Von 30.000 Bl., die durch das CNIB betreut werden, haben nur 2.000 eine Ganztagsstelle. Dies erklärt sich aus dem hohen prozentualen Anteil von alten Menschen an der Gesamtzahl der Bl. 46 % verloren ihr Augenlicht nach dem 65. Lebensjahr. 1.800 sind Kinder und Jugendliche unter 20 Jahren und stehen noch in der Ausbildung. 7.500 sind verheiratete Frauen, die zum größten Teil als Hausfrauen tätig sind. Ein weiterer Teil der Bl. im arbeitsfähigen Alter scheidet infolge weiterer Behinderungen für die Berufstätigkeit aus.

Rehabilitation: Nach Wiederherstellung der Gesundheit des Erbl. folgt eine körperliche, seelische, berufliche und soziale Rehabilitation. In einem Vorkurs erhält der Bl. die bl.-technische Grundausbildung und eine handwerkliche Vorschulung. Dann folgt die eigentliche Berufsausbildung. Bl. Mädchen werden in besonderen Kursen zu Phonotypistinnen ausgebildet. Sie erhalten eine 10monatige Fachausbildung in der Rechtschreibung und erreichen eine durchschnittliche Maschinenschreibgeschwindigkeit von 60 Wörtern in der Minute. Andere sehgeschädigte Mädchen erhalten eine Telefonistenausbildung. Einige Bl. gehören zum leitenden Personal des CNIB. Nach strenger Auswahl machen sie ein mehrmonatiges Spezialstudium mit Abschlußprüfung durch, um später als „Field Secretaries" in den 50 CNIB-Filialen eingesetzt zu werden. Diese bl. Fachleute im Außendienst klären die Neuerbl. ihrer Distrikte über alle Schulungs-, Ausbildungs-, Berufs-, Sozial- und Wirtschaftsfragen auf. 1984 gab es 12 Rehabilitationszentren für Sehgeschädigte in Kanada. Die bedeutendsten sind die schon erwähnten des CNIB, die MAB und das „Centre Louis-Herbert" in Quebec. Die traditionellen Berufe wie Bürstenmacher in geschützten Werkstätten werden nicht mehr unterrichtet, seit der Mitte des 20. Jh. wurden auch die geschützten Werkstätten aufgelöst. Man geht zu Büro- und EDV-Berufen über. Alle Bl.-Organisationen werden von der Regierung finanziell unterstützt.

Büchereien: Schon 1965 gingen täglich mehr als zwei Tonnen Punktschrift- und Hörbücher von der CNIB-Bücherei hinaus an die Bl. in ganz K. Die Titel umfassen alle Gebiete der Literatur, von der Bibel bis zum modernen Kriminalroman. Eine Jugendbücherei betreut die schulpflichtigen Bl. Sechs Punktschriftzeitschriften bringen Mitteilungen aus den verschiedensten Fach- und Interessengebieten, einige sprechen besondere Gruppen wie die Taubbl. oder die „Home Teacher" an. Bl. Hochschul- und Universitätsstudenten finden für ihr Studium Fachliteratur in Punktschrift. Besondere Fachbücher können in Punktschrift übertragen oder auf Band gesprochen werden (durch 200 ehrenamtliche Hilfskräfte). Ein großes Hörstudio und eine Punktschriftdruckerei gibt es in Hall bei Ottawa. Ansonsten werden Punktschriftbücher und -Zeitschriften aus den USA bezogen.

Recht und Soziales: Für Bl. gibt es keine allgemeinen Vergünstigungen in bezug auf kommunale Steuern. In Einzelfällen kann auf Antrag ganz oder teilweise Befreiung gewährt werden. Außer den normalen Einkommen- und Lohnsteuerfreibeträgen, die für Sehende und Bl. gleich sind, wird Bl. ein Sonderpauschalfreibetrag gewährt. Nach dem Blind Person's Act (1951) erhalten alle Bl. ab dem 18. Lebensjahr ein Bl.-Geld. 1984 waren es 390 Dollar monatlich, wenn ihr Einkommen eine gewisse Grenze nicht übersteigt. Nach dem 70. Lebensjahr wird das Bl.-Geld in eine Altersrente umgewandelt, die allen Kanadiern ohne Einkommensgrenze zusteht. Das Bl.-Geld und die Altersrente werden zu 75% aus Geldern der kanadischen Bundesregierung und zu 25% aus Mitteln der Provinzregierungen gezahlt. Seiner Wahlpflicht kann der Bl. mit Hilfe eines sehenden Helfers nachkommen, der sich zur Geheimhaltung verpflichten muß und nicht mehr als einem Bl. bei der Wahl helfen darf.

Alle Hilfsmittel werden kostenlos zur Verfügung gestellt, nicht nur für berufstätige Bl., sondern auch z. B. für Hausfrauen. Die meisten großen und ein Teil der kleineren Städte in K. gewähren alleinfahrenden Bl. freie Fahrt auf den städtischen Straßenbahnen. Die „Canadian Passenger Association", die alle Eisenbahnlinien K. verwaltet, gewährt dem Begleiter auf den Bahnlinien freie Fahrt. Die gleiche Regelung gilt für die städtischen und Überland-Linienbusse. Bl., die das CNIB aufsuchen oder in dessen Auftrag reisen, bekommen zweimal im Jahr 50% Fahrpreisermäßigung. Nach einer Vereinbarung der Trans-Atlantic- und der Trans-Pacific-Conference zahlen Bl. mit einer Begleitung auf Schiffsreisen nur das eineinhalbfache des Fahrpreises. Bl., die bei Bl.-Organisationen registriert sind, bekommen auf Antrag auch die Kosten für Fahrten mit einem Taxi erstattet. Im Straßenverkehr benutzt der Bl. in K. den weißen Stock und den Führhund. Verordnungen über den Gebrauch des weißen Stocks sind in neun Provinzen in Kraft. Danach dürfen nur die Personen den weißen Stock benutzen, die als bl. im Sinne des Gesetzes registriert sind. Die Führhunde werden aus der Führhundschule „Seeing Eye" in den USA beschafft.

Arbeitgeber, die mehr als 50 Dollar Verlust durch die Beschäftigung eines bl. Arbeitnehmers, der durch das CNIB ausgebildet und vermittelt wurde, nachweisen können, erhalten den Ausgleich durch den „Workman's Compensation Board".

Das CNIB sorgt für Erholungs- und Unterstützungsmöglichkeiten für die Bl. in ganz K., wozu Kegeln, Schwimmen, Tanzen, Golf spielen gehört. In einigen Provinzen gibt es Sommerferienzeltlager für berufstätige Bl. Sehende Helfer sind aktiv an der Durchführung der Erholungsprogramme beteiligt, so besonders beim Kegelspiel, auf dem Golfplatz und bei Schwimmwettkämpfen.

Zeitschriften. The CCB Outlook; The CCB National Newsletter; Employment Services News.

Persönlichkeit: E. A. → Baker.

Adressen: Canadian National Institute for the Blind, 1931 Bayview Avenue, Toronto, Ontario; Montreal Association for the Blind, 7000 Sherbrooke Street West, Montreal.

Lit.: „Task Force Report on Services to Deaf-Blind Persons in Canada"; „Handbook prepared for Educators of the Visually Handicapped".

Karst, Gebhard Dr. h.c. rer. pol., aus Trimmis, *1900 Chur/Schweiz. Im Alter von 17 Jahren erbl. Schon früh war er schriftstellerisch tätig. 1932 Vorstandsmitglied des Schweiz. Bl.-Verb., 1959 dessen Präsident. 1939 gründete er das Unternehmen „Blidor", in dem er Bl. beschäftigte und so einen großen Beitrag zur Eingliederung Bl. ins normale Erwerbsleben leistete.

Kaufmann, Andreas, *15.6.1868 in Mühlbach (Siebenbürgen). 1880 im Bl.-Erziehungsinst. in Wien, verließ es im Alter von 18 Jahren als ausgebildeter Klavierstimmer. Konstruierte eine Schreibmaschine für Bl., „Kleinschreiber" genannt. *M.*

Kawamoto, Unosuke, *1888 in → Japan, †1959 in Japan. 1918 gründete er die „Society for the Study of Science Education", 1920 Angestellter im Ministerium für Schulwesen in der Abteilung für Forschung der Erziehungswissenschaften, insbesondere für Bl. und Taube. 1922–24 Studienaufenthalt in den USA, Deutschland und England; 1924 Lehrer an der Schule für Bl. und Taube in Tokio; 1942 Dir. der o. g. Schule. Er war der Vorkämpfer der Sondererziehung in Japan. Er versuchte die neuesten westlichen Unterrichtsmethoden an den Sonderschulen Japans durchzusetzen.
Werke: „The Theory and Practice of civil Education"; „The Overview of the Education for the Blind", „The Outline of the Special Education"; „The History of 80 years of the Education for the Deaf and Blind".
Lit.: „The Life and Personality of Unosuke Kawamoto".

Kazuo Honma → Japan

Kehl, Johann Balthasar, *1. Hälfte des 18. Jh. in Coburg. Orgelspieler und Komponist in Erlangen und Kantor in Bayreuth. Erbl. 1780 und starb bald darauf. *M.*

Keller, Helen, *27.6.1880 in Tuscumbia, Alabama, †1.6.1968 in Westport. Im Alter von 18 Monaten wurde sie taubbl. 1887 kam sie nach Boston an das → „Perkins Institute". Unter der Anleitung von A. M. Sullivan, die schon die taubbl. Laura → Bridgman unterrichtete, erlernte K. die Taubstummensprache und das Braille-System. K. zeigte ein auffallendes Sprachtalent. 1890 lernte sie unter der Anweisung von Sarah Fuller an der Horace-School für Taube in Boston sprechen. Sie bekam Klavierunterricht und konnte sogar singen. Von 1894–1896 besuchte sie die Wright Humason School für Taube in New York, von 1896–1900 die Cambridge School und bis 1904 das Radcliffe College, wo sie graduierte. K. veröffentlichte autobiographische Werke sowie Schriften über Bl.-Erziehung und Existenzprobleme der Bl. Sie hielt Vorträge und nahm an internationalen Kongressen zur Bl.-Problematik teil. Auch mit der Massachusetts-Kommission für Bl. arbeitete sie zusammen. Sie gründete den „Helen Keller Fund for the American Foundation for the Blind". (→ Hellen Keller International).
Hauptwerke: „Die Geschichte meines Lebens", Stuttgart 1904, Bern 1955 und Berlin 1965; „Dunkelheit", Stuttgart 1908; „Meine Welt", Stuttgart 1908; „Mitten im Lebensstrom", Stuttgart 1930; „Optimismus", Stuttgart 1906.

Lit.: B. J. Björling: „There was only one Helen Keller", in: Journal of Visual Impairment and Blindness 75 (1981) Nr. 7, S. 305 ff.; G. Damminger und R. F. V. Witte: „Helen Keller (1880-1980)", in: ZPA, Zeitschrift für praktische Augenheilkunde 1 (1980); R. Harrity, R. G. Mortia: „Three lives of Helen Keller", Garden City 1962; „Helen Keller Ehrendoktor der Freien Universität Berlin", in: Marburger Beiträge zum Blindenbildungswesen 17 (1955) No 3/4, S. 1–4; Martin Jaedicke: „Helen Kellers politisches Leben", in: Wissenschaftliche Blätter zu Problemen des Blinden- und Sehschwachenwesens 2 (1980) No 17, S. 2–5; Berthold Lowenfeld: „Helen Keller: A Remembrance", JVIB, Mai 1980 Nr. 5, S.169; Alfred Stoeckel: „Helen Keller, weltweit anerkannte Persönlichkeit von besonderem Gepräge in memoriam – 27.6.1880 – 1.6.1968", in: Unser Schaffen 27 (1982) Heft 6, S. 21/22; Edward J. Waterhouse: „Eine Huldigung an Helen Keller, in: Konferenzbericht: Helen-Keller-Weltkonferenz für Taubblinde, 21.–25. Juli 1980, Hannover, S. 20 ff.; ders.: „Helen Keller at Perkins (Extract)", in: CCB-Outlook 34 (1981) No 1, S. 13-16.

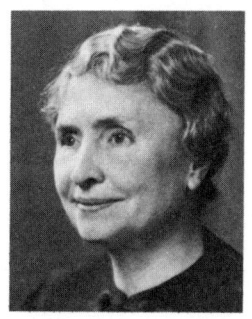

Helen Keller

Kenia, Republik
(Jamhuriya Kenya / Republic of Kenya). *Fläche:* 582.646 km². *Einwohner:* 20.298.000.
In K. bestehen sechs Organisationen von Bl. oder für Bl. Hierzu gehören: 1. Die „Kenya Society for the Blind" in Nairobi. Diese Einrichtung koordiniert die Arbeit für Bl. in K. Ihre Aufgaben umfassen Verhütung und Behandlung von Augenkrankheiten sowie Hilfsmittel für bl. Studenten der Sekundarstufe und der Universität. 2. Die „Kenya Union of the Blind" in Nairobi. Die Einrichtung verfügt über eine Punktschriftbücherei und Werkstätten für Bl. 3. „Rehabilitation Training Centre of the Blind" in Nairobi. Diese Einrichtung führt berufsorientierte Rehabilitationsprogramme durch; sie kümmert sich auch um die Unterbringung von Arbeitnehmern und um die Arbeitsplatzsicherheit. 4. „St. Lucy's School for the Blind" in Egoji-Meru. Vorschulabteilung und Schulabteilung, Berufsrehabilitation und Zentrum für bl. Mädchen. Sie erteilt eine landwirtschaftliche Berufsausbildung. 5. „Swe-

dish African Cooperation between Organisations of the Blind" in Nairobi. Hierbei handelt es sich um eine Einrichtung der schwedischen Selbsthilfeorganisation für Sehbehinderte in Zusammenarbeit mit → WCWB und → IFB (jetzt → WBU). Ziel dieser Einrichtung ist es, Hilfe für englischsprachige Länder in Afrika zu bieten und ihre Aktivitäten, insbesondere die Programmplanung, das Management und die Ausbildung von Mitgliedern und ehrenamtlichen Mitarbeitern zu unterstützen. Sie bemüht sich, den Austausch von Erfahrungen zwischen den Organisationen, die Verbesserung des Verfahrensaustausches und die Zusammenarbeit zwischen der Organisation von Bl. und für die Bl. zu fördern. 6. „Machakos Trade Centre" ist ein neuerrichtetes Rehabilitationszentrum.

Adressen: Kenya Society for the Blind, PO Box 46656, Nairobi; Kenya Union of the Blind, PO Box 72872, Nairobi.

Kennedy, William, *1768 in Banbridge/Irland. Im Alter von vier Jahren erbl., mit 13 Jahren nach Armagh, um das Violinspiel zu erlernen. Er war handwerklich sehr geschickt, erlernte die Schreinerei, Uhrmacherei, fertigte Blas- und Saiteninstrumente und Dudelsäcke an.

Lit.: Wilson: „Biography of the Bl. in Belfast", Monthly Magazine, Bd. I, S. 230. *M.*

Kerschensteiner, Anton, Dr. med. h. c., Geheimrat, *26.7.1884 in München, †1.9.1972 in München. 1903 bis 1907 Jurastudium an der LMU München. 1911 Regierungsassessor im Staatsministerium des Innern in München. 1918 in den Reichsausschuß für Kriegsbeschädigte nach Berlin berufen, wo er mit der Ausarbeitung eines Entwurfs des Reichsversorgungsgesetzes beauftragt wurde. 1916 trat K. in den Vorstand der → BLIStA ein, 1926 übernahm er den Vorsitz. 1928 Präsident des Landesarbeitsamtes Bayern. K. veröffentlichte zahlreiche Aufsätze in der „Kriegsbeschädigten- und Kriegerhinterbliebenenfürsorge" über Versorgungsrecht und über Fürsorgefragen (→ BRD).

Lit.: Beiträge, 1931, S. 87; Beiträge, 26. Jhrg., S. 19.

Kersting, * in Hessen, †1785 in Hannover als Oberhof-Roßarzt. 1757 im Gefolge des Erbprinzen von Hessen als Kurschmied bei der preußischen Armee schwer erkrankt. Nach den Ausführungen von → Baczko äußerte sich die Krankheit anfänglich als Wahnsinn, von dem eine Blindheit verbunden mit Taub-Stummheit zurückblieb. K. schrieb nach seiner Erbl. eine Abhandlung über das Beschlagen der Pferde, für das er sich einer Vorrichtung bediente, die es ihm ermöglichte, die Zeilen zu halten. *B.*

Khazaeli-Schule → Iran

Kid, Mark, *1766 in Glasgow. Erbl. mit vier Jahren. Um 1820 fertigte er das Modell eines Linienschiffes mit solcher Genauigkeit an, daß es allgemeine Bewunderung erregte. *M.*

King, Alice, * um 1845 in Cutcombe/England, †1895. Bl. Dichterin. Seit der Geburt augenleidend, erbl. K. im siebten Lebensjahr vollständig. Als sie sprechen konnte, fing sie an zu dichten, und im Alter von zehn Jahren veröffentlichte sie bereits zwei Hymnen. Ihre erste Novelle schrieb sie mit 15 Jahren.

Werke u. a.: „Queen of Herself", London 1871; eine religiöse Schrift: „I have found the Way", London 1886. *M.*

Kinney, Richard, Dr., *1924, †19.2.1979 in den USA. Taubbl. Dir. der → „Hadley School for the Blind" in Winettka, USA. Er unterrichtete selbst an der Schule Literatur. K. war der dritte Taubbl., der von einer amerikanischen Univ. graduiert wurde. Außerhalb seiner Lehrtätigkeit schrieb er Kurzgeschichten und Gedichte.

Kirchgässner, Marianne, *1770 in Waghäusel b. Bruchsal, †1808. Im Alter von vier Jahren erbl. Außerordentliches Musiktalent, spielte Harmonika und komponierte auch selbst. 1791 unternahm sie ihre erste große Kunstreise in Deutschland und Holland, 1794–96 nach London, später Reisen nach Rußland, Polen und Schlesien, 1808 nach Frankreich und in die Schweiz. *M.*

Kirk, Rahsaan Roland, *1936 in Ohio, †6.12.1977. Von Geburt an bl. K. beschäftigte sich schon sehr früh mit der Musik und lernte bald alle möglichen Arten von Saxophonen zu spielen. Mit 14 leitete er bereits seine erste professionell tätige „Rhythm and Blues-Band". Bis zu seinem 20. Lebensjahr wandte er sich dann gänzlich dem Jazz und dem Jazz-Rock zu. Seine virtuosen Fähigkeiten auf dem Saxophon waren atemberaubend. Er entwickelte die Technik, drei Saxophone gleichzeitig zu spielen, was ihn in die Lage versetzte, alleine ganze Bläsersätze zu spielen. Sein Einfluß auf die musikalische Avantgarde und seine Popularität in der Jazz-Szene in den 70er Jahren waren immens.

Lit.: Brian Case: „The Illustrated Encyclopedia of Jazz", London 1978.

Kishida → Japan

Kittel, Erich Kurt, *7.10.1898 in Halle-Glaucha. Als Soldat am rechten Auge erbl., 1931 völlig bl. Schon während des Studiums hatte er ein Volontariat am Seminar für Genossenschaftswesen der staatswissenschaftlichen Fakultät. Nach der Promotion arbeitete er als freier Journalist, ab 1924 in einer Verlagsredaktion. Nach seiner völligen Erbl. ging er nach Marburg, um die Bl.-Schrift zu erlernen. Dort gestaltete er später regelmäßig Lehrgänge zur Einführung in das gesamte Pressewesen. Während seiner 25jährigen Tätigkeit entstanden zahlreiche Veröffentlichungen.
Werke u.a.: „Bemerkungen zur Lage der Zeitungswissenschaft" 1938; „Thomasius als Journalist" 1939; „Gutenberg, Braille und die Blindenpresse" 1940.
Lit.: Beiträge 1940, S. 42; Beiträge, 1959/2, S. 19.

Klar, Alois, Prof. Dr., *25.4.1763 in Auscha (Böhmen), †25.3.1833 in Prag. 1779 an die Prager Universität, 1782 MA, 1807 Dr. phil. Bekam 1786 eine Lehrerstelle in Leitmeritz, 1793 trat er als Schriftsteller an die Öffentlichkeit. 1806 wurde K. als Prof. der griechischen Philosophie und klassischen Literatur an die Karl-Ferdinands-Universität nach Prag berufen. Dort 1820/21 Dekan der Phil. Fakultät. Mit dem Bl.-Verein trat K. bald nach seiner Übersiedlung nach Prag in Berührung, war an der Gründung der Prager Bl.-Erziehungsanst., zus. mit Freiherr von Platzer, beteiligt. 1832 gründete er einen Verein und eine Anstalt zur Versorgung und Beschäftigung erwachsener Bl. in Böhmen. War literarisch sehr rege, schrieb viele Abhandlungen in wissenschaftl. und theologischen Zeitschriften. *M.*

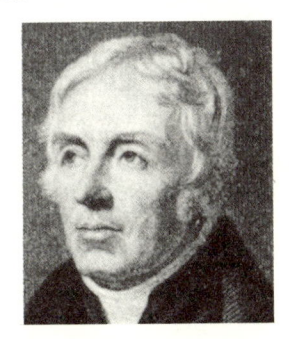

Alois Klar

Klar, Rudolf Maria Ritter von, *17.1.1845 in Prag. Dir. der Blindenversorgungs- und Beschäftigungsanstalt in Prag, Enkel des Gründers. K. absolvierte 1867 die Univ. in Prag, danach trat er in den Staatsdienst. Für die Sache der Bl. war er seit 1880 tätig, seiner Initiative ist es u.a. zu verdanken, daß sich die österr. Bl.-Lehrer im Jahr 1890 zu einem Bl.-Lehrertag in Prag trafen. *M.*

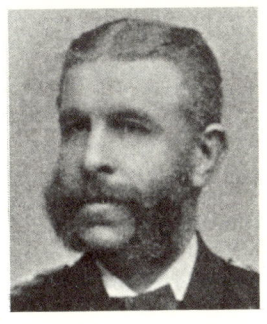

Rudolf Maria Ritter v. Klar

Klein, Johann Wilhelm, *11.4.1765 bei Nördlingen, †12.5.1848 in Wien. Dir. des k.u.k. „Blindenerziehungs-Instituts" in Wien. Studierte Rechtswissenschaften in Stuttgart, ging 1788 zurück nach Österreich u. erhielt die Verwaltung eines Justizamtes. 1799 nach Wien, von 1803–1826 eine Stellung als Armenbezirks-Dir., dabei befaßte er sich mit dem Schicksal der Bl. 1804 brachte ihn sein Amt mit einem damals neunjährigen bl. Kind, Jakob → Braun, in Berührung, den er unterrichtete. Der erzieherische Erfolg mit J.

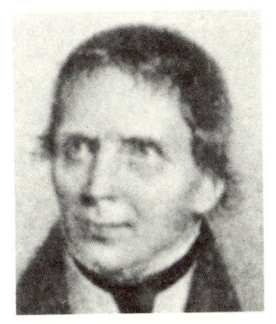

Johann Wilhelm Klein

Braun brachte K. eine entsprechende Dotation, um mehr bl. Schüler aufnehmen zu können. Auch die Öffentlichkeit wurde aufmerksam, als er eine kleine Schrift veröffentlichte: „Beschreibung eines gelungenen Versuches, blinde Kinder zur bürgerlichen Brauchbarkeit zu bilden". Schon 1837 hatte K. ein sehr reichhaltiges Museum für Bl.-Hilfsmittel im Unterricht. 1826 eröffnete er eine „Versorgungs- und Beschäftigungsanst. für erwachsene Blinde".
Werke u.a.: „Lehrbuch zum Unterrichte der Blinden, um ihnen ihren Zustand zu erleichtern, sie nützlich zu beschäftigen und sie zur bürgerlichen Brauchbarkeit zu bilden", Wien 1819; „Geschichte des Blindenunterrichtes und der den Blinden gewidmeten Anstalten in Deutschland, sammt Nachrichten von Blindenan-

Kleinhans

stalten in anderen Ländern", Wien 1837; „Österreichisches Magazin für Armenhilfe etc", vier Hefte 1804–1807; „Lieder für Blinde und von Blinden", Wien 1827; „Nachricht von dem k.u.k. Blindeninstitute und von der Versorgungs- und Beschäftigungsanstalt für erwachsene Blinde in Wien", Wien 1830; „Das Haus der Blinden", Wien 1838; „Die Anstalten für Blinde in Wien", 1840. *M.*

Kleinhans, Josef, *1775 in Nauders (Tirol). Erbl. im Alter von vier Jahren. Schon als Kind versuchte er sich in Schnitzarbeiten, mit zwölf Jahren fertigte er ein Kruzifix, das ihm so gut gelang, daß er den berühmten Bildhauer Franz Nißl in Fügen (Zillertal) aufsuchte, um bei ihm Unterricht zu nehmen. Durch seine Kruzifix-Schnitzereien wurde er so bekannt, daß er den Bestellungen kaum mehr nachkommen konnte. *M.*

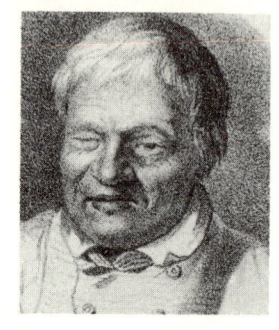

Josef Kleinhans

Klose, Christian, *24.1.1824 in Neukirch, †21.6.1886. Oberlehrer an der schlesischen Bl.-Anst. in Breslau. *M.*

Knie, Johann, *1794 in Erfurt, †24.6.1859. Im Alter von zehn Jahren erbl. Leiter des Bl.-Inst. in Breslau. Mit 15 Jahren trat er in das soeben gegr. Bl.-Inst. in Berlin ein, studierte danach an der Univ. Breslau Mathematik, Geschichte, Geographie u. a., um Bl.-Lehrer zu werden. 1817 gründete er einen Verein zur Verbesserung des Schicksals der Bl. 1819 begann er zu unterrichten. 1835 unternahm er ohne Begleitung eine Reise nach Deutschland, besuchte die vorhandenen Bl.-Anst. und gab 1837 eine Schrift über diese Reise heraus.

Werke u.a.: „Versuch über den Unterricht der Blinden, oder entwickelnde Darstellung des beim Blindenunterricht angewandten Verfahrens, aus dem Französischen übersetzt", Breslau 1821; „Pädagogische Reise durch Deutschland im Sommer 1835", Stuttgart 1837; „Versuch über den leiblichen, sittlichen und geistigen Zustand der Blindgeborenen" von P.H. Dufow und „Über Blinde und deren Erziehung" von E. Niboyet, ins Deutsche übertragen von J.H.K., Berlin 1839; „Anleitung zur zweckmäßigen Behandlung blinder Kinder", Berlin 1839. *M.*

Kniewasser, Friedrich, *13.11.1861 in Nürnberg, †1888. Als Kind durch einen Unfall erbl. Schüler im Bl.-Inst. in Nürnberg, wo er im Jahr 1882 als Fortbildungslehrer angestellt wurde. Diese Stellung gab er jedoch nach zwei Jahren wieder auf, um seine ganze Kraft für die Gründung neuer Anstalten einzusetzen, deren Eröffnung er aber nicht mehr erlebte. *M.*

Knihovna pro nevidome (Blindenbibliothek) → Tschechoslowakei

Köchlin, Alphons, *22.3.1821 in Thann (Oberelsaß), †1882. Angestellter bei der Banque de France, verlor mit 28 Jahren das rechte Auge, wenig später auch das linke und mußte seinen Beruf aufgeben. Lernte die lateinische Kapitalschrift lesen, Stühle und Netze flechten. Erwarb mit Hilfe von Spenden ein altes Haus, in dem er eine kleine Bl.-Schule eröffnete und bl. Kinder unterrichtete. *M.*

Königlich-sächsische Landeserziehungsanstalt für Blinde und Schwachsinnige, Chemnitz-Altendorf → DDR

Kolff, Gualtherus Johannes, *1846 in Rotterdam. Als junger Mann erbl. Betätigte sich literarisch, erlernte Sprachen und reiste viel. 1891 gründete er eine Braille-Bibliothek für Holland. Von seinen schriftstellerischen Arbeiten seien u. a. genannt: „De Vossenjacht", Schauspiel; „Een man van principe", Schauspiel; „Amok" und „Gedek", zwei Betrachtungen aus seinem Leben; zahlreiche Übersetzungen. *M.*

Kolonie und Agrargemeinschaft der blinden Soldaten — Veternik → Europa (Geschichte des Bl.-Wesens)

Kolubowsky, Jakob, *1863 in Gluchow (Gouvernement Tschernigow), Rußland. Nach seinem Studium in Petersburg und Leipzig Mitarbeiter der Zeitschrift „Voprossy Filosofii" (Fragen der Philosophie). Ab 1893 widmete er sich dem Schicksal der russischen Bl. und bekam die gesamte Geschäftsführung des Verwaltungsrates des Marien-Bl.-Vereins übertragen. Während seiner Amtszeit vermehrten sich die Zweigstellen des Vereins. Es wurden neue Bl.-Schulen, Versorgungsanst. und eine Werkstatt für Bl. gegr. In den Jahren 1893–1894 gab K. ein philosophisches Jahrbuch in russischer Sprache heraus. Als Redakteur und Mitarbeiter arbeitete er an einer großen russischen Enzyklopädie des Erziehungs- und Unterrichtswesens. In deutscher Sprache erschien von K. eine Abhandlung über „Philosophie in Rußland" in der Zeitschrift für Philosophie und philosophische Kritik. *M.*

Kolumbien, Republik (República de Colombia). *Fläche:* 1.138.914 km². *Einwohner:* 29.879.000.
Allgemeines: Es gibt keine genauen Angaben über die Anzahl der Bl. in K., man schätzt, daß es um die 55.000 Bl. gibt. Für K. gilt die international anerkannte Bl.-Definition.
Schulen: In K. gibt es 6 Bl.-Schulen, davon 2 in Bogotá, 2 in Medéllin (je eine für Mädchen und Jungen), eine in Cali und eine in Cartagena. Die erste Bl.-Schule in K. war die Bl.- und Gehörlosen-Schule in Medéllin, die ihre Unterrichtstätigkeit am 2.3.1925 aufnahm. Die Schulen vermitteln den normalen Elementarunterricht und zusätzliche Fächer wie Punktschrift, Maschinenschreiben, Musik und Handwerk. Die Schulen werden vorwiegend vom Staat unterhalten, bekommen jedoch auch Zuschüsse von privater Hand. Sie nehmen Schüler zwischen 6 und 17 Jahren auf. Etwa die Hälfte der Lehrer ist bl. Einige wenige sind in den USA ausgebildet worden, die meisten erwerben die notwendigen Kenntnisse als Bl.-Lehrer während ihrer praktischen Lehrtätigkeit. Eine Anzahl von Bl. nimmt am Unterricht an normalen Schulen teil, wenige Bl. studieren an der Universität. In Bogotá setzt sich der integrierte Unterricht in zunehmendem Maße durch. Es stehen Lehrkräfte zur Verfügung, die Punktschrift, Geographie und Mathematik unterrichten. Im Januar 1962 wurde das erste Rehabilitationszentrum in Bogotá eröffnet. Die Bl. werden in den verschiedensten Berufen, vorwiegend aber in Industrieberufen, ausgebildet. Daneben werden auch landwirtschaftliche Kurse angeboten. Die Bl. sind vollständig in das Berufsleben eingegliedert. Mehrere Betriebe haben, da sie mit ihren Leistungen sehr zufrieden sind, weitere bl. Arbeiter angefordert. Das Zentrum unterhält weiter Abteilungen für psychologische, psychiatrische und berufliche Beratung, soziale Betreuung und für Arbeitsvermittlung. Etwa 50 % der Kosten werden von dem nationalen Fürsorgeverband für Bl. und Gehörlose aufgebracht, der Rest wird durch private Spenden und staatliche Beihilfen finanziert. Das Rehabilitationszentrum und die o. g. Bl.-Schulen nehmen auch Mehrfachbehinderte auf.
Berufe: Die traditionellen Bl.-Berufe sind die des Unterhaltungsmusikers und des Losverkäufers. Neuerdings arbeiten die Bl. auch in der Industrie, in Handelsunternehmen, als Musik- sowie als Bl.-Lehrer. Viele haben eigene kleine Geschäfte oder betreiben selbständig ein Gewerbe. Vereinzelt finden sich Bl. auch unter den Rechtsanwälten und Rechtsberatern, Rundfunksprechern, Journalisten und unter den Politikern. Eine große Anzahl Bl. arbeitet in familieneigenen landwirtschaftlichen Betrieben.
Blinden-Druckereien und andere Hilfsmittel: In K. gibt es 2 Bl.-Druckereien, die aber aus Personalmangel nur sehr begrenzte Mengen produzieren. Deshalb werden die meisten Punktschriftbücher und -zeitschriften aus Mexiko, Argentinien, Spanien und anderen Ländern eingeführt. Bl.-Hilfen werden vorwiegend aus den USA importiert, nur die weißen Bl.-Stöcke werden in K. produziert. Der staatlichen Bibliothek in Bogotá ist eine kleine Punktschriftabteilung angegliedert, die nur von Bl. in Bogotá selbst, und zwar im Lesesaal, benutzt wird. Hörbücher werden von anderen Ländern verschickt, und die lateinamerikanische Abteilung der → „Hadley School for the Blind" verleiht Sprachplatten.
Recht: Die Bl. in K. haben den gleichen Rechtsstatus wie die sehenden Mitbürger. Einschränkungen aufgrund von Blindheit sind im Gesetz nicht vorgesehen. Dieses sieht auch die Schulpflicht für bl. Kinder vor, trotzdem besuchen nicht alle bl. Kinder eine Schule. Dies ist darauf zurückzuführen, daß ein großer Teil der Bevölkerung auf dem Lande lebt und nicht über die Existenz der Bl.-Schulen informiert ist. Interessant ist, daß das Schulpflichtgesetz für bl. Kinder schon aus dem Jahre 1929 stammt, als es in K. noch keine allgemeine Schulpflicht gab. Bl.-Schriftsendungen aller Art werden im In- und nach dem Ausland zu verbilligten Posttarifen befördert. Der Bl.-Stock ist das einzige Kennzeichen für Bl. Andere Abzeichen werden abgelehnt, da sich die Bl. möglichst wenig von den übrigen Menschen unterscheiden sollen.
Blindenorganisationen: In K. gibt es 11 Bl.-Organisationen (Stand 1965). Eine davon ist der sehr aktive Bl.-Musikverein in Bogotá. Der nationale kooperative Bl.-Verband in Medéllin hilft seinen Mitgliedern in besonders wirkungsvoller Weise bei der Beschaffung von Arbeitsplätzen und der Verbesserung der Arbeitsbedingungen. Zwei Bl.-Vereine sind in Leprakolonien tätig. Ihre Mitglieder nehmen sich dort der Menschen an, die ihr Augenlicht durch diese Krankheit verloren haben. Eine der Bl.-Organisationen hat ein Wohnungsbeschaffungsprogramm

Komitee der BR Deutschland

ausgearbeitet, um Bl. zu günstigen Wohnungen zu verhelfen. Früher war man der Auffassung, daß es für die Bl. von Vorteil wäre, sie gemeinsam in Wohnheimen unterzubringen. Heute dagegen herrscht das Bestreben vor, die Bl. nicht zu isolieren, sondern sie in die Gesellschaft zu integrieren. Die staatlichen Stellen, die für den Wohnungsbau zuständig sind, reservieren bei jedem Bauprogramm eine kleine Anzahl von Wohnungen für Bl. und Gehörlose. Die meisten Bl.-Organisationen bieten auch Unterhaltungs- und Erholungsmöglichkeiten für ihre Mitglieder an. Bl.-Renten oder -Pflegegelder werden nicht bezahlt. Die Tatsache, daß K. seit langer Zeit keinen Krieg führen mußte, ist der Grund dafür, daß es keine Kriegsbl.-Organisationen gibt. Die Hauptaufgabe aller Organisationen ist es, daß die Bl. für einen Beruf ausgebildet werden und Arbeitsplätze finden, um ihren Lebensunterhalt selbst zu verdienen. 1938 wurde durch Gesetz der Kolumbianische Verband für Bl. und Gehörlose gegründet. In den 60er Jahren wurden die Bl. jedoch von den anderen Behindertengruppierungen getrennt. 1961 hat die → „Hadley School for the Blind" in Bogotá eine lateinamerikanische Abteilung gegründet und versorgt von hier aus nicht nur die Bl. in K., sondern alle Spanisch und Portugiesisch sprechenden Bl. in Süd- und Mittelamerika und auf den Antillen mit Lehrmaterial zum Erlernen der englischen Sprache.
Adresse: Instituto Nacional para Ciegos, Calle 119 A, No. 56–20, Bogotá.
Persönlichkeit: Juan Antonio → Pardo-Ospina.
Lit.: „Boletin Informativo Inci".

Komitee der Bundesrepublik Deutschland zur Verhütung der Blindheit. In dem internationalen Dachverband für die Verhütung der Blindheit (→ IAPB) ist jeder Staat durch ein Komitee vertreten. Das Komitee der Bundesrepublik gibt es seit 1979. Der Vorstand besteht aus Herrn Stein von der → CBM, Frau Gollmann von der → Andheri-Hilfe, Dr. Wagner, der den Förderkreis für Indien und Bangladesch vertritt, und Professor Dr. Leydhecker als Vorsitzenden, der die Deutsche Ophthalmologische Gesellschaft vertritt. Mitglieder sind etwa 50 Organisationen und Einzelpersonen. Ziel des deutschen Komitees ist vor allem das Sammeln von Informationen – alle Mitglieder treffen sich ein- bis zweimal im Jahr, um Erfahrungen darüber auszutauschen, wie man am wirkungsvollsten hilft. Das Komitee beteiligt sich an den Programmen des IAPB.

Konishi → Japan

Konstantinos VI., byz. Kaiser (9.9.780 – 15.8.797). Unter der Regentschaft seiner Mutter Eirene – K. war 780 zehn Jahre alt – wurde auf dem siebten ökumenischen Konzil v. Nikaia (787) der Bilderkult wiederhergestellt. In Gemeinschaft mit den Ikonoklasten ging K. gg. seine Mutter in Opposition. Verstoßung seiner Gattin Maria u. Heirat seiner Mätresse Theodote, Flucht im Bulgarenkrieg 792. Eirene läßt ihn am 15.8.797 blenden.
LThK.

Korea-Süd, Republik
(Dae Han minguk). *Fläche:* 99.143 km^2.
Einwohner: 42.082.000
Allgemeines: Es gibt keine genauen Statistiken, aber es wird angenommen, daß es etwa 80.000 Bl. in K. gibt. Als Bl.-Definition wird der weitgefaßte → USA-Bl.-Begriff übernommen. Noch vor kurzem wurden die koreanischen Bl. von der Öffentlichkeit verachtet und ausgeschlossen. Viele Familien schämten sich ihrer bl. Angehörigen und verbargen sie in dunklen Räumen.
Schulen und Werkstätten: Nach dem 2. Weltkrieg wurden die ersten Bl.-Schulen in K. gegr. Inzwischen gibt es 15 Bl.-Schulen, davon sind 2 staatlich, die anderen werden von privaten Organisationen unterhalten. Vermutlich werden nur 15 % bl. Kinder eingeschult. Zum einen fehlt es an ausreichenden Bildungs- und Fortbildungsmöglichkeiten, zum anderen sind viele Familien nicht gewillt, die Kinder in eine Schule zu schicken. In den 50er Jahren wurden 200 km von Seoul entfernt eine Berufsausbildungsstätte und 2 geschützte Werkstätten für Bl. eingerichtet. In der Berufsausbildungsstätte lernen die Bl. das Anfertigen von Strohseilen und -taschen, das Besenbinden, Korbflechten, Stricken, Nähen, Maschinenschreiben und den Gemüseanbau. Eine Stelle außerhalb der geschützten Werkstätten zu bekommen, ist aber sehr schwierig. Eine Ausnahme bilden hier die Masseure (etwa 4.500), die stärkste Berufsgruppierung der Bl. Allein in Seoul gibt es 70 Einrichtungen, die bl. Masseure beschäftigen. Es ist im Gesetz verankert, daß der Masseurberuf nur von Bl. ausgeführt werden darf. Tatsächlich stehen die Bl. aber am Rande des Geschäftes, da besondere Formen der Massage, wie die Akupressur oder die Physiotherapie, den

Bl. wiederum legal versperrt ist. Ungefähr 50 Bl. unterrichten an Bl.-Schulen oder sind als Büroangestellte beschäftigt. Die traditionelle Beschäftigung der Bl. in K. ist jedoch die Wahrsagekunst. Es gibt etwa 16.000 bl. Wahrsager.

Bücherei und Hilfsmittel: 1959 wurde eine Bl.-Bücherei und -Druckerei in Seoul eingerichtet. Hier werden die Monatszeitschrift „Neues Leben", die Bibel, Schulbücher und geistige Literatur herausgegeben. Mit Hilfe von internationalen Organisationen wie der amerikanischen „United World Mission" und der deutschen → „Christoffel-Bl.-Mission" konnte 1982 in Seoul ein neues Bl.-Zentrum entstehen. In diesem Zentrum befinden sich ein Büro zum Transfer in Punktschrift, in dem alle bl. Studenten Seouls ihr Studienmaterial herstellen lassen können, 2 Computer mit dazu gehörigen Optacon und ein Ausbildungszentrum für Musiker einschl. Bl.-Noten-Bibliothek. Geplant ist, bl. Organisten und Klavierspieler für die zahlreichen Kirchen K. auszubilden und so die geringen Beschäftigungsmöglichkeiten für Bl. zu erweitern. Es werden auch „Mobility Courses" angeboten, damit die Bl. Seouls die U-Bahn, die das Hauptverkehrsmittel darstellt, benutzen können. Neben dem genannten Zentrum gibt es ein mit den Mitteln der koreanischen Regierung gefördertes Zentrum, die „Korea Society for the Welfare of the Visually Handicapped". Ihr sind zwei Ausbildungsabteilungen, und zwar für Klavierstimmer und Telefonisten, eine Werkstatt mit Maschinen, die Bl.-Hilfsmittel herstellt, und eine Punktschriftdruckerei angegliedert. Für sämtliche Bl. in K. stehen nur fünf Altenheime zur Verfügung, die mit ihrer geringen Kapazität nicht ausreichen.

Höhere Berufe: Nur einer geringen Zahl von Bl. ist es möglich, an einer Hochschule zu studieren, aber durch die Verbesserung von Hilfsmitteln und durch intensivere Öffentlichkeitsarbeit wird sich diese Zahl erhöhen.

Adresse: Korea Society for the Welfare of the Visually Handicapped, Kuang Hua Moon, PO Box 381, Seoul.

Kornilowicz, Wladyslaw, *1884 in Polen, †1946. Ein Geistlicher und geistiger Leiter in Laski, „Vater von Laski" genannt. Studierte Naturwissenschaften und Philosophie in der Schweiz (Zürich und Freiburg). Ein hervorragender Neuthomist, Prof. der Katholischen Univ. in Lublin. Mitarbeiter im Laski-Institut von 1920 bis 1946. Im Jahre 1978 wurde der Prozeß seiner Beatifizierung eingeleitet. Mitglied des Vorstandes der Gesellschaft zur Bl.-Fürsorge, Religionslehrer und Beichtvater der Bl.

Kovalenko, Boris, Prof., *16.1.1890 im Vilensky-Bezirk (Rußland), †10.10.1969. 1921 erbl., 1913 graduierte er an der Juristischen Fakultät der Petersburger Univ. Danach arbeitete er als Lehrer. Ab 1926 arbeitete er an einem Ausbildungsprogramm für sehbehinderte Kinder. 1929 wurde er Lehrstuhlinhaber für Sehbehindertenpädagogik; 1938 bekam er den Doktortitel. Von 1939 bis 1940 war er verantwortlich für die Rehabilitation der Kriegsbl. Danach arbeitete er am Pädagogischen Institut in Moskau an der Fakultät für Behindertenausbildung. Für seine Arbeit wurden ihm viele Auszeichnungen verliehen.

Kraemer, Rudolf, Dr., *6.12.1885 in Heilbronn, †30.7.1945 in Heidelberg. Bereits als junger Mann völlig erbl. Er studierte an der Universität Heidelberg und promovierte dort im Jahre 1924 zum Dr. phil. et Dr. jur. 1912 wurde er stellvertretender Vorsitzender des Reichsdeutschen Blindenverbandes und arbeitete als Justitiar und Rechtsberater dieser Organisation. Im Sommer 1934 wurde K. auf Betreiben staatlicher Stellen die Restberatung entzogen, und zwar aufgrund seines Schriftstückes „Kritik der Eugenik vom Standpunkt des Betroffenen", herausgegeben vom Reichsdeutschen Blindenverband 1933, wo er kritisch Stellung nahm zum „Gesetz zum Schutz der Erbgesundheit des deutschen Volkes (Ehegesundheitsgesetz)", das u. a. die Zwangssterilisierung der Bl. vorsah. Sein Leben stand im Dienst der Bl., seine wissenschaftlichen Arbeiten waren nur darauf ausgerichtet, die rechtlichen und staatsbürgerlichen Grundlagen für Bl. zu sichern. Bei den Vertretern der Bl.-Selbsthilfe setzte sich die Überzeugung durch, daß eine grundsätzliche Hilfe für alle Bl. nur in Form einer gesetzlichen Bl.-Rente von Seiten des Staates erreicht werden könne. K. wurde mit der Formulierung einer Eingabe an das deutsche Parlament beauftragt. Seine Schrift lautete: „Die Blindenrente. Denkschrift des Ausschusses zur Erforschung der Einführungsmöglichkeiten einer öffentlichen-rechtlichen Blindenrente." (Reichsdeutscher Blindenverband 1927).

Werke: „Das deutsche Blindenrecht", in: Beiträge 1935, S. 89–90; „Haftung für fremde Urheberschaft", in: Beiträge, 1936, S. 53–57; „Der außerordentliche Unterhaltsanspruch des gebrechlichen unehelichen

Kindes", in: Beiträge, 1936, S. 57–61; „Der Blinde im Staatsroman", in: Beiträge, 1936, S. 80–86; „Blindheit und Strafrecht" (aus: „Das deutsche Blindenrecht"), in: Beiträge, 1936, S. 86–93; „Blindheit und Strafrecht" (Forts. S. 86), in: Beiträge, 1936, S. 118–128; „Vergangene und fremde Rechtszustände", in: Beiträge, 1937, S. 86–91; „Vergangene und fremde Rechtszustände", in: Beiträge, 1938, S. 30–44; „Das deutsche Blindenrecht", II. Teil: Privatrecht, in: Beiträge, 1938, S. 58–69, Fortsetzung: Beiträge 1938, S. 101–109; „Die Möglichkeit des Schreibens und Unterschreibens für Blinde", in: Beiträge, 1939, S. 62–69.
Lit.: E. Dorner: Selbsthilfe, 12/85; M. Jaedicke: „Dr. D. Rudolf Kraemer zum Gedenken", horus 1985/3.

Krage, August. Seit 1879 Lehrer der Provincial-Blindenanstalt in Düren. Großer Verdienst durch die Verbreitung der Braille'schen Notenschrift, die an deutschen Anstalten bislang fast unbekannt war. *M.*

Krchňak, Rudolf, *3.8.1905 in Brünn. Von Geburt an bl. 1927 machte er sein Staatsexamen als Musiklehrer. Er tat viel auf dem Gebiet der Organisation und Fürsorge in in- und ausländischen Bl.-Verbänden und -Gesellschaften.
Werke u. a.: „Nevidomí známí a neznámí" (Bekannte und unbekannte Bl.), Prag 1966.

Krohn, Christian, *28.7.1852 in Bredenbeck. Im Alter von acht Jahren erbl., K. kam 1865 in die Bl.-Anst. Kiel, 1870 zur Erlernung der franz. Sprache zwei Jahre in Belgien, 1873 als Lehrer an der Bl.-Anst. Kiel angestellt. K. ist durch die Verbreitung der deutschen Bl.-Kurzschrift bekannt geworden. *M.*

Krückmann, Emil, Prof. Dr. med., Geheimrat, *14.5.1865 in Neukloster in Mecklenburg, †1944. Approbation 1889, Promotion 1890. Nach Tätigkeiten in Rostock und Leipzig 1907 Direktor der Univ.-Augenklinik Königsberg; später Ordinarius für Augenheilkunde an der Berliner Univ. Er war nicht nur für die Ophthalmologie, sondern auch für die Bl.-Bildung und Bl.-Fürsorge bedeutend. K. war an der Gründung und dem Ausbau der Marburger Einrichtungen und Vereine maßgebend beteiligt. (→ BRD VIII)
Lit.: Beiträge, 1936/2, S. 34.

Krüger, Ferdinand, *1840 in Zellin. 1872–1886 an der königl.-preuß. Bl.-Anst. tätig, ab 1886 Dir. der Provinzial-Bl.-Anst. in Königsthal. Besonders guter Didaktiker, tat viel in der Fürsorge und vor allem für die Entlassenen der Anstalten. *M.*

Krüger, Karl-Ernst, Prof. Dr., *8.9.1918 in Stralsund, †15.7.1976 in Halle. International anerkannter Facharzt für Augenheilkunde, Hochschullehrer und Wissenschaftler. Er erkannte frühzeitig die Möglichkeiten und Vorteile der Mikrochirurgie in der Augenchirurgie. Einen großen Beitrag leistete er auch bei der Rehabilitation Sehgeschädigter.

Krumbhorn, Caspar, *1542 in Liegnitz, †11.6.1621. Im Alter von drei Jahren erbl. K. war musikalisch und von seinem 24. Lebensjahr an als Organist an der Peter-Paul-Kirche in Liegnitz angestellt, wo er bis zu seinem Tode musizierte. *M.*

Kuba
(República de Cuba). *Fläche:* 114.524 km^2.
Einwohner: 10.292.000
Die statistischen Angaben schwanken zwischen 10.000 und 30.000 Bl. und Sehbehinderten. In der Provinz Havanna sind 291 Bl. und 905 Sehbehinderte (Stand 1982) registriert. 1959 wurde das Land sozialistisch. Bis zu diesem Zeitpunkt war das Bl.-Wesen nicht organisiert, es gab nur vereinzelt Gruppierungen, die von privater Hand finanziert wurden. Die reichen Kubaner schickten die bl. Kinder an Schulen in die USA, die Armen lernten Weben oder verrichteten leichte landwirtschaftliche Arbeiten. 1963 wurde die ANC „Associación Nacional del Ciego" in Havanna gegründet. Die ANC unterhält in den 169 „municipios" (entspricht ungefähr den Landkreisen) eine kleine Zweigstelle. In den 60er Jahren wurde auch die einzige Bl.-Schule gegründet. Sie nimmt Kinder vom 6. Lebensjahr an auf. Der Unterricht dauert bis zum Abitur. Seit neuestem können bl. Gymnasiasten auch an integriertem Unterricht an Regelgymnasien teilnehmen. In der Schule gibt es auch eine Abteilung für Berufsausbildung. Die Jugendlichen werden entweder in den traditionellen Berufen wie Korb- und Mattenflechten oder als Telefonisten, Stenotypisten und Masseure ausgebildet. Die landwirtschaftliche Ausbildung wurde mittlerweile fallengelassen. Die Industrieausbildung wird in den staatlichen Betrieben durchgeführt. An der Universität studieren die Sehgeschädigten vor allem Fächer, die zum Lehramt führen, ferner Musik, Jura und Sozialwissenschaft. In Kuba werden Bl. aus anderen Ländern der Dritten Welt kostenlos ausgebildet. Im Aufbau befindet sich auch ein Rehabilitationszentrum, das von Schweden, Norwegen und der DDR finanziert wird. Die Punktschriftbücher werden vorwiegend aus Spanien, Argentinien und Mexiko bezogen. Die Lehrbücher wur-

den bis 1980 mit Perkinsbraille hergestellt, Anfang der 80er Jahre spendeten Schweden und Norwegen eine Druckerei. 1983 bekam K. eine Hörbüchereiausstattung von Westeuropa. Die Kubaner betrachten einen systematischen Aufbau des Bibliothekenwesens für notwendig, damit die Sehgeschädigten die gleichen Bildungschancen haben. Das „Casa de Cultura", eine kubanische Kulturorganisation, bietet den Bl. verschiedene Sportveranstaltungen, Theater- und Musikaufführungen an. Die Integration der Bl. kann man beispielsweise an der Mitwirkung in verschiedenen Massenorganisationen beurteilen. 46% der Bl. sind Mitglieder der PCC (Kommunistische Partei Kubas), viele sind im CDR (Comité de la Defensa de la Revolución) oder in der Frauen- und Jugendorganisation tätig. Von den sozialen Errungenschaften wäre zu nennen, daß die öffentlichen Verkehrsmittel von Bl. kostenlos benutzt werden dürfen und alle Hilfsmittel auch frei den Bl. zur Verfügung stehen. Nur die Altersbl., vorwiegend aus den ländlichen Gegenden stammend, haben sich an den Fortschritten der Bl.-Ausbildung nicht beteiligen können.
Adresse: Asociación Nacional del Ciego, Calle 76 No. 29 A 26, Municipio Playa de la Habana, 4129 Habana 4.

Kündig, Felix, *24.4.1824 in Bauma, Kanton Zürich. Von Geburt an bl. Große Begabung zur Musik. Von 1863–1896 Anstellung als Kantor an der Großmünsterkapelle in Zürich. Er war ein guter Sänger mit großem Repertoire, schrieb Kompositionen (Chöre, Lieder), davon besonders hervorzuheben: „Seelenruhe", das „Vaterunser", „Spätherbst". *M.*

Kull, Emil, *15.2.1854 in Wangerin (Pommern). Dir. der städtischen Bl.-Anst. in Berlin, 1874 als Lehrer an die Bl.-Anst. in Stettin-Neutorney, 1878 als Dir. nach Berlin. Dort richtete er eine leistungsfähige Druckerei ein, ließ ein Journal für Bl., das „Blindenheim", erscheinen, widmete sich mit Eifer der Bl.-Fürsorge, z. B. ermöglichte er Badereisen und Kuraufenthalte für Bl.
Werke u. a.: „Ein Wort zur Frage der Zeit", Berlin 1881; „M. Lavanchy und die deutschen Blindenlehrer", Berlin 1893. *M.*

Kull, Gotthilf, *20.1.1855 in Gaisburg b. Stuttgart. Dir. der Blinden- und Taubstummenanstalt in Zürich. Nach dem Lehrerexamen 1874 wurde K. an der Mädchenschule in Nürtingen angestellt, ab Mai 1874

Kuwait

an der Taubstummen-Erziehungs-Anstalt in Frankfurt. 1879 ging er nach Zürich, wo er 1892 zum Dir. o. g. Anst. ernannt wurde. *M.*

Kunz, Martin, *27.12.1847 in Pläsch (Schweiz). Dir. der Evangelischen Blindenanstalt in Illzach bei Mülhausen/Elsaß. Mit 18 Jahren wurde er Oberlehrer an einer rätoromanischen Schule im Oberengadin. Mit 24 Jahren pädagogischer Leiter der sog. „Schweizerschule" in Genua und 1881 Direktor des Ilzacher Blindeninst. Jahrelang unternahm er zahlreiche Versuche, um ein geeignetes Reproduktionsverfahren für den Reliefdruck zu finden. So entstand der „Atlas für Blindenschulen". Mit dieser Arbeit hat sich K. ein bleibendes Verdienst in der Geschichte des Bl.-Wesens erworben. *M.*

Kuwait, Staat
(Dawlat al Kuwait). *Fläche:* 17.818 km². *Einwohner:* 1.758.000.
Allgemeines: Die Geschichte der Bl.-Erziehung in K. begann 1937, als das Ministerium für Schulwesen die erste Bl.-Schule gegr. hatte; unterrichtet wurde damals nur der Koran. Später wurden die geschichtlichen Grundlagen der Islamischen Religion unterrichtet. Im Schuljahr 1947/48 wurde vom Ministerium der Unterricht der arabischen Sprache angeordnet. Das Institut fing mit 7 Schülern an. Der Unterricht erstreckte sich auf 5 Jahre, danach konnte man sich in einem 3jährigen Studium ausbilden lassen zum Imam oder religiösen Redner. Die Lage blieb so bis 1954/55, bis das neue Institut für bl. Jungen gegr. wurde. Am Anfang hatte es 36 Schüler. Im Schuljahr 1958/59 wurde das Institut für bl. Mädchen eröffnet. Das Schulprogramm in diesen beiden Instituten wurde an das Programm der normalen Schulen angelehnt, mit Ausnahme von Geometrie und Algebra in der Mittelschule und Physik und Chemie am Gymnasium.
Beschulung: Das Bl.-Institut wurde in 3 Stufen aufgeteilt: Grundschule (4 Jahre), Mittelschule (4 Jahre), Gymnasium (4 Jahre). Von den insgesamt 19 Schulklassen waren 7 der Grundschule, 8 der Mittelschule und 4 dem Gymnasium zugehörig. Im Jahr 1980/81 nahmen 60 Schüler Unterricht in den beiden Instituten. Nach Absolvierung des Gymnasiums können bl. Studenten ohne weiteres studieren.
Fürsorge: Im Oktober 1972 wurde die kuwaitische Gesellschaft für Bl. „The Kuwait Society for the Blind", zur Zeit 150 Mitglieder, gegr. Ziele der Gesellschaft sind wie folgt:

Kuwait

Bl. zu organisieren und den Gemeinschaftssinn zu entwickeln; das Bildungsniveau anzuheben durch das Erlernen der Punktschrift und des Englischen. Ferner gibt es verschiedene Veranstaltungen und Vorlesungen, Hörbücher, Ausbildungskurse in verschiedenen Gebieten, wie z. B. Schreibmaschine schreiben, Musik, Reparaturen im häuslichen Bereich, Symposien, Konferenzen und internationale Tagungen, die sich mit Problemen der Bl. beschäftigen, Bl.-Fürsorge und Vertretung der Interessen der Bl.

Ferienrehabilitationszentrum für erwachsene Bl.: Dieses Zentrum entstand 1961 auf Veranlassung des Ministeriums für Arbeit und Sozialwesen. Am Anfang wurden hier 55 Schüler in der Bambusverarbeitung und im Bürstenmachen ausgebildet. Nach der Ausbildung werden sie in der geschützten Werkstatt angestellt.

Adresse: Blind Institute, PO Box 4406, Cairo Street, Hawalli.

L

Laas-d'Aguen, Pierre Victor, *29.8.1823, †18.2.1887. Erbl. in jungen Jahren, trat 1834 in das Pariser Institut für junge Bl. ein, wo er bereits 1841 zum Korrepetitor bestellt wurde. Tat viel zur Verbesserung der technischen Hilfsmittel, z.B. hat er die schwerfälligen Holztafeln zur Brailleschrift durch Zinkplatten ersetzt und Platten von Europa, Asien, Afrika, Amerika und Frankreich graviert. *M.*

Labor, Josef, *29.6.1842 in Horowitz (heute Hořovice/Böhmen). Von Geburt an bl., kam im Alter von sieben Jahren ins Bl.-Erziehungsinst. in Wien. Dort erkannte man seine besondere musikalische Begabung. Nach neun Jahren in dieser Anst. ging er an das Konservatorium in Wien, wo er bald ein gefeierter Pianist wurde. In Hannover erregte L. das Interesse des bl. Königs Georg, der ihn als Kammerpianisten und Lehrer der Prinzessin engagierte. Trat als Konzertpianist in allen großen Städten Europas auf und war auch als Organist und Komponist bekannt. *M.*

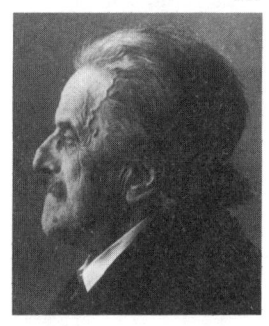

Josef Labor

Lachmann, Wilhelm Ludolph, *22.11.1795 in Braunschweig, †23.6.1861 in Braunschweig. 1823 promovierte er zum Dr. med., 1841 wurde er zum Professor ernannt. Sein größter Verdienst liegt aber auf einem ganz anderen Gebiet; er war der Initiator und Organisator des Braunschweigischen Bl.-Wesens. 1824 machte er eine Studienreise, um die Bl.-Anst. des In- und Auslandes eingehend kennenzulernen.

Werke u.a.: „Die Blindentafel", Braunschweig 1841; „Über die Notwendigkeit einer zweckmäßigen Einrichtung und Verwaltung von Blindenunterrichtsanstalten", Braunschweig 1843.
Lit.: Beiträge, 1936/2, S. 61–62. *M.*

La Fraternal → Argentinien

Lampus, Maria Katharina, * um das Jahr 1734 in Gießen. Bl., wurde in ihrer Vaterstadt bekannt, da sie eine begabte Sängerin geistlicher Lieder war und ein außerordentlich gutes Gedächtnis hatte. *M.*

Landino, Francesco, auch Fr. Cieco v. Landini, *1325 in Florenz, †2.9.1397 ebd. Ital. Organist und Komponist. Die bedeutendste Musikerpersönlichkeit des ital. Trecento, als Kind erbl., wird in den Kirchenrechnungen von S. Lorenzo in Florenz 1369–1396 als Organist geführt. Die von F. Villani in seinem „Liber de origine civitatis Florentiae" wohl in den späteren 1380er Jahren geschriebene Lobrede auf L., bis jetzt die Hauptquelle für biographische Daten, preist L. als Musiker, der neben der Orgel auf vielen anderen Instrumenten ganz Außergewöhnliches geleistet hat. Obschon ihm so hervorragende Männer wie Giovanni da Cascia oder Jacopo da Bologna vorausgegangen waren, hat er seine Vorgänger auch nach der Auffassung der Zeitgenossen über-

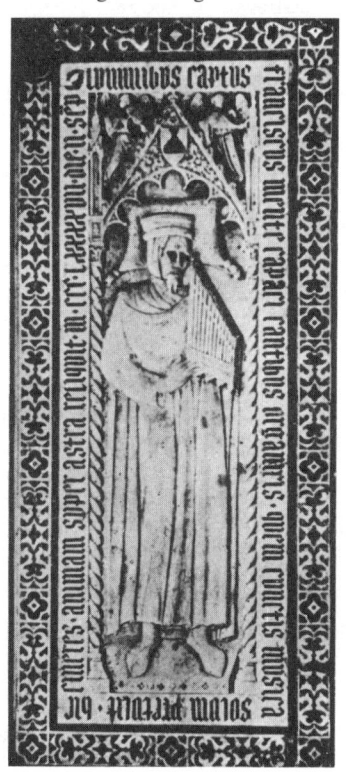

Francesco Landino

troffen, was sich in der auffallend umfangreichen Überlieferung seiner Werke bestätigt. 1361 wurde er in Venedig zum poeta laureatus gekrönt. *R.*

Landy, Zofia, als Franziskanerin Schwester Theresa genannt, *1894, †1972 in Polen. Absolvierte das Studium der Philosophie an der Sorbonne. Seit 1926 organisierte und leitete sie die Schule für bl. Kinder in Laski. Seit 1928 Nonne im Franziskanerinnen-Orden. Enge Mitarbeit mit Róza → Czacka auf dem Gebiet der Braille-Schrift für Polen. Verfasserin vieler Aufsätze.
Werke u. a.: „System Braille w Polsce" (Braille-System in Polen), in: Szkola Specjalna 1931/4; „Metoda calostkowa w czytaniu dotykowym" ebd. Band XI, Nr. 234, 1934/5 (Die Integrationsmethode im Lesen mit Fingern); „Dziecko Niewidome", Wilno, X, XI (Blindes Kind), in: Ztschr. „Ku szczytom".

Laos → Indochina (Regionalbericht)

Laubarède, Etienne, *18.2.1872 am See Palinde/Dordogne. Von Geburt an bl. Bekannter Dichter.
Werke u.a.: „Lourdes, echos et souvenirs", Paris 1897; „Henri Lasserre, l'homme, l'écrivain, l'œuvre", Paris 1901; „Princesse Caroline de Sayn-Wittgenstein", Paris 1904. *M.*

Lauer, lebte Ende des 18./Anfang des 19. Jh. Ein bl. Harfenist aus Genf und Verfasser mehrerer Tondichtungen. *M.*

Lehtivaara, Frans Oskari, *4.2.1909 in Tervola (Finnland). Im Alter von sieben Jahren erbl. Nach Besuch der Bl.-Schule in Kuopio wurde L. als Masseur ausgebildet, er arbeitete jedoch als Vertreter und Kaufmann. In den Jahren 1948–73 übernahm er die Herausgabe der Zeitschrift „Sokeain Airut", weiter wurde er in den Jahren 1963–73 als Leiter des Braille-Verlages tätig. In den Bl.-Organisationen hatte er mehrere leitende Positionen, z. B. 1949 Präsident des Zentralen finnischen Bl.-Verbandes, 1951–52 Vizepräsident, Geschäftsführer der internationalen Esperanto-Gesellschaft für Bl. (1950–61), Präsident der Kulturgesellschaft für Bl. (1956–73) u. a. L. schrieb zahlreiche Artikel in Zeitschriften und Zeitungen. 1957 gab er die Publikation „Helsinki Blindassociation – 25 years" heraus. Für seine Verdienste wurde er 1968 ausgezeichnet.

Lembcke, Karl Friedrich Ludwig, *20.5.1852 in Lübz. Inspektor der großherzogl. Bl.-Anst. in Neukloster/Mecklenburg-Schwerin. L. trat 1873 in das großherzogl. Lehrerseminar ein. 1875 zum Hilfslehrer berufen, 1879 als ordentl. Lehrer angestellt, 1893 wurde er Inspektor. War auch literarisch tätig, vorwiegend pädagogische Literatur. *M.*

Lenderink, Hendrik Jakob, *17.10.1846 in Deventer/Holland. Dir. des Inst. für den Unterricht der Bl. in Amsterdam. Er kam 1870 als Lehrer an das Gymnasium in Winschoten und wurde 1892 Nachfolger von Dir. Meyer am Amsterdamer Bl.-Inst. *M.*

Leopold, Achilles Daniel, *1691 in Lübeck, †1773. Ein bl. Gelehrter. Er studierte Jura, lateinische Poesie, Kirchengeschichte und Hebräisch. → Baczko berichtet in seinen „Nachrichten von einigen merkwürdigen Blinden" folgendes: „Er verstand die lateinische, griechische, italienische und französische Sprache, spielte die Violine und Flöte, hatte viele Kenntnisse in der Theologie, Rechtsgelehrsamkeit, Beredtsamkeit, Dichtkunst, Geschichte und Erdbeschreibung." *M., B.*
Werke: „Epistola lugubris ad Dominum Geoginum Tauschium", Lübeck 1718; „Commendatio de caecis ita natis", Lübeck 1726; „Geistliche Augensalbe in 300 Sonetten aus wichtigen Sprüchen der hl. Schrift zum eigenen Gebrauche zubereitet", Lübeck 1735.

Le Sage ten Brock, Joachim Georg. Im Alter von 26 Jahren erbl. Stand viele Jahre in Holland als bl. Konvertit an der Spitze der kath. Presse. Er war Notar in Grave, Redakteur der „Katholike Nederlandsche Stemmen" und Verfasser mehrerer religiöser Werke. *M.*

Lesche, Albert, *19.7.1831 in Cröbeln (Sachsen). Inspektor der v. Vincke'schen Provinzial-Blindenanstalt in Soest. Kam 1853 als Lehrer an die Stadtschule in Querfurt, wo er mit dem Unterricht bl. Kinder betraut wurde. 1863 wurde L. zum Leiter der Bl.-Anst. Soest ernannt. *M.*

Lesotho, Königreich
(Kingdom of Lesotho / Muso oa Lesotho).
Fläche: 30.355 km². *Einwohner:* 1,5 Mill.
In L. besteht nur der „Save the Children Fund – Lesotho". Bl. Jugendlichen und Kindern, die die Regelschulen besuchen, wird Punktschriftunterricht erteilt.

Lesueur, Jean François de, *1766 in Paris. Im Alter von sechs Wochen erbl. 1784 Aufnahme bei Valentin → Haüy, von dem er Unterricht erhielt und seine Prüfungen in Gegenwart der Minister Vergennes und Brettuil ablegte. Dabei erntete er so großen Beifall, daß die Errichtung einer Lehranst. für Bl. beschlossen wurde. Später wurde er Haushofmeister des Inst. und führte auch die

Kasse. L. starb als Pensionär der Quinzevingts. *M.*

Levitte, Yves Josef, *1833 in Autun, †1884 in Paris. Bl. geboren. L. studierte am Bl.-Inst. in Paris, wo er später Leiter und schließlich 1871 Zensor der Studien wurde. L. verbesserte und vervollständigte das gesamte Unterrichtsmaterial, besonders die Schreibtafeln, Landkarten und Globen. *M.*

Levy, William Hanks, †1874. Leiter der von Miss → Gilbert im Jahre 1854 errichteten Anst. zur Beschäftigung Späterbl. und Mitbegründer der „Association for promoting the general welfare of the Blind" in London. *Werke u. a.:* „Blindness and the Blind", London 1872. *M.*

Lhotan, Josef, *20.12.1900 in Wien, †9.2.1971 in Wien. Erbl. in frühester Kindheit, Ausbildung an der Landesblindenanst. Purkersdorf/Österreich, staatl. Musiklehrerprüfung, 1919 Eintritt in den Österr. Blindenverein, 1924 Sekretär dieser Vereinigung. L. verlor seine Funktion 1934–45 wegen seiner Gegnerschaft zu den autoritären Regimen. Nach dem WK II wurde L. an die Spitze der Landesgruppe Wien Niederösterreich-Burgenland berufen. Dieses Amt bekleidete er bis 1962. L. wurde wegen seiner Tätigkeit mit hohen Auszeichnungen geehrt: Er war Inhaber des Silbernen Ehrenzeichens für Verdienste um die Republik Österreich, der Prof.-Dr.-Julius-Tandler-Medaille in Silber, Träger der Goldenen Medaille des Arbeiter-Samariterbundes und eines Ehrenringes des österr. Bl.-Verb.

Libanon, libanesische Republik (Al-Dschumhurija al-Lubnanija). *Fläche:* 10.400 km^2. *Einwohner:* 2.670.000.

Statistik: Im L. gibt es 1.500 statistisch erfaßte Bl., davon 10 % Kinder im schulpflichtigen Alter, 40 % erwachsene Bl. im erwerbsfähigen Alter und 50 %, deren Alter 60 Jahre oder mehr beträgt. Die Dunkelziffer dürfte doppelt so hoch sein.

Blindheitsursachen: Unter den Blindheit verursachenden Krankheiten steht Trachom an erster Stelle. Weitere hochgradige Gefahrenherde stellen die Geschlechtskrankheiten und die Pocken dar, vor allen Dingen für die im L. lebenden Armenier und die palästinensischen Flüchtlinge, bei denen Ernährungsmängel und schlechte hygienische Versorgung besonders katastrophale Auswirkungen haben.

Geschichte: Die Anfänge des Bl.-Bildungswesens gehen auf missionsdienstliche Initiativen zurück. Später kamen Bemühungen der allgemeinen Wohlfahrt dazu, und in neuerer Zeit wurden von staatlicher Seite sogar Schulen eröffnet oder wesentlich unterstützt. Die Ausbildung geht im allgemeinen nicht über die Elementarstufe hinaus. Oft werden begabte Bl. im Ausland (Ägypten, Holland, England, USA) weiter ausgebildet.

Schulen: Seit längerer Zeit werden begabte Schüler im Rahmen des integrierten Unterrichts an Normalschulen unterrichtet. Im Jahre 1964 hat erstmals eine Konferenz der Bl.-Erzieher des Mittleren Ostens stattgefunden. Die Konferenz wurde von der → „American Foundation for Overseas Blind" veranlaßt.

Die älteste Bl.-Schule ist die „Lebanese Evangelical School for the Blind", die 1888 in Beirut von der Evangelischen Mission gegr. wurde. Anfangs wurde vor allem die arabische und englische Punktschrift, Religion und Handwerk unterrichtet, später wurden moderne Unterrichtsprogramme mit „Mobility-Training", Berufsausbildung und Berufsunterbringung angeboten. Seit 1970 steht auch eine Telefonistenausbildung im Programm. Die zweite Schule ist das „Institute for Armenian Blind and Deaf", gegr. 1926 in Bourj Hammoud durch das „American Near East Relief" und durch den Bund Schweizerischer Armenierfreunde. Die letztere Organisation ist seither Träger dieser Arbeit. Das Institut hat ein Internat für bl. Armenier-Waisen, ein Heim für ältere Bl., eine Bl.-Schule und eine geschützte Werkstatt. Als Berufsausbildung wird Stenografie und die Ausbildung zum Telefonisten angeboten. Die „Lebanese School for the Blind", 1957 in Baabda durch die Libanesische Gesellschaft für die Bl. gegr., ist eine Heimsonderschule von der Elementarstufe bis zur Sekundarstufe. Darüber hinaus werden auch Mobilitätstraining, Bl.-Werkstätten, Berufsausbildungsprogramme, Berufsunterbringung und berufliche Altersversorgung angeboten. Sonderprogramme zur integrierten Beschulung Bl. in Normalschulen, Wanderlehrereinrichtung; Angebote in Punktschrift- und Hörbüchern (Kassetten), Verkauf von Bl.-Hilfsmitteln.

Blindenselbsthilfeorganisationen: Die „Lebanese Blind Worker's Association" in Beirut beabsichtigt die Verbesserung der sozialen Situation der Bl., PR-Arbeit zur Verhütung von Blindheit zu leisten und die Verbesserung der Hygienebedingungen und der Augenmedizin anzuregen sowie die Unterbringung ins Berufsleben zu sichern, Informationen über die Berufsmöglichkeiten für Bl. und damit verbunden Elternberatung für Eltern bl. Kinder und Jugendlicher anzubieten. Ferner bemüht sie sich um die Vorbereitung von Punktschriftbüchern, Punktschriftzeitschriften und Hörbüchern. Eine Zusammenarbeit mit anderen Einrichtungen der Bl.-Selbsthilfe und solchen für die soziale Wohlfahrt der Bl. wird darüber hinaus aufrecht erhalten. Die Einrichtung soll auch die Produkte der Bl.-Werkstätten vertreiben und neue Märkte erschließen. Die „Palestinien Society for the Blind" betreibt eine Punktschrift- und Hörbuchbibliothek und gewährt bl. Studenten Stipendien.

Berufe: Früher wurden die Bl. nur in traditionellen Berufen wie Korb- und Stuhlflechter und Bürstenmacher ausgebildet, dann aber kamen Importe aus den Industrieländern zu niedrigeren Preisen, vor allem Körbe und Bürsten, weshalb immer weniger Bl. den handwerklichen Ausbildungsweg durchliefen. Zur Zeit sind meistens ältere Bl. noch in diesen Berufen tätig. Die Handwerker arbeiten entweder in geschützten Werkstätten oder in Kleinbetrieben; eine größere Zahl ist selbständig. Viele bl. weibliche Arbeitnehmer sind in der Textilindustrie beschäftigt. Außer in den Handwerks- und Industrieberufen sind Bl. im Handel tätig, darunter fallen die bl. Straßenverkäufer und die Inhaber von Kiosken oder kleinen Geschäften. Es gibt einzelne Bl., die akademische Berufe ausüben, und zwar auf literarischem, rechtswissenschaftlichem, erzieherischem oder sozialem Gebiet (z.B. als Leiter von Bl.-Schulen, Übersetzer usw.).

Adressen: Lebanese Evangelical School for the Blind, Amine Nakleh Street, Zarif, Beirut, PO Box 166; Lebanese Blind Worker's Association, Rashid Nakleh Street, Ramle Zarif, PO Box 166, Beirut; Institute for Armenian Blind and Deaf, PO Box 80250, Bourj Hammoud; Palestinian Society for the Blind, PO Box 5543/14, Beirut.

Libansky, Josef, * in Burunitz (Böhmen). Nach Ablegung der Lehrbefähigungsprüfung in Prag wurde er 1871 als Lehrer am k. k. Blindenerziehungsinstitut in Wien angestellt; ab 1873 als Fachlehrer an der niederösterr. Landesblindenschule in Purkersdorf.
Werke: „Über Erziehung blinder Kinder in den ersten Lebensjahren", in der Reihe: Erziehung, Unterricht, Schulwesen, Sammlung pädag. Schriften, Bd. I, Wien 1882; „Die Ausbildung der Blinden in der österr.-ung. Monarchie", Wien 1886; „Die Lage der Blinden in Deutschland", Düren 1892; „Die Blindenfürsorge in Österreich-Ungarn und Deutschland", Wien 1898. *M.*

Liberia → Afrika (Regionalbericht)

Liberian National Association of the Blind → Afrika (Regionalbericht)

Library of Congress — Division for the Blind and Physically Handicapped, Washington/USA. Die „Library of Congress" besitzt eine Abteilung, in welcher es Bücher, Zeitschriften und Noten in Punktschrift, auf Kassette und Tonband gibt. Weiter hat sie ein Verteilungsnetz über 54 regionale Einrichtungen, einen umfangreichen Informationsdienst über Blindheit und Sehbehinderung und einen Übertragungsdienst für Punktschriftmaterial durch Handübertragung. Sie führt Unterrichtsprogramme zur Herstellung von Bl.-Schrift, Forschungsprogramme und Analyseprogramme für die Entwicklung neuer Lesehilfen durch. (→ USA)

Libyen, Sozialistische Libysch-Arabische Volksrepublik
(Al-Dschamahirija Al-Arabija Al-Libya Al-Schabija Al-Ischtirakija). *Fläche:* 1.759.540 km². *Einwohner:* 3.773.000.
In L. existieren 3 Bl.-Organisationen: 1. „Al Nour Association for the Rehabilitation of the Blind" in Tripolis. Ausbildung für die ersten 3 Entwicklungsabschnitte, handwerkliche Ausbildung für bl. Erwachsene; berufliche Rehabilitation und Telefonistenausbildung. 2. „Association for the Blind" in Bengasi. Regionale Organisation für die Bl.-Wohlfahrt in Bengasi. 3. „National Society for Care and Guidance of the Blind" in Bengasi. Berufsrehabilitation mit folgenden Berufszweigen: Rattan- und Plastikwebarbeiten, Bürstenbinden, Besenbinderei, Mattenflechten, Strickerei und Telefonistenausbildung.

Lighthouse for the Blind, Athen → Griechenland

Ligue Braille Nationale → Belgien

Lindqvist, Bengt, *1936 in Schweden. In den Jahren 1957 bis 1965 arbeitete L. als Bl.-Lehrer an der Tomteboda-Schule. 1965 erlangte er den MA und wurde Lehrer für Englisch, Deutsch und Schwedisch. Von 1969 bis 1973 war er an der Univ. Uppsala Leiter des Projektes zur Untersuchung der Erziehungsprobleme der Sehbehinderten. Seit 1967 ist er beim Schwedischen Bl.-Verband tätig, seit 1975 als sein Präsident. Seit 1977 ist er Vor-

Linnemann, Johann, lebte in der zweiten Hälfte des 17. Jh. in Halberstadt. Berühmter bl. Musiker, der auch Musikinstrumente herstellte. *M.*

Linschau, *1862 in Namthau. Im Alter von vier Jahren erbl. Bl.-Lehrerin des Asyls für bl. Mädchen in Hongkong, China. Der Stiefvater warf das bl. Mädchen aus dem Haus, ein christlicher Chinese brachte es in das Berliner Findlingshaus. L. unterrichtete ein zweites bl. Findelmädchen, 1891 wurde L. zur Lehrerin für bl. Findlinge bestellt. *M.*

Lions Blind Center (Central Committee for the Blind, California) gegr. 1951; Mobilitätsunterricht, Hauswirtschaftskurse, Punktschrift- und Hörbücherei, Großdruck, Sehschule.

Lions International, Oak Brook, Zentralorganisation der weltweiten Lions-Club-Bewegung. Lokale Gruppen unterstützen die Versorgung mit Führhunden, Orientierungsgeräten wie Stöcken und augenärztlichen Hilfsdiensten. Bl.-Hilfsmittelherstellung, Reparatur und Verteilung; Werkstätten für Bl.; Berufsunterbringungsprogramme und Erholungsmöglichkeiten. Operative Hilfeleistungen für augenärztliche Krankenhäuser, insbesondere Unterhaltung von Hornhautbanken.

Löbel, ein bl. Jude, der um die Mitte des 18. Jh. mit einer „Bande" Kunstpfeifer in Böhmen und Sachsen herumzog. Er war ein außerordentlich begabter Geigenspieler und komponierte auch. Seine Kompositionen haben den Musiker Benda beeinflußt. *M.*

Lönvig, Andreas, *1829 in Norwegen. Im Alter von neun Jahren erbl., wurde zum Tischlermeister ausgebildet. 1865–1882 Ausbilder für Möbeltischler und Drechsler an der Bl.-Anst. in Christiania. 1882 errichtete er mit Unterstützung der Regierung eine Arbeitsschule für Bl. *M.*

Loman, Abraham D., *16.9.1823, †1897. Prof. für Kirchengeschichte an der Univ. Amsterdam. 1847 Pfarrer in Maastricht und Deventer, 1856 Prof. in Amsterdam. 1873 erbl. er vollständig. Er war äußerst musikalisch; nach seiner Erbl. schrieb er zahlreiche Kompositionen und wissenschaftliche Werke.

Werke u. a.: „Protestantisme en kerkgezag", Amsterdam 1868; „Quaestiones Paulinae", 1883–1887. *M.*

Lomazzo, Giovanni Paolo, *1538 in Mailand, †1600 in Mailand. Im Alter von 17 Jahren erbl. Maler, Schriftsteller, Kunsthistoriker. Als Maler zeichnete er sich durch Miniaturfresken aus, wie seine Werke in verschiedenen Kirchen in der Gegend von Mailand und der Lombardei beweisen. 1584 veröffentlichte er in Mailand ein umfangreiches Werk mit dem Titel „Trattato della pittura, scuotura e architettura" in sieben Büchern (Abhandlung über Malerei, Bildhauerei und Architektur). L. verwendet in seinen Arbeiten metaphysische Elemente, die gleichsam eine Vorbereitung des Barock darstellen. Seine theoretischen Arbeiten sind eine Einführung in den Manierismus, gleichzeitig gibt er wichtige biographische Notizen über Künstler des 15. und 16. Jahrhunderts.

Werke u. a.: „Rime", Mailand 1589; „Della forma delle muse cavata dagli antichi autori greci e latini", Mailand 1591; „Idea del tempro della pittura", Mailand 1590.
Lit.: L. Venturi: „La critica e l'arte di Leonardo da Vinci", Bologna 1919; ders.: „Storia della critica d'arte", Florenz 1945; E. Verga, in: Thieme-Becker, Künstler-Lexikon, Vol. XXIII, Leipzig 1929.

L'Opera nazionale ciechi civili (dt. Nationales Institut für Zivilblinde) → Italien

Louis Braille (Zeitschrift) → Europa (Geschichte des Bl.-Wesens)

Louisiana State School for the Blind, gegr. 1852, wird von öffentlichen Mitteln finanziert, ist für ganz Louisiana zuständig. Unterricht für bl. Kinder vom Kindergarten bis zur Mittleren Reife.

Lucas, Richard Rev, *1648 in England, †1715 in London. L. studierte in Oxford und wurde 1663 Prediger. Zu dieser Zeit erbl. er ganz. 1696 wurde er Pfründner zu Westminster in London. Verfaßte theolog. Werke, u. a. „Inquiry after Happiness" und „Practicae Christianity". *M., W.*

Lucia, Heilige, Jungfrau und Märtyrerin aus Syrakus, 3. Jh. Auf Anzeige ihres Verlobten als Christin wahrscheinlich unter Diokletian hingerichtet. Nach anderer Überlieferung soll sie sich eigenhändig geblendet haben, weil sie wegen ihrer Schönheit von vielen Verehrern verfolgt wurde. Im Mittelalter wurde der Lucia-Tag (13.12.) mit Sonnwendbräuchen verknüpft; in Schweden teilt heute noch die Luciabraut, ein mit Kerzen geschmücktes Mädchen, Geschenke aus. In Dantes Divina Comedia ist L. Sinngestalt der himmlischen Gnade. In der Kunst wurde sie erst im späten Mittelalter dargestellt mit dem Schwert im Hals und die geopferten

Ludwig

Augen auf einer Schale tragend (Lorenzetti u. Ghirlandajo). Berühmt ist auch die Darstellung der L. auf dem Bild der Auferstehung Christi aus dem Umkreis Leonardos.

Ludwig, Hans, Dr., *1.7.1891, †8.2.1975. Erbl. im WK I an der russischen Front, begegnete Carl → Strehl im Lazarett in Marburg und traf zur gleichen Zeit mit → Mittelsten-Scheid in Cunersdorf bei Hirschdorf zusammen. Mitarbeiter des neu gegr. „Vereins für blinde Akademiker" – VbAD – (später VbGD), später Mitglied des Vorstandes der VbGD (→ DVBS). Seit 1916 Abitur und Studium an den Univ. Marburg und Berlin. Promotion, 1. und 2. Staatsexamen für Höheres Lehramt Deutsch, Geschichte und Religion, Unterricht am Berliner Gymnasium ab 1928, später in Marburg an der Elisabeth-Schule. 1953 bis 1965 1. Vorsitzender des → Bundes der Kriegsblinden Deutschlands und sozialpolitische Tätigkeit. Höchste Anerkennung durch die Bundesrepublik.

Lit.: Beiträge, 1957/58, Nr. 1, S. 22; Beiträge, 1967, Nr. 1, S. 17; Mittelsten-Scheid: „Dr. Ludwig, 80 Jahre", horus 1972/2, Seite 7; horus, 1975, Nr. 1, S. 31.

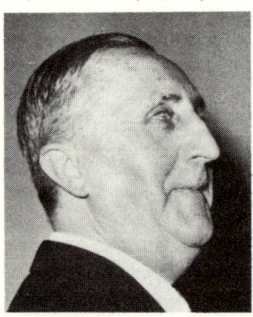

Hans Ludwig

Lundberg, Alrik, *20.2.1867 in Stockholm, †19.3.1936. Im Alter von elf Jahren erbl. 1891 wurde er Vorstandsmitglied des Reichsbl.-Vereins → „De blindas förening"; 1902 wurde er zum Vorsitzenden gewählt. Außerdem war er einer der Redakteure der schwedischen Wochenbl.-Zeitung „De Blindas Veckoblad". Einen wahren Triumph hatte Lundberg erlebt, als es ihm gelang, die schwedische Kronprinzessin Margareta für das Wohl der Bl. zu interessieren. Als Ergebnis entstand die gewaltige Organisation „Kronprinsessan Margaretas Arbetsnämnd för de Blinda", die das ganze Reich umfaßte.

Lit.: Beiträge, 1936, S. 62–64.

L'Union des Femmes Aveugles
→ Frankreich

L'Union des Masseurs – Kinesitherapeutes Aveugles → Frankreich

Lusseyran, Jacques, †19.9.1924 in Paris, †27.7.1971 in Anciers. In frühen Jahren erbl., bestand L. trotzdem mit glänzenden Leistungen das Abitur. Er war bereits mit 17 Jahren führend in der franz. Resistance. Über den Lebensweg L. und über seine Botschaft des inneren Lichtes informiert am besten seine Abhandlung „Der Blinde in der Gesellschaft". Trotz der großen Auszeichnungen (Chevalier de la Légion D'Honneur, Croix de guerre avec palmes, Officier de la Résistance, Lauréat des Preises Louis Barthou der Académie Française 1953) blieb sein Berufsweg ein Provisorium, da man ihm das Lehramt versagte. In Amerika fand er endlich eine freundliche und anerkennende Aufnahme. Die Ironie seines Lebens lag gerade darin, daß er, dem das Lehramt in Frankreich versagt worden war, wegen der Güte seines Unterrichts an dem Hollins College in Virginia und an der Western Reserve University in Cleveland/Ohio 1966 den Karl-Wittke-Preis erhielt. Seit 1969 war er Prof. der Französischen Literatur an der Univ. von Hawaii. Hervorgehoben wird immer die Meisterschaft seiner Sprache und die Ausstrahlung des Redners, der im Deutschen und im Englischen zuhause war wie in seiner Muttersprache. L. brachte aus Hawaii sein Romanmanuskript mit dem Titel „Conversations amoureuses" mit, eine Art inneres Zwiegespräch mit seiner Partnerin.

Werke: „Et la Lumière Fut", Paris 1953; „Silence des Hommes", Paris 1954; „Ce que l'on voit sans les yeux", Paris 1958; „Le Monde Commence Aujourd'hui", Paris 1959; „And there was Light", Boston 1963; „Das Wiedergefundene Licht", Stuttgart 1966; „Georges Saint-Bonnet Maître de Joie", Paris 1965; „Douce trop douce Amérique", Paris 1968; „Blindheit – ein neues Sehen der Welt. Der Blinde in der Gesellschaft", Stuttgart 1970.

Lit.: horus, 1972/1, S. 28 f.

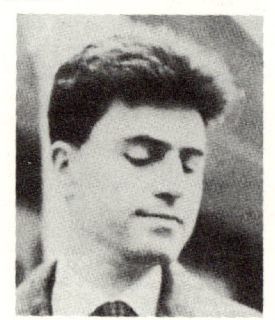

Jacques Lusseyran

Luxemburg, Großherzogtum (Grand-Duché de Luxembourg, Grousher-

Luxemburg

zogdem Letzebuerg). *Fläche:* 2.586 km². *Einwohner:* 367.200.

Definition und Statistik: In L. gilt laut Gesetz eine Person als „sehgeschädigt", wenn ihre Sehkraft weniger als ein Zehntel (in Deutschland: weniger als ein Fünfzigstel) der normalen, mittleren Sehkraft ausmacht. Der Nationale Solidaritätsfonds zahlt den Bl. eine monatliche Beihilfe. Im September 1982 kamen 428 solcher Beihilfen zur Auszahlung. Man nimmt im allgemeinen an, daß der Solidaritätsfonds die meisten bl. Mitbürger des Landes erfaßt. Da es keine andere offizielle oder private Statistik gibt, müssen wir uns mit einer Schätzung begnügen: Zur Zeit dürften ungefähr 450 Bl. in L. leben. Das sind 0,12 % der Gesamtbevölkerung oder ein Bl. auf 800 Einwohner. Unter diesen 450 „sehgeschädigten" Personen im Sinne des Gesetzes dürften etwa 50 Vollbl. sein. Die folgende Tabelle beschreibt die Aufteilung der bl. Bevölkerung durch Geschlecht und Alter. Es handelt sich wieder um eine Schätzung.

Die Bl. in Luxemburg in %:

Alter	Männer	Frauen	insgesamt
20	3	2	5
20–50	15	15	30
50–65	10	15	25
65	15	25	40
insgesamt	43	57	100

Von den 428 Beihilfen, die im September 1982 vom Nationalen Solidaritätsfonds ausbezahlt wurden, gingen 14 an jugendliche Bl. unter 18 Jahren. Heutzutage wird man kaum noch bl. geboren: Arbeitsunfälle, Verkehrsunfälle und Krankheiten sind die Hauptursachen der Erblindung. Das erklärt den hohen Prozentsatz älterer Menschen in der bl. Bevölkerung. Weiterhin liegt in Luxemburg die durchschnittliche Lebenserwartung bei Frauen etwa sechs Jahre höher als bei Männern. Dies wiederum erklärt, warum fast zwei Drittel der Bl. in L. Frauen sind. Von L. 450 Bl. sind etwa 35 berufstätig, die meisten als Telefonisten. Im „Institut pour déficients visuels" (Schule für Sehgeschädigte) in Luxemburg-Belair studieren zur Zeit etwa 30 sehbehinderte oder bl. Kinder, Jugendliche und Erwachsene. Ambulant werden etwa 25 mittelgradig und hochgradig sehbehinderte Schüler in luxemburgischen Primar- oder Sekundarklassen betreut. Zur Zeit bereiten 2 bl. Jugendliche ihr Abitur an der Carl-Strehl-Schule (→ BLIStA) in Marburg vor.

Berufe: Die relativ kleine Zahl von berufstätigen Bl. (8 %) läßt sich natürlich durch die soziologische Zusammenstellung des bl. Teils der Bevölkerung erklären: ältere Leute, Witwen, Opfer von Betriebs- und Verkehrsunfällen usw. Eine andere Ursache dürfte in den schwierigen Umschulungsbedingungen liegen, denen erbl. Menschen ausgesetzt sind, und in dem stark reduzierten Angebot an Berufsmöglichkeiten für Bl. Früher wurden die Sehgeschädigten Musiker oder Korb- und Bürstenflechter. Dagegen gibt es momentan fast ausschließlich nur Stellen als Telefonisten oder Stenotypisten. In einem Wohlfahrtsstaat wie L. ist es erstaunlich, daß von den berufstätigen Bl. nur drei in privatwirtschaftlichen Betrieben angestellt sind. Alle anderen arbeiten in den staatlichen und kommunalen Einrichtungen. Aufgabe des Staates ist es, allen behinderten Mitbürgern zu helfen, also auch allen anderen Behinderten, wie Taubstummen, Gehbehinderten usw. Augenblicklich unterstützt der Nationale Solidaritätsfonds insgesamt 1.678 Personen, davon 428 Sehgeschädigte und Bl. Dementsprechend stellen die Bl. ungefähr ein Viertel aller Behinderten in L. dar.

Soziales: Die Unterstützung der Bl. durch den Staat kann man in vier verschiedene Oberbegriffe einteilen: Solidaritätsfonds – Erziehung – Umschulung – sonstige Hilfeleistung. Der Nationale Solidaritätsfonds: In L. bezieht jeder Bl. seit 1971 eine monatliche Pauschale, die zur Deckung der durch die Blindheit verursachten Sonderausgaben dienen soll. Diese Sonderzulage beträgt augenblicklich 7.578 Franken pro Monat. Jugendliche unter 18 Jahren erhalten die Hälfte dieses Betrages. 1982 lagen die Gesamtaufwendungen des Fonds für Behinderte bei 130.000 Mill. Franken, wovon etwa 38 Mill. Franken auf die Unterstützung von Bl. entfielen.

Beschulung: In der Hauptstadt besteht seit 1975 ein „Institut pour déficients visuels", d. h. eine Schule für sehgeschädigte Kinder, Jugendliche und Erwachsene. Folgende Ziele hat sich dieses Institut gesetzt: die Unterrichtung, Erziehung und Wiedereingliederung der Bl. und Sehbehinderten; ihre schulische, soziale und berufliche Integration und Reintegration.

Die aktuellen Tätigkeitsbereiche sind hauptsächlich: Früherziehung, Vorschulerziehung und Unterricht nach den gängigen Programmen des öffentlichen Unterrichts, ein Betreuungsdienst für Sehgeschädigte, die in der Grundschule integriert sind, die pädagogi-

Luxemburg

sche Unterstützung der Sehgeschädigten in allen anderen Schultypen des luxemburger Landes, die berufliche Ausbildung und Rehabilitation der Bl. und hochgradig Sehbehinderten, die berufsbegleitende Betreuung aller sehgeschädigten Jugendlichen und Erwachsenen. Bis 1982 wurden durch diese Schule insgesamt 84 Sehgeschädigte, davon 48 männliche, 36 weibliche, davon 31 Erwachsene, geschult resp. auf ihren späteren Beruf vorbereitet. Sekundarschüler können seit der Einführung eines Unterstützungsprogrammes durch einen spezialisierten Lehrer ihre postprimaren Studien generell im Inland absolvieren. Nur noch in Ausnahmefällen werden bl. Schüler ins Ausland geschickt, denn die Unkosten für die Ausbildung eines Schülers im Ausland belaufen sich pro Jahr auf rund 700.000 Franken. Im Haushalt 1982 sind etwa 12 Mill. Franken für das „Institut pour déficients visuels" vorgesehen.

Recht: Seit 1959 ist jeder Betrieb mit mehr als 100 Beschäftigten dazu verpflichtet, zwei Behinderte – oder einen Bl. – aufzunehmen. Der Staat trägt die Kosten der beruflichen Umschulung von Behinderten. Für erbl. Jugendliche unter 18 Jahren zahlt der Staat doppeltes Kindergeld. Nach Vollendung des 18. Lebensjahres wird dieser Betrag als Bl.-Rente weiter bezahlt. Für bl. Unternehmer gibt es steuerliche Erleichterungen: Ein Betrieb mit weniger als 3 Personen zahlt keine Gewerbesteuer. Bl. Passagiere und ihre Begleitpersonen fahren kostenlos im Zug oder im Bus der CFL (Chemins de Fer Luxembourgeois) sowie in den Bussen der Stadt Luxemburg. Der luxemburgische Staat beschäftigt zur Zeit 17 Personen, die vollständig oder in Teilzeitarbeit im Dienste der Bl. stehen, davon im „Institut pour déficients visuels" 1 Professor, 5 Lehrer, 1 Psychologin, 3 Erzieherinnen, 3 Lehrbeauftragte, 1 Bürokraft und 2 Arbeiter sowie einen Sozialhelfer im Gesundheitsministerium. Natürlich werden auch andere Staatsbeamte für Bl.-Probleme eingesetzt, z.B. im Nationalen Solidaritätsfonds. Die staatlichen Ausgaben zugunsten der Bl. für das Jahr 1982 werden auf etwa 50 Mill. Franken geschätzt; davon entfallen 38 Mill. auf den Nationalen Solidaritätsfonds und 12 Mill. auf die Bl.-Schule.

Selbsthilfe: Die Blindenvereinigung wurde 1955 gegründet. 1964 entschied diese Vereinigung, der nur Bl. angehören, die Geschicke ihrer Mitglieder selbst in die Hand zu nehmen. Heute zählt die Vereinigung 218 Mitglieder und über 21.000 Ehrenmitglieder. In Mersch-Berschbach unterhält die Bl.-Vereinigung ein Heim, das augenblicklich von 45 Bl. bewohnt wird. Ursprünglich wurde das weiße Schlößchen in Berschbach der Bl.-Vereinigung von Frau Adolphe Winandy geschenkt. Später kam ein Neubau hinzu, modern und nach den Bedürfnissen der Bl. eingerichtet. Das Bl.-Heim wurde mit einem Kostenaufwand von etwa 100 Mill. Franken gebaut. Der Staat steuerte ungefähr 25 % der Baukosten in Form einer Bauhilfe bei. Die Bl.-Vereinigung versorgt jeden bl. Mitbürger gratis mit lebensnotwendigen Geräten, wie Bl.-Uhr, Kassettenrekorder oder sogar Schreibmaschine. Sie verschickt jede Woche eine Bl.-Zeitung an alle Mitglieder, worin u.a. auch wichtige Artikel der luxemburgischen Tageszeitungen übernommen werden. Sie unterhält weiter ein Tonbandstudio und eine Tonbandbücherei, und ab nächstem Jahr wird die Bl.-Vereinigung in Berschbach ein Rehabilitationszentrum für Bl. in Betrieb nehmen. Auf computergesteuerten Textverarbeitungsmaschinen werden Bl. in einjährigen Kursen zum Telefonisten oder Stenotypisten ausgebildet.

Adressen: Association des Aveugles du Luxembourg, 60 rue des Romains, Luxembourg; Institut pour déficients visuels, 48, rue Charles Arendt, Luxembourg-Belair.

Persönlichkeiten: → Schuller.

Lit.: J. Jacoby: „Das Blindenwesen im Großherzogtum Luxemburg".

Luxemburg, Johann von, *10.8.1296 in Luxemburg, †1346 in Frankreich. Ältester Sohn von Heinrich III., Graf von Luxemburg, am 7.2.1311 in Prag zum König von Böhmen gekrönt. Machte viele Feldzüge mit. 1337 gegen die Preußen erkrankten seine Augen, so daß er trotz ärztlicher Bemühungen 1340 völlig erbl. 1346 eilte er ohne Rücksicht auf seine Blindheit wieder den

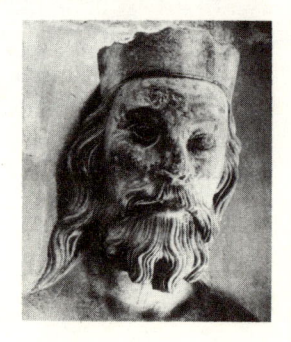

Johann von Luxemburg

Franzosen zuhilfe. Diese wurden am 26. 8. bei Crécy geschlagen, dabei wurde er schwer verwundet und starb noch am gleichen Tag. → Baczko berichtet in seinen „Nachrichten von einigen merkwürdigen Blinden" folgendes. „Er kommandierte selbst, saß auf seinem Pferde mit einem Streitkolben bewaffnet, und die Zügel waren an die Pferde zweier neben ihm reitenden Ritter gebunden, durch die er auch von allem, was vorging, Bericht erhielt. Da er den Franzosen gegen die Engländer zu Hülfe kam, verlor er am 26sten August 1346 mit den beiden neben ihm kämpfenden Rittern das Leben in der Schlacht bei Crécy." *M., B*

Lyytikäinen, Kosti, *1861 im Kirchspiel Pielavesi in Finnland. 1883 erhielt er die Weihe zum evang. Pfarrer. 1888 nahm er eine Stelle als Lehrer an der Bl.-Anst. in Kuopio an und wurde 1896 deren Vorsteher. L. gehörte der Redaktion des Mitteilungsblattes „Sonderschulen in Finnland" an. *M.*

M

Macan, Karel Emanuel, *25.12.1858 in Pardubice, Tschechoslowakei, †6.2.1925 in Prag. Als Kind auf einem Auge erbl., im Alter von 21 Jahren völlig bl. Er studierte Komposition bei dem bekannten tschechischen Komponisten Z. Fibich. Er arbeitete die Grundlagen der Bl.-Druckschrift aus, gab das erste tschechische Punktschriftbuch und die erste tschechische Punktschriftzeitschrift „Zora" heraus. Die Bl.-Druckerei und -Bücherei in Prag tragen seinen Namen.

MacInnes, Charles Malcom, CBE, MA, LLD, *21.12.1891 in Calgary, Kanada, †5.3.1971 in Bristol, England. Als Kind erbl. Nach seinem Studium in Oxford 1919 Dozent an der Bristol University, 1930 Prof. für Geschichte, 1943 der erste Prof. für „Emperial History". Von 1952–55 Rektor der philosoph. Fakultät an der Bristol University. Während des WK II Notinformationsoffizier für die Stadt Bristol. Auf dem Gebiet der Bl.-Fürsorge aktiv. Vor allem war er an der Gründung der → „Royal Commonwealth Society for the Blind" beteiligt. *W.*

Madagaskar, Demokratische Republik (Repoblika Demokratika Malagasy/République Démocratique de Madagascar). *Fläche:* 587.041 km². *Einwohner:* 10.003.000.
Die einzige Einrichtung in M., die sich um die Belange der Bl. kümmert, ist das „Institut des Aveugles de Coharano" in Antsirabe.

Mäkelä, Pekka, * 27. 1. 1913 in Litti (Finnland). Im Alter von drei Jahren erbl. M. besuchte in den Jahren 1921–31 die Bl.-Schule in Helsinki, danach wurde er zum Masseur ausgebildet. Nach zehnjähriger Tätigkeit als Masseur kaufte und leitete M. zusammen mit seinem bl. Freund Olavi Martelius eine Speditionsfirma. 1946 wurde von beiden die Hellas-Piano-Firma gekauft und von M. bis 1978 geführt. In der Zeit, als M. Produktionsleiter der Firma war, wurde sie zum größten Piano-Betrieb in Skandinavien. Seit 1937 ist M. aktiv im finnischen Bl.-Wesen tätig: Vizepräsident des zentralen finnischen Bl.-Bundes zwischen 1961–75, seit 1976 dessen Präsident; Vizepräsident der Kulturges. für Bl. von 1969–72, Präsidentschaft von 1973–81.

Magill, Arthur N., MA, *20.4.1910 in Cobourg, Kanada. Bl., Dir. des Kanadischen Inst. f. Bl. in Toronto. 1950 und 1953 in Kairo, 1957 in Beirut, wo er über das Thema der Bl.-Pädagogik forschte.

Makarov, Michail, *24.12.1913 in Kuibyšev, UdSSR. 1941 im WK II erbl. Zwischen 1934 und 1938 studierte M. in Taškent an der Kunstakademie. Vom Krieg zurück, studierte er im Taškent'schen Kunstmuseum die Skulpturen mit Hilfe seiner Finger. Seine eigenen ersten Skulpturen wurden in der Ausstellung zum 30. Jahrestag der Oktoberrevolution gezeigt. Danach folgten zahlreiche Sammel- oder eigene Ausstellungen. Er wurde mit dem Orden des Roten Sternes ausgezeichnet.
Lit.: „M. Makarov – k 60–letiju so dnja roždenija" (dt. M. Makarov – zum sechzigsten Geburtstag), in: „Kalendar znamenatějnych i pamjatnych dat Uzbekskoj SSR na 1973 god", Taškent 1972, S. 7–75.

Makowski, Marcus, * 14. 4. 1828 in Bochnia, †23.1.1893. Leiter der Bl.-Anst. in Lemberg. Er unternahm größere Studienreisen durch Deutschland und Österreich, um die Bl.-Einrichtungen kennenzulernen. Danach bat er den Kaiser Nikolaus von Rußland, eine Bl.-Anst. in Warschau zu befürworten. Er ist als geistiger Begründer des Warschauer Bl.-Inst. zu betrachten. *M.*

Malawi, Republik
(Republic of Malawi). *Fläche:* 118.485 km². *Einwohner:* 7.058.000.
Es bestehen in M. 4 Organisationen: 1. Das „Malawi Council for the Handicapped" in Limbe. Rehabilitation bl. Farmer in der Landwirtschaft und Vermittlung von Industriearbeit in 3 Zentren; Ausbildung für bl. Mädchen und Frauen in Hauswirtschaft, Kurse für Ehefrauen bl. Arbeiter und Farmer; Unterhaltung eines Reha-Zentrums für Bl.; Koordination der Bl.-Arbeit auf nationaler und internationaler Ebene. 2. Die „Malawi Organisation of the Blind", eine Selbsthilfeorganisation, zu erreichen über Customs and Excise in Limbe. 3. Das „Mulanje Vocational Training Centre for the Blind" in Mulanja. Ausbildung erwachsener Bl. in Landwirtschaft, Handwerk sowie Musik und Punktschrift. 4. Die „Society for the Blind". Eine regionale Einrichtung für Bl. in Zomba.

Malaysia, Föderation
(Persekutuan Tanah Malaysia). *Fläche:* 329.749 km². *Einwohner:* 16.100.000.

In M. gibt es 7 wichtige Bl.-Organisationen: Die „Malayan Association for the Blind" in Kuala Lumpur betreibt neben einer Volksschule je eine Abteilung für Rehabilitation und Berufsausbildung, vorwiegend Ausbildung in der Landwirtschaft. Angeschlossen sind eine Punktschriftdruckerei und Bibliothek. Die Schulabsolventen werden von der Institution an die Betriebe vermittelt, können aber weiterhin im Internat wohnen bleiben. Die augenärztliche Abteilung berät und betreut die Sehschwachen. Andere Berufsausbildungsarten werden im „Gurney Bag Orang-Orang Buta"-Zentrum angeboten und zwar Kurse in Telefonie, Stenografie, Massage und Korbflechten. Außerdem bietet das Zentrum Freizeitaktivitäten an, vor allem Schwimmen, Schlittschuhlaufen, Tischtennis, Bodybuilding u. a. Die „Society for the Blind" in Sabah unterhält eine mobile Augenklinik, eine geschützte Werkstatt und bildet Landwirte aus. Die „Society for the Blind" in Sarawah hat eine physiotherapeutische Klinik, wo Bl. eine Massageausbildung bekommen, und ein Geschäft, wo Produkte, die Bl. in der gesellschaftseigenen Werkstatt herstellen, verkauft werden. Das Zentrum in Panang im Westen M. bildet die Bl. in der Landwirtschaft, Viehzucht, im Fischen und im Handwerk aus. Außerdem hat es ein reichhaltiges Angebot an Freizeitaktivitäten, vor allem Sport und Spiele. Die Ziele der Fürsorgeorganisation „Society of the Blind in West Malaysia" sind u. a., das Selbstbewußtsein der Bl. zu stärken, so daß sie als unabhängige Personen agieren können, das Informationspotential zu vergrößern und zu vermitteln, die Aufmerksamkeit der Umwelt auf die Bedürfnisse der Bl. zu lenken und die Organisation verschiedenster Programme auf dem Gebiet der Bildung, Rehabilitation und Fürsorge für Bl. in die Hand zu nehmen. Das St.-Nicholas-Institut für Sehgeschädigte in Penang hat 7 Abteilungen: eine Volksschule mit Internat, wo nach Lehrplänen des Ministeriums unterrichtet wird, das Berufsbildungswerk, geschützte Werkstätten, Fürsorge- und Arbeitsvermittlungsservice und eine Reha-Abteilung für Späterbl. Das Institut arbeitet sehr eng mit anderen in- und ausländischen Organisationen zusammen.
Adressen: Malayan Association for the Blind, PO Box 687, Kuala Lumpur; Pusat Latihan Gurney Bagi Orang-Orang Buta (Gurney Training Centre for the Blind), Jalan Marsch, Brickfields, Kuala Lumpur; Sabah Society for the Blind, PO Box 720, Kota Kinabalu, Sabah; Sarawak Society for the Blind, PO Box 515, Kuching, Sarawak; Society of the Blind in West Malaysia, 40 A Jalan Kandang Kerbau, Brickfields, Kuala Lumpur 09-03; Yayasan St. Nicholas bagi Orang Cacat Penglihatan (St. Nicholas Institute for the Visually Disabled), Locked Bag No. 3031, 4 Jalan Bagan Jermal, Penang.

Mali, Republik
(République du Mali). *Fläche:* 1.240 km^2. *Einwohner:* 7.927.000.
Die „Association Malienne pour la Promotion Sociale des Aveugles" in Bamako hat als Programm, sich vor allem mit der Rehabilitation von Späterbl. zu beschäftigen. Sie verfügt auch über eine Bl.-Werkstätte als genossenschaftliche Einrichtung. Weiter besteht in Bamako eine Bl.-Schule, das „Institut des Jeunes Aveugles".

Malossi, Eugenio, *18.5.1885 in Adelino, †15.5.1930 in Neapel. Ein taubbl. Mechaniker. Er erhielt seine Erziehung im Inst. „Principe di Napoli". Er widmete sich mit großer Leidenschaft der Mechanik, erlernte die Taubstummensprache und sprach neben Italienisch auch Französisch, Englisch, Deutsch und Esperanto. Er hatte einen intensiven Briefverkehr mit Berta Geleron von Calone und Helen → Keller. Er wurde zum Mechanikermeister des Inst. ernannt und nahm den Namen Malessi an, eine Bezeichnung für die Fingersprache, die unter den italienischen Bl. am meisten verbreitet ist.

Malta, Republik
(Repubblika ta' Malta/Republic of Malta). *Fläche:* 315,6 km^2. *Einwohner:* 377.000.
Allgemeines: Die Malteser gelten als das gesündeste Volk der Welt, was auf das günstige Klima zurückzuführen ist. Die Anfänge der Sonderausbildung in M. reichen in das Jahr 1956 zurück. Die Bl.-Ausbildung fing 1958 mit der Eröffnung des „Centre for the Blind" in St. Venera an. Seit 1979 wird das Zentrum von dem „Department of Labour, Culture and Welfare" verwaltet und wurde an den Komplex „Centru Hidma Socjali" (Zentrum für Sozialarbeit) angeschlossen.
Blindheitsursachen. Einen ausführlichen Überblick über die Blindheitsursachen der Insel M. gab 1960 (März) Dr. F.J. Damato im „British Journal of Ophthalmology". Nach der 1958 durchgeführten Untersuchung ergab sich eine Zahl von 638 Bl. und Sehbehinderten in M. Eine neuere Untersuchung

von 1972 zählte 525 Bl. und Sehbehinderte. Die überwiegende Bl.-Ursache ist die Zuckerkrankheit.

Schulsystem: Eine erfolgreiche Schulausbildung der Schulkinder hängt auch von der Mitarbeit der Eltern ab. Das Familienzugehörigkeitsgefühl in M. ist sehr stark ausgeprägt, so daß die Schule häufig an zweiter Stelle steht. Zur Zeit gibt es zwei Klassen für sehgeschädigte Kinder an der ESN-Schule in Msida. Die 1. Klasse ist für die Jüngsten, die 2. Klasse für alle anderen Altersstufen.

Rehabilitationszentrum, Lehrerbildung, Berufe: Es gibt ein Reha-Zentrum für Behinderte in Corradino, das neben der Aufgabe der Rehabilitation auch eine Berufsausbildung hat. Außerdem gibt es eine geschützte Werkstatt für Behinderte im „Centru Hidma Socjali". Die Bl.-Lehrerausbildung wird ausschließlich in England durchgeführt. Bei der kleinen Zahl der Sehgeschädigten in M. gibt es auch nur eine kleine Anzahl an Bl.-Lehrern, zur Zeit sind es 4. Die meisten Bl. sind Staatsangestellte oder arbeiten für die Industrie.

Punktschriftbücherei: In dem relativ jungen Zentrum für Sozialrecht gibt es eine kleine Punktschriftbibliothek. In der Volksbücherei gibt es eine Abteilung für Tonbänder. Punktschriftzeitschriften existieren jedoch nicht. Andere Bl.-Hilfen werden grundsätzlich importiert. Eine eigene Produktion gibt es nicht. Außer dem Zentrum für Sozialarbeit gibt es 2 freiwillige Organisationen, die bei Bedarf Hausbesuche durchführen und bei der Arbeitssuche behilflich sind. Die handwerklichen Erzeugnisse der Bl. werden in der jährlich stattfindenden internationalen Industrieausstellung mit großem Erfolg angeboten und verkauft.

Recht: Die Bl. haben auf M. die gleichen Rechte wie die Sehenden und sind in die Gesellschaft voll integriert. Bl. über 14 Jahre erhalten eine Beihilfe in Höhe von 58 Lm (Maltesische Lira) monatlich. Außerdem wird die kostenlose medizinische Versorgung, auch bei Behandlungen im Ausland, gewährt.

Adresse: Principal Welfare Officer, Centru Hidma Socjali, St. Joseph High Road, St. Venera.

Persönlichkeit: Prof. Luigi → Preziosi.

Lit.: „The year book 1981", Sliema/Malta; De la Salle Bros. Publication: „Malta Census of Handicapped Persons 1972", Central Office of Statistics, Valetta; „British Journal of Ophthalmology", März 1960.

Mancop, Robert, * in Schottland, bl. geboren, studierte in Rom Theologie und wurde Erzbischof von Armagh. *M.*

Mann, Horace, *4.5.1796 in Franklin/Mass., †2.8.1859 in Yellow Springs. Amerik. Pädagoge und Philanthrop. Als Sekretär der Unterrichtsbehörde des Staates Massachusetts widmete er von 1837 bis 1848 seine ganze Kraft der Reform des Unterrichtswesens. War Mitglied des Kuratoriums des „Perkins Institute" in Boston, trug viel zur Entwicklung des Bl.-Wesens bei. *M.*

Marburger Beiträge zur Integration Sehgeschädigter → BRD VIII

Marchal, André, *1894 in Frankreich, †1980. International anerkannter Organist der Großen Orgel von St. Eustache in Paris.
Lit.: LB Nr. 191, 1980.

Marcu, Ioan, *1919 in Rumänien. Bekannter rumänischer Bl.-Pädagoge (Sehender). M. gründete das größte Bl.-Ausbildungszentrum in Rumänien. Er schrieb viele wissenschaftliche Beiträge auf dem Gebiet des theoretischen und praktischen Bl.-Schulwesens.

Margherita da Ravenna, Heilige, * um 1442 in Russi bei Faenza, †23.1.1505 in Ravenna. Verlor das Augenlicht im Alter von zwei Jahren. Seit Kindheit fühlte sie eine starke religiöse Berufung. Ihre bevorzugten Heiligen wurden nicht anerkannt. Sie wurde diffamiert und erniedrigt. Nach und nach erkannte aber der lokale Klerus ihre ernste Hingabe an, und es wurde ihr gestattet, mit ihren Anhängern, die sich ihrer Lebensführung anschlossen, den Orden, „Buon Gesù" zu gründen, ein Laienorden, der Ähnlichkeit hatte mit der Bewegung der Beghinen. Sie wurde von Papst Paul III. und vom Herzog von Mantua Ferdinand II. sehr geschätzt. Wegen ihrer großen Kenntnisse und ihrer eindrucksvollen Persönlichkeit wurde sie von kirchlichen Würdenträgern hinsichtlich dogmatischer und theologischer Streitfragen konsultiert. Sie wurde zu Streitgesprächen hinzugezogen, was damals für eine Frau ein seltenes Privileg war. Nach ihrem Tod wurde der Orden „Buon Gesù" in eine normale Kongregation umgewandelt.
Lit.: S. Marini: „Vite gloriose della beate Margherita e Gentile e del padre Don Gerolamo, fondatori de'Padri del Buon Gesù di Ravenna", Ravenna 1617.

Marhauer, Wilhelm, *24.1.1917 in Hannover, †Dez. 1976. 1946 Geschäftsführer der Konzertgemeinschaft bl. Künstler Deutschlands, Mitbegründer der Norddeutschen Blindenhörbücherei in Hamburg. Seit 1949

Vorsitzender des Blindenverbandes Niedersachsen und geschäftsführender Dir. des durch seine Initiative gegr. → Deutschen Taubblindenwerkes.
Lit.: horus, 1979/1, S. 23.

Marien-Verein → Europa (Geschichte des Bl.-Wesens), → UdSSR

Marin, Iancu Nicolae, *1907 in Rumänien. Bl., bekannter Schriftsteller. M. schrieb zahlreiche Dichtungen und Prosawerke, besonders Jugend- und Kinderbücher.

Marokko, Königreich (Al-Mamlakah al-Maghrebija). *Fläche:* 446.550 km². *Einwohner:* 23.442.000.
In Marakesch besteht eine Schule für Bl., das „Institut Abou Al Abass Essebti". Ein Rehabilitationszentrum besteht in Kenitra, das „Centre de Réadaptation Professionelle", das Kurse mit einer Dauer von 20 Wochen anbietet. In Rabat befindet sich die „Organisation Alaouite pour la Protection des Aveugles". Diese Einrichtung versucht auf privater Ebene die Situation der Bl. im Sozialbereich zu verbessern.
Adresse: Organisation Alaouite pour la Protection des Aveugles, 8 Zankat Houssain 1er, BP 369, Rabat.

Martinique (Französisches Übersee-Departement). *Fläche:* 1.102 km². *Einwohner:* 329.000.
In M. gibt es die Bl.-Organisation „Union des Aveugles de Martinique" in Terreville Schoelche, die Punktschriftunterricht erteilt und eine Hörbücherei betreibt. Sie führt auch ein Berufstrainingsprogramm durch.

Marylski, Anton-Józef, *1894, †1973 in Laski/Polen. Mitbegründer der Bl.-Anstalt Laski und Hauptmitarbeiter und Präsident des Vorstandes. Langjähriger Koordinator und Organisator der sieben Zentren. Nach dem WK II baute er die Bl.-Anstalt Laski mit ca. 60 Gebäuden wieder auf. Er arbeitete dort ab 1922 bis zu seinem Tode. Verdienste bei der Personalschulung. Bis zum WK II Leiter der Internatserziehung und der Berufsschulung. Im Jahre 1971 empfing er die Priesterweihe.

Mascaró, Don Aniceto, *1842 in Cladó/Portugal, †April 1906 in Lissabon. M. widmete sich speziell der Augenheilkunde. Durch seine hervorragende Operationstechnik errang er bald einen weitreichenden Ruf. Er erfand auch eine Bl.-Schrift, bei der die Punktschrift mit der Linienschrift sinnvoll verbunden ist. *M.*

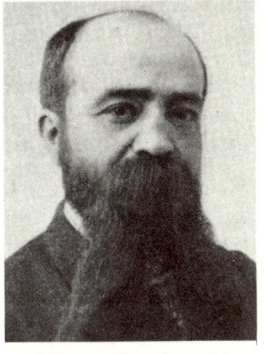

Don Aniceto Mascaró

Massenbach, Hans-Georg Freiherr von, *27.10.1908 in Wismar. Vorsitzender des Schleswig-Holsteinischen Bl.-Vereins. Im Alter von sieben Jahren erbl. Besuchte die Bl.-Schulen in Danzig, Berlin und Stettin. Nach dem Studium der Musikwissenschaften in Hamburg bestand er 1937 das Staatsexamen als Organist und Kantor in Lübeck.

Masuelli, Ernesto, *1.12.1899 in Nizza Monferrato, lebt in Rom. Bildhauer. Im WK I am Monte Grappa durch eine Granate erbl. 1926 wieder in den logistischen Dienst des Kriegsministeriums gestellt. Schon vor seiner Erbl. hatte er sich ohne jede Ausbildung mit der Zeichenkunst beschäftigt. Ohne Anleitung und Lehrer studierte er am eigenen Körper und den Körpern seiner Angehörigen die Proportionen und Verhältnisse. Von seinen ersten Arbeiten sind zu erwähnen: „Kopf eines Blinden" (Testa di cieco) sowie das Gesicht seiner Frau und seiner Tochter. Wenig überzeugt von der Möglichkeit, die Wirklichkeit konkret darstellen zu können, wandte er sich einer expressionistischen Richtung zu. Seine Hauptwerke sind neben seiner Selbstsulptur: „Il fante cadu-

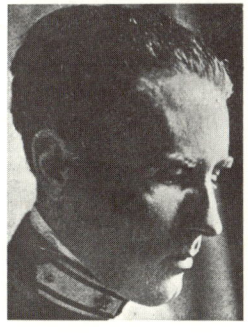

Ernesto Masuelli

to, Estasi, Martire", eine Statue von Mussolini und eine große Statue, gewidmet dem „Lavoratore italiane d'Africa", dem italienischen Arbeiter in Afrika, eine Frauengestalt, „der nackte Verlassene" (nodo abbandono), „das Mädchen" (Ragazza) sowie eine Pietá, die auf dem Grab des österreichischen Kanzlers Dollfuß steht.

Lit.: E. Poggiolini: „Corpi e ombre", Florenz 1933; G. Révész: „Psychology and art of the blind", London 1950; N. Salvanesco: „Noi che camminiamo nella Notte", Mailand 1962.

Matheson, George, MA, DD, LLD, FRSE, *27.3.1842 in Glasgow, †28.8.1906 in North Berwick. Im Alter von 20 Jahren erblindet. Nach dem Besuch der Glasgow-Univ. wurde er zum Priester geweiht und erhielt eine Stelle an der Sandelfortkirche in Glasgow. Später war er Prediger der St. Bernhartsgemeinde in Edinburg, und 1889 erhielt er den Doktorgrad an der dortigen Univ. 1890 wurde er zum Mitglied der Königl. Gesellschaft der Wissenschaften in Edinburg ernannt. M. schrieb viele wertvolle theologische und weltliche Werke. Als Priester hatte er in Großbritannien einen besonderen Ruf. 1890 wurde M. mit der Braille-Schrift vertraut, er führte mehrere Abkürzungen ein. Noch als Pensionär studierte M. Heute ist er wegen seiner Hymne „O Love that wilt not let me go" bekannt.

Lit.: D. Macmillan: „The Life of George Matheson", New York 1927; John Crew Tyler: „The Blind Seer", New York 1959.

Mathiesen, Andreas, *17.11.1839 in Sarpsborg (Norwegen), †28.12.1897. Studierte Theologie, 1866 legte er das Examen ab. 1867 übernahm er als Nachfolger von Bernhard → Roggen die Leitung der Bl.-Anst. in Christiania. 1896 wurde M. ebenso wie die Anst. vom Staat übernommen. *M.*

Mauritius

Unabhängiger Staat im Commonwealth. *Fläche:* 2.045 km². *Einwohner:* 1.039.000.

Es bestehen zwei Organisationen: „L'Amicale des Aveugles" in Beau Bassin, die eine Grundschule und eine Sekundarstufe mit Schwerpunkt auf Sprachenausbildung, Berufsausbildung, Korbmachen, Nähen, Stricken betreibt. Weiter führt sie ein Berufsfindungsprogramm durch, das die Unterstützung von Studenten bis zur Berufsunterbringung und Zusammenarbeit mit anderen Organisationen auf nationaler und internationaler Ebene betreibt. Daneben besteht noch die „Society for Welfare of Blind and Prevention of Blindness" in Beau Bassin.

Adresse: Society for Welfare of Blind and Prevention of Blindness, Colonel Maingard Street, Beau Bassin.

Mayr, Marie, *16.3.1844 in Neunkirchen (Oberösterreich), †24.12.1892 in Linz. Als Kind erbl. M. kam 1854 an das Bl.-Inst. in Linz, legte dort 1869 die Lehramtsprüfung ab und wurde Lehrerin an der Privat-Bl.-Anst. in Linz. *M.*

McCaw, Kenneth Maleom, Hon. Sir, *8.10.1907 in Australien. Sehschwach. Nach seinem Studium der Rechtswissenschaft wurde er 1933 Anwalt. In den Jahren 1965-1975 nominiert als Generalstaatsanwalt von New South Wales.

Werke u. a.: „People Versus Power" 1977.

McCredie, Laurence CBE, LLB, *16.12.1928 in Launceston, Tasmanien. Ausbildung an der Militärakademie. 1952 im Militärdienst durch einen Unfall erbl., fast taub, verlor den rechten Arm. Danach Rehabilitation in → St. Dunstan's in England. 1954 Rückkehr nach Australien; arbeitete als Beamter in der Militärhauptverwaltung. 1955 bis 1959 Jurastudium an der Melbourne University; erwarb den LLB. Danach arbeitete er als Anwalt, später als Univ.-Dozent und ab 1980 als außerplanmäßiger Prof. 1974 Vizepräsident vom → „Royal Victorian Institute for the Blind". 1979 und 1981 Präsident des „Australian National Council for the Blind". Außerdem war er aktives Mitglied verschiedener Behindertenorganisationen und Gremien.

Werke u.a.: „The Administration of the Estates of Deceased Persons in Victoria".

Mecker, Wilhelm, *14.1.1839 in Havixbeck bei Münster, †7.9.1889. Dir. der Provinzial-Blindenanstalt in Düren. Studierte Philologie in Bonn und Münster und kam 1868 als Dir. nach Düren. Erkannte schon am Anfang seiner Laufbahn, daß man sich der Fürsorge der Entlassenen mehr widmen müßte. So gründete er 1886 den „Verein zur Fürsorge für die Blinden der Rheinprovinz" und 1888 die Blindenwerkstatt in Köln für männliche, 1889 ein Bl.-Heim für weibliche Bl.; später auch ein Asyl für invalide Bl. Wurde bekannt durch die Herausgabe des Fachblattes → „Der Blindenfreund". Die Zeitschrift wurde 1881 von M. gegründet und war Organ der Bl.-Anst., der Bl.-Lehrerkongresse und des Vereins zur Förderung der Bl.-Bildung. *M.*

Meili, Johannes, *31.8.1824 in Volketsweil bei Zürich. Bl. geb. M. besaß eine große musikalische Begabung und erhielt Unterricht in Instrumentalmusik und Gesang. Ab 1856 war er Vorsinger in der städt. Predigerkirche und Lehrer an der Zürcher Bl.-Anst. *M.*

Mell, Alexander, Hofrat, *17.2.1850 in Prag, †30.9.1931 in Wien. Studierte Naturwissenschaften. 1886 wurde M. zum Dir. des von → Klein gegründeten Blindenerziehungs-Instituts in Wien ernannt. Unter seiner Leitung entstanden ein Neubau, eine Ferienkolonie, eine Bl.-Druckerei und Bl.-Leihbücherei. Pädagogisch setzte sich M. für möglichst große Bewegungsfreiheit der Bl. ein. Er ermöglichte Wanderungen in die Natur und Bergbesteigungen. M. erkannte die Möglichkeit der Beschäftigung der Bl. in geistigen Berufen, insb. in Lehrerberufen, in der Druckerei und im Bibliothekswesen. M. historische Forschungen ergänzen sich mit den psychologischen Arbeiten von Simon → Heller. M. begründete die Fachbibliothek und schuf ein grundlegendes Museum des Bl.-Wesens. Prof. Wanecek schrieb in seinem Nachruf: „Die Frucht dieses Sammelns und Überblickens war die für seine Zeit großartige Zusammenfassung der Ergebnisse im ›Enzyklopädischen Handbuch des Blindenwesens‹, das Mells Namen in den Fachkreisen der ganzen Welt bekannt gemacht hat. Noch heute ist sein Werk, obwohl schon 1900 erschienen, unübertroffen in seiner Anlage und, naturgemäß in seinen historischen Teilen, die zuverlässigste Fundgrube des Wissens." 1904 erschien das Werk „Das Wiener Blinden-Erziehungsinstitut" aus Anlaß des 100jährigen Bestehens der Anst. Seine Öffentlichkeitsarbeit war seiner Zeit weit voraus; in der Zeitschrift „Von unseren Blinden" warb er für die Sache seines Inst. Neu für seine Zeit war auch die Gründung des „Blindenarbeiterheimes".

Lit.: Beiträge 1931, S. 123–126, v. O. Wanececk mit einem Nachwort von C. Strehl.

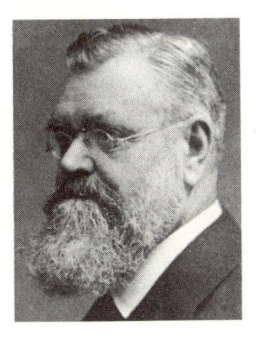

Alexander Mell

Mendoza Blindenschule → Argentinien

Merkanti, Eduard, *1846 in Mailand, †5.1.1883. Bl. geboren. M. kann als Wunder des musikalischen Gedächtnisses angesehen werden. Selbst ganze Opern behielt er nach einmaligem Hören im Gedächtnis. War mehrere Jahre Orchesterdirigent im Bl.-Inst. in Mailand. *M.*

Merle, Georg Heinrich, *22.11.1856 in Ellingshausen. Dir. der Bl.-Anst. in Hamburg. 1880 Hilfslehrer an der Bl.-Anst. Frankfurt, ab 1886 als Leiter angestellt.

Lit.: „Das Blinden-, Idioten- und Taubstummen-Bildungswesen"; Beiträge zur Heilpädagogik, Hrsg.: H. Stengelmann, Bd.1, Norden 1887. *M.*

Merli, Enrichetta, *1841 in Italien. Bl. geboren. M. besaß eine außerordentliche musikalische Begabung und gab bereits mit sechs Jahren Konzerte.

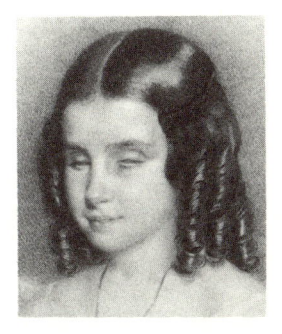

Enrichetta Merli

Mermod, Ami, *1911 im Kanton Vaud/Schweiz. Als Jugendlicher erbl. Neben seinem Beruf als Importkaufmann widmete er sich aktiv der Sache der Bl. in der Schweiz und im internationalen Rahmen. Seit 1950 war er Präsident der französischen Sektion des Schweizerischen Blindenverbandes, von 1962 bis 1973 war er Präsident des Schweizerischen Blindenverbandes und Generaldirektor des Europäischen Regionalkomitees. Für seine Verdienste wurde er von der französischen Regierung mit der „Médaille de l'Ordre du Mérite typhlophile" ausgezeichnet.

Lit.: Umschau des europäischen Blindenwesens 1977/1.

Meščerjakov, Alexandre, Dr., *1923 im Gebiet von Rjazan, †1974. Nach der Schule und seinem Einsatz als Soldat im WK II studierte er der Psychologie an der Moskauer Univ. Von 1952 an arbeitete er am Institut für Behindertenwesen, und zwar als Abteilungsleiter der Forschungsgruppe für die Ausbildung der Taub-Bl. Er ist Autor von

mehr als 80 Werken. Im Jahre 1980 gewann sein Buch „Taubblinde Kinder" den Staatspreis der UdSSR.
Werke u. a.: „Slepogluchonemye deti" (dt. Taubblinde Kinder), Moskau 1971; „Obučenije slepogluchonemych detej" (dt. Der Unterricht der taubblinden Kinder), in: „Sowj. pedagogika" (dt. Sowjetische Pädagogik), Moskau 1972/I.

Messner, Anton, *30.4.1847 in Nussdorf b. Wien. Im Alter von fünf Jahren erbl. M. war Lehrer am k.u.k. Blinden-Erziehungsinstitut in Wien. Schrieb Gedichte und pädagog. Abhandlungen, von denen „Orientierung des Blinden" (1890) und „Elementarklasse in der Blindenschule" (1898) weite Verbreitung fanden. *M.*

Metcalf, John (gen. Der blinde Jack), *1717 in Knaresborough, †1802 in Spotsforth/York. Im Alter von sechs Jahren erbl. Sein Fall wurde als an das Wunderbare grenzend betrachtet. Trotz Blindheit lernte er als Kind reiten und schwimmen und beteiligte sich mit Erfolg an Wettrennen. Er heiratete die Tochter eines Gastwirtes, übernahm dessen Geschäft und zeigte dabei große Geschicklichkeit und Scharfsinn. Das, was ihn jedoch berühmt machte, war seine Betätigung als Ingenieur und Unternehmer für Straßenbau bei Strecken, die namhafte Ingenieure abgelehnt hatten zu bauen. → Baczko berichtet in seinen „Nachrichten von einigen merkwürdigen Blinden" folgendes: „Er war in seinen frühern Jahren Fuhrmann und Wegweiser auf zum Theil ungebahnten und mit Schnee bedeckten Wegen und wurde nachher Aufseher über den Straßenbau. Bloß mit Hülfe eines langen Stocks kletterte er die steilsten Berge hinan, verschaffte sich einen richtigen Begriff von ihrem Abhange und den Vertiefungen der Thäler, gründete hierauf seine Pläne und Berechnungen, die außer ihm niemanden verständlich waren. Die Ausführung aber bewies ihre Richtigkeit und es fehlte ihm daher auch nicht an Arbeit. Die meisten Straßen über den Peak in Derbyshire wurden nach seinem Plane angelegt und verbessert, besonders in der Nachbarschaft von Luxton; auch übernahm er die Ausführung einer Straße zwischen Wilmslow und Longleton, um dadurch auf die große Londner Heerstraße zu führen und die Fahrt über das Gebirge unnöthig zu machen." *M., B., W.*

Metzler, Jakob, *31.1.1836 in Oberhörlen (Oberhessen), †2.4.1892. Zuerst als Hilfslehrer an der Bl.-Anst. Friedberg, danach 24 Jahre als Inspektor der Frankfurter Anstalt, wo er sich hauptsächlich für die Aufnahme von Späterbl. einsetzte. M. schrieb über das Bl.-Wesen in Schmieds „Enzyklopädie" und Diesterwegs „Wegweiser". *M.*

Mexiko, Vereinigte Mexikanische Staaten (Estados Unidos Mexicanos). *Fläche:* 1.958.201 km². *Einwohner:* 80.400.000.
Definition: Als Bl.-Definition wird die internationale Definition anerkannt. Als Blindheitsursache kommt in Südmexiko am häufigsten Flußblindheit vor. Die Regierung führt aber einen intensiven Kampf gegen die Krankheit. Die Gesamtzahl der Bl. wird auf 50.000 geschätzt.
Beschulung. Es gibt 2 staatliche Bl.-Schulen, die eine 6jährige Elementarausbildung anbieten: Das Institut für bl. Kinder in Loyoacan, einem Vorort von Mexiko-City, und das Institut von Mexiko-City für bl. Erwachsene. Außerdem haben die Hauptstädte einzelner Länder Bl.-Schulen, die in der Hauptsache von privaten Spenden, insbesondere von → „Lions-Clubs" und von Beihilfen der Länderregierungen existieren. Solche kleinere Bl.-Schulen gibt es in: Guadalajara, Monterrey, Puebla, San Luis Potosi, Chihuahua und Mérida. Neben der Elementarausbildung gibt es eine Berufsausbildung vorwiegend in Physiotherapie, Maschinenschreiben, Musik sowie Handwerksberufen, wie Weben, Nähen, Korbflechten. Einige Bl. besuchen höhere Schulen oder die Universität. Sie studieren ausschließlich Jura und arbeiten später als Rechtsanwälte. Diese Fälle kann man aber als Ausnahmen betrachten. Fast alle Bl.-Schulen haben eigene Punktschriftbüchereien. Außerdem hat die Staatsbibliothek M., die der Universität angeschlossen ist, eine Punktschriftabteilung („Departamento Tiflologico"). Der Abteilung ist auch der

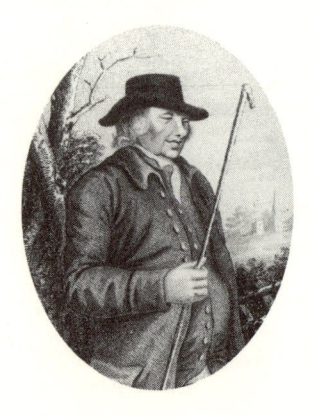

John Metcalf

Vorlesedienst angeschlossen. Das Erziehungsministerium unterhält eine Hochschule für Sonderlehrerausbildung.
Zeitschriften: Es gibt 2 Monatszeitschriften, eine ist die gekürzte Punktschrift-Ausgabe aus Reader's Digest, die andere heißt „Desde las Sombras" (aus dem Schatten), die eine Schwarzdruckverbandszeitschrift der Ignacio Trigueros Blindenfürsorgeorganisation ist.
Blindenberufe. Die meisten Bl. arbeiten als Masseure in Krankenhäusern oder in Privatpraxen, als Musiker und Unterhaltungsmusiker sowie als Kioskverkäufer und Hausierer. Eine Anzahl Bl. ist in der Industrie beschäftigt. Alle diese Tätigkeiten werden von Bl. nur in Mexico-City und in Zentralmexiko ausgeübt. In den übrigen Teilen des Landes gibt es kaum Beschäftigungsmöglichkeiten für Bl., da nur ein geringer Prozentsatz der Bl. eine Schul- oder Berufsausbildung erhält. Einen erheblichen Anteil an der Arbeit für Bl. übernimmt eine Reihe privater Fürsorgeeinrichtungen. Die älteste Organisation dieser Art ist die 1922 von Dr. Daniel M. Vélez, Ramón Adrián Villalava und Prof. Alejandro Meza gegründete „Ignacio Trigueros". Sie errichtete die erste Druckerei, in der Punktschriftbücher für M. und andere südamerikanische Länder hergestellt wurden. Ab 1937 arbeitet die „Ignacio Trigueros" mit einer weiteren privaten Fürsorgeorganisation der „Junior League" zusammen. Hierdurch wurde die Punktschriftbücherproduktion erheblich erweitert. Durch die Schwarzdruckzeitschrift „Desde las Sombras" versucht die Organisation das öffentliche Interesse für die Probleme der Bl. zu wecken. Sie gewährt auch Beihilfen, Medikamente und Hilfsmittel. Die „Junior League" hat sich in den 60er Jahren mit dem „Comité Internacional Pro Ciegos" zusammengeschlossen. Der Verein unterhält in einem neuen Gebäude eine moderne Bl.-Druckerei, die nicht nur Lehrbücher, sondern auch schöngeistige und wissenschaftliche Literatur für M. und Südamerika herausgibt und außerdem ein Rehabilitationszentrum unterhält, wo Späterbl. vorwiegend als Industriearbeiter ausgebildet werden. Selbstverständlich wird Unterricht in Punktschrift, Maschinenschreiben, Physiotherapie und in handwerklichen Fächern angeboten. Es wurde auch ein Tonstudio eröffnet, wo Kassetten für die Hörbücherei sowie privat für Bl.-Studienzwecke aufgelesen werden.
Adresse: Comité Internacional Pro Ciegos, Mariano Azuelo 218, Mexico 4 DF.

Mey, Ferdinand Ludwig Oskar, *3.3.1851 in Magdeburg. Dir. der Provinzial-Blindenanstalt in Halle/Saale. *M.*

Mey, Gerrit van der, *5.1.1914 in Lisse/Holland. Im Alter von fünf Jahren erbl. 1926 kam er in die Bl.-Anst. in Amsterdam. 1931 kam er nach Marburg in die Reform-Real-Gymnasial-Abteilung, wo seine technische Begabung bald in Erscheinung trat. Er konstruierte eine Web- und eine Packmaschine.
Lit.: Beiträge, 1934, S. 82; horus, 1979/2, S. 15.

Meyer, Johann Friedrich, *1831 in Amsterdam, †16.1.1892. Dir. des Bl.-Unterrichts-Inst. in Amsterdam. Legte mit 18 Jahren die staatliche Prüfung für Mittelschulen ab, danach Praktikum in London, Paris und Heidelberg. 1858 wurde er Lehrer am königl. Athenäum in Mastricht und fünf Jahre danach Prof. für neuere Sprachen am Gymnasium in Deventer. In dieser Zeit verfaßte er verschiedene Schulbücher, z. B. „Manual of Letterwriting", „History of the English literature" u. a. 1875 wurde er Direktor o. g. Anst. Auf seine Anregung wurde eine Vorschule für bl. Kinder errichtet; zu Zwecken der Bl.-Bildung gründete M. den „Verein zur Verbesserung des Loses der holländischen Blinden". *M.*

Meyer, Otto, Dr., * in Auhausen, †1970 in Oettingen. 1915 erbl. Studierte Sprachen in Marburg, wo er auch promovierte. Sein ganzes Leben und Schaffen stand im Dienste der Kriegsbl. Er verfolgte das Ziel, mit Hilfe der Technik den Bl. die Möglichkeit zu schaffen, sich als aktive Mitglieder der Gesellschaft zu fühlen.
Lit.: Beiträge, 1943, S. 77; horus 1971/1.

Meyer-Förster, Wilhelm, *12.6.1862 in Hannover, †1934 in Heringsdorf. Bl. Dramatiker. Er studierte Rechtswissenschaft und Kunstgeschichte in Berlin, München und Wien. Im Alter von 23 Jahren schrieb er unter dem Pseudonym „Samar Gregerow" seinen ersten Roman, „Die Saxo-Saxonen", Berlin 1897, danach folgten Erzählungen und Romane, u. a. „Die Fahrt um die Erde", Stuttgart 1897, „Derby", Stuttgart 1898, „Süderssen", Berlin 1902, „Lena S.", Stuttgart 1903 u. a. Weiter verfaßte er Dramen: „Unsichtbare Ketten", „Kriemhild" sowie Lustspiele: „Eine böse Nacht" und „Der Vielgeprüfte". Schon erbl. schrieb er das Theaterstück „Alt-Heidelberg", Berlin 1903, das von einem überraschenden Erfolg gekrönt war. Muse und Humor dominierten in seinen poetischen Schöpfungen. Seine Welterfolge fielen in der Hauptsache in die Zeit der Jahrhundertwende bis zum WK I. Das Schauspiel „Alt Heidelberg" wurde in fast alle Sprachen übersetzt und in fast allen Ländern aufgeführt, in Amerika unter dem Titel: „Der Studentenprinz".

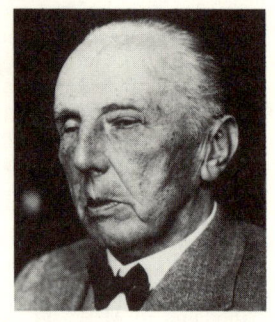

Meyer-Förster

Meystre, Eduard, *1826 in Lausanne. 1834 erbl., mit elf Jahren taub. M. wurde mit 18 Jahren in die Anstalt von Lausanne aufgenommen, wo er zuerst in der Zeichensprache, später in der Lautsprache unterrichtet wurde. Im Drechseln erreichte er so große Fertigkeiten, daß 1851 verschiedene Gegenstände bei einer Ausstellung in London exponiert werden konnten.

Lit.: Biographie von Hirzel: „Notice sur deux jeunes aveugles sourds-muets", Genf 1847. *M.*

Michigan School for the Blind. Gegr. 1879, durch öffentliche Mittel finanziert. Unterricht für bl. und taubbl. Kinder, inkl. Weiterbildungskurse, wie z.B. Orientierungs- und Mobility-Training, Berufsrehabilitation und Hauswirtschaftskurse. Breites Angebot an Freizeitbeschäftigungen und psychologische Tests.

Milton, John, *8.12.1608 in London, †8.11.1674. Neben Shakespeare der hervorragendste engl. Dichter und Schriftsteller. Die „Encyclopedia Britannica" schreibt hierzu: „Seine Schriften und sein Einfluß sind ein sehr bedeutender Teil der englischen Literaturgeschichte, Kultur und des Liberalismus. Am bekanntesten ist sein Gedicht ›Das verlorene Paradies‹, in welchem sein großer Stil und seine Prägnanz zum Ausdruck kommen." M. hatte eine ältere Schwester Anne und einen jüngeren Bruder Christopher der Rechtsanwalt wurde. Erhielt seine Erziehung in der St. Paul's School London, wo er Latein, Griechisch und später auch Hebräisch lernte. Er war ein eifriger Schüler, der bis spät in die Nacht seit seinem zwölften Lebensjahr las, so daß er schon früh nach seiner eigenen Meinung damit die Ursache für seine spätere Erbl. herbeiführte. 1620 ging M. zum Christ's College nach Cambridge, das er mit dem BA 1632 verlies. Während dieser Zeit, wo er den Namen „The Lady" hatte, gelang es ihm, sich von einem wenig beachteten zu einem sehr anerkannten und geschätzten Kommilitonen zu entwickeln. Er bekannte sich damals schon zum Humanismus der Renaissance und trat gegen die Scholastik auf. Er zählte zu den neulateinischen Schriftstellern, wie George Ohanan oder Hugo Grotius, den er später in Paris traf. Seine Beschäftigung mit dem Italienischen führte ihn zu einigen italienischen Werken. Zu seinen berühmten engl. Frühwerken zählt „Mativity", das er bei Vollendung seines 21. Lebensjahrs schrieb. Anschließend, von 1632–38, verbrachte er die Jahre auf dem Gut seines Vaters, wo er sich klassischen Studien zuwandte. Dort entstanden auch weitere Stücke wie „Lycidas" (Cambridge 1638), „Comus" (London 1637). Die Jahre 1638–39 verbrachte er in Italien, wo er mit führenden Persönlichkeiten wie Kardinal Francesco Barberini zusammentraf, was sich später in seiner „Areopagitica" (London 1644) niederschlug. Nach seiner Rückkehr nach England, wo er sofort in die Wirren der sich anbahnenden innenpolitischen Konflikte hineingezogen wurde (1641–60), widmete er sich fast völlig der Flugschriftenliteratur und dem religiösen politischen Kampf um die bürgerliche Freiheit. Er geriet durch verschiedene Schriften in Konflikt mit der engl. High Church, da er demokratische Einheit und Reinheit der Kirche verlangte. Damals hatte er die Vision einer neuen großen religiösen Reform. Einer seiner besten Aufsätze ist derjenige über Erziehung (Of Education, 1644). Er trat für einen stärkeren Humanismus und für die Gleichberechtigung der Geschlechter in der Erziehung ein. In der bereits erwähnten „Areopagitica" sprach er sich für die Freiheit der Presse aus. Im Febr. 1649, zwei Wochen nach der Hinrichtung Karls I., entwickelte er die Theorie der Volkssouveränität und trat für die Regierung ein. Dies brachte ihm das Amt des Sekretärs für fremde Sprachen in Cromwells Staatskanzlei ein. 1651 wurde er Zensor der wichtigsten Zeitung des Staates. Während er an der Streitschrift „Defense of the people of England" schrieb, erbl. er völlig im Jahr 1651, aber er war in der Lage, noch weiter in der Funktion als Sekretär der Staatskanzlei zu arbeiten. Die triumphale Rückkehr Charles II. veranlaßte M. zu einem Aufschrei der Verzweiflung, und 20

Jahre der Arbeit und des Opfers seines Augenlichtes erschienen umsonst. Nach der Rückkehr war Cromwells Leben in Gefahr, Führer der Cromwell'schen Regierung wurden hingerichtet, und ein Arrestbefehl war gegen M., der sich versteckt hielt, erlassen worden. Ob seine Errettung Freunden wie Andrew Marwel oder Sir William Devenant zu verdanken war, oder weil M. nun als bl. Schriftsteller als ungefährlich galt, ist nicht klar. Sein berühmtestes Werk „Das verlorene Paradies" (Paradise lost) hatte er jedenfalls während der Periode seiner völligen Erbl. geschrieben, vermutlich 1655 begonnen. 1665 war das Werk abgeschlossen und wurde zwei Jahre später veröffentlicht. In den Werken „Das wiedergewonnene Paradies" (Paradise regained) und „Samson Agonistes" setzte er die Arbeit fort, die eine Art literarisches Welttheater darstellte. Das letzte Werk, das zusammen mit dem wiedergewonnenen Paradies veröffentlicht wurde, ist psychologisch angelegt. Es zeigt den Prozeß, in welchem Samson sich selbst findet, ... der Bl. in der Mühle von Gasa zusammen mit den anderen Sklaven, der über sein Unglück hinauswächst und zur geistigen Kraft sich erheben kann, um sich wieder als Gotteserwählter zu fühlen. M. hat sich hier selbst mit dem Gegenstand seines Werkes identifiziert, das aus seiner eigenen Lebenserfahrung Kraft und Intensität gewinnt. Eine Lebensbeschreibung der letzten zwei Jahrzehnte Miltons – der 1663 zum dritten Mal heiratete – zeigt folgenden Tagesablauf: Vier Uhr aufstehen und Lektüre der hebräischen Bibel, Meditation, Lesen und Diktat bis zum Mittag. Er bediente sich zum Vorlesen seiner Familienmitglieder, bezahlter Assistenten, Freunde und Schüler. Seine langen Gedichte waren natürlich bereits zuvor in seinem Kopf entstanden, so daß er sich, wie er es selbst ausdrückte, nur „melken" ließ. Am Nachmittag ging er drei bis vier Stunden in seinem Garten spazieren, und den Abend füllten Lesungen von Gedichten aus. Er ging, nachdem er seine Pfeife geraucht, sein Glas Wasser getrunken hatte, um neun Uhr ins Bett. Er erfreute sich auch an den Abenden an Musik, er spielte Orgel und Viola. M. Nachruhm wuchs ständig. Im 19. Jh. wurde er von Shelley u. a. zu Unrecht in die Linie der Rebellen eingeordnet, auf der anderen Seite wurden M. Ideale als verstaubt und fundamentalistisch abgetan. Während der viktorianischen Epoche nahm M. Einfluß weiter ab. Nach 1950 kam es zu einer M.-Renaissance.

Werke: „A Maske Presented at Ludlow Castle", 1634; „Paradise Lost, in 10 books", London 1667; „Paradise Regained and Samson Agonistes", ebd. 1671; „Of Reformation Touching Curch Discipline in England", ebd. 1641; „The Reason of Churchgovernment Urg'd against Prelaty", ebd. 1642; „An Apology against a Pamphlet called A Modest Confutation of the Animadversions upon the Remonstrant against Spectymnuus", ebd. 1642; „The Doctrine and Discipline of Divorce", ebd. 1643; „Of Education", ebd. 1644; „Areopagitica", ebd. 1644; „The Tenure of Kings and Magistrates", ebd. 1649; „Eikonoklastes", ebd. 1649; „A Treatise of Civil Power in Ecclesiastical Causes", ebd. 1659; „The History of Britain", ebd. 1670; „Of True Religion, Haeresie, Schism, Toleration ...", ebd. 1673; ferner Werke in Lateinisch, Griechisch und Italienisch.
Lit.: „The New Encyclopaedia Britannica", 1943–1973, Band 12.

Mississippi School for the Blind/ USA, gegr. 1848, unterstützt durch öffentliche Mittel, Grund- und Mittelschule für bl. Kinder inkl. Orientierungs- und Mobility-Training, Berufsausbildungsprogramme, Freizeitaktivitäten und Therapie.

Mitchell, James, *11.11.1875 in Nairn (Schottland). M. war taubstumm und bl. Über ihn gab es verschiedene Berichte, die besagen, er verfüge über ein erstaunliches Orientierungsvermögen und einen ausgezeichneten Geruchs- und Tastsinn.   M.

Mittelsten-Scheid, Friedrich, Dr. phil., *1891, †30.7.1981 in Wuppertal. In früher Kindheit erbl. Nach erfolgreichem Studium der Mathematik, Physik und Philosophie übernahm er 1923 in der → BLIStA in Marburg/Lahn eine Lehrtätigkeit. Carl → Strehl veranlaßte ihn 1915 zur Ausarbeitung eines Systems zur Translation mathematischer Symbole in Punktschrift. Beide gründeten 1916 den Verein der Blinden Akademiker Deutschlands. Sein vielseitiges Wirken würdigten der VbGD (→ DVBS) und die → BLIStA 1975 durch die Verleihung der Carl-Strehl-Plakette.

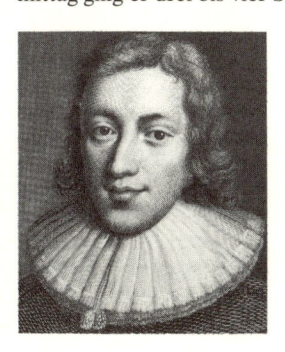

John Milton

Miyagi

Werke: „Verein der deutsch redenden Blinden", in: Beiträge, 1935, S. 50.
Lit.: Horus 1969/1, 1971/1, 1976/1, 1981/3.

Miyagi, Michio, Pseudonym Nakasuga, *7.4.1894 in Kobe, †24.6.1956 in Osaka. Im Alter von sieben Jahren erbl. Er war Lehrer. Mit zwei anderen Japanern gründete er die neue japanische Musikbewegung. Er übernahm ausländische Musiktechniken und schuf einen völlig neuen Stil. Er wurde in ganz Japan berühmt. 1930 Lektor an der Musikschule in Tokyo, 1936 zum Prof. ernannt. Als Vertreter Japans nahm er an internationalen Volksmusik- und Tanzfestivals teil. Er komponierte und schrieb literarische Werke.
Werke u.a.: „Kakidonari" (Nachbarn), „So-on" (Lärm), „Shunju-cho" (Frühlings- und Herbstgesang)

Mobach, Elke, *1836 in Amsterdam. Bl. Organist. Er wurde durch Orgel- und Klavierkonzerte und durch eine ganze Reihe guter Kompositionen bekannt. *M.*

Mobility Association of South Africa
→ Südafrika

Moens, Petronella, *1765 in Cubart (Friesland). Im Alter von drei Jahren erbl. Frühzeitig förderte ihr Vater ihre dichterischen Fähigkeiten. Neben anderen Werken erschien 1788 ein Gedicht in drei Gesängen unter dem Titel: „Le Printemps", später „L'histoire de l'humanité" sowie „Réflexions sur le dix-huitième siècle". M. gewann einen Preis für ihr Gedicht: „Le vrai Chrétien". Kurz vor ihrem Tode veröffentlichte sie noch die Sammlung „Bouquet à la jeunesse". *M.*

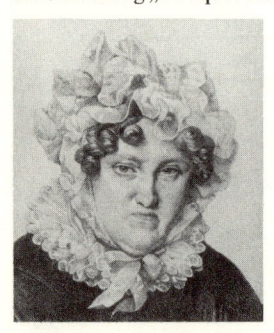

Petronella Moens

Mohr, Johannes, *25.2.1850 in Lutzhorn. Dir. der Provincial-Blindenanstalt in Hannover. Kam 1877 als Lehrer an die Bl.-Schule in Kiel, wo er bis 1892 blieb und sich insbes. für Bl.-Schrift und Bl.-Druck einsetzte. Er entwarf einen Lehrgang für den geometrischen Unterricht an Bl.-Anstalten und konstruierte einen Apparat für geometrisches Zeichnen.
Werke u.a.: „Unsere Methode der Kunstschreibung", Flensburg 1891; „Diktatstoffe", Flensburg 1891; „Orthographisches Wiederholungsbüchlein", Flensburg 1891. *M.*

Moldenhawer, Johannes, *1829 in Kopenhagen. Dir. der Bl.-Anst. in Kopenhagen. 1854 unternahm er eine Reise zum Zweck pädagogischer Studien und besuchte Anstalten für Schwachsinnige und Bl.-Anst. in Holland, Großbritannien, Belgien, Frankreich und Deutschland. Danach machte er Vorschläge zur Einrichtung einer neuen staatlichen Bl.-Anst.; 1864 ein Asyl für bl. Kinder gegr. sowie den „Verein zur Förderung der Selbsttätigkeit der Blinden". Gab in den Jahren 1867–1884 zus. mit G. Keller eine nordische Zeitschrift für Bl.-, Taubstummen- und Schwachsinnigen-Unterricht heraus. Er schrieb auch für andere Zeitschriften Artikel über die Bl.-Fürsorge. *M.*

Mollat, Le R. P. Ives, *1896 in Frankreich, †1935. Als Jugendlicher erbl. Eintritt in den Jesuitenorden. Gründer des „Kreuzzuges der Bl.", der mehr als 5.000 Mitglieder verschiedener Nationalitäten umfaßt.

Mongolische Volksrepublik

(Bügd Nairamdach Mongol Ard Uls). *Fläche:* 1.565.000 km^2. *Einwohner:* 1.918.000. Die M. unterhält einen Verband Bl. und Tauber im Rahmen der staatlichen Wohlfahrtseinrichtungen in Ulan Bator, der 1978 gegr. wurde. Es handelt sich um eine Selbsthilfeorganisation, deren Bestimmungen durch den Rat des Ministers bewilligt wurden. Die Behinderten werden in drei Gruppen, je nach Grad der Behinderung, unterteilt. Sie erhalten eine monatliche Rente in Höhe von 120–800 Tugrik. Es gibt auch andere Vergünstigungen, die im Gesetz verankert sind. Mitglied kann jeder Behinderte werden, der älter als 18 Jahre ist. Der Verband hat zum Ziel, das Lebensniveau der Geschädigten zu erhöhen. Die Verbandsmitglieder werden verpflichtet, die Bestimmungen zu achten und sich am Aufbau des Staates zu beteiligen. Der Verband hat Nebenstellen in jeder Stadt. In der Vollversammlung wird das Präsidium, der Vorsitzende und der stellvertretende Vorsitzende gewählt. Anfang der 80er Jahre wurde die erste Sonderschule für Bl. und Taubstumme eröffnet. In dieser Zeit wurden auch die ersten Fachausbildungskurse und Fachbetriebe für Bl. errichtet. Im Jahre 1981 wurde eine neue Bestimmung verabschiedet, die eine verkürzte Arbeitszeit für Behinderte sichert. Die Hilfsmittel werden zum ermäßigten Preis oder kostenlos an Mitglieder abgegeben.

Adresse: Association of the Blind and Deaf, c/o State Committee on Labour and Social Welfare, Ulan Bator.

Monk, Phyllis, MBE, MA, *6.2.1885 in England, †12.3.1970. Späterbl. Nach dem Abschluß am Girton College in Cambridge wurde sie in das Lehramt übernommen. 1920 als Schuldirektorin der Chorleywood-Schule, die eine Parallele zum → Worcestershire College darstellt, aber für Mädchen bestimmt war. *W.*

Montal, Claude, *1800 in Palisse (Frankreich), †1865. Im Alter von sechs Jahren erbl. Trat im 17. Lebensjahr in das Pariser Bl.-Inst. ein und trug wesentliches zum Fortschritt der Schule → Haüys bei. 1830 verließ M. das Institut und beschäftigte sich mit dem Unterricht armer bl. Kinder. Er war auch ein ausgezeichneter Klavierstimmer und gab darüber eine Abhandlung heraus. *M.*

Montana School for the Deaf and the Blind, gegr. 1893, unterstützt durch öffentliche Mittel. Unterricht für Bl. und Taube von der Vorschule bis zur Sekundarstufe. Bietet Orientierungs- und Mobility-Training, Hauswirtschaftskurse und Berufsvorbereitungskurse an.

Montreal Association for the Blind
→ Kanada

Moon, William, LL.D., *18.12.1818 in Horsmonden/Kent, †10.10.1894. Erfinder der Bl.-Schrift. Verlor im Alter von vier Jahren ein Auge, 1839 völlig erbl. M. erlangte den Grad des Doktors der Rechte. Er konstruierte eine leicht tastbare Schrift. 1848 wurde mit dem Druck der Hl. Schrift begonnen. 1860 besuchte er Berlin während einer Reise, die er zur Verbreitung seiner Bl.-Schrift machte. Dies führte zur Entstehung des noch heute bestehenden „Moon'schen Blindenvereins von 1860" in Berlin. Seine Nachfolgerin in der Leitung der in Brighton eingerichteten Druckerei und der Verbreitung der Bücher war seine Tochter Adelaide M., geb. am 2.6.1845.
Lit.: Stoeckel S. 36 *M.*

Morawetz, Franz, Begründer des Sophienbades in Wien; im Jahre 1834 errichtete M. dieses Bad als Schwitz- und Kaltwasserbad. Obwohl der bl. M. kein Arzt war, erwarb er sich durch Beobachtung und Studium ganz beachtliche Kenntnisse der bademedizinischen Heilkunst. Darüber hinaus war er auch Leiter und Organisator der gesamten Badeanstalt. *M.*

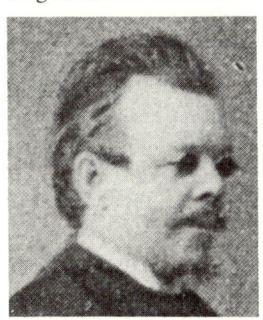

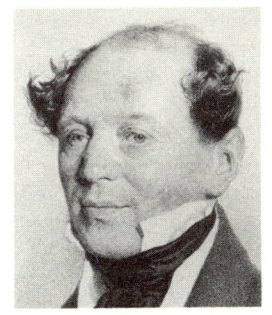

William Moon

Franz Morawetz

Moray House College of Education
→ Großbritannien

Moret de Bourchenu de Valbonnais, Jean Pièrre, *1651 in Grenoble. Bereiste in seiner Jugend Italien, Holland und England, widmete sich später der Magistratur. Nach seiner Erbl. bekleidete er eine Reihe Ämter, so auch im Parlament, und schrieb die Geschichte der Dauphiné. *M.*

Moriconi, Rudolf, *15.3.1870 in Costaciaro (Umbrien). In der Kindheit erbl. M. kam mit sieben Jahren in das Institut in Rom, wo er zum Musiklehrer ausgebildet wurde. Danach als Klavierlehrer tätig, schrieb er mehrere Kompositionen. *M.*

Mosambik, Volksrepublik (República de Moçambique). *Fläche:* 801.590 km². *Einwohner:* 14.241.000.
In Beira besteht das „Instituto Assis Milton", PO Box 364, Rua Mouzinho de Alburquerque No. 1075, Beira.

Moser, Simon, *1775, genannt der bl. Simmerl. Wurde als bl. Kind armer Eltern von einem Geistlichen in das Kloster Maria Zell gebracht; er wurde zum Boten und Briefträger ausgebildet und wanderte von der Obersteiermark über die Pässe nach Graz, wo er sich auch in den kleinsten Gassen ohne Hilfe und mühelos bewegen konnte. Von dort brachte er wiederum Briefe,

Gepäckstücke und Geldsendungen in seinen Heimatort zurück. Er benutzte zur Überquerung der Alpen verschiedene Pässe und wurde wegen seiner außergewöhnlichen Ortskenntnisse und seiner Zuverlässigkeit öffentlich gerühmt. Die Zeitschrift „Der Wanderer" vom 10.12.1815 berichtet über den damals ca. 40jährigen M. in dem Sinne, daß Bl. durch Kompensation und Entwicklung neuer Fertigkeiten beruflich und sozial integrierbar seien. *M.*

Moyes, Henry, Dr., *1750 in Kikaldy (Schottland), †10.8.1807. In der Kindheit erbl. M. machte viele Reisen, studierte Chemie und Physik. Entdeckungen auf dem Gebiet der Elektrizität, gab Chemie- und Physikvorlesungen in Pittenween. → Baczko berichtet in seinen „Nachrichten von einigen merkwürdigen Blinden" folgendes: „... hielt vor zahlreichen Zuhörern Vorlesungen über die Physik, wiederholte nicht nur die Versuche, wodurch die Identität des Galvanismus und der Elektrizität dargethan worden ist, sondern sie wurden durch ihn ausgedehnt und verändert. Er hat gefunden, daß das Hauptexperiment eben so gut glückt, wenn man es mit einer Lage Kupfer, Zink und nassem Thon anstellt, als mit Silber, Zink und Pappe. Er beobachtete einige merkwürdige Abweichungen, indem er, durch einen Schlag von dieser galvanischen Schichte, Gas im Wasser erzeugte; und er baut auf das Ganze eine sehr artige Theorie der Erdbeben und der Art, wie das Gleichgewicht zwischen der Erde und dem Dunstkreise aufrecht erhalten wird." *W., M., B.*

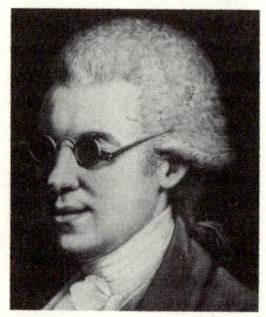

Henry Moyes

Mozzati, Alberto, Pianist, *13.5.1917, †12.7.1982 in Mailand. Besuchte die Grundschule im Bl.-Inst. in Mailand. Er war Schüler von Schieppati und erhielt das Diplom am Konservatorium von Mailand 1934. Nach Abschluß seiner Ausbildung begann er eine internationale Musikkarriere. 1940 unterrichtete er im Bl.-Inst. in Mailand; seit 1955 im Liceo musicale di Vercelli und anschließend im Konservatorium von Mailand. 1960 hielt er Ferienkurse für Klavier in Sitges bei Barcelona ab. M. hatte seine Berühmtheit als Interpret der romantischen Musikperiode erlangt, insbesondere von Chopin und Schumann.

Lit.: „Dizionario enciclopedico della musica e dei musicisti", Passoni, Ismaele (Hrsg.), Mailand 1978.

Muhr, Alois, *21.6.1801 in Uttendorf (Oberösterreich). Von Geburt an bl. Ein ausgezeichneter Musiker mit vorzüglichem Gedächtnis. Vervollkommnete auch Instrumente, wie z. B. die Zither. *M.*

Mu Kuang Blind School → Taiwan

Muleasses = Muley Assen, *1484 in Tunesien, †1550 in Sizilien. Tunesischer König, Zeitgenosse Kaiser Karls V. Wurde von seinem Sohn Amida des Thrones beraubt und geblendet, es gelang ihm die Flucht nach Spanien und später nach Neapel. 1548 ging er nach Deutschland und bat den Kaiser um Hilfe, der ihm in Sizilien Unterkunft sicherte. War gewandt in Philosophie. *M.*

Museum für das Blindenwesen in Berlin → BRD VIII

Mußestunde der Blinden → Europa (Geschichte des Bl.-Wesens)

N

Nädler, Hermann Friedrich von, *1845 in Petersburg. Kaiserl. russ. Staatsrat, Ritter des St.-Stanislaus-Ordens I. Klasse, Dir. der Alexander-Marien-Bl.-Anst. in Petersburg. 1870 als Deutschlehrer im Marien-Fräulein-Stift angestellt, 1880 zum Inspektor ernannt. 1882 übernahm er die Aufsicht in der neugegr. Schule für bl. Knaben des Marienvereins zur Bl.-Fürsorge. Nach Auslandsaufenthalt übernahm er die Organisation der Petersburger Bl.-Anst. und gab mehrere Broschüren über das Bl.-Wesen heraus. Führte später die Oberaufsicht über sämtliche Schulen des Vereins in Rußland. *M.*

Näkövammaisten Airut, Verbandszeitschrift → Finnland

Naia, Filip, *1918, †1958 in Rumänien. Bekannter rumänischer Bl.-Pädagoge (selbst bl.). 1957 bis 1958 Präsident des rumänischen Bl.-Bundes. Er schrieb mehrere Werke über Bl.-Psychologie.

Nakamura, Kyotaro, *1880 in Japan, †1964 in Japan. Im Alter von sieben Jahren erbl. 1900 bis 1912 Mitarbeiter im Bl.-Zentrum in Taiwan, danach Studienaufenthalt in Großbritannien. 1919 Herausgeber der Punktschriftzeitschrift „Akebono", 1922 bis 1935 Herausgeber der „Braille Mainichi" (→ Japan). Außerdem rege Mitarbeit bei internationalen Bl.-Organisationen. 1928 gründete er ein Heim für bl. Frauen. Auf Grund seines Engagements für die Bl. wurde er mehrfach ausgezeichnet.

Namibia → Südafrika

Naniwa, Hokiichi → Japan

Nasedkin, Philip, *27.8.1909 im Bĕlograd-Bezirk. 1947 erbl. Russisch-sowjetischer Schriftsteller. Seit 1930 veröffentlicht er Erzählungen, Romane und Essays. Er arbeitete als Korrespondent für die „Komsomolskaja Prawda" und für die „Prawda". Trotz der Blindheit ist er auch politisch tätig. Die häufigsten Motive seiner Werke wurden dem Dorfleben und den Aktivitäten der jungen Kommunisten entnommen. Er wurde mit mehreren Orden ausgezeichnet.

Lit.: R. Michajlow: „Wozwraščenije" (dt. Die Rückkehr), in: „Scĕna" 1945; „Žiznj slepych" (dt. Das Leben der Bl.), Moskau 1967, Nr. 3.

National Commitee for Researach

Nathan, Johann, *7.2.1856 in Hamburg. Im Alter von acht Monaten erbl. N. kam 1860 in das Hamburger Bl.-Inst. 1886 bekam er eine Organistenstelle in Hamburg. War Begründer und Herausgeber einer Musikzeitung für Bl. *M.*

National Academy of Teachers of the Blind → Indien

National Association for the Blind (NAB) → Indien

National Association for Visually Handicapped, San Francisco, gegr. 1954. Dienstleistungen für USA und Kanada; Großdruckbücher weltweit. Elternberatungsprogramme, kulturelle Aktivitäten und Berufsprogramme für sehbehinderte Jugendliche.

National Association of the School Masters for the Blind → Japan

National Braille Association, Midland Park, gegr. 1945, Dienstleistungen in den USA hinsichtlich Punktschrift, Großdruck und Hörbücher. Herstellung von Thermoform-Kopien handübertragener Texte für Studenten und höhere Berufe zu günstigen Preisen. Beratungsdienst für Punktschriftübertragung sowie Großdrucktranskriptionen. (→ USA)

National Braille Press, Boston, gegr. 1927. Dienstleistungen in den USA und Kanada. 3 Punktschriftzeitungen: „Weekly News, Our Special und Rehabilitations Teacher". Punktschriftübertragungen für USA und Kanada einschließlich der Musik und mathematischer Texte. Vorzugsweise werden Textbücher für die Oberstufe und Gymnasien übertragen. (→ USA)

National Center for Deaf-Blind Youths and Adults, New York, gegr. 1969. Verwaltung durch das Industrial Home for the Blind in Verbindung mit dem US-Department für Gesundheit, Erziehung und Wohlfahrt. Durchführung von Reha-Programmen für taubbl. Jugendliche und Erwachsene.

National Christian Council → Indien

National Committee for Care of the Blind → Sudan

National Committee for Research in Ophthalmology and Blindness, Philadelphia, gegr. 1957. Zweck: Verbesserung des Wissens der Ophthalmologie und der Blindheitsverhütung sowie der Blindheitssituation. Jährliche Konferenzen über ophthalmologische und Dienstleistungsprobleme.

National Committee for the Welfare of the Blind → Japan
National Council for Social Welfare → Indonesien
National Council for the Welfare of the Deaf and the Blind → Sri Lanka
National Council of Social Services → Westindien (Regionalbericht)
National Deaf-Blind and Rubella Association. Der Verband unterstützt taubbl. und rubellageschädigte Menschen, ihre Familien sowie Fachkräfte auf diesem Gebiet durch Informationen, Arbeitsplatzbeschaffungsmaßnahmen, Hilfsmittel, Ausbildungskurse, Tagungen und Freizeitprogramme. Außerdem unterhält er zwei Zentren und Heime.
Adresse: National Deaf-Blind and Rubella Association (SENSE), 311 Gray's Inn Road, London WC1X 8PT, Großbritannien.
Nationales Institut „Vittorio Emanuele II" → Italien
National Federation of the Blind of the United Kingdom → Großbritannien
National Industries for the Blind (NIB) in Bloomfield, USA, Gründung 1938; wird unterhalten durch Beiträge von dem „Associated Workshop for the Blind". Anerkannt durch das Präsidialkomitee „Purchase from the Blind and Other Severely Handicapped". Koordinierungsaufgaben in 85 Werkheilstätten in 35 Bundesstaaten. Forschung nach neuen Produkten und Beratung des Komitees. Verbesserung der Produktionsbedingungen, Management, Beratung in weiteren Dienstleistungen der Werkstätten, Unterstützung bei der Materialbelieferung. Berufsunterbringungsprogramm für mehrfachbehinderte Bl.
National Institute for the Blind → Syrien
National League of the Blind and Disabled → Großbritannien
National Library for the Blind → Großbritannien.
National Retinitis Pigmentosa Foundation, gegr. 1971; Sitz in Baltimore. Informationsprogramm für RP-Opfer, Forschungsprogramm zur Verbesserung der gesundheitlichen Situation und zur Verhütung von RP-Erkrankungen.
National Society for the Blind and Physically Handicapped → Afrika (Regionalbericht), → Simbabwe
National Society for the Prevention of Blindness, in New York, gegr. 1908, öffentliche Aufklärungsarbeit in Zusammenarbeit mit staatlichen Organisationen bis hinunter zur Gemeindeebene, um Blindheitsverhütung durchzuführen. Glaukom-Untersuchungen, Vorschul-Augenuntersuchungen; Schutzmaßnahmen im Arbeitsleben; Sammlung von statistischen Unterlagen über Augenerkrankung und Blindheit; Verbesserung der Umweltbedingungen in Schulen und Heimen; Informationszentrale für Hilfsmittel für Sehbehinderte und Augenkliniken. Untersuchung von Augenkrankheiten, Öffentlichkeitsarbeit durch Filmvorträge und Konferenzen, Zeitschriften vierteljährlich: „The Sight-Saving Review" und „The News".
Naumann, Ewald, *24.10.1860 in Barmen. Kurz nach Geburt erbl. N. kam 1869 in die Bl.-Anst. in Düren, wo er als Sprachlehrer ausgebildet wurde. *M.*
Nazareth Institute for the Blind, Montreal → Kanada

Nepal, Königreich
(Sri Nepalá Sarkár). *Fläche:* 140.797 km². *Einwohner:* 17.124.000.
Allgemeines: ca. 100.000 Bl., Blindheitsdefinition: ‰ oder weniger. N. ist ein souveränes, unabhängiges Königreich an den Südabhängen des mittleren Himalaya-Gebirges.
Geschichte: Überwiegend herrscht die Auffassung vor, daß körperliche Gebrechen, dazu zählt auch die Blindheit, Strafen der Götter sind. Es gibt auch heute noch wenige soziale und gesetzgeberische Maßnahmen für Rehabilitation und Sozialhilfe. Wegen Aberglauben, Unwissenheit und Analphabetismus wurde den Bl. bisher wenig Aufmerksamkeit und Zuwendung entgegengebracht. In gewissem Umfang wurden von dem Guthi Samsthan, einer halb staatlichen, halb religiös-privaten Einrichtung, Rehabilitationsmaßnahmen durchgeführt, die nach religiösen Planvorgaben erfolgten.
Die gegenwärtige Lage der Blinden. N. gehört zu den am geringsten entwickelten Ländern. 36% der Bevölkerung leben auf dem Lande, und die überwiegende Mehrzahl sind Analphabeten. Ein Mikrozensus-Verfahren aus dem Jahre 1980 fand heraus, daß sich Bl. mehr im Flachland als im Hügelland oder Gebirge aufhalten. Das Zensus-Verfahren war ein ad hoc-Verfahren, das vom ad hoc-Komitee für das „International Year for the Disabled Persons" 1980 durchgeführt wurde. Die Xerophthalmia-Untersuchung, die im Jahre 1981 durchgeführt wurde, wurde durch ein weiteres Mikrozensus-Verfahren – Lalit-

pur –, das vom „Centre for the Welfare of the Blind" CWB 1984 durchgeführt wurde, ergänzt.
Erziehung und Erziehungshilfen: Die einzige Bl.-Schule in Ostnepal befindet sich in Dharan. Daneben bestehen 3 Schulen mit integriertem System: eine in Katmandu, eine in Pokhara und die dritte in Dhangadhi.
Rehabilitations-Zentren: In 3 Zentren werden die erwachsenen Bl. ausgebildet. Das erste ist das „Centre for the Welfare of the Blind", wo Bl. zum Beispiel Juteteppiche herstellen. Das zweite Zentrum ist in Janakpur. Dort wird das Seil- sowie das Strohmattenmachen unterrichtet. Die „Nepal Disabled and Blind Association" schließlich bietet Ausbildung in der Herstellung von Bambuskörben an.
Blindenlehrer-Ausbildung: In Zusammenarbeit mit dem „Centre for the Welfare of the Blind" werden an der Tribhuvan-Universität – Institute of Education – Lehrer ausgebildet, die sich besonders der Bl.-Ausbildung und -Schulung widmen sollen. Unterrichtsgegenstände sind nicht nur Punktschrift, sondern auch lebenspraktische Fähigkeiten und Mobilität. Gegenwärtig nehmen 4 Lehrer aus verschiedenen Teilen des Landes an der Ausbildung teil. Es sollen auch weiter Lehrer ausgebildet werden, die dann an den verschiedenen Bl.-Schulen sich mit der Erziehung Bl. beschäftigen.
Besondere pädagogische Ausbildung: Für die absehbare Zukunft ist ein „2package training program" vom „Centre for the Welfare of the Blind" (CWB) geplant. Das Ergebnis dieser Programme soll auf den verschiedenen Ebenen der Bl.-Ausbildung ausgenutzt und verwirklicht werden. Auch andere allgemeine Kurse sollen von der Universität angeboten werden, um das Verständnis der Lehrer gegenüber Behinderten im allgemeinen und Bl. im besonderen zu verbessern.
Blindenberufe: Wegen des hohen Grades an Analphabetentum haben nur wenige Bl. in Regierungs- oder Semi-Regierungsstellen gute Berufspositionen erlangt. Nach und nach haben Bl., die eine moderne Ausbildung genossen haben, Eingang als Lehrer in Schulen und Hochschulen gefunden. Einige davon arbeiten auch in Regierungspositionen oder im musikalischen Bereich.
Punktschriftbüchereien: 1983 wurde eine Bücherei für Bl. gegründet. Das „Centre for the Welfare of the Blind" sucht weiter Punktschriftbüchereien, Hörbüchereien, Punktschriftdruckereien und andere Hilfsmittelstudios zu errichten. Als weitere Hilfsmittel sollen hergestellt werden: Blindenstöcke, Punktschrifttafeln und Griffel. Es besteht eine Vierteljahresschrift mit dem Titel: „Quarterly Braille Bulletin". Für Bl., die Schulen besuchen, ist der Unterricht frei. Zusätzlich werden Lehrmaterialien in Bl.-Schrift, Schwarzschrift oder auf Band kostenlos zur Verfügung gestellt. Auch Schuluniformen werden zur Verfügung gestellt und Zuschüsse für die Unterbringung in Schlafsälen der Schulen und Universitäten gewährt. Durch die Hilfestellung des CWB und des → CBM wurde bereits ein Programm begonnen, um Jutematten, Bambuskörbe und Strohmatten sowie Seile und ähnliches herzustellen. Die Auszubildenden erhalten während der Ausbildungszeit Unterstützungszahlungen. Nach Abschluß der Ausbildung erhalten sie von der CWB kostenlos Webstühle sowie das erforderliche Rohmaterial. Die Kosten für das Rohmaterial werden beim Verkauf der Fertigprodukte zurückerstattet. Das CWB betreibt auch Marketingforschung, um den Absatz zu fördern.
Soziale Lage: Der niedere soziale Status der Bl. rührt von dem Zusammentreffen der traditionellen Vorurteile mit dem verbreiteten Analphabetentum her. Bl. haben große Schwierigkeiten bei allen sozialen Kontakten innerhalb der Gesellschaft. Sie müssen mehr oder weniger ein Leben unter dem normalen Lebensstandard führen. Auch die Ehe ist für Bl., besonders für bl. Mädchen, ein schwieriges Problem. Während bl. Männer ohne allzu große Schwierigkeiten sehende Mädchen heiraten können, gibt es für bl. Mädchen kaum eine Chance – jedenfalls ist kein Fall bekannt –, einen Sehenden heiraten zu können. Der Mangel an Gesetzgebung verschärft diese Situation noch weiter. Die große Masse der Bl. ist völlig ungebildet, und nur eine kleine Zahl hat ein Abschlußzeugnis einer der wenigen Schulen erhalten. Wenige haben eine höhere Schulbildung durchlaufen und ganz wenige postgraduierte Ausbildungen erhalten. Die tradierten und religiösen Normen sind erhebliche Barrieren in der Position bl. Menschen. Als Folge der ungenügenden Ausbildung ist auch der Mangel an Mobilität ein weiterer entscheidender Faktor, so daß bl. Menschen nicht für sich leben können. Selbst wenn ein begabter Bl. ein Abschlußexamen aufweisen kann, wird es ihm kaum möglich sein, einen wirtschaftlich ertragreichen Beruf auszuüben.

Neth

Medizinisches: Die Ursachen für die Blindheit sind: Katarakt, Glaukom, Trachom, Unterernährung, Exerophthalmia, Uveitis, primäre Augenatrophie, Retinopathies, Degeneration der Retina, Netzhautablösung, angeborene Erkrankung und degenerative Erscheinungsformen. Tumore gehören zu den bekannten Blindheitsursachen. Dazu kommt noch Lepra. In den Lepra-Gettos sind von den Erkrankten ca. 10% auch erbl. Ca. 10 Krankenhäuser gewähren Augenkranken medizinische oder chirurgische Behandlungen. Zuzüglich dazu werden jährlich 40 bis 50 „Eye Camps" in verschiedenen Teilen N. organisiert. Im Jahre 1982 wurde von der Bundesrepublik Deutschland aus mit Mitteln der → CBM und staatlichen Mitteln das „First National Leadership-Workshop-Seminar" durchgeführt, um die Selbsthilfe der Bl. in N. zu einem wichtigen Element der sozialen Fortentwicklung zu machen.
Adresse: Nepal Disabled and Blind Association, Khagendra New Life Centre, Jorpaty, Katmandu.
Persönlichkeiten: Trailokya Nath Pokharel, Mohan Sunder Shrestha, Pragati Pahari, Ganesh Raj Singh, Lakshmi Narayan Prasad.

Neth, Johann Martin, * um 1683 in Itzehoe, †1756 ebd. Erbl. mit fünf Jahren. Wurde vom berühmten Orgelspieler Rosenbusch unentgeltlich unterrichtet und erlangte große Fertigkeit, so daß er zum Organisten von Itzehoe ernannt wurde. *M.*

Neumann, Wilhelm, *3.10.1841 in Rekow (Pommern), †11.12.1895. Dir. der Provinzial-Blindenanstalt in Neutorney bei Stettin. 1862 als Lehrer an die Bl.-Anst. berufen, 1874 zum Anstaltsleiter ernannt. Führte neue Lehrgegenstände ein und erweiterte die Werkstättentätigkeit. Seine Fürsorge galt vorwiegend den Anstaltsentlassenen. *M.*

Neuseeland

(New Zealand). *Fläche:* 268.676 km². *Einwohner:* 3.307.000.
Definition, Statistik: Bl. ist, wer auf Dauer so wenig sieht, daß er keine Tätigkeit ausüben kann, für die das Augenlicht notwendig ist. Dies ist der Fall, wenn a) die Sehschärfe mit Korrektur 3/60 übersteigt, b) eine zentrale Gesichtsfeldeinschränkung bis zu 5 Grad auf beiden Augen besteht. Als wichtigste Blindheitsursachen wären Katarakt, Diabetes, Glaukom und Alterserscheinungen anzuführen. Man schätzt, daß ca. 70% der Bl. über 60 Jahre alt sind. Es stehen keine genauen Zahlen zur Verfügung, so wird angenommen, daß sich die Zahl der Bl. zwischen 3.000 und 4.000 bewegt. Auf Geschlechter verteilt sind 60% männliche und 40% weibliche Personen bl.
Geschichte: Die „New Zealand Foundation for the Blind" wurde 1889 von einer kleinen Gruppe von Bürgern gegründet, die sich für die Bl.-Hilfe interessierte. Die Zahl der damals betreuten Bl. war 28. Nach und nach dehnte der Verein seine Arbeit über das gesamte Land aus. Es ist heute die einzige aktive Organisation, die den Bl. von ganz N. dient. Zu ihren Aufgaben gehören: Betreuung der Bl. zu Hause, Unterhaltung von Vor- und Elementarschulen mit Internaten, Industriewerkstätten, Punktschrift-, Moon- und Hörbüchereien, Wohn- und Altersheime für Bl., Wohnungsbeschaffung und Sozialhilfeberatung und Arbeitsvermittlung. Die Foundation ist eine staatlich anerkannte subventionierte Einrichtung.
Blinden-Bildungswesen: In Auckland befindet sich eine Privatschule für bl. Kinder, die „Royal New Zealand Foundation for the Blind", die durch öffentliche Zuschüsse und private Spenden getragen wird. Die öffentliche Hand trägt die Kosten für Neubauten und Lehrergehälter, während alles übrige durch private Schenkungen finanziert wird. Alle Lehrbücher werden durch Spezialkräfte vom Schwarzdruck in Punktschrift übertragen. Es wird nach den Lehrplänen der öffentlichen Schulen unterrichtet, zuzüglich Punktschrift, Maschinenschreiben und Musik. In N. gibt es 3 Schultypen für Bl.: Internatsschulen, Tagesschulen und Regelschulen mit integriertem Unterricht unter Zuhilfenahme von Sonderlehrern. Für bl. Kinder zwischen 4 und 5 Jahren besteht eine Vorschule mit Internat. Für Kinder, die im Elternhaus bleiben und einen öffentlichen Kindergarten für sehende Kinder besuchen, sorgt ein Beratungsdienst. Wenn die Schüler eine höhere Schule für Sehende besuchen, können sie im Internat der Bl.-Schule wohnen, wo sie abends durch Fachlehrer kostenlosen Nachhilfeunterricht bekommen. Dadurch wird ein hoher Bildungsgrad erreicht, die sozialen Schranken zwischen bl. und sehenden Kindern beseitigt und bessere Voraussetzungen für die berufliche Eingliederung Bl. geschaffen. Die Foundation unterhält ein vollständiges Rehabilitations- und Berufsausbildungszentrum. Weiterhin werden auch Aus-

bildungsprogramme für Mehrfachbehinderte angeboten. Für die mehrfachbehinderten Bl., die in der freien Industrie nicht untergebracht werden können, gibt es bei der Foundation eine geschlossene Industrieabteilung. Für die bl. Studenten an den Universitäten übernimmt die Foundation alle Kosten für das Studium, einschließlich Fahrgeld, Gebühren und Lebensunterhaltszuschuß. Die Lehrer für Behindertengruppen müssen nach einem staatlichen Examen als Volksschullehrer an einem Sonderausbildungslehrgang, den die Foundation anbietet, teilnehmen. Den Bl.-Fachlehrern und „Home Teacher" wird die Ausbildung am „Bristol College of Teachers of the Blind" in England empfohlen. Handwerkslehrer für Bl.-Schulen und Werkstätten müssen staatlich ausgebildet, vom Erziehungsministerium anerkannte Handwerks- und Gewerbelehrer oder voll ausgebildete Beschäftigungstherapeuten sein. Von Bl.-Schriftsystemen sind in Gebrauch: Punktschrift: Voll- und Kurzschrift sowie für ältere Bl. die Moonschrift. Zur Taubbl.-Verständigung werden benutzt: Handalphabet, Handschuh, Tellatouchgerät.

Blindenberufe: Insbesondere wird in den traditionellen Bl.-Berufen ausgebildet, z. B. zum Stenotypisten, Telefonisten, Physiotherapeuten und Klavierstimmer. Weiter sind es gewerbliche Berufe, wie z. B. Feinmechaniker, Montagearbeiter und gelernte Industriearbeiter. Eine Anzahl der Bl. arbeitet in der Landwirtschaft, insbesondere als Geflügelzüchter. Weiter gibt es selbständige Kaufleute, Verwaltungsbeamte, Sozialarbeiter, Musiklehrer und Musiker. Die „Royal New Zealand Foundation for the Blind" unterhält eine große Punktschriftbücherei und Bl.-Hörbücherei sowie eine Punktschriftdruckkerei, wo u. a. die Zeitschrift „The Chronicle" herausgegeben wird. Die einzige Bl.-Selbsthilfeorganisation war früher die „Dominion Association of the Blind", die von der „New Zealand Foundation for the Blind" finanziert und beraten wurde. Jetzt wurde die Aufgabe von der „New Zealand Association of the Blind and Partially Blind" übernommen. Sie kämpft um eine bessere Position für die Bl., was die Bildung, Fortbildung und Berufsausbildung anbelangt. Sie pflegt eine rege Mitarbeit mit den anderen Bl.-Organisationen im In- und Ausland. Es werden zahlreiche Unterhaltungsmöglichkeiten angeboten. Sie gibt die Zeitschrift „Focus" heraus. Die Bl. beteiligen sich an den üblichen Unterhaltungsmöglichkeiten, wie Sport, Kricket, Schwimmen, Kegeln, Schach-, Theater-, Diskussions-, Pfadfinder- und Leseklubs.

Soziales: Wie das Programm der Sozialversicherung funktioniert: Um das Pflegegeld zu erhalten, muß man 15 Jahre alt sein, vollkommen bl. oder unfähig sein, zu arbeiten, die Erwerbsunfähigkeit soll nach einer schweren Krankheit, schweren Verletzungen oder nach einer dauerhaften Behinderung entstanden sein, dabei muß man mindestens 10 Jahre in N. wohnhaft sein. Bl. unter 16 Jahre haben Anspruch auf eine monatliche Unterstützung. Bl. von 16–60 erhalten eine steuerfreie Rente ohne Bedürftigkeitsermittlung. Bl. über 60 erhalten eine Rente nach einer Bedürftigkeitsermittlung. Bl. in N. genießen andere Vergünstigungen, wie z. B. kostenlosen Krankenhausaufenthalt und medizinische Behandlung für sie und ihre Familie; kostenlose Zahnbehandlung, Augenbehandlung und Ohrenbehandlung; kostenlosen Rechtsschutz; Ermäßigung bei regionalen Steuern, Wassergebühren, Grund- und Bodensteuer; freien Zugang zu Bibliotheken; Ermäßigung bei Telefongebühren; Ermäßigung bei Strom- und Gasgebühren; Haushaltshilfe, warmes Essen, Einkaufs- und Reparaturhilfe zu Hause; Ermäßigungen für sportliche und kulturelle Veranstaltungen.

Die monatliche Hilfe für Bl. und Sehbehinderte in N. ist in Anbetracht des Durchschnittsgehaltes relativ niedrig. Sie beträgt 80 % von dem Lohn eines Arbeiters. Im Vergleich mit anderen Ländern bleibt sie immerhin eine großzügige Hilfe.

Adressen: „New Zealand Association of the Blind and Partially Blind", PO Box 37-414, Parnell, Auckland 1; „Royal New Zealand Foundation for the Blind", 545 Parnell Road, Private Bag, Newmarket, Auckland 1.
Persönlichkeit: E. W. → Christiansen.

New Beacon → Großbritannien
Newis → Westindien (Regionalbericht)
New Mexico School for the Visually Handicapped, gegr. 1903, unterstützt durch öffentliche Mittel. Bietet Unterricht für Bl. und Mehrfachbehinderte von der Vorschule bis zur Sekundarstufe, Orientierungs- und Mobility-Training und Berufsvorbereitungskurse an. Berät private und staatliche Schulen, die Behinderte im Rahmen eines integrierten Unterrichts beschulen, und betreibt eine augenärztliche Abteilung.

New York Association for the Blind (Lighthouse), gegr. 1906, zuständig für die Staaten New York und Westchester Country. Bietet Berufsvorausbildung und Berufsausbildung, Orientierungs- und Mobility-Training, Rehabilitationskurse an. Die Schule veranstaltet Sommerlager, unterstützt vorhandene Fähigkeiten, Erwachsenenbildung und spezielle Programme, bietet Sozialarbeitsgruppen, Kurse für Hörlehre und Musikausbildungskurse.

New York Institute for the Education of the Blind, gegr. 1831, unterstützt durch öffentliche Mittel. Führt Unterricht für Bl. und Mehrfachbehinderte von der Vorschule bis zur Sekundarstufe, Berufsvorbereitungskurse und Berufsausbildung sowie Rehabilitationsmaßnahmen, Mobility- und Orientierungs-Training und Kommunikationstraining durch. Bietet Sommerschulen, wissenschaftlichen Gesundheitsdienst, Psychologische Therapie, Public-Relation-Arbeit an. (→ USA)

New Zealand Association of the Blind and Partially Blind → Neuseeland

New Zealand Foundation for the Blind → Neuseeland

Niboyet, Eugenie, *1797 in Montpellier (Frankreich), †1883 in Paris. Franz. Schriftstellerin, trat in Beziehung zum Bl.-Wesen durch ihre Schrift „Über Blinde und deren Erziehung" (Paris 1836). Machte Vorschläge zur Verbesserung der Lage der Bl., forderte die Errichtung neuer Bl.-Institutionen und handwerkliche Tätigkeiten für Bl., damit sie ihren Lebensunterhalt verdienen können. *M.*

Nicaragua, Republik
(República de Nicaragúa). *Fläche:* 130.000 km². *Einwohner:* 3.266.000.
Bis zur „Sandinistischen Revolution" 1979 wurde in N. auf dem Gebiet des Bl.-Wesens, bis auf vereinzelte Versuche von privater Seite, nichts unternommen. 1980 wurde die erste und bis jetzt die einzige Bl.-Schule in Managua gegründet. Es ist mehr ein Rehabilitationszentrum, da hier. nur Jugendliche und Erwachsene ausgebildet werden. Die bl. Kinder werden in einer privaten Schule für Behinderte unterrichtet, die schon von früher her besteht. Es werden neben den normalen Unterrichtsfächern auch die Grundkenntnisse in Punktschrift vermittelt. Begabte Schüler wechseln in die Regelschulen über. Mit 15 Jahren werden sie in die Bl.-Schule aufgenommen, wo sie eine Ausbildung im Handwerk oder Kunstgewerbe (Töpfern) bekommen oder eine landwirtschaftliche Ausbildung erhalten. Die wenigsten studieren an einem Regelgymnasium weiter oder setzen ihre Ausbildung im Ausland fort, wie es auch vor der Gründung der Bl.-Schule üblich war. 1981 wurde eine staatliche Organisation, die Nationale Bl.-Organisation in Managua, gegründet. Sie betreibt Aufklärungsarbeit und sammelt Informationen über Möglichkeiten der Blindheitsbekämpfung und der Bl.-Ausbildung. Statistische Angaben über die Zahl der Bl. in N. wurden bis jetzt noch nicht veröffentlicht. Zu den traditionellen Blindheitsursachen wie Flußkrankheit und mangelnde Hygiene kamen seit den schweren Kämpfen noch die Kriegsverletzungen, die oft zur Blindheit führen.

Nicasius von Verdun (Nicaise de Voerden), * um 1440 in Heyst-op-den-Berg, †26.8.1492 in Köln. Erbl. mit drei Jahren. N. studierte an der Univ. Loewen Philosophie und unterrichtete später an der Univ. Köln kanonisches und bürgerliches Recht. Vom Papst erhielt er als erster Bl. die Priesterweihe. *M.*

Niccolo, der Blinde von Arezzo. Lebte in der ersten Hälfte des 14. Jh. als Dichter. Er hatte einen weitreichenden Ruf als Improvisateur und Komponist festlicher Musik für Feiern von Fürsten und Potentaten oder aus Anlaß besonderer gesellschaftlicher Ereignisse. Er schrieb auch poetische Werke mit moralischem Inhalt.
Lit.: G. Tiraboschi: „Storia della letteratura italiana", L. III, Modena 1787.

Nicolle, André, *1907 in Paris. Als Student nach einem Unfall erbl. Nach seinem Unfall übte er viele Jahre die Funktion des Direktors einer Krankenkasse aus. N. ist Generalsekretär des „Comité National pour la Promotion Sociale des Aveugles", Präsident der → „Fédération des Aveugles de France", Präsident der „Union des Aveugles de la Résistance" und Ehrenvorsitzender des Berufsverbandes bl. Physiotherapeuten. Er war lange Jahre Präsident des Europäischen Regionalkomitees des WCWB (→ WBU). Er wurde zum „Chevalier de la Légion d'honneur" und zum „Officier de l'Ordre national du mérite" und zum „Commandeur de la Santé publique" ernannt.
Lit.: Umschau des europäischen Blindenwesens, 1979/2.

Nicolodi, Aurelio, *1.4.1894 in Treno/Italien, †27.10.1950 in Florenz. 1915 während des WK I erbl. N. hielt sich lange zu Studienzwecken in Frankreich und Belgien auf. Danach übersiedelte N. nach Argentinien, wo er als Eisenbahntechniker arbeitete. Nach dem Krieg setzte er sich in seiner Heimatstadt für die Einigung Italiens ein; übernahm in Florenz die Rehabilitationseinrichtung für Kriegsbl. als Dir. Aufgrund der Erfahrungen im florentinischen Komitee für Kriegsbl. nahmen auch Zivilbl. mit ihm Kontakt auf. So wurde die Idee einer einheitlichen Organisation von Kriegs- und Zivilbl. geboren. Auf diesem Hintergrund wurde im Jahr 1919 die Zeitschrift „Corriere dei Ciechi" gegr. Nach der Gründung der → „Unione italiana dei ciechi" wurde N. zum Präsidenten gewählt. Von ihm gingen wichtige Impulse aus für die Reform der Bl.-Schulen. Er übernahm die Führung des „Ospizio Margherita" in Rom und wurde Präsident der beiden florentinischen Inst., die er danach in eine vereinigte Einrichtung zusammenführte. Eine Integration der Organisation der bl. Arbeiter scheiterte allerdings am Widerstand der Gewerkschaften. Weiter gründete er die öffentliche Einrichtung „Ente nazionale di lavoro per i ciechi", deren Präsident er ebenfalls wurde. Hier fanden 600 Bl. in verschiedenen Städten Italiens Arbeitsplätze. 1939 schuf N. eine weitere Berufsmöglichkeit, die den Namen „aerofonisti" trug. Hier wurden 800 Bl. beschäftigt, um mit Abhöreinrichtungen feindliche Flugzeuge auszumachen. 1943 erreichte er die erste Sozialhilfe für notleidende Zivilbl. Großen Erfolg hatte N. auf dem Weltkongreß des → WCWB 1931 in New York. N., der nach seiner Erbl. Wirtschaftswissenschaften studierte und auf diesem Gebiet promovierte, arbeitete persönlich neben seinem Engagement für die Selbsthilfeeinrichtungen der Bl. auch als Finanzberater von Banken und Firmen. Im Herbst 1945 legte er seinen Vorsitz nieder. Sein Nachfolger wurde Paolo → Bentivoglio, den N. während des Regimes von Mussolini wegen seiner antifaschistischen Einstellung gestützt hatte und den er zu seinem engsten Mitarbeiter machte. Aus dem Privatleben kehrte er 1949 als Präsident des „Comitato fiorentino per i ciechi di guerra" (Komitee von Florenz für Kriegsbl.) zurück, erkrankte und starb kurz darauf.

Werke u.a.: „Discorsi sulla cecità" u. a.: Florenz 1944; „Relazione al VI Congresso dell'Unione italiana dei ciechi", Florenz 1945.
Lit.: E. Bonvicini: „Aurelio Nicolodi, Il presidente fondatore", Rom; N. Vitali: „I ciechi uomini fra gli uomini", Florenz 1941; G. Fucà, F. Carella: „In memoria die Aurelio Nicolodi", Florenz 1961.

Niederhäusern, Heinrich von, *8.9.1850 in London. Leiter der „Northern Counties' Blind Society". Nach seinen Reisen trat er in den Dienst der Bl.-Gesellschaft in London, 1873 richtete er u.a. in North-Shields eine Bl.-Bibliothek ein. Dort wurde 1884 eine Druckpresse aufgestellt, die unter seiner Leitung hauptsächlich in Moon'scher Schrift druckte. *M.*

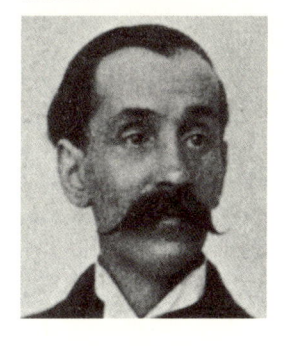

Heinrich v. Niederhäusern

Niederländische Antillen
(Nederlandse Antillen). *Fläche:* 81 km². *Einwohner:* 198.000.
Auf den N. kümmert sich die „Fundashon Arubano di Esnan Visualmente Incapacita" in Aruba um die Belange der Bl.

Niederlande, Königreich der (Koninkrijk der Nederlanden). *Fläche:* 41.548 km². *Einwohner:* 14.552.000.
Blindheitsdefinition: In den N. gibt es keine eindeutige Blindheitsdefinition. In einem Gesetz wird auf den Bl. verwiesen als eine Person, die entweder infolge völliger Lichtlosigkeit oder einer Einschränkung der Sehschärfe unfähig ist, ihren Lebensunterhalt in einem Beruf zu verdienen, der das Augenlicht voraussetzt.
Blindheitsursachen: Früher war Trachom die verbreitetste Blindheitsursache, in den letzten Jahren steht die Altersblindheit an erster Stelle. Die Zahl der Bl. wird auf 7.000 geschätzt.
Geschichte: Im Jahre 1808 wurde in Amsterdam die erste Bl.-Anstalt gegründet, die später nach Huizen verlegt wurde. Die erste Bl.-Bücherei wurde 1894 in Den Haag eröffnet, der erste Bl.-Verein wurde im Jahre 1895 ins Leben gerufen. Bis 1930 existierten schon mehrere Anstalten und Vereine. Nach dem WK II entstand die „Vereniging Het Nederlandse Blindenwezen", die Dachorganisation aller Bl.-Selbsthilfe- und -Fürsorgevereine. Die Initiative für diesen Zusammenschluß

Niederlande

ging von den Bl. selbst aus. Dieser Verband, in dem Bl. die Schlüsselstellungen innehaben, vertritt die Bl. der N. der → WBU und der Regierung gegenüber.

Schulausbildung: Da in den N. in den letzten Jahren der integrierte Unterricht sehr forciert wurde, sind nur 2 Bl.-Schulen erwähnenswert. Die eine ist das Königliche Institut für Blinde in Huizen, das eine Heimsonderschule und Tagesschule für bl. Kinder und Jugendliche ist. Das Institut umfaßt einen Kindergarten, Elementar-, Mittel- und Handelsschule. Für bl. Mädchen werden Haushaltslehrgänge durchgeführt. Die Schule unterhält ein Dienstleistungssystem für bl. und sehbehinderte Schüler in den Regelschulen. Die Lehrpläne und die Prüfungsordnung entsprechen denen der Regelschulen. Der Musikunterricht, die Sporterziehung und das Orientierungstraining nehmen besonderen Rang im Unterrichtsplan ein. Es gibt auch Kurse für die Umschulung der Späterbl. Die andere Schule, das Institut für sehgeschädigte Kinder in Grave, hat ein integriertes Schulprogramm für die Elementarstufe (6 bis 12 Jahre) und für die Sekundarstufe (12 bis 17 Jahre). Außerdem führt es Programme für Vorschüler und für externe Schüler in Regelschulen (Alter: 6 bis 18 Jahre) durch. Für bl. Universitätsstudenten steht eine Hilfseinrichtung zur Verfügung, die ihnen Fachliteratur auf Kassetten lesen hilft.

Blindenberufe: Die meisten Bl. arbeiten in der Industrie, einige in geschlossenen Werkstätten, in der Landwirtschaft oder in der Verwaltung. Obwohl eine relativ hohe Zahl das Studium der Rechtswissenschaften absolviert hat, gibt es wenige, die in diesem Beruf arbeiten. Weiter arbeiten Bl. als Bl.-Lehrer, Theologen, Sozialarbeiter, Punktschrift-Korrektoren, Organisten, Mathematiker, Physiker und als Übersetzer. Es gibt auch bl. Dichter, Autoren und Kabarettisten.

Recht: Rechtlich hat der Bl. in den N. keine Sonderstellung; er hat die gleichen Rechte und Pflichten wie alle Staatsbürger. Er genießt jedoch gewisse Vorteile aus der Wohlfahrts- und Arbeitsschutzgesetzgebung. So erhalten Arbeitgeber für die ersten Monate der Beschäftigung eines Bl. eine Ausbildungsbeihilfe. Betriebe, die mehr als 50 Personen beschäftigen, müssen 2% Schwerbehinderte einstellen. In öffentlichen Verkehrsmitteln fährt der Begleiter des Bl. bzw. der Führhund frei. Bl. sind von der Zahlung der Radiogebühr befreit. Im übrigen stehen ihnen nur die Steuer- und Gebührenermäßigung zu, die für die Allgemeinheit gelten. Es gibt 3 wichtige Bl.-Bibliotheken, eine in Gravenhage, eine in Nijmegen und eine in Ermelo. Alle betreiben die Herstellung und den Verleih von Punktschrift- und Hörbüchern.

Blindenselbsthilfeverbände: Der Niederländische Blindenverein, der Niederländische Christliche Blindenverein und der Niederländische Katholische Blindenverein St. Odilia. Sie bilden zusammen mit dem Verein der bl. Akademiker „Petronella Moens" den Verband der Blinden der N. Mit allen übrigen Bl.-Vereinen und Bl.-Fürsorgevereinen und -Einrichtungen (u. a. mehrere karitative Vereine, einigen Werkstätten und eine medizinische Fachgruppe) sind sie in der „Vereniging Het Nederlandse Blindenwezen") zusammengeschlossen. Die meisten Bl.-Werkstätten beschäftigen heute nicht ausschließlich Bl. Eine gute Führhundschule ist in Amsterdam, dazu kommen zwei weitere kleinere Führhundschulen, von denen eine der „Vereniging" als Mitglied angehört. Die Bl. sind in verschiedenen Bl.-Clubs organisiert. Dazu gehört insbesondere der nationale Bl.-Schachclub, der auch Auslandsreisen durchführt. Außer an den traditionellen Schulsportarten nehmen Bl. am Judo, an Ruder- und anderen Sportarten mit Sehenden zusammen teil. In den N. gibt es auch einen hervorragenden Bl.-Chor. Die „Vereniging" koordiniert für die Bl. in den N. Maßnahmen der Erziehung, Rehabilitation, Sozialarbeit, Führhundversorgung, Herstellung von Punktschriftbüchern und Hörbüchern sowie geschützte Werkstätten, Altersheime, technische Hilfsmittel, Berufsfindungsprogramme, PR-Arbeit und Zusammenarbeit mit ausländischen Einrichtungen und Programme für mehrfachbehinderte Bl. Die „Bartimeus Foundation" hat folgendes Programm: Elternberatung für Eltern mit bl., auch mehrfachbehinderten Kindern im Vorschulalter; Heimsonderschule für Bl. und Sehbehinderte mit Elementar- und Sekundarstufe; Dienstleistungssysteme für bl. und sehbehinderte Schüler in Regelschulen und Berufsrehabilitation in folgenden Berufszweigen: Elektronik, Polsterei, Tischlerei, Holzverarbeitung, Klavierstimmen und Buchbinderei, Zentrum für mehrfachbehinderte Kinder und Erwachsene sowie für taubbl. Kinder und Erwachsene einschließlich Schuleinrichtung und Freizeitbeschäftigungsprogramme in geschützten Werkstätten.

Adressen: Vereniging Het Nederlandse Blindenwezen, PO Box 1888, Kipstraat 54, 3011 RT Rotterdam; Koninklijk Institut tot Onderwijs van Blinden (Königliches Blindeninstitut), Amersfoortsestraatweg 180, 1272 RR Huizen; Netherlandsche Blindenbibliothek, Zichtenburglaan 260, 2544 EB's Gravenhage; Blindenbibliothek „Le Sage Ten Brock", Panovenlaan 1, Postbus 90 42, NL-6500 KB Nijmegen.
Persönlichkeit: → Le Sage Ten Brock
Lit.: Schappert-Kimmijser, J.: „De blindheitsoorzaken in Nederland", with a summary in English, Assen 1959; Weelden, Jacob van: „Blinde Kinderen, Benadering van een pedagogisch vraagstuk", with a summary in English, Groningen 1961.

Niendorfer, Johann Friedrich, *1757, im Alter von drei Jahren erbl. Als er 16 Jahre alt wurde, lernte er Uhrmacher in Dame/Sachsen. → Baczko berichtet in seinen „Nachrichten von einigen merkwürdigen Blinden" folgendes: „... erlernte im sechzehnten Jahre die Uhrmacherkunst und ließ sich im Städtchen Dame häuslich nieder. Er reparierte Taschen-, Repetir-, Stuben- und Kirchenuhren, machte diejenigen Theile, welche daran beschädigt waren, neu mit der pünktlichsten Genauigkeit und schmiedete, ohne sich zu beschädigen." *M., B.*

Niesen, Christian, †1784. Privatgelehrter in Mannheim, kann als der erste Bl.-Lehrer betrachtet werden, wenn auch seine Tätigkeit kaum bekannt ist. Um das Jahr 1772 übernahm er den Unterricht des damals 16jährigen bl. → Weissenburg.
Werke: „Rechenbuch für Sehende und Blinde", Mannheim 1773; „Algebra für Sehende und Blinde", Mannheim 1777. *M.*

Niger, Republik
(République du Niger). *Fläche:* 1.267.000 km². *Einwohner:* 6.284.000.
Hier gibt es nur eine einzige Organisation, und zwar die „Association Nationale pour la Promotion des Aveugles" in Niamey Balafon, die sich für die Belange der Bl. auf der schulischen, beruflichen und sozialen Ebene einsetzt.

Nigeria, Förderative Republik
(Federal Republic of Nigeria). *Fläche:* 923.768 km². *Einwohner:* 99.266.000.
Die Zahl der Bl. wird mit ca. 800.000 angegeben, aber genaue statistische Daten sind nicht vorhanden. Als Blindheitsursache steht Onchocerciasis an erster Stelle. Es gibt vier Bl.-Schulen, zwei davon in Jos, eine in Lagos und eine in Ordu. Das „Vocational Training Centre" wurde 1954 gegr. In Lagos gibt es einen Bl.-Selbsthilfeverein, die „Nigeria Association of the Blind". → Afrika (Regionalbericht)

Nigeria Association of the Blind → Afrika (Regionalbericht)
Nikolai-Ostrowski-Schule → DDR
Nikolauspflege → Berufsbildungswerk der Nikolauspflege Stuttgart
Nippon Lighthouse → Japan
Nobuhachi Konishi, *1853 in Japan, †1938 in Japan. Volksschullehrer; nach einer Fachausbildung Lehrer an der Schule für Bl. und Taube in Tokyo, wo er 1893 Dir. wurde. 1896–98 Studienaufenthalt in den USA, England, Frankreich und Deutschland. Er war einer der Initiatoren für die Gründung der ersten Bl.-Schulen in Japan und führte das moderne Ausbildungssystem an Japans Behindertenschulen durch. Für seine Verdienste in der Bl.-Pädagogik bekam er mehrere Auszeichnungen.
Werke u. a.: „History of 100 years of Education for the Visually Disabled"; „History of the Development of Braille"; „Mr. Nobuhachi Konishi – Life and Memory".

Nordamerika (Regionalbericht)
Allgemeines: Zum nordamerikanischen Halbkontinent zählen Kanada, Mexiko und die Vereinigten Staaten. Über das Leben der bl. Ureinwohner – Eskimos, Indianer, Azteken – ist wenig bekannt. Man wird annehmen dürfen, daß auch in diesen autochthonen Kulturen der bl. Mensch eine ähnlich ambivalente Stellung hat wie in Afrika oder in den frühen asiatischen Kulturen. Über das Bl.-Wesen in den USA: → Vereinigte Staaten. Unter den Einwanderern und Zuwanderern in die USA herrschte eine höhere Blindheitsrate als unter den schon Seßhaften. Die Zugewanderten bildeten 15,5 % der bl. Bevölkerung, aber nur 13 % der Gesamtbevölkerung. Die Ursache für das häufige Auftreten von Blindheit unter den Neueinwanderern lag hauptsächlich wohl in der Tatsache, daß sie in sozial niedrigen und damit Unfällen mehr ausgesetzten Positionen arbeiten mußten. Auch wurde früh bemerkt, daß Blindheit unter den Schwarzen der USA häufiger auftrat als unter Weißen. Bl. Schwarze bildeten 12 % der Bl.-Population, hingegen nur 9,9 % der gesamten Bevölkerung in den 20er Jahren. Die Ursache hierfür lag wohl ebenfalls darin, daß Schwarze, insbesondere männliche Schwarze, größeren

Nordamerika

WHO-Statistik

Land oder Gebiet	Bevölk. schätz. 1983 in Mill.	Zeitpunkt der Datenerhebung	Art der Daten	Blindheitsdefinition	Prävalenz in %	Hauptursachen
AMERICA, NORTH						
Barbados	0,25	1975	S	8	0,5	Katarakt Glaukom Netzhauterkrankungen
Canada	24,91	1979	E	8	0,2	Makular Veränderungen Netzhauterkrankungen Glaukom Atrophie Katarakt
Costa Rica	2,44	1979	E	6	0,4	Glaukom Netzhauterkrankungen Katarakt Phthisis Bulbi
		1986	E	6	0,2	Retinis Pigmentose Katarakt Netzhauterkrankungen Glaukom
El Salvador	5,23	1976	E	?	0,2	
Guatemala	7,93	1979	E	5	0,4	Katarakt Trachom Onchocerciasis Xerophthalmie
					1,0–1,5	
					0,5–1,0	
Haiti	5,20	1976	E	?	1,3	

Die englischen Ländernamen wurden aufgrund des Erhalts der alphabetischen Reihenfolge beibehalten.

Risiken bei der Berufsarbeit ausgesetzt waren als Weiße und daß ihnen ärztliche Versorgung in geringerem Umfange zur Verfügung stand. In der Mitte des 19. Jahrhunderts gab es bereits ein sehr ausgebildetes Bl.-Wesen. Zur Schulsituation in N. (Kanada, Mexiko, USA) vgl. Tabellen auf S. 352–354. Um 1900 konnte man folgende Bl.-Einrichtungen in N. antreffen:

KANADA: In Kanada war das Bl.-Wesen Mitte des 19. Jahrhunderts nur an zwei Orten entwickelt worden: Das erste war das Ontario-Institut für Bl. in Drantfort und die Schule in Halifax. Die erste Einrichtung war eine vom Staat unterhaltene und beaufsichtigte Schule, die allen bl. Jugendlichen offenstand. Die Schule in Halifax wurde wie die Regelschulen betrieben und stand nicht unter der Aufsicht des Inspektors für das Wohlfahrtswesen. Daneben bestanden noch zwei kleinere konfessionell ausgerichtete Schulen in Montreal. Von den Absolventen der Schule in Halifax gingen 12% in den Beruf als Mitglieder von Kapellen, 8% wurden Klavierstimmer, 12% gingen ins selbständige Gewerbe, weitere 12% wurden Lehrer, und 21% waren ohne Beschäftigung (Mell).

MEXIKO: Über die Entwicklung des Bl.-Wesens gibt Mell folgenden Bericht: „In der Stadt Mexico befindet sich eine Anstalt für Bl., die von der Regierung unterstützt wird. Die Zöglinge haben keinerlei Bezahlung zu leisten, und es sind etwa 50 Knaben und 20 Mädchen untergebracht. Die Knaben sind in zwei Classen geordnet. Der Unterricht scheint gut und eifrig erteilt zu werden; es sind die allgemein gelehrten Gegenstände vertreten. Der Musik wird besondere Beachtung geschenkt, und es ist aus den Zöglingen ein Orchester gebildet, das ca. 40 Mitwir-

Fortsetzung des Textes auf S. 355

Nordamerika

Legende zur WHO-Statistik

Die Angaben stellen eine Korrektur der Erhebungen vom November 1978 dar. Die Data/87 sind keine offizielle Veröffentlichung.

Zeichenerklärung:
C = Zensus
E = Schätzung
R = Registrierung
S = Stichprobenerhebung

Der Bericht der WHO umfaßt zwei weitere Kolumnen, die die Erhebungsweise und die Dokumentation näher angeben, welche hier aber fortgelassen wurden. In der Aufführung der einzelnen Länder folgt die Darstellung der englischen Bezeichnung in alphabetischer Reihenfolge.

In der Rubrik Blindheitsdefinition entsprechen die Zahlen 1 bis 10 folgenden Kriterien:

1 = völlige Blindheit
2 = $1/60$ oder weniger
3 = weniger als $1/60$
4 = $2/60$ oder weniger
5 = $3/60$ oder weniger
6 = weniger als $3/60$
7 = $20/300$ oder weniger
8 = $6/60$ oder weniger
9 = weniger als $6/18$
10 = andere Kriterien

Erklärung der augenmedizinischen Begriffe:

Amblyopie	= Schwachsichtigkeit
Atrophie	= durch Mangelernährung bedingter Organ-Gewebe-Zellenschwund
Buphthalmus	= krankhafte Vergrößerung des Augapfels
Konjunktivitis	= Bindehautentzündung
Chorioidea	= Aderhaut des Auges (-Erkrankung ders.)
Diabetes	= Zuckerkrankheit
Fibroplasie	= Glaskörpertrübung bei Frühgeborenen, bedingt durch Sauerstoffbehandlung
Fundus	= Grund, Boden des Hohlorgans (-Erkrankung dess.)
Glaukom	= zu hoher Augeninnendruck, grüner Star
Hydrophthalmus	= Augapfelvergrößerung, Wasserauge
Iatrogen	= durch medizinische Behandlung entstanden
Katarakt	= Trübung der Augenlinse, grauer Star
Keratopathie	= Hornhauterkrankung
Leukom	= Wucherung od. Narbe auf der Hornhaut des Auges
Makula	= krankhafte Veränderung des Flecks schärfsten Sehens
Mikrophthalmus	= angeborene, krankhafte Kleinheit des Auges
Myopie	= Kurzsichtigkeit
Neoplasma	= bösartiges Geschwulst
Onchocerciasis	= von der Kriebelmücke übertragene Krankheit, die zur Erblindung, später zum Tode führt (=Onchozerkose, Flußblindheit)
Phthisis Bulbi	= allgemeiner Verfall des Augapfels
Pterygium	= dreieckige Bindehautwucherung, die sich über die Hornhaut schiebt
Retinitis	= Netzhautentzündung
Retinoblastom	= bösartiges Netzhautgeschwür
Retinopathie	= übermäßige Pigmentation der Netzhaut
Smallpox	= Pocken
Trachom	= ägypt. Augenkrankheit, Virusinfektion der Bindehaut
Uveitis	= Entzündung der Aderhaut des Auges
Xerophthalmie	= Austrocknung des Bindegewebes

Nordamerika

Schulen

Kanada

Jerico Hill School
for the Blind
4125 West 8th Avenue
VANCOUVER 8
British Columbia

Halifax School for the Blind
5722 University Avenue
HALIFAX
Nova Scotia

W. Ross Macdonald School
Brant Avenue
BRANTFORT
Ontario N3T 3J9

A 113, B 12, D 133, E 69,F 93,
G 49, H 87, I 5, J 4, K 100%

Institut Louis Braille
1255 Beauregard
LONGUEUIL
Quebec J4K 2M3

Montreal Association School
for the Blind
7000 Sherbrooke St. West
MONTREAL
Quebec H4B R13

**Vereinigte Staaten
von Amerika**

Alabama School for the Blind
P. O. Box 698
TALLADEGA
Alabama 35160

A 118, B 12, C 1, D 67, E 13,
F 41, G 15, H 82, K 100%

Arizona State School for the
Deaf and the Blind
P. O. Box 5545
TUCSON
Arizona 85703-0545

A 3, B 12, C, D 47, E 9, F 38,
G 11, H 61, K 99%

Arkansas School for the Blind
2600 West Markham
P. O. Box 668
LITTLE ROCK
Arkansas 72203

A 126, B 12, C 3, D 80, E 24,
F 45, G 5, H 70, K 95%, O 170

California School for the Blind
500 Walnut Avenue
FREMONT
California 9536

Colorado School for the Deaf and
the Blind
33 N. Institute Street
COLORADO SPRINGS
Colorado 80903-3599

A 102, B 12, C 3, D 23, E 14,
F 23, G 14, H 25, K 97%

Oak Hill School
Connecticut Institute for the
Blind
1200 Holcomb Street
HARTFORD
Connecticut 06112

A 91, D 131, E 131, F 100,
G 100, H 8, K 92%

Florida School for the Deaf and
the Blind
207 North San Marco Avenue
ST. AUGUSTINE
Florida 32084

A 100, B 12, C 1, D 85, E 13,
F 52, G 6, H 79, K 100%, M 8

Georgia Academy for the Blind
2895 Vineville Avenue
MACON
Georgia 31204

A 133, B 12, D 79, E 22, F 58,
G 22, H 100, K 100%, M 23,
O17

Hawai School for the Deaf and
Blind
3440 Leahi Avenue
HONOLULU
Hawaii 96815

A 71, B 6, D 4, E 4, F 5, G 5,
K 99%

Idaho School for the Deaf and
the Blind
202 14th Avenue East
GOODING
Idaho 83330

Illinois School for the Visually
Impaired
658 East State Street
JACKSONVILLE
Illinois 62650

A 136, B 12, C 1, D 58, E 40,
F 52, G 36, H 56, K 100%

A   Alter der Schule in Jahren
B   Die höchste Ausbildungsstufe der Schule
C   In der Schule befindet sich ein Kindergarten für sehbinderte Kinder. Jahre, die die Kinder dort maximal verbracht haben.
D   Gesamtzahl der Jungen unter 21
E   Zahl der mehrfachbehinderten Jungen unter 21
F   Gesamtzahl der Mädchen unter 21 (insgesamt)
G   Zahl der mehrfachbehinderten Mädchen unter 21 (insgesamt)
H   Zahl der Mädchen und Jungen, die gewisse Kenntnisse im Lesen aufweisen (insgesamt)
I   Anzahl der Männer mit 21 Jahren oder älter, die die Schule besuchen und die Klassen mit den Kindern teilen
J   Anzahl der Frauen mit 21 Jahren oder älter, die die Schule besuchen und die Klassen mit den Kindern teilen
K   Die finanzielle Unterstützung wird hauptsächlich vom Staat, von den Regierungsbezirken oder von den Gemeinden gewährt (Anteil in %)
L   Die finanzielle Unterstützung wird hauptsächlich von Ortsgruppen, Religionsgemeinschaften oder von internationalen Organisationen gewährt (Anteil in %)
M   Anzahl der Schüler/Studenten, die in der Schule untergebracht sind, aber den Unterricht in einer Schule für Sehende besuchen
N   Anzahl der Schüler/Studenten, die nach Abschluß des 12. Schuljahres eine höhere Schule oder eine Universität besuchen (Gesamtzahl der Schüler/Studenten in integriertem Unterricht)
O   Anzahl der Schüler, die bei ihren Eltern oder anderswo außerhalb des Bereiches der Blindenschule wohnen, die von den Lehrern der Blindenschule unterrichtet werden.

Nordamerika

Fortsetzung Schulen

Hope School for Blind
Multiple Handicapped Chlidren
50 Hazel Lane
SPRINGFIELD
Illinois 62703

A 28, D 31, E 22, F 20, G 16,
H 2, K 66%

Indiana School for the Blind
7725 North College Avenue
INDIANAPOLIS
Indiana 46240

A 138, B 12, C 2, D 115, E 50,
F 72, G 24, H 112, K 100%

Glenwood State Hospital School
711 S. Vine
GLENWOOD
Iowa 51534

D 11, E 11, F 11, G 11, K 63%

Iowa Braille and Sight Saving
School
1002 G Avenue
VINTON
Iowa 52349

Kansas State School for the
Visually Handicapped
1100 State Avenue
KANSAS CITY
Kansas 66102

A 118, B 12, C 1, D 33, E 5,
F 32, G 3, H 49, K 100%, M 6

Kentucky School for the Blind
1867 Frankfort Avenue
LOUISVILLE
Kentucky 40206

Louisiana School for the Visually
Impaired
1120 Government Street
P. O. Box 4328
BATON ROUGE
Louisana 70821

A 133, B 12, C 3, D 61, E 2,
F 46, H 65, K 100%, M 7

The Maryland School for the
Blind
3501 Taylor Avenue
BALTIMORE
Maryland 21163

A 132, B 12, C 4, D 126, E 121,
F 90, G 90, H 80, K 93%

Perkins School for the Blind
175 North Beacon Street
WATERTOWN
Massachusetts 02172-2790

A 156, B 13, C 4, D 100, E 85,
F 100, G 80, H 130, K 70%,
M 13, O 17

Michigan School for the Blind
715 North Willow Street
LANSING
Michigan 48906

Minnesota School for the Blind
Highway 298
P. O. Box 68
FABRIBAULT
Minnesota 55021

A 119, B 12, C 2, D 27, E 25,
F 18, G 16, H 7, K 100%

Mississippi School for the Blind
1252 Eastover Drive
JACKSON
Mississippi 39211

A 137, B 12, C 2, D 50, E 14,
F 48, G 12, H 55, K 100%, M 6

Missouri School for the Blind
3815 Magnolia Avenue
ST. LOUIS
Missouri 63110

A 134, B 12, C 2, D 78, E 21,
F 52, G 17, H 70, K 100%

School for Deaf and Blind
3911 Central Avenue
GREAT FALLS
Montana 59401

A 96, B 12, C 3, D 13, E 9, F 6,
G 4, H 7, K 99%, M 4

Nebraska School for the Visually
Handicapped
824 Tenth Avenue
NEBRASKA CITY
Nebraska 68410

St. Joseph's School for the Blind
253 Baldwin Avenue
JERSEY CITY
New Jersey 07305

A 58, D 16, E 16, F 7, G 7, H 2

New Mexico School for the Visually Handicapped
1900 North White Sands Boulevard

ALAMOGORDO
New Mexico 88310

A 79, B 12, C 5, D 36, E 19,
F 28, G 8, H 46, K 100%, M 5

New York State School for the
Blind
Richmond Avenue
BATAVIA
New York 14020

A 117, D 43, E 43, F 34, G 34,
K 100%

New York Institute for the Education of the Blind
999 Pelham Parkway North
Bronx
NEW YORK
New York 10469

A 153, B 12, D 74, E 37, F 64,
G 24, H 88, K 81%

The Governor Morehead School
301 Ashe Avenue
RALEIGH
North Carolina 27606

A 140, B 12, C 2, D 80, E 40,
F 80, G 40, H 90, K 100%, M 4

North Dakota School for the
Blind
500 Stanford Road
GRAND FORKS
North Dakota 58201

A 77, B 12, D 15, E 15, F 17,
G 17, H 8, I 6, J 3, K 100%, M 8

Ohio State School for the Blind
5220 North High Street
COLUMBUS
Ohio 43214

Parkview School Oklahoma
School for the Blind
P. 0. Box 309
MUSKOGEE
Oklahoma 74402

A 88, B 12, C 2, D 70, E 12,
F 40, G 6, H 58, K 98%, M 8

Oregon State School for the
Blind
700 Church Street South East
SALEM
Oregon 97310

A 112, B 12, C 2, D 30, E 22,
F 24, G 12, H 12, K 98%, M 5

353

Nordamerika

Fortsetzung Schulen

Elwyn Institute
111 Elwyn Road
ELWYN
Pennsylvania 19301

Royer-Greaves School for the Blind
118 South Valley Road
PAOLI
Pennsylvania 19301

A 64, D 10, E 10, F 15, G 15, H 5, I 4, J 4, K 80%

Overbrook School for the Blind
64th Street and Malvern Avenue
PHILADELPHIA
Pennsylvania 19151

A 153, B 13, C 3, D 45, E 25, F 64, G 35, H 62, K 87%

Western Pennsylvania School for Blind Children
201 North Bellefield Street
PITTSBURGH
Pennsylvania 15213

A 98, B 12, C 3, D 93, E 44, F 72, G 44, H over 50%

Loaiza Corder Institute for the Blind
19 Stop
SANTURCE
Puerto Rico 00908

South Carolina School for the Blind
Cedar Spring Station
SPARTANBURG
South Carolina 29302

A 136, B 12, C 2, D 49, E 20, F 26, G 10, H 35, K 99%, O 28

South Dakota School for the Visually Handicapped
423 South East 17th Avenue
ABERDEEN
South Dakota 57401

Tennessee School for the Blind
115 Stewarts Ferry Pike
NASHVILLE
Tenessee 372124

A 141, C 2, D 89, E 30, F 63, G 24, H 94, I 2, K 100%

Texas School for the Blind
1100 West 45th Street
AUSTIN
Texas 78756

A 129, B 12, D 106, E 52, F 85, G 50, H 66, K 100%

Utah School for the Blind
742 Harrison Boulevard
OGDEN
Utah 84404

Virginia School for the Deaf and Blind at Hampton
700 Shell Road
HAMPTON
Virginia 23661

Virginia School for the Deaf and Blind
East Beverley Street
P. O. Box 2069
STAUNTON
Virginia 24401-0943

A 146, B 12, D 16, E 5, F 15, G 6, H 22, K 100%, M 2

Washington State School for the Blind
2214 E. 13th Street
VANCOUVER
Washington 98661

A 99, B 12, C 3, D 36, E 22, F 23, G 16, K 100%, M 2

West Virginia Schools for the Deaf and Blind
301 East Main Street
ROMNEY
West Virginia 26757

A 115, B 12, C 1, D 30, E 12, F 40, G 17, H 33, K 100%

Wisconsin School for the Visually Handicapped
1700 West State Street
JANESVILLE
Wisconsin 53545

A 136, B 12, D 75, E 40, F 51, G 26, H 80, K 100%, M 40

Mexiko

Instituto Nal. P./Rehab. de Niños Ciegos y D. V.
Viena No. 121 Col. Del Carmen
COYOACAN CITY

A 30, B 6, C 3, D 89, E 6, F 68, G 5, H 48, K 100%, N 22, O 22

Escuela para Ciegos
Ave. López Mateos-sur-3946
GUADALAJARA

Instituto de Capacitacion para Niños Ciegos
Calle No. 56 No. 385 S. R.
GUADALAJARA

A 45, B 6, D 46, L 95%, M 23, N 13

Centro de Educ. Esp. para la Integración de Carentes de Vista y Disminuidos Visuales
Calle 60 No. 333 x 35 y Av Colón.
MÉRIDA
Yucatan

A 55, C 2, D 18, E 9, F 21, G 4, H 9, K 50%

Escuela Nacional de Ciegos
Mixalco 6
MEXICO 6 D. F.

Escuela para Ciegos
„Jose Maria Cardenas"
Escobedo Sur 547
MONTERREY

Esc. Prim. of.
„Hogar Para Ciegos"
la CDA. FCO. Neve No. 2111
Col. Bella Vista
PUEBLA
Pue

A 30, B 9, C 3, D 24, E 2, F 12, G 3, H 10, K 50%

Escuela Hogar Para Invidentes
„Profr. Emigdio M. Belloc"
Agustin Vera Esq. Con Capitan Caldera
C. P. 78250
SAN LUIS POTOSI
S. L. P.

A 44, B 9, D 17, E 7, F 16, G 1, H 10, I 3, K 100%, M 13, N 7

Mrs. Stella A. De Martinez Barragan
Fundacion Mexicana Para la Capacitation e los Ciegos
La Fontaine No. 47
MEXICO CITY 5

kende umfasst und alle Samstage ein öffentliches Concert veranstaltet. Im Gebäude ist eine Werkstätte für Zimmermannsarbeit und ein Webesaal eingerichtet, und man kann verschiedene interessante Arten von Arbeiten beobachten, doch scheinen wenig Erzeugnisse regelmäßig gemacht zu werden. Das Lesen wird in zweierlei Art betrieben und auch das Schreiben auf der Maschine geübt".

USA: Alabama, Academy for the Bl. in Talladega, gegr. 1867, School for Negro Deaf Mutes and Bl. in Talladega, gegr. 1891; Arkansas, School for the Bl. in Little Rock, gegr. 1867; California, Institution for the Education of the Deaf and Dumb and the Bl. in Berkeley, gegr. 1860; Colorado, Institution for the Education of the Deaf and the Bl. in Colorado Springs, gegr. 1874; Florida, Institution for the Deaf and the Bl. in St. Augustine, gegr. 1885; Georgia, Academy for the Bl. in Macon; Illinois, Institution for the Education of the Bl. in Jacksonville, gegr. 1849; Indiana, Institute for the Education of the Bl. in Indianapolis, gegr. 1847; Iowa, College for the Bl. in Vinton, gegr. 1852; Kansas, Institution for the Education of the Bl. in Kansas City; Kentucky, Institution for the Education of the Bl. in Louisville, gegr. 1842; Louisiana, Institution for the Bl. in Baton Rouge; Maryland, School for the Bl. in Baltimore, gegr. 1853, School for the Colored Bl. and Deaf-Mutes in Baltimore, gegr. 1872; Massachusetts, Perkins Institution and Massachusetts School for the Bl. in Boston, gegr. 1829; Michigan, School for the Bl. in Lansing, gegr. 1880; Minnesota, School for the Bl. in Faribault, gegr. 1866; Mississippi, Institution for the Education of the Bl. in Jackson, gegr. 1843; Missouri, School for the Bl. in St. Louis, gegr. 1851; Montana, School for the Deaf and Bl. in Boulder, gegr. 1894; Nebraska, Institute for the Bl. in Nebraska City; New Mexico, Asylum for the Deaf, Dumb and Bl. in Santa Fe, gegr. 1894; New York, State School for the Bl. in Batavia, gegr. 1865; New York Institution for the Bl. in New York City, gegr. 1831; North Carolina, Institution for the Deaf and Dumb and the Bl. in Raleigh, gegr. 1845; Ohio, Institution for the Education of the Bl. in Columbus, gegr. 1837; Oregon, Institute for the Bl. in Salem, gegr. 1873; Pennsylvania, Institution for the Instruction of the Bl. in Philadelphia, gegr. 1833, Institution for the Bl. in Pittsburg, gegr. 1887; South Carolina, Institution for the Education of the Deaf and Dumb and the Bl. in Cedar Spring, gegr. 1855; Tennessee, School for the Bl. in Nashville; Texas, Institution for the Bl. in Austin, gegr. 1856, Institution for the Deaf and Dumb and the Bl. Colored Youth in Austin, gegr. 1887; Utah, University of Utah (Departments for Bl.) in Salt Lake City, Utah State School for the Bl. in Ogden, gegr. 1896; Virginia, Institution for the Education of the Deaf and Dumb and of the Bl. in Staunton; Washington, School for Defective Youth in Vancouver, gegr. 1886; West Virginia, School for the Deaf and the Bl. in Romney, gegr. 1870; Wisconsin, School for the Bl. in Janesville, gegr. 1850; Wyoming, Institution for the Bl. and the Deaf and Dumb in Cheyenne.

Norddeutsche Blindenhörbücherei → BRD VIII

Nordenfjelske Blindeforbund – Blindenverband in Trondheim → Norwegen

Nordheim, Stephanie, *29.5.1850 in Warschau, †1923. N. folgte in ihren Bestrebungen dem Beispiel ihres Mannes Louis N., der sich durch zahlreiche wohltätige Stiftungen in Hamburg einen unvergeßlichen Namen gemacht hat (Nordheim-Stiftung). Ihr ganzes Leben gehörte den Bl. Ihr Lebenswerk war die Gründung der → „Centralbibliothek für Blinde", die 1905 eröffnet wurde. Sie gewann einen Stab an Mitarbeiterinnen, die Braille- oder Bl.-Schrifttexte von Hand fertigten und so die Bücherei im Stift des Bl.-Altenheimes ständig ergänzten und die Bücher leihweise in alle Welt verschickten. Mehr als 30 Jahre arbeitete N. im Frauenverein zur Unterstützung der Armenpflege, war Mitbegründerin des Borsteler Kinderheimes, des Schlump-Hospitals sowie der Körperbehinderten-Fürsorge und gab Anregung zur Gründung eines Säuglingsheimes. Im Laufe der Jahre wurden ihr die höchsten für Frauen bestimmte Orden verliehen.

Norges Blinde – Verbandszeitschrift des Norwegischen Blindenverbandes → Norwegen

Norges Blindenforbund – Blindenselbsthilfeorganisation in → Norwegen. → Europa (Geschichte des Bl.-Wesens)

Norges Blindenforbunds Trykery Blindendruckerei in → Norwegen

Norwegen, Königreich
(Kongeriket Norge). *Fläche:* 324.219 km^2.
Einwohner: 4.219.000.
Definition: Nach dem norwegischen Gesetz

Norwegen

vom 16. Juli 1936 sind diejenigen Personen bl., die infolge einer Einschränkung der Sehkraft unfähig sind, sich ohne sehende Begleitung zurechtzufinden bzw. Finger in einer Entfernung von mehr als einem Meter bei guter Beleuchtung vor einem dunklen Hintergrund zu zählen. Als schulbl. gilt nur, wer am normalen Schulunterricht mit nicht ausreichendem Erfolg teilnehmen kann (Sonderschulgesetz vom 23.11.1951).

Blindheitsursachen: Nach einer Veröffentlichung aufgrund von Erhebungen bei 3.181 registrierten Bl. verursachen erbliche Krankheiten nahezu die Hälfte aller Erbl. (1.585 Fälle), dazu gehören vor allem Grüner und Grauer Star und Retinitis Pigmentosa. Bei den nicht erblichen Blindheitsursachen werden an erster Stelle die Sehnervatrophie, Vergiftungen und Verletzungen genannt. Rund 10 % der bl. Erwachsenen haben das Augenlicht durch Diabetes verloren.

Geschichte: Der Initiator der Bl.-Fürsorge in N. war der Rechtsanwalt Jochum Nicolai Johansen, der nach einer Auslandsreise, auf der er die Bl.-Anstalten in Berlin, Dresden, Wien und Paris besuchte, mit anderen interessierten Bekannten bereits 1860 den ersten Bl.-Fürsorgeverein „Foreningen for Blinde" gründete. Mit Hilfe von Spenden und einer nennenswerten staatlichen Beihilfe wurde am 1.8.1861 das „Christiania offentlige Blindeninstitut", die erste norwegische Bl.-Schule, mit zunächst 2 Schülern eröffnet. Durch die Schenkung des Generalkonsuls P. Petersen wurde 1867 der Bau einer großen Schule, die 70 Jahre lang bestand, ermöglicht. Da die o. g. Schule in Oslo nicht ausreichte, wurde 1885 in Trondheim eine weitere Bl.-Anstalt eröffnet. 1903 wurde auf Veranlassung der Leiter der staatlichen Bl.-Schulen Norwegens der Verein für Selbsthilfe der Bl. Norwegens gegründet. Später folgten weitere 3 Bl.-Selbsthilfeorganisationen, die sich 1909 in einen Dachverband – Norges Blindeforbund – zusammenschlossen. Sein Motto ist: Hilfe zur Selbsthilfe. Der Bl.-Verband beschäftigt Sozialarbeiter, besitzt geschützte Industriewerkstätten, Geschäfte für den Verkauf von Bl.-Erzeugnissen, Wohnblocks und Heime für Bl., gewährt Darlehen u. a. 1965 hatte der Bl.-Verband 2.062 Mitglieder bei einer Gesamtzahl von Bl. und hochgradig Sehschwachen von 5.500. Neue statistische Angaben standen bis Redaktionsschluß nicht zur Verfügung.

Schulsystem: Gemäß den Unterrichtsgesetzen von 1969 ist das Schulsystem in N. wie folgt geregelt: Die Grundschule wird in 2 Stufen aufgeteilt. Die 1. Stufe hat 6 Klassen, die 2. Stufe die letzten 3 Klassen. Diese 9jährige schulische Ausbildung ist Pflicht, der Besuch weiterführender Schulen ist freiwillig. Die 9jährige Schulpflicht betrifft alle Kinder, d. h. auch die Behinderten. Außerdem gibt es einige Sonderschulen. Der Träger der Sonderschulen ist manchmal der Staat, manchmal die Gemeinde. Die 2 Bl.-Schulen in N. sind staatlich. Sonst werden die sehgeschädigten Kinder in normalen integrierten staatlichen Schulen unterrichtet. Eine der beiden Bl.-Grundschulen befindet sich in der Nähe von Trondheim.

Weiter gibt es ein Bl.-Ausbildungszentrum mit folgenden Ausbildungsmöglichkeiten: Grundschule II. Grades (7. bis 10. Klasse); Rehabilitationskurse für Neuerbl.; Berufsausbildung zum Handwerker und Industriearbeiter, zum Korbmacher, zum Polsterer, zum Klavierstimmer, zum Telefonisten und Stenotypisten, zur Hauswirtschafterin, zum Weber; Vorbereitungskurse für das Physiotherapie- und Musikstudium; Ausbildung zum Musiklehrer oder Organisten bis zum Unterhaltungsmusiker; Ausbildung zum Physiotherapeuten.

Intensive Kurse: Hier handelt es sich um wiederholte Kurse im Bereich der Handarbeit, wie z. B. die Erzeugung von Korbwaren, die Anfertigung von Polsterwaren, die Weberei usw. Das ist meistens ein vierwöchiger Kurs.

Weiterbildungskurse: Das sind Kurse, die 3 Jahre dauern und unmittelbar nach der obligatorischen 9jährigen Allgemeinbildung kommen. Die Ausbildung von sehgeschädigten Physiotherapeuten dauert ½ Jahr und wird außerhalb des Zentrums durchgeführt. Die Ausbildung von sehgeschädigten Musikern dauert 1½ Jahre.

Fachmusikausbildung: Nach der erforderlichen 9jährigen Allgemeinbildung ist es möglich, ein Studium in den folgenden Fächern zu belegen: Musikpädagogik 4 Jahre, Organistenausbildung 4 Jahre, Unterhaltungs- und Tanzmusik 2 Jahre.

Physiotherapieausbildung: Das Huseby-Ausbildungszentrum hat eigene Lehrer für den Fachbereich Physiotherapie. Ihre Lehrbefähigung und Eignung erlangen sie für die Ausbildung von sehgeschädigten Physiotherapeuten an der staatlichen Schule in Oslo.

Dienstleistungen: Die Sehgeschädigten finden in N. ein großes Angebot an Bildung und Fachausbildung von der Grundschule bis zur Universität, wie z. B. allgemeiner Unterricht, Lehrbücheranfertigung; die Kurse werden für Schüler, Lehrer und interessierte Leute veranstaltet; Erzeugung und Ausprobe von verschiedenen Hilfsmitteln; die Pflege und Betreuung von Schülern zu Hause und am Arbeitsplatz nach Beendigung der Ausbildung.

Blindenlehrerausbildung: Die norwegischen Bl.-Lehrer erhalten ihre spezielle Ausbildung teils im Ausland, teils an der Bl.-Schule während der ersten Unterrichtsjahre. Die großzügigen staatlichen Stipendien ermöglichen intensive Studien auf dem Gebiet der Sonderpädagogik. Die Punktschrift wird als Voll-, Kurzschrift und Stenographie unterrichtet und benutzt. Außerdem lernen die Schüler lateinische Reliefbuchstaben und ihren Namen in Schwarzschrift zu schreiben.

Taubblindeneinrichtungen: In N. gibt es rund 80 taubbl. Personen. Aage E. Andersen, ein norwegischer Ingenieur, entwickelte ein Taubbl.-Verständigungssystem, das vor allem für die Unterhaltung mit mehreren Taubbl. zur gleichen Zeit geeignet ist. Für Gehörlose, die noch einen Sehrest haben, können die Punktschrift-Punkte durch 6 elektronische Lämpchen ersetzt werden, die dann die Punktschriftsymbole anzeigen. Die Taubbl. N. sind organisiert in der „Døvblindes Vel" und haben eine eigene Wochenzeitschrift, das „Døvblindes Ukeblad".

Blindenberufe: Die traditionellen Bl.-Handwerke werden heute nicht mehr als einträglich genug betrachtet. Trotzdem sind noch rund 500 bl. Handwerker tätig, die zum Teil zusätzlich eine kleine Landwirtschaft betreiben. Eine größere Anzahl der Bl. arbeitet in der Metallindustrie, als Stenotypisten, Telefonisten, Klavierstimmer, Heilpraktiker und Musiklehrer.

Blindendruckerei und Bibliotheken: Die „Norges Blindenforbund Trykery" ist die einzige Bl.-Druckerei in N., die 1906 entstand. Die Druckerei gehört dem Norwegischen Bl.-Verband, wird jedoch vom Staat finanziert. Es werden 3 Wochenzeitschriften (darunter die Verbandszeitschrift „Norges Blinde", eine Rundfunkzeitung und ein Blatt für Taubbl.), 4 Monatszeitschriften, Schulbücher, Punktschriftmusikalien, Verbandsveröffentlichungen usw. herausgegeben.

Blindenbüchereien: Die 3 lokalen Bl.-Büchereien – in Bergen, Oslo und Trondheim – arbeiten eng zusammen. Sie verfügen insgesamt über 1.500 Bände. 1956 wurde in Oslo eine Hörbücherei eröffnet. Sie hatte 1965 schon rund 800 Buchaufnahmen mit je 3 bis 6 Kopien und 1.600 Hörern. Die vier Büchereien arbeiten unter staatlicher Aufsicht und mit staatlichen Zuschüssen.

Recht: Die verschiedenen norwegischen Behindertengesetze wurden koordiniert. Außer dem Sonderschulgesetz von 1951 ist das Schwerbehindertenversicherungsgesetz von 1960 von großer Bedeutung für die Bl., wonach ihnen wie anderen Schwerbeschädigten eine Rente zusteht. Zusätzlich beziehen Bl. Pflegegeld vom Staat. Personen über 18 Jahre, deren Erwerbsfähigkeit um ⅓ gemildert ist, steht eine Invalidenrente zu. Bl. in N. haben besondere Einkommensteuervergünstigungen. Führhunde sind steuerfrei. Auf eingeführte Bl.-Hilfsmittel wird kein Zoll erhoben. Die meisten Bl. zahlen keine Rundfunkgebühren. Bei Benutzung staatlicher Eisenbahnen (und zum Teil auch im Schiffs- und Luftfahrtverkehr) erhalten Behinderte die sog. „Ehrenfahrkarte", d. h. 50 % Ermäßigung. Auf vielen Nahverkehrsmitteln fahren Bl. frei oder zu ermäßigten Preisen.

Blindenselbsthilfeorganisationen: Der Norwegische Bl.-Verband „Norges Blindenforbund" ist zugleich eine Bl.-Selbsthilfe- und Fürsorgeorganisation. 1909 gegründet, wird er von Bl. geleitet und ist ein Dachverband der vier relativ unabhängigen Distriktorganisationen: „Vestlandske Blindeforbund" in Oslo, gegr. 1907; „Nordenfjelske Blindeforbund" in Trondheim, gegr. 1900; „Hålogaland Blindeforbund" in Finnsnes, gegr. 1957. Als größte Bl.-Organisation vertritt der Norges Blindeforbund die Bl. ganz Norwegens gegenüber der Regierung und den staatlichen Behörden. Die Distriktorganisationen dagegen kümmern sich um die Probleme einzelner Bl. und um die Zusammenarbeit mit verschiedenen Institutionen. Der Bl.-Verband beschäftigt Sozialarbeiter, besitzt geschützte Industriewerkstätten, Geschäfte für den Verkauf von durch Bl. hergestellten Waren, Wohnblocks für Bl., verfügt über Wohn-, Ferien- und Erholungsheime für Bl., vermittelt Bl.-Hilfsmittel, gewährt Darlehen und andere finanzielle Hilfe. Es werden zahlreiche Bildungskurse organisiert. Es gibt Unterhaltungsmöglichkeiten in den Bergen, Wander-, Gymnastik-, Schwimm- und Skiclubs. Die Distriktorganisationen konzentrieren sich stark auf die Vertiefung der Öffentlichkeitsarbeit. Sie veranstalten Vortrags- und Konzertabende mit bl. Künstlern. In jeder Gemeinde gibt es Vereine von Bl.-Freunden oder Kontaktaus-

Nothnagel

schüsse, die auch zahlreiche Veranstaltungen organisieren. Während der alljährlichen Bl.-Woche Ende September wird die Öffentlichkeitsarbeit noch intensiviert, die „Herbstblüte" ist dann ein beliebtes Abzeichen, das von Hunderttausenden von Bl.-Freunden getragen wird.

Adressen: Hålogaland Blindeforbund, Postboks 53, 8501 Narvik; Norges Blindeforbund, PO Box 5900, Sporveisgata 10, Oslo 3. *Persönlichkeit:* → Lönvig.
Lit.: Hauge: „Blindeskolen i Norge" (dt.: Blindenschulen in Norwegen), Oslo 1961; G. Aasland: „Blindesaken i Norge" (dt.: Blindenorganisationen in Norwegen), 1959.

Nothnagel, Oskar, *1854 in Altona. 1882 als Lehrer an die Bl.-Anst. in Riga berufen, 1883 zu deren Leiter ernannt. Er unterstützte vornehmlich das Bl.-Handwerk. Unternahm Vortragsreisen, um das Institut finanziell zu unterstützen und schrieb Werke über Bl., um das öffentliche Interesse zu wecken. Dadurch gelang ihm der Bau einer Anst. für erwachsene Bl., die 1893 eröffnet werden konnte. *M.*

Nuel, Jean Pierre, *27.2.1847 in Tetingen/Luxemburg, †21.8.1920 in Lüttich/Belgien. Nach Studium an der Univ. Gent/Belgien von 1866 bis 1870 erwarb er 1871/72 den Doktor der Medizin. N. war ein hervorragender Wissenschaftler, der neben der Augenheilkunde auch noch auf dem Gebiet der höheren Mathematik, der Philosophie, der Psychologie und der Geschichte ein Meister seines Fachs war. Seine Verdienste um die Augenmedizin wurden durch Errichtung einer Büste an der Univ. Lüttich posthum gewürdigt. *Léon Schuller*

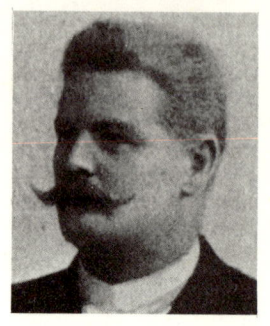

Oskar Nothnagel

Oberlinhaus Potsdam-Babelsberg → DDR

Oberösterreichische Landesblindenanstalt, Linz-Dornach → Österreich

O'Carolan, Turlough, *1670 im County Meath/Irland, †1738 im County Roscommon. Mit 18 Jahren erbl. Sein Vater soll entweder Subsistenz-Landwirt oder Schmied gewesen sein. Als O. 14 Jahre alt war, übersiedelte die Familie nach Ballyfarnon/Co. Roscommon. Dort zog er sich im Alter von 18 Jahren eine Pockeninfektion zu und erbl. infolgedessen. Er bekam Harfenunterricht erteilt und wurde einer der vielen fahrenden Harfenisten seiner Zeit in Irland. Doch seine schlichte Technik auf der schwierig zu spielenden keltischen Harfe reichte nicht aus, um ihm als Harfenisten Geltung zu verschaffen. Deshalb verlegte er sich in der Hauptsache auf die Komposition für dieses Instrument. Seine 200 erhaltenen Kompositionen weisen, neben den selbstverständlichen Wurzeln in der irischen Volksmusik, auch einen erstaunlich großen Einfluß von Komponisten des italienischen Hochbarock, vor allem Corelli, Vivaldi und Geminiani, auf. Viele seiner Kompositionen sind bis in die heutige Zeit in Irland sehr populär.

Lit.: Yeats, Gráinne in: Stanley Sadie (Ed.): „The New GROVE Dictionary of Music and Musicians", Bd. 3, London 1980, S. 813 f.

Odilia, (Ot[t]ilia), hl. (Fest 13. Dez.), *um 660 als Tochter des elsäss. Herzogs Attich, †um 720; gründete zus. mit ihrem Vater auf der Hohenburg das später nach ihr benannte Kloster Odilienberg und wurde dessen erste Äbtissin; Gründerin von Niedermünster. Nach der legendar., Ende des 10. Jh. verf. Vita wurde die blind geborene und deshalb vom Vater verstoßene O. von einer Magd in das Kloster von Balma (wahrscheinlich Baumeles-Dames [Besançon]) gebracht, wo sie bei der Taufe durch Bisch. Erhard sehend wurde u. einige Zeit als Nonne lebte; v. ihrem Bruder Hugo zurückgeholt, leitete sie das v. ihrem Vater gestiftete Kloster bis z. Tode. Seit dem 9. Jh. verbreitet sich der Kult der in der Johanneskirche v. Odilienberg bestatteten Heiligen im Elsaß, der Schweiz u. Süd-Dtl.; schließl. in weiten Teilen Europas. Ihr Grab wurde z. vielbesuchten Wallfahrtsort. Kapellen wurden ihr bes. auf Bergen u. an Quellen, deren Wasser man in Analogie zur O.-Quelle auf der Hohenburg für heilkräftig hielt, errichtet. Patronin des Elsaß sowie gg. Augen-, Ohren- u. Kopfkrankheiten. Dargestellt als Äbtissin mit Buch, auf dem zwei Augen liegen. *LThK.*

Odilienverein, Graz → Österreich

Ödipus, Gestalt der griech. Mythologie, Sohn des Laios, des Königs von Theben, und der Iokaste. Ö. wurde nach der Geburt mit durchbohrten Knöcheln – Schwellfuß = „Ödipus" – ausgesetzt, da das Orakel dem Laios vorausgesagt hatte, er werde durch die Hand seines Sohnes getötet. Hirten ziehen das Kind auf und bringen es an den Hof der Heimatstadt, wo er von König Polybos an Kindes Statt angenommen wird. Das von ihm aufgesuchte Orakel in Delphi kündet ihm ebenfalls an, er werde seinen Vater ermorden und seine Mutter heiraten. Um dem Orakelspruch zu entgehen, kehrt Ö. nicht nach Korinth zurück, sondern eilt nach Theben. Unterwegs begegnet er dem Gespann seines Vaters Laios, und im Streit mit dem Wagenlenker, der nicht rechtzeitig auswei-

Ödipus

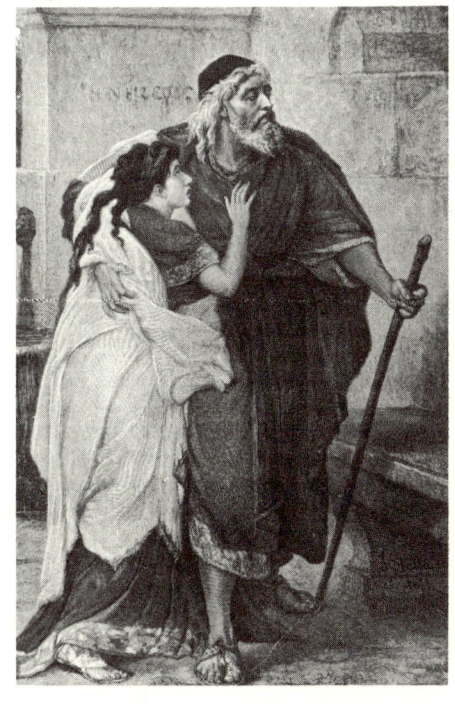

Oehlwein

chen will, tötet er Laios und sein Gefolge, bis auf einen Diener. Vor Theben löst Ö. das Rätsel der Sphinx, erhält daher die verwitwete Königin, seine Mutter Iokaste, zur Frau. Aus der Verbindung gehen vier Kinder hervor, Eteokles, Polyneikes, Antigone und Ismene. Eine nach Jahren auftretende Seuche soll nach dem Orakelspruch dann wieder weichen, wenn Laios' Mörder bestraft wird. Als die Wahrheit durch den bl. Seher aufgedeckt wird, erhängt sich Iokaste, Ö. beraubt sich des Augenlichts und wird von seinen Söhnen aus dem Lande gewiesen. Nach jahrelangem Umherstreichen, nur von seiner Tochter Antigone begleitet, findet er einen friedvollen Tod in Erinnyenhain nahe bei Athen auf dem Hügel Kolonos. Nebel hat darauf hingewiesen, daß der bl. Ö. heilend wirkte und daß sein Heim ein Pilgerort wurde. Schon in der Antike gab es Dramatisierungen des Themas, so von Sophokles (König Ödipus, Ödipus auf Kolonos), Aischylos (Sieben gegen Theben) und Euripides (Phoenissen). Ein neues Interesse an Ö. erwachte im 17. Jh. (Corneille), im 18. Jh. (Voltaire) und im 19. Jh. (Platen). Das Interesse an psychologischen Problemen und die Psychoanalyse (Freud) ließen die Ö.-Dichtung im 20. Jh. Gegenstand gesteigerten Interesses werden (H. v. Hoffmannsthal, Cocteau, Strawinsky, Gide, T. S. Eliot, Orff).

Lit. u. a.: F. Dirlmeier: „Der Mythos von König Ödipus", Mainz u. Bingen 1964; C. Robert: „Ödipus", 2 Bd. Berlin 1915.

Oehlwein, Karl, *3.10.1825 in Weimar, †10.10.1891 ebd. Dir. der „Großherzoglichen Taubstummen- und Blindenanstalt" in Weimar. Er studierte in Leipzig und Jena. In dieser Zeit unterrichtete er einen taubstummen Schüler mit großem Geschick, so daß er sich entschloß, den Lehrerberuf aufzunehmen. Er gründete eine Taubstummenanst. in Weimar und unterrichtete bl. Kinder.

Werk: „Meine Erfahrungen und Ansichten über das Wesen der Vier- und Schwachsichtigen und deren Behandlung", Weimar 1883. *M.*

Oerotirea Orbilor, der erste Blindenfürsorgeverein in Rumänien → Rumänien

Österreich

(Republik Österreich). *Fläche:* 83.849,8 km^2. *Einwohner:* 7.563.000.

Definition und Allgemeines: Nach den gesetzlichen Bestimmungen Ö. gilt folgende Blindheitsdefinition: Bl. sind Personen: a) die nichts oder so wenig sehen, daß sie sich in einer ihnen nicht ganz vertrauten Umwelt allein nicht zurechtfinden können (Vollbl.), b) denen das Sehvermögen so weit fehlt, daß sie sich in einer ihnen nicht vertrauten Umwelt zwar allein zurechtfinden können, jedoch trotz der gewöhnlichen Hilfsmittel zu wenig sehen, um den Rest des Sehvermögens wirtschaftlich verwerten zu können (praktisch Bl. bzw. schwerst Sehbehinderte bzw. hochgradig Sehbehinderte). Hauptursachen der Erbl. sind: Star, Netzhauterkrankungen, Diabetes und sonstige Ursachen der Altersbl. Im Österreichischen Blinden-Verband sind rund 5.500 Bl. bzw. praktisch Bl. bzw. schwerst Sehbehinderte bzw. hochgradig Sehbehinderte ab dem 6. Lebensjahr organisiert. Die tatsächliche Zahl der Bl. bzw. praktisch Bl. bzw. schwerst Sehbehinderten bzw. hochgradig Sehbehinderten beträgt rund 14.000, weil sich der Großteil der Altersbl. nicht mehr organisieren läßt. Etwa 75 % der Bl. sind älter als 60 Jahre.

Blindenbildungswesen: Hauptzentrum der Bl.-Bildung ist das „Bundes-Blindenerziehungsinstitut" in Wien. Es wurde im Jahre 1804 gegründet und war in der österreichisch-ungarischen Monarchie maßgeblich an der Entwicklung der Bl.-Bildung in den heute selbständigen Teilen der damaligen Monarchie beteiligt. Das Institut hat einen Kindergarten, in welchem Kinder ab der Vollendung des 3. Lebensjahres aufgenommen werden. Ferner verfügt es über eine normale Volksschule und Hauptschule und führt Fachkurse für Stenotypisten und Telefonisten durch. An handwerklichen Berufen werden das Bürsten- und Korbmachen gelehrt. Eine Berufsschule ergänzt die handwerkliche Ausbildung. Eine musikalische Ausbildung wird auf Wunsch vorgenommen. Die Schüler verlassen das Institut grundsätzlich mit der Vollendung des 18. Lebensjahres. Lediglich an den Fachkursen für Stenotypie und Telefonie nehmen fallweise auch Bl. teil, die das 18. Lebensjahr überschritten haben, vielfach später erbl. Personen. An den Fachkursen nehmen auch die für eine derartige Ausbildung geeigneten Schüler der übrigen Bl.-Schulen teil. Voraussetzung ist neben der Eignung die abgeschlossene Volksschulausbildung und die Vollendung des 14. Lebensjahres. Das Bundes-Blindenerziehungsinstitut ist eine Einrichtung des Bundes. Es wird vom Bundesministerium für Unterricht und Kunst finanziert und untersteht diesem Ministerium unmittelbar. Von

Österreich

den Sozialämtern wird der Internatsaufenthalt bezahlt. Der Unterricht ist unentgeltlich. Der Odilienverein zur Fürsorge für die Bl. Steiermarks in Graz besteht seit dem Jahre 1881 und unterhält u. a. eine Pflicht- und Hauptschule sowie eine 3–4jährige Fachschule mit den Abteilungen Bürsten- und Pinselerzeugung, Korb- und Möbelflechterei, Weberei und Metallbearbeitung (Mechaniker, Schlosser). Alle Schultypen besitzen öffentlich-rechtlichen Status. Absolventen besuchen u. a. die HTL, Musikhochschule oder stehen in der Praxis. Der Unterricht ist gratis und erfolgt nach neuesten Erkenntnissen mittels moderner Bl.-Geräte. Außer dem Unterricht nach fixen Lehrplänen werden Skikurse, Bergwochen, Meer- und Landaufenthalte geboten. Eine Haushaltungsschule ist 1983 dazugekommen. Für eine Frühbetreuung im vorschulpflichtigen Alter wird großes Engagement geleistet, ebenso bei der Beschulung von später Erbl. Das Schülerinternat beherbergt rund 100 Kinder und Jugendliche; im Altenheim, auch für Ehepaare, sind 50 bl. bzw. sehbehinderte Personen untergebracht. Zur Deckung der Aufenthaltskosten und zur Erhaltung des Institutes wird ein Pflegesatz verrechnet. Die Blinden- und Sehbehindertenschule in Innsbruck ist eine Landesschule, die im Jahre 1907 gegründet wurde. Sie ist in den Räumen der Blindenanstalt Innsbruck untergebracht, ist jedoch keine Einrichtung des Blindenfürsorgevereines. 1983 übersiedelte sie in einen vom Land Tirol finanzierten Zubau, der Schule und Internatsräume beherbergt. Ihr Aufgabenbereich beschränkt sich auf die Pflichtschulausbildung (Volks- und Hauptschule). Der Blindenfürsorgeverein erhält Werkstätten (Weberei, Korbmacherei und Bürstenmacherei), in denen in diesen Berufen ausgebildete Bl. die Möglichkeit haben, zu arbeiten. Der Blindenfürsorgeverein für Tirol und Vorarlberg erhält neben kostendeckenden Tagespreisen Subventionen der Länder Tirol und Vorarlberg, den Erlös der Werkstätten, Spenden und 1/8 der vom Tiroler Blindenverband alljährlich durchgeführten Landesbl.-Sammlung. Für die Internatsunterbringung wird den Eltern bl. Kinder vom Land Tirol nur der reine Verpflegungskostensatz vorgeschrieben. Seit 1965 haben 3 Bl. die Matura abgelegt, davon 2 an einem Regelgymnasium und einer am Abendgymnasium.
Insgesamt sind in den drei Bl.-Schulen rund 225 Schülerinnen und Schüler. An Lehrkräften sind 55 Personen beschäftigt, davon sechs bl. Lehrer, von denen einer Leiter der Bl.-Schule in Innsbruck ist. Der Besuch von Mittel- u. Hochschulen der Sehenden ist für Bl. möglich. Anklang findet vor allem bei berufstätigen Bl. der Besuch von Maturakursen der Sehenden. Masseure nehmen in der Regel an Kursen der Sehenden teil oder werden bei bl. Masseuren ausgebildet. Für den Besuch höherer Musikschulen besteht kaum noch Interesse. Spezialkurse für mehrfachbehinderte Personen, besondere Lehrgänge für Späterbl. u. dgl. sind wegen der geringen Interessentenzahl höchstens in Wien fallweise durchführbar. Um die Unterweisung Späterbl. im Gebrauch der Punktschrift bemühen sich die Landesgruppen des Österreichischen Blindenverbandes im Bedarfsfalle. Taubbl. sind selten. Für ihren Unterricht wird das Taubbl.-Alphabet von Pipez verwendet. Darüber hinaus ist auch das Lormalphabet geläufig. Besondere Verständigungsmittel für den Umgang mit Taubbl. stehen nicht zur Verfügung. Bl.-Lehrer müssen die Lehrbefähigung für Volks- und Hauptschulen nachweisen und außerdem die Sonderschullehrerprüfung ablegen.

Blindenberufe: An handwerklichen Berufen wird die Bürstenmacherei bevorzugt. Die Flechterei ist speziell durch das Möbel-Flechten lukrativ und interessant geworden. Die Zahl der selbständig erwerbstätigen Handwerksmeister ist mit 10 bereits hochgegriffen. Als Arbeitgeber für Bürsten- und Korbmacher treten vor allem die Landesgruppen des Österreichischen Blindenverbandes auf, die zusammen rund 30 Bl. beschäftigen. Als Industriearbeiter finden Bl. hauptsächlich in der Wiener Radioindustrie, vereinzelt in der Foto- und Papierindustrie Beschäftigung. 170 Telefonisten, 40 Stenotypisten und 25 Masseure zeigen, daß nach diesen Berufen eine besondere Nachfrage besteht und die Arbeitsmöglichkeiten gut sind. Der Beruf des Klavierstimmers ist im Aussterben begriffen, ebenso der Beruf des Musikers und des Musiklehrers. Die Verwendung Bl. im mittleren und gehobenen Verwaltungsdienst ist im Steigen begriffen. Die Zahl der Sozialarbeiter, Heimleiter u. ä. ist gering. Andere Berufe werden von Bl. nur in Einzelfällen und auch nur dann ausgeübt, wenn die berufliche Existenz bereits vor der Erbl. begründet war. Von großer Hilfe ist für bl. Menschen die Einrichtung der Studienhilfe des Österreichischen Blindenverban-

Österreich

des. Hierbei wird erforderlicher Prüfungs-, Studien- und Kursstoff von ehrenamtlichen Kräften auf Tonträger gesprochen und den Interessenten unentgeltlich zur Verfügung gestellt.

Punktschrift-Druckereien, -Büchereien und -Zeitschriften: Es gibt eine Druckerei, einen Verlag und eine Leihbücherei des Bundes-Blindenerziehungsinstitutes in Wien und eine Hörbücherei des Österreichischen Blindenverbandes in Graz-Gösting. „Johann Wilhelm Klein", literarische Zeitschrift, herausgegeben vom „Bundes-Blindenerziehungsinstitut" Wien, Monatszeitschrift mit einer Romanbeilage, erscheint nur in Punktschrift. „Mitteilungen des Österreichischen Blindenverbandes", erscheint zweimonatlich in Punkt- und Normalschrift sowie auf Tonträger. Herausgeber: Österreichischer Blindenverband, Wien. „Schachkurier", Organ des Österreichischen Blindenschachbundes, erscheint zweimal jährlich. „Nachrichten des Blindenapostolates", Organ des katholischen Blindenapostolates in Wien, fallweise auch in Punktschrift und Kassette. „Kleines Volk", Monatszeitschrift für Kinder bis zu 10 Jahren, in Punktschrift, herausgegeben vom Österreichischen Jugendrotkreuz. „Jung Österreich", Zeitschrift des Österreichischen Jugendrotkreuzes in Punktschrift für Kinder und Jugendliche ab dem 10. Jahr. „Spatzenpost" für Schulanfänger in Punktschrift, herausgegeben vom Österreichischen Jugendrotkreuz. Der Tiroler Blindenverband unterhält für seine Mitglieder eine Tonbandinformation mit aktuellen Berichten aus dem Bl.-Wesen. Außerdem werden Informationszeitungen der Stadt Innsbruck aufgelegt.

Rechtliches: Die Rechtsfähigkeit des Bl. ist nur insofern eingeschränkt, als die Unterzeichnung von Verträgen in Form eines Notariatsaktes unter Beiziehung von zwei Zeugen vorgenommen werden muß (Notariatszwangsgesetz). Das Allgemeine Sozialversicherungsgesetz und das Gewerbliche Selbständigenpensionsversicherungsgesetz und das Bauernpensionsgesetz sowie das Pensionsgesetz der öffentlich Bediensteten sehen für Bl. beim Bezug von Pensionen die Gewährung eines Hilflosenzuschusses vor. Dieser Hilflosenzuschuß wird zusätzlich zur Rente bzw. Pension gewährt. Grundsätzlich wird der Hilflosenzuschuß in Höhe der halben Pension ausbezahlt. Er muß jedoch einen Mindestbetrag erreichen und darf einen Höchstbetrag nicht überschreiten. In der Unfallversicherung wird an Bl. ein Pflegegeld ausbezahlt, dessen Höhe von der Höhe der Unfallrente unabhängig und für den Empfänger sehr günstig ist. Die Bundesländer gewähren den Bl. seit 1957 Bl.-Beihilfe nach nicht einheitlichen Landesgesetzen. In ihrer Höhe wird die Beihilfe an Vollbl. und praktisch Bl. bzw. schwerst Sehbehinderte bzw. hochgradig Sehbehinderte unterschiedlich ausbezahlt. In allen Bundesländern wird die Auszahlung auf Grund der Tatsache der Blindheit vorgenommen. Das Invalideneinstellungsgesetz ist die rechtliche Grundlage für den Arbeitsschutz des Bl. Sie werden auf die Pflichtzahl der in einem Betrieb zu beschäftigenden Schwerbeschädigten doppelt angerechnet. Das Invalideneinstellungsgesetz sieht einen Kündigungsschutz vor. Es bietet ferner die Möglichkeit, daß Arbeitsbehelfe aus Mitteln des Ausgleichstaxfonds beigestellt werden. Anträge sind bei den Landesinvalidenämtern einzubringen. Der Ausgleichstaxfonds wird aus jenen Beiträgen gebildet, welche Betriebe für jeden nicht besetzten Schwerbeschädigtenplatz zu entrichten haben. Die beschäftigten Bl. erhalten zum gesetzlichen Urlaub einen Sonderurlaub bis zu sechs Arbeitstagen. Die jeweilige Regelung findet sich in den Kollektivverträgen bzw. in den Dienstrechtsvorschriften der öffentlich Bediensteten. Eine einheitliche Regelung besteht jedoch nicht. Ab 1. August 1982 können auch bl. Schüler oder Studenten (nach Vollendung des 15. Lebensjahres) Behelfe aus Mitteln des Ausgleichstaxfonds erhalten.

Steuerrechtliche Begünstigungen für Blinde: Sowohl unselbständig als auch selbständig erwerbstätige Bl. erhalten einen Steuerfreibetrag zum Ausgleich der Mehrbelastungen. Bl. Gewerbetreibende brauchen keine Umsatzsteuer abzuführen, wenn sie nicht mehr als drei sehende Hilfskräfte beschäftigen (unechte Befreiung). Bl.-Organisationen und Einrichtungen können den Titel der Gemeinnützigkeit erlangen und sind dann mindestens für ihre Einnahmen aus Spenden u. dgl. steuerfrei. Ebenso sind Bl.-Heime aller Art steuerfrei, wenn sie nicht zum Zweck der Gewinnerzielung geführt werden. Bl.-Anstalten und -Heime sind auch mit Bezug auf ihre Werkstätten dann steuerfrei, wenn diese Werkstätten unter den Kosten normaler Handwerksbetriebe arbeiten und zur Ergänzung des Anstaltsprogramms notwendig sind. Die Befreiung Bl. von der Kirchensteuer ist in den einzelnen Diözesen unterschiedlich geregelt. Die Österreichischen

Österreich

Bundesbahnen gestatten den Bl. die Benutzung der Züge gegen Entrichtung des halben Fahrpreises. Eine Begleitperson und ein Führhund können unentgeltlich mitgenommen werden. Die gleiche Vergünstigung wird für die Benutzung der Autobusse der Bundesbahnen und der Post eingeräumt. Der Ermäßigungsausweis wird vom Österreichischen Blindenverband im Auftrag der Generaldirektion der Österreichischen Bundesbahnen ausgestellt. Für den Ausweis ist eine jährliche Pauschale zu entrichten. Die Donaudampfschiffahrtsgesellschaft gewährt den Bl. gegen Vorweis des Ermäßigungsausweises der Bundesbahnen die gleichen Vergünstigungen für die Benutzung ihrer Schiffslinien innerhalb von Ö. Die vergünstigte Benutzung der städtischen Verkehrsmittel ist in den einzelnen Landeshauptstädten unterschiedlich geregelt. In Wien bezahlt das Sozialamt des Magistrates an die Verkehrsbetriebe für jede Freikarte einen Jahresbetrag. Wesentlich ist bei diesen Vergünstigungen, daß sie sich nur auf die in den jeweiligen Städten wohnhaften Bl. beziehen. In allen Landeshauptstädten gibt es Vergünstigungen für den Besuch von Theatern. Diese Vergünstigungen sind unterschiedlich geregelt und reichen zur Befriedigung des Bedarfes aus. Die Generaldirektion für die Post- und Telegrafenverwaltung hat in der Postordnung die unentgeltliche Beförderung von Bl.-Schriftsendungen, Spezialpapier zur Herstellung der Bl.-Schrift und von Tonbändern verankert. Für Tonbänder gilt die Einschränkung, daß diese nur von einer Hörbücherei oder Bl.-Organisation an einen Bl. und vom Bl. an eine Bl.-Organisation oder Hörbücherei geschickt werden dürfen. Bl. sind sowohl von der Entrichtung der Hörfunk- als auch der Telefongrundgebühr befreit. Als Verkehrsschutzzeichen sind die gelbe Armbinde mit drei schwarzen Punkten und der weiße Stock anerkannt.

Blindeneinrichtungen:
Selbsthilfe: Österreichischer Blindenverband in Wien, rund 5.500 Mitglieder, Blindenhilfsmittelverkaufszentrale, Erholungsheim in St. Georgen/Reith. Landesgruppen: Wien, Niederösterreich und Burgenland; Werkstätten für Bürsten- und Korbmacher, Erholungsheim in Maria-Seesal, Niederösterreich, Blinden-Seniorenwohnheim in Bernstein, Burgenland. Kärnten: Wohnheim mit Bürstenmacherei und Werkstätte zur Beschäftigung Bl. und Behinderter in Klagenfurt. Steiermark: Steiermärkischer Blindenverein in Graz-Gösting, Wohnheim für Bl., Werkstätten für Bürsten-, Korbmacherei und Weberei, Bl.-Erholungsheim in Stubenberg am See. Tirol: Tiroler Blindenverband in Innsbruck, Wohnheim und Bürstenmacherei. Oberösterreich und Salzburg: Linz, Verkaufsstelle „Korbparadies" in Salzburg, Geschützte Werkstätte für Bl. im Beruflichen Bildungs- und Rehabilitationszentrum in Linz, für Bürsten- und Korbmacherei und Metallverarbeitung. Vorarlberg: Vorarlberger Blindenbund in Feldkirch-Gisingen, Bl.-Wohn- und Erholungsheim in Schwarzach-Ingrüne.
Fürsorgevereine: Verein „Österreichische Blindenwohlfahrt", Wien, Wohnheim und Beschäftigungswerkstätte für Bl.; „Odilienverein" zur Fürsorge für die Bl. Steiermarks in Graz mit Schulen mit öffentlich-rechtlichem Status, Internat, Altenwohnheim, Arbeitsplätze und Werkstätten für Beschäftigungstherapie, Hausarzt; Blindenfürsorgeverein für Tirol und Vorarlberg, Innsbruck, Wohn- u. Pflegeheim für erwachsene Bl., Beschäftigungswerkstätten.
Einrichtungen der Bundesländer: Oberösterreichische Landesblindenanstalt in Linz-Dornach, Wohnheim für fürsorgeberechtigte Bl.; Landesblindenheim Salzburg, Wohnheim für erwachsene Bl. Die Beschäftigungswerkstätten wurden an den Österreichischen Blindenverband abgetreten und sind derzeit nicht in Betrieb.
Sonstige Einrichtungen: Wiener Schachrunde des Österreichischen Blindenverbandes in Wien; Sängerbund der Blinden in Wien; Fachgruppe blinder Funkamateure, Innsbruck; Fachgruppe „Blindenhilfsmittel", Wien; Fachgruppe blinder Esperantisten, Klagenfurt; Interessengemeinschaft Eltern sehbehinderter Kinder, Wien; Seniorenklubs der einzelnen Landesgruppen.

Gründung und Entwicklung der Landesgruppe Kärnten als Beispiel für die Arbeit des Österreichischen Blindenverbandes: Bereits am 24. November 1945 fanden sich etwa 20 Bl. im Klagenfurter Bl.-Heim zusammen und beauftragten fünf Schicksalsgenossen mit der Bildung einer Organisation. Im Frühjahr 1946 wurde die Gründung der Organisation von den heimischen Behörden und von der Besatzungsmacht bewilligt. Der Kontakt mit anderen Bl.-Organisationen wurde hergestellt, und so kam es, daß die erste ordentliche Generalversammlung am 13. November 1946 die Bildung der Landesgruppe Kärnten des Österreichischen Blindenver-

bandes beschließen konnte. Bei dieser Gründungsversammlung wurde August → Wurzer zum Obmann gewählt. Damals betrug der Mitgliederstand 90 Personen, wovon ein Drittel als Fürsorgepfleglinge in Heimen lebte. Nur 19 Bl. waren berufstätig. Eine der wesentlichsten Aufgaben der Organisation bestand in der Erfassung der Schicksalsgefährten im ganzen Bundesland, welche mit Hilfe der Gemeindeämter und Pfarren durchgeführt werden konnte. Durch die persönliche Kontaktaufnahme mit den einzelnen Bl. und Sehbehinderten wurde der Weg zur schulischen und beruflichen Ausbildung vorbereitet. 1951 übernahm die Landesgruppe Kärnten vom damaligen Blindenfürsorgeverein die 1911 gegründete Lehrwerkstätte für das Bürsten- und Pinselmachergewerbe. Ein besonderer Markstein in der Arbeit der Landesgruppe war nach hartem Kampf die Einführung des Blindenbeihilfegesetzes im Jahre 1956. 1958 wurde das Männerblindenheim in Klagenfurt, Gutenbergstraße, vom Blindenfürsorgeverein übernommen und für 20 bl. Heimbewohner modernisiert. Mit finanzieller Beteiligung des Landes Kärnten entstand die 1. Geschützte Werkstätte, in welcher Bl. und Behinderte Beschäftigung fanden. 1974 konnte ein moderner Zubau mit Werkstätten und zusätzlichem Wohnraum geschaffen werden, um noch mehr Behinderten die Möglichkeit zu geben, in den Geschützten Werkstätten zu arbeiten. Heute betreut die Landesgruppe ca. 400 Mitglieder. Die Landesgruppe Kärnten sieht die Schwerpunkte ihrer Tätigkeit vor allem in der Betreuung ihrer Mitglieder durch Beratung und finanzielle Unterstützung, Arbeitsvermittlung, Eingliederungshilfe für Späterbl., Beschaffung von Hilfsmitteln, Förderung von sportlichen und kulturellen Aktivitäten sowie Freizeitgestaltung. 35 Jahre Vereinstätigkeit haben gezeigt, daß diese Selbsthilfeorganisation aus bescheidenen Anfängen zu einer Interessengemeinschaft herangewachsen ist, die im Bundesland Kärnten einen geachteten Platz in der Gesellschaft erreicht hat und auch in Zukunft ihre Bemühungen zum Wohle der Bl. einsetzen wird.
Adressen: Bundesblindenerziehungsinstitut, Wittelsbachstr. 5, 1020 Wien; Hilfsgemeinschaft der Blinden und Sehschwachen Österreichs, Treustr. 9, 1200 Wien; Leihbücherei, Druckerei und Lehrmittelverlag des Bundes-Blindenerziehungsinstitutes, Wittelsbachstr. 5, 1020 Wien 11; Österreichischer Blindenverband, Mariahilfer Gürtel 4, Wien 1060; Österreichische Nationalbibliothek, Josefsplatz 1, 1015 Wien.
Persönlichkeiten: J. R. → Beitl, A. → Berghofer, L. → Bick, R. → Braun, J. → Flach, A. → Hartig, J. W. → Klein.

Ohio State School for the Blind, gegr. 1837, unterstützt aus öffentlichen Mitteln. Bietet Ausbildung von der Vorschule bis zur Sekundarstufe für Bl. und Mehrfachbehinderte, Rehabilitationsmaßnahmen, Orientierungs- und Mobility-Training, Kommunikationskurse und Augengesundheitsdienst an.

Olsson, Magnus, *20.11.1844 in Dalarna/Schweden. Im Alter von neun Jahren bl. und taubstumm. Im Alter von 15 Jahren wurde er in das Inst. für Bl. und Taubstumme aufgenommen. O. war einer der ersten bl. Taubstummen, die eine vollständige Schulausbildung genossen. 1869 erhielt er seinen Gesellenbrief als Korbflechter von der Handwerksinnung in Stockholm. *M.*

Oman, Sultanat
(Sultanat 'Oman/Sultanate of Oman). *Fläche:* 212.457 km^2. *Einwohner:* 1.219.000.
Es besteht nur eine Gesamtorganisation: „Oman National Committee for the Welfare of the Handicapped". Diese Einrichtung koordiniert die Arbeiten der verschiedenen Ministerien (Ministerium für Arbeit, Gesundheit und Soziales) mit anderen staatlichen und nichtstaatlichen Organisationen. Insbesondere werden auch Einrichtungen und Schulen für Sehbehinderte und Bl. unterstützt und Programme für Rehabilitation und Freizeit ausgearbeitet.
Adresse: Oman National Committee for the Welfare of the Handicapped, PO Box 560, Muscat.

O'Neill, Patrick Gildas, *29.3.1868 in Tipperary, Irland, †14.10.1968 in Australien. Von Geburt an sehschwach, im Alter von 40 Jahren vollbl. 1906 kam O. als Missionar nach Australien, übte dort Lehrtätigkeit aus, bis er die Leitung des Waisenhauses in South Melbourne übernahm. Nach seiner Erbl. 1924 Präsident der „Catholic Braille Writers Association" in Melbourne. 1938 umbenannt in „Villa Maria Society for the Blind", deren Präsident er bis zu seinem Tode war.

Ontario School for the Blind, Brantfort → Kanada

Open University → Großbritannien

Oppius Chares, lebte im 1. Jh. v. Chr. Ein bl. und lahmer römischer Grammatiker, der bis zu seinem Tode in Oberitalien lehrte. *M.*

Opreanu, Serban, *1924 in Rumänien. Journalist auf dem Gebiet der Typhlologie, Redakteur der Bl.-Zeitschrift „Viată Nouă". Er ist Autor des „Lexique des Aveugles et des Typhlologues renommés, de la Roumanie et de l'Étranger" (1969). Außerdem hat er mehrere wissenschaftliche Werke über das Behindertenwesen verfaßt.

Orelli, Johann Heinrich v., *9.5.1783 in Zürich, †26.12.1860. Studierte in Brugg, Neuenburg, Göttingen und Paris. 1808 kam er an das Bezirksgericht und 1816 an das neu organisierte Amtsgericht Zürich, von 1819–1843 Richter am Obergericht. 1806 schloß sich O. der Zürcher Hilfsgesellschaft an, die sich für die Gründung des Blinden- und Taubstummeninstituts in Zürich einsetzte. 1809 wurde das Institut gegr. und O. zum Direktor ernannt. Seine besondere Fürsorge galt der Lage der Bl. nach ihrem Austritt aus der Anst. *M.*

Organisation Nationale des Aveugles Algériens (ONAA) → Algerien

Organización Nacional de Ciegos de España → Spanien

Osmont, Sophie. In frühester Jugend erbl. Schülerin von → Guillié im Bl.-Inst. in Paris. Galt als ausgezeichnete Musikerin, trat als Pianistin und Harfenistin in der Öffentlichkeit auf, war in Philosophie und Literatur sehr gewandt und sammelte um sich einen Kreis namhafter Gelehrter und Schriftsteller. *M.*

Ossian (irisch: Oissin oder Osein, gälisch: Oissean), lebte um das Jahr 300 n. Chr., Sohn des Finn. Er ist der Held der südirischen O.-Sagenkreises. Schon in altirischer Zeit ließ man Helden selbst als Sänger der Ereignisse auftreten. Hinzu trat die Tradition des bl. Barden der Vorzeit. In Schottland scheint O. allein die Rolle des Sängerhelden übernommen zu haben. Das Interesse an diesen Sagen und Gesängen wurde zuerst durch MacPherson geweckt, der allerdings seine empfindsamen Nachdichtungen als Übersetzungen aus dem Gälischen ausgab. Die echten gälischen Balladen sind frei von neuzeitlicher Empfindsamkeit.
Lit.: Leo: „Ossian in Deutschland, Versuch einer Erklärung seiner Tiefenwirkung", Jena 1909.

Ostrowskij, Nikolaj, *16.9.1904 in Wilja/Ukraine, †22.12.1936 in Moskau. Im Alter von 23 Jahren erbl. Berühmter russ.-sowj. Schriftsteller. Zwischen 1918 und 1924 arbeitete er für die Kommunistische Liga. Er wurde an der Front verwundet. Seit 1926 war er gelähmt und bl. Sein Engagement für die Arbeiterklasse ließ trotz der Behinderung nicht nach. 1930 schrieb er das berühmte Buch „Kak zakaljalas stal" (dt.: Wie der Stahl gehärtet wurde), es wurde 1935 veröffentlicht und als ein hervorragendes Werk der sowjetischen Literatur angesehen. 1934 wurde er in den Verband der sowjetischen Schriftsteller aufgenommen. 1936 begann er ein 3bändiges Werk zu schreiben, „Roždennyji Burej" (dt.: Die Sturmgeborenen), vor dessen Vollendung ihn der Tod ereilte.
Lit.: „Iz vyskazyvanij N.A. Ostrovskogo" (dt.: Aus den Äußerungen Ostrowskijs); „Ežemes ja čnyi bjulleten izo bretenij" (dt.: Monatsbulletin), 1961, Nr. 12.

Ottilia, → Odilia

Otto, lebte Ende des 18., Anfang des 19. Jh. Im Alter von vier Jahren erbl. Bl. Orgelspieler zu St. Andreas in Braunschweig, später Domorganist in Magdeburg. *M.*

Ozeanien (Regionalbericht)
Von den Inseln, die O. umfassen, sind die Länder → Neuseeland, → Australien und → Indonesien sowie die dazu zählende Gruppe der → Philippinen in eigenen Berichten behandelt worden. Die sonst zu dieser Region zählenden Länder weisen eine Besonderheit auf, die auch auf die Philippinen und Indonesien zutrifft: relativ späte Entwicklung aller systematischen Beschulung und berufsmäßigen Betreuung Sehgeschädigter.

Ossian

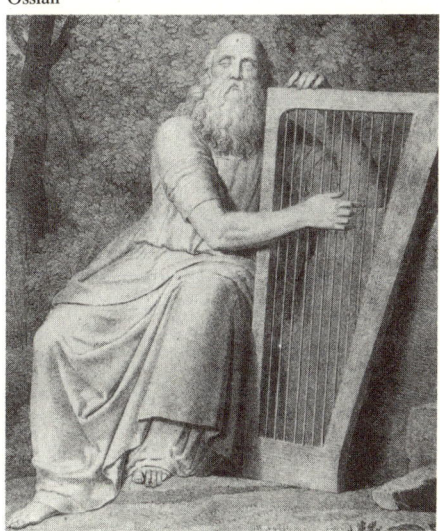

Ozeanien

Schulen

OZEANIEN

Australien

Mt. Gravatt Primary School
Logan Rd.
Mt. Gravatt 4122
BRISBANE
Queensland

Narbethong School for the
Visually Handicapped
Salisbury St.
BRISBANE
Queensland

Narbethong School for the
Visually Handicapped
25 Salisbury Street
BURANDA QLD 4102

A 23, C 5, D 43, E 38, F 27,
G 25, H 27, K 100%

Royal Victorian Institute for the
Blind
Education Centre Burwood
333 Burwood Highway
BURWOOD Vic. 3125

A 119, B 8, C 5, D 29, E 23,
F 16, G 12, H 23

North Rocks Central School
for Blind Children
P. O. Box 33
CARLINGFORD N. S. W. 2118

Sutherland Special School
Sutherland Avenue
DIANELLA W. A. 6062

A 9, B 4, D 2, E 1, F 4, G 22,
H 2, K 100%

Bruce Hamilton School
Elmsleigh Road, Moonah
HOBART
Tasmania

A 45, B 6, C 2, D 21, E 17, F 4,
G 1, H 25, K 99%, M 5

Royal Tasmanian Society for the
Deaf and Blind
Argyle Street
HOBART
Tasmania 7000

South Australian School for the
Blind
King George Avenue
HOVE
Adelaid

Townsend School for
Visually Impaired Children
Smith Avenue
HOVE S. A. 5048

A 109, B 10, D 23, E 4, F 18,
G 3, H 32, K 100%, M 1, O 120

St. Paul's School for the Blind
and Visually Handicapped
3 Fernhurst Grove
P. O. Box 124
KEW 3101
Ph: 862-2188

A 28, C 4, D 37, E 30, F 21,
G 20, H 20, K 68%, M 2

The Special School for Multi-
handicapped Blind Children
361-365 North Rocks Road
NORTH ROCKS
N. S. W. 2151

C 2, D 62, E 62, F 44, G 44, K 50

North Rocks Central School for
Blind Children
North Rocks
SYDNEY

Toowoomba North Special
Education Unit
Taylor Street
TOOWOOMBA 4350
Queensland

A 6, B 7, D 14, E 5, F 7, G 2,
H 15, K 99%

St. Lucy's School for Blind and
Visually Impaired Children
23 Cleveland St.
WAHROONGA 2076
N. S. W.

B 6, C 1, D 14, E 4, F 15, G 2,
H 14, K 65%, M 6, O 2

A Alter der Schule
B Die höchste Ausbildungsstufe der Schule
C In der Schule befindet sich ein Kindergarten für sehbehinderte Kinder. Jahre, die die Kinder dort maximal verbracht haben.
D Gesamtzahl der Jungen unter 21
E Zahl der mehrfachbehinderten Jungen unter 21
F Gesamtzahl der Mädchen unter 21 (insgesamt)
G Zahl der mehrfachbehinderten Mädchen unter 21 (insgesamt)
H Zahl der Mädchen und Jungen, die gewisse Kenntnisse im Lesen aufweisen (insgesamt)
I Anzahl der Männer mit 21 Jahren oder älter, die die Schule besuchen und die Klassen mit den Kindern teilen
J Anzahl der Frauen mit 21 Jahren oder älter, die die Schule besuchen und die Klassen mit den Kindern teilen
K Die finanzielle Unterstützung wird hauptsächlich vom Staat, von den Regierungsbezirken oder von den Gemeinden gewährt
L Die finanzielle Unterstützung wird hauptsächlich von Ortsgruppen, Religionsgemeinschaften oder von internationalen Organisationen gewährt
M Anzahl der Schüler/Studenten, die in der Schule untergebracht sind, aber den Unterricht in einer Schule für Sehende besuchen
N Anzahl der Schüler/Studenten, die nach Abschluß des 12. Schuljahres eine höhere Schule oder eine Universität besuchen (Gesamtzahl der Schüler/Studenten in integriertem Unterricht)
O Anzahl der Schüler, die bei ihren Eltern oder anderswo außerhalb des Bereiches der Blindenschule wohnen, die von den Lehrern der Blindenschule unterrichtet werden.

Ozeanien

Fortsetzung Schulen

St. Edmund's School for Blind and Visually Impaired Students 60 Burns Road P. O. Box 82 WAHROONGA N. S. W. 2076 A 34, D 13,E 4, F 7, G 2, H 18, K 71%	**Neuguinea** Mount Sion Centre for the Blind P. O. Box 1068 Goroka EHP PAPUA A 2, B 6, D 10, F 2, H 3, L 74% National Board for the Disabled in Papua New Guinea P. O. Box 6959 Department of Community and Family Services Division of Social Welfare Boroko NCD PAPUA NEW GUINEA Papua New Guinea Handicapped Children's Association Lae Special Education Centre PAPUA	**Neuseeland** Homai College for Blind/ Partially Blind Private Bag 131 Browns Road MANUREWA A 95, B 13, D 69, E 25, F 44, G 27, H 41, I 7, J 4, K 95%, M 30, O 260 **Salomonen** Nila Shortland WESTERN PROVINCE
Fidschi Fiji Blind School G. P. O. Box 1381 SUVA Fiji Society for the Blind Nanuku Street P. O. Box 521 VATUWAQA, SUVA Fiji Islands		

Nachfolgend sollen vor allem die Fidschi-Inseln und Papua-Neuguinea behandelt werden.
FIDSCHI: (Dominion of Fidji/Matanitu Ko Viti). *Fläche:* 18.272 km². *Einwohner:* 676.200.
Auf den Fidschi-Inseln besteht die „Fidji Society for the Blind". Sie betreibt eine Schule sowie ein Heim. Im übrigen besteht integrierte Beschulung von Sehgeschädigten. Es wird auch ein Übertragungsdienst für Punktschrift angeboten. Hinsichtlich der beruflichen Integration wird ein landwirtschaftliches Umschulungsprogramm durchgeführt. Daneben bestehen andere berufliche Rehabilitationsmaßnahmen und die Einrichtung einer Berufsberatung. Die „Suva Crippled Children's School" (Schule für behinderte Kinder in Suva) hat eine Klasse für sehgeschädigte Kinder. Die → CBM und die → HKI haben für Fidschi ein ländliches Ausbildungsprogramm für Bl. ausgearbeitet, das mehrere Jahre mit Erfolg durchgeführt wurde.
Adresse: Fidji Society for the Blind, Nanuku Street, PO Box 521, Vatuwaqa, Suva.
PAPUA-NEUGUINEA: (Papua New Guinea/Papua-Niugini). *Fläche:* 461.691 km². *Einwohner:* 3.702.000.
Zwischen 1955 und 1980 wurden verschiedene Untersuchungen und Zählungen vorgenommen, um die Anzahl der Bl. in Papua-Neuguinea (PNG) festzustellen. Endgültige Zahlen liegen noch nicht vor – es dürfte sich aber um 12.000 Bl. handeln. Wichtig ist hierbei die Annahme von Dr. Roger Dethlefs und Dr. Parsons – die 1981 die einzigen Ophthalmologen in PNG waren –, daß möglicherweise bis zu zwei Drittel der Bl. geheilt werden könnten. Die Zahl der bl. Kinder wird für gering gehalten – jedoch werden in PNG bl. und behinderte Kinder oft vor der Öffentlichkeit versteckt und somit nicht gezählt. Es wird angenommen, daß die Zahl der erbl. Kinder in künftigen Jahren steigen wird.
Ursachen der Erblindung: Die meisten Bl. scheinen über 40 Jahre alt zu sein. Hauptursachen sind Infektion und Trauma; es gibt aber auch, neben anderen Ursachen, Trachom, Katarakt und Glaukom. 1982/83 wurde die „Society for the Prevention of Blindness" gegr. In Zusammenarbeit mit der schon bestehenden „St. John Association for the Blind" in Boroko informiert sie die Öffentlichkeit über die Möglichkeiten der Verhütung der Blindheit. Von den staatlichen Einrichtungen ist das „National Board for the Disabled in Papua New Guinea" zu erwähnen, das dem Familienministerium untersteht. Auf PNG, wie auch auf den Philippinen, in Indonesien und auf den Fidschi-Inseln, begann die Entwicklung der systematischen Beschulung und berufsmäßigen Betreuung der Sehgeschädigten sehr spät. Die Fürsorge für die Bl. wird teilweise von den

Ozeanien

WHO-Statistik

Land oder Gebiet	Bevölk. schätz. 1983 in Mill.	Zeitpunkt der Datenerhebung	Art der Daten	Blindheitsdefinition	Prävalenz in %	Hauptursachen	
OCEANIA							
Australia	15,37	1977	S		0,8	Katarakt	50 %
						Verletzungen	25 %
						Keratopathie	11 %
						Trachom	7 %
		1978	E	8	0,2		
		1980	S	8	1,4	Katarakt	
						Hornhauterkrankungen	
						Trachom	
						Verletzungen	
Cook Islands	0,02	1981	E		0,5	Katarakt	
Fiji		1978	R			Trachom	19,7 %
						Glaukom	14,6 %
						Hornhauttrübung	13,4 %
						Verletzungen	8,8 %
						angeb. Erkr.	8,4 %
						Atrophie	7,9 %
						Netzhauterkrankungen	6,2 %
						Retinopathie	4,3 %
						Katarakt	3,3 %
						Uveitis	2,2 %
		1982	R	5		Trachom	7,5 %
						Hornhauttrübung	7,9 %
						Katarakt	5,9 %
						Glaukom	20 %
						Atrophie	14,6 %
						Netzhauterkrankungen	8,7 %
						angeb. Erkr.	14,2 %
						Retinoapathie	6,7 %
						Verletzungen	6,7 %
French Polynesia	0,14						
– Tahiti & Windward Islands		1970	R		0,01		
– New Caledonia			R		0,03		
Kiribati	0,058	1981	E		0,3	Katarakt	
						Trachom	
		1981	E		0,5	Katarakt	
						Trachom	
						Verletzungen	
New Zealand	3,20	1973	R	8	0,14	Makular Veränderungen	
						Katarakt	
						Glaukom	
Papua New Guniea	3,2	1975	E	1	0,4		
		1979	S	6	0,5		
Solomon Islands	0,20	1981	E	6	0,5	Katarakt	
						Trachom	
						Verletzungen	
Tonga	0,09	1981	E		0,4	Katarakt	
Vanuatu	0,111	1981	E	6	0,35	Katarakt	
						Trachom	

Die englischen Ländernamen wurden aufgrund des Erhalts der alphabetischen Reihenfolge beibehalten.

Ozeanien

Legende zur WHO-Statistik

Die Angaben stellen eine Korrektur der Erhebungen vom November 1978 dar. Die Data/87 sind keine offizielle Veröffentlichung.

Zeichenerklärung:

C = Zensus
E = Schätzung
R = Registrierung
S = Stichprobenerhebung

Der Bericht der WHO umfaßt zwei weitere Kolumnen, die die Erhebungsweise und die Dokumentation näher angeben, welche hier aber fortgelassen wurden. In der Aufführung der einzelnen Länder folgt die Darstellung der englischen Bezeichnung in alphabetischer Reihenfolge.

In der Rubrik Blindheitsdefinition entsprechen die Zahlen 1 bis 10 folgenden Kriterien:

1 = völlige Blindheit
2 = $1/60$ oder weniger
3 = weniger als $1/60$
4 = $2/60$ oder weniger
5 = $3/60$ oder weniger
6 = weniger als $3/60$
7 = $20/300$ oder weniger
8 = $6/60$ oder weniger
9 = weniger als $6/18$
10 = andere Kriterien

Erklärung der augenmedizinischen Begriffe:

Amblyopie	= Schwachsichtigkeit
Atrophie	= durch Mangelernährung bedingter Organ-Gewebe-Zellenschwund
Buphthalmus	= krankhafte Vergrößerung des Augapfels
Konjunktivitis	= Bindehautentzündung
Chorioidea	= Aderhaut des Auges (-Erkrankung ders.)
Diabetes	= Zuckerkrankheit
Fibroplasie	= Glaskörpertrübung bei Frühgeborenen, bedingt durch Sauerstoffbehandlung
Fundus	= Grund, Boden des Hohlorgans (-Erkrankung dess.)
Glaukom	= zu hoher Augeninnendruck, grüner Star
Hydrophthalmus	= Augapfelvergrößerung, Wasserauge
Iatrogen	= durch medizinische Behandlung entstanden
Katarakt	= Trübung der Augenlinse, grauer Star
Keratopathie	= Hornhauterkrankung
Leukom	= Wucherung od. Narbe auf der Hornhaut des Auges
Makula	= krankhafte Veränderung des Flecks schärfsten Sehens
Mikrophthalmus	= angeborene, krankhafte Kleinheit des Auges
Myopie	= Kurzsichtigkeit
Neoplasma	= bösartiges Geschwulst
Onchocerciasis	= von der Kriebelmücke übertragene Krankheit, die zur Erblindung, später zum Tode führt (=Onchozerkose, Flußblindheit)
Phthisis Bulbi	= allgemeiner Verfall des Augapfels
Pterygium	= dreieckige Bindehautwucherung, die sich über die Hornhaut schiebt
Retinitis	= Netzhautentzündung
Retinoblastom	= bösartiges Netzhautgeschwür
Retinopathie	= übermäßige Pigmentation der Netzhaut
Smallpox	= Pocken
Trachom	= ägypt. Augenkrankheit, Virusinfektion der Bindehaut
Uveitis	= Entzündung der Aderhaut des Auges
Xerophthalmie	= Austrocknung des Bindegewebes

Ozeanien

ausländischen Organisationen gewährleistet. Im Jahre 1982 hat die australische Hilfsmittelorganisation „Foresight" eine größere Summe zur Verfügung gestellt. (Mit den Mitteln konnten Punktschriftbücher für bl. Kinder in Goroka, Madang und Port Moresoy gekauft werden.) 1983 konnten die → CBM und Foresight die Ausstattung der Augenabteilungen in mehreren Kliniken finanzieren. Auf PNG, wie auch in den anderen Ländern der Region O., wurden bisher zentral ausgerichtete Reha-Einrichtungen unterstützt. Nunmehr geht man dazu über, diese Reha-Einrichtungen auf kommunaler Ebene aufzubauen. Ähnliche Projekte hatte Bob Jaeckle früher schon im Rahmen einer → HKI-Arbeit auf den Philippinen durchgeführt. Seine Erfahrungen wurden dann auf die ganze Region O. übertragen. Es fanden zwei erfolgreiche Kurse für die Bl. aus den ländlichen Gebieten in Malaysia und PNG statt. Der Erfolg dieser Programme wird als sehr ermutigend bezeichnet. Auch das „Cisarua Agricultural Centre" in Indonesien hat dieses Konzept übernommen und erfolgreich durchgeführt. Es setzt sich für seine weitere Verbreitung in Indonesien ein. Die Projekte in Lampung, Tanjung Karang, South Sumatra sind dafür sehr bezeichnende Beispiele. Die meisten Fortschritte und Bemühungen der internationalen Organisationen sind bisher in dieser Region auf den Philippinen zu verzeichnen. Zur Erweiterung der Kenntnisse wurden Experten aus Korea, Malaysia, den Philippinen, Thailand und Singapur zu folgenden Konferenzen geschickt: 1. → ILO-Konferenz, Regional-Seminar für Produktionszentren Behinderter in Solo, Indonesien; 2. Studienfahrt nach Dacca in Indien; 3. Studienfahrt zu Reha-Zentren und -programmen in Indien; 4. Berufsrehabilitationskurse in Haifa/Israel.

P

Pablasek, Matthias, *24.2.1810 in Mödritz (Mähren), †5.9.1883 in Gablitz. Studierte Jura in Olmütz, war 1836 Praktikant an der k.u.k.-Univ. in Wien, 1849 Registrant des k.u.k. Hofkammerarchivs in Wien. 1842 gründete er mit behördlicher Bewilligung eine Sprachenschule, war wissenschaftlich tätig und hatte als Dramaturg großen Erfolg. 1850 Dir. der städt. Oberrealschule in Pressburg und gleichzeitig Hauptredakteur der Pressburger Zeitung. 1862 Dir. des k.u.k. Blindenerziehungsinstituts in Wien. Für seine rege Tätigkeit im Interesse der Bl. erhielt er viele Auszeichnungen.
Werke: „Geschichte, Chronik und Statistik des k.u.k. Blindenerziehungs-Institutes", Wien 1864; „Die Blindenbildungsanstalt, deren Bau, Einrichtung und Tätigkeit", Wien 1865; „Die Fürsorge für die Blinden, von der Wiege bis zum Grabe", Wien 1867. *M.*

Pagan, Blaise François, Graf, *1604 in Remis bei Marseille, †1665. Galt als Autorität in der neuen Befestigungskunst, in der er Vorzügliches leistete. Im Alter von 17 Jahren verlor er sein linkes Auge, mit 38 erbl. er vollständig. Das beendete seine Laufbahn als aktiver Offizier. Er baute von da an Befestigungsanlagen.
Werke u.a.: „Les fortifications du Comte de Pagan", Paris 1645; „Les dix livres des théorèmes géométriques", Paris 1654; „Les tables astronomiques du comte de Pagan", Paris 1658; „La théorie des planètes du comte de Pagan", Paris 1657. *M.*

Paingeon, lebte Ende des 18. bis Anfang des 19. Jh. Von seiner Jugend an bl., Zögling des Nationalinst. für junge Bl. in Paris. Er war ein hervorragender Mathematiker und wurde vom Rektor der Universität zum Prof. für Mathematik nach Angers berufen. *M.*

Pakistan, Islamische Republik (Islami Jamhurija-e-Pakistan/Islamic Republic of Pakistan). *Fläche:* 803.943 km². *Einwohner:* 99.161.000. *Blindenzahl:* 2 Mill.
Allgemeines, Blindheitsursachen: Die Hauptursachen sind Trachom und Katarakt. Obwohl bereits vor vielen Jahren „eye camps" errichtet wurden, konnte das Problem der Erbl.-Verhütung in P. nicht gelöst werden. Für die augenmedizinische Versorgung, vor allem in ländlichen Gebieten, muß Hilfspersonal herangezogen werden. Unter der Aufsicht des Gesundheitsministeriums wurde ein Komitee zur Blindheitsverhütung gegründet und ein Aktionsplan ausgearbeitet, der kurative und präventive Maßnahmen umfaßt. Auf der untersten Ebene sollen Frauen als Kontrolleure bzw. Männer als augentechnisches Hilfspersonal eingesetzt werden.
Geschichte: Vor der Abspaltung Ost-P. und der Gründung des neuen Staates Bangladesch war das Bl.-Wesen in Ost- und West-P. im wesentlichen einer einheitlichen Entwicklung unterworfen, wobei wohl die stärkeren Impulse von West-P. ausgingen. Einen gewissen Abschluß bildete der 1954 gegründete Nationale Blindenwohlfahrtsverband P., dem 10 Bl.-Schulen und Organisationen angeschlossen waren, und der sich auf beide Teile P. erstreckte.
Folgende Einrichtungen gehörten diesem Verband an: das Zentrum für erwachsene Blinde in Karachi; der Ida Rieu Wohlfahrtsverband für Notleidende in Karachi; die Rotary Blindenschule in Dacca, Ost-P.; der Verein für Blindheitsverhütung in Dacca, Ost-P.; der Fürsorgeverein für die Blinden West-P. in Rawalpindi, West-P.; das Erziehungsministerium für West-P. in Lahore; der Blindenwohlfahrtsverein von West-P. in Lahore; die Sunrise-Blindenschule in Lahore; die Gesellschaft für Blindheitsverhütung und -heilung in Karachi: der Pakistanische Blindenverband in Karachi. 1965 gab es in P. bereits eine Bl.-Schriftdruckerei, die von der → AFOB gestiftet worden war. Sie wurde vom Nationalen Bl.-Wohlfahrtsverband in Karachi betrieben. Der nationale Bl.-Wohlfahrtsverband schuf auch mit Unterstützung des Erziehungsministeriums ein einheitliches pakistanisches Punktschriftsystem für den Druck von Büchern und Zeitschriften. Die Druckerei stellt vor allem Lehrbücher für die Bl.-Schulen in P. her. In Ost-P. bestand ein etwas abweichendes Braille- oder Punktdrucksystem, das Mitte der 60er Jahre noch nicht von der Regierung genehmigt war. Wichtige frühe Werke waren: die Biographie Mohammeds und der Koran, der an vier islamischen Bl.-Schulen verschenkt wurde. Die hergestellten Punktschriftbücher können zu ermäßigtem Preis von Bl. erworben werden. Der Nationale Bl.-Wohlfahrtsverband koordiniert auch die Arbeiten der verschiedenen Fürsorge- und Sozialverbände für die Bl.-Wohlfahrt. Er erhält die Kontakte zu ausländischen und internationalen Organisationen des Bl.-Wesens aufrecht. Der nationa-

le Bl.-Verband P. wird von der Regierung finanziell unterstützt.

Einrichtungen nach der Teilung: Mit der Abspaltung Bangladeschs galt für die 10 erwähnten Einrichtungen folgendes: 1. Das Zentrum für erwachsene Bl. war im ungeteilten P. die größte Rehabilitationsstätte des Landes für Bl. über 18 Jahre, die in handwerklichen und industriellen Tätigkeiten ausgebildet wurden; von den 100 Bl., die schon 1960 in dem Institut aufgenommen werden konnten, arbeiteten 44 in den geschlossenen Werkstätten und verdienten einen ausreichenden Lebensunterhalt. Neben der handwerklichen Ausbildung erhielten die Bl. auch Unterricht im Lesen und Schreiben der Punktschrift. 2. Der Ida Rieu Wohlfahrtsverband für Notleidende unterhält seit 1923 in Karachi eine Bl.-Schule mit getrennten Wohnheimen für die Schüler. 3. Die Bl.-Schule in Dacca wurde vor der Teilung vom dortigen Rotary-Club geleitet. Nach der Schulausbildung erhielten die Schüler eine Ausbildung in Korb- und Stuhlflechten und anderen Handwerken. 4. Der Verein für Blindheitsverhütung in Dacca, früher Ost-P., widmet sich in der Hauptsache den Aufgaben der Blindheitsverhütung und Behandlung von Augenkrankheiten. Er unterhält große Behandlungsstationen, in denen die arme Bevölkerung rechtzeitig beraten und behandelt werden kann, um sie vor der Blindheit zu schützen. Der Verein unterhält in Dacca eine Augenklinik, in der im Jahre 1963 13.787 Patienten stationär und ambulant behandelt wurden, davon wurden 1.304 erfolgreich operiert. Der Verein zahlt ständig für 100 Patienten die vollen Unterbringungs- und Verpflegungskosten für die Zeit der Augenbehandlung. Er hat im Jahre 1963 an 100 sehschwache Personen kostenlos Brillen verteilt. Aufgrund einer größeren Beihilfe der Zentralregierung konnte der Verein eine neue Augenklinik bauen. Er unterhält in Dacca auch eine Internatsschule für Bl., die Ismailia-Schule. Es ist eine Volksschule für sieben Klassen mit einer Lehrwerkstatt für Rohrflechten und Buchbinderei. 5. Der Fürsorgeverein für die Bl. im früheren West-P. unterhält in Rawalpindi die Quandeel-Blindenschule. Nach dem Schulabschluß erhalten die Schüler eine handwerkliche Ausbildung und können in einer geschlossenen Werkstatt des Vereins ihren Lebensunterhalt verdienen. 6. Drei Bl.-Schulen in Lahore, Bahawalpur und Presharar werden unterhalten vom Westpakistanischen Erziehungsministerium in Lahore. 7. Der Bl.-Wohlfahrtsverein des früheren West-P. in Lahore befaßt sich hauptsächlich mit Fragen der Blindheitsverhütung und Behandlung von Augenkrankheiten. Der Blindheitsverhütung dient insbesondere seine Augenklinik Dar-ul-Lasarat in Lahore, die alle Augenpatienten kostenlos berät, behandelt, operiert usw. Bedürftige Sehschwache erhalten kostenlos Brillen. Die Augenklinik wird von einem ausländischen Augenspezialisten geleitet. Es werden dauernd mehr als 50 Patienten stationär behandelt. 1963 wurden fast 10.000 Augenkranke ambulant betreut, 500 Patienten erhielten kostenlos Brillen. Von dieser Klinik ist eine Aufklärungskampagne zur Blindheitsverhütung ausgegangen. Die Öffentlichkeit wird durch Drucksachen, Zeitungsartikel, Radiovorträge und Filme über die Möglichkeiten der Blindheitsverhütung und der Rehabilitation Späterbl. informiert. Der Verein führt auch Schulungs- und Ausbildungskurse für Bl. in seinem Rehabilitationszentrum in Lahore durch. Verschiedene Bl.-Handwerke sind im Ausbildungsprogramm vorgesehen. 8. Die Sunrise-Bl.-Schule in Lahore steht unter der Leitung des pakistanischen christlichen Bl.-Vereins von Lahore. Neben den normalen Fächern einer Volksschule werden die Schüler auch in verschiedenen Handwerken unterrichtet. Die Mädchen lernen stricken und kochen. 9. Die Gesellschaft für Blindheitsverhütung und -heilung in Karachi. 10. Der Pakistanische Bl.-Verband in Karachi wurde 1960 gegründet, ist ein reiner Bl.-Selbsthilfeverein und hat das Ziel, die Bl.-Wohlfahrt, die soziale Besserstellung und Rehabilitation der Bl. durch eigene Mittel zu fördern.

Adressen: Al-Faisal Centre of the Blind, 64 Jinnah Colony, Faisalabad; Pakistan Association of the Blind, 159-160 KMC Garden Market, Nishtar Road, Karachi 3.

Paleocapa, Pietro, †11.11.1788 in Nese (Bergamo), †13.12.1869 in Turin. Er studierte Rechtswissenschaft und anschließend Mathematik in Padua. P. wählte die Laufbahn eines Ingenieurs für Hydraulik. Seine technischen Leistungen wurden im habsburgischen Kaiserreich sehr geschätzt. 1848 trat er in die vorläufige Regierung von Venedig ein und schlug ihr die Annektion von Piemont vor. Er wanderte nach der italienischen Niederlage nach Sardinien aus und übernahm verschiedene Regierungsaufgaben und Aufträge, besonders als Organisator des Eisen-

bahnnetzes in Piemont, wo er im Arbeitsministerium bis 1857 tätig war. Im selben Jahr verlor er auch sein Sehvermögen, das sich schon lange Zeit vorher sehr verschlechtert hatte. Er blieb aber noch einige Jahre im Regierungsdienst und setzte seine wissenschaftlichen Studien fort.
Lit.: A. Moscati: „I Ministri dal '48", Neapel 1948; ders.: „I ministri del Piemonte dopo Novara", Salerno 1952.

Panama, Republik
(República de Panamá). *Fläche:* 77.092 km². *Einwohner:* 2.245.000.
Es bestehen 2 Organisationen: 1. „Centro de Rehabilitación de Ciegos Adultos Andres C Toro" in Panama. Diese Einrichtung führt soziale Rehabilitation Späterbl. durch. 2. „Escuela de Ciegos Helen Keller, Instituto Pameno de Habilitación Especial" in Barrio de Betania/Panama. Diese Einrichtung bietet an: Schulausbildung in der Primar- und Sekundarstufe, Elternberatung für Eltern bl. Kinder; Programme zur integrierten Beschulung an Normalschulen; Heimschulunterricht.

Panstwowy Zaklad Wychowawczy dla Dzieci Niedowidzacyeh (Staatliche Erziehungsanstalt für sehschwache Kinder in Lublin) → Polen

Paplonski, Johann von, *1819 in Litauen, †28.11.1885 in Warschau. Dir. des Taubstummen- und Bl.-Inst. in Warschau. Studium in Moskau, 1840 Lehrer am Gymnasium in Warschau, 1864 Prof. an der Univ. Warschau und Dir. des dortigen Bl.-Inst. Unternahm Studienreisen, um Neuerungen im Bl.-Wesen kennenzulernen und beurteilen zu können, ermunterte die Lehrer, Lehrbücher zu schreiben, erweiterte die Werkstätten und unterstützte den Musikunterricht. *M.*

Papua-Neuguinea → Ozeanien (Regionalbericht)

Paradis, Maria Theresia von, *15.5.1759 in Wien, †1.2.1824 in Wien. Im Alter von drei Jahren erbl. Wurde schon früh im Klavierspiel und in Musik unterrichtet. Mit elf Jahren sang sie als Sopranistin vor der Kaiserin, die von ihrem Talent begeistert war. Unternahm mehrere Konzertreisen nach Paris, London, Brüssel, wurde gefeiert und von den königl. Familien empfangen. Sie war in Sprachen und Literatur sehr gebildet. Sie war der Anlaß für Valentin → Haüy und Wilhelm → Klein, eine Bl.-Schule zu gründen.

Lit.: Kühnau: „Blinde Tonkünstler", Berlin 1810; Umschau des europäischen Blindenwesens, 1978/2, S. 27–31. *M., Mo., St.*

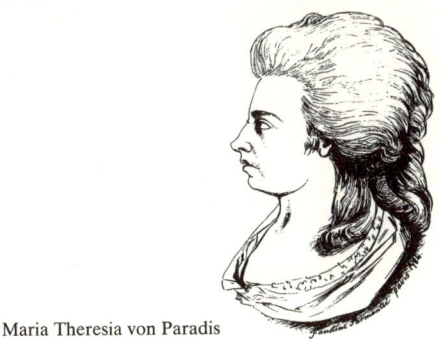

Maria Theresia von Paradis

Paraguay, Republik
(República del Paraguay). *Fläche:* 406.752 km². *Einwohner:* 3.680.000.
Die Zahl der Bl. in P. ist unbekannt. Blindheitsdefinition: Bl. ist derjenige, dessen Sehkraft weniger als 0,1 % beträgt. Blindheitsursachen: Nach ärztlichen Angaben gibt es wenig Geburtsblinde. Die häufigsten Ursachen sind Unfälle, Infektionskrankheiten und Tumore. Nach einer Erhebung durch die Santa-Lucia-Schule aus dem Jahre 1960 ergibt sich prozentual folgendes Bild bezüglich der Sehgeschädigten: zwischen 6 und 18 Jahren 8 %, zwischen 18 und 40 Jahren 12 %, zwischen 40 und 60 Jahren 20 %, zwischen 60 und 90 Jahren 60 %. Die einzige Bl.-Schule des Landes ist die Santa-Lucia-Schule, die von Spenden existiert. Neben der allgemeinbildenden Fächern wird Punktschrift, Musik und Bl.-Handwerk unterrichtet. Viele Absolventen der Bl.-Schule fanden als Facharbeiter eine Anstellung.
Adresse: Asociación „Santa Lucia" Escuela de Ciegos, Mariscal Estigarribia 925, Asuncion.

Pardo-Ospina, Juan Antonio, †1957 in Kolumbien. In der Jugend erbl. Widmete sein ganzes Leben der Arbeit für die Bl. Er gründete den Verband für Bl. und Gehörlose und die Anst. für Bl. und Gehörlose in Bogotá.

Partially sighted society → Großbritannien

Passerat (Passerati) Jean, *1534 in Troyes, †1602. Kritiker und Poet. Verlor in der Jugend ein Auge, fünf Jahre vor seinem Tod erbl. er ganz. Er wurde Lehrer, studierte dann Jura, ging 1569 nach Paris, wo er die

Patronato Nacional de Ciegos

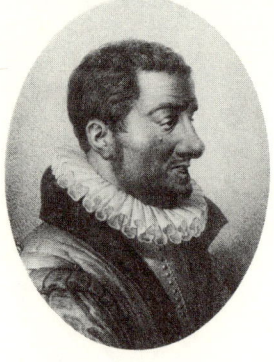

Jean Passerat

Stelle des königl. Prof. für Rhetorik erhielt. → Baczko berichtet in seinen „Nachrichten von einigen merkwürdigen Blinden" folgendes: „Er hatte in seiner Jugend ein Auge durch das Ballspielen verloren, wurde im Alter völlig blind und schrieb in diesem Zustande das Lob der Blindheit (encomium coecitatis). Seine Gedichte in lateinischer Sprache wurden 1603, in französischer 1606 gedruckt. Er hat außerdem verschiedene lateinische Schriften geliefert, den Catull, Tibull und Properz commentirt, auch den Appollodor ins Französische übersetzt." *M., B.*

Patronato Nacional de Ciegos
→ Argentinien

Paumann, Konrad, * zwischen 1410 und 1415 in Nürnberg, †24.1.1473 in München. Dt. Organist, bl. geboren, wurde 1446 als Organist an St. Sebald in Nürnberg erwähnt. Ein Jahr später feierte Hans Rosenplüt in einem Lobgedicht auf die Stadt Nürnberg den Ruhm seines Landsmannes. P. trat 1451 in den Dienst der Herzöge von Bayern, wohnte in München, ist 1470 auf einer ital. Kunstreise u.a. in Mantua und erregte dort durch sein Spiel auf verschiedenen Instrumenten großes Aufsehen. Auf dem Reichstag zu Regensburg (1471) spielte er im Schottenkloster vor Kaiser Friedrich III. und den dt. Fürsten. Von seinen Kompositionen sind nur wenige Orgelstücke und Lieder erhalten. *R.*
Lit.: Markwart Herzog: „Cunrad Paumann oder: die staunenswerte Geschichte eines blinden Meisters der Musik im Mittelalter", in: horus 1987/4, S. 147–149.

Pause, Julius Friedrich, *29.8.1832, †21.11.1890. Seit 1859 1. Lehrer und Inspektor an der Bl.-Anst. in Barby. *M.*

Pauw, Theodore, Prof., *1918 in Nord-Rhodesien. Er studierte an der Univ. in Stellenbosch und London. Ab 1942 arbeitete er als Gymnasiallehrer an drei verschiedenen Schulen, bis er 1961 mit der Direktion der „Worcester School of the Blind" beauftragt wurde. Von diesem Zeitpunkt an arbeitete er rege im Bl.-Wesen. Er wurde Herausgeber des Blattes für Taubbl., welches ein Teil der Zeitschrift „The Educator" ist. Ab 1964 war er Vizepräsident und ab 1966 Präsident des → SANCB. Nach seiner Pensionierung wurde er Prof. für Sondererziehung an der University of South Africa.

Pearson, Cyrill Arthur, Sir, Bart. CBE, *24.2.1866 in Wookey, †9.12.1921 in London. P. war seit seiner Kindheit sehbehindert. Seinen Erfolg und Ruhm begründete ein Sieg in einem Wettbewerb der Zeitschrift „Tit-Bits". P. wurde die rechte Hand des „Tit-Bits"-Herausgebers George Newnes. Später gab P. seine eigene Zeitschrift „Pearson's Weekly" heraus, in der er auch über Bl.-Probleme schrieb. 1900 gründete er die „Daily Express" und kaufte 1904 die „Standard". 1908 kam „The Times" unter seine Kontrolle. 1913 erbl. er völlig. Er stand auf dem Standpunkt, nicht irgendein blinder Mann werden zu wollen, sondern der Blinde schlechthin. 1914 wurde er Schatzmeister im Gremium der → „British and Foreign Blind Association". 1914 wurde die BFBA zur NIB, und so wurde unter der Führung der NIB → St. Dunstan's gegr. Nicht nur P., sondern auch seine Frau waren an der Ent-

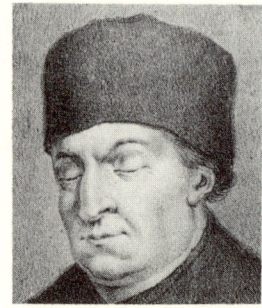

Konrad Paumann

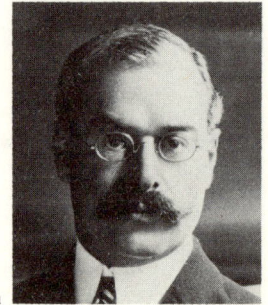

Cyrill Arthur Pearson

wicklung von → St. Dunstan's beteiligt. P. schrieb „Victory over Blindness", Sidney Dark schrieb seine Biographie „The Life of Arthur Pearson". *W.*

Pelissanto, Ambrosio, *1851 in Alexandria. Von Geburt an bl., Schüler des Mailänder Bl.-Inst. In Italien berühmt als Klarinettenvirtuose und Komponist. P. konzertierte 1881 in London und Paris.

Pennsylvania Association for the Blind, zuständig für ganz Pennsylvania durch 30 Filialen und 4 Nebenstellen: z. B. Blaire-Centre Branch, Bedford Branch, Northampton County Branch, Butler County Branch, Deleware County Branch, Westmoreland County Branch, Cambria County Branch, Washington Greene County Branch. (→ Beaver County Branch)

Péphau, Jean Alphonse, *1.7.1837 in Marsolan, Frankreich. Leiter des Nationalen Hospizes der Quinze-Vingts. Als P. die Leitung dieser seit dem 13. Jh. nahezu unveränderten Anst. übernahm, reformierte er sie vollständig. Er gab sich nicht mit der bloßen Versorgung der Bl. zufrieden, sondern führte einen Elementarunterricht und die Ausbildung in einem Handwerk ein. In Zusammenarbeit mit den Augenkliniken sorgte er für eine bessere Therapie der Augenerkrankungen. Er gewann die Unterstützung der Öffentlichkeit und konnte so am 1.1.1883 die „Ecole Braille", eine Bl.-Schule, eröffnen. Zusammen mit Saint-Gorgon konstruierte er ein Gerät, mit dem sich Reliefbuchstaben darstellen ließen. Der Apparat erhielt den Namen „Imprimeur (Druckpresse) P.-Saint-Gorgon". *M.*

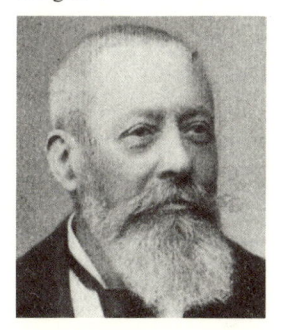

Jean Alphonse Péphau

Peretz, Georg von, *1833. Während der Reformen durch Kaiser Alexander II. von Rußland war er mit der Umgestaltung der Gerichte beschäftigt. 1869 wurde P. zum Staatssekretär, 1878 zum Reichssekretär ernannt. Ab 1891 Mitglied im → Marienverein für die Bl.-Fürsorge in Rußland und ab 1895 dessen Präsident. Als Folge seiner Fürsprache bewilligte die Regierung dem Verein eine jährliche Subvention in Höhe von 25.000 Rubel. (→ Europa (Geschichte des Bl.-Wesens), → UdSSR) *M.*

Perkins School for the Blind, gegr. 1829 in Watertown. Durch öffentliche Mittel finanziert. Unterricht für bl. und mehrfachbehinderte Kinder vom Kindergarten bis zur Mittleren Reife. Spezielle Programme für Taubbl. Außerdem Mobility- und Orientierungs-Training, Hauswirtschaftskurse, Hilfsmittelverkauf und Öffentlichkeitsarbeit. 1931 wurde eine Bl.-Bibliothek angegliedert, die Massachusetts, Maine und New Hampshire mit Hör- und Punktschriftbüchern versorgt. (→ USA)

Permanent Blind Relief War Fund → Europa (Geschichte des Bl.-Wesens)

Peru, Republik
(República del Perú). *Fläche:* 1.285.216 km². *Einwohner:* 20.171.000.
In Lima gibt es 4 Bl.-Einrichtungen: „Asociación Peruana para el Ciego", eine Gesellschaft, die für das Wohl der Bl. arbeitet; „Centro de Rehabilitación de Ciegos", ein neuerrichtetes Rehabilitationszentrum, in dem Mobilitätstraining und Ausbildung in traditionellen Bl.-Berufen angeboten wird; „Instituto Nacional del Ciego", eine der vier Bl.-Schulen in P., weiterhin gibt es eine in Lima, eine in Pucallpa und eine in Arequipa; „Unión Nacional de Ciegos del Perú", der Dachverband der peruanischen Bl.-Selbsthilfe. → Süd- und Mittelamerika (Regionalbericht)

Pesenti, Martino, 1. Hälfte d. 17. Jh., Italien. Von Geburt an bl., Tonkünstler in Venedig.
Werke u. a.: „Capricci stravaganti", Venedig 1647; „Il primo librode madrigalia due, tre, et quattrovoci, con il basso continuo per sonar", Venedig 1621. *M.*

Pestalozzischule → DDR

Petrus de Vincis, *1190 in Capua. War Kanzler Kaiser Friedrichs II., für das Königreich Sizilien. Er wurde, angeblich wegen Verrats, 1249 geblendet. *M.*

Pfeffel, Gottlieb Konrad, *28.6.1736 in Colmar, †1809. Er war von seiner Kindheit an augenleidend, bis er im Alter von 21 Jahren vollständig erbl. Von 1773 an Vorsteher einer von ihm errichteten Erziehungsanstalt, von 1803 an Präsident des evang. Konsistoriums in Colmar. Bekannt ist er als Verfasser von Fabeln, Allegorien, Balladen. *M.*

Pfeifer

Gottlieb Konrad Pfeffel

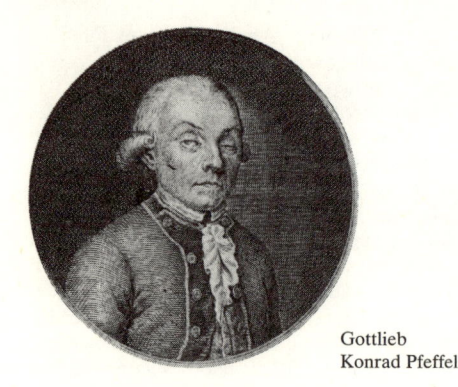

Pfeifer, Hubert, *1891, †1932. Bl. geborener Musiker. P. Schaffen ist ausgesprochen umfangreich und umfaßt neben vielen Werken geistlichen Inhaltes auch weltliche Musik. Trotz seiner hervorragenden Fähigkeiten als Komponist und seines überaus sympathischen Wesens sollte es ihm versagt bleiben, eine angemessene berufliche Stellung zu finden. Er starb, ohne den verdienten Erfolg seiner Werke zu erleben.
Lit.: Beiträge, 1940.

Philippinen, Republik
(Republika ng Pilipinas). *Fläche:* 300.000 km². *Einwohner:* 55.528.000.
Die P. bilden heute eine politische Einheit, die aus 7.100 Inseln besteht. Die Zahl der Bl. und Sehbehinderten auf den P. beträgt 850.000, etwa 1,5% der Gesamtbevölkerung. Ungefähr 600.000 Bl. und Sehbehinderte leben auf dem Land. Auf den P. gibt es 4 wichtige Rehabilitationszentren. Diese Zentren sind in den großen Städten ansässig und können daher nur einer geringen Anzahl von Bl. dienen. Die Ausbildung, die die Sehgeschädigten in diesen Zentren bekommen, beschränkt sich auf Massage, Korbflechten, Polsterarbeiten, Mattenflechten usw. Für die Mehrheit der Bl. auf dem Land gibt es keine richtige und geeignete Ausbildung. Das Ministerium für Soziale Fürsorge und Entwicklung hat die Notwendigkeit erkannt, mehr für die Bl. tun zu müssen.
Die 4 traditionellen Zentren in den großen Städten reichen nicht mehr aus. Außerdem kann die Mehrheit der Bl., die in entfernten Dörfern wohnt, davon nicht profitieren. Mit Hilfe von → HKI und AID (Agency for International Development) hat die philippinische Regierung 1978 ein neues Projekt gestartet. Die Hauptziele dieses Projektes sind: 1. die Rehabilitationsdienste auf nationaler Ebene zu erweitern, so daß sie fast für alle Sehgeschädigten von Nutzen sind; 2. die Möglichkeit erforschen, die Bl. und Sehbehinderten in ihren Dörfern und sogar zu Hause zu betreuen und die notwendige Beratung, Ausbildung und die technischen Hilfsmittel zu garantieren; 3. die Integration der Bl. innerhalb der Familie und der Umgebung und vor allem die sehenden Mitbürger davon zu überzeugen, daß der Bl. unabhängig und produktiv sein kann. Dieses Projekt wurde RRB (Rehabilitation for Rural Blind) genannt und sollte innerhalb von 5 Jahren seine Hauptziele erreicht haben. Wie oben erwähnt, läuft das Programm nur auf regionaler Ebene. Über die gesamte Fläche der philippinischen Inseln werden die sogenannten RRB-Arbeitsstellen gebildet, jede RRB-Arbeitsstelle hat ihr eigenes Komitee, das aus einem Beamten des Gesundheitsministeriums, einem Bl.-Pädagogen und einem Projektinspektor besteht. Diese Ausschüsse treffen einmal in 2 Wochen zusammen, um die Richtlinien der Arbeit zu bestimmen und die Mitarbeiter zu beraten. Die Mitarbeiter sind meistens freiwillige Helfer aus der Gemeinde. Sie werden ausgewählt und in ihren Wirkungskreis eingewiesen. Die Mitarbeiter müssen zuerst die Bl. und Sehbehinderten in ihrem Arbeitsgebiet lokalisieren. Diese mühsame Arbeit wird meist durch eine Befragung von Tür zu Tür vorgenommen, dann werden die Bl. und ihre Angehörigen interviewt. Mitglieder der Familie sowie Amtspersonen nehmen an dieser Arbeit teil. Die dritte und wichtigste Phase ist die Ausbildung selbst. Es werden Kurse für Mobilität und handwerkliche Fertigkeiten angeboten. Nach der Rehabilitationsausbildung folgt noch eine zusätzliche Berufsausbildung. Die Komitees entscheiden über die Art dieser Ausbildung und bemühen sich um einen Arbeitsplatz für den Sehgeschädigten. Auf den P. hat die Ephpeta Inc. neue Berufs- und Arbeitsmöglichkeiten erschlossen bzw. traditionelle Berufe unterstützt wie Musik, Massage, Stuhl- und Mattenflechten in geschützten Werkstätten. Unter Mithilfe von Tulay Sa-Pag Unlad sowie der → CBM wurden neue selbständige Existenzmöglichkeiten für Bl. geschaffen. Dazu wurde ein Fond errichtet, dem die Kapitalien zufließen, sowie eine ständig kontrollierende Marktforschungsgruppe gebildet. Erwähnt sei auch das Projekt zur Finanzierung von Berufsmusikern (DBHW), das der deutsche Verein „Blinde helfen Blinden" 1984 in Manila durchgeführt

hat. Durch dieses Projekt sollen bl. Musiker als Mitglieder von Combo-Gruppen ausgebildet und in Berufe vermittelt werden.
Adressen: Philippine Association for the Sightless, 533 Dr. M. V. Delos Santos Street, Manila; Philippine National School for the Blind, Galvez Avenue Street, Pasay City, Manila.

Piales, Jean Jacques, * in Mur-de-Barrez, †4.8.1789. Seit 1763 fast ganz bl., Advokat am Pariser Parlament. *M.*

Picht, Oskar, *27.5.1871 in Pasewalk, †15.8.1945 in Rehbrücke. Nach sechsjähriger Tätigkeit als Volksschullehrer entschloß sich P., Bl.-Pädagoge zu werden. Er wurde an der Steglitzer Bl.-Schule angestellt. Dort verwaltete er die Punktschriftbibliothek sowie die Druckerei. 1899 begann er mit der Entwicklung einer Punktschriftmaschine, die am 6.5.1901 patentiert wurde. 1912 wurde P. als Direktor an die Bromberger Bl.-Anst. berufen. 1920 wurde ihm die Leitung der Staatlichen Bl.-Anst. in Berlin-Steglitz übertragen. Außer der Bl.-Schreibmaschine entwickelte er 1910 die erste Stenografiemaschine für Braille-Schrift, 1932 eine Stenografiemaschine für die Acht-Punkte-Schrift und 1908 einen Verständigungsapparat für Taubbl.
Lit.: horus, 1978/3, S. 35.

Pielasch, Helmut, Dr. Dr., *27.3.1917 in Gelsenkirchen, †28.4.1986 in Berlin. Im WK II erbl. Nach einer Umschulung als Stenotypist besuchte P. die Verwaltungsschulen in Kolberg und Potsdam. Von 1945 bis 1952 als Abteilungsleiter für Sozialwesen in Mecklenburg tätig. 1953 Dir. des Rehabilitationszentrums Neukloster. 1954 wurde P. an das Ministerium für Gesundheitswesen nach Berlin berufen. Seit 1957 ehrenamtlich, seit 1972 hauptamtlich Präsident des „Blinden- und Sehschwachen-Verbandes der DDR". Seit 1972 Generalsekretär des Europäischen Regionalkomitees des WCWB (→ WBU). 1974 Mitglied des Exekutivkomitees, seit 1979 Vizepräsident des WCWB, seit 1981 Präsident des Internationalen Bl.-Sportverbandes (→ IBSA). Auf dem Weg des Fernstudiums absolvierte P. 1964 das Diplomstaatsexamen und wurde 1969 zum Dr. phil. promoviert. P. setzte sich seit Jahren für die internationale Bl.-Arbeit auf europäischer wie auch auf globaler Ebene ein, er war als Generalsekretär des Europäischen Regionalkomitees verantwortlich für die „Umschau des europäischen Blindenwesens", die vierteljährlich

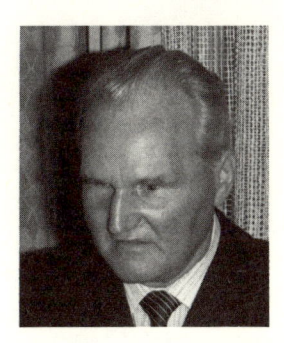

Helmut Pielasch

erscheint, und zwar in Englisch, Französisch, Russisch und Deutsch, in Schwarz- und in Punktschrift. Darüber hinaus setzte sich P. besonders für die Freizeitbeschäftigung, insbes. den Sport Sehgeschädigter ein. Ehrungen: 1967 vaterländischer Verdienstorden in Bronze, 1977 in Silber, Verleihung des Ordens „Banner der Arbeit I". P. erhielt zahlreiche internationale Auszeichnungen, von welchen vor allem die Louis-Braille-Medaille in Gold hervorzuheben ist, die ihm 1981 vom Europäischen Regionalkomitee verliehen wurde.
Werke u. a.: „Geschichte des Blindenwesens in Deutschland und der DDR", Leipzig 1971 (zusammen mit H. Jaedicke).
Lit.: „Helmut Pielasch – sein Leben und Wirken für die Blinden", in: Umschau des europäischen Blindenwesens 1986/2.

Pigmenius, †363 in Rom. Bl. Priester und Märtyrer in Rom, man erzählte von ihm, er wäre froh, bl. zu sein, um seine und der Kirche Feinde nicht sehen zu müssen. 363 wurde er von der Tiberbrücke in den Fluß geworfen. *M.*

Pignier, *1785 in Paris, †1874 in Paris. Dir. des königl. INjA in Paris. Er hatte Medizin studiert und wurde 1821 Leiter des o.g. Inst. Er reformierte den Inst. besonders bezüglich des musikalischen Unterrichts. Bald erkannte er die Bedeutung der Braille'schen Punktschrift, und bereits 1830 führte er sie an der Anst. ein. Jeder Zögling mußte unter seiner Leitung mehrere Handwerke erlernen, was dazu führte, daß zwei seiner Zöglinge 1836 Patente auf ihre Erfindungen erhielten.
Werke: „Notices biographiques sur trois professeurs et anciens élèves de INjA de Paris" (Braille, Gauthier, Moulin/Paris 1859). *M.*

Pinkerneil, August Friedrich, Dr., *1890 in Bochum, †21.5.1967 in Düsseldorf. Nach den Studien der Geschichte, Germanistik und Philosophie wurde P. 1916 an der Philipps-Univ. Marburg zum Dr. promo-

Pioneer School for the Visually Impaired

viert. Seit 1917 war P. Mitglied und Vorstand des e. V. Hochschulbücherei und Studienanstalt für blinde Akademiker, später Deutsche Blindenstudienanstalt (→ BLIStA), die er ab 1945 als erster Vorsitzender geleitet hat. Für seine Verdienste als Wirtschaftssachverständiger und besonders in der Bl.-Fürsorge wurden ihm hohe Auszeichnungen verliehen (1963 das Große Bundesverdienstkreuz, 1965 das Große Bundesverdienstkreuz mit Stern).

Lit.: Beiträge 1960/1, S. 18; Beiträge 1966/67, Nr. 1; FAZ, 19.4.1955; H. Ludwig: „Carl Strehl", Godesberg 1969.

Pioneer School for the Visually Impaired → Südafrika

Plateau, Josef Anton Ferdinand, *14.10.1801 in Brüssel, †25.9.1883 in Gand. Belgischer Physiker in Gand. Seine Doktordissertation begründete seinen Ruf. Er wurde bei der Errichtung der Univ. in Gand (Gent) 1835 mit dem Lehrstuhl für Experimentalphysik und Astronomie betraut. Die fortwährenden Anstrengungen schwächten seine Augen derart, daß er nach und nach völlig erbl. Das hinderte ihn nicht, seine Tätigkeit fortzusetzen. *M.*

Platzer, Prokop Franz Raphael, Ritter von P. und Wohnsiedl, *25.10.1758 in Prag, †19.7.1825 in Karlsbad. Einer der Begründer und Dir. der Privatanst. für bl. Kinder und Augenleidende in Prag. *M.*

Pless, Franz, *10.10.1819 in Hohenstein/Böhmen. Studierte in Prag Philosophie und Chemie. 1851 Prof. der Chemie an der Univ. Lemberg. Bei der Explosion während eines chemischen Versuches erbl. P. (12.3.1853). Kaiser Franz Josef I. pensionierte ihn. P. wissenschaftl. Forschungen auf dem Gebiet der Chemie fanden große Anerkennung in Amerika und England. *M.*

Pochodnia (Die Fackel) Monatszeitschrift → Polen

Poggiolini, Oreste, †1.8.1938 in Parma. Präsident der Nationalen Vereinigung der Bl.-Schulen und Gründer der Zeitschrift → „Gennariello", Chefredakteur der Zeitschrift „Argo" – Rivista Trimestrale. Er war Vizepräsident der Nationalen Bl.-Schule „Vittorio Emanuele II" von Florenz, leitete die Bl.-Druckerei und war Schatzmeister der → „Unione Italiana dei Ciechi".

Lit.: Argo, 1938, Nr. 3, S. 1.

Polen, Volksrepublik
(Polska Rzeczpospolita Ludowa). *Fläche:* 312.677 km². *Einwohner:* 37.283.000.

Geschichte: In P. wurde der neue Geist der Aufklärung erst Anfang des 19. Jahrhunderts wirksam, als der geniale Pole Staszic im polnischen Volk eine neue Bewegung in Gang setzte und die Initiative zur Gründung vieler Sozial- und Wohltätigkeitsanstalten gab. Staszic fand in dem katholischen Geistlichen Jakub → Falkowski einen aktiven Helfer, der sich hauptsächlich der Taubstummen und Bl. annahm. Die ersten bl. Jugendlichen wurden ab 1821 in das Intitut für Taubstumme, das von Pater Falkowski im Jahre 1817 in Warschau gegründet wurde, aufgenommen und ausgebildet. Zum Lesen wurden Reliefbuchstaben benutzt. 1845 gründete Graf Wincenty Zaremba Skrzyński in Lwów (Lemberg) eine Bl.-Anstalt. Die Anstalt gehörte bis zum Jahre 1939 zu P., nun gehört sie zum Staatsgebiet der → UdSSR. 1928 gründete eine erbl. Ärztin – Maria Strzeminska – in Wilno eine staatliche Bl.-Anstalt, die wie die vorherige Schule nach 1939 an die UdSSR überging. 1912 entstand in Warschau ein Bl.-Fürsorgeheim, dem auch eine Schule angeschlossen wurde. In der Zwischenkriegszeit gab es in P. keine einheitliche Organisation, die alle Bl. umfaßt hätte; tätig war nur der Verband der erbl. Soldaten und seine regionalen Abteilungen. Außerdem gab es verschiedene Organisationen, die einen philanthropischen Charakter hatten. Nach dem WK II sind drei Organisationen für Sehgeschädigte gegründet worden: „Polski Zwiazek Niewidomych" – PZN – 1951 (Polnischer Bl.-Verband), der jetzt ca. 60.000 Personen umfaßt; „Zentralny Zwiazek Spoldzielni Niewidomych" (Zentralverband der Bl.-Genossenschaften), der 27 Bl.-Genossenschaften zählt, und „Zwiazek Ociemnialych Zolnierzy" (der Verband der erbl. Soldaten), der ca. 1.000 Mitglieder hat.

Selbsthilfe der PZN: Der Polnische Bl.-Verband ist eine öffentliche Einrichtung. Er verfügt über eine dreistufige Struktur: Hauptverwaltung mit dem Sitz in Warschau; 34 Bezirke, die der Hauptverwaltung unterstehen, einige umfassen bis zu drei Wojewodschaften; Kreise, Gruppen, die den Bezirken zugeordnet sind, ca. 400 Landeinheiten. Mitglied des PZN darf jede volljährige Person werden, deren Sehvermögen am besseren Auge nach Korrektur 0,1 % nicht überschreitet oder deren Gesichtsfeldeinschränkung unter 30 % liegt. Kinder und Jugendliche bis zum 18. Lebensjahr erhalten Verpflegung durch den PZN und bekommen Ausweise als Pflegemitglieder des Verban-

Polen

des. Das Hauptziel des PZN besteht in der Förderung der Wohlfahrt und Bildung der Bl., Hilfe im täglichen Berufsleben, so auch Fürsorge und Hilfe für Sehgeschädigte, die nicht in dieser Organisation sind. Tätigkeiten des PZN umfassen verschiedene Formen der Rehabilitation und den Sozialdienst. Der Sozialdienst umfaßt vor allem materielle Hilfe in Form von Unterstützung mit Geld, Lebensmittel- und Kleiderpaketen, Hilfe bei Bemühungen, ältere, ledige Sehgeschädigte, die einer richtigen Verpflegung entbehren, in Sonderanstalten für erwachsene Bl. oder in staatlichen Altersheimen unterzubringen. Außerdem umfaßt diese Tätigkeit auch Hilfe beim Erlangen eines Ferienplatzes und bei der Zuweisung in ein Sanatorium für Sehgeschädigte.

In P. sind alle Bl. finanziell versorgt, sei es durch Einkommen aus eigener Berufsarbeit, sei es durch Invaliden- oder Pensionsrenten. Sehgeschädigte, die keine der genannten finanziellen Versorgung beziehen, erhalten durch staatliche Ämter ständig Unterstützung.

Außer der Förderung der Wohlfahrt hat der Verband auch die Aufgabe der Grund- und Berufsrehabilitation und Bildung der Sehgeschädigten wahrzunehmen. Im Bereich der Grundrehabilitation verfolgt man zwei Hauptrichtungen: die Schulung der Bl. in Punktschrift, Mobilität, im Haushalt u. ä. und die Herstellung sowie die Lieferung der Bl.-Hilfsmittel: z. B. weiße Stöcke, Punktschrifttafeln, Bl.-Uhren, Wecker, Bl.-Hunde u. ä. Auf dem Gebiet der Berufsrehabilitation führt der PZN die Arbeitsvermittlung, die Berufs- und Rechtsberatung für bl. Jugendliche und späterbl. Erwachsene durch und liefert Hilfsmittel, die für die Berufsausübung unentbehrlich sind: Punkt- und Schwarzschrifttafeln, Punkt- und Schwarzschriftschreibmaschinen, Tonbandgeräte u. ä. Außerdem erhalten bl. Studenten und Geistesarbeiter durch PZN das Geld für ihre Vorlesekräfte.

Berufe und Statistik: Im Jahre 1981 waren in Polen 14.259 Bl. berufstätig, davon 2.577 Ackerbauern und 11.682 Sehgeschädigte, die in Bl.-Genossenschaften (8.896 Personen), Invalidengenossenschaften (892 Personen), anderen Genossenschaften (255 Personen), staatlichen Instituten und Betrieben (1.462 Personen) und im Handwerk (77 Personen) arbeiteten. Besonders bemerkenswert ist die Gruppe der Geistesarbeiter, die 1.433 Personen, davon 716 Masseure, 408 Verwaltungsbeamte, 56 Lehrer, 55 Funktionäre, 34 Musiker, 31 Wissenschaftler, 29 Juristen, 29 Sozialassistenten, 45 Journalisten, 11 Übersetzer u. a., umfaßt. Die Bildungsarbeit des Verbandes findet vor allem auf Bezirksebene in Gemeinschaftsräumen und Clubs – ca. 230 – statt. Sie schaffen die Bedingungen für die Tätigkeit der Amateurmusiker; dort veranstaltet man Vorträge, Begegnungen mit interessanten Leuten, Festabende u. dgl.

Der Verband bietet für die Bl. Sport- und Erholungsmöglichkeiten an. Es gibt in P. im Moment ca. 130 Teams bl. Sportler, darunter die Kajak-, Schwimm-, Leichtathletik-, Gymnastik- und Schachmannschaften. Im Bereich der gesellschaftlichen Integration hilft der Verband den Bl., sich im Sozialleben zu orientieren, indem er verschiedene Schulungen organisiert, Honorare für Vortragsveranstaltungen zur Verfügung stellt u. dgl.

Die höchste Instanz des Bl.-Verbandes ist der Landesparteitag der Delegierten, der alle fünf Jahre einberufen wird. Für die Wojewodschaften ist es die Landesdelegiertenkonferenz, die alle drei Jahre einberufen wird. Die Bezirkswahlen finden alle zwei Jahre auf Generalversammlungen statt.

Der Polnische Bl.-Verband besitzt ein Grundausbildungszentrum in Warschau und eine eigene grafische Werkstatt, in der die Schul- und Lehrbücher für Kinder in Punktschrift hergestellt und schöngeistige Literatur sowie Wörterbücher gedruckt werden. Außerdem erscheinen folgende Zeitschriften, die in der Hauptverwaltung redigiert werden: „Pochodnia" (Die Fackel), Monatsschrift in Punkt- und Schwarzschrift; „Niewidomy Spoldzielca" (Der blinde Genossenschaftler), Monatsschrift in Punkt- und Schwarzschrift; „Nasz Swiat" (Unsere Welt), Monatsschrift für Kultur in Punkt- und Schwarzschrift; „Glos Kobiety" (Die Stimme der Frau), Vierteljahresschrift in Punktschrift; „Niewidomy Masazysta" (Der blinde Masseur), Vierteljahresschrift in Punktschrift; „Pola Stelo", Vierteljahresschrift in Esperanto in Punktschrift; „Promyczek" (Der kleine Strahl), Zweiwochenschrift in Punktschrift für Kinder; „Swiatelko" (Das Lichtlein), Zweiwochenschrift in Punktschrift für Jugendliche; „Wybrane Problemy Spoleczne i Ekonomiczne" (Ausgewählte soziale und ökonomische Probleme), Monatsschrift auf Kassetten; „Przeglad Tyflologiczny" (Typhlologische Rundschau), Halbjahresschrift in Schwarzschrift und auf Kassetten.

Polen

Im Tonstudio des Verbandes werden auch die Hörbücher aufgenommen. Die Punktschriftbücher wie auch die Hörbücher, die vom PZN hergestellt werden, können die Bl. aus der Zentralbibliothek des Verbandes wie auch aus untenstehenden 32 Bezirksbibliotheken oder anderen öffentlichen Bibliotheken ausleihen. In öffentlichen Wojewodschaftsbibliotheken sind auch Hörbücher auf Kassetten erhältlich.

Im Jahre 1981 waren in der Zentralbibliothek des PZN erhältlich: 5.200 Punktschriftbücher (17.252 Bände) für 546 Leser; 27.544 Hörbücher auf 386.203 Kassetten (zusammen mit Bezirksbibliotheken) für 6.036 Hörer; 4.251 Schwarzschriftbücher (typhlologische Fachbücher).

Der polnische Bl.-Verband vertritt die Interessen aller Bl. und arbeitet mit den staatlichen Behörden zusammen, vor allem mit dem Gesundheitsministerium, den Landesbehörden der Staatsverwaltung, den Schulbehörden, den Sonderschulen, den gesellschaftlichen Organisationen und anderen Einrichtungen, die für das Bl.-Wesen tätig sind.

Schulen: Gegenwärtig gibt es in P. (1981) 835 bl., 601 sehschwache und 357 mehrfachbehinderte Kinder. In schulischen Einrichtungen für Sehende befinden sich 517 Sehgeschädigte, die wie folgt aufgeteilt sind:

Bl. in Kindergärten	20
Bl. in Grundschulen	201
Bl. in Fachschulen	30
Bl. in Gymnasien	139
Bl. in Studien für Abiturienten	32
Bl. in höheren Studien	91
Bl., die Doktorat vorbereiten	4
insgesamt in den Schulen für Sehende	517

Die Zahl der Bl., die eine rein praktische Fachausbildung erhalten, beträgt jährlich 550.

Gemäß den Anordnungen der Aufklärungsbehörden werden die Institute, die eine einzige Schule mit Internat besitzen, Anstalten genannt, diejenigen aber, die mehr als eine Schule haben, nennt man Ausbildungs- und Erziehungs-Zentrum. Die Grundschulen für bl. oder sehschwache Kinder haben nur acht Klassen, die Sonderschule für mehrfachbehinderte Kinder als einzige im Lande hat neun Klassen. In den Fachschulen dauert der Unterricht drei Jahre, in den Berufslyzeen, eine Art technische Schule mit erweitertem theoretischem Programm, vier Jahre. Die Masseurausbildung dauert für Schüler mit Abitur ein Jahr, ohne Abitur zwei Jahre.

Es gibt gegenwärtig Masseurausbildung für bl. und sehschwache Erwachsene; Rehabilitationszentren mit Vorbereitung zum Beruf für erwachsene Bl.; Anstalten für Sehschwache; Ausbildungs- und Erziehungszentren für bl. Kinder und Jugendliche.

Weiterhin gibt es fünf staatliche Bl.-Schulen: in Bydgoszcz, in Krakau, in Laski (bei Warschau), in Orzinskie bei Posen und in Wroclaw. Die Schulen werden vom Staatshaushalt finanziert. Der Unterricht erfolgt nach den für die Grundschulen erlassenen Richtlinien, die vom Ministerium für Volksbildung herausgegeben werden. Den Schulen in Laski und Orzinskie wurden Kindergärten für bl. Kinder angeschlossen. Der Bl.-Schule Laski ist eine Klasse für geistig Zurückgebliebene angegliedert.

1. Bydgoszcz: Ausbildungs- und Erziehungszentrum mit Internat namens Louis → Braille; ehemalige private Bl.-Anst., die im Jahre 1853 in Walsztyn Woiewodschaft Poznan gegründet und 1872 nach Bydgoszcz verlegt wurde. Sie besteht aus einer Grundschule: 40 Kinder; Fachschule mit Richtungen Metallbearbeitung, Bürstenbinden, insgesamt: 98 Schüler; Berufslyzeum Metallbearbeitung (Absolvent: Werkstattschlosser): 59 Schüler; Anzahl der Vollbl.: 31 Schüler; Anzahl der Sehschwachen: 135 Schüler; insgesamt: 166 Schüler.

2. Krakow: Erzieherische Anstalt für bl. Kinder mit Internat, 1948 gegründet, Grundschule: 126 Kinder. Neben dem Regelunterricht führt die Schule für musikalisch begabte Kinder einen parallel laufenden intensiven Musikunterricht durch. Die Absolventen erhalten dann zwei Abschlußzeugnisse. Anzahl der Vollbl.: 66; Anzahl der Sehschwachen: 50.

3. Laski: Gesellschaft zur Obhut der Erbl. in Laski, 1910 von Rosa Elisabeth → Czacka in Warszawa gegründet, Schulen und Internate 1922–1926 nach Laski verlegt. Die Gesellschaft verwaltet folgende Einrichtungen: a) Ośrodek Szkolno-Wychowawczy dla Dzieci Niewidomych im. Róży Czackiej, Ausbildungs- und Erziehungs-Zentrum für bl. Kinder namens Rosa Czacka mit Internaten. Es hat fünf Schuleinheiten: Kindergarten (ab drei Jahren): 36 Kinder; Grundschule: 85 Kinder; Sonderschule für bl., leicht geistigbehinderte Kinder: 91 Kinder; Berufsfachschule (Metallbearbeitung, mechanisches Stricken, Bürstenbinden, Holzbearbeitung und Elektromontage), insgesamt: 36 Schü-

Polen

ler; Berufslyzeum mit Richtungen Mechanik-Elektronik u. Heilmassage, insgesamt: 49 Schüler; Anzahl der Vollbl.: 165; der Bl. mit Sehresten: 166; der Sehschwachen: 16; insgesamt: 297. b) Dom Pomocy Spolecznej, Heim der Sozialhilfe für bl., alte oder geistigbehinderte Frauen über 18 Jahre, hauptsächlich von der Woiewodschaft Chelm: 60 Frauen; c) Zaklad dla Niewidomych, Kindergarten in Laski: 8 Kinder; d) Ośrodek Wypoczynkowo Rehabilitatcyjny dla Niewidomych i Gospodarstwo Rolne, Erholungs- und Rehabilitationsheim für Bl. mit 70 ha Landwirtschaftsbetrieb, wo einige Bl. arbeiten; e) Gospodarstwo Rolne Pieścidla, Landwirtschaft 126 ha, Rohstoffhinterland für Laski.
4. Owińska – Ośrodek Szkolno-Wychowawczy dla Dzieci Niewidomych im. „Synów Pulku", Ausbildungs- und Erziehungsheim für bl. Kinder namens „Söhne des Regiments" mit Internat, gegründet 1946. Kindergarten für bl. und geistigbehinderte Kinder: 8 Kinder; Grundschule mit parallelen Klassen für Bl. und leicht geistigbehinderte Bl.: 87 Kinder; Fachschule für mechanisches Stricken: 34 Schüler; Anzahl der Vollbl.: 50; der Bl. mit Sehresten: 30; der Sehschwachen: 71; der geistig Behinderten: 29; insgesamt: 214 Schüler.
5. Wroclaw: Ośrodek Szkolno-Wychowaczy dla Dzieci Niewidomyc, Ausbildungs- und Erziehungs-Zentrum für bl. Kinder mit Internat, gegründet 1947. Zwei getrennte Schulen, eine für Bl. – eine für Sehschwache, Kindergarten: 9 Kinder; Grundschule für Sehschwache: 71 Kinder; Grundschule für Bl.: 38 Kinder; Fachschule – Richtungen Bürstenbinden, Metallbearbeitung, mechanisches Stricken, insgesamt: 35 Schüler; Anzahl der Vollbl.: 28; der Bl. mit Sehrest: 54; der Sehschwachen: 71; insgesamt: 306 Schüler.

Institute für sehschwache Kinder: 1. Lublin: Peństwowy Zaklad Wychowawczy dla Dzieci Niedowidzacych, staatliche Erziehungsanstalt für sehschwache Kinder mit Internat, gegr. 1947, Grundschule: 132 Kinder. Die Schule betreut ihre Absolventen während der weiteren Fachausbildung in einer Invalidenfachschule für Sehende in Lublin. Richtung – mechanisches Stricken. Ca. 100 Absolventen der vorstehenden Ausbildungseinrichtung werden geschult. 2. Lódź: Państwowy Zaklad dla Dzieci Niedowidzacych, staatliche Anstalt für sehschwache Kinder mit Internat, gegr. 1955, ehemalige Bl.-Anstalt gegr. von der „Rundfunk Familie" in Lódź 1931; Grundschule: 106 Kinder. 3. Warszawa (Warschau): Zaklad Wychowawczy dla Dzieci Niedowidzacych, Erziehungs-Anstalt für sehschwache Kinder, 1950 als Schule, 1960 als Bl.-Anstalt mit Internat gegr.; Grundschule: 155 Kinder; Kindergarten: 9 Kinder.

Rehabilitationszentren: 1. Bydgoszcz: Krajowe Centrum Ksztalcenia Niewidomych, Landeszentrum für die Ausbildung der Bl., 1955 gegr. Einjähriger Kurs zur Berufsvorbereitung für Sehgeschädigte der I. und II. Invalidengruppe. Alter der Umschüler 17–40 Jahre. Schulungseinrichtungen: Montage von Metallteilen, Elektromontage, Bürstenbinden, Bedienung von Pressen, mechanisches Stricken nach dem jeweiligen Bedürfnis der Arbeitsgenossenschaften. Hier werden auch Taubbl. geschult; zweijährige Fachschulung für Absolventen der Grundschule, auch für geistig Behinderte leichten Grades. Alter 17 Jahre, I. und II. Invalidengruppe. Richtungen: Elektromontage und Bürstenbinden; mittleres Berufsstudium für Berufstätige, Richtung: allgemeine Mechanik, Plätze für insgesamt 108 Schüler vorhanden.
2. Chorzów: Zaklad Rehabilitacji i Szkolenia Invalidów Wzrokowycl, Rehabilitations- und Schulungs-Anstalt für Sehgeschädigte, auch Seh- und Geistigbehinderte leichten Grades. Mit Internat, im Jahre 1966 gegr. Grund-Berufs- und Sozial-Rehabilitation für Sehgeschädigte der I. und II. Invalidengruppe im Alter von 16–50 Jahren. Umschüler von ganz P. werden unterrichtet. Einjährige Unterrichts-Richtungen: Metallbearbeitung und Bürstenbinden. Plätze für 52 Umschüler.
3. Kraków: Ośrodek Szkolenica Zawodowego dla Niewidomych (Berufsausbildungszentrum für Bl.), von Kapitän Jan → Silhan und Frau Maria Urban 1953 gegr. Im Rahmen des Zentrums werden folgende Schulrichtungen angeboten: medizinisches Studium für Abiturienten; einjähriger Unterricht, Alter der Umschüler 18–40 Jahre; zweijährige Schulung für Absolventen der Lyzeums-Klasse oder der Fachschulen, Alter 20–40 Jahre, mit Internat, Plätze für 85 Studenten.

Soziale Vergünstigungen: Die Bl. in P. genießen eine Reihe von finanziellen Vergünstigungen. Dazu gehören: Befreiung von der Lohnsteuer; freie Bahnfahrt für die Begleitung; kostenlose Heilbehandlung für die Bl. und ihre nächsten Angehörigen; freie Fahrt in allen städtischen Verkehrsmitteln; Befrei-

ung von Rundfunkgebühren; Kriegsbl. bekommen außer einer kostenlosen Fahrt für die Begleitung eine 50%ige Fahrkartenermäßigung; Erwerb von Sachhilfsmitteln zu Niedrigstpreisen, wie: Schreibmaschinen, Uhren, Führhunde, Tonbandgeräte, Thermometer usw.; verschiedene Vorrechte für bl. Bauern, die ihnen von den Volksräten zuerkannt wurden, z.B. völliger oder teilweiser Erlaß von der Verpflichtung zu landwirtschaftlichen Abgaben, Befreiung von der Gemeindepflichtarbeit u.ä.
Adressen: Zwiazek Spoldzielni Niewidomych (dt.: Verband der Blindengenossenschaften), Konwiktorska-Str. 9, 00-216 Warschau; Polski Zwiazek Niewidomych (dt.: Polnischer Blindenverband), Konwiktorska 9, 00-216 Warschau.
Persönlichkeiten: → Bukowiecki, → Czacka, → Falkowski, → Gepner, → Grzegorzewska, → Paplonski, → Silhan.

Poliglotte Revue Fischetti → Italien

Po Lina (Polina Gorenstein), *1899 in Ekaterinoslav (jetzt Dnepropetrovsk), †1948. Im Alter von 35 Jahren erbl. Seit 1913 studierte sie an verschiedenen Tanzschulen und seit 1920 auch an der Fakultät für Bildhauerei. Im Jahre 1924, nach der Beendigung ihres Studiums am Choreographischen Institut, begann ihre Karriere als Tänzerin, die 1934 durch die Erbl. unterbrochen wurde. P. begann zu modellieren, und bald nahm sie mit großem Erfolg an der Skulpturenausstellung in Moskau teil. Im Jahre 1946 wurden ihre Werke in einer eigenen Ausstellung gezeigt.
Lit.: „Vystavki sovětskogo izobrazite l'nogo iskustva", 1965 (dt.: Ausstellungen der sowjetischen darstellenden Kunst); „Sovětskij chudožnik" (dt.: Sowjetischer Künstler), Moskau 1967.

Polski Zwiazek Niewidomych Polnischer Blindenverband → Polen

Pomper, Albert, *1862, Lehrer am Bl.-Inst. in Amsterdam, in früher Jugend erbl., mehrjähriges Studium der Mathematik und Musikausbildung. Zuerst eine Stellung als Organist an der Kirche der Wallonen, dann Lehrer. M.

Pontanus, Peter, oder du Pont de Bruges, Anf. 16. Jh. Als Kind erbl. Er war ein aufgeklärter, doch religiöser Philosoph, schrieb Abhandlungen über Kunst und Rhetorik und rezitierte Gedichte und Prosa. M.

Pontrjagin, Leo, *21.8.1908 in Moskau. Im Alter von 14 Jahren erbl. Ein berühmter sowjetischer Mathematiker. P. erzielte Fortschritte vorwiegend auf dem Gebiet der Managementtheorie und der EDV.
Werke: „Uspéchi matematičeskich nauk" (dt.: Erfolge in der Mathematiklehre), Moskau 1959; „Matematičeskaja teoria optimalnych processov" (dt.: Mathematische Theorie der Optimalprozesse), Moskau 1969; „Obyknovennye differencialnye uravněnija" (dt.: Einfache Differenzialgleichungen), Moskau 1970.

Portugal, Portugiesische Republik (República Portuguesa). *Fläche:* 92.082 km^2. *Einwohner:* 10.364.000.
Blindheitsdefinition: Im allgemeinen hält man sich an die international anerkannte, vom Weltrat (→ WBU) für die Bl.-Wohlfahrt formulierte Definition.
Blindheitsursachen: Infektionskrankheiten 10%, Verletzungen 5%, Vergiftungen 3%, erbliche Ursachen 14%, Krankheiten 16%, 52% unbekannte Ursachen. Nach einer Zählung von 1960 beträgt die Zahl der Bl. in P. 8.225 (3.984 Männer, 4.241 Frauen). Nach Altersgruppen verteilt ergibt sich folgendes Bild: unter 15 Jahren 7,6%, zwischen 15 und 50 Jahren 26,1%, über 50 Jahre 66,3%.
Geschichte: Alle Bl.-Schulen und Einrichtungen wurden erst im 20. Jahrhundert gegründet, bis auf Bl.-Asyle, die auf Initiative von Wohltätigkeitseinrichtungen zurückgingen. Die Situation hat sich gebessert, als 1895 Dr. → Mascaró in Lissabon eine kleine Flugschrift, die sich mit den Bl. beschäftigt, herausgab. Daraufhin wurde von der Regierung eine Kommission gebildet, die Vorschläge zur Lösung der Probleme der Bl. erarbeiten sollte.
Blindenbildungswesen: Jetzt bestehen fünf private Bl.-Schulen, in denen nach den Lehrplänen der Regelschulen unterrichtet wird. Die Schüler, die hier ihre Gymnasialausbildung absolvieren, legen die Abschlußprüfung an öffentlichen Schulen ab. Einige Schüler und Studenten besuchen höhere Schulen und Universitäten für Sehende. Besondere Berufs-, Berufsfach- und höhere Fachschulen für Bl. gibt es nicht. Es gibt drei Rehabilitationszentren für Bl., in denen Umschulungsmöglichkeiten für Industrie-, kaufmännische und andere Berufe gegeben sind. Außer der Berufsausbildung werden Orientierungs- und Mobilitäts-Training, Schreibmaschinenschreiben, Punktschrift und Kurse im Handwerk angeboten. Für mehfachbehinderte Bl. bestehen keine besonderen Bildungsstätten.
Blindenlehrerausbildung: Bl.-Lehrer, sehende und bl. Lehrer, erhalten ihre Sonder-

ausbildung an den Bl.-Schulen, an denen sie unterrichten. Fachlehrer sind vor allem an der Bl.-Schule in Porto tätig. Handwerksmeister sind eingesetzt in den Rehabilitationsstätten und an der Schule in Porto.

Blindenberufe: Die meisten Bl. sind als Handwerker beschäftigt, einzelne in der Landwirtschaft, in den mittleren Berufsgruppen (Büro, Verwaltung, Masseure, Klavierstimmer). In den gehobenen und höheren Berufen gibt es Juristen, Philologen, Sozialarbeiter, Bibliothekare, Musiker, Kaufleute, Leiter von Institutionen und Organisationen.

Punktschriftdruckereien und -büchereien: Es gibt zwei Punktschriftdruckereien, eine in Lissabon, „Centro de Producao de Material", und eine in Porto, „Centro Professor Albuquerque e Castro". Bl.-Büchereien gibt es in Lissabon und an den Bl.-Schulen. An Zeitschriften erscheinen in Punktschrift monatlich die „Poliedro" und im Schwarzdruck jährlich die Veröffentlichung „Auf dem Wege zur sozialen Eingliederung der Bl.". An Bl.-Hilfsmitteln werden Punktschrifttafeln, Rechenwürfel, Bl.-Prägemaschinen und -Druckpressen hergestellt.

Blindenvereine: Drei Bl.-Selbsthilfeorganisationen, davon zwei in Lissabon und eine in Porto, bemühen sich um die soziale Besserstellung der Bl. Das Ministerium für Wohlfahrt und Gesundheitswesen nimmt sich durch die Abteilungen für Behinderte und Jugend der Bl. des Landes an. Dazu kommt eine Reihe von Fürsorgeorganisationen, die den Bl. auf wirtschaftlichem, sozialem und schulischem Gebiet helfen.

Recht: Die Bl. P. haben die gleichen Rechte und Pflichten wie die sehenden Mitbürger. Ihnen stehen die Vergünstigungen der allgemeinen Sozialgesetzgebung zu. Eine Arbeitsschutzgesetzgebung besteht nicht, da Blindheit kein Hinderungsgrund ist, eine Arbeit aufzunehmen, die von Bl. ausgeübt werden kann. Im Rahmen der Sozial- und Fürsorgegesetzgebung werden Bl. bevorzugt in Alters- und Erholungsheime aufgenommen.

Adressen: Associacao de Cegos „Luiz Braille", Rua de Sao Jose 861, 1100 Lissabon 2; Instituto de Cegos de S. Manuel, Rua do Rosario 234, Porto 1.

Persönlichkeiten: Jose de → Albuquerque e Castro; Camillo → Castello-Branco.

Postler, Martha, Schwester. Wurde am 4.10.1896 in Hildesheim feierlich zur Übernahme eines Asyls für bl. Chinesenmädchen abgeordnet. *M.*

Pougens, de, 18. Jh., Frankreich. Bl. Gelehrter und Buchhändler in Paris im 18. Jh. Verfasser eines großen und geschätzten französischen Wörterbuches. → Baczko erwähnte ihn in seinen „Nachrichten von einigen merkwürdigen Blinden". *B.*

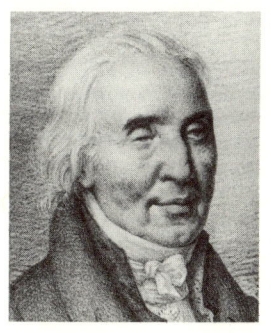

de Pougens

Preece, Henry Charles, *1867 in Yazor, England, †17.9.1937. P. trat 1886 eine Stelle als Beamter im „India Office" an, danach wurde er Dozent am King College in London. Nach seiner Erbl. im Jahre 1907 bekam er eine Anstellung als Kassenwart in der → „British and Foreign Association" (BFBA). P. hat später die Filialen der BFBA und die „Greater London Charitas" ins Leben gerufen. *W.*

Prescot, Harry Shoobridge, * um 1850 in der Grafschaft Kent/England, †in Neuseeland. P. verlor in seiner Jugend bei einem Arbeitsunfall ein Auge. Danach wanderte er nach Amerika aus, weil er sich dort bessere Existenzmöglichkeiten erhoffte. Er verließ die Vereinigten Staaten allerdings schon nach kurzer Zeit wieder, um nach Neuseeland auszuwandern. Dort erbl. er vollständig. Er erlernte die Reliefschrift, fand aber zunächst keine Arbeitsmöglichkeiten, bis er auf die Idee kam, Vorlesedienste für bl. Kinder durchzuführen. Um sich ein größeres Arbeitsfeld zu schaffen, ging er nach Sydney, wo er neun Jahre als Bl.-Lehrer tätig war, bis er mit seiner Frau ein Bl.-Asyl einrichtete. Dieses Asyl beschränkte sich nicht nur auf die Unterrichtung bl. Kinder, sondern bemühte sich auch, die Kinder psychologisch und finanziell zu unterstützen und zu betreuen. *M.*

Prescott, William, *1796 in Boston, †1859 in Boston. Im Alter von 18 Jahren verlor er ein Auge, im Alter von 21 Jahren vollständig erbl. Bedeutender Historiker. P.

schrieb u. a. eine Geschichte Spaniens (z. Z. der Entdeckung Amerikas) sowie die Geschichte der Eroberung Mexikos durch Ferdinand Cortez. Wegen seiner Verdienste wurde er zum korrespondierenden Mitglied der Pariser Akademie ernannt. *M.*
Lit.: Barnes: „Klios bl. Schüler", in: horus 1972/2 und 1973/3 (engl.: „Clios Blind Scholars", New Beacon 1969).

Pretoria Society for Civilian Blind
→ Südafrika

Preziosi, Luigi, Sir, Prof., *1888 in Malta, †1965. Ein hervorragender Augenarzt, entwickelte eine besondere Operationstechnik gegen Glaukom, die nach ihm benannt wurde. Er schrieb eine Anzahl Artikel in den verschiedenen europäischen Fachzeitschriften.

Price, Nathaniel (Anfang 19. Jh.). War zuerst Buchhändler. Nach der Erbl. widmete er sich der Buchbinderei und erreichte darin eine bedeutende Fertigkeit. *M.*

Principal Welfare Officer, Centru Hidma Socjali → Malta

Produktionsgenossenschaft des Blindenhandwerks Berlin → DDR

Produktionsgenossenschaft des Blindenhandwerkes „Ernst Thälmann" → DDR

Proksch, Josef, *4.8.1794 in Reichenberg in Böhmen, †20.12.1864 in Prag. Eine Überanstrengung der Augen während seiner musikalischen Schulung führte zu einer Augenerkrankung. Im Alter von 13 Jahren erbl. er vollständig. Als er aus der Bl.-Anst. entlassen wurde, unternahm er eine Konzertreise. Er zählte zu den besten Klarinettisten seiner Zeit. Nach einer Schulung bei Lopier in Berlin richtete er eine eigene Musikschule ein, die einen außergewöhnlichen Erfolg hatte. Sein Werk ist vor allem der Sakralmusik gewidmet.
Lit.: Rudolf Müller: „Josef Proksch Biographisches Denkmal aus dessen Nachlaßpapieren", Prag 1874. *M.*

Purse, Benjamin Osmond, OBE, *29.8.1874 in Salford, †31.3.1950 in Wembdon. Im Alter von 13 Jahren erbl. Als Klavierstimmer ausgebildet. Da er die Lage der

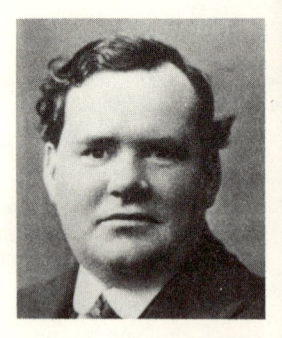

Benjamin Osmond Purse

Bl. bessern wollte, wurde er aktives Mitglied der „Ioosely-Knit National League of the Blind". Im Jahre 1898 begann er mit 60 Pfund Kapital die Herausgabe der Zeitschrift „The Blind Advocate" für o. g. Liga. P. vertrat die These, die Bl. hätten zweifellos die gleichen Rechte wie die Sehenden, aber sie müßten für ihre Rechte kämpfen. Für die Rechte der Bl. veranstaltete er mehrere Kundgebungen. Großen Einsatz widmete er dem „Blind Person Act", der 1920 tatsächlich in Kraft trat. Er schrieb zahlreiche Artikel, einen Gedichtband sowie die Abhandlungen „The Blind in Industry" und „The British Blind". *W.*

Q

Quin, Herbert, CBE, LLD, FCA, BL, Senator, *1890, †18.4.1968 in Belfast. 1927 erbl. Q. arbeitete als Buchhalter in der Firma seines Vaters. 1945 wurde er ins irische Parlament und 1950 in den britischen Senat gewählt. Auch im Bl.-Wesen von Irland war er aktiv. Er setzte sich für die Beschäftigung und Integration der Bl. ein. *W.*

R

Raditsch, Stjepan, *1871 in Agram (Jugoslawien), †1927. Stark sehbehindert. Staatswissenschaftliches Studium in Paris und Prag. R. beschäftigte sich neben seinem Studium eingehend mit Politik. 1903 gründete er die Zeitschrift „Das Heim", in der er scharfe Kritik an den staatlichen und politischen Verhältnissen der Donaumonarchie übte. 1919 bildete sich unter seiner Führung der „Kroatische Block" gegen Serbien. 1927 starb er an den Folgen eines Attentates, das ein Abgeordneter während einer Sitzung in der jugoslawischen Kammer auf ihn verübt hatte.
Werke u. a: „Die Slawen und die Kolonisation".
Lit.: Beiträge, 1943/4, S. 141–143.

Ragnhild, Kaata, *23.6.1873 in Norwegen. Im Alter von drei Jahren verlor sie ihr Augenlicht und ihr Gehör. 1888 kam R. in das Hamar-Inst. für Taubstumme. Sie bewies ihre außerordentliche Begabung durch das rasche Erlernen von Lesen, Schreiben und Handarbeiten. Einige ihrer Gewebe erhielten bei einer überregionalen Ausstellung eine Medaille.
Lit.: Mentor, April 1891 und März 1894.   *M.*

Ranger, Alfred Washington, Sir, DCL, *9.3.1848 in Brislington, †13.2.1929. Im Alter von 15 Jahren erbl. Nach Besuch des Worcester College arbeitete R. erfolgreich als hoher Beamter, bis er sich mit seiner Firma Ranger, Burtun und Frost selbständig machte. R. interessierte sich sehr für Erziehungs- und Bildungsmethoden. Seine Idee war es, die Bl. mit dem Verstand und nicht mit den Händen arbeiten zu lassen. Seinen Wunsch, ein neues Gebäude für das → „Worcestershire College for the Blind" zu bauen, verwirklichte er mit der finanziellen Hilfe von Miss Eliza Warrington. Als Vorsitzender der → „British and Foreign Blind Association" arbeitete er erfolgreich mit Sir Arthur → Pearson zusammen. 1918 wurde er in den Adelsstand erhoben.   *W.*

Ravelius, Joseph, †1791. Als Bl. arbeitete er an den Wochentagen in den Kohlengruben und verteilte den größten Teil seines Erwerbes an den Sonntagen unter seinen Zuhörern, denen er als Methodistenpfarrer predigte. Er war in England unter dem Namen „Höhlenprediger" bekannt. Er starb in einem Bergwerk in Staffordshire.   *B.*

Raverat, Georges, *1888 in Frankreich, †1970. Typhlophilist und Journalist. R. machte sich verdient durch die Veröffentlichung von Werken auf dem Gebiet der Typhlophilie und der Bl.-Schrift. Gründer des französischen Komitees der Hörbücher für Bl. und Gründungsmitglied des → WCWB.
Lit.: LB Nr. 133, 1970.

Rehabiliation Services Administration, Office for the Blind and Visually Handicapped (Washington), Beratungsdienst für staatliche Einrichtungen der Bl.-Fürsorge. Führt den „Randolph-Sheppard Act" aus, der die Veräußerung von Bl.-Waren in offenen Ständen reguliert. Betreibt Berufsunterbringungs- und Berufsberatungsprogramme, Förderung von Forschungsprogrammen, Berufsfindungsprogramme, Beratungsdienst für staatliche Einrichtungen der Bl.-Wohlfahrt. Zentralverband für Dienstleistungen auf dem Rehabilitationsgebiet mit Regionalbüros in den Bundesstaaten.

Rehabilitationseinrichtung für Sehgeschädigte der Blindenstudienanstalt Marburg (RES) → BRD V

Rehabilitationszentrum für Blinde „Dr. Salvador Allende" → DDR

Rehabilitationszentrum für Blinde „Ernst Puchmüller" → DDR

Reichsdeutscher Blindenverband → BRD VI

Reinhard, Gustav, *6.10.1822 in Dresden, †13.9.1879. Ausbildung als Lehrer, 1846 als Bl.-Lehrer an die Seite → Georgis berufen. Er hat die Bl. so unterrichtet und erzogen, daß sie nach der Entlassung aus der Bl.-Anst. selbständig und selbstbewußter handeln konnten. Nach dem Tode Georgis wurde R. zum Dir. ernannt. Er nahm auch Kontakte zum Ausland auf, z. B. war er behilflich an dem Weiterbau der russ. Bl.-Anst. Noch wichtiger waren R. Bemühungen auf dem Gebiet der Fürsorge für Bl. Der von Georgi begründete „Fonds für die Entlassenen" wuchs unter R. um mehr als das Fünffache, so daß reichlich Mittel zur Fürsorge vorhanden waren.   *M.*

Rengstl, Karl, *24.9.1842 in Wien, †25.5.1876. Von Geburt an bl. Musiklehrer und Chormeister. Im Jahre 1850 kam er in das k. u. k. Blindeninstitut in Wien. Bald erlangte R. Virtuosität im Klavier-, Violin- und Zitherspiel. „Sein Spiel war temperamentvoll und im Ausdrucke innig" (Mell). 1864

wurde er Organist bei den Lazzaristen in Wien, wo er einen Bl.-Männerchor gründete. Im Jahre 1871 wurde er zum Violinlehrer und Orchestermeister ernannt. R. war auch als Komponist tätig. *M.*

Research to Prevent Blindness (RPB), gegr. 1960. Unterstützt mehr als 40 augenärztliche Einrichtungen durch Beihilfen und Forschungshilfen in den USA. Entwicklung und Verbesserung von Instrumenten zur Verbesserung der Augenheilkunde.

Respublikanskaja Zentralnaja Biblioteka dlja Sljepych → UdSSR

Revista Braille Hispanoamericano → Spanien

Revue Braille → Europa (Geschichte des Bl.-Wesens)

Reyes, Caspar de los, 1. Hälfte des 17. Jh. Ein bl. spanischer Augustiner von Antiquera. Er zeichnete sich durch große geistige Fähigkeiten und ein außerordentliches Gedächtnis aus und leistete in Dichtung und Musik Bedeutendes. Er schrieb mehrere religiöse Werke und die „Romances de las historias antiquas". *M.*

Richard, Johann Friedrich, *7.9.1804 in Hamburg, †3.2.1886. Oberlehrer der Bl.-Anstalt in Hamburg. Im Alter von vier Jahren auf einem Auge, später infolge von Pokken gänzlich erbl. 1837 als Hilfslehrer an der Bl.-Anst. 1840 unternahm er eine Dienstreise durch Deutschland und Österreich. 1841 als Oberlehrer an der Bl.-Anst. Er war auch als Dichter tätig, z.B. schrieb er „Hieronymus Snitger", 1836, und „Klänge durch die Nacht", Hamburg 1830. *M.*

Riegg, Julius, *7.6.1851 in Obermedlingen/Bayern. Oberlehrer der Bl.-Erziehungs- und Unterrichtsanstalt in Augsburg. Zuerst arbeitete er als Lehrer an verschiedenen Schulen, bis er 1889 als Lehrer und Hausvater an die neugegr. Bl.-Anst. in Augsburg kam. *M.*

Riemer, Friedrich Wilhelm, *12.5.1834 bei Großenhain in Sachsen. Oberlehrer der königlichen Blindenanstalt in Dresden. 1862 wurde R. zur Leitung der neugegr. Bl.-Vorschule in Hubertusburg berufen. Sie war weltweit die erste Institution ihrer Art. Weiter wirkte R. an der Ausarbeitung der Lehrbücher für die deutschen Bl.-Schulen mit, da er auch zum Obmann der Lehrbuchkommission gewählt worden war. 1883 trat er eine Lehrstelle an der Dresdener Hauptschule an. R. hat sich um das Bl.-Wesen in Deutschland, besonders um die Verbreitung der Punktschrift, verdient gemacht. *M.*

Rigola, Rinaldo, *2.2.1868 in Biella, †10.1.1954 in Mailand. Mit 17 Jahren verlor er aufgrund eines Arbeitsunfalles ein Auge und erbl. vollständig 1903. Mitglied der italienischen Arbeiterpartei seit 1886, anschließend Mitglied der sozialistischen Partei seit 1893. Nach Denunziation mußte er nach Frankreich fliehen, wo er zum Abgeordneten gewählt wurde und aufgrund seiner Immunität zurückkehren konnte. 1906 wurde R. Generalsekretär der neugegr. „Confederazione generale del Lavoro CGdL". Nach der Auflösung des CGdL 1926 gründete er die Zeitschrift „Problemi del Lavoro", die bis 1940 erschien. Im gleichen Jahr zog sich R. aus dem öffentlichen und politischen Leben zurück.

Werke u.a.: „Contadini, operai e impiegati nell'immediato dopoguerra", Mailand 1917; „Manualetto di tecnica sindacale", Florenz 1922; „Il movimento operaio nel Biellese", Bari 1930; „Problemi del lavoro", Mailand 1927–1940.

Lit.: Cartiglia: „Rinaldo Rigola e il sindacalismo riformista in Italia", Mailand 1976; Pepe: „Storia della CGdL dalla fondazione alle guerra di Libia", Bari 1982; ders.: „Storia della CGdL dalla guerra di Libia all'intervento", Bari 1981; Arfé: „Storia del socialismo italiano", Turin 1965.

Rinke, Bruggen van, *1848 in Holland. Von Geburt an bl. Im Jahre 1856 kam er in ein Bl.-Institut. Dort wurde er zum Musiker ausgebildet und wirkte danach als Organist der Martinikirche in Groningen. Sein reges kompositorisches Schaffen umfaßte hauptsächlich Werke für die Orgel. *M.*

Risius, Heinrich von Wertheim, *1531 in Frankfurt, †1609. R. war Prof. für Griechisch und setzte trotz völliger Erbl. die Vorlesungen fort.

Robertson, William Tindale, Sir *1825 in Grantham, † in Brighton. Er studierte Medizin und trat 1846 als Arzt in das Middlesex Hospital in London ein. 1873 wurde er Mitglied des kgl. Ärzte-Kollegiums in England, 1876 Stadtrat in Brighton. 1886 wurde er ins Parlament gewählt. Durch eine Krankheit erbl. R. in seinen besten Jahren. Er setzte jedoch seine Tätigkeit fort und leistete einen großen Beitrag zur Organisation des Bl.-Wesens in Großbritannien. *M.*

Roden, von, Pfarrer in Stedendorf/Hannover. → Baczko erwähnt ihn in den „Nachrichten von einigen merkwürdigen Blinden" und fügt hinzu, daß er den Schwarzen Star bekam, „aber seine vortreffliche Frau erleichterte sein Schicksal und er verrichtete noch 30 Jahre lang sein Amt ohne Anstoß für seine Gemeinde". *B.*

Rodenbach, Alexander von, *28.9.1786 in Roulers, †17.8.1869 in Rumbetre. Belg. Politiker. Im Alter von elf Jahren erbl. R. Er wurde Schüler V. → Haüys'. Er arbeitete erfolgreich in der Industrie und im Handel. Bei den politischen Ereignissen von 1830 hatte er als Redakteur der weitverbreiteten Zeitschrift „Le Catholique des Pays-Bas" großen Einfluß. 1831 zum Abgeordneten von Roulers in die belg. Kammer gewählt. Er war der einzige bl. Politiker seiner Zeit, der eine solch hohe Stellung errungen hatte. Er war an der Gründung einer Anst. für Taubstumme und Bl. beteiligt. (→ Frankreich, → Belgien)
Werke u. a.: „Lettre sur les aveugles", Brüssel 1828; „Coup d'oeil d'un aveugle sur les sourds-muets", Brüssel 1829; „Les aveugles et les sourds-muets", 2. Aufl., Tournai 1855. *M.*
Lit.: Umschau des europäischen Blindenwesens, 1977/2.

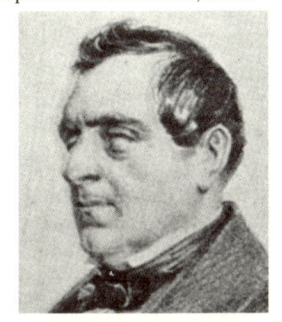

Alexander von Rodenbach

Roesner, Carl Friedrich, *9.9.1830 in Sophiental, †27.12.1882 in Berlin. 1858 als Lehrer an die königliche Blinden-Anstalt in Berlin. R. war der erste, der, nachdem er eine Lesefibel in glattem Relief gedruckt hatte, 1865 ein Lehrbuch für die Bl. herausgab. Abhandlungen: „Grundzüge des Bl.-Leseunterrichts", „Die Welt des Bl." (1866), „Die Bildung der Hand des Bl. durch Tastsinn und Muskelsinn, Formenunterricht und mathematisches Zeichnen" (1874). 1872 wurde R. zum Direktor der Bl.-Anst. ernannt und mit deren Reorganisation betraut. Deswegen machte er 1874 und 1875 Instruktionsreisen, 1877 wurde das neue Anstaltsgebäude eingeweiht. *M.*

Roggen, Bernhard, *5.3.1825 in Bergen/Norwegen, †1867. Studierte zuerst Theologie, später Ästhetik und Literatur. Danach Lehrer an der Mädchenschule in Christiania. 1860 bereiste er verschiedene Bl.-Schulen, 1861 bekam er eine Stelle in der neuerrichteten Bl.-Anst. in Christiania. Er schrieb mehrere Schriften, in denen er für das Wohl der Bl. eintrat. *M.*

Rohden, Elise, *1.1.1875 in Bayern. Von 1883–96 am kgl. Bl.-Institut in München, danach studierte sie Musik. Ab 1896 Musiklehrerin in der Bl.-Anst. Ursberg-Pfaffenhausen. *M.*

Rohnke, Ernst David, *14.6.1850 in Katschkau/Schlesien, †22.5.1882 in Bromberg. Inspektor der Provinzial-Blinden-Anstalt in Bromberg. Infolge Überanstrengung erkrankte R. auf einem Auge, was zu seiner Sehbehinderung führte. *M.*

Rolli, Dominicus, *1685 in Rom, †13.9.1751 ebd. Im fünften Lebensjahr erbl. Befaßte sich mit den Naturwissenschaften. Um das Jahr 1710 war sein Ruf in Italien verbreitet. R. dichtete auch und verfaßte mehrere Abhandlungen. → Baczko berichtet in seinen „Nachrichten von einigen merkwürdigen Blinden" folgendes: „... legte sich auf die Wissenschaften, hatte Anlagen zur Dichtkunst; erwarb sich in der Arzneiwissenschaft, vorzüglich aber in der höheren Mathematik wichtige Kenntnisse; erfand auch verschiedene Werkzeuge, wodurch er den Abgang des Gesichts ersetzte. Verschiedene seiner Gedichte und ein Trauerspiel Porsenna, sind zu Rom gedruckt." *M., B.*

Romagnoli, Augusto, *19.7.1879 in Bologna, †18.3.1946 in Rom. Einschulung im Inst. der Bl.-Schule in Bologna, Besuch des Lyzeums Galvani, Schüler von Carducci, Promotion in Philosophie und Literatur 1904. Das Thema seiner Promotionsarbeit: „Introduzione alla educazione dei chiechi" (Einführung in die Bl.-Pädagogik); bei Zanichelli 1906 veröffentlicht. Erhielt 1908 den Lehrstuhl für Philosophie im Lyzeum Pellgrino Rossi von Massa, von da 1911 nach Rieti. Er wurde von der Königin Margherita beauftragt, im Bl.-Hospiz von Rom seine Methode zu entwickeln. Heiratete 1917 die Kollegin Elena Coletta. 1916 bis 1920 leitete er das Heim der Kriegsbl. in Rom, kehrte auf den Lehrstuhl der Philosophie in Rom zurück. Präsident der „Pro Cultura", Vereinigung der Bl.-Lehrer und Mitglied des Exekutivkomitees der → „Unione Italiana dei Ciechi". 1922 vom Ministerium beauftragt, neue Wege der Sondererziehung zu finden, wurde er Direktor der „Scuola di Metodo per gli Educatori dei Ciechi". Nahm an internationalen Kongressen 1929 in Wien, 1931 in New York teil.
Werke: „Ragazzi ciechi", Bologna 1924; „Pagine vissute, di un educatore cieco", Florenz 1944. Bibliog. u. a. O. Poggiolini, „Corpi e ombre", Florenz 1933.

Romiglacus, 16. Jh., Frankreich. Von Geburt an bl. Hervorragender Grammatiker, Philosoph und ausgezeichneter Kanzelredner. *M.*

Roques, Isaac, geb. in Montauban, † 9.3.1837. Französischer Dichter, zunächst Autodidakt, später in das Pariser Bl.-Inst. aufgenommen. Noch vor seinem Eintritt in das Inst. hatte er eine erhabene Schrift entwickelt. Er war als Dichter, Journalist und Übersetzer tätig. R. war reich und stiftete einen Preis für eine Arbeit zum Thema der Verbesserung des Loses der Bl. Dieser Preis wurde Eugenie → Niboyet, deren Werk von → Knie (Breslau 1839) ins Deutsche übersetzt wurde, verliehen. *M.*

Rotter, Leopoldine, *30.10.1874 in Wien. Im Alter von vier Jahren erbl. Sie wurde ins Blinden-Institut in Wien aufgenommen, wo sie große Fortschritte im Unterricht, besonders in der Musikausbildung, machte. Danach besuchte sie einen Kindergärtnerinnenkurs, den sie als beste unter 40 sehenden Kandidatinnen abschloß. 1896 wurde sie aufgrund der erlangten, staatl. anerkannten Befähigung zur Kindergärtnerin am Blindenerziehungsinstitut in Wien ernannt. *M.*

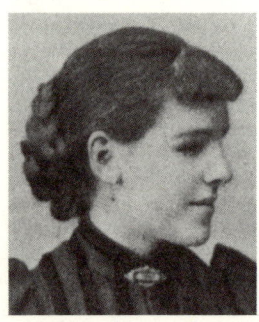

Leopoldine Rotter

Rowland, William Peter, *1940 in Cape Town (Südafrika). Im Alter von fünf Jahren erbl. R. besuchte die „Worcester School for the Blind" in Cape Province, danach studierte er an der „University of South Africa". Zwischen 1962 und 1966 arbeitete er als Physiotherapeut, ab 1966 als Public Relations Officer für den → „South African Council for the Blind" (SANCB), dessen Vorsitzender er 1976 wurde. Er setzte sich für die Bl.-Integration und für die Beschaffung neuer Arbeitsplätze für Bl., z.B. im EDV-Bereich, ein. Auf letzterem Gebiet konnte er Erfolge nachweisen. Er ist Herausgeber des offiziellen Blattes des SANCB. Auch an der Gründung der „Eye Bank Foundation of SA", „The Public Relations Institute of SA" u.a. ist er beteiligt.

Royal Commonwealth Society for the Blind (RCSB). Die RCSB wurde 1950 von Sir John → Wilson gegr. Sie steht unter der Schirmherrschaft der englischen Königin. Ihre Präsidentin ist Prinzessin Alexandra, Wilson ist Vize-Präsident. Die Gesellschaft nimmt sich der Unterstützung des Bl.-Wesens in den ehemaligen englischen Kolonien an. Sie leistet Hilfe sowohl auf dem Gebiet der Prävention von Blindheit als auch auf dem Felde der pädagogischen Arbeit. Im Jahre 1984/85 stellte sich die Tätigkeit der RCSB wie folgt dar: In Afrika wurde nach vierjähriger Vorbereitungszeit ein Berater für die Durchführung präventiver augenmedizinischer Maßnahmen ernannt: Dr. Randolph → Whitfield (Operation Eyesight Universal – OEU). Die RCSB hat die Führungsrolle auf allen Gebieten des Bl.-Wesens der jeweiligen Länder übernommen. Ein Fünfjahresprogramm (1984–1988) sieht die Entwicklung von Projekten zur Prävention und Augenbehandlung vor. Daneben wurde die Zahl der mobilen Augenkliniken (Mobile Eye Units – MEU) von 39 auf 42 erhöht. Diese MEUs operieren in 11 Ländern: Kenia, Tansania, Uganda, Sambia, Simbabwe, Botswana, Swaziland, Lesotho, Ghana, Sierra Leone und Malawi. Die Zahl der untersuchten und behandelten Augenpatienten erhöhte sich um 107 % (356.000 bzw. 242.000). Verhütungsmaßnahmen, die im Rahmen dieses Projektes ergriffen wurden, erhöhten sich um 39 % auf 4.450. Die MEUs haben in der Regel ihren Stützpunkt in einer Distriktsklinik und sind mit besonderem ärztlichen Hilfspersonal ausgestattet. Während ihrer medizinischen Safaris führen sie Behandlungen und auch kleinere Eingriffe durch, überlassen die größeren Eingriffe jedoch dem ärztlichen Personal. Öffentlicher Augenhygieneunterricht ist ein wichtiger Teil der Arbeit der MEUs geworden. Die Grundkenntnisse der Augenhygiene und der Verhütung werden durch Einsatz optischer Mittel sowie durch Textmaterial in den einheimischen Sprachen den Sozialarbeitern auf kommunaler und lokaler Ebene angeboten. Die Arbeit gab weiterhin Anstoß zur überregionalen Zusammenarbeit in den betreffenden Staaten, so z.B. zwischen der Vereinigung der „East African Society for the Blind" mit den nationalen Komitees zur Blindheitsverhütung in Kenia und Tansania. Ziel der Arbeit ist es, Augenhygiene und

Augenmedizin in die Gesundheitspläne der staatlichen Programme einzuarbeiten und eine Brücke zwischen den Gemeinden über die Distriktkliniken zu schaffen. In Südasien hat die RCSB im Zeitraum 1984/85 in Zusammenarbeit mit lokalen und nationalen Einrichtungen 3.011 Eye Camps durchgeführt und dabei 1.600.000 Patienten behandelt. 206.000 Augenoperationen wurden durchgeführt. In Bangladesch ist die Zahl der Eye Camps seit 1981 von 211 auf 400 gestiegen. Die Zahl der erfolgreichen Augenoperationen stieg von 25.000 auf 42.000 pro Jahr. Zentrum dieser Aktivitäten ist das Klinikum in Chittagong, wo Ärzte und augenärztliches Personal ausgebildet werden. In Indien werden die Eye Camps noch eine wichtige Rolle bis zum Ende des Jahrtausends spielen, doch wird mehr Gewicht auf die Gründung und den Ausbau von festen Augenhospitälern gelegt. Zur Bekämpfung der Vitamin-A-Mangelerscheinungen hat die RCSB 1984 21 neue Projekte begonnen, nachdem bis zu diesem Zeitpunkt in Südasien bereits 7 solcher Projekte vorhanden waren. 1985 wurden 40.000 Vorschüler in 250 asiatischen Dörfern betreut. Nach der Bhopal-Katastrophe in Indien hatte die RCSB schnell die ersten Hilfsmaßnahmen eingeleitet und 1.500 Verletzte behandelt. Hinsichtlich der Bl.-Bildung versucht die RCSB die nationalen Erziehungsministerien dazu zu bewegen, mehr bl. Kinder in integrierte Beschulung aufzunehmen. Gegenwärtig ist das Verhältnis 1:20 bezüglich der Chancen bl. Kinder auf Grundschulausbildung. Zusätzlich wurden im Jahre 1984 bereits 700 „school kits" verteilt; dabei handelt es sich um einen Kasten mit den wichtigsten Hilfsmitteln für Lesen und Schreiben von Punktschrift. Hierbei arbeitet die RCSB mit der → CBM intensiv zusammen. In Zusammenarbeit mit der „Canadian International Development Agency" (CIDA) werden Studenten der Sekundarschulen mit sog. „secondary education kits" ausgestattet. Hierbei handelt es sich um ein Ensemble von Perkins-Punktschriftmaschine, Schreibmaschine mit Bl.-Einrichtung, einem Kassettenrekorder und 10 Kassetten. Diese kits werden in Afrika, Asien und dem karibischen Raum verteilt. Für die Gruppe der Sehbehinderten hat RCSB damit begonnen, Großdruckbücher an Schulen mit Hilfe der Ranfurly Library zu verteilen. Als Ergebnis der Bemühungen von RCSB hat das „Kenyatta University College" in Nairobi eine Sonderabteilung für Punktschriftbücher und eine Punktschriftbücherei gestiftet. Auch für die Lehrerausbildung werden Programme sowohl in den Ländern der Dritten Welt als auch in Großbritannien durchgeführt.
Adresse: The Royal Commonwealth Society for the Blind, Commonwealth House, Heath Road, Haywards Heath, West Sussex RH16 3AZ.

Royal National Institute for the Blind – RNIB → Großbritannien, → Europa (Geschichte des Bl.-Wesens)

Royal Normal College and Academy of Music for the Blind → Europa (Geschichte des Bl.-Wesens), → Armitage

Royal Victorian Institute for the Blind → Australien

Royer, Yvonne, *24.4.1917 in Perlé/Luxemburg, †10.9.1981. R. erbl. im Alter von zehn Jahren zuerst auf einem Auge. Ihre vollständige Erbl. trat dann im Jahre 1958 ein. Sie besuchte zuerst die Volksschule. Danach war sie bis zu ihrer Verehelichung mit Aloyse Herrmann im elterlichen Haushalt tätig. Sie war Gründungsmitglied und erste Präsidentin des Verbandes der luxemburgischen Bl.-Selbsthilfe und hatte dieses Amt bis zu ihrer schweren Erkrankung im Jahre 1968 inne. R. war eine der Leitfiguren in der Entwicklung der luxemburgischen Bl.-Selbsthilfe. Ihre Verdienste wurden 1980 durch Verleihung der Goldmedaille der „Luxemburger Blindenvereinigung" gewürdigt. (→ Luxemburg) *Léon Schuller*

Rumänien, Sozialistische Republik (Republica Socialista Rômania). *Fläche:* 237.500 km^2. *Einwohner:* 22.910.000.

Allgemeines, Statistik: Als bl. werden die Personen angesehen, deren Sehvermögen 0,08 am besseren Auge nicht übersteigt. Als Blindheitsursachen werden vor allem Glaukom, Trauma, Infektionskrankheiten, Grauer und Grüner Star sowie Arbeits- und Verkehrsunfälle angegeben. Die erste Statistik der Bl. in R. wurde im Jahre 1860 aufgestellt. Zu jener Zeit befanden sich in Muntenia 7.550 Bl. bei einer Bevölkerung von 2,5 Mill. Einwohnern. Während des WK I ist die Zahl der Bl. gesunken, da durch die Kriegszustände viele Behinderte ums Leben kamen. 1930 wurden 9.000 Bl. bei einer Gesamtbevölkerung von 17 Mill. registriert. 1964 wurden 14.320 Bl. – davon 8.073 Männer und 6.247 Frauen – registriert. Neuere Zahlen stehen nicht zur Verfügung.

Geschichte: Die Problematik des Bl.-Wesens

Rumänien

wurde im Verhältnis zu anderen europäischen Staaten sehr spät in Angriff genommen, da R. mit den innen- und außenpolitischen Schwierigkeiten bis zur Erlangung der Unabhängigkeit (1877) beschäftigt war. Es wurde zwar die Notwendigkeit der Gründung einer Bildungsanstalt erkannt, z. B. 1863 von Dr. Fatu oder 1886 von Dr. Ch. Crainieeanu, aber erst 1901 wurde eine Klasse für bl. Schüler eröffnet, und zwar unter der Leitung von I. V. → Tassu, einem ehemaligen Zögling des Nationalen Institutes für Bl. in Paris. 1906 wurde von der Königin Elisabeth die erste Bl.-Anstalt in R. gegründet, die „Vatra Luminoasa" (dt.: erleuchtender Herd). Schon nach einem Jahr wurden hier 120 Bl. unterrichtet und ausgebildet. Im selben Jahr erfand der bl. Student Teodorescu in der Anstalt eine Punktschriftdruckmaschine. 1909 entstand in Bukarest das Bl.-Asyl Königin Elisabeth und 1912 der erste Bl.-Fürsorgeverein „Oerotirea Orbilor", dessen Hauptaufgabe es war, Bl. Arbeit zu beschaffen und den Verkauf von Bl.-Waren zu steigern. 1913 gründete man auf Anregung des Professors für Augenheilkunde, Dr. G. Stanculeanu, den Verein „Amicii Orbilor si Prevenirea Orbirii" (Die Freunde der Blinden und die Verhütung der Erblindung). Der Verein gründete u. a. eine Ausbildungswerkstätte für die bl. Handwerker und eine Masseurschule, wodurch man den Bl. noch ein weiteres Arbeitsfeld eröffnete. Der Verein erreichte von der rumänischen Eisenbahnverwaltung die Erlaubnis zu freier Benutzung für die Bl. und ihre Begleiter.
Von großer Wichtigkeit für die Bl.-Fürsorge in R. war nach dem WK I die Bildung der Generaldirektion der sozialen Assistenz im Jahre 1919. 1923 gründete die Generaldirektion ein neues Bl.-Asyl in Arad, 1927 das Bl.-Asyl von Ungheni und 1921 eine medizinisch-pädagogische Schule, wo in einer 3jährigen Fachausbildung die Bl.-Lehrer geschult wurden. 1924 wurde in Cluj unter Vorsitz der Generaldirektion der sozialen Assistenz der erste Kongreß der Bl.-Lehrer R. abgehalten. 1944 ist man von den Wohltätigkeitsorganisationen und der privaten Fürsorge abgekommen, und das Problem des Bl.-Wesens wurde dem Staat übertragen. 1949 wurden die alten Bl.-Institute umgestaltet, und 1951 sind die ersten Spezial-Fachschulen gegründet worden. 1955 wurde der Bl.-Verband der Sozialistischen Republik R. gegründet, eine Massenorganisation mit einem sozialen, kulturellen und erzieherischen Charakter, die unter der Anleitung und Kontrolle des Ministeriums für Gesundheit und Sozialfürsorge steht. Der Verband besteht aus dem Zentralvorstand in Bukarest und 16 regionalen Gruppierungen. Der Hauptzweck des Verbandes ist die wirtschaftliche und soziale Integration der Sehgeschädigten. Der Verein beschäftigt Sozialarbeiter, die Hausbesuche bei Behinderten durchführen, und Funktionäre, die mit anderen sozialen und schulischen Organisationen zusammenarbeiten.
Die kulturellen Aktivitäten des Vereins bestehen aus Literatur- und Kunstwettbewerben, die wie folgt betitelt werden: „Prosa und Dichtung", „Die Freunde der Punktschriftbücher" und „Wettbewerb der Amateur-Künstlergruppen". Weiter gibt es Lesezirkel, Spielabende, Vorträge, Musikkonzerte. Außerdem werden Besuche von Theatervorstellungen, Museen und Ausstellungen sowie verschiedene Ausflüge veranstaltet. Auf der Regionalebene haben sich Sportgruppen organisiert; am beliebtesten sind die Athletik-, Kegel-, Schach- und Touristikclubs. Der Staat sichert die Finanzierung aller Aktivitäten. Er ist durch die Vereinsarbeit bemüht, Existenzaufbau und die Integration in die Gesellschaft abzusichern.
Schulen: Für die Ausbildung, Erziehung und Berufsvorbereitung der Bl. wurde ein Sonderunterricht in verschiedenen Stufen organisiert: Kindergärten und Allgemeinschulen, die vom Ministerium für Bildung und Unterrichtswesen geleitet und kontrolliert werden, weiter Berufs- und Fachschulen, die dem Arbeitsministerium untergeordnet sind. Der Absolvent einer Sonderschule einer bestimmten Lehrstufe hat dieselben Rechte wie ein sehender Absolvent einer entsprechenden Ausbildungsstufe. Nichtsehende, die Befähigungen aufweisen und ihre Ausbildung in der Hochschule weiterführen wollen, werden in jeder Hinsicht voll unterstützt. Im Rahmen des allgemeinbildenden Schulwesens gibt es 2 Kindergärten für bl. Kinder, 2 allgemeinbildende Schulen für Sehschwache, 3 allgemeinbildende Schulen für Bl., eine Mittelschule für Bl. und 2 Klassen für Mehrfachbehinderte, die an eine allgemeinbildende Bl.-Schule angeschlossen sind. Weiter gibt es 2 Berufsfachschulen für Bl. mit einer Ausbildungsdauer von 3 Jahren für Absolventen der Mittelschulen und von 5 Jahren für die Grundschulabsolventen. Eine Anzahl Bl. besucht die allgemeinen Schulen für Sehende. Bl. Studenten studieren an Universitäten und Hochschulen. Es gibt kei-

ne Rehabilitationszentren für Bl. Die Bl.-Lehrer werden seit 1961 in der Abteilung für Defektologie der Hochschule für Geschichte und Philosophie in einem 10semestrigen Studium ausgebildet.

Blindenberufe: Gegenwärtig werden die Sehgeschädigten besonders in folgenden Berufen ausgebildet und in der Produktion eingestellt: Anfertigen von Papier- und Verpackungsartikeln, Besen, Bürsten und Körbe, elektronische Bauteile und Metallvorrichtungen. Gleichzeitig arbeiten die Bl. als Telefonisten, Punktschrift-Drucker, Krankenpfleger, Musiker, Klavierstimmer und Masseure. In gehobenen Berufen gibt es bl. Lehrer, Hochschulassistenten, Leiter von Bl.-Organisationen, und -Verlagen, Musikologen, Journalisten und Juristen. Sehschwache werden zusätzlich in der Landwirtschaft beschäftigt.

Soziales: Als Kompensation der Mehrbelastungen erhalten die Bl. einige Rechte und Vorteile: höheren tariflichen Lohn; die Möglichkeit, sich schon bei voller Rente im Alter von 50 Jahren (Männer) bzw. 45 Jahren (Frauen) pensionieren zu lassen; Befreiung von Rundfunk- und Fernsehgebühren; 50 %ige Herabsetzung der Telefongrundgebühr; freie Fahrt im öffentlichen Stadtverkehr und mit der Eisenbahn. Im Rahmen der Handwerksgenossenschaften werden Genossenschaften für Bl. organisiert, die in geschützten Werkstätten arbeiten und weitere Vorrechte genießen, wie die eines Freibetrages bei der Einkommensteuer und die Herabsetzung der Miete um 50 %. Alle Hilfsgeräte werden den Sehgeschädigten vom Staat kostenlos zur Verfügung gestellt.

Zeitschriften: Zur Information der Bl. über Neuheiten aus den verschiedenen Bereichen des In- und Auslandes gibt der Bl.-Verein die Verbandszeitschrift „Viata Noua" (Das neue Leben) heraus. Weiter erscheint monatlich eine Schach- und eine Musikzeitschrift in Punktschrift. Als Hörzeitschriften erscheinen regelmäßig: „Das gesprochene Buch", „Das Hörjournal", „Die gesprochene Zeitschrift".

Adresse: Asociatia Nevazatorilor din Republica Socialista Romania, Consiliul Central, R 7000-Bucuresti(39), Str Vatra Luminoasa nr 108 bis (code 73302), Sectorul 2.

Persönlichkeiten: Dorin → Damachin, Const. → Dumitrescu, George → Halarevici.

Ruppert, Josef, *14.1.1849 in Kirchenlaibach bei Bayreuth. Kam 1866 als Hilfslehrer an das Blindeninstitut in München, wurde im Jahr 1869 3. Lehrer an dieser Anst. 1890 Oberlehrer. Er wurde zu den Bl.-Lehrer-Kongressen und zu Besuchen verschiedener Bl.-Anst. im Ausland abgeordnet. Er verfaßte auch Artikel für Bl.-Zeitschriften. *M.*

Rushton, Edward, *1755 in Liverpool. Im Alter von 19 Jahren erbl. R. schrieb Gedichte und war ein scharfer Verteidiger der Menschenrechte, weshalb er Ziel eines Mordanschlages wurde. Er gründete 1791 die erste Bl.-Schule in Liverpool. *M., W.*

Ruszczyc, Henryk, *1901, †1973, Polen. Er war in der Bl.-Anst. Laski in den Jahren 1930–1971 tätig. Hervorragender Organisator: Aufbau moderner, vielseitiger Werkstätten in Laski mit Einführung neuer Bl.-Berufe; Rehabilitation der erbl. Soldaten; Einrichtung der ersten Arbeitsgenossenschaft der Bl. in Polen; Berufskurse für erwachsene Bl., einige hundert der Lehrgangsabsolventen arbeiten in der Industrie; Kurse für Kunstgewerbe. Mitverfasser der Schulungsprogramme für Werklehre und Fachschulung. Talentierter Pädagoge. Lehrer des Personals, langjähriger Leiter des Knabeninternats.

Ružička, Antonin, *5.8.1870 in Kohoutov/Tschechoslowakei, †17.2.1931 in Prag. Im Alter von vier Jahren erbl. R. arbeitete als Musiker und Klavierstimmer, bis er 1902 einen Selbsthilfeverein für selbständige Bl. gründete, dessen Vorsitzender er bis 1931 war. Der Verein richtete eigene Werkstätten ein, in denen behinderte Korb- und Bürstenmacher arbeiteten. Auf R. Initiative hin wurde ein Bl.-Heim in Prag gebaut, und der weiße Stock wurde als offizielles Erkennungsmerkmal für Bl. eingeführt.

Rycroft, Benjamin William, Sir, OBE, MD, FRCS, *16.8.1902 in England, †29.3.1967 in Windsor. R. war ein ausgezeichneter Augenchirurg, tätig im „Queen Victoria Hospital" in Sussex. Er schrieb mehrere Werke, u. a. „Corneo Plastic Surgery". Für seine ärztliche Tätigkeit wurde er mehrmals ausgezeichnet. *W.*

S

Sacchi, Adele, *1862 in Alexandrien, †1883 in Italien. Von Geburt an bl. Sie besuchte das Mailänder Bl.-Inst., wo sie zur Klavier- und Gesangslehrerin ausgebildet wurde. Sie war zu ihrer Zeit eine bedeutende Sängerin. *M.*

Sachs, Hans, *5.11.1494 in Nürnberg, †19.1.1576 ebd. Dt. Sänger und Volksdichter. S. war Sohn eines Schneidermeisters, besuchte die Lateinschule und begann mit 15 Jahren eine Schuhmacherlehre. 1511–1516 Wanderschaft in Deutschland, Rückkehr nach Nürnberg; 1520 wurde er Meister im Meistersang. Erreichte bald Wohlstand. Stellte sich in der Frage der Reformation auf die Seite Luthers. S. Lieder waren geistlichen, historischen und politischen Themen gewidmet oder hatten schwankhafte Inhalte. Am bekanntesten ist die „Die Wittenbergisch Nachtigall" von 1523. In 85 Fastnachtspielen hatte S. die Nürnberger Tradition festgesetzt; in mehr als 100 Komödien und Tragödien dramatisierte er biblische und historische Stoffe. Unter den Fastnachtsspielen behandelt er auch Themata mit vorgeblicher oder wirklicher Blindheit, so z.B. „Der Eulenspiegel mit den Blinden" (1553). Während hier wirkliche Blindheit eine Rolle spielte, ist diese im Stück von 1554 nur vorgetäuscht. Es heißt „Der blint Messner mit dem pfarrer und seim weib". Die vorgebliche Blindheit wird von dem leichtgläubigen, untreuen Weibe geglaubt. Das Motiv ist schon in der indischen Schwankdichtung bekannt (Pantschatantra III, Kap. 16). Diese Tradition hat dann in Paris zu Auswüchsen geführt, die schließlich einen Mann wie Valentin → Haüy auf den Plan riefen.
Lit.: H. Brunner u.a.: „H. S. und Nürnberg", Nürnberg 1976; E. Catholy: „Fastnachtspiel", Stuttgart 1966; E. Geiger: „Der Meistergesang des H. S.", Bern 1956.

Sachse, Franz Adolf, Anfang 19. Jh. in Dittersbach/Sachsen. Als Kind halb und später völlig erbl. S. diktierte einen Teil seiner Lebensgeschichte. Sie wurde 1801 in Leipzig gedruckt. 1805 erschien die zweite Auflage mit dem Titel „Leben des blinden Franz Adolf Sachse in zwei Teilen mit Noten, den eigenen Kompositionen Sachses". *M.*

Sacramento Society for the Blind (California), gegr. 1954; Mobilitätskurse; Berufsrehabilitation; Sehschule, Freizeitprogramme.

Sainte Marie-Eglise, Ludwig Freiherr von, Ritter des sächs. Albrechtsordens, *22.8.1821 in Neuburg, †28.11.1899. Nach dem Besuch des Gymnasiums studierte er drei Jahre lang Theologie. Bereits katholischer Priester, trat er 1860 zum evangelischen Glauben über und widmete sich der Bl.-Erziehung. Einige Jahre wirkte er als Dir. der Blindenanstalt in Nürnberg, von wo aus er im Jahre 1863 zur Einrichtung und Leitung der „Biener'schen Blindenanstalt" nach Leipzig berufen wurde.
Lit.: Blindenfreund 1900, Jg. 20.

Sakmann, Christian, *5.9.1830 in Urnagold, †29.6.1892 in Tübingen. Leiter des → Berufsbildungswerks Nikolauspflege für bl. Kinder in Stuttgart. Zuerst Lehrer an der Taubstummen- und Blinden-Anstalt in Gmünd, 1858 als Lehrer und Hausvater der „Nikolauspflege" angestellt. Seine hervorragenden Leistungen wurden wiederholt anerkannt und von hoher Stelle belohnt. *M.*

Salah, Ahmed ben, 20. Jh., Tunesien. War Gesundheits- und Sozialminister. Seiner Unterstützung ist es zu verdanken, daß in den 50er Jahren Bl.-Inst., Rehabilitationsstätten usw. gegr. und die soziale Betreuung und systematische Eingliederung der Bl. in den Arbeitsprozeß intensiv betrieben wurden.

Salignac, de, lebte ca. 1770 in Caintonge/Frankreich. Im Alter von zwei Jahren erbl. S. wurde wegen ihrer Schönheit, Sanftmut, Lebhaftigkeit des Geistes, Schnelligkeit der Auffassung u.a. gerühmt. Sie konnte schreiben und lesen, Zither spielen, tanzen, singen, nähen usw. *M., Mo.*

Salinas, Francisco de, *1.3.1513 in Burgos, †13.1.1590 in Salamanca. Spanischer

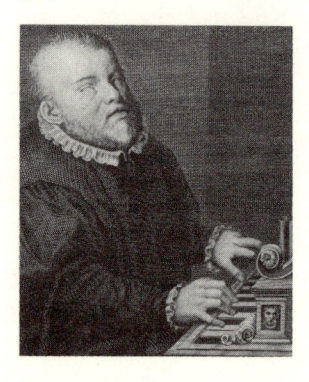

Francisco de Salinas

Organist und Musiktheoretiker, war von Kindheit an bl. Nach dem Studium der Musik und der alten Sprachen an der Univ. Salamanca ging er 1538 mit dem Kardinal Sarmiento nach Rom. 1553–58 war er Organist des Herzogs von Alba, Vizekönig von Neapel, danach Organist an den Kathedralen von Sigüenza am Henares (1559–63) und von León (1563–67) sowie 1567–87 Prof. für Musik an der Univ. Salamanca. In seinen „De musica libri septem ..." (Salamanca 1577, ²1592) führt er die Lehre von Zarlino selbständig weiter; von großem Wert ist dieses Werk auch durch die Überlieferung span. Volkslieder des 16. Jh.
Lit.: J.B. Trend: „S., a 16th Cent. Collector of Folksong", ML VIII, 1927; J.M. Barbour: „Tuning and Temperament East Lansing", Mich., 1951, ²1953.

Salta Blindenschule → Argentinien

Salvaneschi, Nino, *1886 in Pavia, †1968 in Turin. Er begann seine journalistische Laufbahn in periodischen Zeitschriften und Tageszeitungen, von welchen vor allem „La Tribuna" und „La Gazzetta del popolo" zu erwähnen sind. Er ging für einige Zeit nach Brüssel, wo er „L'Epoque nouvelle" leitete, eine Zeitschrift, die sich vor allem der italienischen Kultur widmete. Zwei Werke, „L'anima del Belgio" (1927) (Die Seele Belgiens) und „Lavoratori nostri d'Oltralpe" (1928) (Unsere Arbeiter von Oltralpe), sind das Zeugnis seines Aufenthaltes in Belgien. Mit 38 Jahren erbl. er. Nach Überwindung anfänglicher Schwierigkeiten nahm er seine journalistische Tätigkeit wieder auf. Er schrieb große Erfolgsromane, die heute fast völlig vergessen sind. Seine unerschöpfliche Begabung befähigte ihn, sich sowohl als Erzähler als auch als volkstümlicher Biograph und Conférencier zu betätigen.
Werke u.a.: „Sirenide", Mailand 1926; „Il breviario della felcità", ebd., 1927; „Il fiore della notte", ebd., 1928; „La gabbia senza canti", Turin 1929; „La cettedrale senza Dio", Mailand 1930; „Giovanna D'Arco", ebd., 1931; „L'arcobaleno sull abisso", ebd., 1932; „Consolazioni", ebd., 1933.
Lit.: F. Falbo: „Nino Salvaneschi, Saggio di estetica letteraria", Siracusa 1949; A. Galletti: „Il Novecento in Storia Letteraria d'Italia", Florenz, Vallardi 1967; E. Feno: „Incontri letterari", Mailand 1943.

Sambia, Republik
(Republic of Zambia). *Fläche:* 752.614 km². *Einwohner:* 6.645.000.
In Lusaka ist der Sitz der „National League of the Blind and Handicapped of Zambia" und der „Zambian Council for the Blind". Letzterer setzt sich für die Verbesserung der sozialen Situation der Sehgeschädigten ein und hat ein Berufsunterbringungsprogramm. Im Zusammenhang damit wird ein Rehabilitationsprogramm durchgeführt und werden Beziehungen zu anderen Organisationen unterhalten.

Šamina, Zinaida, *10.11.1905 im Nizhegorod-Bezirk, UdSSR. Als Kind erbl. Seit 1913 Schülerin an der Bl.-Schule in Moskau, 1924–1933 Musikstudium in Moskau. Im Jahre 1935 wurde S. zur Vorsitzenden des Braille-Musik-Komitees gewählt. 1943–1947 unterrichtete sie die Kriegsbl. in der Braille-Notenschrift und arbeitete als Herausgeberin der Braille-Musikpublikationen.
Werke u.a.: „Izučim brajlevskuju gramotu" (dt.: Wir lernen die Brailleschrift), in: „Žižň slepych" (dt.: Das Bl.-Leben), Jahrgang 1937, Nr.5; „Gde i kak mogut obučatsja slepye" (dt.: Wo und wie können Bl. lernen), Moskau 1948.

Sarawak Society for the Blind → Malaysia

Šarbach, Zdeněk, PhD., *25.7.1922 in Prag. Im Alter von 21 Jahren erbl. Er studierte Sprachen, Musik und Pädagogik an der Karls-Univ. in Prag. 20 Jahre lang leitete er die Bl.-Zeitschrift „Zora". Danach hatte er eine leitende Tätigkeit im Zentralen Bl.-Verband inne. Seit 1947 publizierte er in Zeitschriften informative und wissenschaftliche Artikel über die Probleme der Sehbehinderten.

Satzenhofer, Karl, *11.9.1875, †24.8.1949 in Wien. Erbl. im zweiten Lebensjahr. Von 1883 bis 1892 Schüler des k.u.k. Blindenerziehungsinstitutes Wien. Der Direktor dieser Anstalt erkannte seine hohe Begabung, beschäftigte ihn zunächst als Punzierer (1890–1892). In dieser Anst. übernahm er später leitende Aufgaben in der Druckerei und beim Aufbau der Leihbibliothek. 1894 wurde er nach Prag, 1896 nach Brünn zum Aufbau von Bl.-Büchereien und -Druckereien versetzt. S. war Teilnehmer an der Gründungsversammlung der ersten österr. Bl.-Selbsthilfevereinigung. Er wurde 1919 Mitglied des Ausschusses für Bl.-Wesen im Unterrichtsministerium und Mitglied der Bl.-Fürsorgekommission des Sozialministeriums sowie 1924 des Kuratoriums der Bl.-Fürsorgestelle im Wiener Rathaus. S. war Mitorganisator der Bl.-Wohlfahrtskongresse in Wien 1929 und 1930. 1933–34 Obmann des Ersten Österreichischen Bl.-Vereins. Ernennung zum Ehrenmitglied des Österreichischen Bl.-Verbandes.

Saudi-Arabien

Saudi-Arabien, Königreich (Al-Mamlakah al'Arabiya As-Sa'udiya). *Fläche:* 2.149.690 km^2. *Einwohner:* 11.333.000.
Allgemeines: Die Definition der Blindheit entspricht der internationalen Norm. Die bisherige Hauptursache der Blindheit in S., die Pocken, ist aufgrund der modernen medizinischen Vorbeugungsmaßnahmen stark zurückgegangen. Heute gibt es jedoch noch viele Erbl. aufgrund von Trachom. Das erste Institut, das „Al-Nour Institute for blind Males", wurde 1960 in Riyahd eröffnet. Danach folgten in kurzen Abständen weitere Institute. Die Zahl der Bl., die eine Berufsausbildung erhielten, wuchs von 60 im Jahre 1959 auf 600 im Jahre 1964. Dies war die Folge eines völlig neuen sozialen Bewußtseins in der arabischen Welt. Zuvor hatte der Bl. den Status, der ihm aufgrund seines mohammedanischen Glaubens zukam. Er war ein unglückliches Geschöpf Gottes, das von der Gemeinschaft geschützt und umsorgt wurde. Es gab selbstverständlich Ausnahmen, wonach manchem Bl. überdurchschnittliche Kräfte zugeschrieben wurden.
Schulen: Die folgende Tabelle zeigt die Entwicklung der Bl.-Schulen für Jungen und Mädchen bis 1980:

1 Al-Nour Institute for blind males	Riyahd	1960
2 Al-Nour Institute for blind males	Mecca	1962
3 Al-Nour Institute for blind males	Onaiza	1962
4 Al-Nour Institute for blind males	Al Ahsa	1963
5 Al-Nour Institute for blind females	Riyahd	1964
6 Al-Nour Institute for blind males	Medina	1967
7 Al-Nour Institute for blind males	Qatif	1967
8 Al-Nour Institute for blind males	Buraida	1968
9 Al-Nour Institute for blind males	Abha	1975
10 Al-Nour Institute for blind females	Al Ahsa	1978

Statistische Daten über die Anzahl der bl. Studenten bis 1981/82:

Nr.	Schuljahr	Inst.	Stud.	Nr.	Schuljahr	Inst.	Stud.
1	1960/61	1	100	12	1971/72	8	1.021
2	1961/62	1	150	13	1972/73	8	958
3	1962/63	3	270	14	1973/74	8	1.038
4	1963/64	4	450	15	1974/75	8	978
5	1964/65	5	600	16	1975/76	9	881
6	1965/66	5	672	17	1976/77	9	798
7	1966/67	5	763	18	1977/78	9	745
8	1967/68	7	893	19	1978/79	10	663
9	1968/69	8	1.024	20	1979/80	10	598
10	1969/70	8	1.064	21	1980/81	10	494
11	1970/71	8	1.047	22	1981/82	10	457

1964 wurde auch mit der Erziehung und dem Unterricht bl. Mädchen und Frauen begonnen. Eine erfahrene Bl.-Lehrerin aus Syrien begann 1963 mit der Ausbildung von zehn saudi-arabischen Bl.-Lehrerinnen im Al-Nour Institute in Riyahd. Im September 1965 wurde eine neue Schule mit zunächst 50 bl. Schülerinnen eröffnet. Die Lehrpläne der Elementar- und Mittelschulen entsprechen genau denen der korrespondierenden Schulen für Sehende in S. Eine rege Zusammenarbeit zwischen dem Kultusministerium und dem Sozial- und Arbeitsministerium besteht seit langer Zeit. Von den beiden Ministerien wird die Erziehung, Ausbildung und die Arbeitsplatzbeschaffung für Sehbehinderte bestimmt. Das saudi-arabische Erziehungssystem umfaßt 3 Stufen: eine Grundstufe, eine Mittelstufe und eine Gymnasiastufe. Die erste dauert 6 Jahre, die zweite und die dritte jeweils drei Jahre. Nach dem Gymnasialabschluß ist der Weg zum Hochschulstudium für die Sehbehinderten offen. Ein Teil der Studierenden erhält ein Stipendium, das diesen ein Studium im Ausland ermöglicht. Um die Stimulation zum Studium bei Bl. zu erhöhen, hat die saudi-arabische Regierung 1980 beschlossen, neben dem normalen Stipendium jedem Bl. eine zusätzliche finanzielle Hilfe zukommen zu lassen. Diese Hilfe entspricht in etwa dem Monatsgehalt eines Lehrers. Auch den bl. Mädchen ist es möglich, nach Erreichen der Reifeprüfung an der Universität zu studieren. Da sie aber eine eingeschränkte Oberschulausbildung genießen, sog. „technical secondary", haben sie geringere Möglichkeiten bei der Auswahl der Studienfächer an den Universitäten.
Die Schüler und Studenten an den Bl.-Schulen und Ausbildungszentren in S. müssen 5 Voraussetzungen erfüllen: a) sie müssen bl. oder sehbehindert sein, mit einem Sehvermögen von höchstens ‰ auf beiden Augen; b) sie müssen physisch und psychisch gesund sein; c) sie dürfen außer der Blindheit keine andere Behinderung haben; d) sie müssen die saudi-arabische Staatsangehörigkeit besitzen (10% der Gesamtzahl der Studierenden sind jedoch Ausländer, vorwiegend aus anderen arabischen Ländern); e) sie müssen zur Aufnahme in die Grundschule unter 15, in die Mittelschule unter 20 und in das Gymnasium unter 25 Jahre alt sein.
Lehrprogramm: 1. Allgemeinbildung: Das Lehrprogramm an den Bl.-Schulen entspricht dem Lehrprogramm an Regelschulen. Manche Fächer, wie z.B. Mathematik, Biologie oder Geographie, werden jedoch ausführlicher und unter Benutzung spezieller Hilfsmittel unterrichtet. Zu den allgemeinen

Saudi-Arabien

Tabelle: Stand der Institute und Studenten 1981/82
Klassen und Studenten nach Stufen und Instituten geordnet.

	Grundstufe		Berufsausbil.		Mittelstufe		Gymnasialstufe		Gesamtzahl	
	Klasse	Stud.	Klasse	Stud.	Klasse	Stud.	Klasse	Stud.	Klasse	Stud.
Blinde Knaben Riyahd	7	35	5	19	3	13	3	23	28	90
Blinde Mädchen Riyahd	6	25	4	8	2	8	3	7	15	48
Blinde Knaben Mecca	7	34	1	4	3	15	2	6	13	59
Blinde Knaben Medina	6	12	4	9	3	8	–	–	13	29
Blinde Knaben Al Ahsa	5	17	6	23	3	10	3	11	17	61
Blinde Mädchen Al Ahsa	3	11	1	4	–	–	–	–	4	15
Blinde Knaben Qatif	1	5	5	27	–	–	–	–	6	21
Blinde Knaben Buraida	3	11	5	30	2	7	2	13	12	61
Blinde Knaben Onaiza	–	–	5	28	–	–	–	–	5	28
Blinde Knaben Abha	6	19	3	9	1	6	–	–	10	34
Gesamt	44	169	39	161	17	67	13	60	113	457

Unterrichtsfächern kommen einige spezielle hinzu, z.B. schon in der Grundschule das Mobility-Training oder am Gymnasium das Schreibmaschinenschreiben in Arabisch und auch Englisch. Bl. Studenten sind zu allen staatlichen Prüfungen zugelassen, sie bekommen die gleichen Fragen wie die Sehenden, die Prüfungsfragen sind jedoch in Punktschrift gedruckt. 2. Allgemeinbildung für Mädchen: Wie schon erwähnt, gibt es zwei Bl.-Institute für Mädchen, eines befindet sich in Riyahd, das zweite in Al Ahsa. Die Grund- und Mittelschulausbildung ist die gleiche wie die für Knaben. Danach wird die Ausbildung jedoch differenziert; es kommen mehr praktische Fächer wie Haushaltsführung, Kochkurse und Babypflege hinzu. Dies gilt als die praktische Gymnasialstufe für bl. Mädchen. Die Abschlußprüfung ist aber gleichwertig mit der Abschlußprüfung der Jungen, d.h. mit ihrem Bestehen wird das Hochschulstudium ermöglicht.
Berufsausbildung: Angesichts der politischen Richtlinien, die die Lage der Sehbehinderten besonders berücksichtigen, gibt es in S. Berufsausbildungskurse für erwachsene Bl. Die Kurse dauern 6 Jahre. Neben der Allgemeinbildung bekommen die Kursteilnehmer auch eine handwerkliche Ausbildung. Die Männer lernen das Anfertigen von Bürsten, Körben und Flechtartikeln, die Frauen lernen das Nähen, Stricken, Teppichknüpfen sowie die Herstellung von Haushalts- und Putzartikeln, Matten und Nahrungsmitteln. Am Ende des Kurses erhalten die Teilnehmer ein Berufsausbildungsdiplom. Die Zahl der Absolventen ist in den letzten Jahren gestiegen, so daß es Schwierigkeiten bei der Arbeitsplatzsuche gibt. 1980 beschloß die Regierung die Übernahme der Regulierung von Berufsausbildung und Arbeitsplatzvermittlung.
Weitere Bildungsmöglichkeiten: Das Erziehungsministerium konzipierte im Jahre 1962 ein Sondererziehungsprogramm für Behinderte, das auch die Bl. einbezog. 1972 wurde das Programm erweitert, und es wurden folgende Hauptziele hervorgehoben: die Gewährleistung von gesunder Erziehung für Bl. und Sehbehinderte; die Förderung der fortschrittlichen Erziehungsmethoden für Bl. und Sehbehinderte sowie die Entwicklung von neuen pädagogischen Programmen, um auf diesem Gebiet mit den modernsten Entwicklungen Schritt halten zu können; die Kontrolle über die Bl.-Institute soll nur von hochqualifizierten Mitarbeitern durchgeführt werden; die Versorgung und Verteilung von Punktdruckmaterial und Bl.-Hilfsmitteln an allen Bl.-Schulen soll gewährleistet werden; es soll eine rege Zusammenarbeit mit den anderen Abteilungen, die Punktschriftbücher und -zeitschriften herausgeben, gefördert werden; pädagogische und erziehungs-

Saudi-Arabien

Schulen

Bahrain

Al-Noor
Institute for the Blind
of the Arabian Gulf
P. O. Box 22136
MUHARRAQ

A 11, C 3, D 47, F 27, H 5, I 19,
J 6, K 96%

Iran

Rudacki School for the Blind
AHWAZ

Aba-Bassir Educational Organization for the Blind
Dastgerd Ghaddadeh Road
Imam Khomeini Avenue
ISFAHAN

A 15, B 5, C 1, D 50, E 3, F 50,
G 4, H 23, L 65%, O 58

School for the Blind
Kh. Abshar
ISFAHAN

Nurayin Institute for the Blind
P. O. Box 12
ISFAHAN

School for the Blind
SHIRAZ

Tabriz School for the Blind
TABRIZ

School for the Blind
TEHERAN

Irak

The Institute of the Blind
ARBEEL

The Institute of the Blind
Salam City
BAGHDAD

Hoping Institute for the
Handicapped
El masbah
BAGHDAD

The Welfare and Training
Institute of the Blind
Arabian Gulf Quarter
BASRAH

A 8, B 7, D 17, F 13, K 100%,
M 6

The Institute of the Blind
DEHUK
North of Iraq

Israel

Al-Alaiyyeh-School for the Blind
P. O. Box 20
BETHLEHEM

A 34, B 11, D 51, K 99%

Al Shurook School for Girls
P. O. Box 19924
JERUSALEM

A 90, B 9, C 3 , D 10, E 3, F 35,
G 5, H 5, L 100%, O 9

Jewish Institute for the Blind
P. O. Box 925
Kiryat Moshe
JERUSALEM

Sisters of Nazareth Boarding
School for Deaf and Blind Arab
Children
P. O. Box 47
NAZARETH

Ala-iya School for the Blind
El Beerah
P. O. Box 525
RAMALLAH

Training Centre for the Blind
P. O. Box 61
UNRWA GAZA

A 23, B 6, C 1, D 27, F 22,
L 100%

Kuwait

Institute for Blind Boys
Department of Social Education
HUWALLI

Institute for Blind Girls
Department of Special
Education
HAWALLI

Libanon

The Lebanese School for the
Blind
BAADBA

A 28, B 12, C 2, D 24, F 23,
H 10, K 55%, M 8, N 3, O 4

A Alter der Schule
B Die höchste Ausbildungsstufe der Schule
C In der Schule befindet sich ein Kindergarten für sehbehinderte Kinder. Jahre, die die Kinder dort maximal verbracht haben.
D Gesamtzahl der Jungen unter 21
E Zahl der mehrfachbehinderten Jungen unter 21
F Gesamtzahl der Mädchen unter 21 (insgesamt)
G Zahl der mehrfachbehinderten Mädchen unter 21 (insgesamt)
H Zahl der Mädchen und Jungen, die gewisse Kenntnisse im Lesen aufweisen (insgesamt)
I Anzahl der Männer mit 21 Jahren oder älter, die die Schule besuchen und die Klassen mit den Kindern teilen
J Anzahl der Frauen mit 21 Jahren oder älter, die die Schule besuchen und die Klassen mit den Kindern teilen
K Die finanzielle Unterstützung wird hauptsächlich vom Staat, von den Regierungsbezirken oder von den Gemeinden gewährt
L Die finanzielle Unterstützung wird hauptsächlich von Ortsgruppen, Religionsgemeinschaften oder von internationalen
   Organisationen gewährt
M Anzahl der Schüler/Studenten, die in der Schule untergebracht sind, aber den Unterricht in einer Schule für Sehende
   besuchen
N Anzahl der Schüler/Studenten, die nach Abschluß des 12. Schuljahres eine höhere Schule oder eine Universität besuchen
   (Gesamtzahl der Schüler/Studenten in integriertem Unterricht)
O Anzahl der Schüler, die bei ihren Eltern oder anderswo außerhalb des Bereiches der Blindenschule wohnen, die von den
   Lehrern der Blindenschule unterrichtet werden.

Saudi-Arabien

Fortsetzung Schulen

All Hoda Institute for the Blind c/o the Social Welfare Institutions in Lebanon Islamic orphanage Box 11–7432 BEIRUT A 8, B 11, C 2, D 36, F 19, H 5, I 3, J 2, K 60% Lebanon Evangelical School for the Blind Rashid Nakhleh Street Zarif – Box 166 BEIRUT A 117, B 12, C 3, D 54, E 5, F 11, H 5, I 4, L 100%, M 12, N 3 Institute for Armenian Blind and Deaf BOURJ-HAMMOUD **Saudi Arabien** Al-Noor Institute for the Blind Abha – Main Street AL TABJIAH A 10, B 10, D 15, H 7, I 10, K 100% Al-Noor Institute for Blind Girls Al Hafouf – Al Fadilia AL IHSA B 6, F 19, H 4, K 100% Al-Noor Institute Braidah KASEEM Al-Noor Institute Onaizah KASEEM	Al-Noor Institute for the Blind Al-Monawara – Al Madina P. O. Box 1438 AL MADINA A 18, B 9, D 17, H 7, K 100% Al-Noor Institute for the Blind Al Madina Road MAKKAH A 19, B 12, D 37, H 7, K 100% Al-Noor Institute for the Blind Eastern Area Al Fath Street QATEEF B 6, D 11, I 2, K 100% Al-Noor Institute for Blind Girls P. O. Box 22550 RIYADH A 25, B 12, D 42, K 100% Al-Noor Institute for Guidance of Blind RIYADH **Syrien** „Promotion of the Blind" Society ALEPPO Syrian Society for the Prevention of Blindness ALEPPO Society of „Good Will and Welfare Services for the Blind" DARAA Model Institute for the Rehabilitation of the Blind DAMASCUS	Moslem Welfare Society DEIR EL ZOUR „Caring for the Blind" Society HAMA Society for the Rehabilitation of the Blind SOUEIDA **Türkei** Ankara School for the Blind Körler Okulu Bahcelievler ANKARA Ganziantep School for the Blind Körler Okulu Hürriyet Mah. Okullar arasi Sokak No. 12 GAZIANTEP A 9, D 88, F 38, H 106 Istanbul School for the Blind Körer Okulu Istinye ISTANBUL A 14, B 3, D 85, F 24, H 10, K 90%, O 55 Izmir School for the Blind Körler Okulu Bornova IZMIR School for the Blind KAHRA MANMARAS School for the Blind TOKAT

wissenschaftliche Forderungen sollen unterstützt werden; Vorbereitung durch Seminare und Ausbildungskurse von Lehrern und Erziehern; Kontrolle der Produktion von verschiedensten Hilfsmitteln durch qualifizierte Fachkräfte.

Punktschriftbücher: Die bl. Schüler haben die gleichen Lehrbücher, die auch an Normalschulen benutzt werden. Die Lehrbücher für Mathematik, Naturwissenschaften und Soziologie wurden jedoch spezifisch umgebaut. Der Sondererziehungsabteilung steht eine eigene Punktschriftbücherei zur Verfügung. Von da werden die Schulen mit den notwendigen Lehrbüchern und dem Lehrmaterial versorgt. Sie werden für die Schüler alle kostenfrei zur Verfügung gestellt.

Bibliotheken: Jede Bl.-Schule verfügt über eine eigene Punktschriftbibliothek und eine Hörbücherei. In Punktschrift wurden der Koran, ein modernes arabisch-englisches Wörterbuch, eine Anzahl von Literaturwerken und verschiedene arabische Zeitschriften übertragen. In der Hörbücherei befinden sich der Koran und andere Werke der arabischen Literatur. Den Schülern steht

während des Unterrichts sowie in der Freizeit kostenlos ein Kassettenrekorder zur Verfügung. Außerdem gibt es in der Bibliothek Schwarzschriftbücher für die sehenden Lehrer.
Lehrmaterial: Das Erziehungsministerium rüstet die Bl.-Schulen mit dem modernsten Lehrmaterial aus. In der Grundschule erhält jeder Schüler eine Punktschrifttafel und eine französische Rechentafel mit Würfeln. Am Gymnasium erhalten die Schüler Schreibmaschinen. Jedes Institut verfügt über Reliefslandkarten, Musterstücke, Reliefgloben und Zeichenbücher für Mathematik und Physik. Außerdem hat jedes Institut eigene Thermoformmaschinen für die Vervielfältigung von Lehrtexten, Prüfungsfragen u. a. Weiter gibt es für Bl. geeignete Sportgeräte und Sportmaterial sowie einen Brennofen für die Arbeit mit Lehm. Das Gymnasium verfügt über eigene Chemie- und Sprachlabors. Die Punktschriftdruckerei besitzt eine Zinkdruckeinheit und andere moderne Druckmaschinen.
Blindenlehrerausbildung: Für sie müssen die Lehrer nach ihrer Ausbildung eine einjährige Sonderpädagogikausbildung absolviert haben. Die Sonderpädagogikausbildung kann in S. oder im Ausland stattfinden. Zur Weiterbildung werden die Sonderpädagogen zu weiterführenden Seminaren und pädagogischen Veranstaltungen ins Ausland geschickt.
Sozialwesen: *Sozialfürsorge:* Wegen der großen Entfernungen in S. ist jeder Bl.-Schule ein Internat angeschlossen. Die Unterbringung im Internat ist kostenlos. Es gibt eine große Auswahl an Freizeitbeschäftigungen. Trotz der Internatsunterbringung wird großer Wert auf die Integration in die Gesamtgesellschaft gelegt.
Gesundheitsfürsorge: Jedes Institut hat eine eigene Gesundheitseinheit, wo ein stationierter Arzt, mehrere Krankenpfleger und Krankenschwestern sowie eine Apotheke untergebracht sind.
Finanzielle Lage: Jeder bl. Student bezieht während seines Studiums eine Rente. Die Höhe der Rente hängt von dem Studium und von der ständigen Anwesenheit im Internat ab.
Rehabilitationszentren: 1976 wurde das erste Rehazentrum in S. eröffnet, das an das Al-Nour-Institute in Riyahd angegliedert ist. Das Zentrum besteht aus 4 Abteilungen: 1. Abteilung zur Ausbildung von Physiotherapeuten. 2. Abteilung für die Rehabilitation. Es gibt hier Ultraschallbehandlungen, Kurzwellenbehandlung, Nerven- und Hirnbehandlungen, eine Gehtrainingsanlage usw. 3. Teppichknüpferei. Außer Teppichen werden hier auch Holzinstrumente, die für die Bl.-Berufsausbildung erforderlich sind, produziert. 4. Verkaufsstelle für Punktschriftbücher, Hilfsmittel, elektrische Geräte, Teppiche, Möbel usw.
Adresse: Regional Bureau of the Middle East Committee for the Welfare of the Blind, Imam Abdul Aziz bin Mohammed Street, PO Box 3465, Riyahd.
Persönlichkeit: Sheikh A. M. → Al-Ghanim

Sauer, Wolfgang, *2.1.1928 in Wuppertal. Bl. geboren. Studierte erst acht Semester Philologie in Marburg. Arbeitete dann zunächst als Musiker in kleinen Tanzkapellen. Schließlich entschied er sich für die Karriere als Schlagersänger und spielte zahlreiche Erfolge ein. Seit 1963 betätigt sich S. auch als Rundfunkmoderator.
Lit.: Just Ptach (Hrsg.): „Wer ist wer in der Musik – POP", Wentorf 1971.

Saunderson, Nicholas, L. L. D., F. R. S., * im Januar 1682 in Thurlstone/Yorkshire/England, †19.4.1739 in England. Im ersten Lebensjahr erbl. S. studierte klassische Sprachen und Mathematik in Penistone. 1707 ging er nach Cambridge, wo er Vorträge über Newtons Lehren hielt. Durch seine Vorlesungen kam S. in Verbindung mit Newton. 1711 wurde S. zum Prof. der Mathematik gewählt. Er schrieb ein Werk über Algebra (1740 herausgegeben). Anläßlich eines Besuches von Georg II. in Cambridge wurde er zum Doktor der Rechte promoviert und zum Mitglied der Royal Society ernannt. Durch seine zu intensive Schreibtischarbeit und den Mangel an Bewegung zog er sich Skorbut zu, an dem er starb. Er hatte für Bl. eine eigene mathematische Rechenmethode erfunden, die später den bl. Philosophen und Mathematikern wie Grenville, Moves und Ward zugute kam. Auch → Diderot kannte S. und schrieb über ihn in seinen Briefen. Der Zeitgenosse Breid schrieb über ihn: „Er war jemand, der niemals das Licht gesehen hat,

Schulen	Studenten im Internat	Studenten, die zu Hause leben
Grundschule	300 Riyal	90 Riyal
Mittelschule	375 Riyal	135 Riyal
Gymnasium	450 Riyal	300 Riyal
Berufsschule	450 Riyal	– Riyal

1 US$ = 3,44 Saudi-Riyal

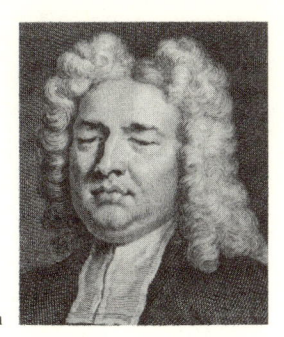

Nicholas Saunderson

aber doch auf allen Gebieten der Wissenschaften ein Gelehrter war, sogar auf dem Gebiet der Optik; in jedem Teil der Philosophie machte er Entdeckungen. Er verstand genausoviel wie jeder andere, nicht nur von Entfernungen und Bewegungen der Himmelskörper und ihrer Organisation, sondern auch von der Natur des Lichtes und den Gesetzen der Reflexion und Refraktion derselben. Er verstand bestens, wie sich aufgrund dieser Gesetze die Phänomene des Regenbogens, des Prismas, der camera obscura und der laterna magica einschließlich Mikroskop und Teleskop erklären ließen." Posthum erschienen von seinen vielen Schriften Kommentare zu Newtons Principia, die nicht nur erklärend, sondern auch weiterführend waren. Diese Arbeiten erschienen 1756 in lateinischer Sprache. Unveröffentlicht blieben seine Vorlesungsmanuskripte über die Naturphilosophie. W.

Sawyer, Martha Willard, *10.4.1841 in Dorchester, Mass., †22.3.1894. Herausgeberin der Bl.-Zeitschrift „The Mentor". Sie war sehr begabt in der Schule, auch eine höhere Schule absolvierte sie mit Auszeichnung. Nach kurzer Tätigkeit als Lehrerin arbeitete sie seit 1867 in der Kanzlei des → „Perkins-Institute", 1873 als Privatsekretärin bei Dr. → Campbell, Leiter des „Royal Normal College for the Blind" in London. 1887 zurück an das „Perkins-Institute" in Boston als Schreiberin. Ab 1891 war S. Herausgeberin der Instituts-Zeitschrift „Mentor". M.

Scapinelli, Lodovico, *1585 in Modena/Italien, †3.1.1634 ebd. Prof. der Philosophie und Literatur an der Univ. von Pisa. Bl. von Geburt an. Erhielt 1609 die Doktorwürde in Philosophie, 1617 wurde er Mitglied der Akademie von Ferrara. 1625 erhielt er den Lehrstuhl für Philosophie in Pisa, 1628 in Bologna. Seine drei Brüder sind ebenfalls bekannt: Bartolomeo, Antonio, Kanzler und Sekretär bei den Fürsten Cesare, Alfonso III. und Francesco I., Giovan Battista, Militärführer in Flandern.
Werke u.a.: „Carmen in nuptiis Alfonsi Estensis et Isabellae de Sabaudia" (1608); „Codice", ein Manuskript im Archiv der Conti Scapinelli.

Scapini, George, *4.10.1893 in Paris. Im Krieg erbl. Parlamentsabgeordneter. Außerdem Präsident des Verbandes französischer Kriegsbl.
Lit.: Beiträge, 1943, S. 143

Schäfer, Johann Peter, *8.5.1813 in Altenstadt (Oberhessen). Nach mehreren Handwerksreisen kam S. 1835 als Werkführer an das Waisenhaus in Frankfurt. Später legte er die Taubstummenlehrerprüfung in der Schweiz ab. 1842 fand er als Lehrer in Friedberg eine Stellung. 1849 gründete er die Bl.-Anst. in Friedberg, deren erster Dir. er wurde. M.

Schegk (Schegkius), Jakob, *1511 in Schorndorf, †1587. Hatte einen Lehrauftrag an der Univ. Tübingen für die Fächer Philosophie und Medizin. Trotz seiner Erbl. im Jahre 1577 setzte er seine Arbeit fort und verfaßte Abhandlungen über Philosophie, Theologie und Medizin. M.

Scheidtweiler, A., * in Düren, 19. Jh. Bl. geb. Uhrmacher. Als Autodidakt verfertigte er aus gekauften Teilen nach eigener Erfindung ein kleines Glockenspiel. Damit erregte er auf der Düsseldorfer Gewerbeausstellung 1880 Bewunderung. Danach machte er eine Lehre als Uhrmacher. Nach seiner Heirat machte er sich selbständig. Es sind noch andere bl. Uhrmacher bekannt, z. B. → Käferle in Ludwigsburg und Johann Friedrich → Niendorfer.

Schenk, Hans-Heinrich, *1913 in Marburg/Lahn, †5.3.1978 ebd. Im WK II erbl. als Folge einer Verwundung. Nach dem Abitur studierte er in Marburg und München Germanistik, Geschichte und Englisch. 1939 arbeitete er als Studienassessor an der → BLIStA in Marburg. Nach der Rückkehr aus der Kriegsgefangenschaft kam er an die BLIStA zurück, deren Dir. er von 1971 bis zu seinem Tode war.
Lit.: horus 1978/1

Scherer, Friedrich, *1823 in Ehgingen (Bayern), †1882. Im Alter von zwei Jahren erbl. Die schwierige wirtschaftliche Lage seiner Mutter erlaubte es ihm nicht, zur Schule zu gehen. Als einzige Ausbildung erhielt er Musikunterricht. 1839 erreichte ein Arzt, der S. Gemütsleiden sah, die Aufnahme in die Bl.-Anst. in München. Die Erfahrungen, die

S. in der Anst. machte, veranlaßten ihn, seine Ansichten in der Schrift „Die Zukunft der Bl." (1852) herauszugeben, und so entstand seine Idee, selbst eine Bl.-Anst. zu gründen. Er errichtete in Nürnberg 1852 eine kleine Anst., aber bald legte er sein Amt nieder. Zwischen 1855 und 1880 unternahm er mehrere Reisen. Nach dem Nürnberger Fehlschlag versuchte er noch mehrmals, leider stets erfolglos, eine eigene Anst. zu gründen, so in Altona (1862), in Lauenburg (1863) und in Speyer (1869 bis 1871), wo er ein Bl.-Genossenschaftshaus aufbauen wollte.

Werke.: „Beherzigenswerte Worte eines Bl. an alle seine Mitmenschen", München 1887; „Drei Vorträge über die sozialen Leiden der Bl. und über die Mittel zu deren Abhilfe", Leipzig 1860; „Eine Botschaft der Bl. an die Sehenden", Speyer 1869; „Die Resultate und Schicksale der Privat-Bl.-Anst. zu Speyer", o. O. 1873; „Die soziale Stellung der Bl. und ihre jetzige Unterstützung", Denkschrift 1881.

Lit.: Wissenschaftliche Blätter 1974/1, horus, 1975/1, S. 31.

Scherr, Ignaz Thomas, Dr., *15.12.1801 in Hohenrechberg, †1874. 1821 wurde er als Lehrer an der Taubstummenanst. in Gmünd angestellt. 1825 wurde er Leiter der Züricher Bl.-Anst., die auf Grund seiner Vorschläge und Bemühungen zu einer Bl.- und Taubstummenanst. erweitert wurde. Mit seiner „Elementarsprachbildungslehre" gab S. 1831 den Lehrern ein Handbuch und den Schülern ein Lesebuch, das die Aufmerksamkeit aller pädagogischen Kreise auf sich zog. 1831 wurde er zum Erziehungsrat gewählt. 1832 bis 1839 arbeitete er als Seminardirektor in Küssnacht. Als Bl.-Lehrer strebte er in erster Linie eine bessere Geistesbildung und eine Verbesserung des Musikunterrichtes an.

Werke u. a.: „Zwei Abende unter den Zöglingen der Bl.-Anst. in Zürich im Frühjahr 1826". *M.*

Schibel, Georg, *4.4.1807 in Böblingen. 1829 wirkte er in Esslingen als Lehrer an der Taubstummen-Anst., 1832–1892 als Dir. der Bl.- und Taubstummenanst. in Zürich. Er wollte neben dem Gehör und Gefühl auch die Geruchs- und Geschmackssinne so weit entwickeln, daß der verlorene Gesichtssinn teilweise ersetzt wird. *M.*

Schieppati, Emilio, *4.7.1876 in Mailand. Erbl. mit elf Jahren. Komponist. Musikausbildung im Bl.-Inst. seiner Heimatstadt. Meisterdiplom in Klavier am Konservatorium „Guiseppe Verdi" 1897. 1900 erhielt er die Organistenstelle in der Basilika S. Babila. Er unterrichtete am Inst. der Bl. in Mailand. Erlangte den ersten Preis eines Klavierwettbewerbes aller Bl.-Inst. in Italien.

Werke u. a.: „Madrigale für 4 Stimmen nach Texten von Arrigo Boito", Mailand 1897; „La sinfonia Epicedio", Brüssel 1912; „Sonata per Organo", 1914, und zahllose Kompositionen für Klavier und Orchester.

Lit.: C. Schmidl: „Dizionario universale dei musicisti", Mailand 1932.

Schild, Johann Wilhelm, *5.11.1837 in Oberneisen/Unterlahnkreis. Seit 1861 als Hospitant an der Bl.-Anst. in Friedberg, Dresden, Barby und Wiesbaden. 1876 zum Inspektor der Bl.-Anst. in Frankfurt berufen. *M.*

Schild, N. M., *30.3.1845 in Amsterdam, 1871 erbl. Sprachenlehrer in Amsterdam. Er betrieb linguistische Studien europäischer sowie der indischen, malaiischen und chinesischen Sprachen. Sein außerordentlich gutes Gedächtnis war ihm eine große Hilfe. S. war auch als Übersetzer tätig. *M.*

Schiött, V. G. L., *8.8.1826 in Kopenhagen. Mit zwölf Jahren Flötist in der königl. dänischen Kapelle, 1852 zum königl. Kapellmeister befördert. Zum Studium der → Braille'schen Notenschrift wurde S. 1857 auf Staatskosten nach Paris gesandt. 1858 wurde S. als Musiklehrer an der neuen Bl.-Anst. in Kopenhagen angestellt. S. konstruierte einen Druckapparat für die Linienschrift. *M.*

Georg Schibel

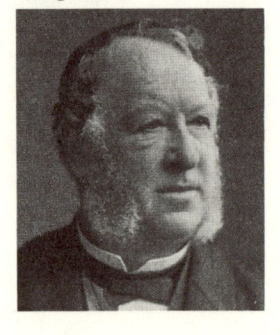

Johann Wilhelm Schild

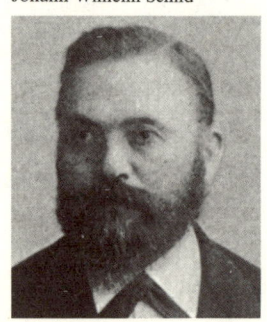

V. G. L. Schiött

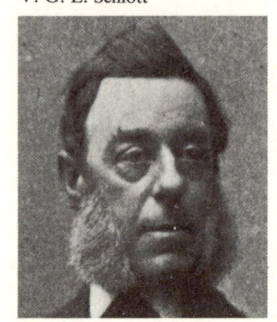

Schleußner, Karl, *24.1.1858 in Marktbreit. Verlust des Augenlichtes 1872. 1880 bis 1882 Studium der Philosophie und der Theologie an der Univ. Erlangen. Seit 1884 Leitung der Bl.-Anstalt in Nürnberg. *M.*

Schlick, Arnolt, * um 1455 in der Rheinpfalz, † um 1525 in Heidelberg. Bl. Komponist und Organist. S. wurde um 1485 kurpfälzischer Hoforganist in Heidelberg und war als hochberühmter Orgelexperte in Straßburg und Hagenau tätig. Er veröffentlichte 1511 seinen „Spiegel der Orgelmacher und Organisten" (gedruckt bei Peter Drach in Speyer), das erste in dt. Sprache gedruckte Werk über Orgelbau und Orgelspiel, und „Tabulaturen etlicher lobgesang vnd lidlein vff die orgeln vnd lauten", Mainz 1512.
Werke: „Orgelkompositionen", hrsg. v. R. Walter, Mainz 1970.
Lit.: H. Husmann: „Zur Charakteristik d. Schlickschen Temperatur", 1967. *R.*

Schlüter, Christoph Bernhard, *7.3.1801 in Warendorf/Westfalen, †4.2.1884. Erlitt im Alter von acht Jahren eine Sehbehinderung und erbl. später vollständig. 1827 habil. als Dozent an der Philosophischen Akademie in Münster, Dr. phil. und 1848 Extraordinarius an der Univ. Würzburg. *M.*

Schmid, M. Johann, *1639 in Nördlingen, †1689 ebd. Als Kind erbl. Er studierte in Nördlingen und Straßburg Theologie und wurde Theologielehrer und Kanzelredner. Er verfaßte einige Gesetzbücher und die Schrift: „De malitia et impietate Judaeorum". *M.*

Schmidt-Rimpler, H., Prof., *1838 in Berlin, †1915. 1861 promovierte er als Arzt. S. arbeitete an verschiedenen Kliniken auf dem Gebiet der Augenheilkunde. Er wurde durch seine wissenschaftlichen Arbeiten berühmt.
Werke u.a.: „Lehrbuch der Augenheilkunde und Ophthalmoskopie", Braunschweig 1885.
Lit.: Blindenfreund 1916.

Schneider, Johann Karl Friedrich, Dr., *25.4.1826 in Neusalz/Oder. Nach dreijähriger Dienstzeit als Lehrer in Neisse und nach einer Tätigkeit als Rektor, bzw. Gymnasiallehrer an verschiedenen Orten, wurde S. zum Seminardir. in Bunzlau ernannt. 1876 zum Oberregierungsrat ernannt. 1896 promovierte er zum Doktor der Theologie an der Berliner Univ. Im Ministerium führte S. das Referat über das Bl.-Unterrichts- und Erziehungswesen. Gegenstand seiner besonderen Fürsorge war die Umgestaltung und Erweiterung der königlichen Bl.-Anst. in Steglitz. S. war Mitbegründer des Vereins zur Förderung der wirtschaftlichen Selbständigkeit der Bl. in Berlin. *M.*

Schoen, Gustav, *28.3.1843 in Oberpfelmen/Ostpreußen, †7.4.1896. Dir. der Provinzialbl.-Anstalt in Barby. 1865 Volksschullehrer in Königsberg, danach Leiter des Waisenhauses in Wartenburg. 1873 Leiter der Bl.-Anstalt in Königsberg, 1884 Dir. der Bl.-Anst. in Barby. Unter seiner Leitung wurde die Anst. erweitert. Darüber hinaus widmete sich S. der Fürsorge für die Entlassenen. *M.*

Schönberger, M. Udalrich, *1.12.1601 in Weida/Obpf., †1.5.1649 in Königsberg. Im Alter von drei Jahren erbl. Berühmter Sprachenlehrer in Königsberg. S. konnte sieben Sprachen, war ein gewandter Dialektiker, Mathematiker und ein guter Musiker. → Baczko berichtet in seinen „Nachrichten von einigen merkwürdigen Blinden" folgendes: „. . . verlor im dritten Jahre das Gesicht durch die Blattern und wurde, weil man ihn nun zu nichts weiter fähig hielt, bis ins elfte Jahr vernachlässigt, da man ihn endlich, bloß damit er seine Langeweile vertreiben sollte, in die Stadtschule schickte. Allein schnell faßte und behielt er alles, was in der Schule vorgetragen wurde, und er bezog nun 1621 die Akademie zu Altorf; ging 1623 nach Leipzig und wurde dort 1625 Magister; . . . Außer seiner Muttersprache verstand er die französische, lateinische, griechische, hebräische, syrische, chaldäische und arabische Sprache und gab darin Unterricht. . . . Er schrieb die orientalischen Sprachen, worin er Unterricht gab, nachdem er sich die Buchstaben aus Drath hatte machen lassen, sie betastet und häufig nachgezeichnet hatte. Er rechnete die schwersten Aufgaben bloß mit Hülfe einiger Kerbhölzer. Er hatte gute Kenntnisse in der Mathematik, Philosophie und Physik, spielte verschiedene Instrumente, vorzüglich die Orgel, und verfertigte musikalische Instrumente." *M., B.*

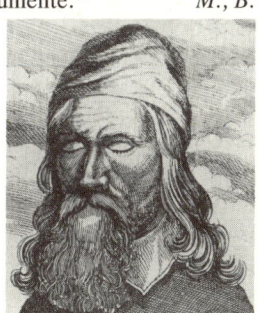

M. Udalrich Schönberger

Scholler, Heinrich, Prof. Dr. jur., Dipl. sc. pol. *1.8.1929 in München. Im Alter von 16 Jahren durch einen Chemieunfall erblindet. Bis 1948 besuchte er die Deutsche Blindenstudienanstalt (→ BLIStA) in Marburg, studierte danach Theologie und Orientalistik sowie Rechts- und Politikwissenschaften in München und Paris. 1956 heiratete er Gertrud Hartwig. 1958 erschien seine im Jahr zuvor erstellte Dissertation „Freiheit des Gewissens". 1960 erlangte er an der Universität München das Diplom der Politikwissenschaften, erhielt im folgenden Jahr Stipendien der Universitäten von Speyer und Paris. Bereits seit Beendigung seines Studiums im Jahre 1961 unterrichtet er an der Hochschule für Politik in München. 1966 habilitierte er sich in Staats- und Verwaltungsrecht; im selben Jahr erlangte er durch eine Operation auch einen Teil des Sehvermögens seines rechten Auges zurück. Von 1960 bis 1971 war er wissenschaftlicher Mitarbeiter und Richter am Bayerischen Verwaltungsgerichtshof und am Bayerischen Verwaltungsgericht in München. Seit 1971 ist er Professor an der Universität München. Von 1972 bis 1975 erhielt er eine Gastprofessur an der Haile Selassie 1st University, Law Faculty, in Addis Abeba/Äthiopien. Nach seiner Rückkehr übernahm er in München den Lehrstuhl für Staats- und Verwaltungsrecht. Es folgten Gastprofessuren an der Sorbonne Panthéon I in Paris (1977/78 und 1981/82), der Michigan State University und der University of Alabama (1977/78). 1983 und von 1986 bis 1987 unterrichtete er als Visiting Professor in Taiwan. Wie bereits 1986 lehrte er 1988 gastweise am Mara Institut of Technology/School of Admission and Law, Malaysia.

Engagement für das Blindenwesen: Als Mitglied und Vorstand zahlreicher Organisationen des Blindenwesens setzt er sich in vielfältiger Weise für die Sache der Blinden ein. So war er von 1968–1980 Präsident des Vereins blinder Geistesarbeiter Deutschlands (VbGD, später → DVBS), gehört seit über 20 Jahren zu den Herausgebern des „horus" und war von 1980–1988 im Vorstand der Deutschen Blindenstudienanstalt (→ BLIStA) in Marburg. Seit 1977 ist er Mitglied des Vereins → Hilfe für Blinde in Israel und bekleidet seit mehreren Jahren das Amt des Behindertenbeauftragten der Universität München. Zahlreiche Ehrungen und Auszeichnungen wurden ihm zuteil; so erhielt er die Ehrenmitgliedschaft im Vorstand des Vereins blinder Geistesarbeiter Marburg und wurde zum deutschen Abgeordneten des → WCWB ernannt. In dieser Funktion wirkte er entscheidend bei der Gründung der → WBU mit, welcher er seit 1984 als Mitglied des Committee of Social Development angehört. 1981 erhielt er das Bundesverdienstkreuz und 1987 die Medaille de la ville de Paris. Seit 1958 schrieb er insgesamt über 200 Bücher, Artikel und Buchbesprechungen zu Themen der Rechts- und Politikwissenschaft. Daneben erschienen zahlreiche Werke über das Blindenwesen.

Werke u. a.: „Beiträge zum Behinderten- und Rehabilitationsrecht", Percha 1986; „Die Neukonzeption des Sozialhilferechtes und die Situation blinder Menschen", (zus. mit P. Krause), in: Studien zum öffentlichen Recht und zur Verwaltungslehre, Bd. 20, hrsg. v. K. Stern, München 1978; „Mehrbedarfsorientierte Sozialleistungen im Rahmen bürgerlich-rechtlicher Unterhaltsansprüche", (zus. mit M. Fuchs), in: Heidelberger Forum, Bd. 30, Heidelberg 1985; „Leadership of the Blind – Report of the First National Workshop-Seminar on Leadership of the Blind, held in Kathmandu/Nepal, 18.–29. January 1982, Marburg/Lahn", in: Studien und Berichte, Nr. 17, Institut für Kooperation in Entwicklungsländern, Universität Marburg (zus. mit F. Brandt); „Louis Braille, seine Zeit und die Entwicklung der Blindenschrift", horus 1969/1, S. 7 ff.; „Sinn und Aufgaben der Vereinigung blinder Geistesarbeiter", Vortrag, gehalten vor der Mitgliederversammlung des VbGD am 7. 11. 1970 in Marburg, horus 1970/2, S. 2 ff.; „Carl Strehl und die internationale Arbeit auf dem Gebiet der Typhlophilie", horus 1971/2, S. 8 f.; „Die spezielle Arbeitsrechtliche Sicherung des blinden Mitarbeiters, Internationales Symposium zu Fragen der Rehabilitation Blinder für Berufe mit Hoch- und Fachschulbildung unter den Bedingungen des wissenschaftlich-technischen Fortschritts 1972 in Berlin", Dokumentation, Berlin-Ost 1973, S. 221, in: ZfSH 1972, S. 289 ff.; „Blindenarbeit in Addis Abeba" – Ein Gespräch zwischen Prof. Dr. Heinrich Scholler und Ato Amare, Student der Geschichte an der Haile Selassie I University, Addis Abeba, horus 1973/1, S. 21 ff.; „150 Jahre Braille-Schrift", horus 1975/2, S. 1 f.; „Ergebnisse einer weltweit durchgeführten Umfrage über die Situation blinder Juristen", in: juristischen Berufen, Marburger Schriftenreihe zur Rehabilitation Blinder, Rheinstetten 1976, S. 70 ff.; „Louis Braille", in: Die Großen der Weltgeschichte, Zürich 1976, S. 789 ff.; „Berufsentwicklung und Arbeitsmarktlage blinder Hochschulabsolventen – zu den Voraussetzungen und Möglichkeiten beruflicher Eingliederung Blinder und Sehbehinderter mit gymnasialer Vorbildung", in: Marburger Schriftenreihe zur Rehabilitation Blinder – Höhere und weiterführende berufliche Bildung für Blinde und Sehbehinderte in einer sich wandelnden Arbeitswelt, Rheinstetten 1977, S. 43 ff.; „Das Rehabilitationsverhältnis als soziales Betreuungsverhältnis – dargestellt an der Problematik Sehgeschädigter", in: ZfSH 1978, S. 1 ff. (zus. mit S. Broß); „Johann Gottfried Herder oder die Ästhetik des Tastsinns und eine mißlungene Augenoperation, bei der Johann Wolfgang von Goethe assistierte", in: Jahrbuch für Blindenfreunde, Bonn-Bad Godesberg 1978, S. 70 f.; „Forme di scorlarizzazione dei bambini minorati della vista nei paesi europei", in: convegno nazionale sul tema: »Il fanciullo minorato della vista nella famiglia, nella scuola e nella società«, Montecatini Terme (Pistoia) 1979, S. 33 ff.; „Blindenarbeit in Äthiopien", horus 1979/2, S. 23; „Zur internationalen Erklärung der Rechte Behinderter", in ZfSH 1980, S. 129 ff.; „The Self-Help Idea as an Organizational and Educational Element of the Rehabilitation Process", Report of EASE 80, in: Communication and Handicap, Helsinki 1980, S. 177 ff.; „Die Systeme der beruflichen Arbeitsvermittlung und die Möglichkeiten der Berufsdiversifikation bei sehgeschädigten Hochschulabsolventen", horus 1980/3, S. 7 ff.; „Die Lage der Behinderten als Aufgabe der Rechtsordnung", in: Die soziale Sicherung der Behinderten, Schriftenreihe des Deutschen Sozialgerichtsverbandes 21/1981, S. 18 ff.; „Blinde Dichter und Denker der arabischen Kultur", horus 1983/4, S. 14 ff. (zus. mit F. Béji); „Citizen Advocacy – zu den Möglichkeiten und Gestaltungsformen des Rechtsschutzes Behinderter", in: ZfSH/SGB 1984, S. 481 ff.; „Vorwort zu G. Richter, Blindheit und Eugenik", in: Freiburger Forschungen zur Medizingeschichte, Bd. 15, Freiburg 1986, S. 10 ff.

Schott, Konrad, *1562, †1630 in Stuttgart. Als Kind erbl. Er war als Orgelbauer u. a. in Ulm und Stuttgart tätig. *M.*

Schottke, Wilhelm, *14.2.1849 in Wiese/Ostpreußen, †1928. Von 1879 bis 1887 war S. Lehrer an der Bl.-Unterrichtsanst. in Königsberg, und in der Zeit von 1887 bis 1919 Direktor der Schlesischen Bl.-Unterrichtsanstalt in Breslau. Unter seiner Leitung wurden einschneidende Reformen durchgeführt. *M.*

Schulheim für Blinde und Sehschwache → Schweiz

Schuller, Léon, *7.2.1926 in Oetringen/Luxemburg. Wurde in die deutsche Wehrmacht zwangsrekrutiert. An der Ostfront erbl. er. Nach dem Krieg lernte er die Bl.-Schrift und wurde Telefonist. 1964 als Vizepräsident Mitbegründer der „Luxemburger Blindenvereinigung". Seit 1969 bekleidet er das Amt des Präsidenten und Geschäftsführers.
Werke u. a.: „Opfer in Feldgrau", Esch-sur-Alzette 1949.

Schultz, Bruno, Prof. Dr., *9.4.1894 in Berlin. Als Kind erbl. Nach dem Abitur studierte er Rechtswissenschaft und Ökonomie, 1930 wurde er zum außerplanmäßigen und 1937 zum außerordentlichen Prof. ernannt. 1940 erhielt er einen Lehrstuhl in Dresden und wurde 1955 zum ordentl. Prof. ernannt. Bis zum Juni 1964 widmete er sich dem Aufbau des Inst. für Wirtschaftsgeschichte. Trotz seiner beruflichen Beanspruchung fand er noch Zeit, auf dem Gebiet des Bl.-Wesens zu wirken, wie z. B. im VbGD (→ DVBS).
Werke u. a.: „Die volkswirtschaftliche Bedeutung der Eisenbahnen", Jena 1922; „Der Entwicklungsgang der theoretischen Volkswirtschaftslehre in Deutschland", Halberstadt 1928; „Kleine deutsche Geldgeschichte des 19. und 20. Jahrhunderts", Berlin 1976.
Lit.: Beiträge, 1940/2, S. 37–41; Beiträge, 1959/2, S. 18

Schulz, Hertha, *30.7.1876 in Grabow. Im Alter von vier Jahren erbl. und taubstumm geworden. 1887 wurde sie in das Oberlinhaus aufgenommen. Riemann aus Berlin unterrichtete sie. Er schrieb über sie sein Buch: "Taubstumm und blind zugleich", Berlin 1895. *M.*

Schwaiger, Josef, *28.8.1900 in Moosdorf/Oberösterreich. Schulausbildung und Erlernung des Bürstenmacherhandwerkes in der Landesbl.-Anst. Linz, schloß sich in frühester Jugend dem ersten Österreichischen Bl.-Verein als Mitglied und Funktionär an, übersiedelte später in das Landesbl.-Heim Salzburg; wurde 1940 zum hauptamtlichen Bl.-Fürsorger für den Gau Oberdonau/Salzburg bestellt, 1945 aus politischen Gründen aus dem Dienstverhältnis entlassen, 1947 wiederum als Bl.-Fürsorger eingestellt, weil der Staat auf seine reichhaltigen Erfahrungen auf dem Sektor ds Bl.-Wesens nicht verzichten konnte. Wirkte von 1947–1965 hauptamtlich als Bl.-Fürsorger und auch als Leiter der Geschäftsstelle Salzburg. Jahrzehntelang gehörte er dem Vorstand des Österreichischen Bl.-Verbandes an. Er war Träger des Goldenen Ehrenzeichens für Verdienste um die Republik Österreich, Träger des Goldenen Ehrenringes der Landesgruppe Ober-Österreich/Salzburg. Ihm wurde der Berufstitel „Bundesstaatlicher Fürsorgerat" durch den Bundespräsidenten verliehen. Im Jahre 1974 wurde S. einstimmig zum Ehrenobmann der Landesgruppe Salzburg gewählt.

Schwarz, Johann, *1822 in Eibenschitz/Mähren, †20.6.1899. 1840 bis 1851 war er als Aushilfslehrer an verschiedenen Volksschulen tätig, bis er 1853 die Leitung des Mährisch-Schlesischen Bl.-Inst. übernahm. S. betonte vor allen Dingen die handwerkliche Ausbildung, um die Bl. zu einem eigenständigen Leben zu befähigen. Daneben entwickelte er eine Reliefschrift, mit deren Hilfe in Böhmen die ersten Lehrbücher für Bl. hergestellt werden konnten. *M.*

Schweden, Königreich (Konungariket Sverige), *Fläche:* 449.964 km^2, *Einwohner:* 8.367.000.

Schweden

Allgemeines: *Definition der Blindheit:* Nach dem Gesetz der staatlichen Versicherung gilt derjenige als bl., dessen Sehvermögen, nachdem Refraktionsfehler korrigiert sind, so geschwächt ist, daß er orientierungsbl. ist. Beim Deuten dieses Gesetzes geht die Behörde davon aus, daß alle Personen mit einer Sehschärfe von 1/50 Snellen oder weniger orientierungsbl. sind. Daneben werden auch Sehbehinderte mit größerem Sehvermögen, aber sehr beschränktem Gesichtsfeld, von dieser Verordnung berücksichtigt. Nach der Verordnung der staatlichen Lehranstalten für Bl. sind alle diejenigen, die wegen geschwächtem Sehvermögen dem Unterricht des öffentlichen Schulwesens nicht folgen können, den Bl. rechtlich gleichgestellt.
Blindheitsursachen: Ursachen der Erbl. sind zu 50% folgende Krankheiten: Katarakt, Glaukom und Degeneratio Retinae. Zu 30% sind es andere Krankheitsursachen; so bedingt Diabetes einen großen Teil der Spätbl. Der Rest der Erbl. wird durch Unfälle herbeigeführt.
Statistik: Ende des Jahres 1984 wurden insgesamt 36.103 Personen als sehgeschädigt registriert. Davon sind 50% vollbl. und 50% sehbehindert. Ca. 75% von diesen sind über 65 Jahre alt.
Geschichte: 1808 wurde in Stockholm von P. A. → Borg ein Institut für Bl. und Taubstumme errichtet, das bereits 1810 staatliche Unterstützung erhielt. Die Bl.-Abteilung wurde bereits im Jahr 1816 aufgelöst, um 1846 unter Leitung von O. E. → Borg – dem Sohn des Gründers – neu ins Leben gerufen zu werden. 1879 wurde die Bl.-Abteilung aufgelöst und ein Bl.-Institut errichtet, das 1888 nach Tomteboda/Stockholm übersiedelte. Seit 1896 besteht Schulpflicht für alle bl. Kinder; 1884 wurde die erste Schule für erwachsene Bl. und 1886 für Taubbl. eröffnet. 1889 folgte die Gründung des Bl.-Vereins („De blindas förening"), in den 1911 der Verein für Bl.-Schrift und 1912 der Verein für ein Bl.-Arbeitsheim übergingen.
Schulen: *Schulbildung:* Seit 1896 besteht Schulpflicht für alle bl. Kinder. Dem Staat obliegt es, dafür Sorge zu tragen, daß Bl. eine geeignete höhere Schulung gymnasialer oder beruflicher Art erfahren.
Blindenschulen: Auf Kosten des Staates oder der Gemeinden erhalten die Schüler freien Unterricht, Kost und Logis, Kleidung, Kranken- und Zahnbehandlung sowie Reisen nach Hause und Taschengeld. Die Schulen unterstehen dem Reichsschulamt (Skolöverstyrelsen, Stockholm), an dem eine besondere Abteilung für Spezialschulen besteht. Das Reichsschulamt ist dem Kultusministerium (Utbildningsdepartement, Stockholm) unterstellt.
a) Für bl. Kinder ohne weitere Behinderungen: Die „Tomtebodaskolan" ist die einzige Schule für Bl. ohne zusätzliche Behinderungen; die anderen Bl.-Schulen wurden innerhalb der letzten zehn Jahren geschlossen oder nicht mehr in Form einer Bl.-Schule weitergeführt, da die Mehrzahl der bl. Kinder am integrierten Unterricht in den Regelschulen teilnimmt. Die Schüler in Tomteboda/Stockholm (einem Vorort von Stockholm) nehmen in zehn Jahren den Stoff der neunjährigen Regelschulen durch. Später wechseln die Schüler entweder in die Berufsausbildung der Schule über (Ausbildungsfächer: Bürstenbinden, Korbflechten, Weben, Stricken, Haushaltsführung, Klavierstimmen oder Musik), oder sie besuchen die Kurse für Erwachsene in Kritinehamm und Växjö (Vorbereitungskurse für die Ausbildungsfächer der Metallindustrie oder Büroberufe), oder sie nehmen teil an Ausbildungskursen für Sehende oder an Umschulungen für Spätbehinderte. Einige Schüler ohne eine vollständige Berufsausbildung werden als ungelernte Fabrikarbeiter eingesetzt, begabte Schüler setzen ihren Schulweg durch das Regelgymnasium fort und studieren daraufhin an einer Univ. Die Tomteboda Schule unterstützt die Studierenden an Regelschulen mit Material in Punktschrift und auf Tonband und sendet Wanderlehrer an die Lehranstalten. Zur Schule gehört auch eine Sehschule für sehbehinderte Kinder. Alle werden mittels der von Langan den Bl. angepaßten Tests der Standord-Binet-Tests geprüft. Bei Schulabgang erhalten die Schüler gewisse Ausstattungen, wie eine Schreibmaschine, eine Punktschrift-Schreibmaschine, Werkzeug, Material usw.
b) Für mehrfachbehinderte Blinde: Die Pflegeanstalt für mehrfachbehinderte Bl. in Lund (Vardanstalten för blinda, Lund) nimmt Bl. auf, die außer Blindheit auch an anderen Gebrechen leiden, wie Geistesschwäche, Epilepsie, Verkrüppelung und Stummheit. Die Anstalt hat drei Abteilungen: Schule, Arbeitsheim und Pflegeheim. In die Schule werden Kinder im Schulalter aufgenommen, denen ungefähr die gleichen Fertigkeiten beigebracht werden, wie an den entsprechenden Schulen für (geistig) Behinderte ohne Sehschädigungen. Im

Schweden

Zahl der registrierten Sehgeschädigten, aufgeteilt nach Alter und Geschlecht, sowie Angaben über Grad und Ursachen der Sehschädigung.
Statistische Angaben vom Schwedischen Blindenverband vom 31.12.1981

Alter	männl.	weibl.	insges.	%	Diabeth.	%	Vollbl.	%	unt. 2/60	%	2/60 bis 0,1	%	0,1 bis 0,2	%	über 0,2	%	ohne Ang.	%
–16 J. Geb.-jahr –1965	514	399	913	2,7	2	0,1	62	6,8	70	7,7	47	5,1	97	10,6	144	15,8	493	54,0
17–30 J Geb.-jahr 1964–1951	738	567	1305	3,8	119	2,8	154	11,8	136	10,4	172	13,2	328	25,1	406	31,1	109	8,4
31–50 J. Geb.-jahr 1950–1931	1507	1397	2904	8,4	772	18,4	258	8,9	521	17,9	440	15,2	709	24,4	820	28,2	156	5,4
51–65 J. Geb.-jahr 1930–1916	1864	2111	3975	11,5	858	20,4	348	8,8	639	16,1	606	15,2	944	23,7	1237	31,1	201	5,1
66–75 J. Geb.-jahr 1915–1906	2317	3701	6018	17,5	1109	26,4	284	4,7	800	13,3	803	13,4	1507	25,0	2308	39,5	244	4,1
76–85 J. Geb.-jahr 1905–1896	3908	8018	11 926	34,7	1067	25,3	290	2,4	1096	9,2	1423	11,9	3023	25,4	5668	47,5	426	3,6
über 86 J. Geb.-jahr 1895–	2094	5249	7343	21,4	277	6,6	150	2,0	770	10,5	983	13,4	1989	27,1	3066	41,8	385	5,2
insges.	12 942	21 442	34 384		4204		1546		4032		4474		8597		13 721		2014	
%	37,6	62,4		100		12,2		4,5		11,7		13,0		25,0		39,9		5,9

Die Gesamtzahl der registrierten Personen: 34.384. Frauen: 62,4%, Männer: 37,6%. Davon sind 73,6% Pensionäre.

Herbst 1965 ist die Schule nach Mittelschweden gezogen, wo sie in Ekeskolan eine ganz für diese Gruppe von Kindern speziell eingerichtete Anlage bekommen hat. Eine andere Schule für mehrfachbehinderte bl. Kinder ist in Örebro.

c) Für erblindete Erwachsene: Umschulungszentren (Skolor för vuxna synskadade) in: Kristinehamn, Växjö, Norrköping und Skelleftea. Alle nehmen Sehgeschädigte von über 15 Jahren auf, eine Altersgrenze nach oben hin ist nicht näher bestimmt. Die Ausbildungszeit kann dem Bedarf des einzelnen angepaßt werden, sie dauert von drei Monaten bis zu drei Jahren. Der Unterricht umfaßt Mobility Training (z. B. Gehen mit dem weißen Stock, Technik beim Essen, Haushaltsführung), Lesen und Schreiben von Punktschrift und Schreibmaschinenunterricht, berufliche Ausbildung in Fabrikarbeit (besonders in der Metallindustrie), Handwerk, Klavierstimmen und Büroarbeit.

d) Unterricht sehschwacher Kinder: 1956/57 wurden an den städtischen Schulen in Stockholm und Göteborg (später auch in Malmö) Klassen für sehschwache Kinder eingeführt. Einzelnen Kindern wird in der Schule ihres Wohnortes Extra-Unterricht erteilt. Seit 1960 erteilt ein Lehrer mit Spezialausbildung den Schulen Ratschläge hinsichtlich der Behandlung sehschwacher Kinder.

Wiedereingliederung der Erblindeten in die Arbeit: Das Reichsarbeitsamt (Arbetsmarknadsstyrelsen, Stockholm) ist die staatliche Zentralbehörde für Arbeitsbeschaffung. Es unterhält Arbeitsvermittlungsstellen in den Provinzen. Wenigstens einer der Beamten beschäftigt sich mit der Ausbildung der wenigen Arbeitsfähigen und versucht, sie auf dem Arbeitsmarkt unterzubringen. Durch diesen Beamten können auch Sehgeschädigte eine Ausbildung erhalten, entweder in den Bl.-Schulen oder in anderen Kursen für Behinderte. Zunächst werden die natürlichen Veranlagungen des Hilfesuchenden durch medizinische und sonstige Testverfahren festgestellt, dann können Beiträge zum Lebensunterhalt, Reisegeld von und nach der Schule und dem Arbeitsplatz, Kursgebühren, Familienzulage und Geld für Kleidung bewilligt werden. Diese Beiträge werden von öffentlichen Behörden bezahlt. Nach abgeschlossener Ausbildung trägt die Arbeitsvermittlungsstelle dazu bei, eine dem Bl. geeignete Stelle in der Produktion zu finden und ihn in die Arbeit einzuführen. Dank der Tätigkeit der Beamten der Arbeitsvermittlungsstellen und der Arbeitsvermittler des Vereins der Bl. werden Bl. auf den verschiedensten Tätigkeitsgebieten eingesetzt. Üblicherweise arbeiten Bl. in der Industrie, Packen, Teilmontage, Dunkelkammerarbeit,

Schweiz

in der Metallindustrie, Landwirtschaft, Viehzucht, Hausarbeit, Klavierstimmen, Musik, Schreibmaschine, Stenographie, Bedienung von Telefonzentralen und Auslandskorrespondenz gehören zu ihren Berufsfeldern. Individuelle Anstellung auf dem offenen Markt: z.B. als Tapezierer, Verkäufer, Unternehmer, Lehrer, Sprachtherapeut, Sozialarbeiter, Journalist, Rechtsanwalt, Richter. Arbeit in geschützten Werkstätten: Bürstenbinden, Korb- und Rohrflechten, Stricken und Weben.

Punktschriftbüchereien: Die schwedische Punktschrift verwendet nur das Braille-System. Es gibt auch eine Kurzschrift und eine Stenographieschrift. Der Verband der Bl. versorgt die Sehgeschädigten mit Punktschrift- und Hörbüchern aus einer Zentralbücherei in Stockholm mit technischen Hilfsmitteln durch eine Verkaufszentrale. Dieser veröffentlicht ein Wochenblatt mit einer Beilage für Taubbl. und andere monatliche Publikationen. Die nationale Punktschrift- und Hörbücherei wurde 1892 gegr. und 1980 von der Regierung übernommen. In Tomteboda werden Lehrbücher in die Punktschrift umgesetzt.

Arbeit und Soziales. *Vorzeitige Pensionierung mit Invalidenzulage:* Im Rahmen des Versicherungsgesetzes haben Bl. das Recht auf eine sogenannte vorzeitige Pension, so heißt nämlich die Alterspension, wenn sie von einer noch nicht 65-jährigen Person erhoben wird. Dabei muß die Arbeitsfähigkeit zu mindestens auf die Hälfte der Normalleistung herabgesetzt sein. Das Einkommen wird dabei als Maß der Arbeitsfähigkeit angesehen. Wer orientierungsbl. ist und vor dem 65. Lebensjahr sehgeschädigt wurde, hat das Recht auf eine Invalidenzulage oder, wenn die Arbeitsfähigkeit nicht herabgesetzt ist, eine Invalidenentschädigung. Eltern, die Invaliden und mittellos sind, erhalten eine besondere Zulage für jedes Kind. Die Eltern bl. Kinder erhalten einen Pflegebeitrag, wenn sie ihr Kind zu Hause pflegen. Der Bl.-Verband Schwedens (Synskadades Riksforbund) ist die Hauptorganisation der Bl. Er wahrt die Interessen der Bl. und übt eine weitverzweigte Hilfstätigkeit aus, insbesondere durch seine Arbeitsvermittler und Sozialarbeiter. Der Verein hat Lokalabteilungen in jeder Provinz und besitzt eine eigene Kranken- und Sterbekasse sowie eine Druckerei, eine Punktschrift- und Hörbücherei und eine Fabrik, in der bl. Arbeiter chemische Reinigungsmittel, Seife u. a. herstellen. Der Verein erhält große staatliche Unterstützung. Durch eine zu diesem Zweck gegr. Aktiengesellschaft versorgt der Verein Handwerker mit Rohmaterial und hilft ihnen, ihre fertigen Waren zu verkaufen. Der Verein steht in enger Zusammenarbeit mit den Organisationen der Bl. in den übrigen nordischen Ländern und ist, gemeinsam mit Kronprinzessin Margaretas Arbeitsausschuß, Mitglied des Weltblindenrates.

Freiwillige Organisationen: Kronprinzessin Margaretas Arbeitsausschuß für die Bl. (Kronprinzessin Margaretas arbetsnämnd för de blinda, Tomteboda, Solna), 1917 gegr., ist eine Organisation von sehenden Freunden der Bl. und hat Zweigausschüsse in jeder Provinz. Sie bewilligen u. a. Beiträge für eigene Heime und Werkstätten, Ausbildungskurse, Werkzeuge, Maschinen, die Herausgabe von Hörbüchern, Sozialarbeit für und mit den Bl. usw. Eine Anzahl von Vereinen unterhalten Pflege- und Ferienheime.

Integrierte Beschulung: Seit Mitte der 70er Jahre wird in Schweden nach US-Vorbild integrierte Schulbildung betrieben. Die sehbehinderten Kinder besuchen Schulen für Sehende und bekommen zusätzlich Unterricht von ausgebildeten Lehrern in Punktschrift. So sinkt auch in S. die Zahl der Bl.-Schulen, und die Bl.-Bildung wird in speziellen Schulen nur dann betrieben, wenn die Kinder mehrfachbehindert oder durch Krankheit oder Unfall späterbl. sind.

Adressen: Synskadades Riksforbund (Swedish Federation of the Visually Handicapped), S-122 88 Enskede; Association of the Swedish Deaf-Blind, S-122 88 Enskede; Ekeskolan School for Visually Impaired Children, Box 9025, S-700 09 Örebro; Tomtebodaskolan, Box 1313, S-171 25 Solna; Handikappinstitutet (Swedish Institute for the Handicapped), PO Box 303, S-161 26 Bromma;

Persönlichkeiten: Pär Aron → Borg, Harald → Thilander.

Lit.: Ek, Gustaf: „Den svenska blindvardens uppkomst och utveckling" (Entstehung und Entwicklung der schwedischen Blindenpflege) Stockholm 1938; Gissler: „Blindinstitutet 75 Ar pa Tomteboda" (Das Blindeninstitut feiert 75 Jahre in Tomteboda) 1964; „Special Teaching and Training of Special Teachers in Sweden", Stockholm 1985.

Schweiz, Eidgenossenschaft (Schweizerische Eidgenossenschaft/Confédération Suisse), *Fläche:* 41.288 km^2, *Einwohner:* 6.510.000.

Geschichte: Die Idee zur Schaffung eines schweizerischen Bl.-Fürsorgevereins, ähnlich der 1889 in Paris gegr. → „Association Valentin Haüy", kam vom Genfer Bl.-Fürsorgeverein, der sich in den ersten Jahren tatsächlich auch „Association Suisse pour le Bien des Aveugles" nannte. Am 1.11.1903 wurde die Gründung des „Schweizerischen Zentralvereins für das Blindenwesen" (SZB) beschlossen.
Die durch den ersten Vereinspräsidenten Dr. Laurenz Paly und den ersten Sekretär Viktor Altherr unterschriebenen Statuten vom 22. März 1904 lauteten: 1. Der SZB bezweckt, alle Vorkehrungen zu treffen, die zu einer Vervollkommnung der Fürsorge für Bl. aller Altersstufen nötig sind. Er regt Maßnahmen an zur Verhütung bzw. Heilung der Blindheit; zur Pflege und Erziehung Bl. im vorschul- und schulpflichtigen Alter; zur Erziehung und Ausbildung Bl. im schulpflichtigen Alter; zur Fortbildung erwachsener Bl. und zu deren Fürsorge, zur Unterstützung und Versorgung arbeitsfähiger Bl. und „zum Anschluß der Sehgeschädigten unter sich". 2. Der Verein bezweckt den Zusammenschluß der bestehenden und die Bildung neuer kantonaler und interkantonaler Bl.-Fürsorgevereine. 3. Der Verein erstrebt Gesetzesbestimmungen, welche die Erziehung und Ausbildung der Bl. sichern.
Es gab eine „schweizerische Besonderheit", und zwar, daß es für eine verhältnismäßig kleine Zahl von Bl. und Sehschwachen eine große Zahl von Institutionen, Stiftungen und Fonds gab. Im Jahresbericht des Zentralvereins für 1905 werden tabellarisch 5 Erziehungsanstalten, 6 Beschäftigungsanstalten (Heime), 6 Bl.-Fürsorgevereine, 8 Bl.-Fonds aufgeführt. Als „schweizerische" Institutionen galten damals der „Centralverein und die Leihbibliothek" (Zürich), als internationale Vereinigung wird die „Association internationale des Etudiants aveugles" erwähnt. Vom Jahre 1930 gibt es ein Verzeichnis der Institutionen zugunsten der Bl. in der S. dieses gibt eine Übersicht über 63 Institutionen, zahlreiche Fonds eingeschlossen (1934 erhöht auf 73). 1982 zählt der Zentralverein 53 Mitglieder-Organisationen, wobei Legate und Fonds nicht mehr als eigenständige Rechtspersönlichkeiten mitgezählt sind. 1911 rief die Selbsthilfe die „Schweizerischen Blinden- und Sehbehindertenverband" ins Leben. Von da an arbeiteten der Zentralverein und der Blindenverband zusammen, um die Lage der Bl. zu verbessern. Die Aufgaben des Zentralverbandes – als Zusammenschluß beinahe aller Träger-Organisationen, Institutionen und Werke, welche in den verschiedenen Bereichen des schweizerischen Bl.- und Sehschwachenwesens tätig sind, sind in den heute gültigen Statuten wie folgt aufgeführt (1982): Maßnahmen zur Schaffung, Unterstützung, Koordination und zum Ausbau von Institutionen für Sehgeschädigte; Durchführung von Erhebungen zu fürsorgerischen, wissenschaftlichen und planerischen Zwecken; Förderung der Gesetzgebung; Information der Öffentlichkeit, Vermittlung von Informationen an die Mitglieder-Organisationen und an weitere interessierte Kreise, Führung der Fachbibliothek; Finanzielle Hilfe an Institutionen im Sehbehindertenwesen; Pflege der internationalen Zusammenarbeit; Aus- und Weiterbildung von Fachleuten; Veranstaltungen von Mitarbeitertagungen, Fachkonferenzen usw.; Zentraler Ein- und Weiterverkauf von technischen Hilfsmitteln für Sehgeschädigte; Organisation, Koordination und Finanzierung der schweizerischen Taubblindenfürsorge.
Statistik: In der S. besteht keine Meldepflicht für behinderte Kinder, Jugendliche und Erwachsene. Es existiert auch keine Behindertenstatistik. Seit dem Zusammenschluß des schweizerischen Bl.-Wesens im Zentralverein 1905 sind erhebliche Anstrengungen unternommen worden, zu einer verläßlichen Statistik zu kommen. Seit 1940 wurden auch hier keine Zahlen mehr publiziert. Die früheren Statistiken hatten zum Hauptzweck die fürsorgerische Erfassung der Bl. gehabt. Man ist deshalb auf Schätzungen angewiesen, die auf empirisch ermittelten Bl.-Quoten basieren. Drei solche Quoten wurden schon erstellt: erstens eine Bl.-Quote von 7,5 auf 10.000 Einwohner (nach den Ergebnissen der Volkszählung 1950 wurde eine Blindequote von 7,49 ermittelt, wobei die vom SZB herausgegebene „medizinische Definition" maßgebend war; (bl.: Fernvisus bis $1/10$, sehschwach: $1/10$ bis $5/10$); zweitens eine Bl.-Quote von 10 auf 10.000 Einwohner. Doret errechnete 1957, ausgehend von seiner Genfer Untersuchung und unter Berücksichtigung der altersspezifischen Bevölkerungsverteilung eine Zahl von 4.758 Bl. für die gesamte S. (Doret 1967), was bei 4.714.992 Einwohnern eine Bl.-Quote von 10,08 ergibt. Doret hielt sich bei dieser Rechnung offenbar an die medizinische Definition des Schweizerischen Zentralver-

Schweiz

eins für das Bl.-Wesen, d. h. er berücksichtigte keine speziellen Visusgrenzen. Drittens eine Bl.-Quote von 16 auf 10.000 Einwohner (Rintelen vermutet etwa 9.000 Bl., d. h. 15 auf 10.000 Einwohner (Rintelen 1967), 1972 spricht er von 10.000 Bl. oder einen Bl.-Quote von 16 (Rintelen 1972), dabei zählt er zu den Bl. all jene, deren zentrale Sehschärfe (Fernvisus) 0,1 oder weniger beträgt. Je nach gewählter Bl.-Quote und Definition der Blindheit werden in der S. 4.703, 6.270 oder 10.032 Bl. vermutet.

Über die wirtschaftlichen Verhältnisse der Bl. und Sehschwachen in der S. gibt es nur wenig Angaben. R. Bernasconi stellt aufgrund seiner Befragungen fest, daß die in geschützten Werkstätten tätigen Sehgeschädigten pro Stunde zwischen sfr 1.50 und sfr 5.20 verdienen, was bei einer durchschnittlichen Arbeitszeit von 43,25 Stunden pro Woche einen Monatslohn zwischen sfr 268,– und sfr 982,– ergibt. Auch angelernte Industriearbeiter und Telefonisten haben ein niedrigeres Monatseinkommen als sehende Kollegen. Keiner der behinderten Befragten, die vollzeitlich beschäftigt sind, erhält zusätzliche finanzielle Unterstützung.

Blindenwesen: Um einen Überblick über die zahlreichen Trägerorganisationen zu erhalten, sei hier versucht, diese nach Bereichen zu gruppieren:

Sozialberatung: Fürsorgevereine Aargau, Basel-Stadt und -Land, Bern, Genf, Innerschweiz, Neuchâtel, Ostschweiz, Solothurn, Tessin, Wallis, Zürich.

Selbsthilfe: Schweizerischer Blinden- und Sehbehindertenverband (SBV), Bern; Schweizerischer Blinden-Bund (SBB), Zürich; Schweizerische Caritasaktion der Blinden (CAB), Zürich; Schweizerische Vereinigung der Eltern blinder und sehschwacher Kinder (SVEBk), Zürich; Vereinigung Retinitis pigmentosa-Patienten in der S., Zürich.

Schulen: Schulheim Zollikofen, Tagesschule Basel, Centre pédagogique Lausanne, Sonnenberg Baar, Sonderschule der Stadt Zürich für Sehschwache und Blinde, Schulheim Kronbühl; Casa Sorriso, Tenero; Le Foyer, Lausanne; Tagesschule Zürich für mehrfachbehinderte Sehbehinderte.

Berufsberatung und Schulungsstätten: St. Gallen; Blinden-Leuchtturm Zürich.

Eingliederungs- und Ausbildungsstätten: Berufliche Eingliederungsstelle Basel, Bern, St. Gallen, Lausanne, Yverdon, Baar, Blinden-Leuchtturm Zürich, Sozialrehabilitation Basel, Lausanne.

Geschützte Werkstätten: Bern; Horw, St. Gallen; Lausanne, St. Jakob; Zürich.

Arbeits- und Wohnheime, Blindenheime, Altersheime: Basel, Bern, Chêne-Bougeries, Horw, Le Foyer, Lausanne, Recordon, Lausanne, Clair-Soleil, Lausanne, Emilienheim, Kilchberg, Borna, Rothrist, St. Gallen, Dankesberg, Zürich.

Ferienheime: Solsana, Saanen, „Suvretta", Spinas-Bever, Landschlacht, Vevey bzw. L'Auberson.

Punktschrift- und Tonband-Bibliotheken: Dornach, Genève, Landschlacht, Lausanne, Tenero, Vevey, Yverdon, Zürich.

Punktschrift- und Großdruck Druckereien, Reliefbau: Basel, Lausanne, Zollikofen, Zürich.

Einrichtungen für Taubblinde: Therapiestation für taubbl. Kinder, Fribourg; Sonderschulheim Tanne, Zürich; Wohn- und Arbeitsheim für taubbl. Jugendliche und Erwachsene, Zürich; Taubbl.-Abteilungen in Basel, Horw, Rothrist, St. Gallen.

Kultur: Schweizerischer Bund bl. Esperantisten, Schweizerischer Bl.-Schachbund, Bl.-Chöre Bern, Zürich.

Sport: Sportgruppen Aargau, Basel, Bern, Lausanne, Langnau a. A., Luzern, St. Gallen, Zug, Zürich.

Religion: Reformierte Bl.-Pflege Effretikon/Zürich; Schweizerische Caritasaktion der Bl., Zürich; Herstellung von religiösem Schriftgut in Genf und Vevey.

Verschiedenes: Ehemaligen-Gruppen der Schulen von Lausanne und Baar; Fachgruppe Sehbehindertenhilfe; Hilfe für Bl. in Israel; Kinderstation für Sehbehinderte, Basel.

Selbsthilfeorganisationen: Der Schweizerische Blinden-Bund, welcher vor allem in der deutschsprachigen S. beheimatet ist, versteht sich als Selbsthilfeorganisation zur Wahrung und Förderung der geistigen und materiellen Anliegen der Bl. und Sehbehinderten. Als Ziel hat er sich ferner die Durchführung von Maßnahmen, die eine weitgehende Unabhängigkeit des Bl. und Sehbehinderten in materieller und kultureller Hinsicht ermöglichen sollen, vorgenommen. In der Westschweiz besteht die weitgehend autonome Section romande de la Fédération Suisse des Aveugles et Faibles de vue (FSA), im Tessin hat sich die Sektion des SBV mit der Caritasaktion der Bl. zusammen unter dem Namen „Unitas" formiert. Die Schweizerische Caritasaktion der Bl. bezweckt die Förderung des religiösen, geistigen und kulturellen Lebens bl. und sehbehinderter Personen; der Erzie-

hung, Schulung und Ausbildung bl. und sehbehinderter Kinder und Jugendlicher; der Eingliederung bl. Personen ins soziale und wirtschaftliche Leben.
Frühförderung: Seit 1965 sind in der S. 7 spezialisierte Frühberatungsstellen für sehgeschädigte Kinder im Vorschulalter entstanden. Als Träger fungierten die Schweizerische Heilpädagogische Gesellschaft, Elternvereine und Stiftungen. Die heilpädagogische Frühförderung umfaßt zeitlich die ersten 7 Lebensjahre und kann in schwerwiegenden Fällen bis zum 9. Lebensjahr ausgedehnt werden. Frühförderungsmaßnahmen werden entweder stationär, d. h. in Frühberatungsstellen oder ambulant, d. h. am Wohnort des sehgeschädigten Kindes durchgeführt. Im Mittelpunkt der sonderpädagogischen Aufgabe steht die Hilfe für das sehgeschädigte Kind. Daraus folgt eine spezifische Beratung für die Eltern und Erzieher. Die gezielte sonderpädagogische Förderung strebt eine möglichst alterstypische und ganzheitliche Entwicklung des Kindes an. Voraussetzungen dafür sind Koordination und Kontinuität der fachlichen Erfassung, der Erziehung und Behandlung. Alle diese Maßnahmen ersetzen den Kindergarten nicht. Zahlreiche sehgeschädigte Kleinkinder besuchen den öffentlichen Kindergarten ihrer Wohngemeinde während einzelner Stunden, halbtags oder ganztags. Spezielle Kindergärten für nur sehgeschädigte oder sehgeschädigte mehrfachbehinderte Kinder gibt es in den Blinneninternatsschulen Baar (bis 1980 Fribourg), Zollikofen und Lausanne sowie in den Tagesschulen Basel und Zürich. Am Schluß der Frühförderung stehen die Feststellung der Schulreife und die Kontaktaufnahme mit den verschiedenen Sonderschulen. Kostenträger für die pädagogisch-therapeutischen Maßnahmen (Heilpädagogische Förderung bei Sinnesbehinderten im Kleinkindalter) ist seit 1968 die Schweizer Invalidenversicherung.
Schulen: Das Schulwesen und auch das Sonderschulwesen in der S. ist kantonal geregelt. Die Strukturen sind dementsprechend vielfältig. Kennzeichnend für die schweizerischen Sehgeschädigtenschulen ist die gemeinsame Beschulung bl. und sehbehinderter Kinder, wobei die spezifischen unterrichtlichen Bedürfnisse aller Schüler auch in medialer Hinsicht bestmöglich berücksichtigt werden. Ein wesentlicher Grund für die gemeinsame Beschulung liegt in den relativ kleinen Schülerzahlen, wie dies aus nachfolgenden Statistiken ersichtlich wird. Während man annimmt, daß in der S. nur ungefähr jeder zehnte sehbehinderte Volksschüler statistisch erfaßt ist und sehbehindertengemäß unterrichtet wird, geht man davon aus, daß praktisch alle bl. Schulkinder erfaßt sind. Zur Zeit – Stand Januar 1982 – bestehen in der S. elf Einrichtungen, welche sich um die Schulung und Erziehung sehgeschädigter Kinder bemühen: 1.) Sonnenberg, Schule für Sehbehinderte und Blinde, Baar (bis 1980 in Fribourg), Gründung 1925 mit 79 Schülern und den Abteilungen Frühförderung und Vorschule, Primarschulstufe, Oberstufe, Förderklassen, Abteilung für Jugendliche im Rahmen der erstmaligen beruflichen Ausbildung. 2.) Schulheim für Blinde und Sehschwache, Zollikofen Gründung 1837 mit 48 Schülern und den Abteilungen Primarschulstufe, Oberstufe, Kleinklassen (Sonderklassen für Lernbehinderte), Abteilung für Jugendliche im Rahmen der erstmaligen beruflichen Ausbildung. 3.) Tagesschule für sehbehinderte Kinder, Basel (ab Mitte 1982 in Münchenstein), Gründung 1925 mit 27 Schülern und den Abteilungen Primarschulstufe, Oberstufe, Förderklassen. In dieser Institution werden auch mehrfachbehinderte sehgeschädigte Kinder betreut. 4.) Sonderschule der Stadt Zürich für Sehbehinderte, Zürich. Gründung 1960 mit 31 Schülern und den Abteilungen Primarschulstufe (mit Besuch der Regelschule, stundenweise); Schüler der Oberstufe werden ihren Fähigkeiten entsprechend in die öffentliche Oberstufe integriert und erhalten an der Sonderschule Stütz- und Zusatzunterricht. In dieser Institution werden auch mehrfachbehinderte sehgeschädigte Kinder betreut. 5.) Centre Pédagogique pour Handicapés de la Vue (CPHV), Lausanne. Gründung 1843 mit 40 Schülern und den Abteilungen Kindergarten, Primarschulstufe, Mittelstufe, Oberstufe. 6.) Le FOYER, Centre éducatif suisse pour aveugles intellectuellement handicapés, Lausanne. Gründung 1900 mit folgenden Abteilungen (schulischer Bereich): Kindergarten, 3 Klassen mit Deutsch als Unterrichtssprache, 2 Klassen mit Französisch als Unterrichtssprache, Hauswirtschaftsklassen. 7.) Tagesschule für sehgeschädigte mehrfachbehinderte Kinder, Zürich. Gründung 1974 mit 13 Schülern. Förderung in Kleinstgruppen und Einzelunterricht mit ergänzenden Therapien. 8.) Schulheim Kronbühl, in Kronbühl. Schule für geistig behinderte Kinder mit einer Abteilung für geistig behin-

Schweiz

derte bl. und sehbehinderte Kinder. Gründung 1931 mit 49 Plätzen. Förderung in Kleinstgruppen und Einzelunterricht mit ergänzenden Therapien. 9.) Casa Sorisso per bambini ciechi pluriminorati, Tenero. Gründung 1972. Schule für sehgschädigte mehrfachbehinderte Kinder. 10.) Sonderschule Tanne für taubblinde Kinder, Zürich. Gründung 1970 mit 16 Kindern. Durchführung von pädagogisch-therapeutischen Maßnahmen bei taubbl. Kindern nach individuellen Programmen. 11.) Therapiestation Sonnenberg für taubblinde Kinder, Fribourg (in Auflösung). Gründung 1969 mit 7 Plätzen. Durchführung von pädagogisch-therapeutischen Maßnahmen bei taubbl. Kindern nach individuellen Programmen.
Weiterführende Schulen: In der S. gibt es keine weiterführende Schulen für Sehgeschädigte. Bl. und Sehbehinderte, welche ein Gymnasium bzw. eine Handelsschule absolvieren, besuchen in der Regel die entsprechende Schule zusammen mit Sehenden. Einzelne Sehgeschädigte besuchen die → Deutsche Bl.-Studienanstalt Marburg/BRD. Die Tendenz der individuellen Integration oder Reintegration in die Regelschule mit zusätzliche behinderungsspezifischem Einzelunterricht ist zur Zeit eines der meistdiskutierten Themen im Bereich der Schulung Sehgeschädigter. In den Kantonen Genf, Neuenburg und Zürich sind Modellversuche in Gange, wobei Sehbehindertenpädagogen im Stützunterricht die behinderten Kinder in Regelschulen betreuen. Eine Evaluierung dieser Versuche ist noch verfrüht. Zur Orientierung von Lehrern der Regelschulen wird eine aus dem Amerikanischen übersetzte Broschüre abgegeben, welche Anregungen und Hinweise zum Umgang mit sehgeschädigten Kindern in Regelklassen bietet.
Berufliche Eingliederung: In der S. besteht kein gesetzlicher Zwang zur beruflichen Eingliederung Behinderter. Es besteht vielmehr das Prinzip des „moralischen Appells" an die Arbeitgeber im Gegensatz zum Quotensystem, das sich insgesamt bewährt hat. Was die berufliche Eingliederung in quantitativer Hinsicht betrifft, sind gesamtschweizerisch keine gültigen Aussagen möglich. Bernasconi ermittelt in einer im Jahre 1981 publizierten Untersuchung zum Thema „Blinde in der Wirtschaft der S." einen hohen Grad der beruflichen Eingliederung in quantitativer Hinsicht. In Übereinstimmung mit internationalen Vergleichen sind auch in der S. die Berufswahlmöglichkeiten für Sehgeschädigte sehr eingeschränkt. Der Erforschung neuer Berufsmöglichkeiten für Sehgeschädigte wird besondere Bedeutung beigemessen. Diese Tendenz verdeutlicht auch eine Studie der vom „Schweizerischen Zentralverein für das Blindenwesen" eingesetzten Kommission für Berufsfragen. Darin werden zahlreiche Möglichkeiten zur Erweiterung des Berufsspektrums für Sehgeschädigte dargelegt.
Berufs- und Arbeitsmöglichkeiten für Sehgeschädigte (Dieses Verzeichnis hat keinen Anspruch auf Vollständigkeit, sondern repräsentiert lediglich einen Ausschnitt aus uns bekannten Berufsmöglichkeiten): Berufe im industriell-gewerblichen Bereich: vor allem Industriearbeiter; Berufe im handwerklichen Bereich: Korbflechter, Bürstenmacher, Sesselflechter, Klavierstimmer (abgesehen vom Klavierstimmer werden diese Berufe meist nur noch in geschützten Werkstätten ausgeübt); Berufe im kaufmännischen und verwaltenden Bereich: Telefonist, Stenotypist, kaufmännischer Angestellter, Programmierer; Berufe im medizinischen Bereich: Physiotherapeut/Masseur; Berufe mit Fach- und Hochschulabschluß: Sozialarbeiter, Lehrer, Jurist, Theologe, Psychologe, Mathematiker, Physiker, Musiker.
Berufliche Eingliederungsstellen und berufliche Ausbildungsstätten: 1.) Eingliederungsstelle Basel, Gründung 1964 mit 25 Schulungsplätzen, Abklärung der beruflichen Eingliederungsfähigkeit, Bl.-technische Grundschulung, Ausbildung zum Telefonisten und kaufmännischen Angestellten. 2.) Berufliche Eingliederungsstelle, Pomy bei Yverdon, 60 bis 80 Plätze, Ausbildung zum Telefonisten. 3.) Berufliche Schulungsstätte für Blinde und Sehschwache, St. Gallen mit den Abteilungen Lehrwerkstätte für Industriearbeit; Lehrwerkstätte für Metallbearbeitung und angegliederter gewerblicher Berufsschule, Gründung 1967: erstmalige berufliche Ausbildung, Abklärung und Umschulung zum Industriearbeiter mit 15 Plätzen; Lehrwerkstätte für Metallbearbeitung: erstmalige berufliche Ausbildung und Umschulung zum Metallarbeiter oder Hilfsmechaniker mit 25 Plätzen. 4.) Blinden-Leuchtturm, Zürich, Gründung 1961, ca. 10 Plätze, bl.-technische Grundschulung für Späterbl., Umschulung im kaufmännischen Bereich. 5.) Abteilung für Jugendliche im Rahmen der erstmaligen beruflichen Ausbildung des Sonnenberg, Baar, Gründung 1925 mit 12 Plätzen, Abklärung für die erstmalige beruf-

liche Ausbildung, Zusatzunterricht und Unterkunft beim Besuch einer regionalen Regeleinrichtung. 6.) Abteilung für Lehrtöchter und Lehrlinge in der erstmaligen beruflichen Ausbildung des Schulheimes für Blinde und Sehschwache, Zollikofen, Gründung 1913, Zusatzunterricht und Unterkunft für sehgeschädigte Jugendliche bis zum Lehrabschluß oder Handelsschulabschluß. Bei Bedarf Durchführung eines Weiterbildungsjahres für berufswahlunreife Jugendliche. 7.) Centre pédagogique pour Handicapés de la Vue CPHV, Lausanne – Section pour étudiants, 3–5 Plätze, Zusatzunterricht und Unterkunft für Studenten und Handelsschulabsolventen. 8.) Wohn- und Arbeitsheim Lärche für taubbl. Jugendliche und Erwachsene, Zürich, Gründung 1975 mit 9 Plätzen, berufliche Ausbildung für taubbl. Jugendliche in einfachen industriellen Arbeiten und anderen manuellen Fertigkeiten.

Sozialrehabilitation: Es gibt in der S. zwei Einrichtungen für die soziale Rehabilitation: 1.) Sozialrehabilitation Basel: Schule mit max. 5 Schülern und 4 Lehrern. Ausbildungsziel: Bl.-technische Bewältigung des Tagesablaufes. Keine Berufsausbildung. Ausbildungsdauer: 3–6 Monate, Externat. 2.) Sozialrehabilitation Lausanne (Asile des aveugles): Schule wurde 1979 gegr. Stationäre Kurse von 4 Monaten und ambulante Kurse von 6 Wochen, an 12 Tagen verteilt auf 2 Tage pro Woche. Beide Rehabilitationseinrichtungen arbeiten nach einem festgesetzten Plan in den Bereichen: Bewegung, Orientierung, Kommunikation, Haushalt, Kleidung, Körperpflege und Medizinisches. Sie vermitteln zudem weitere Fertigkeiten für den Alltag sowie Kenntnisse in Sozialkunde und Freizeitgestaltung.

Außerdem gibt es 6 geschützte Werkstätten für Sehgeschädigte und mehrfachbehinderte Sehgeschädigte, weitere 5 Arbeits- und Wohnheime, 9 Altersheime für Bl., 5 Arbeits- und Wohnheime und 4 Ferienheime für Sehgeschädigte.

Berufliche Weiterbildung: Die Problematik der beruflichen Weiterbildung Sehgeschädigter ist in der S. noch nicht in befriedigender Weise gelöst worden. Schon zu Beginn der 70er Jahre legten die Sehbehinderten-Hilfen Basel-Stadt und Basel-Land der Planungskommission des Schweizerischen Zentralvereins für das Bl.-Wesen einen aus einer Umfrage unter Sehgeschädigten resultierenden Vorschlag über ihr Bedürfnis nach Weiterbildung vor. Die Planungskommission SZB schuf eine Kommission für Berufsfragen, um auch diesen Problemkreis zu bearbeiten. Einzig vom Verband bl. und sehgeschädigter Physiotherapeuten werden in regelmäßigen Abständen fachspezifische Weiterbildungskurse angeboten. Der Verband entwickelte seit 1977 eine rege Tätigkeit, indem neben der Fortbildung für ausgebildetes Fachpersonal auch Kurse für Praktikanten (schweizerische Absolventen der Rehabilitations- und Ausbildungsstätte Mainz) veranstaltet werden. Der Verband ist auch Herausgeber einer Kassettenzeitschrift für Fachfragen. Mit der Schaffung einer speziellen Abteilung für Fachliteratur an der Schweizerischen Bibliothek für Bl. und Sehbehinderte und für Literatur über Hilfsmittel besteht die Gewähr eines optimalen Angebotes von Weiterbildungsmöglichkeiten für bl. und sehbehinderte Physiotherapeuten.

Blindenhilfsmittel: In Zusammenarbeit mit den Mitgliederorganisationen im Sehbehindertenwesen konnten in den Jahren 1979 bis 1981 in verschiedenen Regionen der S. Hilfsmittel-Dauer-Ausstellungen eröffnet werden. Insbesondere ist im „Secrétariat romand" des Schweizerischen Zentralvereins in Lausanne ein vollständiges Sortiment zu finden. Es bestehen Bestrebungen, dieses Netz von Hilfsmittel-Ausstellungen auszubauen, so daß den Sehgeschädigten schließlich 15 Ausstellungen mit jeweils einem geordneten, kleinen Lager zur Verfügung stehen. 1982 gab der Schweizerische Zentralverein einen reich illustrierten Hilfsmittelkatalog heraus. Dieser umfaßt 400 Artikel mit Angabe der wichtigsten technischen Daten und des Ursprungslandes. Über Preisänderungen, Neuerungen und Änderungen des Sortimentes wird regelmäßig im Bulletin „Information" des Schweizerischen Zentralvereins berichtet.

Punktschrift- und Tonbandbibliotheken: In der S. gibt es kaum mehr als 2.000 Punktschriftleser. Ihnen stehen 12 Bibliotheken mit unterschiedlichem Buchbestand zur Verfügung. 1904 wurde in Zürich die erste deutschschweizerische Punktschriftbibliothek – sie nannte sich „Schweizerische Blindenschriftbibliothek" – gegr. 1922 richtete das Internationale Bl.-Zentrum Landschlacht, 1935 das Goetheanum in Dornach in ihren Räumen eine Bibliothek ein. Die erste Hörbücherei in der deutschen S. wurde 1950 in Zürich gegr. Es stehen 575 Benützern 5.560 Punktschrift-Bücher und 2.420 Benützern 3.160 Tonbandaufnahmen in deutscher

Schweiz

Sprache zur Verfügung (Stand Ende 1978). Die Tonbandkassetten in den Audiotheken öffentlicher Gemeindebibliotheken sind hier nicht mitgezählt.

Im französischen Sprachraum fand die erste Bibliotheksgründung 1901 in Genf statt. Im Laufe der Jahre sind noch fünf weitere Punktschrift- und Tonbandbibliotheken dazugekommen, 113 Benützern stehen bei der Genfer Bibliothek 17.400 Bände (hier werden die Bände und nicht die Buchtitel gezählt) und an den übrigen zwei Punktschrift-Bibliotheken für rund 200 Benützer etwa 700 Buchtitel zur Verfügung.

In italienischer Sprache verfügt die 1949 gegr. „Biblioteca Braille" in Tenero über 500 Punktschrift-Bücher, die sie 25 Benützern anbietet, und die 1954 gegr. „Biblioteca del Libro Parlato" in Tenero stellt 222 Benützern 1.140 Kassetten zur Verfügung (Stand Ende 1978).

Aus allen drei Sprachbereichen werden die Werke Gleichsprachigen, die jedoch nicht im Sprachgbiet wohnhaft sind, ausgeliehen. Mit dem Druck und der Herausgabe von Punktschriftbüchern, der Herstellung von Einzelabschriften und der Übertragung von Musiknoten in Bl.-Schrift befassen sich der „Blindendienst der Adventsmission Basel", die Punktschriftdruckabteilung des Schulheims für Bl. und Sehschwache in Zollikofen/Bern, wo speziell auch noch Groß-Druck produziert wird, die „Imprimerie Braille des Asiles des Aveugles" in Lausanne und der Verlag „Braille Press" Zürich SBS (Schweizerische Blindenbibliothek, Zürich).

Mobilität: 1975 wurde durch den Schweizerischen Zentralverein für das Blindenwesen SZB – im Einverständnis der Schweizerischen Mobility-Kommission – erstmals ein Instruktionskurs für angehende Langstocktrainer durchgeführt. Ein zweiter Kurs fand 1978 und ein dritter 1981 statt. Im Bereich des Langstocktrainings für Erwachsene sind es vor allem Ergotherapeuten und Sozialarbeiter, die sich dieser Aufgabe angenommen haben. Einen wesentlichen Beitrag leistet die 1969 gegr. Sozialrehabilitation für Sehbehinderte der Sehbehindertenhilfe Basel-Stadt und Basel-Land und das „Service de réadaptation sociale de la Fondation Asiles des Aveugles" in Lausanne. Die Dienstleistung in der französischen S. wurde vormals durch die Eingliederungsstelle ORIPH in Pomy bei Yverdon gewährleistet.

Blindenführhunde: In den 40er und 50er Jahren wurden die Bl.-Führhunde in Zusammenarbeit mit dem Schweizerischen Zentralverein durch Frau Auer, Zürich, vermittelt und eingeführt. 1959 eröffnete Valentin Eder, Freyung, eine internationale Bl.-Führhundschule. Von diesem Zeitpunkt an lieferte er auch in die S. 1965 kam es zu vertraglichen Abmachungen zwischen dem Schweizerischen Zentralverein einerseits und der Führhundeschule Freyung andererseits. Der Schweizerische Zentralverein trat in der Folge als alleinige Vermittlungsstelle für Bl.-Führhunde auf. Im Jahre 1965 begann Walter Rupp, Allschwil, mit der Ausbildung von Bl.-Führhunden. Am 23. April 1971 wurde die Vereinigung der Freunde der Schweizerischen Schule für Bl.-Führhunde gegr. Die Hauptaufgabe der Schule besteht in der Zucht und der Ausbildung von Bl.-Führhunden und ihrer Einführung beim Bl. Der schweizerische Bedarf an Führhunden wird zum größten Teil aus Allschwil gedeckt. Für die Ausbildung wird mit einem durchschnittlichen Zeitaufwand von ca. 3.000 Stunden pro Hund gerechnet, was einem Kostenaufwand von ca. Fr. 9.000 entspricht. Die Gesamtkosten für einen Bl.-Führhund, die Einführung beim Bl. eingeschlossen, betragen ca. Fr. 18.000.

Die Schweizerische Invalidenversicherung (IV) sieht die Abgabe von Bl.-Führhunden seit Beginn dieses Versicherungswerkes im Jahre 1961 vor. Der größte Teil der entstehenden Kosten wird, sofern eine individuelle Verfügung vorliegt, von der IV übernommen. Die S. liefert auch Blindenhunde in alle westeuropäische Staaten.

Blinden- und Sehgeschädigtenrecht/Sozialpolitik für Blinde: *Art der Fürsorge:* Die Beratungsstellen für Sehgeschädigte – in der S. spricht man eher von Sozialberatung als von Fürsorge – bemühen sich, Sehgeschädigten zu einer umfassenden Integration in die Gesellschaft zu verhelfen. Dies geschieht unter Berücksichtigung des sozialen, kulturellen, beruflichen und wirtschaftlichen Aspektes. Die Sozialberatung steht allen Sehgeschädigten zur Verfügung. Die Dienste der Beratungsstellen bestehen hauptsächlich in der Information und Beratung der Sehgeschädigten und deren Angehörigen, der Vermittlung von Hilfsmitteln und Anleitung zu deren Gebrauch, im bl.-technischen Unterricht, in finanzieller Hilfe, der Mitarbeit bei der Suche von freiwilligen Helfern, der Hilfestellung zur Bewältigung der behinderungsbedingten Schwierigkeiten ganz allgemein und in Öffentlichkeitsarbeit. Das Angebot der Dienste erfolgt durch Einzelhilfe, Gruppenarbeit und Kurse, sowie durch Einbeziehung anderer Fachleute oder Institutionen. Die Beratungsstellen arbeiten eng mit allen in Frage kommenden Stellen wie Augenärzten, Frühberatung, Schulen, Selbsthilfe, Behörden usw. zusammen.

System der Berufsvermittlung: Die Berufsvermittlung erfolgt kostenlos durch spezialisierte Berufsberater der IV-Regionalstellen. Diesen obliegen folgende Aufgabenbereiche: Mitwirkung bei der Abklärung der beruflichen Eingliederungsfähigkeit, Berufsberatung und Arbeitsvermittlung, der Nachweis von Ausbildungs- und Umschulungsplätzen, die Koordination der im Einzelfall durchzuführenden Eingliederungsmaßnahmen, die Einschaltung von Spezialstellen. Neben diesen staatlich geführten Stellen existieren zwei privatrechtliche Institutionen in Zürich und St. Gallen, welche sich auf die Berufsberatung Bl. und Sehbehinderter spezialisiert haben.

Beschäftigungszwang (Quotensystem): In der S. wird die Eingliederung Behinderter ohne gesetzlichen Zwang gelöst. Daraus folgt, daß es vor allem auf die Bereitschaft der Unternehmen ankommt, ob Behinderte in die Wirtschaft eingegliedert werden oder nicht. Die berufliche Eingliederung Behinderter beruht somit auf dem Prinzip des „moralischen Appells" an die Arbeitgeber.

Erleichterungen am Arbeitsplatz: Der Versicherte hat Anspruch auf jene Hilfsmittel, deren er für die Ausübung der Erwerbstätigkeit bedarf.

Blindenrente, Blindengeld: In der schweizerischen Invalidenversicherung gilt das Prinzip, daß alle Bestrebungen und Maßnahmen zur Eingliederung Behinderter die Priorität haben sollen vor jeglichen Renten- oder anderen Geldleistungen (Grundsatz: Eingliederung vor Rente). Die IV soll in erster Linie das Ziel verfolgen, die Behinderten in die Lage zu versetzen, ihre verbliebenen Fähigkeiten in der Volkswirtschaft einzusetzen. Nur wenn dieses Ziel nicht oder nur in ungenügender Weise erreicht werden kann, sollen Renten gewährt werden. Die IV hat hierzu alle erfolgsverheißenden Mittel zur Verfügung zu stellen. Sie kennt fünf Eingliederungsmaßnahmen: medizinische Maßnahmen, Maßnahmen beruflicher Art, Maßnahmen für die Sonderschulung und Betreuung hilfloser Minderjähriger, Hilfsmittel, Entrichtung von Taggeldern.

Seit 1.1.1979 können Bl. und hochgradig Sehschwache (sowie Taubbl.) eine Hilflosenentschädigung beantragen. Mit der monatlichen Entschädigung werden dem Sehgeschädigten sehbehindertenbedingte Mehrausgaben abgegolten. Sie ersetzt dem Sehbehinderten in etwa das in anderen Ländern übliche Bl.-Geld. Schließlich stehen Sehgeschädigten unter gewissen Voraussetzungen sog. FLI-Gelder (Fürsorgeleistungen an Invalide) zu. Diese werden durch die Schweizerische Vereinigung Pro Infirmis vermittelt. Der Bund leistet an diese Hilfe einen Beitrag von zur Zeit 4 Mill. Franken (1982).

Prävention von Blindheit: Die Organisationen von und für Sehgeschädigte werden heute nicht mehr zur Prophylaxe herangezogen, wie dies zu Beginn des Jahrhunderts der Fall war. Damals galt es, durch Aufklärung der Eltern und der Hebamme die Augenerkrankungen Neugeborener (Blennorhoea neonatorum) gänzlich zum Verschwinden zu bringen, wobei der „Schweizerische Zentralverein" auf die Gesetzgebung der Kantone einzuwirken und die Hebammen und Eltern mittels Flugblättern zu erreichen versuchte. Die Prophylaxe ist heute Aufgabe der Ärzte, was die Geburts- und Altersblindheit betrifft; Aufgabe der Unfallversicherung (SUVA), welche den Schutz am Arbeitsplatz für Arbeitnehmer in den letzten zwei Jahrzehnten systematisch ausgebaut hat, bezüglich der unfallbedingten Erblindung. Es besteht ein Schweizerischer Fonds zur Verhütung und Bekämpfung der Blindheit (Zürich), welcher Beiträge an Forschungsprojekte (z.B. vitroretinale Chirurgie, kombinierte Katarakt-Operationen, Studium neuerer therapeutischer Möglichkeiten bei experimenteller autoimmuner Uveitis usw.) ausrichtet.

Taubblindenwesen: Für Taubbl. in der S. sind der „Zentralverein für das Blindenwesen", die „Stiftung für Taubblinde" in Zürich und der „Verein Blinden-Sonnenberg, Baar" mit seiner Therapiestation Sonnenberg für taubbl. Kinder, Fribourg, und die „Taubblindenhilfe" Zürich, tätig. Der Schweizerische Zentralverein begann mit der Taubblindenfürsorge 1924. 1926 wurde die „Schweizerische Stiftung für Taubblinde" errichtet und 1969 der „Verein zur Förderung taubblinder Kinder" in Zürich ins Leben gerufen. Von den 250 Taubbl. in der S. sind ca. 10% gänzlich taubbl. Die anderen haben einen Seh- oder Hörrest oder einen Rest von beiden Sinnen. Eine Taubbl.-Statistik fehlte bislang. Der Zentralverein hat 1979/80 eine auf den praktischen Gebrauch ausgerichtete Erhebung durchgeführt. Aus der statistischen Erfassung geht hervor, daß es sich beinahe ausschließlich um Spättaubbl. handelt. Die Sozialarbeiter der Beratungsstellen für Taubbl. – unter dem Patronat des Zentralvereins – bieten folgende Dienstleistungen an: Beratung der Eltern taubbl. Kinder (z.B. medizinische Abklärung, Schul- und Arbeitswahl usw.); Beratung und Betreuung von Spättaubbl. (z.B. Hilfe zur Selbsthilfe, Vermittlung von freiwilligen Helfern usw.); Anleitung in den Verständigungsmethoden (z.B. Fingeralphabet, Punktschrift); Beschäftigungsanleitung durch Fachpersonen (z.B. Stricken, Weben, Werken); Finanzielle Hilfe (z.B. Überbrückungen, außerordentliche Kosten); Teilnahme an gemeinsamen Aktivitäten (z.B. Ferienkurse, Basteltage, Ausflüge usw.).

Für von Geburt an hör- und sehbehinderte Kinder gibt es in der S. zwei Sonderschulen: Sonderschulheim Tanne, Zürich; Therapiestation Sonnenberg, Fribourg; Schulungsdauer: bis zum 18. Lebensjahr. Ziel der Schulung ist es, durch Einzelförderung das taubbl. Kind zu Beziehungs- und Kontaktfähigkeit zu führen; ferner geht es um Förderung praktischer Lebenstüchtigkeit, Sprach- und Verständigungs-Bildung, Vorbreitung auf den Übergang zur Ausbildung und um individuelle Interessenförderung.

Adressen: Schweizerischer Zentralverein für das Blindenwesen, Schützengasse 4, 9000 St. Gallen; Blinden- und Sehbehindertenverband, Zähringerstr. 49, Postfach 55, 3000 Bern 9; Association pour le Bien des Aveugles, 34 Bourg-de-Four, 1204 Genf.
Persönlichkeiten: → Euler, → Hirzel, → Kündig, → Kunz, → Meili, → Meystre, → Orelli.
Lit.: V. Altherr: „Gegenwärtiger Stand der Blindenbildung, -versorgung und -fürsorge in der deutschen Schweiz", in: Handbuch der Blindenwohlfahrtspflege, Teil II hrsg. von Carl Strehl, Marburg 1930 / Rino Bernasconi: „Der Blinde in der Wirtschaft", Rheinstetten 1981; Maurice Constançon: „Das Blindenwesen in der romanischen Schweiz", in: Handbuch der Blindenwohlfahrtspflege, Teil II hrsg. von Carl Strehl, Marburg 1930; Verena Ritter: „Aspekte des schweizerischen Sehbehindertenwesens", SZB St. Gallen 1975.

Sciutti, Angelo, *1865 in Mortigno/Italien. Von Jugend auf bl. Wurde am Mailänder Institut in Musik ausgebildet. 1881 Musiklehrer am Bl.-Inst. in Rom. Auch als Komponist tätig. *M.*

Scottish National Institution for the War Blinded → Großbritannien

Sculthorpe, Arthur R., MBE, *1903 in England, †17.1.1974 in Peterborough. 1938 taubbl. geworden. Von Beruf war S. Klavierstimmer. Im Rahmen der Tätigkeit der Liga für Taubbl. gab S. die Liga-Zeitschrift „The Rainbow" heraus. Als General Secretary der Liga (1950 gewählt) unternahm er viele Reisen, um die Probleme der Taubbl. zu erforschen und zu lösen. *W.*

Secrétan, Theodor Alexander, *15.11.1842 in Den Haag/Holland, †3.7.1901 in Lausanne/Schweiz. Er studierte Theologie an den Univ. Leiden, Basel, Heidelberg und Tübingen. Nach verschiedenen Tätigkeiten als Pfarrer, Prediger und Schulleiter übernahm er 1886 die Leitung der Bl.-Anst. in Lausanne. Er unternahm mehrere Studienreisen durch Frankreich, England, Holland und Deutschland, deren Ergebnisse er im Jahresbericht für 1887 unter dem Titel „L'éducation des aveugles, notes et impressions de voyage etc." veröffentlichte. Er bemühte sich vor allem um den Aufbau der Bl.-Werkstätten.
Werke u.a.: „La pédagogie des aveugles", biblische Geschichten, Übersetzungen und Artikel für verschiedene Zeitschriften.
Lit.: Bl.-Freund 1902. *M.*

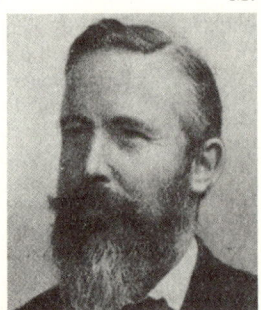

Theodor A. Secrétan

Section of Rehabilitation for the Blind and Visually Impaired (Arizona), gegr. 1967; öffentlich unterstützt; Berufsberatung, Berufsrehabilitation und Berufsunterbringung; berufswirtschaftliche Kurse einschließlich Mobilitätstraining. Punktschrift- und Hörbücherei. Forschungsprogramme und PR-Programme über Augenhygiene.

Seeker, noch mit 80 Jahren Hausknecht in Ostpreußen. → Baczko erwähnt ihn in seinen „Nachrichten von einigen merkwürdigen Blinden" und berichtet, daß er im 40. Lebensjahr durch einen Arbeitsunfall erbl. Er fährt dann fort: „Er setzte auf der Fähre die Reisenden über, packte ihre Geräthschaften auf und ab, fütterte die Pferde, die er aus- und anspannte; kochte sein Essen, strickte

Netze u. d. m. Durch Gehör und Geruch erkannte er die hereintretenden Fremden, und sein Gehör war so scharf, daß er, aus weiter Entfernung über das Wasser, die Rückkehr der Fischer hörte, ehe man sie noch sehen konnte." *B.*

Seierup, H. C., *1914 in Dänemark, †15.6.1980 ebd. Als Kind erbl. S. wurde Schüler des Königlichen Bl.-Institutes Kopenhagen. Im Jahre 1937 legte er sein Examen als Organist an der Königlichen Dänischen Musikakademie ab. 1941 wurde S. ins Exekutivkomitee des Dänischen Bl.-Verbandes, 1951 zu dessen Präsidenten und zu gleicher Zeit zum Präsidenten des Verbandes der Invalidenorganisation gewählt. 1965 ernannte die dänische Regierung S. zum Vorsitzenden einer Kommission, die die Überarbeitung der gesamten dänischen Sozialgesetzgebung zum Ziel hatte. Daneben war er Mitglied einer Kommission, die an einer neuen Rentenordnung für Behinderte arbeitete. Außerdem war S. auch politisch tätig, er war Mitglied der Stadtverwaltung Kopenhagens. Mit seiner Arbeit für die Bl. im Weltmaßstab begann S. bereits 1949, als er an der Gründung des → WCWB aktiv beteiligt war. Seine größten internationalen Bemühungen galten jedoch der Gründung des Europäischen Regionalkomitees (ERK) des WCWB, dessen erster Präsident er wurde. 1975 verlieh ihm das ERK die Louis-Braille-Medaille und 1979 die Königin einen der höchsten Orden Dänemarks, den Orden eines Knight Commander 1. Klasse.
Lit.: Umschau des europäischen Blindenwesens 1981/1, S. 27–31

Sekowski, Modest, *1920, †1972 in Polen. Hervorragender bl. Sozialfürsorger. Absolvent der Schule in Laski, studierte Geschichte an der Kath. Univ. in Lublin. Schuf die erste polnische Arbeitsgenossenschaft in Lublin (1945) und eine Sonderanst. für erwachsene Bl. in Lublin. Er organisierte den Verein der Invalidengenossenschaften (ZSI), den Zentralverein der Arbeitsgenossenschaften (CZSP) und den Verband der Bl.-Genossenschaften (ZSN), dessen Präsident er war.

Šelgunov, Vassili, *27.7.1867 im Pskov-Bezirk, †1939 in der Sowjetunion. Š. erbl. im Jahre 1905 im Gefängnis. Er war ein überzeugter Revolutionär, schon als Jugendlicher gehörte er politischen Gruppierungen an. Im Jahr 1893 fand eine Begegnung Š. mit V. I. Lenin statt. Š. wurde mehrmals inhaftiert. Er beteiligte sich aktiv an der Oktoberrevolution. 1912 wurde er als Herausgeber der „Prawda" engagiert. Nach der Revolution war er weiterhin politisch aktiv. Mehrere Jahre war er im russischen Bl.-Verband tätig.
Lit.: R. Belousov: „Rasskaz ob odnoj žizňi" (Eine Lebensgeschichte) in: Belousov, V tysjačach ieroglifov, Moskau 1963, 215–259, seine Bibliographie in: Sojuz borby za osvoboždenie rabočego klassa, Moskau 1934 (dt.: Die Kampfvereinigung zur Befreiung der Arbeiterklasse).

Sellistä – Sonderpädagogikzeitschrift → Finnland

Senegal, Republik
(République du Sénégal), *Fläche:* 196.192 km², *Einwohner:* 6.757.000.
Neben der „Union Nationale des Aveugles du Sénégal" besteht in Dakar eine moderne Heimsonderschule für Bl. Die Bl.-Union ist Träger von Programmen für die Ausbildung von bl. Lehrern, für soziale und berufliche Rehabilitation und für integrierte Beschulung.

Sengers (oder Sengerin), Justitia, lebte in der 2. Hälfte des 16. Jh. in Braunschweig. Bl. geboren. Besaß großes Wissen in geistlichen Dingen. Verfaßte einen Kommentar zum 68. Psalm mit dem Titel: „Des heiligen Geistes Beschreibung vom Leiden und Sterben unseres Herrn Jesu Christi", 1593 in Hamburg erschienen. *M.*

Serafinowicz, Zygmunt, *1897, †1971 in Polen. Studierte Rechtswissenschaft an der Warschauer Univ. Von 1928 bis 1966 in der Bl.-Anst. Laski tätig als Erzieher und Lehrer, dann als Leiter des Kindergartens, der Grundschule, der Sonderschule und der Fachschule. Große Verdienste auf dem Gebiet der Personalschulung und besonders bei der Ausbildung der Studenten des staatlichen Inst. für Sonderpädagogik. Seit 1948 Mitglied des Ausschusses für das Bl.-Wesen im Ministerium für Aufklärung. Mitverfasser der Unterrichtsprogramme für Bl.

Services for the Blind and Visually Handicapped, USA, gegr. 1923, für ganz Minnesota zuständig. Eine Abteilung des „Department of Public Welfare".

Sforza, Antonio, *1891 in der Provinz Lecce/Italien. Schriftsteller und Dichter. Erbl. 1928. Mitglied der „Tavolissim" in Venedig.
Werke: „Il diavolo creatore"; „Mamma" lyrisches Gedicht, Florenz 1925; „Esercizi di lingua otrantica", Sonett; „Suonate campane"; „Inno al sole"; „La Città del pianto"; „Guerra e Pace"; „Mesciu Frangiscu e Dante"; „Il mistero e le litanie del Santo Rosario".

Sgobba, Paolo, lebte um die Mitte des 19. Jh. in Italien. Bl. Dichter; veröffentlichte Extemporationen und philosophische Betrachtungen über seine Blindheit. Eine Art Selbstbiographie erschien im Buch des Antoine Valéry: „Curiosités et anecdotes italiennes", Paris 1842. *M.*

Shadwell, John Lancelot, Esqu., *3.4.1844 in London. 1861 erbl. Schriftsteller. Ab 1868 Mitglied eines Ausschusses der „British and Foreign Association". 1890 übernahm S. die Redaktion der Bl.-Zeitschrift „Progress".
Werke u.a.: „A System of Political Economy", London 1877; „Political Economy for the People", London 1880. *M.*

Shah, Fatima, Dr., *11.2.1916 in Bhera, Sargodha/Punjab. 1957 erbl. Schulausbildung in Dehli, danach Medizinstudium in New Dehli. 1947 kam sie als Ärztin nach Karachi. S. ist die Gründerin von allen pakistanischen Frauenorganisationen. Zwischen 1948 und 1957 bekleidete sie eine leitende Position im Gesundheits- und Sozialamt. 1957 gab sie aufgrund ihrer Erbl. alle Ämter auf. 1960 gründete sie die „Pakistan Association of the Blind", deren Vorsitzende sie bis heute ist. S. ist die Mitbegründerin der → „International Federation of the Blind", deren Präsidentin sie von 1974 bis 1979 war. Sie ist maßgebend an der Bl.-Ausbildung, Rehabilitation und Beschäftigung beteiligt. Außerdem bekleidet sie hohe Ämter in verschiedenen Bl.-Organisationen. Für ihre fruchtbare Tätigkeit und ihr Engagement bekam sie zahlreiche nationale und internationale Auszeichnungen. Sie schrieb zahlreiche Artikel in Fachzeitschriften.
Lit.: Umschau des europäischen Blindenwesen, 1976/2

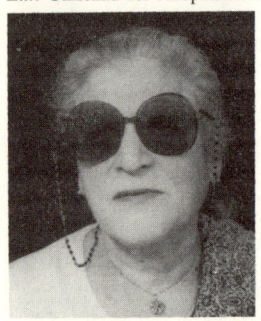

Fatima Shah

Shearing, George Albert, *13.8.1919 in Battersea/London. Von Geburt an bl. Vierjähriges Musikstudium an der „Linden Lodge School für den Blind" in Battersea. S. spielte in einer Musikkapelle, bis er 1947 London verließ und in die USA ging. In Amerika gründete er das „Shearing Quintet", mit dem er in seinem 29-jährigen Bestehen großen Erfolg in der ganzen Welt hatte. S. ist auch durch ein eigenes Fernsehprogramm und viele Schallplatten bekannt geworden. Als seine erfolgreichste Komposition sei „Lullaby of Birdland" angeführt.

Short, W. F. Rev. D.D., *1829 in Ohio. Leiter des Illinois Inst. für den Unterricht der Bl. in Jacksonville. 1854 graduiert an der Wesleyan Univ. in Blommington/Illinois. Danach übernahm er den Seelsorgedienst an verschiedenen Orten. 1875 zum Präsidenten des Colleges von Illionois für Mädchen gewählt. 1893 wurde S. Superintendent der staatl. Bl.-Anst. in Jacksonville/Illinois. *M.*

Sierra Leone, Republik
(Republic Sierra Leone). *Fläche:* 71.740 km². *Einwohner:* 3.805.000.
Es bestehen im wesentlichen vier Organisationen: 1. „Milton Margai School for the Blind" in Freetown. Elementarschule für bl. Knaben und Mädchen. Rehabilitation und Mobilitätstraining für bl. Schüler. 2. „Sierra Leone Association of the Blind" in Freetown. 3. „Sierra Leone Blind Welfare Society" in Freetown. Diese Einrichtung beschäftigt sich mit der Verbesserung der sozialen Lage und der Berufsunterbringung der Bl. in S. Sie hat sich die Information der Öffentlichkeit und die Durchführung von Blindheitsverhütungsprogrammen zur Aufgabe gestellt. 4. „Farmcraft Training Centre at Keuema", ein neu errichtetes Rehabilitationszentrum für Bl.

Silhan, Jan, *1889, †1971 in Polen. Im WK I als Offizier erbl.. Er gründete in Lwow (Lemberg) eine Militäranst. für erbl. Soldaten (1917). Gründungsmitglied der Gesellschaft der Kriegsbl.-Fürsorge „Latarnia" in Warschau. 1937 Präsident der Internationalen Selbsthilfeorganisation (UABO). Begründer der Zeitschriften „Niewidomy Masazysta" (Der bl. Masseur) und „Polo Stello". Er organisierte in Krakau Bl.-Schulen für Massage und Musik sowie eine Bl.-Arbeitsgenossenschaft in Warschau und eine ähnliche für erbl. Soldaten. Er führte eine Reform des Braille-Systems für sein Land durch.

Siloah Blinden- und Aussätzigen-Mission. Die S. mit Hauptsitz in Siegen beschäftigt weltweit über 600 hauptamtliche Missionare, Pastoren, Bibelkundler, Ärzte, Schwestern, Missionsdiakone und Lehrer.

In den Siloah-Waisen-, Blinden-, Taubstummen- und Behindertenheime werden über 3.000 Kinder versorgt. In Siloah Augencamps wurden Hunderttausende von Augenerkrankungen behandelt; in den Bl.-Heimen in Bethlehem und Jordanien erhalten bl. Erwachsene wirkungsvolle Lebenshilfe und die Möglichkeit der beruflichen Rehabilitation. Leiter der Mission ist Karl Becker.
Adresse: Siloah Blinden- und Aussätzigen-Mission e. V., Postfach 310361, 5900 Siegen.

Simbabwe (früher Rhodesien), Republik (Republic of Zimbabwe). *Fläche:* 390.580 km^2, *Einwohner:* 8.677.000.
Von den 6 Einrichtungen ist besonders das „Council for the Blind" in Bulawayo zu erwähnen. Es beschäftigt sich mit Blindheitsverhütung, Behandlung von Augenerkrankungen und Durchführung kleinerer Operationen einschließlich mobiler Augenkliniken. Schwere operative Eingriffe werden in Krankenhäusern vorgenommen. Es wird ein integriertes Erziehungssystem durchgeführt (an insgesamt 11 Schulen im Lande). Daneben bestehen 5 Zentren: „Jairos Jiri Association" in Bulawayo. Dieses Zentrum hat 7 Einrichtungen, vorwiegend Werkstätten für sehgeschädigte Erwachsene. Ein einziges Zentrum ist spezialisiert auf die Erziehung und Ausbildung bl. Kinder und schwerhöriger oder tauber Kinder (80 Plätze). Über eine Grundschule mit Sekundarstufe und Werkstätten verfügt auch die „Margaretha Hugo School and Workshop for the Blind" in Masvingo. Neben dem Unterricht für Bl. stellt die Herstellung von Möbeln und Kreide einen weiteren Tätigkeitsbereich dieser Schule dar. Die → „National Society for the Blind and Physically Handicapped" führt Erziehungsprogramme durch und stellt Hörbücher her. Die „Zimbabwe Blind Women's Association", die der „M. Hugo School for the Blind" in Nyanda angeschlossen ist, befaßt sich vor allem mit der Erziehung und Berufsunterbringung bl. Mädchen und Frauen. Die „Zimbabwe National League of the Blind" in Bulawayo führt Berufsunterbringungsprogramme und Rehabilitationsverfahren durch.

Simon, genannt der Bl., *1812 in den Ost-Pyrenäen. Im Alter von drei Jahren blind und taubstumm geworden. Er war sehr intelligent und handwerklich geschickt.
Lit.: „→Der Blindenfreund", 1892, S. 29. *M.*

Simonon, Leonhard, *1828 in Lüttich/Belgien. Im Alter von zwei Jahren erbl. Verbrachte fünf Jahre in der Bl.-Anst. in Lüttich. Obwohl er ausgezeichnet Klavier und Geige spielte, fand er keine Anstellung als Musiklehrer an einem Bl.-Inst. Daraufhin reifte in ihm der Entschluß selbst eine Bl.-Anst. zu gründen. Er ließ sich zuerst als Sprachlehrer in Schleswig nieder, um Erfahrungen im Bl.-Unterricht zu sammeln. 1860 eröffnete er seine Anst. Zur gleichen Zeit hatte sich in Kiel der Holsteinische-Bl.-Verein konstituiert, dessen Zielsetzung die Gründung einer Bl.-Anst. war. Er bot S. die Übersiedlung nach Holstein an. S. folgte diesem Angebot 1862. 14 Jahre später kehrte er nach Belgien zurück, um dort, nach Überwindung behördlicher Schwierigkeiten, eine Bl.-Anst. zu gründen. Diese zu diesem Zeitpunkt einzige belgische Bl.-Anst. hatte einen so großen Erfolg, daß bereits 1882 40 Schüler am Unterricht teilnahmen. 1893 gründete S. eine Gesellschaft unter dem Namen „Ligue philanthropique pour le bien des aveugles travailleurs". Er verfaßte auch ein Buch über die Bl.-Problematik. *M.*

Singapur, Republik (Republic of Singapore/Majulah Singapura), *Fläche:* 618 km^2, *Einwohner:* 2.586.000.
Die „Singapore Organisation for the Blind" bietet Heimsonderbeschulung und integrierte Beschulung an; daneben bestehen Programme für Mobilitätstraining und berufliche Rehabilitation. Außerdem werden Maßnahmen zur Berufsunterbringung und zur sozialen Integration durchgeführt. Auch Sehhilfen für Sehbehinderte, Kurse für mehrfachbehinderte Bl. und Computersprachunterricht mit Versa Braille werden seit neuestem angeboten.

Sizeranne, Maurice de la., *1857 in Oain in der Dauphiné, †1924. Im Alter von 11 Jahren erbl. Erzogen im → INJA in Paris, wo er später Musik unterrichtete. 1883 begann er die Zeitschrift „Valentin Haüy" herauszugeben, später im Brailledruck die Zeitschrift → „Louis Braille". 1884 erschien von ihm die → „Revue Braille", 1886 rief er die „Bibliothèque Braille" ins Leben. S. nahm auch teil an der Gründung des Museums „Valentin Haüy", das die Förderung der Bl. zum Ziele hatte. Auch auf literarischem Gebiet hat sich S. in der Bl.-Sache sehr hervorgetan.
Werke: „Les aveugles utiles", Paris 1881; „J. Gouadet

Skorochodova

et les aveugles", Tournon 1885, „Dix ans d'études et de propagande en faveur des aveugles", ebd. 1890, „Mes notes sur les aveugles", 1893.
Lit.: V. H. 1924 *M.*

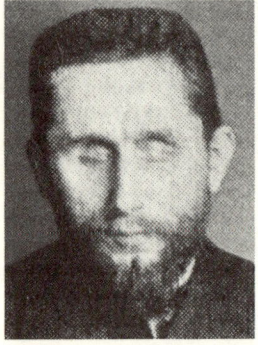

Maurice de la Sizeranne

Skorochodova, Olga, *24.7.1914 in Kherson-Bezirk, UdSSR. Im Alter von fünf Jahren erbl., wenige Jahre danach durch Krankheit taubstumm geworden. Im Jahre 1925 kam sie an die Bl.- und Taubstummen-Schule in Charkov. Sie war sehr begabt und schon in der Schule hat sie angefangen Gedichte zu schreiben. Später verfaßte S. zahlreiche Essays und wissenschaftliche Werke zum Problem der Erziehung und Bildung der taubstummen Bl. Sie war eine Brieffreundin des bekannten Dichters Maxim Gorkij. Das zu seinem Tod verfaßte Gedicht von S. erschien in zahlreichen sowjetischen Magazinen. Außer einer Trilogie über Wahrnehmung, Vorstellung und Verständnis der Umwelt von taubstummen Bl. veröffentlichte sie Beiträge in Kunst- und Fachzeitschriften. Über S. erschienen Artikel in verschiedenen Werken, u. a. eine Eintragung in der Pädagogischen Enzyklopädie, Moskau 1966 und das in der DDR herausgegebene Buch „Jenseits der Nacht" (1951).

Smareglia, Antonio, *5.5.1854 in Pola, †15.4.1929 in Grado/Italien. Komponist, im Alter von 46 Jahren erbl. Musikstudium in Wien im Alter von 18 Jahren, anschließend Studium am Konservatorium von Mailand 1877, wo er zum Abschluß eine Symphonie „Eleonora" schrieb, die großen Erfolg erzielte. Karriere eines Theaterkomponisten; seine Oper „Preziosa" wurde 1879 an der Scala uraufgeführt. Er wurde durch Wagner inspiriert. In der Mailänder Kulturszene der damaligen Zeit war S. eine der herausragenden Persönlichkeiten, u. a. schuf er die „Scapigliatura", ein Vereinigung junger Künstler. Seine Aufführungen in Wien und Deutschland wurden von Brahms und Hanslick gelobt.

Werke u. a.: „Preziosa", Mailand 1879; „Re Mala", Venedig 1887; „Il vasallo di Szigeth", Wien 1889; „Cornelius Schut", Prag 1893; „Pittori fiamminghi", Triest 1928; „Abisso", Mailand 1914; für Orchester: „Eleonora", 1877; „Inno à Tartini", 1896; ferner eine Suite und sakrale Musik.
Lit. u. a.: E. Hanslick: „Aus dem Tagebuch eines Musikers", Berlin 1892; G. Zuccoli: „A. S.", Triest 1923; G. D. Nacamuli: „A. S.", Triest 1930; Ariberto Smareglia: „Vita ed arte di A. S.", Lugano 1932.

Smith, bl. Gärtner von York in England. Er war ungeachtet seiner Blindheit einer der eifrigsten Gewächsesammler, er erkannte auch die seltensten Gewächse. *M.*

Smith, J. W., im Alter von 23 Jahren erbl. Nach der Erbl. kam S. an das → Perkins-Inst. in Boston, wo er zum Klavierstimmer ausgebildet und als Lehrer des Klavierstimmens angestellt wurde. *M.*

Sociedad „Amigos de los Ciegos"
→ Ecuador
Sociedad Amigos de los Ciegos
→ Venezuela
Sociedad pro Cultura al Ciego → Argentinien
Società Nazionale Margherita di Patronato → Italien, → Europa (Geschichte des Bl.-Wesens)
Società pro Cultura→ Italien
Società pro cultura degli insegnanti ciechi → Italien
Société Philanthropique → Europa (Geschichte des Bl.-Wesens)

Sokoljanskj, Ivan, Prof., *6.4.1889 in der Ukraine, †1960. 1910 wurde er an der Taubstummenschule in Alexandrovsk als Lehrer angestellt. 1923 gründet er eine Schule für taubstummbl. Kinder in Charkov. Ab 1938 arbeitete er am Forschungsinst. für Defektologie an den Fragen der Ausbildung taubstummbl. Kinder. 1960 wurde er für seine Leistung an der Entwicklung des neuen Lesegeräts für Bl. mit der goldenen Medaille ausgezeichnet.

Sollazzo, Nicola, *1867 in Ariano di Puglial/Italien), †1893. In den ersten Lebenswochen erbl. Ausbildung in der neapolitanischen Bl.-Anstalt, nach der Grundausbildung Studium der Mathematik, Literatur und Philosophie. 1888 Teilnahme am Kongreß in Padua. Autor mehrerer didaktischer und psychologischer Abhandlungen. *M.*

Šoltés, Jan, *6.9.1903 in Spišská Nová Ves (ČSSR). Seit 1922 Lehrer und Dir. am staatlichen Bl.-Inst. in Levoča. Aufgrund seiner Initiative wurde in Levoče eine Berufsausbildungsstätte und ein Kindergarten für Sehbehinderte eröffnet. Seit 1961 führt er die

Bl.-Schule in Bratislava und lehrt an der Pädagogischen Fakultät der Komensky-Univ. Š. ist Autor zahlreicher Lehrbücher und Erfinder von Lehrhilfmitteln für Sehbehinderte. Für seine Tätigkeit bekam er mehrere Auszeichnungen.

Sommer, Ludwig, *7.8.1836 in Schriesheim a. d. B. Rektor der Badischen Bl.-Anstalt in Ilvesheim. Studierte Theologie und machte 1860 das Staatsexamen. 1870 wurde er mit der Anst.-Leitung betraut. *M.*

Sommerschulen für Blinde → Großbritannien

Sonntag, Franz, Dr., *24.12.1922 in Deutschland. Als Soldat leistete er Kriegsdienst in Nordafrika und wurde dort (1943) schwer verwundet. Er verlor das Augenlicht und die rechte Hand. Nach dem Abitur (1947) studierte er an der Univ. Tübingen Rechts- und Staatswissenschaften. 1953 Promotion. Berufstätigkeit als Verwaltungsjurist beim Landesversorgungsamt Baden-Württemberg in den Jahren 1955 bis 1971. 1971 bis 1976 als Ministerialrat im Arbeits- und Sozialministerium des Landes Baden-Württemberg. Seit 1955 Vorsitzender des Landesverbandes Württemberg/Nordbaden des → Bundes der Kriegsblinden Deutschlands, 1965 zum Bundesvorsitzenden des BKD gewählt. Dieses Ehrenamt führt S. bis zum heutigen Tage. Seit dem Jahre 1959 setzt er sich mit großem Erfolg für die Weiterentwicklung des Kriegsopferrechtes ein. Besondere Erwähnung verdient die von ihm vorgeschlagene Einrichtung eines Kriegsbl.-Rehabilitationszentrums, das in Bad Berleburg gebaut und im Jahre 1969 seiner Bestimmung übergeben werden konnte. Neben den Lehrgängen zur Verbesserung der beruflichen Rehabilitation werden zahlreiche Fortbildungskurse bl. Rehabilitationskräfte aus Entwicklungsländern in Asien und Afrika durchgeführt. Neben seiner Tätigkeit im BKD ist S. der Vizepräsident des Deutschen Komitees für europäische Zusammenarbeit der Kriegsteilnehmer und der Kriegsopfer und Vizepräsident der → WBU. Für seine Verdienste bekam S. mehrere in- und ausländische Auszeichnungen.

Sorlin, Ernestine, *1813 in Paris, †1885. Im Alter von 39 Jahren erbl. Bereits mit 23 Jahren war sie eine gefragte Lehrerin. S. war sehr geschickt und hatte ein bewundernswert feines Gehör und einen hervorragenden Tastsinn. Sie gründete mit ihren Schülerinnen einen Lesezirkel, aus dem später der Arbeitskreis „la ruche" (Der Bienenkorb) entstand. *M.*

Sorsby, Arnold, CBE, DSc, MD, FRCS, *10.6.1900, †6.5.1980 in Worthing. S. besuchte die Leeds Univ., an der er Augenmedizin studierte. Seine Forschungen auf dem Gebiet der Genetik und der historischen Medizin brachten ihm Weltruhm ein. Von 1953 bis 1966 war er Vize-Präsident der Internationalen Organisation zur Trachomabekämpfung und 1969 Berater der „World Health Organization" (→ WHO).
Werke u.a.: „Modern Opthalmology", ein 4bändiges Werk über die Ursachen der Blindheit und ihre Bekämpfung. *W.*

South African Blind Workers Organization (SABWO) → Südafrika

South African Library for the Blind → Südafrika

South African National Council for the Blind (SANCB) → Südafrika

South Carolina School for the Deaf and the Blind, USA, gegr. 1849, wird durch öffentliche Mittel unterstützt. Zuständig für South Carolina. Bietet Schulausbildung für Bl., Taubbl. und Mehrfachbehinderte in der Primär- und Sekundarstufe, Berufsausbildung und psychologische Tests an.

South Dakota School for the Visually Handicapped, USA, gegr. 1900. Wird durch öffentliche Mittel finanziert. Bietet Schulausbildung für bl. und taubbl. Kinder an.

Sowjetunion → UdSSR

Spahr, Emil, Dr., *1887 in Wynigen (Schweiz). In den ersten Lebensjahren erbl. Als erster Bl. absolvierte er das staatliche Lehrerseminar in Bern. Studium der Rechtswissenschaften in Bern. 1911 gründete er mit Dr. → Staub zusammen den Schweizer Blindenverband. 1923 unternahm er eine Studienreise nach Nordamerika. Ein Jahr später erschien seine Broschüre „Das Schweizer Blindenwesen und seine Zukunft im Lichte der Erfahrungen in Nordamerika". 1932 wurde er Präsident des Schweizer Blin-

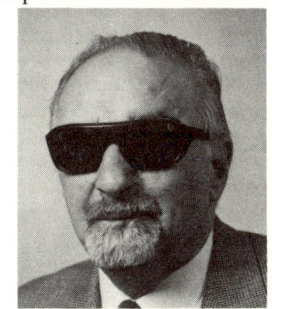

Franz Sonntag

Spanien

denverbandes, 1938 geschäftsführender Vorsitzender.

Spanien, Königreich
(Reino de España), *Fläche:* 504.782 km^2, *Einwohner:* 39.250.000, *Bl.-Zahl:* 35.000. Definition der Blindheit: Visus 1/10 oder weniger oder Gesichtsfeldeinschränkung.
Allgemeines und Geschichte: S. weist hervorragende bl. Persönlichkeiten in seiner Geschichte auf; zu ihnen gehören: Francisco de → Salinas, ein Philosph, Mathematiker, hervorragender Hellenist und großer Musiker; Antonio de → Cabezón, Organist der Königlichen Kapelle und Klavichordist Philipps II.; Frater Petro de Ureña, der 1620 eine Abhandlung über Musik verfaßte, in welcher er vorschlug, man solle das von dem Mönch Guido d'Arezzo erfundene System der Mutationen aufgeben; Jaime Isern, der Apparate zum Schreiben und Rechnen herstellte, Pläne zu Möbeln entwarf und dem König Ferdinand VII. (1814 bis 1833) ein Versorgungsgehalt von 200 Dukaten jährlich bewilligte (J. Esquerra). Die Vergünstigungen für Bl., die in der Befreiung von Vermögens- und Gewerbesteuer bestand, wurden 1795 und 1804 aufgehoben. Der Uhrmacher Joseph Ricart gründete im Jahre 1820 in Barcelona eine private Bl.-Schule, die 1832 zusammen mit der Taubstummenschule der Stadtverwaltung unterstellt wurde. Der Unterricht bestand vor allem in der Ausbildung zu Musikern, die in Kirchen und bei öffentlichen Feierlichkeiten auftraten. Als Bl.-Schriftsystem wurde 1840 das Braillesche, kurze Zeit danach aber das Llorenssche gehandhabt. Einwände gegen diesen Beschluß kamen von Esquerra („Kritischer Vergleich des Schreib- und Lexesystems von Llorens mit dem von Braille", 1918). 1842 Gründung der Staatlichen Blindenanstalt in Madrid als nationales Institut für Taubstumme und Bl. Die Schule war eine Internatsschule. Der Staat traf seit der Mitte des 19. Jh. eine Reihe von gesetzlichen Bestimmungen, z.B. die Einführung der Notenschrift von Abreu 1855, (daraufhin bestanden die Notenschriften von Braille, Llorens und Abreu nebeneinander), die Errichtung von Lehrerbildungsklassen für bl. Lehramtsanwärter (1857) und die Verabschiedung des Gesetzes über den öffentlichen Unterricht (Lex Moyano), das den obligatorischen Unterricht auch für Bl. und die Errichtung von Bl.-Schulen in allen Universitätsbezirken vorsah (1857). Von 1860 bis 1900 wurde in S. eine größere Anzahl von Bl.-Schulen gegr., doch ihre Organisation und ihre Leistungsfähigkeit blieben unbefriedigend. 1906 wurde die erste Nationalversammlung zur Verbesserung der Lage der Bl. abgehalten. Es folgten seit 1910 die Gründungen verschiedener Patronate (Nationales Patronat für Taubstumme, Blinde und Anormale), die die Berufsunterbringung der Behinderten fördern sollten und die gleichzeitig die Öffentlichkeit auf die Problematik der Blindheit aufmerksam machen wollten. Seit 1924 wird diese Bewegung als Patronat für Bl. und Taubstumme fortgesetzt. Schon 1907 wurde die Zollfreiheit für Punktschriftbücher und 1927 die Ermäßigung der Postgebühren für Bl.-Schriftsendungen eingeführt. Im März 1928 wurden auf königliches Dekret hin Bl.-Heime (residencias) gegr., wovon das erste im Dorfe Barañain bei Pamplona entstand. Die spanischen Sehgeschädigten lehnten diese Anstalten ab, da sie eine Zwangsansiedlung befürchteten. 1927 gab es in S. 30 Unterrichtsanstalten, von denen vor allem die Schulen in Madrid, Barcelona, das Inst. der Provinz Vizcaya, das katalanische Bl.-Inst. und die Bl.-Anstalt Santa Catalina de los Donados, Madrid, hervorzuheben sind. In der Mitte der 20er Jahre gab es nur in Barcelona zwei Fürsorgevereine, im übrigen S. keinen einzigen. Zur gleichen Zeit bestanden aber bereits 15 Vereine Sehgeschädigter, von welchen aber wohl nur der Verein zur Belehrung und zum Schutze der Bl. in Madrid eine Rolle spielte. In S. bestanden zwei Asyle, die ausschließlich für Bl. bestimmt waren, und zwar in Madrid und in Barcelona. Die Enciclopedia Universal Espana gab (wohl ohne zureichenden Zensus) folgende Zahlen an:
Statistik: Gesamtzahl der in S. lebenden Bl. (1925) 24.608 = 1,25 auf je 1.000 Einwohner (14.204 männliche, 10.404 weibliche), die sich wie folgt verteilen:

	männl.	weibl.
von Geburt an bl.	1.897	1.354
infolge Unfalls erbl.	9.050	6.521
Ursache der Blindheit unbekannt	3.257	2.529

Quelle: José Ezquerra: „Die Blinden in Spanien", in: Handbuch der Blindenwohlfahrtspflege Teil II, hrsg. von Carl Strehl, Marburg 1930, Seite 322.

Die Gesamtzahl der Schüler betrug 1965 in S. 680, die Zahl der bl. Lehrer 94, die der sehenden Lehrer 56. 1964 wurde vom Bl.-Verband eine Ausbildungsstätte für bl. Physiotherapeuten eröffnet und eine modern ausgestattete Industrieschulungsstätte in Betrieb genommen.

Spanien

1965 berichtete Ignacio Satrustegui, Präsident der „Organización Nacional de Ciegos" (ONCE), zur Beschulung in Normalschulen: In S. ist es nicht vorgesehen daß bl. Kinder Normalschulen besuchen. Die Universitäten jedoch stehen den Bl. offen. Der Bl.-Verband leistet besondere Beihilfen, so daß Bl. in Studentenwohnheimen untergebracht werden können. Der Verband hilft ihnen auch durch Übertragung von Büchern und anderen Texten sowie Tonbandaufnahmen. 1964 studierten in S. 30 Bl. (davon 7 Mädchen) an Universitäten. Die Beihilfen, die sie vom Verband erhalten, werden alljährlich den üblichen Unterhaltsbedingungen angepaßt. Der größte Teil der Bl. studiert Philologie, einige Jura, einige wenige Staats- und Wirtschaftswissenschaften. Im gleichen Bericht wird die Lage der Bl.-Berufe wie folgt geschildert: Im Gegensatz zu den mehr industrialisierten Ländern werden in S. die Bl. aus den ländlichen Gegenden in landwirtschaftlichen Berufen ausgebildet, so daß sie in ihrer Heimat geeigneten Tätigkeiten nachgehen können und nicht in die Städte übersiedeln müssen. Nach eingehenden Untersuchungen wurde festgestellt, daß Bl. alle Arbeiten ausführen können, die mit der Viehzucht einschließlich Geflügelzucht in Zusammenhang stehen. Der Verband gründete 1959 in Verbindung mit der Bl.-Schule in Madrid eine Versuchsfarm, wo mehrere Schüler unter Leitung einer besonders auf Geflügelzucht spezialisierten landwirtschaftlichen Fachkraft während ihres letzten Schuljahres landwirtschaftliche Kurse absolvieren. Nach Beendigung der Schulzeit machen sie noch eine neunmonatige landwirtschaftliche Lehre auf einem Bauernhof durch. Der Verband gibt ihnen dann Zuschüsse, damit sie eigene Unternehmen wie Hühnerfarmen aufbauen können. Der Verband unterhält außerdem zwei Süßwarenfabriken, eine in Madrid und eine in Zaragona, in denen insgesamt 40 bl. bzw. hochgradig sehschwache Frauen (50% des gesamten Personals) beschäftigt sind. In der Verpackungsherstellung in Barcelona sind einige Bl. an einer chemischen Fabrik mit Flaschenreinigen, Verkorken, Schilderaufkleben bzw. Abfüllen von chemischen Reinigungs- und Bleichmitteln beschäftigt.

Gegenwärtige Lage: Anteile der Bl. an der Bevölkerung: bis 6 Jahre 4,5%, von 7 bis 18 Jahren 10,5%, von 19 bis 40 Jahren 15,5%, von 41 bis 60 Jahren 21,0%, über 60 Jahren 48,5%.

Die allgemeine Schulbildung und die Schulbildung der Sehgeschädigten werden gleichwertig behandelt. Es gibt keine Angaben über die Verteilung von Sehgeschädigten (Bl. und Sehbeh.) auf Stadt und Land. Das jährliche Einkommen beträgt pro Kopf im allgemeinen 500.000 Peseten, für Bl. jedoch 600.000 Peseten incl. aller Steuervergünstigungen. Die ONCE unterhält gegenwärtig 5 Schulen: „El Colegio de la Inmaculada Concepción" in Madrid, „Colegio Espiritu Sando" in Alicante, „Colegio Santiago Apóstol" in Pontevendra, „Colegio San Luis Gonzaga" in Sevilla und das „Centro de Estudios" in Barcelona. Mit Ausnahme der letzten, die von der ONCE in der zweiten Hälfte der 60er Jahre gegr. wurde, sind es Kollegienschulen, die im 19. Jh. gegr. und nun von der ONCE übernommen und fortgesetzt wurden. Die erste Schule, das „Colegio de la Inmaculada Concepción", hatte ursprünglich den Namen „Colegio Nacional". Die anderen Schulen folgten einige Jahrzehnte später. In diesen fünf Schulen gibt es elementare Grundausbildung sowie Sprach- und Musikerziehung. Im „Colegio de la Inmaculada Concepción" wird auch eine Ausbildung zur Erlangung der Hochschulreife angeboten. Dort besteht zudem die Möglichkeit, sich als Klavierstimmer und Klavierbauer ausbilden zu lassen. Die Unterrichts- und Studienprogramme, die vom Unterrichtsministerium für ganz S. einheitlich vorgeschrieben werden, legen großen Wert auf die besonderen Probleme und Bedürfnisse sehgeschädigter Kinder und Jugendlicher. Deshalb ist Werkunterricht, Schreibmaschinenschreiben, Sporterziehung und Mobilitätsunterricht in den Lehrplänen aufgenommen. Die Erziehung auf der Sekundarstufe wird im „Colegio de la Inmaculada Concepción" angeboten. Es besteht aber auch ein Tutorendienst (Tutoria de Becarios), mit Hilfestellung und Orientierung für jene Studenten und Schüler, die integrierten Unterricht in Regelschulen besuchen.

Daneben bestehen Fernlehrgänge, Abendschulen für Bl. oder integrierte Abendschulen für Sehgeschädigte und Normalsichtige. Es gibt auch eine Niederlassung der → Hadley-School (USA) mit Korrespondenzschulunterricht. Es besteht ein Rehabilitationszentrum für sehgeschädigte Erwachsene in Sabadell/Barcelona. Dieses Zentrum wurde in den 60er Jahren gegr. und bietet Platz für 20 männliche und 12 weibliche Rehabilitanden. Es bestehen auch untere Klassen für

Spanien

Rehabilitationslehrgänge in allen Verwaltungs- und Handelszentren der Provinzen der ONCE. Es handelt sich dabei um Berufsausbildungs- und Fortbildungszentren, die allgemeinbildende Unterrichtsfächer, Maschinenschreiben, Unterricht in lebenspraktischen Fähigkeiten und Mobilitätstraining anbieten. Das Mobilitäts-Training wird von Hauslehrern ausgeübt, darüber hinaus arbeiten im Rehabilitationszentrum Mobilitätslehrer, die gleichfalls in den Heimschulen in den größeren Städten des Landes tätig sind.

Selbsthilfe: In S. besteht nur eine einheitliche Selbsthilfeorganisation, die die Probleme der Sehgeschädigten in allen Lebenslagen aufgreift, die Organización Nacional de Ciegos de España (ONCE). Sie umfaßt auch einige Privatorganisationen, die sich mit bestimmten Hilfestellungen für eine relativ kleine Zahl Sehgeschädigter beschäftigen. Die ONCE wurde am 13. Dezember 1938 als öffentliche Einrichtung mit dezentralisiertem Charakter unter der Aufsicht des Staates gegr. Diese Einrichtung wird von den Bl. selbst geleitet und finanziert sich aus einem volksweiten Lotteriebetrieb, der die Befriedigung aller notwendigen Bedürfnisse der Bl. genügend absichert.

Zeitschriften: „Cultura" mit intellektuellen Themen; „Relieves Braille" mit allgemeinem Inhalt. Das „Boletin Informative de la ONCE", typhlophile Zeitschrift; Jugendzeitschrift „Prometeo"; „Destino Humano", eine religiöse Zeitschrift; „Tablero de Ajedrez"; die „Revista Braille Hispanoamericano", eine allgemeine Bl.-Zeitschrift, die für eine andere Einrichtung von ONCE herausgeben wird.

Handbücher, Dokumentationen: Es gibt umfangreiche Archivalien der ONCE hinsichtlich Personal, Wirtschaftsführung und Verwaltung über das Sozialwesen (Caja de Previsión Social) sowie Dokumentationen über familiäre Orientierungshilfen.

Berufe der Bl. und Sehbehinderten: *Selbständige Berufe:* Über selbständige Berufe in der Landwirtschaft bestehen keine Angaben. Im Handel arbeiten zehn Sehgeschädigte als selbständige Kaufleute. Da man die Tätigkeit in der Lotterie, welche die ONCE betreibt, auch unter dem Begriff der selbständigen kommerziellen Tätigkeit faßt, sind 12.000 Sehgeschädigte hierzu zu zählen. *Akademische Berufe* üben 125 Sehgeschädigte aus. Personelle Bl.-Arbeit.
In der Industrie sind 50 Bl. beschäftigt. Büroarbeiter 1.000, Bl. an Universitäten 5, höhere Büroarbeit 8.

Sonderpädagogik: In S. bestehen die Systeme der integrierten und segregierten Erziehung sehgeschädigter Jugendlicher nebeneinander. Die Eltern, die ihre sehgeschädigten Kinder nicht in die segregierten Heimsonderschulen schicken wollen, können sich für das integrierte Erziehungssystem entscheiden. Dies wird erleichtert durch die Fernlehrgänge, Orientierungsstufen und Hilfeleistungen, die zum Zwecke des Besuches integrierter Schulen angeboten werden. Ungefähr 10% (mit steigender Tendenz) der sehgeschädigten Schüler besuchen den integrierten Unterricht an Regelschulen.

Die Lehrerausbildung für Sehgeschädigte: Es bestehen keine Zentren für die sonderschulpädagogische Ausbildung von Lehrern für Sehgeschädigte. Die Lehrer an den spanischen Kollegien haben den Ausbildungsabschluß von Dozenten; die Aneignung des notwendigen pädagogischen Wissens für die Erziehung Sehgeschädigter müssen sie in Prüfungen nachweisen, die von Fall zu Fall je nach Notwendigkeit ausgeschrieben werden. Die sonderpädagogische Ausbildung erhalten sie in den Sonderheimschulen für Sehgeschädigte. Sonderpädagogische Zeitschriften bzw. allgemeine Zeitschriften mit spezieller Ausrichtung für die Sehgeschädigtenpädagogik: Als spezialisierte Zeitschrift erscheint die „El Educador" vom → ICEVH (Internacional Council of the Educators of Visually Handicapped). Darüber hinaus veröffentlichen die pädagogischen Zeitschriften auch Arbeiten zur Sehgeschädigtenpädagogik. Die „Revista Poliglota", die sich der Verbreitung des Englischen, Französischen, Deutschen, Spanischen und des Esperanto widmete, erschien seit 1929 in Madrid. Ihre Arbeit wurde aber unterbrochen.

Hilfsmittel für Sehgeschädigte: a) in S. produzierte Hilfsmittel: Stöcke, Schreibtafeln, Material für Mathematikunterricht. Einfuhr: Rechenmaschinen, Bl.-Schriftschreibmaschinen, Optacon, Uhren, Thermometer. b) Herstellung von Punktschriftbüchern (Druck oder Herstellung von Hand): Es gibt zwei Druckereien in Barcelona und in Madrid. In Barcelona besteht noch eine weitere Druckerei, die außerhalb der ONCE finanziert wird. c) Herstellung von Hörbüchern: Es gibt einen nationalen einheitlichen Hilfsdienst, der aus zwei Hörbüchereien besteht, die die Bücher in das ganze Land verschicken. Darüber hinaus gibt es kleinere Hörbüchereien am

Sitz der regionalen Verwaltungen der ONCE in den verschiedenen Provinzen.
Die hauptsächlich verwendete Sprache ist Spanisch, es bestehen aber auch Aufzeichnungen in Englisch und Französisch. Es gibt 25.100 Bänder.

Soziale Wohlfahrt der Blinden und Sehbehinderten: Die ONCE trägt Sorge für das soziale Wohl der Bl., damit diese nicht auf dem niederen Existenzniveau, wie der Durchschnitt der spanischen Bevölkerung, leben müssen.

Blindheitsverhütung: Die epidemischen Infektionserkrankungen der Augen wurden in S. ausgerottet. Die ONCE arbeitet mit den Einrichtungen der staatlichen Gesundheitsbehörden zusammen, um die aktuellen Erbl.-Ursachen zu bekämpfen: Refraktionsanomalien, grüner Star und Zuckerkrankheit.

Persönlichkeiten: An. → Cabezón, M. de → Fuenllana, C. de → Reyes, Rodiguez-Placer, Fr. de → Salinas, P. de Urena.

Adressen: Instituto Nacional de Servicios Sociales, Servicio Social de Minusvalidos (National Inst. of Social Services), c/Maria de Guzman, 52, Madrid 3; Organización Nacional de Ciegos de Espana, (Spanish National Organisation of the Blind), Calle Jose Ortega y Gasset 18, Madrid 6.

Lit.: J. Ezquerra: „Die Blinden in Spanien", in: Handbuch der Bl.-Wohlfahrtspflege, Teil II, hrsg. v. C. Strehl, Marburg 1930; J. Gonzáles: „Blinde als Lotterieverkäufer", in: Umschau des europäischen Bl.-Wesens 1976/4.

Sri Lanka (früher Ceylon), Republik
(Sri Lanka prajatantrika samajawadi janarajayal/Ilangai jananayage socialisak Kudiarsu)
Fläche: 65.610 km², *Einwohner:* 15,5 Mill., *Zahl der Blinden:* ca. 15.000, *Blindheitsursachen:* Katarakt, Glaukom, Myopie.
Die Bl.-Arbeit begann auf S. 1912, als die erste Bl.-Schule eröffnet wurde. 1965 gab es bereits 7 Schulen, Ende der 70er Jahre waren es dann 10, u.a. in Anuradhapura, Jaffna, Balangoda, Kandy, Ragama, die meisten davon sind zugleich für Bl. wie für Taube. Einige Absolventen der Bl.-Schulen besuchen höhere Regelschulen. Zur Zeit besuchen ca. 400 Bl. Schulen und 150 Bl.-Lehrwerkstätten, wovon zwei staatlich und zwei privat sind. Vom „National Council for the Welfare of the Deaf and the Blind" wurde 1965 eine geschützte Werkstatt für Bl. eingerichtet, in der nicht nur die traditionellen Bl.-Handwerke unterrichtet, sondern auch neue gewerbliche Tätigkeiten erprobt werden. Von dem oben erwähnten Verband wurde auch ein kleines Landwirtschaftszentrum und eine Ausbildungsstätte für Physiotherapeuten errichtet. Die Bl. kommen immer noch am besten in den traditionellen Bl.-Berufen unter, und zwar als Weber, Korbflechter, Masseure, Telefonisten und Klavierstimmer. In der Industrie gibt es nach wie vor Schwierigkeiten für Sehgeschädigte. Eine Anzahl der Bl. wird als Heimarbeiter beschäftigt.

Das National Council (später Sri Lanka Council for the Blind) bemüht sich um die Auswertung der Informationen bezüglich der Blindheitsursachen und ihrer Bekämpfung, betreibt die Rehabilitation, besitzt eine kleine Punktschriftdruckerei, wo vorwiegend die Lehrbücher hergestellt werden, hat eine Hörbücherei und eine Zentrale zur Wohnungsbeschaffung, eine Sozialdienstabteilung und eine Vermittlungsstelle für Heimarbeiten eingerichtet.

1961 gründete der Augenchirurg de Silva eine einzigartige internationale Augenbank in Colombo, die „Ceylon Eye Donation Society". Um seine mehrheitlich buddhistischen Landsleute als Augenspender zu gewinnen, hatte de Silva in seinen Zeitungsartikeln und Vorträgen aus religiösen Schriften zitiert, in denen nachzulesen ist, daß auch Buddha seine Augen einem Bl. vermacht habe. Seitdem propagieren buddhistische Mönche auf S. das Augenspenden als verdienstvollen religiösen Akt. Bis zur Abschaffung der Todesstrafe 1956 waren die Augen hingerichteter Krimineller für Transplantationen verwendet worden. Mit den gespendeten Augen werden vorwiegend Hornhautübertragungen vorgenommen. Aufgrund einer finanziellen Spende der → CBM 1978 kann de Silva statt vorher 750 nun mehr als 1.200 Hornhauttransplantate jährlich in die ganze Welt verschicken. Im Sommer 1984 konnte de Silva ein Augenhospital mit 100 Betten eröffnen, und von den erhofften Überschüssen will er nicht nur die Augenbank erweitern und jährlich mindestens 2.500 Augenpaare ins Ausland schicken, sondern auch die erste asiatische Gewebebank einrichten, bei der Haut, Knochen, Trommelfelle, Hirnhäute, Blutgefäße und Nervenstränge abgerufen werden können.

Adresse: Sri Lanka Council for the Blind, 74 A Church Street, Colombo 2.

Persönlichkeit: de Silva.

Lit.: Capt. H. J. Desai: „Modernisation of sheltered Employment for the Blind", Colombo 1981.

Stainoff, Petko, *1897 in Kasanlik/Bulgarien. Als Kind erbl. Er besuchte die Bl.-Schule in Bulgarien. Danach absolvierte er eine Musikausbildung am Konservatorium in Dresden. S. setzte sich als einer der bedeutendsten modernen Komponisten Bulgariens durch. Er komponierte Sinfonien, Chorgesänge u. a. Er war Volksvertreter, Dir. des Inst. für Musik an der bulg. Akademie der Wissenschaften und Dir. der Staatsoper in Sofia. S. schrieb Abhandlungen über Musik.

Stanley, John, *1712 in London, †1786. Im Alter von drei Jahren erbl. S. war seinerzeit der bedeutendste Orgelspieler in London. Als 14jähriger gewann er den Wettbewerb um die Organistenstelle an der Andreaskirche. Außerdem war er erfolgreich als Dirigent und Komponist. *M., W.*

State Board of Education and Services to the Blind, Conneticut, gegr. 1893; öffentlich finanziert; Berufsrehabilitation; Berufsunterbringung und Nachsorge. Mobilitätskurse, Hauswirtschaft, Punktschriftbücherei, Hörbücherei und Großdruck. Augenmedizinische und augenoptische Programme. Optacon-Ausbildung.

Staub, Theodor, *26.8.1867 in Zürich. Im Alter von acht Jahren erbl. Zuerst in der Bl.-Anstalt Lausanne, danach in Zürich. Von 1884–1894 studierte er an der Univ. Zürich Psychologie, Geographie, Geschichte, Anatomie, Botanik u. a. Von 1892 an unterrichtete St. an der Bl.-Anst. Zürich. *M.*

Staudhamer, Sebastian, *18.12.1857. Maler und Inspektor des Bl.-Inst. in München. 1881 zum Priester geweiht, 1886 als Kaplan in München, 1894 übernahm er die Leitung des Inst. in München. Er beteiligte sich an Bl.-Lehrerkongressen und unternahm eine größere Informationsreise, um verschiedene Bl.-Anst. kennenzulernen. *M.*

Stauss, Erwin, *1917 in Mainz, †14.12.1985 in Frankfurt. S. studierte Wirtschafts- und Sozialwissenschaften. Im WK II verwundet, nach seiner Genesung blieb er 1945 im Sanatorium als Angestellter in der Verwaltung. Seit 1956 ist er Hauptgeschäftsführer des „Deutschen Paritätischen Wohlfahrtsverbandes". Dir. des Wilhelm-Polligkeits-Inst. und Beirats- oder Kuratoriumsmitglied in Komitees verschiedener Sozialgesellschaften. Einige Jahre Vorstandsvorsitzender der → BLIStA in Marburg.
Lit.: horus 1986/1

St. Barnabas School for the Blind → Cypern

St. Dunstan's → Europa (Geschichte des Blindenwesens), → Großbritannien, → Südafrika.

Stenius, Karl Mortimer, *1843 im Kirchspiel Pielisjärvi in Finnland. Mitgründer und ab 1871 erster Vorsteher der Bl.-Anst. in Kuopio. Ab 1888 Mitglied des Ausschusses für die Neugestaltung der Bl.-Schulen in Finnland. *M.*

Sthal, Elisa M. de, Guatemala. Gründerin und Vorsitzende des nationalen Ausschusses für die Bl. und Tauben. Sie setzte ihre ganze Energie und Tatkraft ein, um das Bl.-Wesen in Guatemala zu fördern, und schuf verschiedene Einrichtungen auf diesem Gebiet.

St. Louis Society for the Blind, USA, gegr. 1911. Führt Organisations- und Mobilitäts-Training für Bl., die die Bedingungen für staatliche Programme nicht erfüllen, durch, unterstützt Augenbanken. Koordination zwischen den Bl.-Organisationen, Beratung, Hilfsprogramme für isolierte Bl., Blindheitsvorbeugungsprogramme, Ausbildungskurse für freiwillige Helfer.

St. Lucia → Westindien (Regionalbericht)

Stockmans, Florent Johann Baptist, alias Pater Amadeus, *24.7.1844 in Mosetles-Anvers. Ab 1876 Generalsuperior der

Petko Stainoff

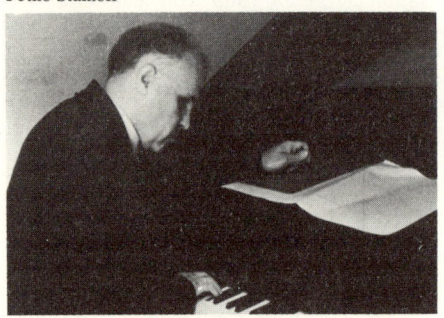

John Stanley

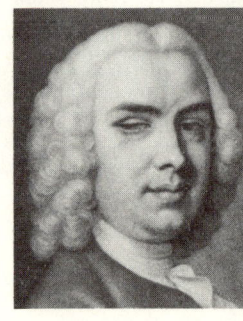

Barmherzigen Brüder zu Gand (= Gent). In der Anst. befanden sich damals 500 Geisteskranke. Unter seiner Leitung wurden 14 neue Anst. gegr. Er dehnte seine Tätigkeit auch auf andere Länder aus. Am 9.4.1885 verlieh ihm König Leopold II. von Belgien das Ritterkreuz seines Ordens. S. bemühte sich, eine für die Bl. ertastbare Schrift zu konstruieren. Auf seine Initiative hin wurde auch ein Atlas für Bl. herausgegeben. *M.*

Stoeckel, Alfred. *6.4.1894 in Rothenbach/Schlesien, †1.4.1983 in Berlin. Im Alter von elf Jahren durch einen Sportunfall schwer verletzt mit langsamer Erbl.-Folge. Am 16.8.1906 Eintritt in die Breslauer Bl.-Unterrichtsanst., wo er Musikunterricht nahm (Klavier, Orgel, Cello). Nach der Schulentlassung Stipendiat der Otto-Springer-Stiftung des Magistrates von Breslau für ein höheres Musikstudium, 1917 Examen am Akademischen Institut für Kirchenmusik d. Univ. Breslau. Anschließend Prüfungen für Gesang und Pädagogik mit den obligatorischen wissenschaftlichen Fächern, Musikgeschichte und Formenlehre. Von 1917 bis 1954 als freischaffender Künstler tätig. S. nahm als Tenor an Lieder- und Oratorienveranstaltungen teil, darunter auch an großen Werken wie der 9. Sinfonie von Beethoven und der Missa solemnis von Bach. 1927–1932 Musiklehrer an der Bl.-Anst. in Breslau. 1934 Landesleiter der Reichsmusikkammer in Schlesien. Neben seiner beruflichen künstlerischen Tätigkeit nahm S. aber auch aktiv am kulturellen Leben teil. So gründete er 1919 den Schlesischen Tonkünstlerverband und erreichte dessen Aufnahme in das Reichskartell der deutschen Musikerschaft. 1923 gründete er zusammen mit Geheimrat Prof. Dr. Dr. h. c. Otto Lummer, Dir. des physikalischen Inst. der Univ. Breslau, und Staatssekretär Bredow den Schlesischen Rundfunk (Schlesische Funkstunde). 1935 erfolgte auf seine Initiative die Gründung des deutschen Bl.-Konzertwesens und im gleichen Jahr erreichte er, zusammen mit dem Breslauer Oberbürgermeister Dr. Friedrich, die Errichtung der Schlesischen Landesmusikschule, die Ende des WK II Hochschule für Musik wurde. 1936 Berufung durch den 1. Präsidenten der Reichsmusikkammer Richard Strauß nach Berlin als Referent in die Reichsmusikkammer und zum Leiter des von ihm geschaffenen Bl.-Konzertamtes. In dieser Eigenschaft organisierte S. die Bl.-Notenbeschaffungszentrale mit internationalem Service. Gleichzeitig führte er eine kulturelle Betreuung aller deutschen Kriegsbl.-Lazarette durch. 1957 Gründung der Berliner Hörbücherei für Bl. sowie Gründung des Bl.-Kultur- und Verwaltungszentrums Berlin-Grunewald mit Konzert- und Vortragssaal. Dort entstand auch eine Wohnanlage für 130 Wohneinheiten für Bl. In der Selbsthilfebewegung des Bl.-Wesens stand S. an führender Stelle in Deutschland, seit 2.8.1912 an der Spitze der in Schlesien gegr. Jugendbewegung Bl. Seit 1927 Vorsitzender des Bl.-Vereins „Eintracht" in Breslau. Zusammen mit anderen, wie Prof. Dr. Wilhelm Steinberg und Rechtsanwalt Schwendy, gründete er 1927 den Schlesischen Landesblindenverein und war Mitorganisator des Bl.-Altenheims in Strehlen/Schlesien. Nach dem WK II Vorsitzender des ältesten deutschen Bl.-Verbandes, des → Allgemeinen Blindenverbands Berlin e. V., und 1949 Wahl in den Vorstand des → DBV nach dessen Neukonstituierung. S. organisierte im Jahre 1974 in Berlin den 2. Internationalen Konvent der Förderation der Blinden (→ IFB).

Ehrungen und Auszeichnungen: Ehrenvorsitzender des Allgemeinen Blindenvereins Berlin e. V., gegr. 1874; Ehrenvorsitzender der Konzertgemeinschaft blinder Künstler Deutschlands e. V., des Vereins der blinden Geistesarbeiter, der Internationalen Föderation der Blinden; Kriegsverdienstkreuz erster Kl.; Bundesverdienstkreuz erster Kl.; Großes Bundesverdienstkreuz des Verdienstordens der Bundesrepublik Deutschland; Ernennung zum Prof. ehrenhalber am 30.11.1977.

Werke: zahllose Artikel in den führenden Zeitschriften des deutschen Blindenwesens. Aus jüngerer Zeit: „Von Homer bis Helen Keller – bedeutende Blinde aus drei Jahrtausenden", Bonn 1983; „Wie kann der Blinde sein Naturerleben gestalten?" horus 2/73, S. 22.

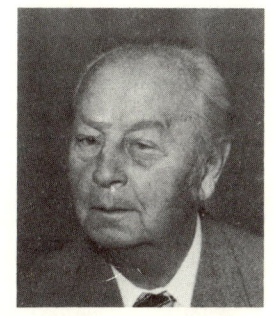

Alfred Stoeckel

Straßburger städtische Volksschule für sehschwache Kinder
→ Europa (Geschichte des Blindenwesens).

Strehl, Carl, Prof. Dr. Dr. h. c. *12.7.1886 in Berlin, *18.8.1971 in Marburg/Lahn. Nach unterbrochener Kadettenausbildung fünf Jahre Reisen zur See. 1907 im Alter von 21 Jahren aufgrund eines Betriebsunfalles in einer chemischen Fabrik in New York erbl. Rückkehr nach Deutschland. Sprachstudien in England und in der Schweiz; Vorbereitung auf die Reifeprüfung 1911–13, die er in Hamburg ablegte. Während des WK I Einsatz für die Umschulung von Kriegsbl. in Verbindung mit der Univ.-Augenklinik in Marburg in Zusammenarbeit mit Dr. Friedrich August → Pinkerneil, Geheimrat Prof. → Bielschowsky und Prof. → Krückmann sowie Geheimrat Dr. → Kerschensteiner. 1915/16 Gründung der Beratungsstelle und Hochschulbücherei für Bl. Nach Durchführung einer Tagung über das wissenschaftliche Bl.-Schriftbuch in Leipzig 1916, Gründung des Studentenwohnheims für Bl. in Marburg 1917 und am 30.7.1917 Gründung der → BLIStA in Marburg. Gleichzeitig Gründung des „Vereins der blinden Akademiker Deutschlands" als Selbsthilfeorganisation (seit dem WK II in „Verein der blinden Geistesarbeiter Deutschlands" – VbGD – (→ DVBS) umbenannt). Erweiterung der BLIStA in Marburg 1926, Verlagsgebäude 1928. 1927 wurde S. Dir. der BLIStA. Das Gymnasium für Bl. mit seinen verschiedenen Zweigen und die Höhere Handelsschule tragen den Namen „Carl-Strehl-Schule" (CSS). Durch die Ernennung zum Honorarprofessor und die Verleihung der Ehrendoktorwürde in Medizin ehrte ihn auch die Marburger Univ. für seinen Einsatz für die Sehgeschädigten. Nach dem WK II trat zu der Carl-Strehl-Schule, dem Archiv, dem Verlagsgebäude, der Werkstätte und der Hilfsmittelzentrale auch die „Deutsche Blindenhörbücherei" hinzu, die vor allem den akademischen Bereich mit Tonbandliteratur versorgen sollte. S. Tätigkeit war nicht nur bahnbrechend für die höhere Bl.-Bildung in der Bundesrepublik Deutschland, sein Einfluß reichte weit über Deutschland hinaus. Anläßlich des 100. Gedenktages der Louis Braille-Schrift 1925 berief er einen Kongreß nach Paris. Zwei Tagungen, 1926 in Assisi und 1927 in Marburg, belebten wieder den Gedanken großer internationaler Tagungen von Fachleuten des Bl.-Wesens. 1927 Einberufung eines Vorkongresses in Wien und 1930 in Paris. S. hatte die Gedanken Moniers (Genf) aufgegriffen, einen Zusammenschluß internationaler Art

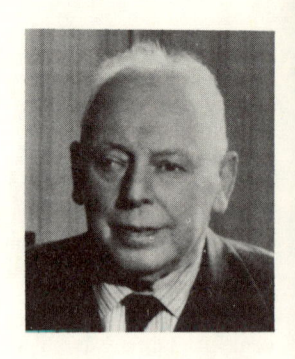

Carl Strehl

herbeizuführen: 1931 kam er auf Einladung des US-Präsidenten Herbert Hoover zur Weltkonferenz in New York, die zur Gründung des „World Council of the Blind" (→ WCWB, → WBU) führte. Die Weltwirtschaftskrise, neue Spannungen im deutschen Bl.-Wesen und die sozialpolitischen Erschütterungen nach 1933 störten den Fortgang der Arbeit. Die Frage der Zwangssterilistion aufgrund des Reichserbgesundheitsgesetzes oder der freiwilligen Sterilisation erkrankter Bl. wurde von Männern wie S. oder → Kraemer mit unterschiedlichen Begründungen bekämpft oder befürwortet. Nach dem WK II griff S. 1945/46 den Gedanken zur Zusammenarbeit mit der → AFOB wieder auf. Seine internationale Arbeit hat er selbst beschrieben: „Der deutsche Anteil an der internationalen Blindenarbeit". Hier berichtet er über die Generalversammlungen des Weltrates 1954, 1959 und 1964 und über die Tätigkeit der Ausschüsse und Kommissionen. In Vorschau auf die geplante Internationale Konferenz in Oxford 1940 schrieb S.: „Alle interessierten Kreise waren sich darüber klar, daß keine Nation auf dem Gebiet des Blindenwesens etwas erreichen kann, wenn nicht weitschauend international geplant wird." Dem Präsidenten des WCWB, der sich 1951 in Paris konstituierte, gehörte S. seit Gründung als Vizepräsident an. Die 4. Vollversammlung des WCWB in New Delhi 1969 ernannte ihn zum Ehrenmitglied. Im Weltpunktschriftrat und dem Technischen Unterausschuß vertrat S. die Bundesrepublik Deutschland. Er war Vorsitzender des Arbeitsausschusses der Europäischen Länder des WCWB. Die → BLIStA und der VbGD stifteten zum Andenken an S. die Carl-Strehl-Medaille. Seit ihrer Gründung 1916–17 bis zum Jahre 1960 war er auch an führender Stelle als Vorsitzender des VbGD tätig, eine Vereinigung, die er selbst mitgegründet hatte. Als Vorsitzender des VbGD und als

Dir. der BLIStA gab er die Zeitschrift „Marburger Beiträge zum Blindenbildungswesen" heraus (später fortgesetzt als „horus – Marburger Beiträge zur Integration Blinder und Sehbehinderter"). Die Bundesregierung ehrte S. durch Verleihung hoher und höchster Auszeichnungen: Bundesverdienstkreuz I. Klasse (1953), das große Verdienstkreuz des Verdienstordens der Bundesrepublik Deutschland (1956), das große Verdienstkreuz mit Stern des Verdienstordens der Bundesrepublik Deutschland (1966), Goldene Ehrenmedaille der Stadt Marburg, die goldene Ehrenplakette des Deutschen Paritätischen Wohlfahrtsverbandes, die goldene Ehrenmedaille des → Bundes der Kriegsblinden Deutschlands. Am 9. Nov. 1968 wurde S. zum Ehrenvorsitzenden des VbGD ernannt.

Werke: „Die Kriegsblindenfürsorge. Ein Ausschnitt aus der Sozialpolitik", Berlin 1921; „Schulische, berufliche und nachgehende Fürsorge für Blinde und Sehschwache", Leipzig 1939; „Wege zur Überwindung der Blindheit", in: Der Schwerbeschädigte in der Gesetzgebung und am Arbeitsplatz, hrsg. v. H. Püster, Herford 1950; „Die Entwicklung des deutschen Blindenwesens", in: Grenzgebiete der Medizin, 1 (1948/2); „Das Hochschulstudium Blinder", in: Alma mater Philippina, SS 1963; „Work for the Blind in the Federal Republic of Germany", in: Blind Welfare, Bombay/Indien, Vol. 194, No. 2; „Internationale Arbeit im Bl.-Wesen", in: Arbeitsblatt, Jg. 1949, Nr. 9; „Blindheitsprobleme in einer im Umbruch stehenden Welt, 3. Generalversammlung des Weltrates für die Blindenwohlfahrt", in: Bundesarbeitsblatt, 16 (1965) Nr. 5; „Der deutsche Anteil an der internationalen Blindenarbeit", in: Die Bl. in der Bundesrepublik Deutschland, Bad Godesberg (Hrsg. Dt. Blindenverband) 1965; Herausgeber des Handbuches der Blindenwohlfahrtspflege I: Deutschland, Berlin 1927, II: Europa und Nordamerika, Marburg 1930.

Lit.: Hans Ludwig: „Carl Strehl, ein Leben im Dienst der Bl.", Bad Godesberg 1969; Gabriel Richter: „Blindheit und Eugenik 1918–1945", Verlag Hans Ferdinand Schulz, Freiburg 1986; Heinrich Scholler: „Carl Strehl und die internationale Arbeit auf dem Gebiet der Typhlophilie", horus 1971/2, S. 8; B. Schultz: „Carl Strehl, wie ich ihn in der Frühzeit seines Wirkens erlebte", ebd., S. 9; Alfred Stoeckel: „Carl Strehl – ein Philanthrop", ebd., S. 13; A. Stoeckel: „Von Homer bis Helen Keller", Bonn 1983.

Ströhl Johann Adam, *1703 in Tullstedt/Langensalza. Als Säugling erbl. Im Alter von zehn Jahren lernte er Waldhorn blasen, gab Konzerte. Graf Heinrich XXV. zu Gera beschäftigte ihn als Kammermusiker. *M.*

Strong, Joseph, * in Carlisle, † 1798. Erbl. in frühester Kindheit; anfänglich war er Weber, erfand aber auch neue Werkzeuge. → Baczko führt ihn unter den „Nachrichten von einigen merkwürdigen Blinden" auf und schreibt: „Im 20sten Jahre verfertigte er jedes seiner Kleidungsstücke und machte sich das erste Paar Schuhe, als er nach London gehen wollte, um dort den blinden Organisten → Stanley zu besuchen; denn er liebte die Musik leidenschaftlich; und um die Orgel in der Kathedralkirche zu untersuchen, öffnete er sich in der Nacht die Türe der Kirche und die Orgel, nahm die Pfeifen heraus, und sein Getöse sowie die angegebenen Töne setzten, weil gerade der Organist gestorben war, einige abergläubige Menschen in Schrecken. Die Sache wurde untersucht, er bekam einen Verweis, aber auch die Erlaubnis, sich mit der Orgel, seinem Wunsche gemäß, bekannt zu machen, worauf er sogleich selbst eine Orgel für die Kirche auf der Insel Mann verfertigte, und er machte in der Folge noch eine Menge mechanischer Figuren und Maschinen." *B.*

Stuhlflechter-Genossenschaft Berlin → Europa (Geschichte des Bl.-Wesens).

Suda, Stanislav, *30.4.1865 in Stary Plzeneck/ČSSR, †1.9.1931 in Pilsen. Im Alter von sieben Monaten erbl. Nach seinem Musikstudium wirkte er als Konzertflötist, Musikpädagoge, Klavierstimmer und Komponist. Er wird als der bedeutendste, bl. tschechische Komponist betrachtet. S. war Mitglied der Tschechischen wissenschaftlichen Akademie. Er komponierte Opern, sinfonische Dichtungen und Instrumentalwerke.

Sudan, Republik
(El Dschamhurija ed Demokratijates Sudan), *Fläche:* 2.505.813 km², *Einwohner:* 21.594.000.
Im S. bestehen folgende Vereinigungen: „Sudan Association of the Blind", die an das „Al-Nour Institute for the Blind" in Khartoum angeschlossen ist; „Sudan Blind Association", Khartoum; „National Committee for Care of the Blind", Khartoum. Das Komitee hat zusammen mit dem „Lions-Club" eine Bl.-Schule in Khartoum eingerichtet und unterhält zusammen mit dem Gesundheitsministerium das Zentrum für Bl.-Rehabilitation in Nord-Khartoum. Sie übt beratende Aufgaben gegenüber der Schule und den Ministerien aus. Die „Sudan Blind Association" betreibt eine Institution mit einer kleinen Werkstatt für Erwachsene, um dort handwerkliche Produkte herzustellen. Hier werden auch Berufs-Rehabilitationsmaßnahmen angeboten.

Südafrika

Südafrika, Republik (Republic of South Africa), *Fläche:* 1.178.679 km^2, *Einwohner:* 28.954.000.

Allgemeines: Nach dem „Blind Person's Act" lautet die Blindheitsdefinition wie folgt: Eine Person kann als bl. betrachtet werden, wenn ihr Sehvermögen so stark herabgesetzt ist, daß sie keine Arbeit ausführen kann, für die das Augenlicht notwendig ist. Die Hauptursachen der Blindheit sind unterschiedlich, je nachdem, ob es sich um Weiße (Europäer), Mischlinge, Inder oder eingeborene Afrikaner handelt. Bei den Europäern steht die angeborene oder ererbte Blindheit an erster Stelle, bei den Indern und Afrikanern grauer Star, bei den Mischlingen Glaukom. Zuverlässige Statistiken über die Gesamtzahl der Bl. des Landes fehlen. Die Zahl der registrierten Bl. liegt um die 20.000.

Anfänge des Blindenwesens in Südafrika: Die Bl.-Dachorganisation in S. ist der 1929 gegr. „South African National Council for the Blind" – SANCB (Südafrikanischer Nationalrat für Bl.). Vor der Gründung gab es Lokal- und Privatorganisationen, die versuchten, den Bl. zu helfen. 1918 hat John Edward Palmer ein Komitee für die Bl. des WK I „Our Own Blind Fund Association for the Province of Natal" gegr. 1919 wurde auf Initiative von E. Comber und S. Wood die „South African Library for the Blind" ins Leben gerufen. Frau D. Noulan bildete 1926 ein Komitee, das die Artikel, die von Bl. produziert wurden, verkaufen sollte. 1929 wurde das Komitee als „The Society to help Civilian Blind" registriert. Im selben Jahr eröffnete die Gesellschaft eine Verkaufsstelle und eine Werkstatt, die dann später in „Institute for Blind Workers" umbenannt und zusammengefaßt wurden. 1927 bildete sich in Pretoria ein Hilfskomitee für Bl., das 1928 die „Pretoria Society for Civilian Blind" gründete, die 1931 eine Bl.-Werkstatt eröffnete. 1928 wurde ein Ausschuß gebildet, der in Bloemfontein die Organisation des Bl.-Handwerkes und 1934 die „Society for the Blind OFS" (Orange Free State) gründete. Die erste Bl.-Schule wurde 1881 gegr., und zwar die „School for the Blind" in Worcester, Cape Province (jetzt die „Pioneer School"), danach folgte 1927 die Gründung der „Athlone School for the Blind", ebenfalls in der Cape Province. Auch eine Zweigstelle der → St. Dunstan's Gesellschaft wurde nach S. verlegt.

Selbsthilfeorganisationen: Mehrere Bl. waren an der Gründung der Bl.-Organisationen beteiligt, aber die erste reine Selbsthilfeorganisation, die „South African Blind Worker's Organization" (SABWO) wurde 1946 gegr. Die Organisation machte sich zur Aufgabe, Arbeitsplätze für bl. Arbeitnehmer auf dem freien Markt zu beschaffen. Die SABWO schuf in Zusammenarbeit mit der SANCB 1961 einen Punktschrift-Transkriptionsservice. Es ist schwierig, eine klare Grenze zwischen den Selbsthilfe- und Fürsorgevereinen zu ziehen, da eine intensive Zusammenarbeit besteht.

SANCB: Der Rat besteht aus Vertretern der folgenden Organisationen: a) Angegliederte Gesellschaften (Schulen oder andere Institutionen der Bl.-Fürsorge). Insgesamt 36 Institutionen. b) Eingegliederte Organisationen: 39 Organisationen, die sich das Wohl der Bl. als Ziel gesetzt haben. c) Sondermitglieder, die aufgrund ihrer besonderen Kenntnisse im Bl.-Wesen, allerdings nur bis zu einer Zahl von 9 Personen, in den Rat gewählt werden können. d) Vertreter des Staates im Bereich der Erziehung, Arbeitsbeschaffung und Fürsorge haben einen Beobachterstatus. Dieser Rat wählt außerdem ein Gremium. Seine Aufgabe ist es, die Durchführung der Ziele zu überwachen. Es werden 66 Mitarbeiter beschäftigt. Die Ziele des SANCB sind: Beratungsaufgabe für die Regierung und Verbindungsstelle zwischen der Regierung und den Regionalverbänden; Zusammenarbeit zwischen den Bl.-Institutionen im In- und Ausland; Sammeln und Auswerten der Informationen über Blindheit und Bl.; die Förderung der Umschulung, Verbesserung der Arbeits- und Ausbildungsplätze; Erforschen neuer Arbeitsmöglichkeiten für Bl.; Versorgung von kleinen Gemeinden und mobilen Augenkliniken; Durchführung von Fürsorgeobjekten; entsprechende Vorbereitung und Entwicklung von Behinderten-Gesetzen; Vorbereitung der Entwicklung und Produktionsfinanzierung von verschiedenen Bl.-Hilfsmitteln; die Verbesserung der Ausbildungsunterrichtsmethoden sowie die Verbesserung von industriellen Produkten, die von Bl. angefertigt worden sind, um den Verkauf von Bl.-Produkten zu erleichtern. Die offizielle Zeitschrift des SANCB ist die „Infama". Sie erscheint zweimal monatlich in Punktschrift, Schwarzdruck und auf Kassette, berichtet über allgemeine und spezielle Neuentwicklungen auf dem Gebiet des Bl.-Wesens. Sie erscheint in Englisch und Afrikaans. Dem SANCB wurde 1946 das „Bureau for the Prevention of Blindness" ange-

schlossen. Es verfügt über drei mobile Augenkliniken, zwei davon versorgen die Bevölkerung außerhalb der Großstädte, die dritte versorgt die Landbevölkerung. 1975 wurde die „Eye Bank Foundation of South Africa" gegr. Die Foundation versorgt die Augenkliniken mit Hornhaut.
Mobility Association of South Africa: Die Gesellschaft wurde 1978 gegr., hat 32 Mitarbeiter und ihre Aufgabe ist es, die Erfahrungen auf dem Gebiet der Mobilität auszutauschen.
Retinitis Pigmentosa Society of South Africa: Die Gesellschaft wurde 1979 gegr., hat 205 Mitarbeiter und gibt einmal im Jahr die „South African Retinitis Pigmentosa Newsletter" heraus. Sie berät Familien und unterstützt Forschungs- und Behandlungsprogramme und informiert über Vorsorgemaßnahmen.
St. Dunstan's: Eine engl. Ges. für Kriegsbl. mit einer Zweigstelle in S., gegr. 1934, ihre Anfänge reichen jedoch bis ins Jahr 1917. Sie gibt vierteljährlich das „St. Dunstan's (South Africa) Review" heraus. Der Anfangsgedanke für die Gründung dieser Ges. war die Rehabilitation der Kriegsbl. Die Ges. kooperiert mit anderen Bl.-Organisationen, zum Beispiel mit dem „Workshop for the Blind" in Worcester. Nach der Umschulung wird den Bl. eine Arbeitsstelle besorgt. Mitglieder, die sich für ein Hochschulstudium entschlossen haben, werden mit Hilfsmitteln und Stipendien unterstützt. Während der Rehabilitation nehmen die Mitglieder an einem Social-Training-Source teil, damit sie selbständig das tägliche Leben meistern können.
The South African Blind Workers Organisation: Diese Organisation wurde 1946 gegr., sie hat 20 Mitarbeiter und gibt eine Monatszeitschrift, die „SABWO Newsletter" heraus. Hat 10 Filialen in verschiedenen Teilen des Landes. Es ist eine Selbsthilfeorganisation, die die Suche nach Arbeitsplätzen und die Erforschung neuer Arbeitsmöglichkeiten für Bl. betreibt.
South African Guide-Dogs Association for the Blind, gegr. 1953. Training von Bl.-Führhunden und Züchtung von jungen Hunden durch Führhundebesitzer. 11 Mitarbeiter.
Cape Town Civilian Blind Society, gegr. 1929, Mitarbeiterzahl 22. Beschäftigt 110 bl. Handwerker im Workshop als Korbmacher, Schreiner, Flechter und in einigen anderen Berufen.
Blindenbildungswesen: Die Ausbildung der Bl. und Sehschwachen in S. wird grundsätzlich in Sonderschulen durchgeführt. Es gibt 11 Schulen in S. und 1 Schule in Namibia. Der Unterricht dauert 7 Jahre. 5 Schulen ist eine 2. Stufe angeschlossen, die weitere 5 Jahre vorsicht und zum Abitur führt. Die meisten Schulen haben einen Kindergarten und alle bieten eine Berufsausbildung an. 3 Einrichtungen haben eine Abteilung für Taubbl., 2 Schulen sind besonders geeignet für sehschwache Kinder. Allen Schulen ist ein Internat angeschlossen. Die erste Bl.-Schule wurde 1881 von der Holländischen Reformierten Kirche in Worcester gegr., bis 1981 „School for the Blind" genannt, jetzt die *„Pioneer school for the visually impaires".* Die staatlichen Zuschüsse betragen etwa 70% des Gesamthaushaltes. Der Anstalt ist eine Punktschriftdruckerei und ein Tonstudio für Hörbuchaufnahmen angegliedert. Sie hatte 1969 234 Schüler und 113 Lehrkräfte und Angestellte, und im Jahre 1982 256 Schüler und 150 Lehrkräfte und Angestellte. Ihre Lehrpläne und Prüfungen entsprechen denen an Schulen für Sehende. Neben der Elementarschule hat die Anstalt eine Abteilung für geistig zurückgebliebene Kinder (1982 – 18 Kinder), für Taubbl. (1982 – 14 Kinder), eine High School mit Abschlußprüfung, die zum Universitätsstudium berechtigt, eine Sehschwachen-Abteilung (1982 – 92 Kinder) und Berufsausbildungsabteilungen für Telefonisten, Maschinenschreiber und Stenographen, Klavierstimmer, Weber, Stricker, Korbflechter und Matratzenhersteller. Die Schule führt auch Rehabilitationskurse für Späterbl., Mobilitätstraining und Babypflegekurse durch. Die zweite Schule, die *„Athlone School for the Blind",* wurde 1927 gegr. Sie ist eine private Internatsschule, die vom Ministerium für Mischlingsfragen Zuschüsse erhält. 1964 hatte sie 160 Kinder, 1982 188 Kinder, davon 76 Sehschwache, 5 taubbl. und 21 geistig Behinderte. (Die Mitarbeiterzahl 1981 betrug 61). Sie hat auch eine High-School Abteilung und führt Berufsausbildung zum Klavierstimmer, Telefonisten und Weber durch. In den 50er Jahren wurden 4 weitere Schulen eröffnet, 2 für Bl. und 2 für Taubbl. *„Siloe School for the Blind",* High-School-Abteilung, Berufsausbildung in den sog. Bl.-Berufen, Zahl der Schüler 1982: 152, Mitarbeiter: 32; Kurse für Lehrkräfte, und zwar in Mobility-Training, Psychologie, Bl.-Geschichte, medizinische Aspekte der Blindheit und Autodidaktik. Es ist möglich, ein Fachdiplom

Süd- und Mittelamerika

für Sonderpädagogik zu erwerben. *„New Horizon-School for the Blind"*, 1954 gegr., High-School-Abteilung, Berufsausbildung: Maschinenschreiben, Telefonist, Metall- und Holzarbeit. 1982: 95 Schüler, 48 Mitarbeiter.
Adressen: The South African National Council for the Blind, PO Box 26211, Arcadia, Pretoria 0007, Sidene Building, 365 Struben Street, Pretoria Central, 0002; Mobility Association of South Africa, PO Box 65120, Benmore 2010; Retinitis Pigmentosa Society of South Africa, PO Box 125, Newlands, 7725, 32 Bathurst Road, Wynberg 7800; St. Dunstan's (South Africa), PO Box 125, Howard Place 7450, Cape Town; The South African Blind Workers Organisation, PO Box 45129, Mayfair, Johannesburg 2108; South African Guide-Dogs Association for the Blind, PO Box 65120, Benmore 2010; The Association for the Handicapped in South West Africa, PO Box 1569, Windhoek/Namibia 9000; Beacon Club for the Blind, 25 Springbok Street, Kewtown, Athlone 7764; Cape Town Civilian Blind Society, 48 Salt River Road, Salt River, Cape Town 7925; Pretoria Society for the Blind, 331 Boom Street, Pretoria 0002; Society for the Blind, Orange Free State, 311 CNA Building, Maitland, Bloemfontein, 9301; Pioneer School for the Visually Impaired, 20 Adderley Street, Worcester, 6850; Athlone School for the Blind, Athlone Street, Bellville South, Cape Province, PO Kasselsulei, 7533.
Persönlichkeiten: E. Comber, J. E. Palmer, W. P. → Rowland, S. Wood.

Süd- und Mittelamerika (Regionalbericht)

Allgemeines: Die Staaten Süd- und Mittelamerikas gehören zu den höchst verschuldeten Gebieten der Welt. Die Ausgaben für den Militärhaushalt erreichen bis zu 40% der Budgets. Charakteristisch sind Unterbeschäftigung, Arbeitslosigkeit und eine starke Landflucht. Nach Ermittlungen von UNICEF leben 65% aller lateinamerikanischen Kinder in Industrie- und Stadtgebieten. Diese Zahl soll im Jahre 2000 auf 80% ansteigen. Die Unterernährung ist vor allem bei Kindern weit verbreitet, so insbesondere im Nordosten Brasiliens. In der lateinamerikanischen Region leben ca. 6 Mill. Bl. In allen lateinamerikanischen Staaten besteht mindestens eine Bl.-Schule; in den letzten 1½ Jahrzehnten wurden auch überall Rehabilitationszentren für junge und erwachsene Bl. errichtet. Doch nur fünf lateinamerikanische Staaten verfügen über Punktschriftdruckereien und Hörbüchereien. Die lateinamerikanischen Staaten können nicht alle Bl. in Stadt und Land mit Hilfsmitteln versorgen. Die Zusammenarbeit mit den einzelnen lateinamerikanischen Einrichtungen für Sehgeschädigte wird durch die Tatsache erleichtert, daß nur zwei verwandte Sprachen, Spanisch und Portugiesisch, auf dem ganzen Subkontinent gesprochen werden. Diese sprachliche und kulturelle Verwandtschaft erleichtert die Durchführung von Regionalprogrammen.

Als im Jahre 1974 auf der → WCWB-Tagung in Sao Paulo die Südamerika-Kommission (Latin American Commission) selbständig wurde, gab es nur folgende Mitglieder aus Lateinamerika im WCWB → WHO: Brasilien, Kolumbien, Guatemala, Peru, Trinidad und Tobago, Venezuela. Mit Beginn der 80er Jahre umfaßte der WCWB folgende lateinamerikanischen Mitglieder: Argentinien, Costa Rica, Mexiko, El Salvador, Uruguay. Anfang der 80er Jahre gehörten dem Latin American Comitee elf lateinamerikanische Länder an. Im Präsidium des Komitees waren: Vorsitzender Hernando Pradilla Cobos sowie Elisa Molina de → Stahl, Hugo → Garcia Garcilazo, Dorina de Gouvea → Nowill und Lorenzo Navarro.

1975 fand in Bucaramanga in Kolumbien der konstituierende Kongreß des lateinamerikanischen Komitees des WCWB und 1977 der erste lateinamerikanische Kongreß des WCWB in Sao Paulo/Brasilien statt, unterstützt u. a. von der → Foundation for the Book of the Blind in Brazil, → CBM, → HKI und → ONCE. Die → Fundatión Braille del Uruguay (Braille-Stiftung von Uruguay) hat aufgrund dieses gemeinsamen kulturellen Hintergrunds eine umfangreiche Palette von Aktivitäten im ganzen Subkontinent entwickelt. In 19 Spanisch sprechenden Ländern hat diese Einrichtung mit 180 Institutionen für Bl. und Einrichtungen der Bl. Kontakt aufgenommen und Programme durchgeführt. Diese Programme wurden maßgeblich von der CBM unterstützt. Dabei wurde besonderes Gewicht auf Partnerschaft in der Verantwortung gelegt.

Überregionale Tätigkeit: Die „Fundación Braille del Uruguay" hat 1982 eine Umfrageaktion zur Situation bl. Frauen in Lateinamerika gestartet und später ausgewertet.

Fortsetzung des Textes auf S. 433

Süd- und Mittelamerika

Schulen

SÜDAMERIKA

Argentinien

Escuela 507 de Ciegos y Disminuidos Visuales
Thompson 44
6000 BAHIA BLANCA

A 5, C, D 16, E 3, G 2, H 7, O 25

Escuela de Educacion Especial
Ave. Juan B. Alberdi 1083
BUENOS AIRES

A 12, B 7, C 2, D 45, E 8, G 3, H 12, K 100%, O 6

Escuela Santa Cecilia
Lafinur 2988
BUENOS AIRES

Instituto „Helen Keller"
para Ciegos
Av. Vélez Sársfield 2100
CÓRDOBA

A 40, B 8, C 1, D 82, E 2, F 66, G 4, H 69, K 95%, O 13

Rtte, Instituto para Ciegos
„Valentin Haüy"
San Lorenzo 1239
3400 CORRIENTES

A 9, D 15, O 10

Escuela Helen Keller
para Ciegos
Azopardo y Florencio Sánchez
GODOY CRUZ
Prov. Mendoza

A 27, B 7, D 27, E 9, F 19, G 5, H 19

Escuela No. 515
Para Ciegos y Disminuidos Visuales
Calle 495 entre 14 y 15
GONNET (1897)

A 35, B 7, C 3, D 41, E 7, F 39, G 8, H 58, K 70%, O 14

Escuela No. 504
Para Ciegos y Disminuidos Visuales
Bolivar 3431
MAR DEL PLATA 7600

A 17, B 7, D 23, E 5, F 27, G 5, H 35, K 50,O 31

Escuela Especial No. 3
8300 NEUQUEN

A 5, D 8, F 7, G 1, H 11, K 60%

Escuela Helen Keller
25 de Junio 39
3100 PARANA

A 23, B 8, C 3, D 8, E 7, F 5, G 3, H 4, K 90%, O 2

Escuela Taller p/No videntes
Suita 167
3300 POSADAS MISIONES

A 18, B 7, D 9, F 7, H 6, K 100%

Escuela Especial No. 204
„Luis Braille" p/disc
521-2000 ROSARIO

A 37, B 7, D 22, E 2, F 18, G 3, H 3, K 80%, O 16, N 9

Rte. Escuela de Educación Especial „Corina Lona"
Fco. de Gurruchaga 50
SALTA 4400

A 55, B 8, C, D 11, F 11, H 3, M 90%, O 1

Escuela „Gral. Manuel Belgrano"
Intendante Tomkinson 2300
SAN ISIDRO 1642
Province Buenos Aires

B 7, D 29, F 20, H 10, M 18

Escuela Hogar del No. Vidente
Abraham Tapia y Ave. Circunv.
SAN JUAN 5280

Escuela Luis Braille
San Lorenzo 1283
TUCUMAN 4000

Bolivien

Instituto de Ciegos
Ave. Siles 19
Obrajes
LA PAZ

Escuela de Ciegos
Calle Hoyos 64
POTOSI

Escuela de Ciegos Aprecia
Casilla de Correo 3538
SANTA CRUZ

A 9, C, D 6, E 1, F 18, G 2, H 5, L 100%, M 1, O 3

A Alter der Schule
B Die höchste Ausbildungsstufe der Schule
C In der Schule befindet sich ein Kindergarten für sehbehinderte Kinder. Jahre, die die Kinder dort maximal verbracht haben.
D Gesamtzahl der Jungen unter 21
E Zahl der mehrfachbehinderten Jungen unter 21
F Gesamtzahl der Mädchen unter 21 (insgesamt)
G Zahl der mehrfachbehinderten Mädchen unter 21 (insgesamt)
H Zahl der Mädchen und Jungen, die gewisse Kenntnisse im Lesen aufweisen (insgesamt)
I Anzahl der Männer mit 21 Jahren oder älter, die die Schule besuchen und die Klassen mit den Kindern teilen
J Anzahl der Frauen mit 21 Jahren oder älter, die die Schule besuchen und die Klassen mit den Kindern teilen
K Die finanzielle Unterstützung wird hauptsächlich vom Staat, von den Regierungsbezirken oder von den Gemeinden gewährt
L Die finanzielle Unterstützung wird hauptsächlich von Ortsgruppen, Religionsgemeinschaften oder von internationalen Organisationen gewährt
M Anzahl der Schüler/Studenten, die in der Schule untergebracht sind, aber den Unterricht in einer Schule für Sehende besuchen
N Anzahl der Schüler/Studenten, die nach Abschluß des 12. Schuljahres eine höhere Schule oder eine Universität besuchen (Gesamtzahl der Schüler/Studenten in integriertem Unterricht)
O Anzahl der Schüler, die bei ihren Eltern oder anderswo außerhalb des Bereiches der Blindenschule wohnen, die von den Lehrern der Blindenschule unterrichtet werden.

Süd- und Mittelamerika

Fortsetzung Schulen

„Apprecia"
Agrupación para la
Rehabilitación
y Educación de Ciego y Amblio-
pe
Calle Ayacucho NO. 628
SUCRE

A 6, B 8, C 2, D 20, E 2, F 14,
G 2, H 12, L 100%, I 1, M 20,
O 8

Brasilien

Escoal Estadual São Rafael
Araújo/Av. Augusto de Lima
2109 BELO HORIZONTE
M. Gerais

A 60, B 3, C 3, D 77, E 8, F 62,
G 5, H 20, K 100%, I 5, J 1,

Instituto Santa Luzia
Escola de 1' Grau Para Cegos
Avenida da Cavalhada 3999
PORTO ALEGRO 90 000

A 44, B 8, D 65, F 65, H 2, J 6.
L 80%

Instituto Jundiaiense
L. Braille
JUNDIAI

Instituto Benjamin Constant
Pasteur 350
RIO DE JANEIRO

Escola José Alvaro de Anevedo
Rua Major Miguel Pereira 70
RIO GRANDE DO SUL

Chile

Las Heras 706
Casilla 2204
CONCEPCIÓN

A 5, B 6, C 3, D 35, E 21, F 25,
G 21, H 17, L 70%, I 2, J 1, O 5

Escuela Especial de Ciegos F-5
Juan de Dios Peni No. 369
LA SERENA
IV Region

A 11, D 30, E 3, F 34, G 3, H 40,
K 70%

Escuela de Ciegos del Estado
Rosita Renard 1179
SANTIAGO

Escuela Hogar de Ciegos
„Santa Lucia"
Salesianos 1190
San Miguel
SANTIAGO

A 85, B 6, D 65, E 25, F 50,
G 15, H 40, I 8, J 6, O 8

Escuela E-8 de Discapacitados
Visuales
Yungay N' 693
VALDIVIA

A 1, B 8, D 11, F 6, H 11,
K 55%, M 1

Equador

Instituto Fiscal Especial de Invidentes y Sordos del Azuay
Av. Huayna Cápac 1502
intersección con
la Av. Gil Ramirez Dávalos
P. O. Box 4924
CUENCA S.A.

Escuela de Ciegos
y Sordo Mudos
Calle Vela 104
QUITO

„Mariana de Yesus"
Isla Seymur 1085 a
Rio Coccu
RINTO

A 32, B 6, D 17, F 18, H 4,
L 70%

Guyana

Department for Visually
Handicapped
St. Roses High School
245 Church and Camp Site
GEORGETOWN

Kolumbien

InstitutoNacional Para Ciegos
Establecimiento Publico Adscri-
sto al Ministerio de Educacion
Nacional
Calle 35 No. 38-81
Apartado Aereo 3650
BARRANQUILLA
Seccional Atlantico

A 14, B 13, C 2, D 8, E 2, F 14,
G 2, H 5, I 4, K 100%, O 14

Instituto Colombiano para Cie-
gos
Carrera 8
Este No. 12-30
BOGOTA

Instituto Nacional Para Ciegos
Establecimiento Publico Adscrit
Al Ministerio de Educacion Na-
cional
Apartado Aereo 4816-Z 1
BOGOTA, D. E.

A 17, B 11, D 46, F 39, H 25,
K 83%, M 10, N 10, O 62

Instituto Nacional Para Ciegos
Inci Seccional Santander
Calle 52 16-148
BUCARAMANGA

A 16, B 11, C 2, D 35, E 5, F 25,
G 2, H 5, I 6, J 7, K 100%, M 66,
N 36, O 45

Instituto Para Ninõs Ciegos
y Sordos de Cali
Carrera 38 No. Dg. 29-39
CALI

A 45, B 9, C 4, D 25, E 7, F 25,
G 9, H 38

Instituto Nacional Para Ciegos
Inci
Ave California No. 25-68
Barrio Manga
CARTAGENA

A 5, B 11, C 2, D 32, E 3, F 14,
G 3, H 32, I 8, J 6, K 100%,
O 17

Escuela de Ciegos y Sordos
Francisco Luis Hernandez
Apartado Aereo 5216
MEDELLIN

A 60, B 5, D 27, E 3, F 12, H 15,
K 100%

Instituto Nacional Para Ciegos
„Inci"
Seccional Meta
Barrio „La Esperanza" 3a Etapa
Manzana 15 Casa No. 16
VILLAVICENCIO

A 5, B 11, D 5, E 2, F 4, G 2,
H 7, I 2, J 2, M 7, O 4

Süd- und Mittelamerika

Fortsetzung Schulen

Paraguay

Morquio 462 e/9 y 10
Barrio Bernardino Caballero
ASUNCIÓN

A 28, B 6, D 20, E 12, F 13,
H 11, L 90%, M 5, N 5, O 2

Peru

Del Centro Educativo Especial
„Ntra. Sra. del Pilar"
para Ciegos
P.O. Box 692
Av. Zamácola 120-Antiquilla-
Yanahuara
AREQUIPA

A 39, B 13, C, D 32, F 27, H 16,
I 6, J 5

Instituto Luis Braille
Plaza Bolognesi
LIMA

C. E.
E. de Pucallpa
Ave. 28 de Julio 400
PUCALLPA

Centro de Educacion Especial
„San Francisco de Asis"
Marqués de Guadalcazar 101
La Virreyna Surco
LIMA 33

A 4, B 6, D 34, E 2, F 44, G 1,
H 46, K 70%

MITTELAMERIKA

Costa Rica

Centro Nacional de Educación
Especial
Fernando Centeno Güell
GUADALUPE DE
GOICOECHEA

A 45, B 6, C 3, D 43, E 8, F 17,
G 4, H 16

Dominikanische Republik

Escuela Nacional de Ciegos
Calle Luis Braille No. 1
SANTO DOMINGO

A 28, B 7, C, D 42, F 33, K 80%,
O 29

El Salvador

Instituto Salvadoreño de
Rehabilitación de Invalidos Cen-
tro de Rehabilitación Para Ciegos
„Eugenia de Dueñas"
21A Calle Poniente No. 240
SAN SALVADOR

A 42, B 12, C 2, D 38, E 8, F 22,
G 3, H 13, K 98%, N 2, O 19

Guatemala

Escuela Residencial
Para Niños Ciegos
„Santa Lucia"
2a Calle „A" 9–00 Zone 10
GUATEMALA CITY

A 44, B 6, C 3, D 72, F 48, G 7,
H 69, L 100%, O 8

Comité Nacional Prociegos y
sordomudos de Guatemala
4a Avenida 2–28, Zone 1
GUATEMALA CITY

Honduras

Esc. Para Ciegos „Pilar Salinas"
Barrio San Felipe
TEGUCIGALPA

A 37, B 7, C, D 30, F 25, K 80%

Jamaica

Salvation Army School for the
Blind and Visually Handicapped

57 Mannings Hill Road
P. O. Box 562
KINGSTON 8

A 58, B 10, C 2, D 61, E 18,
F 67, G 17, H 37, K 60%

Nicaragua

Minesterio De Bienestar Social
Centro de Rehabilitation
Vocacional para Ciegos
Kilometro 7 1/4 Carretera Sur
Apartado 1292
MANAGUA

Centro de Educacion
Special
San Juda
MANAGUA

Panama

Escuela de Ciegos
„Helen Keller"
Apartado 3567
PANAMA CITY

Uruguay

Escuela No. 198 Especial para
Discapasitades Visuales
Calle Pablo Inficatigui No. 990
MONTEVIDEO

A 27, B 6, C 3, D 4, E 4, F 6,
G 6, H 4

Venezuela

Escuela Luis Braille
Merovah Florentin
Los Rosales
CARACAS

Inst. de Capacitación del Ciego
Calle 173 40A 32
Urb. Coromoto
MARACAIBO

Das Ergebnis wurde von Carmen Roig und Enrique Elisalde veröffentlicht (24 Broschüren mit 32 Seiten in Punktschrift). Sie wurden in 19 Spanisch sprechenden Ländern unentgeltlich verteilt. Insgesamt 172 Einrichtungen für Bl. und von Bl. erhalten regelmäßig diese Veröffentlichungen. Dieser ersten überregionalen Aktion waren keine Frauenseminare vorausgegangen, wie sie in Afrika und Asien durchgeführt wurden. Diese Aktion – „mujeres ciegas" – war eine Folgemaßnahme der Belgrader Konferenz bl. Frauen im Jahre 1975 (Internationales Jahr der Frau). Gegenstand der Befragung waren der Status der „mujeres ciegas" in Lateinamerika, sowie Fragen der geographischen Verteilung, des Bildungsniveaus und des Berufsstatus. Die Umfrage sollte den Status der

Süd- und Mittelamerika

WHO-Statistik

Land oder Gebiet	Bevölk. schätz. 1983 in Mill.	Zeitpunkt der Datenerhebung	Art der Daten	Blindheitsdefinition	Prävalenz in %	Hauptursachen	
AMERICA, SOUTH							
Argentinia	29,63	1986	E	?	0,2	Glaukom Katarakt Retinopathie Verletzungen	
Bolivia	6,08	1985	E	?	0,2–1,0	Hornhautverletzungen Katarakt Glaukom Verlertzungen	
Brazil	129,7	1971	S	8	0,3	Glaukom Augenentzündung Katarakt Atrophie	31,3% 12,5% 10,4% 9,4%
Chile	11,68	1976	E	?	0,6–1,0	Glaukom Retinopathie Katarakt Verletzungen	
Peru	18,7	1976	E	?	0,2		
		1976	R	5		Hornhauterkrankung Katarakt Glaukom Netzhautveränd. Amblyopie	11,8% 10,6% 25,8% 12,3%
		1983	S	6	1,0	Katarakt	34 %
		1983	S	6		Katarakt Glaukom Hornhautverletzung Netzhautveränd. Atrophie	37 % 13,1% 8,3% 6,2% 3,8%
Venezuela	16,4	1979	E		1,0	Retinopathie Glaukom	
		1985	E		0,6–0,9	Retinopathie Glaukom Katarakt Verletzungen	

Die englischen Ländernamen wurden aufgrund des Erhalts der alphabetischen Reihenfolge beibehalten.

bl. Frauen in Lateinamerika verbessern.
Folgende Einrichtungen und Länder haben an dieser Aktion teilgenommen: Es bedeuten: E = Elementary School (Grundschule), R = Rehabilitation Center (Rehabilitationszentrum), L = Libraries (Punktschriftbüchereien), A = Associations for the Blind (Blindenverband), S = Public Service and Private Organizations of and for the Blind (öffentliche Dienstleistungseinrichtungen sowie Privatdienste der Blinden und für Blinde).
281 bl. Frauen nahmen unmittelbar an der Informationsaktion teil, davon entfallen auf Argentinien 24,20%, Kolumbien 17,44%, Uruguay 16,01%, Spanien 12,81%, Peru 11,03%, Guatemala 6,05% und Bolivien 4,63%. Die meisten Teilnehmerinnen waren unverheiratet und in der Altersgruppe zwischen 21 und 30 Jahren. 37% haben Sekundarschulen besucht. Folgende Zeitschriften werden von bl. Frauen prozentual gerechnet gelesen: Martin Pescador (Kinderzeitschrift) 42%, Entretodos (Altersgruppe bis 25 Jahren) 32%, Horizontes (Kultur- und Wissen-

Süd- und Mittelamerika

Legende zur WHO-Statistik

Die Angaben stellen eine Korrektur der Erhebungen vom November 1978 dar. Die Data/87 sind keine offizielle Veröffentlichung.

Zeichenerklärung:

C = Zensus
E = Schätzung
R = Registrierung
S = Stichprobenerhebung

Der Bericht der WHO umfaßt zwei weitere Kolumnen, die die Erhebungsweise und die Dokumentation näher angeben, welche hier aber fortgelassen wurden. In der Aufführung der einzelnen Länder folgt die Darstellung der englischen Bezeichnung in alphabetischer Reihenfolge.

In der Rubrik Blindheitsdefinition entsprechen die Zahlen 1 bis 10 folgenden Kriterien:

1 = völlige Blindheit
2 = $1/60$ oder weniger
3 = weniger als $1/60$
4 = $2/60$ oder weniger
5 = $3/60$ oder weniger
6 = weniger als $3/60$
7 = $20/300$ oder weniger
8 = $6/60$ oder weniger
9 = weniger als $6/18$
10 = andere Kriterien

Erklärung der augenmedizinischen Begriffe:

Amblyopie	= Schwachsichtigkeit
Atrophie	= durch Mangelernährung bedingter Organ-Gewebe-Zellenschwund
Buphthalmus	= krankhafte Vergrößerung des Augapfels
Konjunktivitis	= Bindehautentzündung
Chorioidea	= Aderhaut des Auges (-Erkrankung ders.)
Diabetes	= Zuckerkrankheit
Fibroplasie	= Glaskörpertrübung bei Frühgeborenen, bedingt durch Sauerstoffbehandlung
Fundus	= Grund, Boden des Hohlorgans (-Erkrankung dess.)
Glaukom	= zu hoher Augeninnendruck, grüner Star
Hydrophthalmus	= Augapfelvergrößerung, Wasserauge
Iatrogen	= durch medizinische Behandlung entstanden
Katarakt	= Trübung der Augenlinse, grauer Star
Keratopathie	= Hornhauterkrankung
Leukom	= Wucherung od. Narbe auf der Hornhaut des Auges
Makula	= krankhafte Veränderung des Flecks schärfsten Sehens
Mikrophthalmus	= angeborene, krankhafte Kleinheit des Auges
Myopie	= Kurzsichtigkeit
Neoplasma	= bösartiges Geschwulst
Onchocerciasis	= von der Kriebelmücke übertragene Krankheit, die zur Erblindung, später zum Tode führt (=Onchozerkose, Flußblindheit)
Phthisis Bulbi	= allgemeiner Verfall des Augapfels
Pterygium	= dreieckige Bindehautwucherung, die sich über die Hornhaut schiebt
Retinitis	= Netzhautentzündung
Retinoblastom	= bösartiges Netzhautgeschwür
Retinopathie	= übermäßige Pigmentation der Netzhaut
Smallpox	= Pocken
Trachom	= ägypt. Augenkrankheit, Virusinfektion der Bindehaut
Uveitis	= Entzündung der Aderhaut des Auges
Xerophthalmie	= Austrocknung des Bindegewebes

schaftszeitschrift 16%, Cuadernos Horizontes (Fachzeitschrift für das Bl.-Wesen) 38%. Der Familienstand der Leserinnen stellt sich wie folgt dar: unverheiratet 43%, verheiratet 18%, geschieden 1%, verwitwet 1,7%, ohne Angaben 35%. Schulausbildung: Grundschule 16%, Sekundarschule 37%, höhere Bildung 3,5%, ohne Angaben 42%.

	E	R	L	A	S	insgesamt
Argentinien	18	8	3	13	3	45
Bolivien	2	3	–	3	3	11
Kolumbien	12	3	–	–	1	16
Costa Rica	1	–	–	1	2	4
Chile	4	3	1	1	–	9
Ecuador	4	–	–	1	–	5
El Salvador	1	1	1	1	–	4
Spanien	5	–	1	3	9	18
Guatemala	1	2	–	1	1	5
Honduras	2	–	–	–	–	2
Mexico	5	–	2	–	–	7
Nicaragua	1	1	–	–	1	3
Panama	2	–	–	1	–	3
Paraguay	1	–	–	–	–	1
Peru	12	1	–	5	–	18
Puerto Rico	1	–	1	–	–	2
Dominik. Republik	2	–	–	1	–	3
Uruguay	1	2	3	1	–	7
Venezuela	4	2	1	–	2	9
insgesamt	79	26	13	32	22	172

Ein weiteres überregionales Angebot für das Bl.-Wesen kommt von der → „Hadley School International". Sie unterhielt schon im Jahre 1974 in den Staaten Argentinien, Kolumbien und Brasilien Zweigstellen. Die Unterrichtsgegenstände waren Englisch, romanische Sprachen, Mathematik, Punktschrift in Spanisch, Abacus sowie Lehrgänge für Schulabschlußprüfungen.
Nach dem Stand von 1986 gab es in den Ländern Süd- und Mittelamerikas die auf den Seiten 431–433 aufgeführten Schuleinrichtungen für Sehgeschädigte, die nach Größe und Schultyp geordnet sind.

Sugiyama, Waichi, *1610, †1694 in Japan. Im Alter von zehn Jahren erbl. Er wurde als Physiotherapeut ausgebildet. Sein Ruf war so gut, daß er sogar am kaiserlichen Hof empfangen wurde. Er gründete 45 Ausbildungsstätten für bl. Physiotherapeuten in ganz Japan, schrieb Bücher über Physiotherapie und machte diesen Beruf zum eigentlichen japanischen Bl.-Beruf.

Sumner, Charles, *6.1.1811 in Boston, †11.3.1874 in Washington. Er besuchte die Harvard-Univ. in Cambridge, wo er 1830 promovierte. Er wurde amerikanischer Staatsmann. Als Philanthrop war er ein Gegner der Sklaverei. Er war zusammen mit Horace → Mann und Dr. → Howe an dem Aufbau des Bl.-Inst. in Boston beteiligt. *M.*

Sunshine Homes → Großbritannien

Svaz invalidu v CSSR (Der Behindertenverband in der CSSR) → Tschechoslowakei

Sverlov, Vladimir, *12.4.1898 in Irkutsk, †28.6.1972 in Leningrad. Im Alter von sieben Jahren erbl. Er studierte Geologie, Geographie, Mathematik und Physik an der Univ. in Irkutsk und Leningrad. Nach dem Studium war er zuerst Leiter der Erziehungsabteilung des sowj. Bl.-Verbandes in Leningrad, danach unterrichtete er Geographie an der Bl.-Schule. Seit 1932 arbeitete er im Leningrader Forschungsinst. auf dem Gebiet der Integration der Behinderten. 1955 wurde er zum Prof. ernannt. Er schrieb über 70 Werke, überwiegend über Mobility-Training. Er war auch Mitglied des Zentralausschusses des sowj. Bl.-Bundes. Für seine Verdienste wurde er mehrmals ausgezeichnet.
Lit.: M. Zemcova: „Bolšoj učenyj (Tvorčeskij portret V. S. Sverlova)" (dt.: Großer Gelehrter – Lebensbild des V. S. Sverlov) in: „Žiznj slepych" 1966, Nr. 10, S. 18–20 (76–86).

Swasiland, Königreich
(Swaziland), *Fläche:* 11.373 km², *Einwohner:* 651.000.
Ein integriertes Erziehungsprogramm wird vom „St. Joseph's Recource Centre for the Blind" in Mzimpofu durchgeführt. Daneben besteht noch die „Swaziland Society for the Handicapped" in Mbabon. Diese Einrichtung bemüht sich um die Verbesserung der sozialen Situation der Sehgeschädigten.

Świątkowski, Witold, *1892, †1959 in Polen. Er absolvierte die Agrar-Hochschule in Warschau. Mitverwalter der Bl.-Anst. Laski seit 1927 bis zum WK II. Nach dem Krieg organisierte er im Libanon eine Gesellschaft zur Hilfe für Bl..

Synskadades Riksforbund → Schweden

Syrien, Republik
(Al Jamhouriya Al Arabiya As Souriya), *Fläche:* 185.180 km², *Einwohner:* 10.282.000.
Allgemeines: Eine offizielle Statistik des Sozialministeriums gibt für das Jahr 1960 2.435 männliche und 1.719 weibliche Bl. an. Eine Schätzung der in der Bl.-Arbeit Tätigen

nimmt eine Zahl von 25.000 Helfern an. Weiter berichtet die Statistik, daß 12% der Betroffenen bl. geboren sind, 70% durch Krankheit erbl., 4% durch Unfall, 3% alterbl. sind, und bei 11% ist die Ursache der Erbl. unbekannt. Die Zahl der krankheitsbedingten Erbl. ist durch die Verbesserung der medizinischen und sozialen Lebensbedingungen kleiner geworden.

Blindenschulen: Das „National Institute for the Blind" in Damaskus wurde 1955 von Mr. Rikabi gegr. Anfangs wurde das Inst. durch Mittel der Gründerfamilie und durch freiwillige Spenden finanziert; in den letzten Jahren wurde es vom Sozialministerium unterhalten. Nach der Grundausbildung gibt es 3 Möglichkeiten: Vorbereitungsklasse (zum Übertritt auf eine höhere Schule) oder handwerkliche oder landwirtschaftliche Ausbildung. Großer Wert wird auf die Vorbereitung auf landwirtschaftliche Berufe gelegt. Auf einem über 300.000 m^2 großen Grundstück wurden landwirtschaftliche Ausbildungsmöglichkeiten für 50 bis 60 Bl. geschaffen. Das Projekt wird vom „International Rehabilitation Research Programm" gefördert. Die „School for the Blind" in Aleppo wurde 1956 als staatliche Tagesschule für etwa 50 Schüler gegr. Geboten werden Grundausbildung und Einführung in traditionelle Bl.-Berufe.

Adressen: Centre for the Visually Handicapped, PO Box 4323, Damaskus 39–3.

Persönlichkeiten: Abul'ala Ahmed Ibn' Abdullah Ibn Suleiman; Rikabi.

Szkolik, Jan, *1916, †1976 in Polen. Ein kunstbegabter Tischler. 23 Jahre Arbeit in der Bl.-Anst. Laski. Instrukteur, Fachlehrer, Werklehrer. Er entwickelte mehrere Geräte und Vorrichtungen, die Bl. präzises Arbeiten ermöglichen.

Szovetsege (Verband für Bl. und Sehbehinderte) → Ungarn

T

Taiwan, Republik China
(Ta Chung-Hwa Min-Kuo), *Fläche:* 35.981 km^2, *Einwohner:* 19.403.000. *Zahl der Bl.:* 32.000, davon 60% altersbl.
Blindheitsursachen: Bei bl. Kindern sind folgende Krankheiten vorherrschend: Gehirntumor, hohes Fieber, Masern, Fehlernährung. Bei den Jugendlichen sind es vor allem: Glaukom, Unfälle, Netzhautablösung, Retinitis Pigmentosa. Bei Altersbl.: Trachom, Katarakt, Glaukom, Zuckerkrankheit.
Geschichte: In früheren Zeiten war die Lage der Bl. auf T. nicht beneidenswert. Die meisten Bl. haben ihren Lebensunterhalt als Bettler bestreiten müssen. Es gab keine Berufe für Bl., nur wenige haben sich als Wahrsager betätigt oder wurden von der Großfamilie miternährt. Erst in den letzten 30 Jahren kam Interesse für Sehgeschädigte auf, die Gesellschaft öffnete sich der Bl.-Problematik und die Regierung finanzierte Bl.-Ausbildungsstätten.
Schulbildung: Auf T. bestehen 3 Bl.-Schulen, 2 davon werden von der Regierung subventioniert, die dritte wird finanziell von der → Hildesheimer Blindenmission (BRD) unterstützt. 1984 wurde insgesamt 340 Schülern Unterricht erteilt. 1968 hat das Ministerium für Schulwesen ein neues Unterrichtsprogramm für bl. Schüler entworfen, nämlich das integrierte Programm für Bl. Das heißt, daß bl. Schüler und Studenten die schulischen Einrichtungen für Sehende besuchen – 1984 waren es 850 Sehgeschädigte. Verhältnismäßig wenige Bl. studieren später an der Univ. Im Zeitraum von 1969 bis 1984 waren es 80 Studierende, ca. 10 davon unterrichten an den Bl.-Schulen, die anderen arbeiten als Schreibkräfte, Telefonisten und Masseure; eine Berufsausübung entsprechend der Qualifikation und Fähigkeit ist immer noch mit Schwierigkeiten verbunden.
Rehabilitationszentren: Es gibt 2 Rehabilitationszentren, das eine ist dem „Committee for the Blind of Taiwan" in Taipei angeschlossen, das andere befindet sich in Lotung im Osten T. Die Bl. werden vor allem als Masseure und Industriearbeiter ausgebildet und arbeiten auch erfolgreich in diesen Berufen. Die Aufgaben des „Committee for the Blind of Taiwan" sind neben der schon erwähnten Berufsausbildung folgende: Arbeitsvermittlungszentrale, Punktschriftdruckerei, Hilfsmittelzentrale, Hörbücherei und allseitige Fürsorge um die Sehgeschädigten.
Das Blindenfürsorgerecht: Der Beruf des Masseurs wird von der Regierungsseite ausschließlich für die Bl. freigehalten, das heißt, den Sehenden ist es nicht erlaubt, diesen Beruf auszuüben. Die Post befördert kostenlos Bl.-Material im In- und Ausland. Der Fahrpreis auf allen Verkehrsmitteln, Flugzeugen und Schiffen ist für die Bl. um 50% ermäßigt. Für Bl.-Hilfsmittel wird keine Einfuhrsteuer erhoben.
Adressen: Committee for the Blind of Taiwan, PO Box 10, 384 Chung Cheng Road, Hsin Chuan, Taipei Hsien, Taiwan; Mu Kuang Blind School, 11, Pei Chang Road, Lo Tong, Taiwan; Chi-Chong Blind School, Ho-Li Shiang, Taichung Shien; Huei-Ming School and Home for Blind Children, 280 Yatan Road, Taya Shiang, Taichung Shien; Taipei Deaf and Blind School, No. 320 3rd Sec. North, Chong-Chin Road, Taipei City; Integrated Programs, Dr. Chang Shyun-Kau, Tainan Provincial Normal, Junior College, Tainan.

Talking Newspaper Association → Großbritannien

Tanasescu, Ion, *1924 in Rumänien. Bl.-Pädagoge und Mitbegründer des rumänischen Bl.-Bundes und dessen Presseorganes „Ivata noua". Von 1956 bis 1957 war er Vorsitzender der Bl.-Organisation. Er setzte sich für die Integration der Bl. in das normale Leben in Rumänien ein.

Tansania, Vereinigte Republik
(Jamhuri Mwungano wa Tanzania). *Fläche:* 945.087 km^2, *Einwohner:* 21.694.000.
Es bestehen die Organisationen: „Tanzania Braille Printing Press" in Dar-es-Salaam. Diese Organisation stellt handschriftlich Punktschriftbücher her und nimmt Bücher auf Band und Kassette auf. „Tanzania Society for the Blind" in Dar-es-Salaam. Die Gesellschaft führt Trainingskurse für Sehgeschädigte sowie Aktionen zur Berufsunterbringung und Maßnahmen zur Augenhygiene durch. Sie gewährleistet die Ausbildung von Bl.-Lehrern und die Versorgung bl. Studierender mit Hilfsmitteln und Stipendien. Gleichzeitig ist sie Mitträger eines Blindheitsverhütungs- und Augenbehand-

lungsprogrammes, das die Ausbildung von Augenärzten einschließt. Daneben ist auch die „Tanzanian League of the Blind" in Dar-es-Salaam tätig.

Tassu, Jon V., *1878, †1951 in Rumänien. Bl., Staatsexamen für Philologie. Gründer der Bl.-Schule „Vatra Luminoasa", an der er als Lehrer und Dir. tätig war. Er war Anreger und Organisator der ersten Bl.-Verbände, die die gesellschaftliche Integration der Bl. in Rumänien forderten.

Tata Agricultural and Rural Training Center for the Blind → Indien

Tatamgo, Alaqā, *1840 in Äthiopien, †1917 in Addis Abeba. Als Kind erbl. T. besuchte eine Kirchenschule in Äthiopien, wo er die Psalmen auswendig lernte. Danach begab sich T. mit seinen Schülern auf Wanderung durch das Land. Er landete in der Provinz Goggām, wo er in einem Kloster Religionsunterricht erteilte. 1889 brachen aufgrund eines Machtwechsels Unruhen im Land aus, begleitet von Cholera. T. flüchtete in den ruhigeren Teil des Landes, bis ihn der neue Kaiser nach Addis Abeba rief. Der Kaiser gab ihm die Würde eines Laienpriesters in der St. Mary Kirche in Dembaro. Sein Ruhm gründet sich auf das Gebiet der Dichtung (Qené), der Kirchenmusik (Zémá) und der Interpretation des Alten Testaments. *Bairu Tafla*

Tatum, Art, *1910 in Toledo/Ohio, †1956. Von Geburt an auf einem Auge völlig bl., auf dem anderen Auge stark sehbehindert. Lernte das Klavierspielen seit seinem dritten Lebensjahr und strebte zunächst eine klassische Konzertpianistenlaufbahn an, die ihm aber als Farbigem in der damaligen Zeit verwehrt war. Er wandte sich deshalb dem Jazz zu. 1928, im Alter von 18 Jahren, hatte er seine eigenen Sendungen in lokalen Radiostationen und machte seine ersten Schallplattenaufnahmen. Bis zu seinem Tode, er starb 1956 an Diabetes, blieb ihm die Anerkennung von Seiten der musik. Öffentlichkeit, bis auf einige Bewunderer, vor allem von Musikerkollegen, unter ihnen Duke Ellington, Count Basie und Oscar Peterson, der als legitimer Erbe T. gilt, aber auch klassische Musiker, wie der Pianist Vladimir Horowitz, verwehrt. Seriöse Kritiker halten ihn für den größten Jazz-Pianisten, wenn nicht für einen der größten Pianisten überhaupt.

Taylor, Henry Martin, *1842, †1927. Bedeutender Mathematiker in Cambridge und Mitglied der Royal Society etc. Errichtete einen Fonds zur Herausgabe wissenschaftl. Punktschriftwerke und stellte die bei engl. Bl. gebräuchliche Mathematikschrift auf.

Tedesco, Gigi, * in Agrigento, †19.4.1932 in Agrigent/Italien. T. verlor in seiner Kindheit durch einen Unfall sein Augenlicht. Er studierte im Bl.-Inst. in Palermo Musik und wurde ein ausgezeichneter Pianist. Nach dem Abschluß des Studiums machte er Konzertreisen in ganz Italien, Spanien, der Schweiz und Frankreich.
Lit.: Argo, 1932, Nr. 3, S. 36

Temmermans, Anna, *1818 in Ostende, †26.9.1859 in Bruges. Taub und bl., sie wurde als eine der ersten Taubbl. unterrichtet. Mit 20 Jahren kam sie in das Bl.-Taubstummen-Inst. nach Bruges, wo Abbé Carton ihre Erziehung übernahm. Von ihm stammen Schriften über die erzielten Resultate.
Lit.: C. Carton: „Notice sur l'aveugle sourde-muette élève de l'institut des Sourds-Muets et des Aveugles de Bruges", 1839, „Mort de l'aveugle sourde-muette Anna", Louvain 1859. *M.*

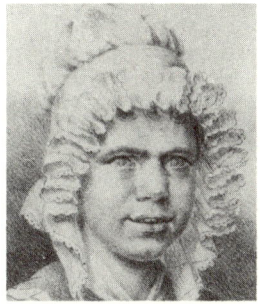

Anna Temmermans

Templeton, Alec Andrew, LRAM, *4.7.1910 in Cardiff/England, †28.3.1963 in Greenwich, Connecticut, USA. Von Geburt an bl. Im Alter von neun Jahren kam er an das → „Worcestershire College for the Blind", wo sich sein musikalisches Talent zeigte. Noch vor Vollendung seines 20. Lebensjahres war er ein bekannter Pianist. Später übersiedelte er in die USA, wo er durch Fernsehen, Rundfunk und Schallplatten berühmt wurde.

ten Broek, Jacobus, Dr., *1911 in Alberta/Kanada, †27.3.1968 in den USA. Im Alter von sieben Jahren auf einem Auge erbl., mit 14 völlig bl. tB. besuchte in Berkeley die → „California School for the Blind". 1934 gründete er mit Dr. Newel Perry den „California Council of the Blind", der ein Prototyp für die sechs Jahre später gebildete „National Federation" wurde. Das Ziel der gesamten Bewegung war die Bildung eines neuen Selbstverständnisses der Bl. Sie wollten die alten Vorstellungen ändern, die Bl. seien hilflose Geschöpfe, unfähig für sich selbst zu sorgen. Die technischen Bl.-Hilfsmittel waren so weit entwickelt, daß bei einer guten Ausbildung der Bl. (sie sollte durch Bl. geschehen, nicht durch Sehende) es möglich erschien, eine gute Berufsausbildung zu bekommen und dadurch zu einer guten Position zu gelangen, die zur Unabhängigkeit und einem neuen Selbstbewußtsein führen sollte. Im selben Jahr, als die Vereinigung entstand, promovierte tB. zum Dr. der Rechtswissenschaften und begann seine Karriere als Dozent an der „University of California". 1953 wurde er zum Prof. ernannt. Während seiner Tätigkeit als Prof. schrieb er mehr als 50 Werke, z.B. „Prejudice, War, and the Constitution", Berkeley, Los Angeles 1958, „Californias Dual System of Family Law", Berkeley 1964, „Hope Deferred: Public Welfare and the Blind" 1959, „The Antislavery Origins of the Fourteenth Amendment", ebd. 1951. 1950 wurde tB. Mitglied der Kalifornischen Regierung. Bis zu seinem Tode arbeitete tB. auch als Präsident der → IFB. *Stoeckel 96*

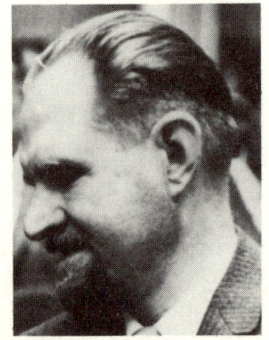

Jacobus ten Broek

Tenji-Kurabu → Japan

Tennessee School for the Blind, USA, gegr. 1844. Wird durch öffentliche Mittel unterstützt. Bietet Ausbildung vom Kindergarten bis zur Sekundarstufe, Hauswirtschaftskurse, Berufsausbildung, Mobility Training und Ausbildungsprogramme für taubbl. Studenten an.

Texas School for the Blind, USA, gegr. 1856. Wird durch öffentliche Mittel unterstützt. Bietet Schulausbildung für bl. und mehrfachbehinderte Kinder, Berufsvorbereitungs- und Berufskurse, Mobility- und Orientierungs-Training und Hauswirtschaftskurse an. Führt psychologische Tests und augenmedizinische Maßnahmen durch.

Thailand, Königreich (Muang Thai), *Fläche:* 514.000 km^2, *Einwohner:* 51.842.000.
Der erste Bl.-Unterricht wurde in T. von Missionaren erteilt, die zum Teil heute noch an den Bl.-Schulen tätig sind. Für die Bl.-Wohlfahrt ist die „Foundation for the Welfare and Education of the Blind" zuständig, die auch mehrere Jahre eine Bl.-Schule unterhielt. Um das Bl.-Wesen in T. hat sich insbesondere Miss Geneviève Caulfield verdient gemacht, die auch die Bl.-Lehrer ausbildete. In den 50er Jahren wurde eine neue Schule im Gebirge von Oberburma eingerichtet. Ihr ist auch eine Werkstatt angegliedert, wo ehemalige Schüler als Handwerker tätig sind. Nach großen Schwierigkeiten ist es gelungen, ein Integrationsprogramm durchzusetzen, wonach gegenwärtig 70 bl. Schüler an Regelschulen integriert eingeschult sind. Mit Hilfe der → CBM soll dieses Programm erweitert werden. 1984 wurde von europäischen Organisationen ein Orientierungs- und Mobility-Kurs durchgeführt, der großen Anklang fand. Die Erfahrungen von T. bezüglich der schulischen Kurse werden in Indonesien und den Philippinen angewandt. Zwischen 1978 und 1982 wurden vom Gesundheitsministerium Maßnahmen zur Blindheitsverhütung eingeleitet. Schwerpunkte waren Katarakt- und Glaukom-Operationen in zentralisierten und dezentralisierten Krankenhäusern. Die Zahl der ländlichen Augenkliniken wuchs von 22 (1978) auf 42 (1982). Jährlich werden ca. 20.000 Katarakt-Operationen durchgeführt. Die Behandlung von ca. 80.000 ausstehenden Fällen scheint in naher Zukunft erreichbar. Im „Korat Regional Hospital" soll ein Zentrales Institut für diese Aufgaben errichtet werden. Anstrengungen sollen auch zur Herstellung von preiswerten Brillen und billigen Untersuchungsmethoden unternommen werden.
Adressen: Association of the Blind of Thailand, 85/1–2 Soi Bunyu, Dindang Road Payathai, Bangkok 10400; Foundation for the Blind, 420 Rajavidhi Road, Phya Thai, Bangkok; Chiengmai School for the Blind, Chiengmai City; Integrated Programs, Head of Special Education Division, Dept. of General Education, Ministry of Education, Rajadamnern Road, Bangkok 3.

Thamyris, ein thrakischer Sänger der griechischen Mythologie, der die Musen zum Wettstreit herausforderte und nach seiner Niederlage mit Blindheit bestraft wurde. Die

Blindheit erscheint hier, ähnlich auch wie bei Ödipus, als Strafe (→ Homer). *M.*

Thatcher, Peter, †1891, USA. Bl. Klavierstimmer in Ohio. Erziehung zuerst in der Bl.-Anst. in Columbus, danach im Perkins-Inst. in Boston. Lebte zunächst in Boston, später in Florida. *M.*

The Maryland School for the Blind
Gegr. 1853, zuständig für Maryland, New Jersey, Delaware, District of Columbia/ USA. Unterstützung aus öffentlichen Mitteln. Unterricht für sehgeschädigte und mehrfachbehinderte Kinder vom Kindergarten bis zur mittleren Reife.

Thienen, Victor van, *1856 in Padany/ Indien. Von Geburt an bl. 1864 kam T. nach Amsterdam in die Bl.-Schule. 1874 entlassen. Ließ sich als Klavierstimmer und Organist in Delft nieder. 1877 als Organist in Pynacker, 1885 in Leyden. T. war Vorsitzender des Holländischen Bl.-Bundes. *M.*

Thienen, Wilhelm van, *1859 in Padany/ Indien. Von Geburt an bl. Bruder des Vorigen. 1864 in das Bl.-Inst. Amsterdam aufgenommen. 1880 Organist in Delft. Zusammen mit seinem Bruder gab T. eine Reihe von Konzerten. 1888 gründete er einen Männer- und Frauengesangverein. *M.*

Thilander, Harald, *1877, †1958 in Schweden. Im Alter von sieben Jahren erbl., später verlor er auch das Gehör und wurde lahm. 1912 übernahm er die Leitung der von Th. Cart, Frankreich, 1904 gegr. Esperantozeitschrift „Esperanta Ligilo". Er hielt durch Reisen und Korrespondenz die Verbindung mit den Esperantisten der ganzen Welt aufrecht.

Tichomirov, Vladimir, Prof., *25.10. 1915. Bis zum Krieg arbeitete er als Mineraloge im Kaukasus. Im WK II wurde er mehrmals verwundet. 1944 erbl. er. 1949 legte er sein Doktorexamen ab, das die Paläogeographie im Kleinkaukasus behandelte. T. wurde ein bekannter Wissenschaftler auf dem Gebiet der Geologiegeschichte. Er nimmt an internationalen Kongressen teil und wurde mit mehreren Orden ausgezeichnet.

Tiefenbacher, Walter, *12.9.1930 in Wolfsberg/Kärnten, sehgeschädigt. Arbeitete 23 Jahre als Telefonist beim Bundesheer in Klagenfurt. 1980 wurde T. zum Obmann der Landesgruppe Kärnten gewählt. Seit seiner Jugend ist er begeisterter Schachspieler. T. wurde sechsmal österreichischer Bl.-Staatsmeister.

Timoleon, * um 411 v. Chr. in Korinth. Ein erfolgreicher Feldherr, der auch gegen die Karthager kämpfte. Im hohen Alter verlor er das Augenlicht. *M.*

Tingen, Fritz, *1900 in Holland. Er besuchte die Bl.-Anst. in Amsterdam, wo er zum Telefonisten ausgebildet wurde. Er beteiligte sich an der Gründung des Bl.-Verbandes in Holland. Lange Jahre war er der geschäftsführende Dir. der Vereinigung „Het Nederlande Blindenwezen" und Präsident des niederländischen Bl.-Vereins.

Tiresias, im Alter von sieben Jahren erbl. Berühmter bl. Seher in Theben. Nach Hesiod soll Hera ihn geblendet, Zeus aber ihm die Gabe der Weissagung verliehen haben. *M.*

Tobar, Gutierrez de Javier, *26.12.1910 in San Sebastian. Erbl. im Alter von drei Monaten. Sein Vater, Don Augustin Gutierrez de Tobar Seiglie, Erbauer der internationalen Brücke von Irún und Übersetzer deutscher Werke ins Spanische, erzog seinen Sohn und machte ihn systematisch mit Botanik, Biologie und Geologie bekannt. T. lernte auch Englisch und Französisch, Klavier, Harmonielehre und Komposition. 1929 begann er Medizin in Sevilla zu studieren und ging dann nach Paris, wo er Physiotherapie und Massage lernte. 1932 war er Physiotherapeut in drei wichtigen Krankenhäusern in Sevilla (1958 und 1962 erhielt er besondere Diplome). 1933 wurde er Präsident der Provinzialgesellschaft der Bl. „La Hispalense" in Sevilla. Im folgenden Jahr erreichte er die Genehmigung einer Lotterie für Bl. Das Beispiel hatte Erfolg, und 1935 wurde eine Filiale in Jerez de la Frontera gegr. Der Zentrale Bl.-Verband interessierte sich für die Lotterie; das Projekt wurde durch den Bürgerkrieg verhindert. T. wurde in den Vorstand des spanischen Bl.-Verbandes gewählt. Weitere Unterabteilungen wurden in den Provinzen gegr. Auf dem 25. Kongreß der spanischen Vereinigung für den wissenschaftlichen Fortschritt (1938) las er vor 1.500 Zuhörern sein Manifest „La Tiflo ogia", in dem er die Probleme der Bl. darstellte und Lösungen vorschlug, unter anderem, eine nationale Organisation zu gründen, um die Arbeitsmöglichkeiten zu verbessern. Die Vereinigung stimmte diesem Projekt per Dringlichkeitsantrag zu. Wenige Monate später wurde durch ein Regierungsdekret die → „Organización Nacional de Ciegos" ins Leben gerufen, deren Dir. er wurde. Während seiner Amtszeit, die bis 1948 dauerte, stärkte er die administrative Struktur, die 30 Provin-

Tobias

zialverbände und 300 lokale Gruppierungen umfaßte und damit das ganze Land umschloß. Das Inst. umfaßte Grundschulen und vier große Kollegstufen, die auch Erwachsenen Ausbildungsplätze anboten, sowie eine Druckerei und eine Braillebibliothek. 1964 wurde er beauftragt, eine Schule für Physiotherapie zu gründen. Auf dem Internationalen Kongreß der Erzieher Sehbehinderter (→ ICEVH) 1972 in Madrid legte er ein Projekt vor mit dem Thema „Braille mit acht Punkten". Er ist Autor zahlreicher Artikel über das Bl.-Wesen und hat zwei bisher unveröffentlichte Bücher verfaßt: „Braille Abreviado Ortográfico" und „Testimonio". Letzteres enthält die Geschichte der spanischen Bl. vor und nach der Gründung der nationalen Bl.-Organisation. Unermüdlich übte T. weiter seinen Beruf aus; unter seinen Patienten sind bekannte Persönlichkeiten, Minister und ein Präsident.

Tobias. Im Buche Tobit wird berichtet, wie T. in Ninive einen getöteten Israeliten bestattet. Danach erbl. er durch Vogelmist. Er schickt seinen Sohn Tobias mit einem Begleiter nach Medien, um von dort Geld zu holen. Unterwegs treibt Tobias bei einem Verwandten mit Hilfe seines Begleiters einen Dämon aus. Dazu verwendet er Herz und Leber eines Fisches. Nach der Heimkehr heilen er und sein Begleiter den Vater mit der Galle eines Fisches. Der Begleiter enthüllt sich als Erzengel Raphael. Die Entstehung des Buches T. geht auf das Jahr 200 v. Chr. zurück. Ursprungsland ist wahrscheinlich Palästina. In der Erzählung verbinden sich, wie häufig in Erzählungen und Sagen, Blindheit und Weisheit in der Person des Helden. Andersen verwendete den Stoff der Tobiaslegende in seinem Märchen vom Reisekameraden.

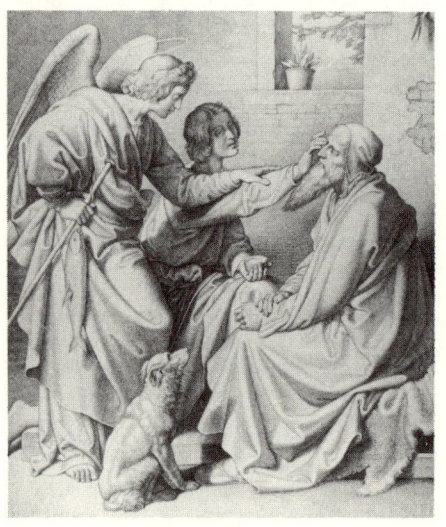

Lit.: Baumgärtner: „Die Religion in Geschichte und Gegenwart", Bd. 5, 1931, Sp. 1188, Hermann Gunkel: „Märchen im A. T.", Tübingen 1917; Liljeblad: „Die Tobias-Geschichte und andere Märchen mit Totenhelfern", Tübingen 1927.

Togo, Republik
(République Togolaise). *Fläche:* 56.785 km², *Einwohner:* 2.965.000.
In T. ist der Sitz des Regionalbüros für Afrika von der → CBM. In Kpalime besteht eine Bl.-Schule, das „Centre des Aveugles". (→ Afrika)

Tokyo School for the Blind → Japan

Tom, *1849 in Columbus, USA. „Der bl. schwarze Pianist". Mit fünf Jahren komponierte er bereits, und bald unternahm er Konzertreisen in Amerika. 1867 kam er nach England und Frankreich, wo er die Musikwelt in Erstaunen versetzte. Viele seiner Kompositionen wurden berühmt, z. B. „L'imitation de l'orage et de la plui" und „Bataille de Manassés".
Lit.: Edw. Stebbing: „Tom l' Aveugle, le jeune nègre Pianiste", Paris 1867. *M.*

Tomtebodaskolan → Schweden

Torquo Rehabilitation Centre → Großbritannien

Towse, Ernest Beachcroft Beckwith, Sir Captain, VC, KCVO, CBE, KGStJ, *23.4. 1864 in London, †21.6.1948 in Goring. Im Burenkrieg in Südafrika erbl. Als Soldat machte er Karriere; er wurde mit dem „Victoria-Cross" ausgezeichnet. T. war Mitglied im Gremium und 1902 stellvertretender Vorsitzender des → RNIB. Im WK II stellte T. sein Haus in Goring als Erholungszentrum für die im Krieg erbl. Zivilisten zur Verfügung. Er machte sich auf dem Gebiet der Bl.-Rehabilitation verdient (v. a. in der Zeit, in der es noch kein Rehabilitationszentrum → St. Dunstan's gab). *W.*

Trinidad and Tobago Blind Welfare Association → Westindien (Regionalbericht)

Trinidad and Tobago Congress of the Blind → Westindien (Regionalbericht)

Trinidad and Tobago Sunshine Group of the Blind → Westindien (Regionalbericht)

Tobias

Tristano, Lennie, *1919, Chicago. Von Geburt an bl., lernte er schon früh Klavierspielen und entschied sich für eine Karriere als Jazzpianist. In den 40er und 50er Jahren leitete er eine kleine „Combo", die sich von sämtlichen musikalischen Strömungen dieser Zeit entscheidend abhob. Die musikalische Schule, die er damit begründete, ging als Cool-Jazz oder als Tristano-Schule in die Musikgeschichte ein. Obwohl die in ihr festgelegten Neuerungen unter den Musikern lange Zeit umstritten waren, ist ihr Einfluß auf die gegenwärtige Musikszene stark und nachhaltig.
Lit.: Brian Case: „The Illustrated Encyclopedia of Jazz", London 1978.

Troughton, John, Rev., *1655 in Coventry/England, †1681 in England. Im Alter von vier Jahren erbl. T. studierte Theologie, wurde puritanischer Geistlicher und Verfasser mehrerer religiöser Schriften. *M., W.*

Tsamados, Michael, *1877 in Griechenland, †1961. Botschafter und Staatssekretär. Durch eine Begegnung mit Eric → Boulter (USA) erwachte in ihm das Interesse an den Problemen der Bl. Er gründete das „Lighthouse for the Blind" in Griechenland, dessen Präsident er jahrelang war.

Tschad, Republik
(République du Tchad/Dschumhurijjat Taschaad), *Fläche:* 1.284.000 km^2, *Einwohner:* 5.116.000.
In T. sind 100.000–175.000 Menschen sehgeschädigt. Als Erbl.-Ursache wird an erster Stelle Onchocerciasis angegeben. → Afrika (Regionalbericht)

Tschechoslowakei (ČSSR), Tschechoslowakische Sozialistische Republik
(Československá Socialistická Republika). *Fläche:* 127.869 km^2. *Einwohner:* 15.550.000.
Geschichte, Allgemeines, Blindendefinition: Die Geschichte des Bl.-Wesens in der ČSSR ist eng verbunden mit derjenigen in der österreichisch-ungarischen Monarchie. Am Ende des 18. und Anfang des 19. Jahrhunderts sah man nach den Erfolgen in Frankreich die Notwendigkeit einer Bl.-Ausbildung. Schon 1807 wurde die erste Bl.-Anstalt auf dem Gebiet der ČSSR (Hradčanský ústav slepců) von A. → Klar gegründet. Danach folgten weitere Bl.-Anstalten – 4 Kriegsbl.-Vereine, 5 Zivilbl.-Vereine und 10 Bl.-Fürsorgeorganisationen. Die Bl.-Fürsorge kann man aus der tschechoslowakischen Sicht in 3 Hauptgebiete aufteilen: Präventivfürsorge;

Tschechoslowakei (ČSSR)

Intensivfürsorge im akuten Fall; begleitende Fürsorge, die den Sehgeschädigten nach Beendigung der Rehabilitationsmaßnahmen zur Verfügung steht. Überwiegend handelt es sich hierbei um medizinische, aus- und fortbildende, psychologische, sozial-juristische, rehabilitative und technische Fürsorge. In der ČSSR führen ausschließlich die staatlichen Organisationen und der Invalidenverband die Fürsorge und Rehabilitationsmaßnahmen durch. Eine Besonderheit der Sehbehindertenfürsorge in der ČSSR ist, daß dieser Zweig als maßgebend für die Fürsorgegestaltung anderer Behindertengruppierungen angesehen wird.
Definition der Blindheit: a) Vollblindheit (von Amaurose bis zu Lichtempfindlichkeit, aber mit Fehlprojektion auf dem besseren Auge); b) praktische Blindheit – Sehminderung bis 1/60 auf dem besseren Auge, bis 3/60 Sehschärfe, wenn noch andere Behinderungen vorhanden sind, bis 6/60 bei Einschränkung des Sehwinkels unter 10 Grad beiderseits oder unter 25 Grad an einem noch intakten Auge. Die angeführten Sehschärfen verstehen sich schon nach einer durchgeführten Korrektur mit optischen Hilfsmitteln; c) Sehschwäche – ist durch die Grenze zwischen der praktischen Blindheit und dem normalen Sehen bestimmt. Meistens wird der Visus zwischen 6/36 – 6/24 benutzt. Die Bl. und praktisch Bl. werden als Schwerbehinderte im Sinne des Gesetzes Nr. 121/1975 Sb anerkannt, und es steht ihnen eine Invalidenrente zu. Aus der Sicht der Arbeitsausführung werden sie als Personen mit veränderten Arbeitsfähigkeiten angesehen. Eine Sehschwäche wird als Kriterium für die Anrechnung einer Teilinvaliditätsrente gewertet.
In der ČSSR wird eine Bl.-Statistik geführt. Genaue Angaben gibt es bei der Einschulung, Umschulung und der Gewährung der Invaliditätsrente bei Bl. Bei den Sehschwachen sind diese Angaben ungenau. 1980 hat man eine ungefähre Zusammenstellung der Bl. in der ČSSR erarbeitet.

Vorschulalter	50 Bl.
Schulalter	750 Bl.
Jugendliche	160 Bl.
Erwachsene im erwerbsfähigen Alter	6.500 Bl.
Erwachsene im Rentenstand	6.000 Bl.
zusammen	13.460 Bl.

Davon verfügt annähernd 1/3 über einen Sehrest. Die Zahl der Sehschwachen ist zweimal höher als die der Bl. Fast ein Viertel

Tschechoslowakei (ČSSR)

der erwachsenen Bl. beherrscht die Punktschrift nicht. Die meisten Sehgeschädigten leben in den Städten. Hinsichtlich des Einkommens der Bl. soll ein Beispiel angeführt werden, und zwar das eines Telefonisten, der zu den niedrigsten Gehaltsempfängern gehört. Ein nichtbehinderter Telefonist bezieht ein Gehalt von 1.000 Kčs netto, ein Bl. 1.325 Kčs netto, weil sein Einkommen steuerfrei ist. Dazu bekommt der Sehgeschädigte eine Invalidenrente in Höhe von 1.200 Kčs, d. h. insgesamt beläuft sich sein Einkommen auf 2.525 Kčs monatlich, was dem durchschnittlichen Einkommen in der ČSSR entspricht.

Blindenfürsorge: Die Bl.-Fürsorge wird von drei Institutionen durchgeführt: dem Staat, der Familie, der Öffentlichkeit. Der *Staat* ist der Hauptträger der Bl.-Fürsorge. Seine Funktion führt er durch die Ressorts des Gesundheitswesens, des Schul- und Sozialwesens durch. Auf dem Gebiet des Gesundheitswesens ist neben den zahlreichen renommierten Augenkliniken in Prag, Brünn, Preßburg und Ollmütz das Ophthalmologische Institut in Prag, von Dr. med. B. Fafl gegr. und lange Jahre geführt, zu erwähnen. Bezirks- und Kreisberatungsstellen erteilen Informationen für sehgeschädigte Kinder und Jugendliche. Für unselbständige Bl. gibt es Fürsorgeheime. Das Institut für Psychologie erforscht die Probleme der sehgeschädigten Kinder, und das Tschechoslowakische Forschungsinstitut für Arbeit und soziale Angelegenheiten in Prag nimmt sich der sozialen Probleme an. Die *Familie* wird als privater Fürsorger der Bl. verstanden. Sie schafft die Bedingungen für die Erziehung und das Sozialverhalten der einzelnen und ist bei der Sozialisation der Behinderten maßgebend. Unter *öffentlicher Fürsorge* versteht man die freiwillige Tätigkeit verschiedener Organisationen, wie z. B. des Schwerbehindertenverbandes, des Tschechoslowakischen Roten Kreuzes, der Gewerkschaft, des Sozialistischen Jugendverbandes, der Behindertengenossenschaften, des Verbandes für behinderte Sportler u. a. Zu diesen Verbänden muß man auch die wissenschaftlichen Organisationen zählen, wie z. B. Gesellschaft der Sozialarbeiter, Gesellschaft der Spezial- und Heilpädagogen, Gesellschaft für Rehabilitation, Tschechoslowakische Gesellschaft der Pädagogen bei der Tschechoslowakischen Akademie der Wissenschaften u. a.

Selbsthilfe: Der Behindertenverband in der ČSSR ist die Dachorganisation der Sehgeschädigten. Er ist eine Interessengemeinschaft auf freiwilliger Basis. Er vertritt die Sehgeschädigten, die Hörgeschädigten, die langfristig Kranken und die Körperbehinderten. Innerhalb des Verbandes gibt es Fachkommissionen, die versuchen, die spezifischen Probleme zu lösen. Die Typhlologische Kommission beschäftigt sich mit den Fragen der Rehabilitation und der Hilfsmittel, die Kommission der Eltern und Freunde der sehgeschädigten Kinder löst die Probleme der Kinder und der Heranwachsenden usw. 1949 wurde der Zentrale Verein der Invaliden gegründet. Ihm sind u. a. auch die verschiedensten Bl.-Vereine, wie die Tschechische Bl.-Fürsorge, der Verein des Bl.-Drucks, der Unterstützungsverein der selbständigen Bl. in Brünn, Verein der bl. Esperantisten in der ČSSR, der Verein der Bl.-Verbände und Institutionen in der ČSSR und der Verein der erbl. Krieger beigetreten. 1952 wurde der Vereinigungsprozeß beendet durch die Gründung des Verbandes der tschechoslowakischen Behinderten „Svaz československých invalidů – SČSJ", der 1972 in „Svaz invalidů v ČSSR" umbenannt wurde.

Der Behindertenverband in der ČSSR bietet die verschiedensten Dienste an: Informations- und Beratungsdienst, freiwilliger Fürsorgedienst, Rehabilitationskurse, Kurse für Lehrer, die in der Rehabilitation tätig werden wollen, weiterbildende Kurse, Ausbildung der Führhunde, Bl.-Druckereien und Bibliotheken, Sport für Behinderte, Behindertenkunst u. a. Weiter werden in den Verbandwerkstätten die Bl.-Hilfsmittel unter Einsatz der Behinderten hergestellt.

Der tschechoslowakische Behindertenverband ist Mitglied von 4 internationalen Behindertenorganisationen. Er ist auch an der Hilfe für Sehgeschädigte in Entwicklungsländern beteiligt. Von ihm werden nationale und internationale Wettbewerbe bl. Komponisten und Interpreten veranstaltet. Zum 31.12.1981 wurden im Behindertenverband 189.135 Mitglieder gezählt, davon 14.440 Sehgeschädigte, 17.804 Taubstumme, 73.350 Körperbehinderte, 83.540 geistig Behinderte; bis 35 Jahre 20.533 Mitglieder, bis 50 Jahre 35.621 Mitglieder, bis 60 Jahre 48.909 Mitglieder, über 60 Jahre 84.072 Mitglieder. Aus der Gesamtzahl der 1.963 Grundorganisationen wurden die Sehgeschädigten in 98 spezielle Sehgeschädigtenorganisationen und in 543 gemischte Grundorganisationen aufgeteilt.

Zeitschriften für Sehgeschädigte: Der Be-

Tschechoslowakei (ČSSR)

hindertenverband gibt folgende Zeitschriften für Sehgeschädigte heraus: „Tyflologické listy" (dt.: Typhlologische Blätter), Fachzeitschrift; „Zora" – in Punktschrift (dt.: Morgenröte); „Zora" – für Sehschwache bearbeitet (Großdruck); 17 verschiedene Spezialbeilagen zur „Zora"; „Nový život" (dt.: Neues Leben) in Punktschrift und Schwarzdruck; 3 verschiedene Spezialbeilagen zum „Nový život". Der staatliche pädagogische Verlag in Prag gibt für sehgeschädigte Kinder und Jugendliche folgende Zeitschriften heraus: „Pro nejmenší" (dt.: Für die Kleinsten); „Na úsvitě" (dt.: In der Morgendämmerung); „Náš svět" (dt.: Unsere Welt). Der slowakische pädagogische Verlag in Bratislava gibt für sehgeschädigte Kinder folgende 2 Zeitschriften heraus: „Naše ráno" (dt.: Unser Morgen); „Za svetlom" (dt.: Dem Licht nach).

Die Ausbildung der Sehgeschädigten: Die erste Bl.-Anstalt wurde schon im Jahre 1807 in Prag gegründet. Am Anfang des 20. Jahrhunderts waren auf dem Gebiet der jetzigen ČSSR 4 Bl.-Anstalten, bei Gründung der ČSSR im Jahre 1918 7 Anstalten, und im Jahre 1982 waren es insgesamt 27 verschiedene Schulen für Sehgeschädigte. Die wichtigsten seien hier angeführt: Grundschule für Bl. in Prag, gegr. 1807 von Prof. A. → Klar; Grundschule für Bl. in Brünn, gegr. 1835 von R. → Beitl; Grundschule für Bl. in Levoča, gegr. 1922; Grundschule für Sehschwache in Prag, gegr. 1943 von M. Šimůnková; Mittlere Fachausbildungsanstalt für Jugendliche mit Sehfehlern in Prag, gegr. 1832 von Prof. A. Klar; Mittlere Fachausbildungsanstalt für Jugendliche mit Sehfehlern in Levoča, gegr. 1948 von J. Vrabl; Konservatorium für Jugendliche mit Sehfehlern in Prag, gegr. 1910 durch Prof. MUDr R. Jan Deyl.

Alle Schulen sind Internatsschulen und werden durch das Ministerium für Schulwesen verwaltet. Außerdem gibt es noch Schulen, die den Augenheilkliniken angeschlossen sind. Sie werden vorwiegend von den sehschwachen Schülern besucht, die im Krankenhaus behandelt werden müssen. Die Sehbehindertenschulen haben die gleichen Lehrpläne wie die Regelschulen. Der Schulbesuch ist folgendermaßen geregelt: von 3–5 Jahren Kindergarten, von 6–14 Jahren Grundschule, von 15–19 Jahren Gymnasium und andere Mittelschulen. Ab 5 Jahren sind die sehgeschädigten Kinder verpflichtet, den Kindergarten zu besuchen, ab 6 Jahren die Grundschule, und sie müssen mindestens 2 Jahre eine Mittelschule besuchen. Alle mit dem Schulbesuch verbundenen Ausgaben trägt der Staat, die Eltern sind lediglich verpflichtet, einen Teil der Internatskosten zu übernehmen. Selbstverständlich sind die Schulen mit speziellen Lehrbüchern und Hilfsmitteln ausgerüstet. An den Mittelschulen werden die Schüler entweder für ein

Tabelle 1: Übersicht über die Schultypen für Sehgeschädigte

Schultyp	Anzahl Schuljahr 1944/1945	Anzahl Schuljahr 1981/1982
Kindergarten für Bl.	–	3
Kindergarten für Sehschwache	–	6
Grundschule für Sehschwache	1	5
Grundschule für Bl.	7	3
Grundschule für Schüler mit Sehrest	–	1
Gymnasium für Sehgeschädigte	–	1
Mittlere Wirtschaftsschule für Sehbehinderte	–	1
Fachlehranstalt für Sehgeschädigte	–	2
Fachschule für sehgeschädigte Instrumentenstimmer	–	1
Konservatorium für Sehgeschädigte	–	1
insgesamt:	8	24
Sonderschule für Bl.	–	1
Sonderschule für Sehbehinderte	–	2

Tabelle 2: Überblick über die Anzahl der Schulen für Blinde und Sehbehinderte und über die Anzahl der blinden und sehbehinderten Schüler

| Schuljahr | insg. | Schulen | | | | insg. | Schüler | | | |
		Kindergarten	Grundschulen	Fachoberschulen	Fachlehranstalten		Kindergarten	Grundschule	Oberschule	Fachlehranstalt
1944/45	8	–	8	–	–	202	–	202	–	–
1970/71	19	3	10	4	2	1.139	40	726	170	203
1980/81	24	9	9	4	2	1.860	722	722	207	209

Tschechoslowakei (ČSSR)

Universitätsstudium vorbereitet oder zum Verwaltungsangestellten, Klavierstimmer, Mechaniker, Korb- und Bürstenmacher, Papierverarbeiter, Buchbinder, Weber, Polsterer, Masseur und Musiklehrer ausgebildet. Die Sehgeschädigten haben die Möglichkeit, Regelschulen zu besuchen, teilweise wird dies in der Grundschule praktiziert, verstärkt aber an den Mittelschulen, und an den Universitäten findet nur integrierter Unterricht statt. Auch das Abend- und Fernstudium steht den Bl. offen, bis jetzt konnte man aber kein großes Interesse an dieser Studienform verzeichnen. Die Lehrer an den Bl.-Schulen erlangen ihre Qualifikation durch ein 4jähriges Studium der Sonderpädagogik an der Pädagogischen Fakultät der Karls-Universität in Prag oder der Palacky-Universität in Olmütz oder der Comenius-Universität in Bratislava. Nach dem Zweiten Weltkrieg wurde die Forschung auf dem Gebiet der Sonderpädagogik vorangetrieben. Es gibt zahlreiche namhafte Wissenschaftler, die sich mit der Problematik der Mobilität, der Psychologie, der Pädagogik, der Rehabilitation der Lehrmethodik, der Schulorganisation u.a. beschäftigen, z.B. Dr. K. Čajka, J. → Jesenský, CSc, Prof. L. Požár, Dr. V. Predmerský, Csc, Prof. Dr. S. Solarová.

Die Gesetzgebung für Bl. und Sehschwache: Die Gesetzgebung wird durch das Sozialfürsorgegesetz Nr. 121/1975 geregelt. An erster Stelle steht die Rentenversicherung der Behinderten. Bei Minderung der Arbeitsfähigkeit erhalten die Behinderten eine Rente. Vollen Rentenanspruch haben die Personen, die a) unfähig sind, jeglicher Beschäftigung nachzugehen; b) eine Beschäftigung zwar annehmen können, diese aber nicht der früheren Ausbildung entspricht; c) eine Beschäftigung ausführen können, aber nur unter besonderen Voraussetzungen, wie z.B. die Bl.

Die Höhe der Rente richtet sich nach der Höhe des monatlichen Durchschnittseinkommens, der Beschäftigungsdauer und der Einordnung in eine der 3 Arbeitskategorien. Behinderte, die auf die Hilfe anderer Personen angewiesen sind, bekommen noch eine weitere Beihilfe zu ihrer Rente. Weiter sind die Bl. in der ČSSR von Lohnsteuer, Postgebühren für Punktschriftbücher und Tonbänder und Zahlung von monatlichen Telefon-, Rundfunk- und Fernsehgebühren befreit. Sie bekommen eine Ermäßigung für Verwaltungsgebühren, Zollgebühren, Rechtsberatung, elektrischen Strom und Miete. Sie können auch ein Sozialstipendium für das Hochschulstudium beantragen. Laut § 39 des Erlasses 130/1975 erhalten Behinderte Schwerbehindertenausweise, die ihnen eine 50%ige Ermäßigung bei Benutzung öffentlicher Verkehrsmittel und freie Begleitung garantieren. Weiter können die Behinderten verschiedene Dienste der Sozialfürsorge in Anspruch nehmen, wie z.B. eine Gemeinschaftsverpflegung, Sozialdienst, der für sie die notwendigen Haushaltsarbeiten durchführt, eine Beihilfe für das Studium oder notwendige Berufsumschulung. Außerdem gibt es Heime, wo hilfsbedürftige Personen untergebracht werden können. Der Aufenthalt in Rehabilitationskursen ist auch kostenlos.

Eine große Bedeutung bei der Bl.-Fürsorge stellt die Arbeitsvermittlung dar. Diese Aufgabe erfüllen vorwiegend die Nationalausschüsse. Sie registrieren die Behinderten und führen auch die freigewordenen Stellen in Betriebe, die für Behinderte in Frage kommen. Für die Schwerstbehinderten werden vom Nationalausschuß und anderen Organisationen geschützte Werkstätten eingerichtet. Weiter gibt es einen Kündigungsschutz für Behinderte und eine Einstellungsquote, die die Betriebe erfüllen müssen. Eine Hilfe für die Entscheidung der Nationalausschüsse stellt die Beurteilungskommission der Sozialversicherung dar.

Das Rehabilitationszentrum für die Sehgeschädigten in Levoča: Das Zentrum wurde 1977 gegr. und hat eine Kapazität von 40

Tabelle 3: Jährliche Produktion und Bestände der Bl.-Bibliotheken in der ČSSR:

	Prag	Levoča	zus. ČSSR
Punktschrifttitel	29	21	50
gedruckte Seiten/ Punktschrift	4.640	4.182	8.822
Hörbücher/ Zahl der Titel	120	68	188
Hörbücher/ Zahl der Stunden	1.800	1.483	3.283
Bestand an Punktschriftbüchern/ Titel	2.000	1.000	3.000
Bestand an Punktschriftbüchern/ Bände	10.000	5.000	15.000
Fachliteratur für Hochschulstudenten/Titel	945	165	1.110
Bestand des Notenmaterials/ Seiten	300.000	–	300.000

Betten. Dort werden die Bl. für die Berufe Telefonist und Masseur ausgebildet. Die damit verbundenen Kosten übernehmen die zuständigen Nationalausschüsse. Eine Sonderstellung auf dem Gebiet der Arbeitsbeschaffung nehmen 2 Betriebe des Invalidenverbandes, die Meta und die Integra, ein, wo 85 % der Beschäftigten behindert sind. Die Sehgeschädigten arbeiten hier vorwiegend als Programmierer und als Klavierstimmer.

Blindenberufe: In der ČSSR werden praktisch alle behinderten Jugendlichen und nahezu alle Behinderte bis zum 45. Lebensjahr beschäftigt. Die früheren bl.-spezifischen Berufe wie Korb- und Bürstenmacher sind immer mehr rückläufig, der Trend führt zu intellektuellen Berufen. Insbesondere anzuführen wären Lehrerberufe, sowie Verwaltungs- und sprachwissenschaftliche Berufe. Es ergibt sich folgendes Bild:

Lehrer für allgemeinbildende Fächer	8
Musiklehrer	148
verschiedene akademische Berufe	152
Verwaltungsangestellte	428
Telefonisten	697
Klavierstimmer	25
Masseure	201
Arbeiter	1.207
Insgesamt	2.866

Blindenhilfsmittel: In der ČSSR geht man grundsätzlich davon aus, daß ein behinderter Mensch in erster Linie auf sich selbst gestellt sein soll. Die Bedeutung der Hilfsmittel wird aber nicht unterschätzt. Es wird differenziert zwischen den Hilfsmitteln, die das restliche Sehvermögen ergänzen, und den Hilfsmitteln, die das Sehen ersetzen. Die Firmen Meta und Integra haben die Entwicklung und Herstellung der Hilfsmittel übernommen. Ein Teil der Hilfsmittel wird aus dem Ausland importiert. Manche Hilfsmittel bekommt der Behinderte kostenlos, bei anderen erhält er eine Ermäßigung.

Tabelle 4: Überblick über die Herstellung und Entwicklung der Blindenhilfsmittel

Hilfsmitteltyp	Anzahl Serienherst.	Prototypherst.
Hilfsmittel zur Sicherung der Informationen	5	2
Hilfsmittel zur Fortbewegung und Orientierung	2	1
Hilfsmittel für den Alltag	9	–
Spezielle Lernhilfsmittel	1	21
Freizeit- und Sporthilfsmittel	7	–
insgesamt	24	24

Blindendruckerei und Bibliothek K. E. → *Macan in Prag:* Sie druckt alle Lehrbücher für Bl. sowie andere Punktschriftbände und Reliefbilder. Auch Schwarzdruck für Sehschwache wird hier erstellt. Die Bibliothek hat in Pilsen, Usti, Ostrau und Tschechisch Budweis ihre Filialen.

Blindendruckerei und -Bibliothek in Levoča: Hier werden die Bücher in slowakischer Sprache gedruckt. Es gibt eine Filiale in Bahoni.

Adressen: Federální výbor Svazu invalidu (dt.: Blindenverband), Karlínské náměsti 12, PO Box 25, 18603 Praha; Knihovna pro Nevidome (dt.: Bl.-Bibliothek), Krakovská ul. 21, Praha 1.

Persönlichkeiten: König Johann von Luxemburg, Jan → Žižka, J. W. → Klein, A. → Klar, Karel Em. → Macan.

Lit.: O. Čálek: „Pracovni uplatnĕni zrakovĕ postižených osob" (Arbeitsbetätigungsfeld der Sehgeschädigten), Prag 1976; J. Jesensky: „Vyber z pedagogiky zrakovo chybnych" (Ausgewählte Kapitel aus der Sehbehindertenpädagogik), Bratislava 1972; ders.: „Z výzkumu rehabilitace později osleplých" (Aus der Forschung der Späterblindenrehabilitation), Prag 1978; „Tyflofogické listy" (Typhlologische Blätter) - Zeitschrift; M. Sovak und Kollektiv: „Defektologicky slovnik" (Defektologisches Wörterbuch), Prag 1978.

Tucumán Blindenschule → Argentinien

Türkei, Republik
(Türkiye Cumhuriyeti). *Fläche:* 780.576 km². *Einwohner:* 52.582.000.
Geschichte: In den islamischen Gesellschaften sind Bl. nie unerwünscht gewesen und wurden mit Respekt über alle Jahrhunderte hinweg behandelt. Die Lage der Bl. war auch während der Periode des ottomanischen Reiches recht zufriedenstellend. Die meisten Bl. versuchten in religiösen Berufen bei der Regierung angestellt zu werden. Allerdings gab es keine formelle Bildung oder Ausbildung für sie zu jener Zeit, so daß die Einstellung der Gesellschaft und des Staates mehr auf den Schutz als auf die Erziehung bl. Menschen ausgerichtet war. Allerdings gab es eine kleine Schule für Taube und Bl., die von Kamil Pasa in Istanbul 1889 gegründet worden war. Unmittelbar nach der Gründung der türkischen Republik wurde die erste offizielle Sonderschule für bl. und taube Kinder in Izmir 1924 gegründet. Die Schule wurde vom Ministerium für Gesundheit und Wohlfahrt organisiert. Sie kam dann unter die Aufsicht des nationalen Erziehungsmini-

Türkei

steriums (1950). Die zweite Sonderschule für Bl. wurde in Gaziantep 1956 eröffnet. Die dritte Sonderschule wurde 1972 in Istanbul in Dienst gestellt. Die vierte Schule wurde in Izmir im gleichen Jahr gegründet, und die fünfte Sonderschule für Bl. wurde 1975 in Ankara eröffnet. 1980 wurde eine Sonderabteilung vom nationalen Erziehungsministerium gegründet. Diese Abteilung ist verantwortlich für alle Zweige der Sonderpädagogik und Sonderbeschulung für behinderte Kinder in der ganzen T. Die sechste Sonderschule für die behinderten Kinder wurde in Kahramanmaras im Jahre 1981 eröffnet. Die letzte bisher eröffnete Sonderschule wurde in Tokat 1982 vom nationalen Erziehungsministerium in Dienst gestellt. 1981 wurde das Nationalkomitee für den Schutz Behinderter aus Anlaß des nationalen Jahres der Behinderten (IJHP) gegründet. Außerdem wurden einige neue Sondergesetze erlassen, die mit der Wohlfahrt der behinderten Menschen in der T. in Bezug stehen.

Gegenwärtige Situation der Sehgeschädigten: Gegenwärtig bestehen 7 Schulen für sehgeschädigte Kinder und Jugendliche in der T. Bei diesen Schulen handelt es sich um Heimsonderschulen, die co-edukativen Unterricht vorsehen und beide Gruppen der Sehgeschädigten – Bl. und Sehbehinderte – umfassen. Diese Schulen unterstehen dem Ministerium für nationale Erziehung, Jugend und Sport. Eine der Schulen ist Mittelschule aufgebaut, und die zwei anderen dienen als Grund- und Mittelschule. Der Grund- und Hauptschulbesuch unterliegt auch für Sehgeschädigte der Schulpflicht, und zwar zwischen dem 7. und 12. Lebensjahr. Nach dem Besuch der Mittelschule können die sehgeschädigten Jugendlichen auf die ordentlichen Sekundarschulen gehen, wo sie in einem integrierten Erziehungssystem Nichtbehinderter ausgebildet werden. Allerdings ziehen es die meisten Sehgeschädigten vor, nach Abschluß der Mittelschule eine Anstellung zu suchen und verfolgen daher keine weitere Ausbildung.

Erziehungssystem: Die erwähnten Heimsonderschulen werden von der Bundesregierung unterhalten und finanziert und stehen den Schülern ohne Kostenbeitrag offen. Ungefähr 700 sehgeschädigte Schüler besuchen diese Schulen. In diesen Schulen werden selbstverständlich besonders angepaßte Unterrichtsmethoden und Techniken angewandt. Das Curriculum dieser Schulen ist gegenüber den Regelschulen nur geringfügig abgewandelt und für Sehgeschädigte ausgearbeitet. Daneben bestehen integrierte Schulen, die in 3 verschiedene Versuchsprojekte integrierter Beschulung aufgeteilt werden können, und zwar für Sehgeschädigte in Istanbul, Izmir und Eskisehir. Es handelt sich hier um Versuchsprojekte, von deren Erfolg das weitere Vorgehen der Regierung zugunsten der integrierten Beschulung abhängen wird. Man nimmt an, daß in Zukunft mehr integrierte Beschulungssysteme für Sehgeschädigte eingerichtet werden. Außerdem gibt es 2 Rehabilitationszentren für sehgeschädigte Erwachsene in der T. Diese Zentren werden vom Ministerium für Gesundheit und soziale Wohlfahrt unterhalten und betrieben. Ein Zentrum befindet sich in Istanbul und das andere in Ankara.

Die Lehrerausbildung für den Unterricht der Sehgeschädigten findet in Trainingsprogrammen statt, die in Zusammenarbeit zwischen dem Ministerium für nationale Erziehung, Jugend und Sport und den Universitäten organisiert werden. Dadurch können einige der Lehrer aus Normalschulen die Qualifikation des Sonderpädagogen für Sehgeschädigte erwerben. Allerdings wurde vor 2 Jahren von der Universität in Anatolien ein besonderes Programm zur Ausbildung von Lehrern für behinderte Kinder eingerichtet. Eine sonderpädagogische Spezialausbildung wird von der Abteilung für Sonderpädagogik und Sonderbeschulung von einigen Universitäten, z.B. der Universität von Ankara und der Universität von Anatolien, angeboten. Die Universität von Ankara bildet mehr sonderpädagogische Experten als Sonderlehrer aus. Von Zeit zu Zeit werden vom Ministerium für nationale Erziehung, Jugend und Sport Spezialisten ins Ausland gesandt, um dort ihre Kenntnisse in Sonderpädagogik zu verbessern und neue Ideen und Entwicklungen auf diesem Gebiet kennenzulernen.

Berufe: Die meisten der Bl. sind Telefonisten, Masseure, Handwerker, Lehrer, Juristen, Sozialwissenschaftler, Musiker und Journalisten. Auch in der Verpackungsindustrie und in der industriellen Fertigung werden bl. Arbeiter beschäftigt. Für diese Berufszweige gibt es eine besondere Ausbildung in den Rehabilitationszentren oder in den Sonderschulen.

Punktschrift- und Hörbüchereien: Angeschlossen an die Nationalbibliothek in Ankara ist eine Punktschriftbücherei. So verfügen auch alle anderen großen Büchereien in Istanbul, Izmir und Gaziantep über solche

Punktschriftsektionen oder Abteilungen mit Hörbüchereien für Bl. Auch haben alle erwähnten Sonderschulen für Sehgeschädigte sowohl Punktschriftbüchereien als auch Hörbüchereien für ihre Schüler. Es gibt aber nur eine Punktschriftdruckerei, die an die Aydinlikevler Schule in Ankara angeschlossen ist. Ursprünglich sollte diese Druckerei nur Bücher für die sehgeschädigten Schüler herstellen. Daher kann diese Punktschriftdruckerei nicht die Bedürfnisse der sehgeschädigten Erwachsenen befriedigen. Daneben wird auch ein Thermoform-Vervielfältigungsgerät in großem Umfange zur Herstellung von Punktschriftbüchern eingesetzt. Andere Hilfsmittel werden grundsätzlich aus dem Ausland, und zwar aus Westdeutschland, England und den USA, eingeführt. Allerdings hat das neu entstandene Zentrum, welches vom Ministerium für nationale Erziehung, Jugend und Sport gegründet wurde, ein Projekt begonnen, um Punktschriftschreibmaschinen, Tafeln, Schreibgriffel, Würfel und andere notwendige Instrumente herzustellen. Natürlich werden die komplizierteren Hilfsmittel, vor allem Druckmaschinen und elektronische Hilfsmittel, weiterhin importiert werden müssen.

Recht und Soziales: Die meisten Anregungen und Initiativen auf dem Gebiet der Sehgeschädigten kommen von der türkischen Regierung. Sie bereitet auch Langzeitpläne für die sonderpädagogische Betreuung vor. Daneben bestehen aber private Einrichtungen, z. B. die türkische Stiftung für Bl. und andere Vereine, die sich jeweils bestimmte Aufgaben gestellt haben. Darüberhinaus ist eine geschützte Werkstatt vom Ministerium für soziale Sicherheit entworfen worden. Der Nationalrat für den Schutz der Behinderten hat auch Gesetzesverbesserungen zum Schutz der Bl. durchgeführt.

Hinsichtlich der finanziellen Unterstützung oder anderer sozialer Leistungen hat sich das System der sozialen Sicherheit in der T. wesentlich verbessert. So hat auch die neue türkische Verfassung 1982 selbst zu weiteren Verbesserungen für Sehgeschädigte den Anlaß gegeben.

Adressen: Ministry of National Education, Youth and Sports Department of Special Education und Guidance (Abteilung für Sonderpädagogik des Ministeriums für Nationale Bildung, Jugend und Sport), Ankara; Turkish Foundation of Blind, Fevzy Cakmak Sokak No. 14/3, Kizilay/Ankara.

Persönlichkeit: M. Enc.
Lit.: S. Dede: „Blindenbildung in der Türkei", in: Umschau des europäischen Blindenwesens 1984/3, S. 11–15.

Tugend, Johann, *1770 in Pressburg. In seiner Kindheit erbl. Nach fünfjährigem Musik-Unterricht wurde er Harfenist und Komponist. Außerdem unternahm er ausgedehnte Bildungsreisen. *M.*

Tunesien, Tunesische Republik (Al-Djumhuriya Attunusia). *Fläche:* 163.610 km². *Einwohner:* 7.202.000.

Blindheitsdefinition: Bl. ist, wer ein Sehvermögen von nicht mehr als 1/20 besitzt. Hauptursachen der Blindheit sind Trachom und Bindehautentzündung. Die Zahl der Bl. wird zur Zeit mit 20.000 angegeben, liegt jedoch wahrscheinlich höher.

Geschichte und Schulen: Die wenigen Bl., die vor der Unabhängigkeit (1956) Zugang zur Schulbildung hatten, wurden in der Moschee-Universität Saituna unterrichtet. Der Unterricht berechtigte nicht zu einer Berufsausübung, außer zur Koranrezitation. Sofort nach der Unabhängigkeitserklärung war die Regierung bemüht, den Bl. zu helfen, und der erste Schritt war die Einführung eines geregelten Schulbesuchs. Die moderne Bl.-Betreuung begann 1952 mit der Errichtung einer Experimentalschule in Tunis für Sehgeschädigte. Am 26.9.1956 wurde die „Union Nationale des Aveugles de Tunisie" (UNAT) gegründet, die bl. und sehende Mitglieder hat und deren Ehrenpräsidentin die Präsidentengattin Wassila Bourguiba ist. Die UNAT wurde 1961 als gemeinnützig anerkannt und bemüht sich aktiv um die soziale Besserstellung der Bl. Die Experimentalschule für Bl. wurde 1959 in eine von der Regierung unterstützte Volksschule für Bl. umgewandelt, der auch ein Kindergarten angeschlossen ist. Es war die erste Bl.-Schule in Nordafrika. 1963 wurde in Sousse ein Gymnasium für Bl. gegründet. Früher wurden die Absolventen der Grundschule ins Ausland – vorwiegend nach Marburg (→ BLIStA) – geschickt. Dem Gynmasium ist ein Zentrum für Berufsausbildung angeschlossen. Unterrichtet wird Handelskunde, Telephonie und Physiotherapie. Eine andere Abteilung ist die Berufsschule für Mädchen, wo Teppichknüpfen, Stricken, Weben und Haushaltsführung gelernt wird. 1970 wurde das Gymnasium vom Ministerium für Schulwesen übernommen. Die Abteilung für Berufsausbildung blieb bei der UNAT. 1969 schloß

Tunesien

das Gymnasium mit der → BLIStA Marburg eine Partnerschaft. 1975 wurde ein Sprachen- und Dolmetscherinstitut in Sousse gegründet, wo ¾ Sehende und ¼ Bl. studieren. 1982 wurde es an das staatliche Spracheninstitut angeschlossen, wodurch sich die Zahl der sehgeschädigten Studierenden drastisch verringerte. In den 3 größten Städten Tunis, Sousse und Sfax, gibt es geschützte Werkstätten für Bl., wo sie als Korbflechter, Bürstenmacher, Haushaltswarenhersteller arbeiten. In den 3 Städten gibt es Rehabilitationszentren für Späterbl., wo neben der Telephonie hauptsächlich handwerkliche Fähigkeiten wie Bürstenmachen, Besenbinden, Weben usw. vermittelt werden. Bl., die aus ländlichen Gegenden stammen, erhalten eine Ausbildung in landwirtschaftlichen Tätigkeiten.

Das erste und größte Reha-Zentrum wurde im Jahre 1965 in der Nähe von Tunis (Sidi-Tabet) gegründet. Das Zentrum nimmt Späterbl. und Bl. auf, die die Hochschulreife nicht bestanden haben. Die Versuchsphase dauerte von 1965–1972, anschließend wurde die Einrichtung staatlich anerkannt. Die Berufsausbildung konzentriert sich vorwiegend auf Metall- und Holzbearbeitung. Seit 1983 gibt es vom Ministerium ein neues Ausbildungsprogramm. Zwischen 1962 und 1970 wurden Versuche gemacht, bl. Kinder in Schulen für Sehende zu unterrichten. Es stand ihnen ein Wanderlehrer zur Verfügung. Trotz zufriedenstellender Ergebnisse wurde von dem integrierten Unterricht abgegangen, und die Bl. wurden ausschließlich in Bl.-Schulen eingeschult.

Blindenberufe: Seit dem Jahre 1984 gibt es eine Arbeitsvermittlungsstelle für Behinderte im Sozialministerium in Tunis. Dort werden u. a. Forschungsprogramme über Arbeitsmöglichkeiten für Sehgeschädigte ausgearbeitet. Am verbreitetsten ist der Beruf des Masseurs und des Telefonisten. Als Handwerker arbeiten ca. 300 Bl. in einem Industriebetrieb und in einer Handwerksgenossenschaft, und zwar in Tunis, Sousse und Sfax. Eine größere Anzahl Bl. mit Universitätsdiplom arbeitet als Lehrer. Die traditionellen Beschäftigungen der Bl. sind die des Musikers, Sängers und des Koranrezitators. Bl. aus landwirtschaftlichen Gebieten arbeiten nach der Rückkehr aus der Schule in der Landwirtschaft der Eltern.

Punktschriftbüchereien – Hörbüchereien: Seit 1955 besteht eine Bl.-Leihbücherei mit arabischen und fremdsprachigen Büchern. Die meisten Bücher der Leihbücherei sind handschriftlich übertragen. Eine Tonbandhörbücherei mit eigenem Aufnahmestudio ist seit 1964 in Betrieb. Da noch zu wenig Tonbandgeräte vorhanden sind, hat die UNAT einen Raum mit Abhörgeräten für die Bl. eingerichtet.

Recht: Nach der Landesgesetzgebung hat der Bl. die gleichen staatsbürgerlichen Pflichten und Rechte wie ein Sehender. Seit 1952 wurde ein Bl.-Ausweis eingeführt, mit dem man kostenlos in den öffentlichen städtischen Verkehrsmitteln befördert wird. Das Eisenbahnticket ist um die Hälfte ermäßigt. Weiter bestehen gewisse Vergünstigungen für die Radio/TV-Gebühren und den Einfuhrzoll für die Hilfsmittel der Bl.-Organisation. Die einzige Bl.-Selbsthilfeorganisation ist die UNAT, der 13 regionale Vereine angegliedert sind. In dem Klub „Al Maari" werden die kulturellen Interessen der Bl. und Kontakte mit Sehenden gepflegt. Der Klub führt Veranstaltungen, Ausflüge, Wettbewerbe durch und versucht, die Sehenden für die Probleme der Bl. zu interessieren. Bl., die keine Angehörigen haben, werden in Heimen aufgenommen. 1976 wurde das Afrikanische Zentrum für die Bl.-Kader in Tunis gegründet. Hier werden Studenten aus Zaire, Uganda, Sudan, Mali, der Zentralafrikanischen Republik und Senegal ausgebildet, um nach der Rückkehr in ihre Länder aktiv im Bl.-Wesen arbeiten zu können.

Blindheitsverhütung: Im Jahre 1957 hat Präsident Bourguiba eine Kampagne gegen die Ausbreitung von Augenkrankheiten gestartet. Eine große Hilfe war eine mobile Augenklinik, ein Geschenk der französischen Regierung, die vorwiegend in Süd-T. eingesetzt wird. In staatlichen Krankenhäusern genießen die Bl. kostenlose Behandlung. Der nationale Präventionsplan stützt sich auf epidemiologische Untersuchungen in Mittel- und Süd-T. Dort wurde ein Prozentsatz von 3,9 % an Erblindungen festgestellt. Hauptursachen (80 %): Katarakt, Augenatrophien und Hornhauttrübungen. Daneben steht Glaukom mit 16 %. Das ophthalmologische Institut in Tunis koordiniert alle ophthalmologischen Hilfsmaßnahmen. In T. sollten die Erst- und Sofortmaßnahmen der Augenvorsorge in die Erstmaßnahmen der allgemeinen Medizin integriert werden. Personal des Gesundheitswesens soll auf der untersten Ebene kurativ und präventiv arbeiten können. Schullehrer sollen in der Lage sein, durch zusätzliche Ausbildung Augenerkrankungen

zu erkennen. Schließlich soll die allgemeine Medizin durch Ergänzungskurse grundlegende augenmedizinische Kenntnisse erlangen.
Adressen: Centre Africain de Recherches et de Formation de Cadres dans l'Education et la Réhabilitation des Aveugles Bir Kassaa, Tunis; Union Nationale des Aveugles de Tunisie (Tunesischer Blindenverband), 81 Avenue de Londres, Tunis; Institut des Aveugles, Sousse.
Persönlichkeiten: Ahmed ben Salah, Al Housri.
Lit.: B. Béji: „Bourguiba et L'Aveugle", U.N.A.T. Tunis 1980.

Tyl, Rudolf, Dr. jur., *16.4.1909 in Polička, ČSSR. Er erbl. 1949. T. studierte Jura und war als Staatsbeamter tätig. Von 1950 bis 1962 war er Vorsitzender des tschechoslowakischen Behindertenverbandes. Er beteiligte sich an der Vorbereitung des Gesetzes zur sozialen Hilfe für Bl. Für seine Verdienste erhielt er mehrere Orden.

Tylňak, Ivan, *16.1.1910 in der UdSSR, †2.1.1969 in Prag. Im Alter von fünf Jahren erbl. Nach seinem Musikstudium arbeitete er als Musiklehrer für Bl., außerdem komponierte er. T. war seinerzeit der einzige bl. Komponist, der in den Verband der tschechischen Komponisten aufgenommen wurde.

Tylor, Theodore Henry, Sir, MA, BCL, *13.4.1900 in Bournville, †23.10.1968 in Oxford. Als Kind erbl. Besuch des → „Worcestershire College for the Blind" und des „Balliol College in Oxford", wo er Rechtswissenschaften studierte. Seit 1926 zum Prof. am Balliol College ernannt. T. war ein begabter Schachspieler, 1955 wurde er britischer Schachmeister. Als Rechtsanwalt war er geachtet und bekannt, die schwierigsten Fälle zu lösen. 1925 wurde er zum Mitglied des → NIB gewählt, 1968 hatte er die Gelegenheit, als Vorsitzender des → RNIB das 100jährige Bestehen dieser Organisation zu feiern. Für seine Tätigkeit auf juristischem Gebiet und für seine Bl.-Arbeit wurde er in den Adelsstand erhoben. *W.*

U

UdSSR → Union der Sozialistischen Sowjetrepubliken

Uganda, Republik
(Republic of Uganda). *Fläche:* 236.036 km². *Einwohner:* 15.057.000.
Es bestehen 3 Organisationen. Die „Uganda Foundation for the Blind" in Kampala. Sie ist eine ehrenamtliche Organisation zur Blindheitsverhütung und -bekämpfung und bietet eine Reihe von Programmen für die Rehabilitation und berufliche Integration Bl. an. Das „Iganga Training Centre for Teachers of the Blind" in Iganga führt Programme zur Ausbildung von Lehrern für Bl. in integrierten Schulen durch. Die „Uganda Association of the Blind and Disabled" in Kampala besteht erst seit wenigen Jahren.

Ullerich, Friedrich, *29.1.1836 im Klosterdorf Dobbin, †29.6.1892. Inspektor der Bl.-Anst. in Neukloster (Mecklenburg). Nachdem er mehrmals den Lehrerposten gewechselt hatte, wurde er 1864 Kantor an der St. Paulskirche in Schwerin und gründete zur gleichen Zeit dort eine Privat-Knabenschule. Nach 13jähriger Tätigkeit wurde er als Inspektor an die Bl.-Anst. Neukloster berufen.   *M.*

Ungarn, Ungarische Volksrepublik
(Magyar Népköztársaság). *Fläche:* 93.030 km². *Einwohner:* 10.709.000.
Allgemeines: In U. werden jene Personen als sehbehindert angesehen, bei denen eine 67- bis 95%ige Einschränkung der Sehfähigkeit vorliegt und jene, bei denen die Sehminderung 95 bis 100% beträgt, als vollbl. eingestuft. Nach dieser Definition beträgt die Gesamtzahl der Sehgeschädigten in U. ca. 20.000. Nach Geschlechtern getrennt sind es 55% Männer und 45% Frauen. Nach Alter aufgeteilt sind es bis zum 35. Lebensjahr 20% und nach dem 35. Lebensjahr 80% Sehgeschädigte. Mehr als die Hälfte ist älter als 60 Jahre.
Geschichte: Die erste – und noch heute bestehende – Bl.-Schule wurde 1825 in Budapest gegründet. Sie wurde vorwiegend durch private Beiträge finanziert, obwohl sie schon 1873 verstaatlicht wurde. Mitte des 19. Jahrhunderts wurde der erste Bl.-Fürsorgeverein ins Leben gerufen. 1918 erfolgte die Gründung des ersten Selbsthilfeverbandes. Seit 1949 ist die Betreuung der Bl. eine staatliche Aufgabe und wurde dem Ministerium für Gesundheitswesen untergeordnet. 1953 wurde der Verein der ungarischen Bl. und Sehbehinderten gegründet, der ausnahmslos vom Staat unterstützt wird und der auf allen Gebieten die Interessen der Bl. vertritt.
Schul- und Berufsausbildung: In der Bl.-Schule werden die bl. Kinder 8 Jahre lang neben den üblichen Fächern in Punktschrift und Musik unterrichtet. Danach besuchen die Begabten eine Mittelschule für Sehende und studieren entweder an der juristischen oder philosophischen Fakultät oder an der Hochschule für Heilpädagogik weiter. Die Mehrheit besucht sog. „fachgewerbliche Lehrkurse", wo die traditionellen Bl.-Berufe wie Besen- und Bürstenbinder, Korbflechter u.a. erlernt werden können, außerdem das Buchbinden. Andere besuchen die Masseur- oder Klavierstimmer-Kurse. Neuerdings werden auch Industriearbeiterkurse angeboten. Viele Bl. befassen sich mit der Musik. Entweder studieren sie an den Musik-Mittel- oder Hochschulen oder besuchen Musikkurse des Bl.-Verbandes. Zahlreiche Bl. haben das Musiklehrerdiplom erworben und sind als Musiklehrer tätig. 1985 besuchten 270 Schüler das Budapester Bl.-Institut und 130 Schüler die beiden Schulen für Sehschwache in Budapest und in Debrecen. An den Mittel- und Hochschulen studierten 1985/86 insgesamt 64 Sehgeschädigte. Sie wurden vom Bl.-Verband mit Hilfsmitteln und Stipendien unterstützt.
Blindenlehrer-Ausbildung: Alle Lehrer des Bl.-Institutes erwarben ihre Qualifikation an der Hochschule für Heilpädagogik. Der Leiter des Bl.-Institutes ist gleichzeitig diplomierter Heilpädagoge und Arzt.
Blinden-Hilfsmittel: Seit der Jahrhundertwende wird in U. die Punktschrift gelehrt. Ziemlich verbreitet ist die „Kurzschrift mit 150 Zeichen". Seit 1945 wird auf den importierten Bogenschreibmaschinen geschrieben. Bl.-Hilfsmittel werden in U. nur in sehr beschränktem Umfang hergestellt, so u.a. Adapter für Telefonisten und weiße Stöcke.
Blinden-Bibliotheken und -Druckereien: Die „Louis Braille Bibliothek" besteht seit 1910. 1960 wurde die Tonbücherei gegründet. Es gibt zwei Punktschriftdruckereien, eine in

der Zentrale des Verbandes, die andere im Bl.-Institut. In den Druckereien werden die Punktschriftlehrbücher, schöngeistige Literatur, Reisebeschreibungen, Wörterbücher, populärwissenschaftliche Werke, amtliche Drucksachen und Publikationen des Vereins sowie Zeitschriften hergestellt. Der Verein gibt 6 Zeitschriften in Punktschrift heraus. Monatlich erscheinen: „Die Blindenwelt" (Vakok Világa), „Die Schachzeitung", „Der Musikanzeiger", wöchentlich das Rundfunkprogramm, vierteljährlich „Der Literarische Anzeiger" und die Notensammlung „Leichte Melodien". Der Bestand der Braille-Bibliothek betrug 1985 1.440 Werke (11.112 Bände), die Hörbücherei hat 1.132 Werke auf Kassette (insgesamt 34.156 Kassetten) und 1.095 Werke auf Tonband (insgesamt 34.598 Bänder).

Blinden-Berufe: Die Mehrheit der arbeitenden Bl. findet Anstellung in den traditionellen Bl.-Berufen, vor allem in 3 großen Betrieben in Budapest, Szeged und Szombathely. Im Budapester Betrieb ist auch eine mechanische Weberei für bl. Frauen eingerichtet. Es gibt auch Korbflechtgenossenschaften. Einige Bl. sind in der Landwirtschaft beschäftigt. Mehrere Hundert arbeiten als Telefonisten, sehr viele auch als Klavierstimmer und Masseure. Die administrativ tätigen Bl. sind vorwiegend in der Zentrale des Vereins und in den 16 Ortsgruppen, Bl.-Schulen, Bl.-Bibliotheken und -Druckereien untergebracht. Vereinzelt gibt es Juristen und Kaufleute. Viele Bl. sind tätig als Musiker, Komponisten und Musiklehrer.

Blinden-Heime: Es gibt mehrere Bl.-Heime, wo allein lebende Bl. untergebracht werden. Eines der Heime ist für Mehrfachbehinderte bestimmt.

Recht: Seit 1945 ist die finanzielle Lage der Bl. viel besser und gesicherter. Sie bekommen eine um 20% höhere Rente als die Sehenden. In den Betrieben arbeiten sie nur 6 Stunden lang, aber werden für 8 Stunden entlohnt. Jeder arbeitende Bl. bekommt 6 Tage Sonderurlaub. Die städtischen Verkehrsmittel sind kostenlos, bei Fahrten mit der Eisenbahn und mit dem Überlandbus wird nur der halbe Preis bezahlt. Diejenigen alten kranken Bl., die keine Pensionsberechtigung haben, bekommen vom Staat eine monatliche Rente. Der Verein besitzt am Plattensee ein eigenes Ferienhaus, wo Bl. kostenlos Urlaub machen können.

Kultur: Das kulturelle Leben ist hochentwickelt. Der „Homeros Sängerchor" der Budapester Bl. ist einer der besten Chöre im Lande. Das Bl.-Institut verfügt über ein eigenes Schüler-Orchester, und der Verein hat eine Kapelle für Unterhaltungsmusik. Die bl. Dichter und Schriftsteller haben ihren eigenen literarischen Kreis „Homeros". Die durch diesen Kreis veranstalteten literarischen Abende sind recht beliebt und stark besucht. Der „Schachkreis" und der „Sportkreis" erfreuen sich eines guten Rufes. Der Kreis „Belhoro" der bl. Esperantisten steht in reger Verbindung mit den Esperantisten anderer Länder. Der Verein veranstaltet wöchentlich Zusammenkünfte, literarische und musikalische Abende, Vortragsserien, Tanzabende u. a. 1950 hat sich der Sehgeschädigtensport organisiert. Es gibt neben den zuerst gegründeten Gruppierungen der Schachspieler und Athleten Rollball- und Goalball-Mannschaften und die Touristikgruppen. 1985 fand ein internationales Sportfest der Behinderten in Ungarn statt. Bei der Gelegenheit wurde der IRISZ-Pokal gestiftet.

Adresse: Vakok es Gyengenlatok Orsztagos Szovetsege (Verband für Bl. und Sehbehinderte), H 1146 Budapest XIV, Majus 1 ut 47.
Persönlichkeit: Hertelendy.

Union Centrale des Associations d'Aveugles et de Typhlophiles
→ Frankreich

Union der Sozialistischen Sowjetrepubliken (UdSSR)
(Sojús Sovjétskich Socialistíčeskich Respublik). *Fläche:* 22.402.200 km². *Einwohner:* 281.700.000.

Blindheitsdefinition: Sehschärfe bis zu 0,04 nach Korrektur auf dem besseren Auge.

Geschichte: Zar Alexander I. hatte mit Valentin → Haüy Verhandlungen geführt, die zur Gründung der ersten Bl.-Anstalt in Petersburg im Jahre 1807 führten. Bis 1817, dem Jahr der Rückkehr Haüys in seine Heimat, leitete er unter Mithilfe von Buschujeff die Anstalt. Haüy hat in einer Denkschrift den Zweck seiner Anstalt wie folgt bezeichnet: „Es ist notwendig, allen Bl. die Möglichkeit zu geben, sich mit irgendeiner Arbeit zu beschäftigen, um sie von der schweren und gefährlichen Bürde des Müßigganges zu befreien, der schlechten Angewohnheiten und sogar Lastern Vorschub leistet. Um dieses zu vermeiden, muß man die Bl. mit Arbeiten beschäftigen, die für sie selbst, wie für die Allgemeinheit, von Nutzen sind. Den mittellosen Bl. muß man die Möglichkeit eines Verdienstes geben, der sie davor bewahrt, um Almosen bitten zu müssen; auf diese Weise würden der Allgemeinheit gesunde Hände zugewandt werden, die der Blinden wie auch ihrer Führer." (A. M. Schtscherbina, „Blindenwohlfahrtspflege in Rußland und in der Ukraine", in: Handbuch der Blindenwohlfahrtspflege Teil II, Hrsg. C. Strehl, Marburg 1930, S. 195).

Das Institut war aber in Wirklichkeit ein Armenasyl. Musik, Lesen und Schreiben wurde unterrichtet sowie einige andere Fächer. Als 1880 Skrebizky nach dem Material von Haüy fragte, wußte man davon und von Haüy nichts. 1871 wurde auch eine Anstalt für bl. Mädchen gegründet. Die Revolution beendete die Existenz der Institute. Anfang des 20. Jahrhunderts gingen von deutschen Einrichtungen neue Impulse aus, die vom Moskauer Oberpastor Dieckhoff und Fräulein A. A. Adler aufgenommen wurden. Der Bericht über die Reise nach dem Westen zu Kaiserin Maria Alexandrovna war nach Meinung Dickhoffs 1871 der Wendepunkt. Der russisch-türkische Krieg von 1877 bis 1878 weckte das Interesse für das Schicksal der Bl. An die Spitze eines in Petersburg organisierten Zentralkuratoriums trat C. v. → Grot, und es wurden überall Untergruppierungen des neuen Vereins gegründet. Viele von den 1.293 Kriegsbl. wandten sich an diese Einrichtungen. In Petersburg und Kiew erfolgte die Gründung von 2 Asylen für Bl. 1881 wurde das Kuratorium in einen Verein für Bl.-Fürsorge umgewandelt, das im Ausland unter dem Namen → Marienverein bekannt wurde.

1881 ist das entscheidende Jahr für den Neuanfang, als Grot in Petersburg in einem Privathaus 4 bl. Kinder zu unterrichten begann. Eine im Dresdner Bl.-Institut ausgebildete Lehrerin leitete den Unterricht. 1880 wurde nach Begutachtung des Dresdner Direktors Büttner, der auch nach Petersburg kam, ein neues Schulgebäude für 120 Schüler errichtet. Finanziert wurde die Schule durch eine Stiftung Kaiser Alexanders III. Die Schule trug den Namen Alexander-Marien-Anstalt und war Vorbild für alle Neugründungen. Nach 5 allgemeinen Klassen wurde in speziellen Lehrgängen das Bürstenbinden, das Weben, die Korbflechterei und das Schuhemachen unterrichtet. Innerhalb von 10 Jahren wurden 12 weitere Institute und Schulen gegründet: In Kiew, Reval, Kostroma, Kasan, Woronesch, Charkow, Odessa, Moskau, Perm, Smolensk, Ssamara und Tula. 1908 waren es schon 23: Es kamen nämlich die Schulen in Ufa, Tiflis, Tschernigow, Ssaratow, Twer, Poltawa, Irkutsk, Wladimir, Jelabuga und Minsk dazu. Ca. 1.050 bl. Schüler und Schülerinnen waren in diesen Schulen bis zum 1. Weltkrieg unterrichtet worden. Unabhängig von diesen Schulen, deren Träger der Marienverein war, bestanden noch 13 Erziehungsanstalten für bl. Kinder (Schtscherbina a.a.O., Seite 200). Für erwachsene Bl. wurden Ausbildungs- und Werkstätten eingerichtet, so die Ausbildungsstätte Blessig in Petersburg und eine Werkstatt des Marienvereins (insgesamt 120 Ausbildungs- und Arbeitsplätze vor dem 1. Weltkrieg). Der mittlere Verdienst eines Korbflechters war monatlich 20 Rubel, eines Bürstenbinders monatlich 30 Rubel, einer Bürstenbinderin 15 Rubel. Nach dem Namen der Stifterin Gräfin M. Abraxina wurde bei Petersburg eine Werkstatt für bl. Mädchen gegründet (1911 für 50 bl. Mädchen eröffnet). Weitere Asyle und Werkstätten befanden sich in Wjatka (85 erwachsene Bl.), Asyl für arbeitsunfähige Frauen (1899 Stiftung der Fürstin M. Wolkonskaja), Asyl Elisabeth Coudura (1902). In insgesamt 10 Asylen waren 280 Bl. untergebracht.

Druckereien und Zeitschriften: Nach anfänglicher Herstellung von Reliefbüchern in Petersburg wurde der Buchdruck durch Skrebizky auf der Basis von Linienschrift nach dem System Hebold durchgeführt. 1882 wurde „Die Kinderwelt" von Uschinski gedruckt. Erst A. Adler führte in Moskau wenige Jahre später den Punktschriftdruck mittels einer Buchdruckpresse, die sie auf eigene Kosten aus Deutschland bestellt hatte, ein. Die Arbeit wurde von Theodor Goebel im „Journal für Buchdruckerkunst" (1886 Nr. 14) unter dem Titel „Eine typografische Heldin" gewürdigt. Werke von Puschkin und Gogol wurden dann in der Druckerei der Alexander-Marien-Anstalt hergestellt (Reliefschrift). Es erschien zwischen 1898 und 1917 eine Monatszeitschrift → „Musestunden der Blinden". Eine zweite Druckerei wurde in Moskau, eine dritte in Vladimir eingerichtet, doch letztere, die aus Berlin von → Kull gekauft wurde, arbeitete erst nach der Revolution und wurde nach Moskau verlegt. Wichtige Mitteilungs- und Informationsschriften waren: „Die Blindenwoche" und „Der russische Blinde" (herausgegeben von → Aderkas seit 1886).

Prävention: Seit 1893 bestand eine Sektion für Blindheitsprävention. Die Arbeit konzentrierte sich auch, vor allem nach dem Tode Grots im Jahre 1893, auf die präventive Ophthalmologie. Der Verein war bis 1914 tätig; seine Arbeit kann in Zahlen wie folgt erfaßt werden:
Die Ärzte des Vereins führten jährlich 102.000 Behandlungen von 300.000 Patienten und 70.000 Operationen durch. Insgesamt wurden von den Ärzten des Vereins 3,5 Mill. Augenkranke bis zum Jahre 1914 behandelt. 35 fliegende Ärzteteams und 140 stationäre Einrichtungen wurden für Augenpatienten unterhalten. Zwischen 1893 und 1914 waren insgesamt 623 mobile augenärztliche Behandlungseinrichtungen im Einsatz (Schtscherbina a.a.O., 204). Schtscherbina kritisierte die organisatorische Abhängigkeit des Marienvereins von der russischen Beamtenschaft und die Finanzierung der Aufgaben aus der Verbrauchssteuer. Er kommt mit Hinblick auf den Zusammenbruch der Einrichtung während der russischen Revolution zu folgender Feststellung: „Vergebens setzte man große Hoffnungen auf die Möglichkeit, sich die Erfahrung Deutschlands zu Nutze zu machen, da man sie nicht auf unsere eigenartigen Verhältnisse anzuwenden verstand." (Schtscherbina a.a.O., S. 205).
Es wurde auch nicht daran gedacht, das Gesetz für den obligatorischen Schulunterricht auf Sehgeschädigte anzuwenden. Der WK I brachte mit der schnell anwachsenden Zahl der Kriegsbl. (Kolubowski zählte 1.230, 1917) auch ein erneutes Interesse. Nach Kriegsende erging 1919 die Verordnung, daß der Staat die Verpflichtung habe, für Bl., Taubstumme, Krüppel und geistig zurückgebliebene Personen zu sorgen. Zuständig wurden 3 Volkskommissariate: der Volksaufklärung (NKP), der sozialen Fürsorge (NKSO) und der Gesundheitspflege (NKZ). Daneben waren die Einrichtungen des „Glawssozvos" zuständig, die den Schutz von Minderheiten übernahmen.

Selbsthilfe: Der → Marienverein hatte sich den Selbsthilfebewegungen gegenüber neutral bis ablehnend verhalten. Der erste Versuch, eine Selbsthilfeorganisation sehgeschädigter Personen zu gründen, war den Absolventen der „Meschtschanesche Schule Moskau" 1897 gelungen, die einen Chor und ein Orchester aufbauten. Der Chor trat in den griechisch-orthodoxen Kirchen, in den lutherischen Kirchen und auch in den Konzertsälen auf (Bjelorukoff, Das Leben der Blinden, 1928). Nach dem Ausbruch der Revolution fand in Moskau eine Versammlung Bl. statt, auf der Forderungen nach staatlicher Unterstützung erhoben wurden. 1920 wurde der Moskauer Verband Blinder gegründet. Aus diesem Grunde wurde 1923 der Allrussische Blindenverband „Vserossijskoje Obschestvo Sljepych" (VOS) ins Leben gerufen. Die Verbindung zum Staat wurde durch die NKSO hergestellt. Die erste Tagung fand am 6. April 1925 in Moskau statt. Hier wurde auch ein ständiger Rat des Allrussischen Blindenverbandes (SVOS) gewählt. Die Unterabteilung der Torgsvos übernahm 1937 Handels- und Gewerbeunternehmen im Werte von einigen Mill. Rubel. Nach einer schweren Krise konsolidierte sich der VOS unter seinem Vorsitzenden Viktorov. Spätestens seit dem 3. Kongreß 1928 war im SVOS auch für eine Mitwirkung von NKP und NKSO durch Funktionäre ge-

Tabelle 1: Schul-Internate für bl. Kinder der RSFSR (Russische Sozialistische Föderative Sowjetrepublik) (Schtscherbina a.a.O., S. 219).

	Anzahl d. Schüler	Pädag. Personal
1. Armavir	23	2
2. Chabarowsk	60	12
3. Irkutsk	60	12
4. Kasan	75	15
5. Kostroma	70	13
6. Krasnodar (Abt.)	30	5
7. Kurgan	31	6
8. Kursk	20	2
9. Leningrad (ehem. Petersburg)	120	22
10. Moskau (mit einer Vorschul-Abteilung)	210	26
11. Nishni-Nowgorod	34	6
12. Omsk	60	12
13. Perm (Provinzial-Schule)	60	12
14. Perm (Bezirk-Schule)	24	5
15. Rostow am Don	75	15
16. Smolensk	60	12
17. Ssamara	60	12
18. Ssaratow	60	12
19. Tambow (Abt.)	25	3
20. Tscheljabinsk	35	5
21. Tula	35	6
22. Twer (übergeführt nach Torshok)	40	6
23. Wjatka	63	12
24. Wladikawkas	20	3
25. Wladimir	32	4
26. Wologda (übergeführt nach Garjasowez)	60	12
27. Woronesh	90	18
Insgesamt:	1.532	270

sorgt. Im gleichen Jahr belief sich die Zahl der Sektionsmitglieder auf: 1. Oktober 1926: 33 Sektionen, 6.000 Mitglieder; 1. Januar 1928: 66 Sektionen, 10.000 Mitglieder; 1. Oktober 1928: 94 Sektionen, 11.000 Mitglieder. Das Budget betrug 340.000 Rubel.

Blindenschulen: Zu Beginn der Revolution gab es 36 Bl.-Schulen in der UdSSR. Im Januar 1928 gab es durch Zusammenlegung und Gebietsabtretungen noch 27 Schulen und Abteilungen für bl. Kinder (vgl. Tab. 1, Seite 455).

Alle Schulen verfügten schon in den 20er Jahren über handwerkliche Abteilungen und waren mit Internaten verbunden. Nach einer Verordnung von 1936 ließen sie auch externe Schüler zu. In die erste Gruppe der Schüler fallen solche vom 8. bis 10. Lebensjahr, in die zweite solche vom 10. bis 14. Lebensjahr. Anzahl der bl. Schüler 1928: 1.532 (ca. 5 % der russischen Kinder im schulpflichtigen Alter). Die Schaffung neuer Schulen machte rasche Fortschritte, jedoch blieb die Bl.-Lehrerausbildung noch um 1930 völlig unzureichend. Ein Elternrat SOVSOD wurde 1927 am Moskauer Bl.-Institut geschaffen. 1887 wurden Versuche integrierter Beschulung sehgeschädigter Kinder in Regelschulen unternommen. 1930 war von → Kolubowski auf der 2. Tagung der Bl.-Fürsorge in Petersburg ein Bericht über ähnliche Beispiele in Österreich vorgetragen worden (so gab es auch den Schulversuch von 1905 bis 1917 der Lehrerin Zeva im Dorf Chovrino). 1917 erging eine Verordnung, die grundsätzlich die Zulassung Bl. an Regelschulen garantierte. Auf Hochschulebene wurden in den „Rabfalken" (Arbeiterfakultäten) 1929 mit Sehenden 42 Bl. unterrichtet, in Konservatorien 43, in Parteischulen 6. Zur Situation in der Ukraine s. Tab. 2 (Schtscherbina a.a.O., S. 226).

Arbeit, Arbeitsorganisation und Arbeitssicherung Sehgeschädigter: Im Jahre 1923 hatten Berichte des Ophthalmologen Golowin über den Einsatz Bl. bei Siemenswerken in Berlin („Gegenwärtiger Stand der sozialen Blindenhilfe") richtungsweisend gewirkt. Dies führte 1925 zur Gründung einer arbeitswissenschaftlichen Sektion im SVOS. Hinsichtlich der Frage der Integration Sehgeschädigter in die Arbeitswelt und damit in die Fabriken schreibt Schtscherbina: „Der Versuch, die Bl. in die bestehenden Fabriken und Werkstätten zu schicken, stößt auf große Schwierigkeiten, da wir für die Lösung dieser schweren Aufgabe nicht vorbereitet sind, sowie auf große Vorurteile, die unter den Beamten und Arbeitern verbreitet sind. Daher beschloß man, die größte Aufmerksamkeit der Organisation gewerblicher Werkstätten und Artelle zuzuwenden, die aus den energischen und vorgebildeten Bl.

Tabelle 2: Die Situation der bl. Kinder und Halbwüchsigen in der Ukraine
(aus dem Bericht der NKP vom Jahre 1927)

Benennung der Institute	Gründungsjahr	Etatmäßige Anzahl der Stellen	Zum 1. Juni 1927	Geschlecht		Alter			Familienverhältnisse			Soziale Stellung			Intellekt. Fähigkeit		
				Knaben	Mädchen	Bis 10 Jahre	11–18 Jahre	älter als 18 Jahre	Haben Eltern	Halbwaisen	Waisen	Kinder von Arbeitern	von Bauern	von Beamten	unbekannt	normal	debil	imbezil
Blindenanstalt in Charkow	1892	100	83	50	33	10	73	–	32	13	38	16	50	14	3	78	–	5
Blindenanstalt in Kijew	1884	80	75	55	20	36	36	3	27	22	26	20	43	7	5	55	10	8
Blindenanstalt in Dnjepropetrowsk (Jekaterinoslaw)	1907	50	38	19	19	17	21	–	6	12	20	11	20	7	–	33	?	?
Blindenanstalt in Odessa	1889	30	25	18	7	2	21	2	5	10	10	2	7	7	6	15	5	3
Blindenanstalt in Poltawa	1896	40	32	18	14	8	24	–	12	12	8	2	28	1	1	32	–	–
Blindenanstalt in Tschernigow	1897	45	39	22	17	4	32	3	15	16	8	9	24	3	3	39	–	–

unter Beteiligung eines kleinen Prozensatzes von Sehenden gebildet werden sollten" (Schtscherbina a.a.O. S. 228 f.). 1928 gab es 60 Artelle und 30 Werkstätten mit 1.363 bl. Arbeitern und 450 Sehenden. Der Umsatz betrug 2.910.000 Rubel. 850 Bl. arbeiteten in der Invalidenkooperation, 21 in der freien Wirtschaft. Der Betrieb „Elektromotor" beschäftigte Anfang 1929 50 Bl. und 5 Sehende, „Technoprodukt" 68 Bl. und 23 Sehende. Auch der Musikunterricht wurde am Moskauer Konservatorium für Sehgeschädigte (meist Kriegsbl.) intensiviert. Eine Spezialklasse für Bl. wurde mit Unterstützung des Moskauer Ssobes errichtet und später (1925) nach Leningrad verlegt. 1929 studierten dort 100 Sehgeschädigte. Es wurde später in eine gewerbliche Schule umgewandelt. Daneben bestanden noch Asyle, umbenannt in Konviate, fort. Auch das Bettelwesen und die Wahrsagerei unter Einsatz der Punktschrift waren Ende der 20er Jahre verbreitet. Die Massageausbildung hatte sich in der Ukraine, vor allem durch die Tätigkeit von Dr. Zygankoff, durchgesetzt (Kiew und Odessa).

Druckereien: Bis 1929 wurden in Leningrad 91 Werke (137 Bände) und in Moskau 21 Werke (42 Bände) gedruckt. 1924 entstand eine neue Zeitschrift: „Das Leben der Blinden", als Beilage zur Zeitung „Gegenseitige Hilfe".

Blindenlehrerausbildung: Eine sonderpädagogische Ausbildung erhielten die Bl.-Lehrer an der Defektologischen Abteilung der 2. Moskauer Staatlichen Universität und im Pädagogischen Herzen'schen Institut in Leningrad. 1927 wurde an der 2. Moskauer Staatlichen Universität ein Forschungsinstitut für wissenschaftliche Pädagogik und eine Abteilung für Heilpädagogik gegründet, die sich der Sehgeschädigten-Pädagogik zuwenden sollte.

Statistik: Nach der Volkszählung von 1926 gab es in der RSFSR 135.010 Bl. (58.898 Männer, 76.112 Frauen). Sie verteilen sich geographisch wie folgt: Nordöstlicher Rayon: 2.106 M., 2.678 W., zusammen 4.784, auf je 1.000 Einwohner: 2,02 Bl.; Leningrader Gebiet: 3.561 M., 5.211 W., zus. 8.772, auf je 1.000 Einw. 1,37 Bl.; Westlicher Rayon: 3.437 M., 4.356 W., zus. 7.793, auf je 1.000 Einw. 1,80 Bl.; Zentraler Industrie-Rayon: 13.546 M., 15.436 W., zus. 28.982; auf je 1.000 Einw. 1,51 Bl.; Zentralrayon der schwarzen Erde: 6.731 M., 6.839 W., zus. 13.570, auf je 1.000 Einw. 1,25 Bl.; Wjatka-Rayon: 4.186 M., 9.090 W., zus. 13.276, auf je 1.000 Einw. 3,83 Bl.; Ural-Bezirk: 5.083 M., 7.370 W., zus. 12.453, auf je 1.000 Einw. 1,83 Bl.; Mittlerer Wolga-Bezirk: 4.634 M., 7.062 W., zus. 11.696, auf je 1.000 Einw. 1,72 Bl.; Unterer Wolga-Bezirk: 3.150 M.,

Unterhalt eines Zöglings	Lehrwerkstätten	Personal						Alter über			Census		Adressen der Institute
		Im ganzen	administrativ	Pädagogen	Gewerbe-Lehrer	Mediziner	Techniker	10 Jahre	20 Jahre	25 Jahre	Ohne Spezial-Bildung	Mit Spezial-Bildung	
738 Rubel	Bürstenbinderei, Strumpfwirkerei Musik-Klassen, Tischlerei	40	2	17	3	1	17	1	–	–	19	–	Ul. Liebknecht Haus 55
548 Rubel	Bürstenbinderei, Weberei Musik-Klassen, Korbflechterei	31	4	13	4	1	9	4	5	1	1	16	Institutskaja Haus 31
470 Rubel	Korbflechterei, Bürstenbinderei	22	2	8	2	2	8	2	–	–	8	1	Kostomarowskaja Haus 4
480 Rubel	Bürstenbinderei	14	1	6	2	1	3	2	–	–	3	4	Udeljny Der Haus 9
574 Rubel	Schuhmacherei, Weberei	15	2	6	3	–	4	2	1	–	4	1	Koloniskaja Haus 14
305 Rubel	Bürstenbinderei Strumpfwirkerei, Seilerei	16	1	6	3	–	6	–	1	1	5	2	Ul. Sprawedliwosti Haus 28

UdSSR

3.711 W., zus. 6.861, auf je 1.000 Einw. 1,47 Bl.; Nord-Kaukasus: 4.041 M., 4.282 W., zus. 8.323, auf je 1.000 Einw. 1,00 Bl.; Sibirien: 7.211 M., 9.102 W., zus. 16.313, auf je 1.000 Einw. 1,87 Bl.; Land des Fernen Ostens (Dalnij Wostok): 1.212 M., 975 W., zus. 2.187, auf je 1.000 Einw. 1,16 Bl.; zusammen gibt es also in der RSFSR 58.898 oder 43,6% M. und 76.112 oder 56,4% W., insgesamt 135.010 Bl.; die Zahl der Bl. im Verhältnis zur Zahl der Bewohner ist 1,6 auf je 1.000.

In den Autonomen Republiken – mit Ausnahme der Jakutischen und Kirgisischen Republiken, die nicht erfaßt wurden – befinden sich 32.748 Bl.; hiervon sind M. 11.810 und W. 20.945. Auf die einzelnen Republiken verteilt: Karielskaja- ASSR: 208 M., 323 W., zus. 531, auf je 1.000 Einw. 1,7 Bl.; Baschkiren-ASSR: 2.327 M., 4.693 W., zus. 7.020, auf je 1.000 Einw. 17,2 Bl.; Tschuwaschen-ASSR: 1.975 M., 4.899 W., zus. 6.874, auf je 1.000 Einw. 5,8 Bl.; Tataren-ASSR: 1.937 M., 4.380 W., zus. 6.317, auf je 1.000 Einw. 16,8 Bl.; Deutsche Wolga-ASSR: 233 M., 320 W., zus. 553, auf je 1.000 Einw. 3,7 Bl.; Krim-ASSR: 264 M., 256 W., zus. 520, auf je 1.000 Einw. 4,6 Bl.; Dagestan: 876 M., 1.477 W., zus. 2.353, auf je 1.000 Einw. 5,00 Bl.; Kasachische-ASSR: 3.480 M., 3.797 W., zus. 7.277, auf je 1.000 Einw. 42,0 Bl., Buriatische- und Monholei-ASSR: 503 M., 800 W., zus. 1.303, auf je 1.000 Einw. 3,2 Bl. (Schtscherbina a.a.O., S. 241).

Gesamtzahl der Einwohner: 99.314.271 (ohne Jakuten- und Kirgisen-Republiken mit 167.763 Bl. = 1,69 je 1.000 Einw.). Nach anderen Aufstellungen wurde damals die

Tabelle 3: Ergebnisse der Zählung der männlichen Blinden in der Ukraine 1926

Altersstufen	Die ganze Bevölkerung	Davon Bl.-Geborene	Erbl.	Insgesamt	% Bl.-Geborene	% Erbl.	% Insgesamt
0– 1	490.272	18	3	21	0,03	0,01	0,04
1– 9	3.200.432	297	580	877	0,09	0,18	0,27
10–19	3.408.660	599	1.535	2.134	0,18	0,45	0,63
20–29	2.540.993	617	1.529	2.146	0,24	0,61	0,85
30–39	1.686.074	413	1.703	2.116	0,25	0,01	1,26
40–49	1.184.068	298	1.613	1.911	0,26	1,36	1,62
50–59	763.407	212	1.594	1.806	0,28	2,09	2,37
60 u. darüber	821.502	217	4.525	4.742	0,26	5,52	5,78
unbekannt		3	31	34			
Zusammen	4.095.408	2.674	13.113	15.787	0,19	0,93	1,12

Tabelle 4: Ergebnisse der Zählung der weiblichen Blinden in der Ukraine 1926

Altersstufen	Die ganze Bevölkerung	Davon Bl.-Geborene	Erbl.	Insgesamt	% Bl.-Geborene	% Erbl.	% Insgesamt
0– 1	472.133	5	6	11	00,1	0,01	0,03
1– 9	3.179.865	234	517	751	0,07	0,16	0,24
10–19	3.571.547	580	1.395	1.975	0,16	0,39	0,55
20–29	2.757.691	614	1.362	1.976	0,22	0,49	0,72
30–39	1.827.953	477	1.316	1.793	0,26	0,72	0,98
40–49	1.232.334	369	1.323	1.692	0,30	1,07	1,37
50–59	914.640	236	1.690	1.926	0,26	1,85	2,11
60 u. darüber	968.176	263	5.437	5.700	0,27	5,62	5,89
Zusammen	14.924.339	2.780	13.052	15.832	0,19	0,87	1,06

Tabelle 5: Ergebnisse der Zählung der Bl. in der Ukraine 1926

	Kriegsbl. selbsttätig M.	W.	unselbsttätig M.	W.	Arbeitsunfallbl. selbsttätig M.	W.	unselbsttätig M.	W.
Städte mit Bevölkerung über 100.000	117	6	11	6	95	18	15	9
Städte mit Bevölkerung unter 100.000	118	8	52	21	139	14	38	12
Land ohne Städte	468	5	473	28	218	42	260	149

Zahl auf 330.000 Bl. geschätzt. Hinsichtlich der Ukraine lagen Angaben aus dem Jahre 1924/25 vor: 31.619 Bl. bei einer Bevölkerung von 29.020.744 Einwohnern.

Schulen und Erziehung: *Das Sonderschulwesen in der UdSSR:* Es steht unter Aufsicht des UdSSR-Ministeriums für Erziehung, der entsprechenden Ministerien der Unionsrepubliken oder der lokalen Einrichtungen. Diese Schulen werden vom Staat finanziert, die Schüler besuchen vom 7. bis zum 19. oder 20. Lebensjahr diese Schulen, unabhängig von ihrer Volkszugehörigkeit, Rasse, ihrem Glauben oder ihrer sozialen Herkunft. Jungen und Mädchen werden in Heim-Sonderschulen koedukativ erzogen. Für die Schüler ist der Besuch dieser Sonderschulen frei, da die öffentliche Hand die gesamten Kosten trägt. Für alle bl. und sehbehinderten Kinder besteht Schulpflicht. Lehrer und Erzieher an diesen Sonderschulen haben eine besondere Ausbildung mit Diplomabschluß in Sonderpädagogik, die sie an der Abteilung für Defektologie der sonderpädagogischen oder pädagogischen Institute erlangen. Die Entwicklung besonderer technischer Einrichtungen und Verfahren und die sonderpädagogischen Forschungen werden vom Defektologischen Institut der Akademie für Pädagogische Wissenschaften der UdSSR oder an anderen Instituten durchgeführt. Die Schulpflicht erstreckt sich auch auf die Sekundarschulen und gilt auch für alle sehgeschädigten Jugendlichen. Zu diesem Zweck besteht ein Netz von Sonderschulen, um die verschiedenen Schulrichtungen auch für Sehgeschädigte zu garantieren. 1977 bestanden 13 Bl.-Schulen und 59 Schulen für Sehbehinderte in der russischen Sowjetrepublik sowie über 47 weitere Sonderschulen für Bl. in den anderen Sowjetrepubliken. Die Schulen für Sehbehinderte und Bl. sind getrennt organisiert. Daneben bestehen ergänzend getrennte Sonderklassen für geistig- bzw. körperbehinderte Bl. Die Klassenstärke beträgt 5-7 Schüler. Daneben bestehen auch noch besondere Vorschulen, zu denen, wie auch zu den anderen Schulen, auf Grund der Stellungnahme einer medizinisch-pädagogischen Kommission die Zulassung erfolgt. Die Zulassung erfolgt bei einer Sehstärke von 0,04, bei progressiver Erkrankung auch schon bei 0,08. Schulen für Sehbehinderte erfordern eine Sehschärfe von 0,05 bis 0,04. Die Kindergärten oder Vorschulen werden von Kindern im Alter von 2 bis 7 Jahren besucht. Hier besteht auch eine Trennung zwischen Kindergärten für Sehbehinderte und Bl., wobei bei den Sehbehinderten die Sehschärfe zwischen 0,05 und 0,04 auf dem besseren Auge nach Korrektur beträgt.

Vorschulerziehung: Die Kindergärten bereiten die Kinder auf den Schulbesuch nach ihrem Entwicklungsstand vor. Das öffentliche Gesundheitswesen führt präventive und kurative Behandlungen an diesen Vorschuleinrichtungen durch. An diesen Vorschulen werden 85 bis 90% der Kinder erfolgreich augenärztlich behandelt.

Prinzipien für Sonderschule und Erziehung: Das Curriculum in Sonderschulen für Bl. und Sehbehinderte ist das gleiche wie für voll sehende Kinder. Die wöchentliche Stundenzahl erhöht sich graduell von 24 auf 34 Stunden (33 bei Sehbehinderten). Die Verteilung des Unterrichtsstoffes ist jedoch unterschiedlich. Die meiste Zeit wird für den Unterricht der Muttersprache, Literatur und Mathematik aufgewandt. Von der 8. Klasse aufwärts können die Schüler sich, bei einer Mindestzahl von 6 Schülern, Wahlfächern zuwenden. Logopädischer Unterricht ist, wenn erforderlich, ergänzend vorgesehen, und zwar: 2 Stunden bis zur 3. Schulstufe, 1 Stunde wöchentlich von der 4. bis zur 6. Stufe. Von der 6. bis zur 8. Stufe erhalten die Schüler 138 Stunden berufspraktische Ausbildung in Unternehmen.

Punktschriftliteratur: Die Schulbücher sind in Punktschrift verfügbar. 1977 waren 47 Titel von Schulbüchern übertragen. Insgesamt sind 253 verschiedene Titel in Punktschrift gedruckt (auf die Gesamtzahl 98.830 Kopien). Die Punktschriftliteratur deckt die Bedürfnisse von Schulkindern und Erwachsenen und Spätbl. und umfaßt Themen der Sozialwissenschaften, der Wirtschaft, der politischen Wissenschaft, Populärliteratur, Musik und Rechtswissenschaften. Es gibt Textbücher für Kunst, Mathematik und technisches Zeichnen. Die Bücher verfügen über Reliefdarstellungen, Schemata und technische Diagramme. Geographische Landkarten und historische Karten werden im Relief dargestellt. Für Sehbehinderte gibt es Großdruckbücher und didaktisches Material in colorierter Ausgabe. Es besteht auch Mobilitätsunterricht sowie Unterricht in lebenspraktischen Fähigkeiten. In den Schulen werden auch ständig medizinische Kontrollen durchgeführt. Die Sonderschule ist auch der allgemeine Schultyp in der Sekundarstufe für die Erziehung bl. und sehbehinderter Jugendlicher.

UdSSR

Sondersekundarschule (amtlich: Allgemeine Polytechnische Schule für Bl.)

Stufe	Sondersekundarschule		Alter
11.			18
10.			17
9.			16
8.	Sekundar- und	davon 9 Jahre	15
7.	Kollegstufe	Besondere All-	14
6.		gemeine Poly-	13
5.		technische Schule	12
4.	Elementarstufe	für Bl.	11
3.			10
2.			9
1.			8
Vorbereitung			7

Sondersekundarschule (amtlich: Allgemeine Polytechnische Schule für Sehbehinderte)

Stufe	Sondersekundarschule		Alter	
11.			18	
10.			17	
9.			16	
8.	Sekundar-	9 Jahre be-	15	Normale
7.	und Klleg-	sondere Aus-	14	Sekundar-
6.	stufe	bildung an	13	stufe des
5.		der allge-	12	allgem.
4.		meinen poly-	11	polytechn.
3.		technischen	10	Schultyps
		Schule für	9	1. bis 9.
		sehbehin-		Stufe
		derte Kinder		
2.	Elementar-		8	
1.	stufe		7	
Vorbe-				
reitung				

Daneben spielen auch Planunterricht und Abendschule eine erhebliche Rolle. Im Jahre 1979 nahmen 5.000 Bl. und Sehbehinderte diese Einrichtungen in Anspruch. Die 11 Abend- und Korrespondenzschulen und ihre 175 Beratungszentren befinden sich in folgenden Städten: Gori, Kemerovo, Kubischew, Leningrad, Moskau, Novosibirsk, Perm, Rostow/Don, Sverdlovsk, Kazan und Čeljabinsk.

Druckereien, Büchereien, Hörbüchereien: Punktschriftbücher werden vom Prosvěščenie-Zentrum, einem staatlichen Druckerei-Unternehmen, hergestellt. Im Zeitraum von 4 Jahren wurden z. B. 1.500 Titel sozialwissenschaftlicher, wirtschaftswissenschaftlicher und unterhaltender Literatur in Punktschrift hergestellt. Es werden auch Punktschriftzeitschriften gedruckt, wie „Unser Leben", „Der Anruf" und „Literarische Greifzüge". In der Zentralbibliothek für Bl. gab es 1979 insgesamt 4.200.000 Bände in Punktschrift. Außerdem sind im ganzen Land über 1.100 Wanderbüchereien in Betrieb. Bücher werden umsonst ausgeliehen und verschickt. Punktschriftbücher können auch im RASSVET, einem Spezialgeschäft, käuflich erworben werden. Auch bestehende Hörbüchereien sind sehr gefragt. 1979 wurden jährlich zwischen 230 und 250 Titel aufgenommen. Die Gesamtproduktion betrug im gleichen Jahr 72.000 Kopien. Die Texte werden von Radiosprechern gelesen, jede Bücherei hat eine Hörbüchereisektion. Sehgeschädigte können Hörbücherkassetten zu einem verbilligten Preis erwerben. In der staatlichen Zentralbücherei wurde auch eine Musikabteilung für Bl. und Sehbehinderte organisiert. Bl. können jeden Notentext in Punktschrift bestellen. Die Büchereien verfügen auch über eine Abteilung mit Modelldarstellungen wichtiger Architektur. In größeren Städten bieten die Büchereien den Bl. auch Vorlesekräfte und Sekretärsdienste unentgeltlich an.

Rehabilitation und Betreuung der Taubbl.: Beim Präsidium des Zentralvorstandes des Allrussischen Blindenverbandes wurde 1978 der Rat für Taubbl. gegründet. Zu seinen wichtigsten Aufgaben zählen die Erfassung und zahlenmäßige Registrierung der Taubbl., ihre Unterstützung beim Arbeitseinsatz und beim Erwerb von Bildung sowie ihre Versorgung mit den nötigen technischen Hilfsmitteln. Im März 1979 wurde im Sonderkonstruktionsbüro des Allrussischen Blindenverbandes der Sektor für sozialpsychologische Rehabilitation und Arbeitsrehabilitation gebildet. Sein besonderes Anliegen ist es, die Gruppe der Taubbl., die verschiedenen Rehabilitationsformen und die dabei auftretenden Probleme sowie die Einbeziehung der Taubbl. ins gesellschaftliche Leben gründlich zu untersuchen, neue Berufsmöglichkeiten zu erschließen, den rationellen Arbeitseinsatz zu organisieren und Maßnahmen zur Verbesserung des Betriebsklimas in Betrieben, Einrichtungen und Organisationen, in denen Taubbl. arbeiten, festzulegen und durchzuführen. Eine wichtige Form der Rehabilitation und Betreuung der Taubbl. ist die Entwicklung und Herstellung technischer Hilfsmittel für Kommunikation, Unterricht und Alltag. Von hohem Wert für die Taubbl. sind Apparate und Geräte, die ihnen die Verständigung mit ihrer Umwelt ermöglichen. Sehr bewährt hat sich der Teletaktor, mit dessen Hilfe sie sich mit einem großen Kreis von Personen ungehindert verständigen können, auch wenn diese weder die Punktschrift noch die Daktylogie (die Hand- und Fingersprache der Taubstummen) kennen. Mit dem Teletaktor kann ein sehender und hörender Gesprächspartner den Kontakt zu einer ganzen Gruppe Taubbl. herstellen, wobei dieser Kontakt zweiseitig ist. Daher die besondere Eignung des Geräts für Unterrichtszwecke. Der Pädagoge und Wissenschaftler Prof. I. A. → Sokoljanskj (1888–1960) leitete von 1923 an eine Internatsklinik für taubbl. Kinder in Charkow. Eine Schülerin dieser Einrichtung wurde weltbekannt: O. I. → Skorochodowa, Kandidatin der pädagogischen Wissenschaften und Verfasserin des Buches „Jenseits der Nacht", die als leitende wissenschaftliche Mitarbeiterin des Forschungsinstituts für Defektologie an der Akademie der Pädagogischen Wissenschaften der UdSSR in Moskau tätig war. Zugleich mit der Klinik in Charkow wurde am Orthophonetischen Institut Leningrad eine Taubbl.-Gruppe gebildet, wo Taubbl. nach Lehrplan unterrichtet wurden und eine Berufsausbildung als Tischler, Schlosser, Schneider oder in anderen Fachgebieten erhielten. Beide Zentren wurden im WK II zerstört. Das Werk Professor Sokoljanskjs wurde nach seinem Tode von seinem Schüler A. I. Meščerjakov fortgesetzt. Meščerjakov (1923–1974) leitete das neue Laboratorium für Ausbildung und Studium taubbl. Kinder, das den Namen Sokoljanskis trägt, und begründete eine neue Epoche in der Entwicklung der Taubbl.-Pädagogik. Im Jahre 1963 wurde in Zagorsk (Gebiet Moskau) eine Internatssonderschule eröffnet, wo 50 taubbl. Kinder im Alter von drei bis 16 Jahren unterrichtet und erzogen wurden. Sie erfahren eine elementare psychologische Betreuung, erhalten Schulbildung und erwerben zahlreiche praktische und berufliche Fertigkeiten. Vier Schüler dieser Schule – Natalja Kornejewa, Juri Lerner, Sergej Sirotkin und Alexander Suworow – haben 1977 das Studium an der Moskauer Lomonossow-Universität in der Fachrichtung Psychologie abgeschlossen. Drei von ihnen sind heute als wissenschaftliche Mitarbeiter am Forschungsinstitut für Psychologie in Moskau tätig.

Berufsausbildung und Berufsbetreuung von Schülern in Blindenschulen und Schulen für Sehbehinderte: Die Berufsausbildung hat 3 Phasen: 1. Einführungsstufe in vorbereiteten Gruppen; 2. Berufserziehung unter allgemeinen pädagogischen Gesichtspunkten polytechnischer Orientierung (4. bis 9. Stufe); 3. Produktions- und Berufstraining auf polytechnischer Grundlage, aktive Eingliederung der Schüler in den Produktionsprozeß von der 10. bis 11. Stufe.

Zu 1: Hier wird besonderes Gewicht auf Bildung von Selbsthilfefähigkeiten, z. B. selbständige Haushaltsführung und Kochen, gelegt. Die Pflege der Haustiere wird erlernt.

Zu 2 und 3: Der Schüler erwirbt allgemeine technische Kenntnisse auf dem Gebiet der Elektronik, der Elektrotechnik, des technischen Zeichnens und praktische technische Fähigkeiten auf dem Gebiet der Radiotechnik und der Arbeit mit Holz und Plastik, Metallwerkzeugen, Kontrollgeräten, Meßgeräten und das Arbeiten an verschiedenen Maschinen. In den Workshops der Schulen erzeugen die Schüler Übungsartikel. Falls solche Workshops nicht bestehen, werden die Schüler in den Unternehmen der russischen Bl.-Verbände oder in schulübergreifenden Ausbildungsstätten der Regelschulen unterrichtet. Viel Wert wird auf Modellbau und Zeichnen gelegt. Auch die Ausbildung in Wahlfächern, die mit der Industrie, der Elektronik, der Radiotechnik, der Metall- und Holzarbeit, technischem Zeichnen, Landwirtschaft und Chemie zu tun haben, wird angeboten. Als Wahlfächer können Gartenbau, Hühnerhaltung und Bienenzucht belegt werden.

Technische Hilfsmittel: Folgende Hilfsmittel werden eingesetzt: sensorische (auf Grund taktiler, muskulärer, vibrativer und auditiver Perzeption); technische Hilfsmittel für Mobilität als Orientierungsmittel; Hilfsmittel zur Selbstorientierung und Selbstanpassung im Einsatz auch am Arbeitsplatz; Einrichtungen zur Absicherung des Arbeitsplatzes; Gebäude- und Raumausstattung in Heimen, Schulen und Workshops; diagnostische, medizinisch-rehabilitative und optische Hilfsmittel. Die technischen Hilfsmittel dienen im wesentlichen drei Zwecken: 1. Hilfen zum Unterricht, 2. Hilfen zur Kommunikation, 3. Hilfen für lebenspraktische Fähigkeiten der Bl. und Sehbehinderten.

Das Institut für Defektologie als Teil der Sowjetrussischen Akademie der Pädagogischen Wissenschaften hat ein Experiment nach dem sogenannten Kazakov-System durchgeführt, in dem ein komplettes astronomisches Observatorium für Bl. und Sehbehinderte eingerichtet wurde, das den Wissensstand der Regelschulen vermittelt. In den Schulen werden auch elektrische und radiotechnische Einrichtungen und Instrumente mit akustischem Out-put in großem

UdSSR

Umfang eingesetzt. Auch die Programmiersprachen werden in Punktschrift umgesetzt. Das Fernsehlesegerät findet neben anderen optischen Geräten Anwendung im Schulunterricht für Sehbehinderte.

Berufsunterbringung: Über ein halbes Jahrhundert hat der Allrussische Blindenverband (VOS) sich mit der beruflichen Rehabilitation und Arbeitsunterbringung befaßt. Auf dem 10. Kongreß des VOS (1963) hatte der Präsident des Zentralverbandes, B. → Zimin, die entscheidenden Punkte zusammengefaßt: die Vertiefung der beruflichen Rehabilitationssysteme, wissenschaftlich begründete Arbeitsregelung und Arbeitsplatzeinrichtungen, hoher Stand an Mechanisierung und Organisation der Produktion, vertriebstechnische Hilfe für Behinderte, Ausnutzung von Restsehvermögen. In den 60er Jahren hat sich das Leningrader Forschungsinstitut für Berufsunterbringung von Behinderten in einer Studie mit Beschäftigungsmöglichkeiten für Sehgeschädigte befaßt. Dabei wurden vor allem die Arbeitsplätze in den Fabriken des VOS analysiert. Dadurch wurden medizinisch und wissenschaftlich überprüfte Daten ermittelt und der weiteren Beschäftigungspolitik für Sehgeschädigte zugrundegelegt, um sozial und wirtschaftlich nützliche Arbeitsprozesse durch Sehbehinderte oder Bl. ausführen zu lassen.

Das vorhin erwähnte Forschungsinstitut in Leningrad (CIETIN) hat zusammen mit anderen Organisationen und den nationalen Verbänden der Bl. spezielle Labors errichtet, um die Rehabilitationsprobleme beruflicher Art der Sehgeschädigten in der Russischen Sowjetrepublik, der Ukraine, Weißrußland, Lettland und Estland zu untersuchen. Großer Wert wurde auf die Faktoren der Arbeitsumwelt gelegt. Die Grundbedingungen hierfür wurden von der ständigen Koordinationskommission des CMEA festgelegt. Von besonderer Bedeutung sind die sanitären, hygienischen und psychologischen Faktoren. Hierzu gehören: die meteorologischen Bedingungen (Temperatur, Feuchtigkeit, Bewegung) am Arbeitsplatz; toxische Gase und sonstiger schädlicher Output; Verunreinigung durch Staub und Geräusche; Bedingungen durch schlechtes Licht usw. Zu den psychologischen Faktoren gehören: Arbeitszone, funktioneller Streß, Sehbelastung. Folgende arbeitsmedizinische Kriterien wurden erstellt: Vollbl. (Sehschärfe 0 bis 0,01) – subtil muskuläre Sinneswahrnehmungen erforderlich; stark Sehbehinderte (Sehschärfe 0,01 bis 0,03) – Sehvermögen dient nur zur Orientierung; Sehbehinderte (Sehschärfe 0,04 und darüber) – Einsatz des Sehvermögens bei der Arbeit ist unter Berücksichtigung der Erkrankungsursache möglich. Nach der Kommissionsentscheidung über die Art der Beschäftigung erfolgt regelmäßig eine technische Überprüfung im Zusammenhang mit kombinierten hygienisch epidemiologischen Einstufungen zur Festlegung der Bedingungen am Arbeitsplatz.

Bl. Arbeiter werden nach Maßgabe der Differenztabelle eingesetzt, wobei eine Arbeitsplatzbeschreibung für jeden Arbeitsplatz erstellt wird. Letztere umfaßt 4 Abschnitte. Im ersten Abschnitt werden Daten über die technologischen Arbeitsvorgänge aufgenommen (Beschreibung des technologischen Vorganges der hergestellten Artikel, der eingesetzten technologischen Hilfen, des eingesetzten Sehvermögens). Die 2. Sektion ermittelt Daten über Umweltbedingungen, Geräusche, Licht, Vibration, die 3. Sektion enthält Angaben über psychologische Faktoren, die 4. Sektion umfaßt detaillierte Beziehungen zur Differenztabelle. Die Geschwindigkeit der Arbeitsvorgänge am Arbeitsplatz wird kontrolliert durch ein Forschungsinstitut anhand einer für den jeweiligen Arbeitsplatz erarbeiteten Zulässigkeitstabelle.

Grad der Monotonie der Arbeit	Zahl der Einzelelemente des Verfahrens	Dauer von wiederholten Arbeitsvorgängen	Wiederholung monotoner Techniken u. Arbeitsvorgänge im Laufe einer Stunde
Gering	über 10	über 100	bis zu 180
erhöht	10–6	100–46	181–300
groß	5–3	45–20	301–600
sehr groß	2 u. weniger	19–2	über 600

Quelle: Elena Libmann u. a.: „Gainful Employment of the Blind", Moskau 1979, S. 31.

Organisation und Arbeit in den Unternehmen für Blinde: Bl. und sehbehinderte Arbeiter können einen bestimmten Beruf in einem der verschiedenen Unternehmen des VOS wählen, sie können umgeschult werden oder auch einen neuen Beruf in diesem Rahmen ergreifen. In den letzten Jahren haben diese Unternehmen sehr erfolgreich gearbeitet, vor allem auf dem Gebiet der Fernsehgeräteherstellung, der Radiogeräte- und Computerproduktion. Diese Einrichtungen wurden so angepaßt, daß bis zu 60 % der Beschäftigten Bl. und Sehbehinderte sind.

1979 verfügte der VOS über 189 Betriebe, von welchen 95 zwischen 200 und 500, 50 zwischen 500 und 700, 44 über 700 Arbeiter beschäftigten. Der jährliche Umsatz dieser Betriebe beträgt 600 Mill. Rubel. Die Anzahl der Kleinunternehmen nimmt ab, die der Unternehmen mit 700 bis 1.000 Arbeitern wächst dagegen. Die meisten Unternehmen wurden nach 1945 gegründet. Die Zusammenarbeit der Unternehmen des VOS mit der Industrie ist besonders wichtig. Der VOS erreichte, daß er vollberechtigter Partner auch der größten Industrieunternehmen des Landes wurde. 80 Unternehmen arbeiten mit den größten Staatsindustrien teilweise oder in vollem Umfang zusammen. Im Zentralbereich der technologischen Produktion ist der Anteil der bl. und sehbehinderten Arbeiter 70 %, er erreicht manchmal 90 %. Im Bezug auf die gesamte Belegschaft liegt die Zahl der sehgeschädigten Arbeitnehmer zwischen 60 und 65 %, niemals aber unter 50 %. Die Arbeitsplatzsicherung nimmt einen zentralen Stellenwert in der Betriebsausstattung ein. Erfolgreiche und profitbringende Beschäftigung der Bl. und Sehbehinderten schlägt sich nieder in der Verwendung der Gewinne zur Konstruktion neuer Industrieanlagen, Sozialeinrichtungen usw. Jedes Jahr werden 180.000 bis 200.000 Kubikmeter neue Industrieanlagen und 40.000 bis 50.000 Kubikmeter an kulturellen, sozialen und erholungsorientierten Anlagen gebaut. Über 500 bl. Studenten studieren an höheren Sekundareinrichtungen der Sonderschulen in der UdSSR. Über 6.000 Bl. arbeiten in akademischen Berufen oder als Intellektuelle. Davon sind über 500 Lehrer an Grundschulen. Viele Juristen, Rechtsberater, Schriftsteller, Programmierer und Computerfachleute, Masseure und andere Spezialisten befinden sich unter den Bl. und Sehbehinderten. Der Programmiererberuf hat sich in den letzten Jahren sehr erfolgreich entwickelt, über 100 Sehgeschädigte arbeiten seit 1979 in diesem Berufszweig. 45 Doktoren der Wissenschaften und 137 habilitierte Wissenschaftler befinden sich unter den Sehgeschädigten im Rahmen der Unterrichtsanstalten für höhere Bildung an den wissenschaftlichen Forschungsinstituten.

Soziale Sicherheit: An die Stelle privater, karitativer Fürsorge ist in der Sowjetunion nach der Revolution ein staatliches System der sozialen Sicherung getreten. 1966 arbeiteten oder lernten in der russischen Föderation insgesamt 76.500 Bl., davon 53.000 in Betrieben und Institutionen des Bl.-Vereins, 13.800 in staatlichen Betrieben und Dienststellen und 9.100 in Kolchosen und Sowchosen. In den Betrieben des Vereins arbeiten 35 bis 50 % Sehende. Die Betriebe haben eine Stärke bis zu 1.000 Belegschaftsmitgliedern.

Der Bl.-Verein und der Staat teilen sich auch die Aufgabe der sozialen Sicherung. Ca. 50.000 m^2 Wohnraum in modernen Häusern werden den bl. Mitgliedern des Vereins jährlich zur Verfügung gestellt (jährlich bis zu 6.000 Mitglieder des Bl.-Vereins erhalten damit für sich und die Familienangehörigen eine Wohnung). Daneben werden Kindergärten, Kindergrippen, Geschäfte und Kantinen sowie Clubs gebaut. In gleicher Weise werden andere bl.-technische Hilfsmittel, wie Einfädelungsvorrichtungen, Punktschrift-Schreibmaschinen, Bl.-Uhren und Tonbänder, zur Verfügung gestellt.

Der Verein gibt jährlich 3 bis 3,5 Mill. Rubel (1970) für Erholung und Kurbehandlung der Vereinsmitglieder sowie Feriengestaltung aus (12tägiger Aufenthalt im Erholungsheim oder 26 Tage in einem Sanatorium). Auch können Bl. unentgeltlich Bl.-Hunde von einer Führhundschule erhalten.

Bei der Rentenversorgung haben Bl. verschiedene Privilegien. Bl. Männer erhalten die Altersrente nach Vollendung des 55. Lebensjahres, bei einer Mindestberufszeit von 15 Jahren.

Bl. Frauen erhalten die Altersrente nach Vollendung des 40. Lebensjahres, bei einer Mindestberufszeit von 10 Jahren. Erbl. jemand infolge eines Betriebsunfalles oder einer Berufskrankheit und ist arbeitsunfähig, so erhält er Invalidenrente ohne Rücksicht auf die Länge seiner zurückgelegten Arbeitszeit. 1966 erhielten 84 % aller Sehgeschädigten eine staatliche Rente.

Die Arbeitszeit ist auf 6 Stunden täglich begrenzt. Bl. erhalten einen bezahlten 24-Tage-Erholungsurlaub. Das Einkommen Bl. ist steuerfrei. Unabhängig vom Einkommen erhalten Kriegsbl. und bestimmte Gruppen der Zivilbl. eine volle Rente. Stipendien für Bl. im Studium sind um 50 % erhöht, und Schüler von der 5. bis zur 11. Klasse erhalten vom Bl.-Verband eine Beihilfe zur Vergütung für den Vorleser. Die Benutzung der städtischen Verkehrsmittel ist kostenlos, der Versand von Briefen und Tonbandsendungen portofrei. Lehr- und Produktionsbetriebe des Bl.-Vereins zahlen weder Umsatzsteuer, noch sind sie lokalsteuerpflichtig.

UdSSR

Blindheitsverhütung:
Erweiterung des Netzes von Krankenhäusern und Bettenkapazität in der UdSSR

	1913	1940	1960	1970	1975
Zahl der Krankenhäuser (in Tausend)	5,3	13,8	26,7	26,2	24,3
Zahl der Krankenhausbetten (in Tausend)	207,6	790,3	1.739,2	2.663,3	3.009,2
Versorgung der Bevölkerung mit Krankenhausbetten (per 10.000)	13,0	40,2	80,3	109,2	117,8

Quelle: Ksenia und Troutneva: „Prevention of Blindness in the UdSSR", Moskau 1979, S. 4.

Das Anwachsen der Zahl der Krankenhausbetten im Verhältnis Bettenzahl – Bevölkerung in der UdSSR und der RSFSR (ohne Militärbetten)

	1913	1965	1975
	Anzahl pro 10.000 Einwohner	Anzahl pro 10.000 Einwohner	Anzahl pro 10.000 Einwohner
UdSSR	13,0	95,8	117,8
RSFSR	14,8	97,6	122,5

Quelle: Ksenia u. Troutneva a.a.O., S. 5.

1977 wurde ein Langzeitplan vom Zentralkomitee des Ministerrates (CPSU) angenommen. Die Krankenhaus- und Bettenzahl war bereits ständig angewachsen. Das gleiche galt für Gesundheitsstationen. Neu war die Schaffung von klinischen und technischen Teams, welche die öffentlichen Gesundheitsbedingungen und den Umweltschutz im alltäglichen Leben der Arbeiter verbessern sollten. Solche klinisch-technischen Arbeitsgruppen wurden zum Beispiel im Tscheljabinsk-Traktorwerk errichtet. Dabei sollte auch der Stadt-Land-Unterschied überwunden werden. Das CPSU-Programm sah auch regelmäßige Vorsorgeuntersuchungen vor. Bl.-Verhütung ist integraler Bestandteil der öffentlichen Gesundheitspolitik in der UdSSR. Sie wird vom Staat kostenlos für alle Teile der Bevölkerung durchgeführt und hat als Vorbeugemaßnahme Priorität.
Die Zusammenarbeit mit der → WHO besteht seit Jahren. Die Bettenzahl in den Augenkliniken ist von 2.000 auf 43.663 gestiegen. Die Zahl der besonderen ophthalmologischen Kliniken ist von 8 auf 100 angewachsen. Es bestehen 7 ophthalmologische Forschungseinrichtungen. Auf der Bundes-, Landes- und regionalen Ebene besteht ein System der Krankenhausbetreuung. Hauptprobleme sind Glaukom und Prophylaxe bei Kindern. Die Bekämpfung von Trachom wurde ebenfalls entwickelt. Folgende Prinzipien wurden angewandt: Jährliche großangelegte Kampagnen zur Bekämpfung von Augenkrankheiten als Grundlage, Zwangsbehandlung aller Patienten mit Trachom-Erkrankungen, Epidemiebekämpfung, öffentliche Gesundheitserziehung, Zusammenarbeit mit spezialisierten und allgemeinen Gesundheitsdiensten. Bereitschaftsdienst von freiwilligen Helfern auf kommunaler Ebene. Als Ergebnis konnte Trachom bis auf einige Einzelfälle zurückgedrängt werden. Eine besondere Rolle spielt die Helmholtz-Klinik in Moskau als Forschungszentrum. Das System der Mikrochirurgie unter Professor A. V. Khatova hat vor allem bei angeborenem Grauen Star große Erfolge erzielt. Ein merklicher Rückgang der erblichen Glaukomerkrankungen durch Frühbehandlung war zu verzeichnen. Im Rahmen von präventiven Maßnahmen wurden zum Beispiel in der RSFSR allein 17 Mill. Personen vorbeugend untersucht (1976 bis 1977). Die Erfolge von Professor M.M. Krasnov bei der Glaukombehandlung sind besonders bedeutsam. Er sowie die Mitglieder der Akademie der medizinischen Wissenschaften (AMS), T.I. Eroševsky und A.P. Nesterov, erhielten für ihre Leistungen eine Auszeichnung. Auch der Netzhaut und den Glaskörpern wurden besondere Forschungsvorhaben gewidmet. Wichtige Forschungsinstitute sind: das Helmholtz-Institut in Moskau, das V.P. Filatov-Forschungsinstitut für Augenkrankheiten in Odessa und das Kazakh-Forschungsinstitut für Augenkrankheiten in Moskau sowie das M.F. Vladimirsky-Forschungsinstitut.
1979 gab es schon 11 mikrochirurgische Zentren, geplant sind 15 weitere. Das Helmholtz-Forschungsinstitut in Moskau hat unter der Führung von R.A. Gunderova verschiedene Methoden der Hornhauttransplantation entwickelt. Mit der Behandlung von Augenverbrennungen hat sich vor allem das V.P. Filatov-Forschungsinstitut in Odessa befaßt. Bei der Transplantationstechnik künstlicher Linsen haben sich neben den erwähnten Instituten auch die Professoren S.N. Fedorov und V.Ya. Bedilo verdient

UdSSR

gemacht. Die Zahl der Sehgeschädigten ist in den letzten Jahren auf Grund dieser Aktivitäten erheblich gefallen. Auf dem Gesundheitstag 1977 in der UdSSR wurden 300 Referate zum Thema „Augenhygiene" vorgetragen. Alle diese Arbeiten wurden in Zusammenarbeit mit VOS und dem Präsidenten Boris → Zimin durchgeführt.

Lit.: Ksenia u. Troutneva in: „Prevention of Blindness in the UdSSR", Moskau 1979.

Allrussischer Blindenverband: In der Russischen Sozialistischen Föderativen Sowjetrepublik (RSFSR), der größten der 15 Sowjetrepubliken mit rund 130 Mill. Einwohnern, gab es am 1.1.1975 183.900 Bl.; 168.200 von ihnen waren Mitglied des Verbandes. Die Zahl der Bl. im Rentenalter ist in den letzten Jahren bedeutend gestiegen. Von den 78.000 beschäftigten Bl. sind 58% in Produktionsbetrieben des Verbandes untergebracht, 13.400 arbeiten in staatlichen Betrieben und 7.800 in der Landwirtschaft. Eine steigende Zahl von Bl. übt Tätigkeiten aus, die Hoch- und Fachschulbildung erfordern. Unter den 5.000 Bl. mit entsprechenden Zeugnissen befinden sich etwa 1.500 Lehrer und mehr als 50 Hochschullehrer, 87 Bl. sind in der Datenverarbeitung tätig. Dem Verband unterstehen 224 eigene Betriebe, die im Rahmen des Volkswirtschaftsplanes mit den Betrieben der allgemeinen Wirtschaft zusammenarbeiten. Sie stellen hauptsächlich Erzeugnisse der Metall- und Elektroindustrie her, nur 15 Betriebe sind mit der Produktion von Bürsten- und Seilerwaren (traditionelle Bl.-Berufe) beschäftigt. Außerdem gibt es noch 17 Betriebe, die Kartonagen herstellen. In einigen Betrieben sind mehr als 1.000 Arbeiter tätig, in mehr als 70 Betrieben übersteigt die Zahl der Beschäftigten jeweils 500. 40 Erzeugnisse werden in 47 Länder exportiert. In 179 Kulturhäusern und 787 Klubs sind viele Ensembles und Gruppen tätig. 69 Bibliotheken verfügen über mehr als 3 Mill. Bücher, darunter 1,6 Mill. Bände in Punktschrift. Es gibt in der RSFSR 73 Schulen für Bl. und Sehschwache, in denen 12.200 Schüler unterrichtet werden. 28 von ihnen sind Internatsschulen. Etwa 500 Bl. studieren an Hoch- und Fachschulen. Die Lehrgänge und Vortragsreihen in 11 speziellen Volkshochschulen und 103 Bildungszentren werden gegenwärtig von 5.576 erwachsenen Bl. besucht. Auf dem Gebiet des Sports verfügen die Bl. der RSFSR über 576 Sportklubs mit mehr als 12.000 Mitgliedern.

Sport im Rahmen des Allrussischen Blindenverbandes: Der Allrussische Bl.-Verband und die Bl.-Verbände der Unionsrepubliken haben ein sehr intensives Sportprogramm. Die Stadt-, Regional- oder Kommunalräte für Körperkultur und Sport arbeiten zusammen mit den Einrichtungen der sowjetischen Bl.-Verbände. Die wichtigste Aufgabe ist die Sportförderung durch Massensportveranstaltungen, Festivals und Wettkämpfe. In den Unionsrepubliken wird dies vom Präsidium des Zentralvorstandes und des Zentralrates für Körperkultur und Sport der Bl.-Verbände zusammen mit dem Spartakus, einer freiwilligen Sportgesellschaft, betrieben. Die Veröffentlichungen über Sport und Körperkultur für Bl. und Sehbehinderte nehmen jährlich zu. Es gibt Fachbücher über Schwimmen, Gymnastik und Wettkämpfe sowie Kämpfe im griechisch-römischen Stil. Diese Sportaktivitäten beruhen auf der Körpererziehung in den Sonderschulen, die 2 Stunden in der Woche umfaßt. Ziel dieses Unterrichtes ist, die Gesundheit der bl. und sehgeschädigten Kinder zu verbessern, sie abzuhärten und die Unterentwicklung ihrer Fähigkeiten zu vermeiden. Zum Sportunterricht gehören 8–10 Minuten regelmäßige gymnastische Übungen am Morgen und Übungen außerhalb der Schule. Es bestehen in allen schulischen Einrichtungen Möglichkeiten für Schlittschuhlaufen, Langlaufen, Skifahren und für therapeutischen Sport. Es gibt auch jährliche Wettkämpfe für die Heimsonderschulen, wofür folgendes Programm als Beispiel dienen soll:

Knaben	Mädchen
100-m-Lauf	100-m-Lauf
800-m-Lauf	400-m-Lauf
Hürdenlauf	Hürdenlauf
Hochsprung	Hochsprung mit Anlauf
Gewichtheben 5 kg	Gewichtheben 3 kg
Ballweitwurf 150 g	Ballweitwurf 50 g
Dreikampf	Dreikampf
(Laufen 60 m,	(Laufen 60 m,
Hürdenlauf u.	Hürdenlauf mit Anlauf
Gewichtheben)	und Gewichtheben)

Für erwachsene Sehgeschädigte gibt es anspruchsvollere Wettkampfprogramme.

Männer	Frauen
vollbl.	vollbl.
60-m-Lauf	60-m-Lauf
Ballwerfen 600 g	Ballwerfen 150 g
Dreikampf:	Dreikampf:
100-m-Lauf,	100-m-Lauf,
Hürdenlauf und	Hürdenlauf und
Gewichtheben 6 kg	Gewichtheben 3 kg

Union des Auteurs

Auch Wintersport, Winterwandern, Schlittschuhlaufen usw. wird von Bl. und Sehbehinderten mit großem Enthusiasmus betrieben. Schon 1953 brachen 11 sehgeschädigte Studenten, Mitglieder des Allrussischen Bl.-Verbandes, von Moskau auf, um eine Distanz von 250 km in den Krimbergen zurückzulegen. 6 von ihnen waren vollbl. Im Winter und im Sommer finden Wettbewerbe statt, es werden Gruppen von 10 bis 12 Personen gebildet, wobei die Zahl der Frauen und Männer der Sehenden und Nichtsehenden gleich ist. Das Winterprogramm umfaßt unter anderem: Zelten und Rucksackpacken unter Winterbedingungen, Abfahrtsski, Winteraufstieg mit Ski, Kompaßwesen, medizinische Hilfe. Während der Sommerzeit werden folgende sportliche Aktivitäten durchgeführt: Zeltbau und Zeltabbau, Rucksackpacken, Geländemarsch, Feuerstelle, Kompaßbenutzung, Erste Hilfe, Flußüberquerung.

Beliebt sind auch Wettkämpfe im griechisch-römischen Stil. Besonders gefragt ist auch der Amateur-Radio-Sport. Der Spitzenamateur auf diesem Gebiet ist B. Meschevtsev. Er hatte als erster eine Radioübertragung der Toor-Heyerdal-Expedition aus der Antarktis empfangen. Bedeutend sind auch die Erfolge der Bl. und Sehbehinderten in der UdSSR auf dem Gebiet des Schachspielens. Schachliteratur ist in Punktschrift überall erhältlich. Die Bl. nehmen an den Wettkämpfen der sehenden Schachspieler teil. So wurde 1976 S. Ingaunite die Schachmeisterin der UdSSR. 1966 wurde der Allrussische Bl.-Verband Mitglied des Weltschachverbandes. Das russische Team nahm an der Schacholympiade der Bl. III, IV und V teil und wurde Sieger (N. Rudensky 1975, S. Krilov 1978). Viele Schachspieler haben den Meistertitel der Sowjetunion erhalten.

Adressen: Vserossijskoje Obschestvo Sljepych (VOS) (Allrussischer Blindenverband), 14 Novaja Ploščadj; Respublikanskaja Centralnaja Biblioteka dlja Sljepych (Zentralbibliothek), Valovaja 29/33 113 054 Moskau.

Persönlichkeiten: → Aderkas, Erošenko, → Filatov, → Golovin, → Grot, → Nädler, → Ostrovskij, → Po Lina, → Pontrjagin, → Skorochodowa, → Sokoljanskj, → Tichomirov.

Lit.: J. Agejew: „Die Klub- und Kulturhäuser des allrussischen Blindenverbandes", in: Umschau des europäischen Blindenwesens 1977/3; Yuri Baranov, Boris Sinitsyn: „Sports Activities of the All-Russia Association of the Blind", Moskau 1980; Nonna Koulitcheva: „Recreational Activities of the Blind in the U.S.S.R.", Moskau 1979; Troutneva Ksenia: „Prevention of Blindness in the U.S.S.R.", Moskau 1979; Elena Libman, Tatiana Melkumiants, Mikhail Reifman: „Gainful Employment of the Blind", Moskau 1979; S. A. Sirotkin: „Rehabilitation und Betreuung der Taubblinden in der Sowjetunion", in: Umschau des europäischen Blindenwesens 1980/2; Anna Yazvina: „General Principles of Organization of Manufacture at the Enterprise for the Blind", Moskau 1979; Maria Zemtsova: „Education of Blind and partially Sighted Children", Moskau 1979; Boris Zimin: „Social and vocational Rehabilitation and Integration of the Blind in the U.S.S.R.", Moskau 1979.

Union des Auteurs et Musiciens Aveugles, Paris → Frankreich

Unione italiana dei ciechi → Italien, → Europa (Geschichte des Bl.-Wesens)

Union Nationale des Aveugles de Tunisie → Tunesien

Union Nationale des Aveugles du Sénégal → Afrika (Regionalbericht)

Union of the Blind in Bulgaria → Bulgarien

Union of the Blind of Yugoslavia → Jugoslawien

United Bible Societies. Die U. haben in vielen Ländern der Erde, insbesondere in Entwicklungsländern, das Alte und das Neue Testament in Punktschrift drucken und verbreiten lassen, so zum Beispiel in Chinesisch (new Mandarin Code), in Haussa, in Hiri Motu und in Huli (Papua Neu-Guinea). Insgesamt sind in 84 Sprachen Bibelteile erschienen. Die U. arbeiten mit verschiedenen nationalen Gesellschaften zusammen, so insbesondere mit folgenden Bibelgesellschaften (es folgen die englischen Bezeichnungen): American Bible Society, 1865 Broadway, New York, New York 10023, USA; Bible Society in Australia, GPO Box 507, Canberra A.C.T., Australia 2601; The British and Foreign Bible Society, Stonehill Green, Westlea, Swindon SN5 7DG, England; French Bible Society, B.P. 31, F-93380 Pierrefitte, Frankreich; Bible Society in Greece, 3 Nicodemou Street, 105 57 Athen, Griechenland; Indonesian Bible Society, PO Box 255 JKT, Jakarta, Indonesien; Japan Bible Society, Kyobashi PO Box 6, Tokyo, Japan; Korean Bible Society, International PO Box 1030, Seoul, Korea; Norwegian Bible Society, PO Box 7062, Homansbyen, Oslo 3, Norwegen; Bible Society in Portugal, Rua Passos Manuel 1–B, P-1100 Lissabon, Portugal; National Bible Society of Scotland, 7 Hampton Terrace, Edinburgh EH12 5XU, Schottland; Bible Society of South Africa,

PO Box 6215, Roogebaai, Cape Town 8012, Südafrika; Swiss Bible Society, PO Box, CH-2501 Biel/Bienne, Schweiz; Bible Society of Zaire, B. P. 8911, Kinshasa, Zaire.

United Nations Development Programme (UNDP). Entwicklungshilfeprogramm der Vereinten Nationen. Gegründet 1965 durch die UN-Vollversammlung mit Sitz in New York, 48 Mitglieder. Aufgaben: Bereitstellung von finanziellen Mitteln zur Unterstützung technischer Entwicklungsprojekte und UN-Sonderorganisationen in den Entwicklungsländern. Als Beratungs- und Koordinationsinstanz fungiert das → IAPB. Die UNDP arbeitet als Unterorganisation der → UN mit anderen Programmen und Organisationen eng zusammen. So besteht Zusammenarbeit vor allem in bezug auf das „Impact-Programm", ein Programm, das darauf abzielt, alle vermeidbaren Behinderungen abzubauen oder ihnen vorzubeugen. Auf diesem Gebiet besteht eine Zusammenarbeit mit → UNICEF und der → WHO und dem „UN Centre for Social Development and Humanitarian Affairs". Während des internationalen Jahres der Behinderten (1981) haben die verschiedenen Organisationen und somit auch die UNDP durch Öffentlichkeitsarbeit das Bewußtsein geschaffen, daß eine große Zahl von Behinderungen – man spricht von 500 Mill. Behinderten im Rahmen der Weltbevölkerung – verhindert oder durch Hilfen gemildert werden könnten. Diesem Ziel dient vor allem das erwähnte „Impact-Program". Zielgruppen sind besonders solche Gemeinden oder lokale Organisationen, die einen hohen Grad vermeidbarer Erkrankungen oder Behinderungen aufweisen. Priorität wird dem Kampf gegen solche Erkrankungen eingeräumt, die eine sehr weite Verbreitung haben und daher sozialpolitisch ins Gewicht fallen. So erleiden z. B. 5 Mill. Kinder jährlich Behinderungen aufgrund von Kinderlähmung. Durch Immunisierung könnten diese Erkrankungen in den nächsten 10 Jahren bei einem Kostenfaktor von 3 US-Dollar pro Krankheitsfall ausgerottet werden. Das gilt auch für die Rubella, die Hauptursache für Blindheit, Taubheit und geistige Behinderung, die schon im Mutterleibe entstehen. Schätzungsweise sind 20 Mill. Menschen durch Krankheiten für längere Zeit oder dauernd behindert. Die häufigste Erblindungsursache Trachom könnte mit Aufwendungen von 1 US-Dollar pro angenommenen Krankheitsfall verhindert werden. Durch A-Vitaminose verlieren 200.000 Kinder jährlich das Augenlicht. 8 Mill. Bl. in Asien könnten bei einem Kostenaufwand von 8 US-Dollar durch Katarakt-Operationen wieder sehen. 10 Mill. Taube könnten durch einfache Hilfen ganz oder teilweise ihren Gehörsinn wieder erlangen. Mit Operationen und Behandlungen könnte 3 Mill. Leprakranken geholfen werden, wobei ein Teil von ihnen auch von Blindheit betroffen ist. Die gefährliche Flußblindheit in Westafrika ist bereits unter Kontrolle. „Impact" will nicht eine neue Programmart sein, sondern bestehende Programme unterstützen und ergänzen. Seit der erfolgreichen Beseitigung der Pocken sparten die Budgets aller Länder ca. 1 Milliarde US-Dollar jährlich. Auch das erneute wirtschaftliche Wachstum in den Ländern, die von der Flußblindheit befallen waren, hat bereits ein Vielfaches der Aufwendungen zur Bekämpfung dieser Krankheit erreicht.

United Nations Educational, Scientific and Cultural Organization (UNESCO). Organisation der UN für Erziehung, Wissenschaft und Kultur mit Sitz in Paris. Gegründet 1945 in London, 142 Mitgliedsstaaten. Im Rahmen der UNESCO werden zahlreiche Programme und Projekte durchgeführt, die neben Erziehungsfragen vor allem sozialwissenschaftliche, naturwissenschaftliche und Umweltprobleme behandeln. Die UNESCO hat sich auch für alle Erziehungsbelange von Sehgeschädigten weltweit eingesetzt. Dies geschieht zwar vornehmlich im Rahmen von allgemeinen Studien über Fragen der Sonderpädagogik, doch widmet die UNESCO auch dem Sehgeschädigtenwesen spezielle Aufmerksamkeit. Hier ist vor allem das UNESCO-Organ „Braille Courier" zu erwähnen, das in Schwarz- und Punktschrift zweisprachig erscheint. In dieser Publikation werden alle aktuellen Fragen des Erziehungswesens und der sozialen und beruflichen Integration Sehgeschädigter aus aller Welt abgehandelt. Aus der umfangreichen Publikation sonderpädagogischer Titel der UNESCO sind zu erwähnen: „Sport for the Physically Handicapped", „UNESCO 1981 – International Year for Disabled Persons", „Working with Braille", „Sub-regional Training Seminar for Teachers of Visually Handicapped Children".

Lit.: „Case studies in special education", The Unesco Press, Paris 1974; „Unesco's Programme in Special Education", 1981.

United Nations International Children's Emergency Fund (UNICEF). Kin-

Uruguay

derhilfswerk der Vereinten Nationen. Gegr. 1946 durch Beschluß der UN-Vollversammlung New York. Dem Verwaltungsrat gehören 30 nationale Vertreter an. Aufgaben: Gesundheits- und Sozialbetreuung für Kinder in den Entwicklungsländern sowie in Katastrophen- und Kriegsregionen. Die UNICEF verfügt über mehr als 30 regionale Büros in allen Teilen der Welt. Das „Internationale Institut für das Kind" in Paris wird von der Organisation unterstützt, sechsmal jährlich erscheinen die UNICEF-News. $1/10$ aller Kinder der Weltbevölkerung sind behindert. Das UNICEF-Programm als Programm einer Untergliederung der UN hat es sich daher zur Aufgabe gemacht, Behinderungen durch Impfungen vorzubeugen, Vitamin-A-Ernährungsergänzung und Durchführung moderner Ernährungspläne anzubieten. Hierfür wurden 1981 14 Mill. US-Dollar aufgewandt. Zur Blindheitsverhütung trägt die UNICEF bei, wenn einzelne Länder entsprechende Anträge stellen, so z.B. Burma in bezug auf Trachom. In Thailand werden Ernährungsprogramme unter Einbeziehung von Vitamin A durchgeführt. In Bangladesch leiden 75% der Schulkinder an Ernährungsmängeln, insbesondere an A-Vitaminose mit schädlichen Folgen für die Sehfähigkeit. 1,4% dieser Kinder leiden zum Beispiel an Nachtblindheit, und ca. 6.500 erbl. jährlich vollkommen. Ein Problem dabei ist auch die traditionelle Einstellung zur Ernährung, die auf Vitamin-A-Mangel basiert. Eine intensive Zusammenarbeit besteht mit anderen internationalen Organisationen, wie z.B. → WHO, → ILO u.a.

Uruguay, Republik östlich des Uruguay (República Oriental del Uruguay). *Fläche:* 176.215 km^2. *Einwohner:* 3.004.000.
Von den beiden bestehenden Einrichtungen befaßt sich das „Centro de Rehabilitación para Ciegos" mit der gesamten Rehabilitation sehgeschädigter Jugendlicher beiderlei Geschlechts sowie erwachsener Sehgeschädigter. Die Absolventen erhalten eine berufsbezogene Orientierung sowohl für gehobene bürodienstliche Tätigkeiten, wie für Handwerks- oder Industrieberufe. Ferner besteht eine Behindertenwerkstätte für Sehgeschädigte (Leichtmetallverarbeitung) und ein Vermittlungssystem für Arbeitsplätze in der freien Wirtschaft. Die „Fundación Braille del Uruguay" produziert als private Einrichtung Punktschriftbücher und Zeitschriften, mit welchen sie den Kontinent Südamerika versorgt.
Adressen: Centro de Rehabilitación para Ciegos „Tiburcio Cachon", Juan Jose Quesada 3666, Montevideo; Fundación Braille del Uruguay, Durazno No. 1772, Montevideo.

USA → Vereinigte Staaten von Amerika

Utah School for the Blind, gegr. 1896, für die Staaten Utah, Nevada, Wyoming und Alaska zuständig. Unterricht für bl. und mehrfachbehinderte Kinder vom Kindergarten bis zur Hochschulreife. Berufsvorbereitungskurse, Mobility- und Orientierungs-Training, Hauswirtschaftskurse, Freizeitangebote, Kurse in Diagnostik und Chirurgie.

V

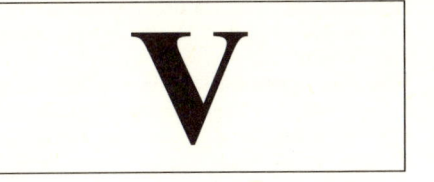

Vakok es Gyengenlatok Orszagos
→ Ungarn

Vas, Tibor, Dr., *1911 in Budapest/Ungarn. Seit 1925 vollbl. (Glaukom). 1929–34 Jurastudium, 1938 Habilitation, 1938–48 selbständiger Rechtsanwalt in Budapest, 1948–1976 Professor der Rechtsphilosophie an der Eötvös Loránd Universität in Budapest. Seit 1945 Vorsitzender des Ungarischen Bl.-Verbandes und Chefredakteur der Verbandszeitschrift „Vakok Világa" (Die Bl.-Welt). Vizepräsident des WCWB, → WBU. Auszeichnungen: 1972 – Paris, „Le Mérite Typhlophile Français", „Diplome de Chevalier"; 1981 – Paris, „Reconnaissance des Aveugles à leurs bienfaiteurs".

Vatra Luminoasa (dt.: leuchtender Herd), die erste Bl.-Anstalt in Rumänien → Rumänien

Vaughan, Hugo Vietor, Dr., *1904 in Worchester, Cape Province, Südafrika. Seine Tätigkeit begann 1931 beim → SANCB, bei dem er 50 Jahre lang beschäftigt war. Er war zwischen 1966 und 1974 dessen Vorsitzender. Auf dem Gebiet der Sonderpädagogik betätigte er sich als Lehrer an der „Worchester"-Schule und an einer südafrikanischen Univ., wo er einige Lehrer für die Erziehung der Sehbehinderten ausbildete. Zwischen 1950 und 1954 war er Leiter der Sonderschule für geistig Behinderte in Kimberley, 1954 bis 1958 Leiter der Sonderschule für Taube in Pretoria und zwischen 1958 und 1963 Inspektor für Sonderschulen. Zusammen mit Dr. → Cohen arbeitete er an der Entwicklung der Braille-Schrift für afrikanische Sprachen. Er beteiligte sich an der Herausgabe der Zeitschrift „Educator". 1979 gab er aus Anlaß des Goldenen Jubiläums des SANCB dessen Geschichte heraus: „50 years of Service 1929 till 1979" heraus. Für seine Tätigkeit wurde er mit mehreren Orden ausgezeichnet.

Veljko, Ramadanovič, *in Korbovo, Serbien, †1943. Nach seiner Sonderausbildung in der Tschechoslowakei gründete er 1896 das erste Inst. für taubstumme Kinder in Pozarevac, Serbien. Im WK I kam er nach Bizerta (Tunesien) und gründete dort das erste serbische Bl.-Inst., das später nach Zemun übersiedelte. 1920 errichtete er eine Bl.-Druckerei, 1927 eröffnete er eine private höhere Schule für Bl. und eine Musikschule. Er selbst bildete Bl.-Lehrer aus und war Mitbegründer und erster Vorsitzender des jugoslawischen und inter-slawischen Heilpädagogenverbandes.

Venezuela, Republik
(República de Venezuela). *Fläche:* 912.050 km^2. *Einwohner:* 19.090.000.
Allgemeines: V. hat die internationale Blindheitsdefinition übernommen (‰ der normalen Sehkraft bzw. entsprechende Gesichtsfeldeinschränkung). V. hat bei einer Gesamtbevölkerung von 8 Mill. schätzungsweise 24.000 Bl., davon sind etwa 2.500 Jugendliche unter 18 Jahren. Genaue neuere statistische Unterlagen standen uns nicht zur Verfügung.
Blindenschulen: Im Jahre 1935 wurde vom Verband der Bl.-Freunde in Caracas das erste Bl.-Institut gegründet. Das Institut bestand zuerst als Bl.- und Gehörlosenschule, die beiden Gruppen wurden jedoch nach wenigen Jahren getrennt. Es wird fast ausschließlich durch Beihilfen der Bl.-Freunde finanziert, die Lehrergehälter werden jedoch vom venezuelanischen Erziehungsministerium übernommen. Es werden neben den normalen Fächern Punktschrift, Maschinenschreiben und handwerkliche Fächer unterrichtet. Weiter gibt es eine hervorragende Musikabteilung mit einem bekannten Schülerchor. Dem Institut ist eine Punktschriftdruckerei und Bücherei angeschlossen. Einige Bl. besuchen Schulen für Sehende.
Blindenberufe: Am häufigsten wird eine Laufbahn als Musiklehrer, Unterhaltungsmusiker und Lotterieverkäufer eingeschlagen. In ländlichen Gegenden verrichten die Bl. einfachere Arbeiten in der Landwirtschaft. Nur in Ausnahmefällen sind Bl. in gehobenen und höheren Berufen tätig, z.B. als Rechtsanwälte, Lehrer, Journalisten, Schriftsteller.
Blindenorganisationen: Neben dem venezuelanischen Bl.-Verband mit Sitz in Caracas gibt es einige kleinere Bl.-Organisationen. Der Verband der „Blindenfreunde" ist die bedeutendste Bl.-Fürsorgeorganisation des Landes. Er wurde Anfang der 30er Jahre von M. Florentin gegründet. Die Leistungen des Verbandes beschränken sich nicht nur auf die Gründung und Finanzierung des Bl.-Institutes, sondern er ist auch aktiv auf dem

Vento

Gebiet der Blindheitsverhütung und Aufklärung der Öffentlichkeit über die Probleme, die die Blindheit mit sich bringt. Da viele Mitglieder einflußreiche Persönlichkeiten sind, konnten sie für Bl. Interesse wecken und einige Vergünstigungen für sie erreichen.
Adressen: Asociacón Zuliana de Ciegos, Avenida 3 E Nr. 72-33, Maracaibo; Sociedad Amigos de los Ciegos, Calle Merorah Florentin, Apartado de Correos, Nr. 40-210, Los Rosales, Caracas 104.

Vento, Domenico, *1867 in Mazara del Vallo/Sizilien. Als Kind erbl. Nahm Unterricht im Mailänder Bl.-Inst. Bekannt wurde er durch seine literarische Tätigkeit. Außerdem war er ein guter Klavierspieler und Cellovirtuose. *M.*

Verband der Blinden- und Sehbehindertenpädagogen (VBS) → BRD V

Verband für das Blindenhandwerk und für Blindenwerkstätten → BRD VI

Verein zur Förderung der Blindenbildung (VzFB) → BRD VIII, → Europa (Geschichte des Bl.-Wesens)

Verein zur Förderung taubblinder Kinder → Schweiz

Vereinigte Staaten von Amerika (USA)
Fläche: 9.363.123 km². *Einwohner:* 242.080.000.

Blindheitsdefinition: In den USA werden verschiedene Definitionen gebraucht, um Sehbehinderte von Bl. einerseits, Schwersehbehinderte und Leichtsehbehinderte andererseits abzugrenzen: 1. Sehstörung (visual malfunction) = Notwendigkeit, korrigierende Augengläser zu tragen; 2. Sehbehinderung (visual impairment) = Sehstörung trotz Tragens von Augengläsern (Sehschärfe 20/70 oder darunter); 3. schwere Sehbehinderung = Blindheit (severe visual impairment = blindness), auch gesetzliche Blindheit genannt, liegt vor, wenn man Gedrucktes (Zeitungsdruck) nicht mehr lesen kann, auch bei Benutzung von korrigierenden Augengläsern (Sehschärfe 20/200 oder weniger). Die verbreitetste Definition ist folgende: Gesetzliche Blindheit liegt vor, wenn das Sehvermögen am besseren Auge 20/200 oder weniger beträgt oder wenn das Sehfeld nicht größer als 20 Grad ist.

Statistik: Nach Angaben der → American Foundation for the Blind „Characteristics of the Visually Impaired in the United States" 1972 können rund 3 % der US-Bevölkerung,

WHO-Statistik

Land oder Gebiet	Bevölk. schätz. 1983 in Mill.	Zeitpunkt der Datenerhebung	Art der Daten	Blindheitsdefinition	Prävalenz in %	Hauptursachen	
United States of America	233,70	1970	R	8	0,2	Netzhauterkrankungen	25 %
						Katarakt	13,1 %
						Glaukom	11 %
						Erkr. des optischen Nerves	9,2 %
						Uveitis	5,1 %
						Hornhauterkrankungen	4,7 %
						Myopie	3 %
		1974	R	8	0,2		
		1973–1975	S	8	0,6	Katarakt	
						Glaukom	
						Erkr. der Makular	
						Retinopathie	
		1978	R	8		Makular- und Netzhauterkrankungen	21,2 %
						Retinopathie	10,3 %
						Glaukom	7,3 %
						Katarakt	7,3 %
						Atrophie	5,4 %
						Hornhautentzündungen	4,7 %
						Retinitis Pigmentosa	4,4 %

Vereinigte Staaten von Amerika

Legende zur WHO-Statistik

Die Angaben stellen eine Korrektur der Erhebungen vom November 1978 dar. Die Data/87 sind keine offizielle Veröffentlichung.

Zeichenerklärung:

C = Zensus
E = Schätzung
R = Registrierung
S = Stichprobenerhebung

Der Bericht der WHO umfaßt zwei weitere Kolumnen, die die Erhebungsweise und die Dokumentation näher angeben, welche hier aber fortgelassen wurden. In der Aufführung der einzelnen Länder folgt die Darstellung der englischen Bezeichnung in alphabetischer Reihenfolge.

In der Rubrik Blindheitsdefinition entsprechen die Zahlen 1 bis 10 folgenden Kriterien:

1 = völlige Blindheit
2 = $1/60$ oder weniger
3 = weniger als $1/60$
4 = $2/60$ oder weniger
5 = $3/60$ oder weniger
6 = weniger als $3/60$
7 = $20/300$ oder weniger
8 = $6/60$ oder weniger
9 = weniger als $6/18$
10 = andere Kriterien

Erklärung der augenmedizinischen Begriffe:

Amblyopie	= Schwachsichtigkeit
Atrophie	= durch Mangelernährung bedingter Organ-Gewebe-Zellenschwund
Buphthalmus	= krankhafte Vergrößerung des Augapfels
Konjunktivitis	= Bindehautentzündung
Chorioidea	= Aderhaut des Auges (-Erkrankung ders.)
Diabetes	= Zuckerkrankheit
Fibroplasie	= Glaskörpertrübung bei Frühgeborenen, bedingt durch Sauerstoffbehandlung
Fundus	= Grund, Boden des Hohlorgans (-Erkrankung dess.)
Glaukom	= zu hoher Augeninnendruck, grüner Star
Hydrophthalmus	= Augapfelvergrößerung, Wasserauge
Iatrogen	= durch medizinische Behandlung entstanden
Katarakt	= Trübung der Augenlinse, grauer Star
Keratopathie	= Hornhauterkrankung
Leukom	= Wucherung od. Narbe auf der Hornhaut des Auges
Makula	= krankhafte Veränderung des Flecks schärfsten Sehens
Mikrophthalmus	= angeborene, krankhafte Kleinheit des Auges
Myopie	= Kurzsichtigkeit
Neoplasma	= bösartiges Geschwulst
Onchocerciasis	= von der Kriebelmücke übertragene Krankheit, die zur Erblindung, später zum Tode führt (=Onchozerkose, Flußblindheit)
Phthisis Bulbi	= allgemeiner Verfall des Augapfels
Pterygium	= dreieckige Bindehautwucherung, die sich über die Hornhaut schiebt
Retinitis	= Netzhautentzündung
Retinoblastom	= bösartiges Netzhautgeschwür
Retinopathie	= übermäßige Pigmentation der Netzhaut
Smallpox	= Pocken
Trachom	= ägypt. Augenkrankheit, Virusinfektion der Bindehaut
Uveitis	= Entzündung der Aderhaut des Auges
Xerophthalmie	= Austrocknung des Bindegewebes

Vereinigte Staaten von Amerika

Abb. 1: Gesamt-US-Bevölkerung

(Angaben in Millionen)

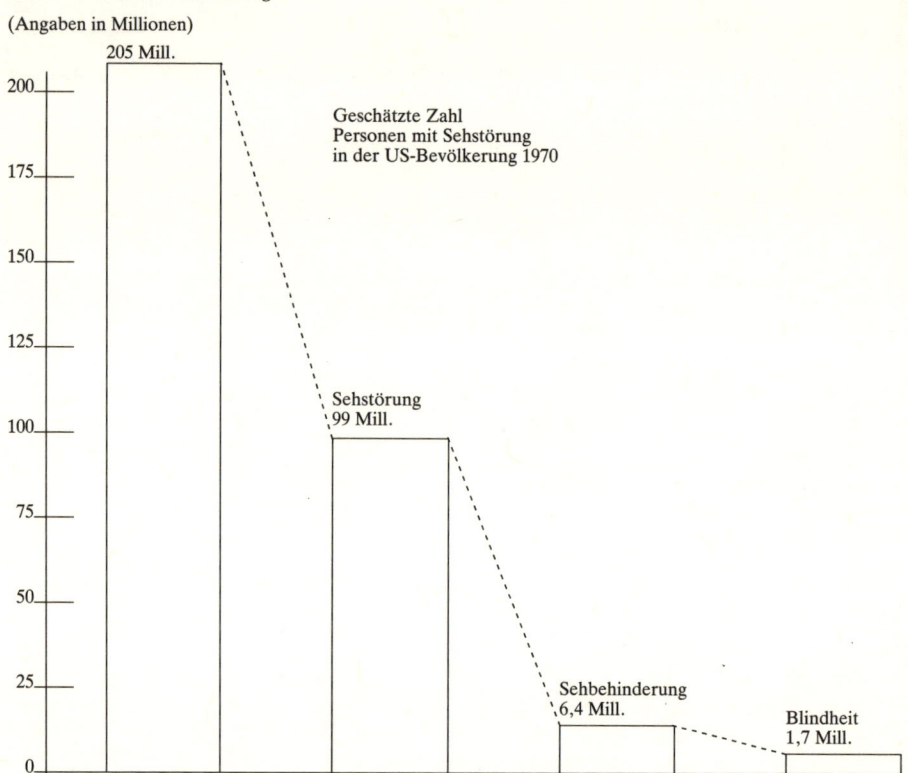

- 205 Mill. — 100 %
- Sehstörung 99 Mill. — 48 %
- Sehbehinderung 6,4 Mill. — 3 %
- Blindheit 1,7 Mill. — 0,9 %

Geschätzte Zahl Personen mit Sehstörung in der US-Bevölkerung 1970

Abb. 2: Geschätzte Verteilung der Sehgeschädigten nach Grad der Behinderung

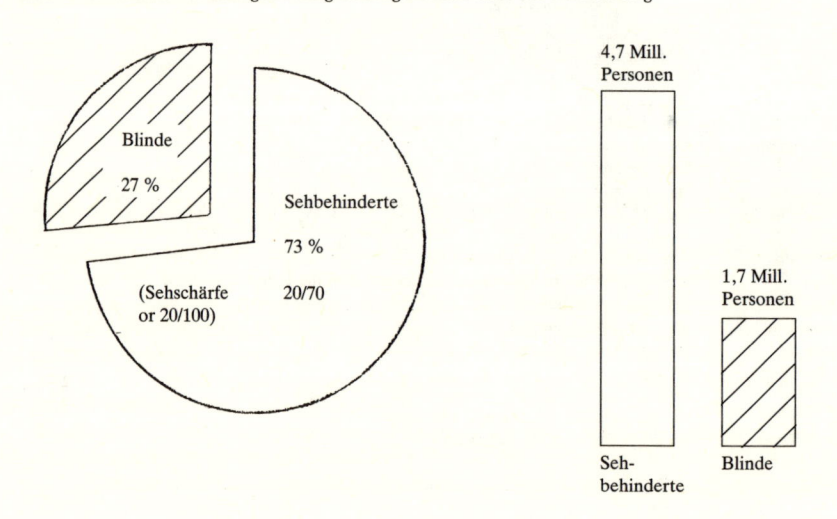

- Blinde 27 %
- Sehbehinderte 73 % (Sehschärfe or 20/100) 20/70

- 4,7 Mill. Personen — Sehbehinderte
- 1,7 Mill. Personen — Blinde

Vereinigte Staaten von Amerika

Abb. 3: Geschätzte Zahl der „gesetzlichen Blinden" in den USA 1970
(Angaben in Mill.)

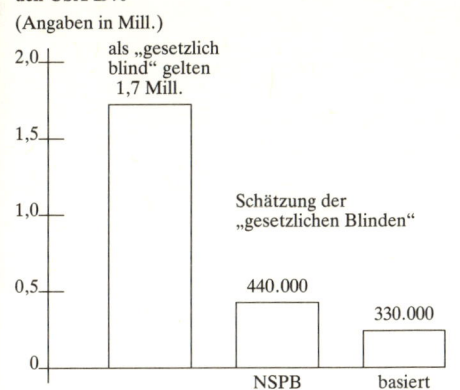

- als „gesetzlich blind" gelten 1,7 Mill.
- Schätzung der „gesetzlichen Blinden": NSPB 440.000; basiert auf MRA 330.000

Abb. 4: Geschätzte Verteilung von Sehgeschädigten mit einer Sehschärfe von 20/200 und darunter nach vorhandener Sehleistung
(Angaben in Tausend)

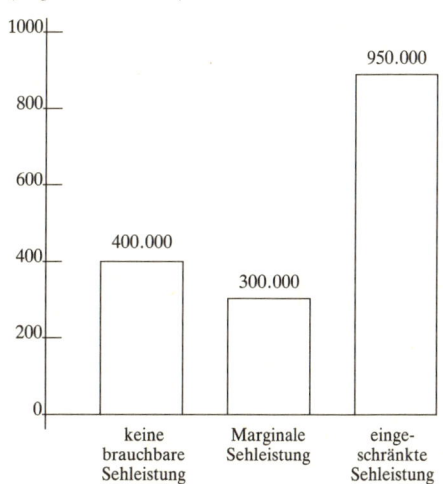

- keine brauchbare Sehleistung: 400.000
- Marginale Sehleistung: 300.000
- eingeschränkte Sehleistung: 950.000

Abb. 5: Altersstruktur der US-Bevölkerung 1970

Altersstruktur der Blinden mit Sehleistung von 20/200 und darunter
Prozentsatz der Gesamtzahl

US-Bevölkerung allgemein / Schwerstbehinderte

Alter	US-Bev. allgemein	Schwerstbehinderte
unter 25	4%	8%
25–44		
45–64	25%	22%
65–74		43%
75 u. darüber		

65%

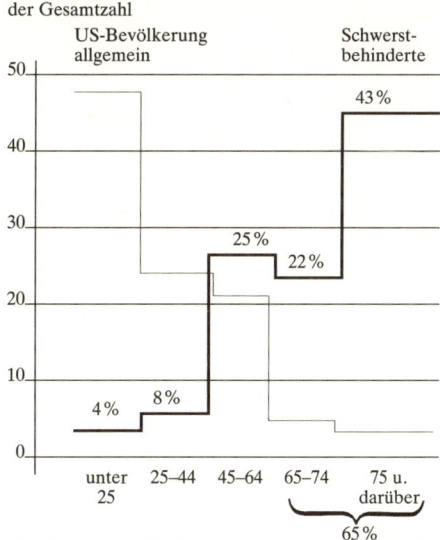

d.h. ca. 6,4 Mill., als Sehbehinderte und 0,9 %, d.h. 1,7 Mill., als Bl. betrachtet werden. Die Bl. machen ein Viertel der Sehbehinderten aus. Abb. 1 der Studie zeigt die prozentuale Aufteilung.

Geschichte: Obwohl schon 1817 zwei Einrichtungen zur Beschulung von Taubstummen in den USA gegründet wurden, fielen die ersten Anfänge der schulischen Bl.-Bildung erst in das Jahr 1832, als die Bl.-Schule in Boston unter der Leitung von Samuel → Howe gegründet wurde. Diese Gründung ging von Dr. John Fisher aus, der als Student in Paris 1825 das Institut Royale des Jeunes Aveugles kennengelernt hatte. In der Gründungssatzung wurden 39 prominente Bürger erwähnt, unter ihnen Dr. John Fisher und der bl. Historiker William H. → Prescott. Darunter war auch ein wohlhabender Kaufmann, Thomas Handersy Perkins, dessen Name die Schule erhalten sollte. Weitere Familien, die auch für lange Zeit die Schatzmeister der Schule stellten, waren Thorndike und Lowell. Als Fisher auf der Suche nach einem geeigneten Pädagogen zufällig dem Philhellenen und aktiven Freiheitskämpfer begegnete, soll er ausgerufen haben: „Here is Howe, the very man we have been looking for all the time" (Koestler, S. 396). In seinem Bericht, den Howe nach einem Besuch aller wesentlichen Bl.-Schulen und -Einrichtungen in Europa abfaßte, schrieb er nieder: „I found much to admire and to copy, but much also to avoid" (Koestler, S. 398). Manches schreckte Howe ab, wie z.B. Mangel an Punktschriftbüchern, schlechte Qualität der Zeichnungen und Karten und die unzureichende Berufsvermittlung, auch nahm er Anstoß an der öffentlichen Schaustellung begabter Bl. Beeindruckt von den Schülern der Pariser Einrichtung für Bl., die im großen Park der Anstalt laut, ungehemmt und fröhlich spielten und sich aus Spaß schlugen und verfolgten, lehnte er jede starre Reglementierung für die Bl.-Erziehung ab.

Vereinigte Staaten von Amerika

Abb. 6: Geschätzte Zahl der Sehgeschädigten nach Ihrem Statusmerkmal
(Angaben in Tausend)

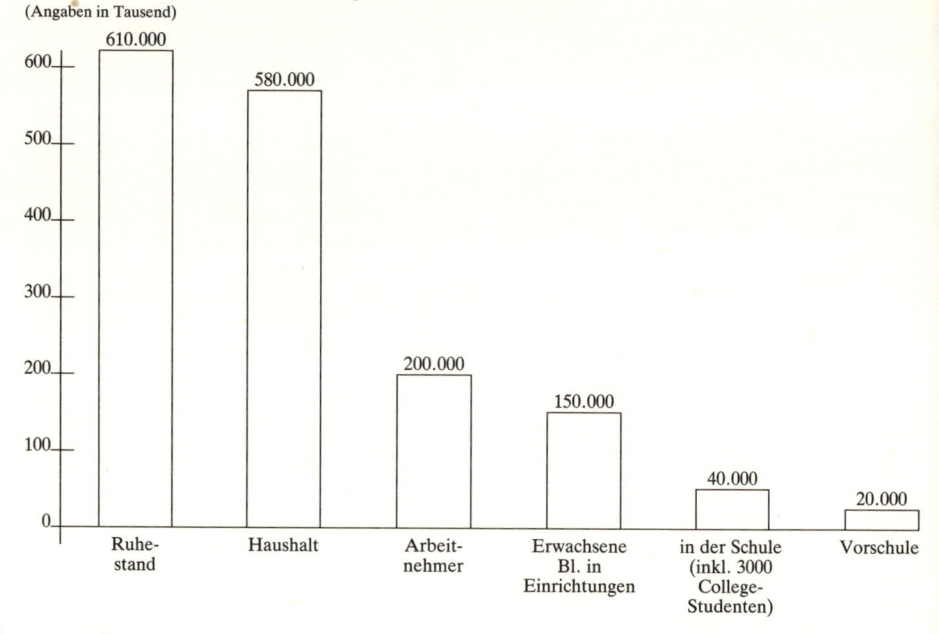

Ruhestand	610.000
Haushalt	580.000
Arbeitnehmer	200.000
Erwachsene Bl. in Einrichtungen	150.000
in der Schule (inkl. 3000 College-Studenten)	40.000
Vorschule	20.000

Die Schule, die aus dem Bostoner Asyl herausgewachsen war, wollte humanistischen, musischen und handwerklichen Unterricht erteilen sowie Spiel und Sport damit verbinden. Aus England brachte er einen Lehrer für handwerklichen Unterricht, aus Paris eine weitere Lehrkraft für musische Erziehung mit. Obwohl Howe sich gegen das europäische Beispiel der öffentlichen Demonstration von Leistungen bl. Schüler gewandt hatte, mußte er bald zum gleichen Mittel greifen, so daß jeweils an Samstagen die Schüler für das zuströmende Publikum lasen, schrieben, geographische Aufgaben erfüllten oder Musikinstrumente spielten. Das Interesse wuchs, und neue Schulen wurden bis in die Staaten des Mittleren Westens hinein in rascher Folge gegründet. Die Bedeutung des Buches erkennend, errichtete er eine Druckerei und stand im Austausch mit Büchereien in Schottland. Er erfand selbst ein neues Drucksystem, den „Boston Line Type". Dies führte zu einem Konflikt mit anderen konkurrierenden Systemen, den man später den „Krieg der Punkte" („The war of the dots") nannte und der erst 1920 beigelegt werden konnte. Das erste Buch in „Boston Line Type" war das 1835 gedruckte „Acts of the Apostles". Die Druckereiabteilung, die er 1836 errichtet hatte, war sowohl ein Vorläufer für die bereits erwähnte 1858 gegründete Einrichtung „The → American Printing House for the Blind" in Louisville/Kentucky und für die „Howe Memorial Press", welche dann von seinen Nachfolgern errichtet wurde. Auch der Musikunterricht wurde sehr gefördert. Schon bald verfügte die Schule über 13 Pianos. Viele Schüler wurden als Kirchenorganisten ausgebildet. Schon 1837 erwähnte Howe die Ausbildung von Klavierstimmern. Im gleichen Jahr verließen die ersten 10 Schüler mit Erfolg die Schule.

Die Schüler dieser Schulen waren sehr erfolgreich: A. Penniman, Schulverwalter im Staate Ohio, Charles Morill, Lehrer für Gesang an einer Musikakademie. Andere wurden Handwerker. 1837: erste Werkstätte für bl. Erwachsene gegründet, die bis 1952 fortbestand. Die Sonderschultheorie von Howe kann in seinen eigenen Worten wie folgt zusammengefaßt werden: „Das Hauptziel all dieser technischen Einrichtungen ist, den Schülern Vorrat nützlichen Wissens zu geben, in ihnen den Sinn für Ästhetik zu entfalten, sie in manueller und in geistiger Richtung zu entwickeln, ihre geistigen und physischen Kräfte zu pflegen und zu stärken durch systematische und beständige Übungen; und schließlich, um sie hart und selbstbewußt zu machen, so daß sie in die Welt hinausgehen können, um nicht das Brot der Nächstenliebe zu essen, sondern ihren Lebensunterhalt

Vereinigte Staaten von Amerika

Ursachen der unterschiedlichen Schätzungsraten für den Verlust des Sehvermögens

Charakteristik	Population	
	Gesetzlich blind MRA[1]	schwer Sehbehinderte NCHS-HIS [2]
Grundlagen	öffentl.-rechtlich registrierte Blindheit in 16 Staaten (MRA)	National household general health survey (NCHS-HIS)
Zugrunde liegendes Konzept	Behinderung: Focus-Auge	Behinderung: Focus auf die Person
Art der Maßnahme	klinisch	funktional
Mittel	Test der Sehschärfe	Standardisiertes Interview
Operative Definition	20/200 oder schlechter 20 Grad oder weniger	berichtete Unfähigkeit, Zeitungsdruck zu lesen
Art des Virus	Entfernungssehen	Nahsehen
Sample	Registrierung	Stichprobe
Statistik	registrierte Nummer	Schätzung

1) MRA umfaßt die Gruppe der gesetzlichen Bl. nach folgenden Kriterien:
   a) zentrale Sehschärfe 20/200 oder weniger auf dem besseren Auge nach erfolgter Korrektur oder
   b) Reduktion des Durchmessers des Sehfeldes auf 20% oder weniger.
2) Zu dieser Gruppe gehören stark sehbehinderte Personen, wenn sie
   a) Zeitungsdruck auch mit Hilfe von Korrekturgläsern nicht lesen können, oder
   b) unter 6 Jahre alt sind und kein einsetzbares Sehvermögen auf beiden Augen haben.

Quelle: JVIB 1978 (72), S. 329.

durch ehrenhafte Arbeit zu verdienen." (Perkins School for the Blind, A. Brief History, S. 61). Weiter waren es Joel W. → Smith, ein bekannter Pianist und Klavierlehrer, und Benjamin B. Huntoon, der Direktor der Kentucky School for the Blind. Eine wichtige Rolle spielten auch Frank H. Hall (Illinois-School) bei der Entwicklung einer Punktschriftschreibmaschine und Ambrose M. Shotwell als Schrittmacher für → AAWB.
Die Entwicklung der beiden anderen Pionierschulen in New York und Philadelphia: Dr. John Dennison Russ, ebenfalls ein Philhellene aus dem griechischen Befreiungskrieg, entwickelte zusammen mit William Bell → Wait den „New York Point", der sich von Howe's „Boston Line Type" unterschied. In Philadelphia war es die „Society of Friends", eine Gruppierung von A. Quaker, die unter der Leitung von Joshua Francis Fisher die Arbeit aufnahm und einen in Deutschland ausgebildeten bzw. aus Deutschland stammenden Sachverständigen in Julius → Friedlander fanden. Friedlander wurde Schuldirektor in Philadelphia. Unter den ausländischen Schulen hatten wohl die Wiener Schule und die → Royal Normal College and Academy of Music for the Blind in England den stärksten Einfluß auf Friedlander. Letztere stand unter der Leitung des Amerikaners Francis J. → Campbell, geb. in Tennessee im Jahre 1832, erbl. vor Vollendung des 6. Lebensjahres, Schüler des Tennessee-State Institute for the Blind, Musiklehrer an der University of Tennessee, dann 13 Jahre Musiklehrer in → Perkins. Geadelt unter König Edward VII. Einflußreich war auch Thomas Rhodes → Armitage, der in England die zersplitterten Organisationen der Bl. zusammenfaßte und sie im → Royal National Institute for the Blind vereinigte. In Upper Norwood (London) wurde von beiden 1872 das „Conservatory for blind children" eröffnet. In diesem Zusammenhang ist der große Pianist Alfred Hollins zu erwähnen, für den Campbell internationale Tourneen nach Berlin, London, New York und Boston organisierte. Von Bedeutung war auch Liborio Delfino (gest. 1917), der als Schüler der Philadelphia-Schule ein Arbeitsunterbringungsprogramm und eine entsprechende Methode entwickelte.
Andere Schulgründungen folgten, so vor allem durch den im 17. Lebensjahr erbl. William Henry Churchman, und zwar in Tennessee, Indiana und Wisconsin. Ungefähr gleichzeitig mit den anderen Pionierschulen wurde die „New York State School at Batavia" gegründet. Churchman belebte die AAIB wieder (American Association of Instructors of the Blind), deren Präsident er von 1876 bis 1878 war. Die AAIB trat 1853 zum ersten Mal zusammen. Neben den 3 Pionierschulen waren in ihr die Schulen von Ohio und Virginia vertreten mit einer Erfahrung von immerhin 10 Jahren, und dazu kamen neben den oben erwähnten neuen Schulen noch die Schulen in Missouri, Louisiana, Georgia, Iowa und Maryland (Koestler, S. 406). Verschiedene rückständige Konzepte waren noch nicht überwunden: Diese Heimsonderschulen breiteten sich rasch weiter aus, vor allem in der Zeit nach dem Bürgerkrieg und trotz der Warnungen von Howe. In Oregon und Colorado sowie in anderen Staa-

Vereinigte Staaten von Amerika

ten versuchte man dem Widerstand der Eltern durch Einführung von Schulgesetzen mit Schulpflicht für bl. Kinder nach dem Vorbild Washington zu begegnen. Die Verbindung von Bl.- und Taubstummenschulen bestand fort. 1972 gab es noch 10 dieser kombinierten Schultypen. Die Schulpflicht stellte ein weiteres Problem dar, denn 1930 waren noch 9 Bundesstaaten ohne Schulpflichtregelung für bl. Kinder. 1932 wurde allgemein die Schulpflicht eingeführt und die Normalschule zur Aufnahme bl. Schüler verpflichtet. Ein anderes Problem war die Trennung der bl. Schüler nach dem Geschlecht. So bestand auch in Perkins die strenge Trennung zwischen Jungen- und Mädchen-Heimen in den Heimsonderschulen fort. Im Süden gab es daneben noch die Rassentrennung in den Heimsonderschulen. Die erste Schulsonderklasse für Farbige wurden 1929 in Mississippi errichtet (Piney Woods School for the Colored). Erst mit der Entscheidung des Supreme Court 1954 änderte sich dieses System. Durch diese Entscheidung wurde die Rassentrennung der Schulen generell für verfassungswidrig erklärt.

Die Schulen boten in der Regel neben den bl.-technischen Grundkenntnissen Englisch, Arithmetik, Geographie, Geschichte, Physiologie, Botanik, Zoologie, Geologie, Physik, Algebra, Geometrie, Gesetzeskunde, engl. Literatur, Maschinenschreiben und auch Latein an. Damals schon gab es nicht wenige, die ein College besuchten. Ein Entwurf vor dem Kongreß der USA, ein College ähnlich dem für Taubstumme in Washington zu gründen, wurde allerdings nicht realisiert. Auch der Musik- und Sportunterricht wurde sehr früh in den Bl.-Schulen gefördert. Vorübergehend mußten die Unterrichtsanstalten die Schulentlassenen wieder aufnehmen, da die Berufsunterbringung auf dem freien Markt schwierig war. Das führte zur Überbelastung der Schulen, die sich im Verlauf der Geschichte wieder von den zu Verfremdung führenden Aufgaben befreien konnten. Das wichtigste Arbeitsheim für bl. Männer entstand in West-Philadelphia (1874). Ähnliche entstanden in Kalifornien, Ohio, Iowa. Arbeitsheime für bl. Frauen wurden in S. Louis und Philadelphia gegründet.

Die ersten Bücher für Bl. wurden im Reliefdruck hergestellt. Das erste Buch dieser Art war das Evangelium nach Johannes (1833) in Philadelphia. Auch in Boston wurden solche Bücher gedruckt, und S. → Howe hatte sich für den Liniendruck und gegen den Punktdruck ausgesprochen, während Wait (New York) sich für den Punktdruck entschied, weil dieser von wesentlich mehr Bl. gelesen werden konnte und weil die Differenzierung der Lesetechnik keine Desintegration bedeutete. 1871 wurde auf der 3. amerikanischen Bl.-Lehrerversammlung beschlossen, das sog. New Yorker Punktalphabet, das von Wait zusammengestellt worden war, einzuführen. Kurz darauf wurde die Nationaldruckerei (National Printing House) gegründet. Eine Reihe amerikanischer Bl.-Erzieher bevorzugte später die Braille-Punktschrift, wobei ein American-Braille entwickelt wurde. 1858 wurde vom Staate Kentucky das → „American Printing House for the Blind" gesetzlich privilegiert. Mit Zuwendungen des amerikanischen Kongresses konnte es 1879 bereits jährlich 375.000 Punktschriftseiten in Bücher gebunden verteilen. 1883 wurde eine Gesellschaft zur Förderung von evangelischreligiösen Schriften gegründet, die um 1900 ca. 450.000 Seiten Punktschriftdruck herstellen ließ. Seit 1882 arbeitete auch eine dritte Gesellschaft, die „Home Teaching and Free Circulating Library Association", die vor allem erwachsenen Bl. Schriftkenntnis und Punktschriftmaterial vermittelte. Auch das „Virginia Institute" stellte Punktschriftmaterial her, und Dr. Kneass publizierte eine der ersten Monatsschriften unter dem Titel „Kneass Magazine". Die Herausgabe einer pädagogischen Fachzeitschrift wurde von den amerikanischen Bl.-Lehrern bereits auf ihrer Versammlung 1851 erörtert; wenig später erschien dann „The Reporter in Arkansas" als Fachorgan der Bl.-Lehrer. 1891 erschien in Philadelphia die Zeitschrift „The Mentor".

1837 wurde Laura → Bridgman, ein siebenjähriges Mädchen aus New Hampshire, in die Perkins-Schule aufgenommen, das erste taubbl. Kind, das je erfolgreich eine Schulbildung genoß. 1842 besuchte Charles Dickens Amerika. In den sonst kritischen Amerikanischen Notizen („American Notes") widmete er 14 Seiten den Arbeiten von S. Howe und u. a. dem erfolgreichen Unterricht von Laura Bridgman. Diese Zeilen waren auch der Anlaß für Helen → Kellers Eltern, 40 Jahre später den Kontakt mit der Perkins-Schule aufzunehmen. In ganz Europa verbreitete sich der Ruf der Perkins-Schule.

1878 wurde dort das Cottage-System eingeführt, das den Schülern eine dezentralisierte Wohneinheit im modernsten Sinne zur Verfügung stellte. → Howe starb im Alter von 74

Vereinigte Staaten von Amerika

Jahren 1876. Sein Nachfolger wurde ein Grieche, Michael → Anagnos, der auch für die Unabhängigkeit Griechenlands gekämpft hatte. 1867 war Howe noch einmal in Griechenland, um Hilfe für die gegen die Türken rebellierenden Kreter zu bringen. Dort hatte er Anagnos kennengelernt und nach Boston mitgenommen. Zunächst kooperierte Anagnos mit der Bl.-Anstalt in Wien, um eine Blindiana-Bibliothek und ein Bl.-Museum aufzubauen; dabei sammelte er wichtige Informationen und Grundlagen für die spätere Bl.-Lehrerausbildung. Anagnos war Herausgeber einer Athener Zeitung. Er gründete 1881 die bereits erwähnte Howe Memorial Press, um Lehrmaterial in größerem Umfange zur Verfügung zu haben. In Jamaica-Plain (Boston) gründete er den Kindergarten für „Little blind children" 1887. Am bekanntesten wurde Anagnos sicher durch die Wahl Anne Sullivans als Lehrerin für Helen → Keller. Anne Sullivan hatte die Ausbildung bei Perkins absolviert und stützte sich bei ihren Erfolgen auf die Erfahrung von Howe und seine Arbeit mit Laura → Bridgman. Als Anagnos die Leitung der Schule 1876 übernahm, gehörten Perkins 11 Lehrer und 147 Schüler (Verhältnis 1:13) an. Als Anagnos 1906 in Rumänien starb, gab es zwei Abteilungen von Perkins: Unterstufe in Jamaica-Plain (Boston) und die Oberstufe in Süd-Boston. Der Nachfolger von Anagnos war der Pädagoge Edward E. → Allen, ein Harward-Absolvent, der mehrere Jahre an der „Royal Normal School for the Blind in London" unterrichtete, deren erster Direktor Francis → Campbell war. Allen war Vorstandsvorsitzender der Philadelphia-Schule. Allen folgte den Konzepten von Campbell, so verlegte er 1910 die Schule nach Watertown. Er führte den physiotherapeutischen Unterricht in allen Bl.-Schulen ein (1908). Das Cottage-Family-Programm – eingeführt von Howe – wurde von ihm weiter ausgebaut. In Ergänzung dazu wurde der Kontakt zu den Familien der Schüler intensiviert. In Mitarbeit mit der Overbrook-School for the Blind nahm der zusammen mit Dr. Samuel Hayes, dem Leiter des Psychology Departments, den ersten Psychologietest für bl. Schüler auf, den Hayes-Test. Es konnte zum ersten Mal wissenschaftlich nachgewiesen werden, daß sich die Intelligenzstruktur Bl. im Gegensatz zur früheren Annahme nicht signifikant von der Intelligenzstruktur der übrigen Bevölkerung unterschied. 1920 führte er die erste Bl.-Lehrerausbildung im Zusammenhang mit der Haward-Universität ein, 1925 stellte → Allen den ersten Sprachtherapeuten für Bl. bei der Schule an. Nicht unbedeutend für diese expansive Entwicklung war die Lebenserfahrung und Weltläufigkeit der Gründer wie Dr. Fisher, William H. → Prescott, alle mit europäischer Ausbildung und weltweiten Kontakten. Nachfolger Allens wurde dann Dr. Gabriel Farrell, ein Pastor der Epistopalkirche, der als überragendes Organisationstalent die Schule prägte. Insbesondere verdankt man ihm die Einführung einer Taub-Bl.-Abteilung unter Inis B. Hall, die als Spezialistin für Vibrationstechniken bekannt wurde. Mit dem Ausscheiden von Farrell (1951) wurde Dr. Edward J. Waterhouse Direktor der Schule. Er mußte die von Howe gegründeten Werkstätten schließen, da inzwischen staatliche Werkstätten gegründet worden waren. Dann erfolgte der Ausbau einer psychologischen Beratungsabteilung. 1943 war die Schülerzahl auf 234 gesunken, wuchs aber um das Jahr 1951 wieder – wegen der neuen Erbl.-Ursache, der sog. Retrolental fibroplasia (Schädigungen im Brustkasten) – auf 300 an. Der Anstieg wäre noch stärker ausgefallen, wäre nicht gleichzeitig in den USA ein neues Konzept entwickelt worden: das der Integration bl. Schüler in die normal unterrichtenden Schulen. Im Zusammenhang mit der Bostoner Universität wurde 1955 ein Sonderprogramm für die Ausbildung von Lehrern für Taubbl. entwickelt. Die Schülerzahl in diesem Bereich wuchs von 5 auf 40 in der Zeit von 1953 bis 1969. Eine plötzliche Rötelepidemie (Rubella 1963-1965) ließ die Zahl der zu beschulenden Taubbl. von 1.400 auf 3.000 in den USA ansteigen.

Schul-Systeme: Neue Einrichtungen wurden 1970/71 geschaffen. Aufgrund von gesetzgeberischen Maßnahmen wurde das „New England Original Center for Services for the Blind" gegründet (1969). Die Öffentlichkeitsarbeit wurde durch das Medium des Filmes neu belebt: 1. Film „The Perkins Story" 1956; „Children of the night" (zusammen mit Industrial Home for the Blind, Brooklyn/New York 1966), „The realities of blindness – Perkins experiences" 1971, „The world of blind children – how they communicate" und „World of blind children – Perkins story adapting to change" 1961. Benjamin F. Smith wurde Nachfolger von Waterhouse. Er war der erste sehbehinderte Direktor der Schule. Die Schülerschaft hatte sich erneut verändert, da inzwischen die Zahl der Mehrfachbehinderten stark zunahm. Ein Berufs-

Vereinigte Staaten von Amerika

beratungsprogramm wurde 1972 aufgestellt, das seinen Schwerpunkt auf die Entwicklung von Sozialverhalten am Arbeitsplatz und lebenspraktische Fähigkeiten legte (Daily Living Skills). Weitere Schwerpunkte dieses Programmes waren: LPF, Spracherziehung, Mobility-Training und Berufserziehung. Das „Cottage-Family-Program" wurde durch besondere „Hausprogramme" (Special Cottage Based Programs) ergänzt. Durch diese Programme erhielten mehrfachbehinderte Bl. Unterricht in ihren dezentralisierten Wohneinheiten. Unter den Programmen war das „Fisher-Cottage-Program", ihm schlossen sich weitere Programme an, die den Schwerpunkt auf Rehabilitation legten. Zwei weitere Cottages (Deliot und Oliver) wurden für Taubbl. geschaffen, wo sozialorientierte Selbsthilfefächer unterrichtet wurden. Auch das Wohngemeinschaftsprogramm (Community Residence Training Program) diente ähnlichen Zwecken (1953 Bridgman-Cottage). Mehrfachbehinderte Bl. sollten in die Lage versetzt werden, ihre Wohneinheiten in Ordnung zu halten, Essen zuzubereiten, einzukaufen, sich mit Bank und Behörden auseinanderzusetzen und auch Erholungsprogramme durchzuführen. In Ergänzung dazu wurden seit Dezember 1974 in New England und New Jersey Rehabilitationsprogramme für mehrfachbehinderte Bl. im Alter von 18 bis 30 Jahren durchgeführt, die wesentlich von staatlichen Bl.-Schulen kamen und keine genügende Ausbildung in den lebenspraktischen Fertigkeiten hatten. Ähnlich war das „Tomkins-Cottage-Program" ausgerichtet. Von 1971 bis 1977 wurde das Berufsausbildungsprogramm wesentlich erweitert. Einfacher Fachunterricht, wie Reparaturen an Maschinen, Holz- und Teilbearbeitung, graphische Darstellungen, Telefonbedienung, An- und Verkauf und Kinderpflege wurde durchgeführt.

Bundes- und Staatsgesetze veränderten den Erziehungsanspruch und die Erziehungssituation Bl. insofern, als der Gesetzgeber, so z. B. auch in Massachusetts, im Jahr 1984 ein Gesetz annahm, welches vorschrieb, daß jede Gemeinde für jedes Kind Erziehungs- und Schulmöglichkeiten gewährleisten müsse, ohne Rücksicht auf das Handicap des Schülers oder der Schülerin. Der Zugang zu privaten Schulen, worunter auch Perkins fiel, wurde erst subsidiär in Erwägung gezogen, wenn alle anderen Möglichkeiten ausscheiden sollten. Die differenzierten Ausbildungs- und Bildungszweige der Perkins-Schule konnten aber einen Bildungsweg sicherstellen, der bei keinem anderen Schulsystem in gleichem Umfange erreichbar und garantiert war. 1977 übernahm Charles C. Woodcock die Leitung von Perkins. Er war vorher in der „Iowa-Braille" tätig und war viele Jahre Direktor der staatlichen Schule Oregons. Eine neue Planungsabteilung wurde entwickelt, die für jeden Studenten eine individuelle Ausbildungslehre schuf (1979–80) und die eine Zusammenarbeit auch mit den örtlichen Behinderteneinrichtungen außerhalb gewährleistete.

Eine andere wesentliche Änderung bahnte sich schon um 1900 in Chicago an. Frank H. Hall und Edward J. Nolan erreichten bei den Schulbehörden, daß bl. und sehbehinderte Schüler Normalschulen besuchen konnten. Dem Chicago-Experiment folgten bald Cincinnati (1905), Milwaukee (1907) und Racine, Cleveland, Boston und New York. Diese Entwicklung erreichte 1949 ihren Höhepunkt. Ein halbes Jahrhundert nach dem ersten Versuch von Turties in Chicago wurden damals 90 % der bl. Schüler in Heimsonderschulen erzogen. Schon 10 Jahre danach fiel die Zahl auf 60 %; in manchen Staaten, wie in Californien, sogar auf 25 %. Diese grundsätzliche Änderung ist auf eine neue Welle von Erkrankungen zurückzuführen, die seit 1941 jährlich 10.000 bis 12.000 Bl.-Geborene oder sehr früh erbl. Kinder hervorrief. Diese Krankheit, Retrolental fibroplasia (RLF), wurde von Dr. Terry zum ersten Male beschrieben und war auf Schädigungen des Auges bei frühgeborenen Kindern zurück, die die ersten Wochen (Koestler, S. 414) in Brutkästen versorgt wurden. Die Schuleinschreibungen an Bl.-Schulen stiegen von 5.014 im Jahre 1943 auf 5.324 im Jahre 1953 an. Dagegen zeigten die öffentlichen Schulen eine wesentliche Veränderung an. Von 600 bis 650 bl. Schülern (1949) stieg die Einschreibung an Regelschulen auf 1.214 im Jahre 1953.

1921 wurde von Frau Greaves die Royer-Greaves-School für mehrfachbehinderte Bl. gegründet. Ihre Leistungen wurden 1961 mit dem Lane-Bryant-Award-Preis anerkannt. Eine der ersten Schulen, die sich diesem System anschloß, war die → Michigan-School im Jahre 1962, die 35 mehrfachbehinderte bl. Schüler bei einer Gesamtzahl von 280 aufnahm. Insgesamt wurden in den 60er Jahren 8.900 mehrfachbehinderte Schüler ermittelt, und auf dieser Grundlage wurde eine Gesamtzahl von 15.000 mehrfachbehinderten

Vereinigte Staaten von Amerika

Kindern in den USA geschätzt. Seit der Mitte der 60er Jahre wandte man sich stärker den mehrfachbehinderten erbl. Kindern zu. Im „Syracuse Psychiatric Hospital" (später Fairmount Institute) richtete man im Jahre 1964 eine Abteilung für gestörte bl. Kinder ein. Es folgten andere Einrichtungen in Massachusetts und in anderen Teilen der USA. Auch der Kreis der Sehbehinderten erlangte erstmals wissenschaftliche Aufmerksamkeit, nachdem schon 1916 Olin Buritt darauf hingewiesen hatte. Hier entwickelte sich das „Boston-" und das „Cleveland-System". Nach dem ersteren erfolgte ein Unterricht in einer besonderen Klasse, wo optische Geräte eingesetzt wurden, nach dem zweiten wurden Sehbehinderte mit Sehenden in allen mündlichen Fächern gemeinsam unterrichtet. Ende der 40er Jahre gab es schon 17 oder 18 Schulen, die besondere Klassenzimmer für Sehbehinderte oder teilweise Sehfähige unterhielten. Großschriftdrucke kamen hinzu, um das Restsehvermögen auszunutzen. In den 60er Jahren erreichte der Kampf zwischen den Heimsonderschulen und den öffentlichen Schulen seinen Höhepunkt. Damals besuchten 60 % der Bl. öffentliche Schulen und 40 % die Sonderschulen. Auch die AAIB folgte diesem Trend und ließ Mitglieder zu, die nicht ausgesprochene Sonderpädagogen waren. 1972 waren ihr 1.145 Mitglieder angeschlossen.

Punktschriftdruckereien, Bibliotheken, Hilfsmittel: 1835 schrieb → Howe: „Das Institut hat nun eine Druckpresse, und die ganze Apostelgeschichte ist gedruckt." Es war das erste Buch, das von der Druckerei der Perkins-School gedruckt wurde. Samuel P. Ruggles, der die Maschine entworfen hatte, trug auch zur Gründung der Druckerei in Philadelphia bei. 1840 umfaßte der Perkins-Katalog 41 Titel, 1847 schlug Howe vor, eine Nationale Bibliothek für Bl. mit bundesstaatlichen Mitteln zu errichten. 1879, als Howes Nachfolger → Anagnos die Druckerei nach Howe benannte, wurden vom Kongreß die ersten 10.000 Dollar zur Verfügung gestellt, und zwar für das → „American Printing House for the Blind" in Louisville. Diese Bücherei und Druckerei wurde die größte ihrer Art in der Welt mit jährlichen Zuwendungen von mehr als 1.600.000 Dollar für Textbücher und erziehungsorientiertes Lehr- und Lesematerial. Es wurde der „Howe Memorial Fund" eingerichtet. Führende Persönlichkeiten, wie Gouverneur Long, spendeten anläßlich einer öffentlichen Lesung der taubbl. Schülerin von Perkins, Laura → Bridgman, einen großen Betrag für die Druckerei.

Gegen das bisherige Druckverfahren „Line Type" wurde das von W. B. → Wait, Vorsitzender des → „New York Institute for the Education for the Blind", entwickelte System „New York Point" eingeführt und von der „American Association of Instructors of the Blind" (AAIB) zwischen 1871 und 1882 immer nachhaltiger empfohlen, so daß sich auch das → „American Printing House for the Blind" anschloß. Perkins ließ daraufhin ein neues System, das sog. „Modified-Braille-System" einführen (1892). Als dieses System bereits weit verbreitet war, wurde es „American Braille" genannt. Dieses System unterschied sich von dem Braille'schen System durch die Anwendung der Punkte nach der Häufigkeit bestimmter Buchstaben oder Buchstabenkombinationen. 1879, unter der Leitung von Anagnos, wurde das erste reine Braille-Buch hergestellt. Es wird vermutet, daß die Schwierigkeit der Transkription des Griechischen beim „American Braille" letzten Endes dem konventionellen Braille-System den Durchbruch brachte. Der führende Techniker unter der Leitung des Direktors Anagnos war der bl. Dennis A. Reardon, der seit 1853 die Druckerei leitete. 1890 umfaßte die Bücherei 400 Bände. Es bestand eine Bücherei für Jungen und eine für Mädchen, die erst 1892 in einer gemeinsamen Bücherei vereinigt wurden („Perkins Library").

Der Streit zwischen den verschiedenen Braille-Systemen, Französisch-Braille, die englische Version, „American Braille" bei Perkins- und bei der → Howe-Press und Wait's New York Point, dauerte lange an. Das sogenannte Standard-Englisch-Braille Grad II setzte sich schließlich durch. Der erste Zwischenpunktdruck – „Interpoint Braille Book" – wurde vom Direktor Dr. Allen in Perkins und Bryan in Philadelphia noch vor 1900 hergestellt. Erst um 1920 wurde es aber regelmäßig benutzt. Ende 1920 wurde „National Braille Press" durch Francis Ierardi, einem Perkins-Absolventen, gegründet, der von der „Massachusetts Commission for the Blind" dazu beauftragt war. Unter Dr. Farrell (Direktor seit 1931) erhöhte die Druckerei ihre Auflage von 425.000 auf 1 Million im Jahre 1951 einschließlich des Druckes von Punktschriftnotenmaterial. Gleichzeitig wurde in dieser Periode die erste Bl.-Hörbücherei durch die → „Library of Congress" aufgebaut. Das → „American Printing House

Vereinigte Staaten von Amerika

for the Blind" in Louisville und die → „American Foundation for the Blind" in New York City teilten sich diese Aufgaben, an der vereinbarungsgemäß die Howe-Press nicht teilnahm. In Arbeitsbeschaffungsprogrammen (WPA – Work Project Authority) wurde vor dem 2. Weltkrieg die Produktion von Landkarten in Angriff genommen (350 geografische und historische Landkarten). Gleichzeitig wurde in einem 2. Projekt eine größere Zahl edukativer Modelle erstellt.

Die erste brauchbare Schreibmaschine wurde als „Perkins-Braille-Writer" von Hall konstruiert. Dr. Farrell beauftragte nach dem 1. Weltkrieg David Abraham, einen Ingenieur und Zivil- und Kriegspiloten aus Liverpool/England, Mitglied des „Royal Flying Corps", mit der Konstruktion einer modernen Punktschriftschreibmaschine, deren Prototyp gerade vor dem 2. Weltkrieg fertiggestellt wurde. Zwischen 1946 und 1951 wurde die Maschine in Produktion genommen, und das Präzisionsgerät konnte seit 1951 verkauft werden. Der Erfolg des Perkins-Braillers war weltweit. Der leichte Anschlag ermöglichte auch jungen Schülern das Bedienen der Maschine. Bis 1961 waren 16.000 Maschinen hergestellt, und bald war die Zahl von 100.000 Maschinen erreicht.

Populäre Kinderbücher waren die „Braille Vision-Bücher", mit den entsprechenden Ausgaben in Schwarzdruck. So können bl. Kinder mit sehenden Eltern (und umgekehrt) sich an dem gleichen Buch erfreuen. 3 Nationalpreise wurden vom „American Institute of Graphic Arts" dieser Entwicklung verliehen.

Lit.: Edward J. Waterhouse: „History of the Howe-Press of Perkins-School for the Blind. Published in Honor of Louis Braille", Watertown (Press of Perkins-School for the Blind) 1975.

Taubblindheit: Helen → Keller war nicht die einzige, auch nicht die erste Taubbl., die dem, was man „the double dungeon of darkness and silence" genannt hat, durch pädagogische und wissenschaftliche Erkenntnisse entrissen wurde. 1972 betrug die Zahl der in den USA erfaßten Taubbl. 12.000, zur einen Hälfte Kinder, zur anderen Hälfte Erwachsene. Die Dunkelziffer wird von Fachleuten auf mindestens 3.000, möglicherweise auf maximal 8.000 ausgesetzt. Zu erwähnen ist auch Helen Schultz, die in der staatlichen Schule von New Jersey ausgebildet wurde; ebenso Lydia Hayes („Girl who cannot see or hear", Outlook 1926).

1927 erschien in Montreal von Corinne Rocheleau das Buch „Hors de Sa Prison". Die Autorin beschrieb das Leben eines taubbl. Mädchens, Ludivine Lachance. Ludivine, die als Taubbl. aufgewachsen war, erhielt seit dem 16. Lebensjahr eine erfolgreiche Schulausbildung. Die Autorin, die selbst taub war, hatte zahlreiche Recherchen durchgeführt und war dabei auch auf Rebecca Mack, Cincinnati, gestoßen, die ebenfalls das Problem der Taubbl. aufgegriffen hatte (siehe Outlook 1928 und die Veröffentlichungen von Sherman C. Swift, Koestler, S. 459).

1928 rief der AAIB ein Komitee ins Leben, um mit der „National Association of Instructors of the Deaf" zusammenzuarbeiten. 1929 hat dann die American Association of Workes for the Blind (AAWB) weitere Pläne für die nachgehende Fürsorge Taubbl. in Ergänzung zu den Erziehungsprogrammen beschlossen. Die → „American Foundation for the Blind" (AFB) wurde zugezogen, die allerdings vorher schon vom Volta Bureau, einer Einrichtung der amerikanischen Gesellschaft für Sprachunterricht für Taubstumme („American Association to Promote the Teaching of Speach to the Deaf" – Alexander Graham Bell, Association for the Deaf), um Mithilfe angesprochen worden war. 1931 wurde schließlich im Zusammenhang mit der „American Federation of Organizations for the Hard of Hearing" ein gemeinsames Komitee für Taubbl. ins Leben gerufen. Von der „Kellog Child Welfare Foundation" und dem „Will Rogers Memorial Fund" wurden größere Spenden für das Projekt bereitgestellt. 1932 wurde Helen Keller von der „Pictorial Review" zur Frau des Jahres gewählt, die der Stiftung den Preis von 5.000 Dollar zur Verfügung stellte.

Soziale Gesetzgebung: Zur Frage des sozialen Status führen Kirchner und Peterson aus, daß es unklar sei, inwieweit niedrige Einkommensverhältnisse Blindheit bedingen (JVIB 1981 (75), S. 381). Die Altersstruktur der bl. Population, vor allem höhere Blindheitserwartung im Alter und niedriges Einkommen beeinflussen dieses Bild. Das sog. „Income Security Benefit Program" hat zum Ziel, die Relation von Behinderung und Armut abzuschwächen. Die Programme unterscheiden sich nach Zielrichtung und Grundkonzeption. Die zwei größten Programme tragen die Bezeichnung SSDI (Social Security Disability Insurance) bzw. SSI (Supplemental Security Income). Beide Programme haben einige Sonderbestimmungen für Bl.

Vereinigte Staaten von Amerika

1981 wurden in beiden Programmen Beschränkungen durch die Reagan-Administration vorgenommen. Die Programme sind unterschiedlich ausgerichtet. So stellen sie teilweise alleine auf die Behinderung (so SSI für Bl.) oder auf die Integrationsfähigkeit in den Wirtschaftsprozeß ab. Daneben gibt es Versicherungsleistungen aufgrund von Mitgliedschaftsbeiträgen während abgeleisteter Arbeitsjahre (so SSDI). Die Besonderheiten der beiden Programme können wie folgt dargestellt werden: Die gesetzliche Definition der Blindheit (Sehschärfe $20/200$ oder weniger auf dem besseren Auge) oder Sehfeldeinschränkung auf 20 Grad oder weniger (H. Lende, „Federal Legislation Concerning Blind Persons in the United States and Insular Possessions", New York, American Foundation for the Blind, 1958). Als Kriterium für die Anspruchsberechtigung von Blindenhilfe gelten Alter und Blindheit („Aid to the Aged"). 1972 wurde dieses Programm mit dem anderen „Aid to the Blind" und „Aid to the Permanently and Totally Disabled" verbunden, um das SSI-Programm zu schaffen. Anspruchsberechtigt nach dem Programm ist nur der Bedürftige.

Das SSDI-Programm geht von der gleichen Blindheitsdefinition wie das SSI-Programm aus; Ziel ist es, die Arbeitsunfähigkeit (inability to work) zu überwinden und einen substantiellen Lebenserwerb zu finden (engage in substantial gainful activity, SGA). Außerdem wird ein Sicherungsstatus durch das Gesetz geschaffen. Der Einkommenslevel, das die SGA definiert, war 1981 458 Dollar monatlich oder 5.500 US-Dollar jährlich (1987: 1.000 US-Dollar für Alleinstehende und bis 1.500 US-Dollar für Berechtigte mit Familie. Die Einkommensgrenze lag 1987 bei 340 bzw. 510 US-Dollar). Für andere Arbeiter- und Behindertengruppen ist das SGA durch Verwaltungsvorschriften bestimmt und betrug 1981 400 Dollar monatlich und 3.600 Dollar jährlich. Der Versicherungsstatus („fully insured status") bezieht sich auf die Arbeitszeit im Berufsleben unter der Gesetzgebung für soziale Sicherheit. Dies wird von Bl. und anderen behinderten Arbeitnehmern als Voraussetzung gefordert. Andere nicht bl. Arbeitnehmer müssen zuzüglich 20 von den 40 Jahresvierteln, also 5 Jahre aus einem Zeitraum von 10 Jahren, vor dem Eintritt der Arbeitsunfähigkeit gearbeitet haben. Für die jüngeren Arbeitnehmer wird diese Voraussetzung zeitlich angepaßt. Die Höhe der Zuwendung basiert auf einer komplizierten Formel, die Einkommensleistungen für Abhängige in Rechnungen stellt. 1980 wurde eine Höchstleistungsgrenze eingeführt und gleichzeitig im „Omnibus Budget Reconciliation Act" von 1981 eine Mindestleistung gestrichen. Während der Einführung von SSDI (I. Howards et al.: „Disability: From Social Problem to Federal Program", New York 1980) wurde die zugrundeliegende Sozialpolitik heftig diskutiert. Während einerseits noch die Schwäche des Systems der sozialen Sicherheit kritisiert und der hohe Prozentsatz der Armut unter den Behinderten betont wird (Gallicchio und Bye, 1981), gibt es andererseits Stimmen, die das Programm weiter beschränken wollen, um die gesellschaftlichen Werte und das Arbeitsethos aufrechtzuerhalten oder zu verbessern, weil soziale Zuwendungen einen negativen Effekt auf die Arbeitsbereitschaft hätten (s. auch M. Berkowitz: „Work Disincentives and Rehabilitation", Falls Church, Institute for Information Studies, 1980).

Sonderpädagogik: Es gibt auch eine Unterstützung im Bereich des Erziehungs- und Bildungswesens. Diese Unterstützung dient der Überwindung von Schwierigkeiten in der Ausbildung und hilft in Form von Stipendien auf nationaler und regionaler Ebene. Die Staaten, die eine Subvention vom Bund erhalten, sind verpflichtet, den behinderten Kindern eine kostenlose und adäquate Bildung zu ermöglichen, und zwar unabhängig von Art und Grad der Behinderung. Das Gesetz sieht eine Reihe von Schutzmaßnahmen für behinderte Kinder vor.

Rehabilitationsprogramme für Blinde: Ältere Bl. und Schwerbehinderte, die den Rehabilitationsanforderungen nicht mehr entsprechen können, haben dennoch einen Anspruch auf eine berufliche Ausbildung. Die Staaten sind für die berufliche Ausbildung zuständig. Die Bundesregierung beteiligt sich an den Kosten.

Das Rendolph-Sheppard-Verkaufsprogramm: Dieses Programm ist nach zwei Mitgliedern des amerikanischen Repräsentantenhauses benannt. Nach diesem Gesetz haben Bl. einen Vorrang, im Bereich der Gastronomie tätig zu werden; d.h. sie dürfen kleine Gaststätten, Imbiß- oder Kioskläden aufmachen.

Werkstätten für Blinde: In den Werkstätten können Bl. und Mehrfachbehinderte gleichzeitig ihre Fähigkeiten entwickeln, eine konstruktive Arbeit leisten und ein nicht unerhebliches Gehalt verdienen. Die Werkstätten nehmen Bl. und Mehrfachbehinderte

Vereinigte Staaten von Amerika

auf ohne Rücksicht auf Art und Grad der Behinderung. Die Arbeitsplätze in den Werkstätten sind auf drei Stufen verteilt: Die erste Stufe besteht aus einer Reihe therapeutischer Übungen; die zweite Stufe ist für Bl. und Mehrfachbehinderte, die zwar über bessere Fähigkeiten verfügen, aber doch eine Unterstützung bei der produktiven Arbeit brauchen; die dritte Stufe umfaßt die Phase der industriellen Fertigung.

Kostenlose Übertragung und Beförderung von Punktschrift für Blinde und Sehbehinderte: „The National Library Service for the Blind and Handicapped of the National Library of Congress" ist zuständig für die Verteilung von Büchern in allen Staaten. Viele staatliche und private Organisationen schicken jeden Tag eine große Menge von Punktschrift- und Bl.-Sendungen durch die Post.

Ermäßigungen im öffentlichen Verkehr: Nach den Bundestarifregelungen erhält die Begleitperson eines reisenden Bl. eine ermäßigte Fahrkarte. Die Ermäßigung gilt für den gesamten öffentlichen Verkehr außer Lufttransport.

Lit.: Corinne Kirchner und Richard Peterson: „Trends and latest policy changes in social security programs for blind persons", JVIB 1981 (75), S. 381 ff.; Frances A. Koestler: „The unseen Minority. A Social History of Blindness in the United States", New York 1976.

Soziale Statistik: In den Tabellen 1–1d ist die Schulsituation der Sehgeschädigten, insbesondere die der mehrfachbehinderten Bl., die Situation der Farbigen und der Heiminsassen dargestellt. Die grundlegende Änderung in der Beschulung von Sehgeschädigten in den USA wurde bereits beschrieben. Die Statistiken zeigen deutlich, daß Sehgeschädigte heute in die verschiedensten allgemeinen Schultypen eingeschult werden.

Die Zahl und der Prozentsatz der höheren Bildungseinrichtungen, die Bl. oder Sehhinderte unterrichten, im Verhältnis zum Schultyp, und die Gesamtstudienzahl 1982 zeigen deutlich, daß in den letzten Jahrzehnten eine ständig wachsende Anzahl Sehgeschädigter (Bl. und Sehbehinderter) nach dem High-School-Abschluß fortführende Bildungseinrichtungen besucht haben (Tabelle 1). Dieser Umstand kann zum Teil auch darauf zurückgeführt werden, daß Menschen im höheren Alter zunehmend fortführende Bildungseinrichtungen besuchen, und darauf, daß Rückmeldungen von Sehgeschädigten aus den Bildungseinrichtungen häufiger sind.

Aus der Tabelle 1a, die sich mit dem Verhältnis Sehgeschädigter zu anderen Behindertengruppen und Nichtbehinderten beschäftigt, geht hervor, daß 52 % der sehgeschädigten Studenten in großen Bildungseinrichtungen von über 10.000 Schülern eingeschrieben sind. Das gleiche gilt für andere Behindertengruppen, während Nichtbehinderte zu 57 % diese Großbildungseinrichtungen besuchen. 84 % aller Sehgeschädigten besuchen öffentliche Bildungseinrichtungen. Bei anderen Behindertengruppen liegt die Prozentzahl bei 91 %. Nichtbehinderte Studenten dagegen besuchen in größerem Ausmaß private Bildungseinrichtungen. Ein Unterschied zwischen Sehgeschädigten

Tabelle 1: Zahl und Prozentsatz der höheren Bildungseinrichtungen, die Blinde oder Sehbehinderte unterrichten im Verhältnis zum Schultyp und zur Gesamtstudienzahl 1982

Größe der Schulgattung	Alle Schultypen			Colleges u. Universitäten			Schulen u. Unterstufen			Technische Schulen u. a.		
	Gesamtzahl der Einrichtungen	Einrichtungen, die den Personenkreis aufn.		Gesamtzahl der Einrichtungen	Einrichtungen, die Studenten aufnahmen		Gesamtzahl der Einrichtungen	Einrichtungen, die den Personenkreis aufnahmen		Gesamtzahl der Einrichtungen	Einrichtungen, die den Personenkreis aufnahmen	
	N	n	%	N	n	%	N	n	%	N	n	%
klein bis zu 1.000	541	217	40 %	244	96	39 %	165	66	40 %	132	55	42 %
mittel 1.000–5.000	735	502	68 %	374	253	68 %	294	208	71 %	67	41	61 %
groß 5.000 und mehr	615	543	88 %	358	318	89 %	236	206	87 %	21	19	90 %
insgesamt	1.891	1.262	67 %	976	667	68 %	695	480	69 %	220	115	52 %

Quelle: JVIB 1984 (78), S. 81.

Vereinigte Staaten von Amerika

und anderen Behinderten liegt auch darin, daß Sehgeschädigte stärker örtliche (kommunale) Schulen besuchen, während andere Behindertengruppen mehr staatliche Schulen bevorzugen. In bezug auf die Zeitdauer besteht ein markanter Unterschied, 48 % der Sehgeschädigten besuchen Schultypen mit Kurzzeitprogrammen, während bei Nichtbehinderten dieser Prozentsatz bei 39 % liegt. Der Prozentsatz der Bl., die Schulen mit höchsten Qualifikationsabschlüssen besuchen, liegt unter denen der Nichtbehinderten, aber höher als der anderer Behindertengruppen (40/37/26).

In den USA unterscheidet man mit besonderem Nachdruck die Gruppe der gesetzlich Bl. (MRA) und der Schwersehbehinderten (NCHS-HIS – s. Tab. 1b). Es wird immer wieder betont, daß sich beide Gruppen überlappen. Beide Behindertengruppen haben eins gemeinsam: Die Mehrheit der Personen ist über 76 Jahre alt. Es sind ca. 47 % der gesetzlich Bl. und ca. 70 % der schwer Sehbehinderten über 65 Jahre alt. In der Alters-

Tabelle 1a: **Prozentuale Verteilung der Sehgeschädigten nach den bestimmten Charakteristiken der dazugehörigen Institutionen (USA 1982) im Verhältnis zu anderen Behinderten und Nicht-Behinderten**

Charakteristik der Sonderschulen	Sehgeschädigte Studenten in % Basis N = 10.500	Andere behinderte Studenten in % Basis N = 105.400	Nichtbehinderte Studenten in % Basis N = 9.400.000
1. Region			
Nordosten	17	15	18
Nordzentrum	26	23	26
Süden	29	24	28
Westen	28	38	27
2. Einschreibung			
850 oder weniger	5	4	2
851– 1.850	7	6	5
1.851– 5.000	16	16	14
5.001–10.000	20	23	22
10.001 und mehr	52	52	57
3. Schulart			
öffentliche Schulen	84	91	83
a) staatliche Schulen	(48)	(45)	(53)
b) örtliche Schulen	(36)	(46)	(30)
private Schulen	16	9	17
4. Schultyp			
Kurzzeitprogramm	48	59	39
a) Unterstufe/College	(42)	(54)	(35)
b) Techn. u. Handelsschulen	(6)	(5)	(4)
Langzeitprogramm	53	41	60
a) Colleges	(12)	(8)	(11)
b) Universitäten	(41)	(22)	(49)
5. Höherer Abschluß			
unter dem BA	45	57	36
BA	5	3	4
Masters	18	14	19
Doctorate	31	26	40
6. Jährliche Gebühren (Tuition)			
Dollar 500 oder weniger	36	46	31
501– 900	26	26	25
901– 2.700	25	23	29
2.701 oder mehr	12	6	14
7. Zulassung (für Colleges/BA)			
Auswahlverfahren	5	4	7
strenge Auswahlprüfung	15	12	16
Auswahlverfahren	50	52	50
leichte Auswahlkriterien	23	22	20
kein Auswahlverfahren	6	9	8

Quelle: JVIB 1984 (78), S. 165.

Vereinigte Staaten von Amerika

Tabelle 1b: Vergleich der Altersverteilung der MRA/1970 und der NCHS-HIS/1971

Alter	Gesetzlich blind 16 Staaten 1970 (MRA) in %	Schwer sehbehindert 1971 (NCHS-HIS) in %
unter 45 Jahre	27,0	9,2
45–64 Jahre	26,8	21,1
65 Jahre und darüber	46,2	67,7
Gesamt aller Altersstufen	100,0	100,0
(Basis)	(96.252)	(1.306.000)

Quelle: JVIB, 1978 (72), S. 330.

Tabelle 1c: Vergleich der Populationsstrukturen MRA/1970 und NCHS-HIS/1971

	A. Gesetzlich Blinde 16 MRA Staaten als blind registriert		B. Schwer Sehbehinderte US-Schätzungen nach NCHS-HIS	
	männlich	weiblich	männlich	weiblich
65 Jahre und darüber	18,9	27,3	24,1	45,6
45–64 Jahre	14,1	12,7	9,1	12,0
0–44 Jahre	15,5	11,5	5,3	4,0
	Prozent gesetzlich Blinder gesamt		Prozent schwer sehbehinderter Populuation gesamt	
	Gesamt registriert 96,252		Gesamt geschätzt 1.306.000	

Quelle: JVIB 1978 (72), S. 331.

Tabelle 1d: Geschätzte Zahl und Prozentsatz der sehgeschädigten Studenten in der höheren Ausbildung

Größe (Gesamtzahl der Stud.)	Alle Schuleinrichtungen		Colleges und Universitäten		städtische Hochschulen		Techn. Schulen und andere	
	N	%	N	%	N	%	N	%
klein, bis zu 1.000	720	6	310	5	230	5	180	24
mittel 1.001–5.000	2.720	24	1.280	22	1.190	25	250	34
groß 5.001 oder mehr	7.900	70	4.330	73	3.260	70	310	42
insgesamt	1 1.340	100	5.920	100	4.680	100	740	100
Prozentwerte pro Schultyp		100		52		41		7

Lit.: Corinne Kirchner: „Special education for visually handicapped children. A critique of data on numbers served and costs", JVIB 1983 (77), S. 219-223; Corinne Kirchner, Richard Peterson: „The latest data on visual disability from NCHS", JVIB 1979 (73), S. 151–153.

Vereinigte Staaten von Amerika

gruppe 0 bis 44 befinden sich 27 % der gesetzlich Bl., dagegen nur 9 % der Schwersehbehinderten. Etwa die Hälfte der Schwersehbehinderten sind Frauen, während bei den Sehbehinderten der Prozentsatz der Frauen bei 25 % liegt.

Die Sozialcharakteristika bl. Menschen (Frauen und Männer) im Vergleich zur übrigen Population der USA werden in Tabelle 2 dargestellt. Die Tabelle zeigt, daß mehr behinderte Frauen als Männer 65 Jahre oder älter sind (58 % und 41 %). Entsprechende Vergleichszahlen bei der Gesamtbevölkerung: 12 % und 9 %. Im Gegensatz dazu gab es keine Unterschiede zwischen Männern und Frauen in bezug auf die Rasse oder ethnische Herkunft. Unterschiede zwischen sehbehinderten Männern und Frauen sind grundsätzlich größer als zwischen Frauen im allgemeinen, die Zahlen zeigen daher mehr Nachteile für sehbehinderte Frauen. Hinsichtlich des sozio-ökonomischen Fragenkreises zeigt sich, daß Sehbehinderte beider Geschlechter bezüglich Erziehung und Beruf

Tabelle 2: Sozialcharakteristik blinder Menschen im Vergleich zur übrigen Population der USA

	Sehbehindert in %		Gesamt in %	
	Männer	Frauen	Männer	Frauen
A. Alter: 3 Jahre und älter				
(Basis)	(835.000)	(1.117.000)	(97.987.000)	(104.474.000)
1. Alter				
unter 18 Jahre	14	8	29	26
18–34 Jahre	11	6	29	29
35–64 Jahre	34	29	32	33
65 Jahre und älter	41	58	9	12
2. Rasse				
weiß	82	83	87	87
nicht weiß	17	17	11	12
3. Ethnischer Ursprung				
Spanisch	3	3	5	5
andere	97	97	95	95
B. Alter: zwischen 18 und 64				
(Basis)	(374.000)	(382.000)	(60.488.000)	(64.139.000)
1. Alter				
18–44 Jahre	40	29	65	65
45–54 Jahre	26	26	19	19
55–64 Jahre	35	45	16	16
2. Erziehung				
abgeschlosssene Schuljahre				
weniger als 8 Jahre	25	27	7	6
8–11 Jahre	33	36	21	22
12 Jahre	25	25	35	43
13 Jahre und mehr	18	13	37	29
3. Anstellung	35	17	82	53
4. Familienstand				
ledig	24	13	25	18
verheiratet	61	47	68	67
geschieden/getrennt	9	20	6	10
verwitwet	5	20	1	5
5. Haushalt				
Mitglied der Primärfamilie				
Familienoberhaupt	64	17	68	10
Ehefrau	–	45	–	66
Unverheiratete Kinder oder andere Verwandte der Familie	22	14	20	14
Allein oder mit Nicht-Verwandten lebend	12	22	12	10
6. Wohnsitz				
ständiger Wohnsitz in Großstädten	59	64	70	70
7. Wirtschaftliche Verhältnisse				
unter der Mindesteinkommensgrenze	19	33	7	10

Bureau of the Census, Survey of Income and Education 1976
Quelle: JVIB 1981 (75), S. 269.

Vereinigte Staaten von Amerika

Tabelle 3: Vorkommen des Verlustes von Sehvermögen bei Weißen und Nicht-Weißen und ihr Verhältnis zueinander

Vorkommen pro Tausend	HIS	NNHS	Studien MRA	Hanes A	B
Nicht-Weiße	8,8	95,8	2,5	6,0	60,0
Weiße	6,2	52,0	1,3	3,0	30,0
Verhältnis von Weißen zu Nichtweißen	1,4:1	1,8:1	1,9:1	2,0:1	2,0:1

Diagramm:

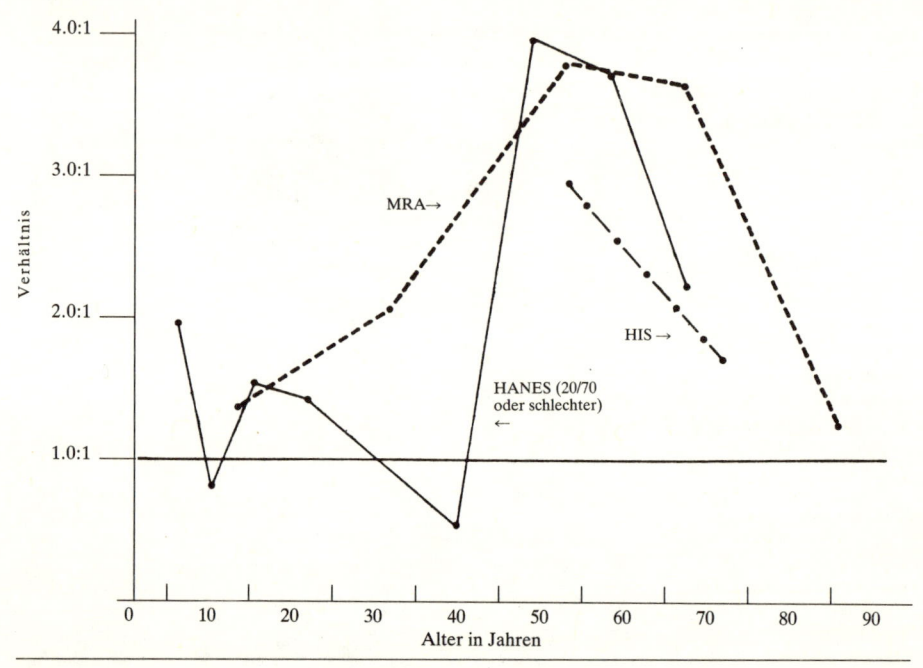

Quelle: JVIB 1981 (75), S. 73f.

Ein Verhältnis von 1,0:1 (Horizontale Linie) zeigt an, daß der Anteil von Nicht-Weißen und Weißen gleich ist. Punkte über der Linie indizieren einen größeren Anteil von Nicht-Weißen, Punkte unter der Linie geben an, daß Weiße überwiegen.

Tabelle 3a

Name der Studien	HIS Health Interview Survey	NN HS National Nursing Home Survey	MRA Model Reporting Area on Blindness Statistics	HANES Health and Nutrition Examination Survey
Zeitpunkt der Datenerhebung	1977	1977	1977	1971–1972
Bevölkerungsbasis (Rahmen der Studie)	Amerikanische, nicht in Heimen lebende Bevölkerung	Zu Hause von Pflegern betreute Amerikaner/innen	Die Bevölkerung von 16 Staaten	wie bei HIS mit Altersbeschränkung von 18–74 J.

Bis auf die MRA, wurden alle Studien vom U.S. National Center for Health Statistics erstellt.
Quelle: JVIB 1981 (75), S. 75.

einen schlechteren Status haben als die Gesamtbevölkerung. Frauen haben diesbezüglich noch einen schlechteren Status als Männer. Der Prozentsatz unter der Mindesteinkommensgrenze zeigt, daß Frauen eine sehr viel schlechtere Position haben (33 %) als sehbehinderte Männer (19 %).
Eine weitere wichtige Frage ist, in welchem Verhältnis der Verlust des Augenlichtes zu der Hautfarbe steht. Nach C. Kirchner und R. Peterson zeigt die Tabelle, daß das größte Vorkommen an Sehbehinderung bei den amerikanischen Indianern zu finden ist, die außerhalb der Reservate leben (88,8:1.000 – Indianer innerhalb von Reservaten wurden nicht getestet); ihnen folgen die Spanier, Mexikaner, Puertorikaner und Schwarzen.

Dagegen haben Weiße eine viel niedrigere Zahl: 30,0. Dagegen finden sich niedere Verhältniszahlen für Chinesen und Japaner (10,2:1.000) und andere Rassen (6,2:1.000). Einen weiteren interessanten Aspekt bietet die Erforschung der sogenannten Hintergrundcharakteristika von Sehgeschädigten (Bl. und Sehbehinderten). Folgende Faktoren werden dazu herangezogen: Schulbildung, Alter, Anspruch oder Empfangnahme öffentlicher Unterstützungsleistungen, früheres Arbeitsverhältnis, Geschlecht, Familienstand, Kinder bzw. sonstige Abkömmlinge. Die 3 Gruppen – Weiße, Schwarze und Hispano-Amerikaner – verhalten sich prozentual wie 30 zu 25 zu 18. In der Schulbildung haben die Weißen den Hispano-Ame-

Tabelle 4: Hintergrundcharakteristika von Blinden und Sehbehinderten 1971 (in %)

			Ethnische Gruppe		
	(Basis)	Weiße (22.069)	Schwarze (7.100)	Hispanoamerikaner (2.840)	
A.	Schwer Sehbehinderte	30	25	18	
B.	Schulbildung 12 Jahre und mehr	41	28	19	
C.	Alter 55 Jahre und mehr	25	25	27	
D.	Öffentliche Unterstützung	16	24	17	
E.	Arbeitsverhältnis in früheren Jahren	59	59	52	
F.	Frauen	41	51	42	

		Frauen	Männer	Frauen	Männer	Frauen	Männer
	(Basis)	(9.045)	(13.024)	(3.602)	(3.498)	(1.173)	(1.601)
G.	Familienstand Verheiratet	40	48	28	44	46	61
	Verwitwet, geschieden, getrennt	32	13	43	20	29	11
H.	Abhängige 3 oder mehr	7	21	16	24	14	39

Quelle: JVIB 1981 (75), S. 188.

Tabelle 5: Blindheit und Sehbehinderung in Heimen (in %)

		Alter der Bewohner				
Mitarbeiter- berichte über Sehbehinderung	Alle Alters- gruppen	Unter 18 Jahren	18–64 Jahre	65 Jahre und mehr	ohne Bericht	...
Keine Sehbehinderung	58	76	76	49	55	23
Mit Behinderung	42	24	24	51	46	22
etwas beh.	28	13	15	35	29	21
schwer beh.	11	6	6	13	14	27
sehunfähig	3	5	3	3	3	36
Gesamtzahl der Bewohner von Heimen	100 %	100 %	100 %	100 %	101 %*	23
(Basis)	(1.550.100)	(151.530)	(334.120)	(1.027.850)	(36.600)	

* Aufrundungen ergeben eine Prozentzahl größer 100.

Quelle: JVIB 1980 (74), S. 324.

Vereinigte Staaten von Amerika

rikanern gegenüber einen Vorsprung, bei den Hispano-Amerikanern liegt das Analphabetentum bei 15 %. Die Altersgliederung zeigt keine markanten Unterschiede auf. Die Zahl der öffentlichen Leistungsempfänger liegt bei Weißen und Hispano-Amerikanern sehr nahe beieinander. Weiße und Schwarze unterscheiden sich nicht wesentlich in bezug auf frühere Arbeitsverhältnisse, während bei Hispano-Amerikanern die Zahl niedriger liegt. Die Zahl der Frauen bei den 3 Gruppen steht prozentual im Verhältnis 41 zu 51 zu 41.

Die voranstehende Tabelle 5 beschäftigt sich mit dem Vorkommen von Blindheit und Sehbehinderung in Heimen. Die Ergebnisse zeigen, daß 42 % aller Bewohner von Heimen im Sehvermögen beschränkt und 14 % schwer sehbehindert oder sehunfähig waren. Von den Personen, die nicht in Heimen wohnen, waren weniger als 1 % sehbehindert.

In den nachfolgenden Tabellen werden folgende Fragen statistisch abgehandelt: Das Vorkommen von Mehrfachbehinderungen bei Sehgeschädigten und Sehbehinderten außerhalb von Instituten (Tabelle 6), Dienstleistungen an Sehgeschädigten (Bl. und Sehbehinderte) in den Vereinigten Staaten (Tabelle 7). Schließlich wird die Auswirkung der Leistungen staatlicher Einrichtungen auf dem Gebiet der beruflichen Rehabilitation von Sehgeschädigten dargestellt (Tabelle 8).

Alle Grade der Sehbehinderung von völliger Blindheit bis zu allen Graden der Sehbehinderung ist eine Erschwerung der Behinderung dann gegeben, wenn sie zusammentrifft mit den Auswirkungen anderer Behinderungen. Hauptergebnis ist, daß, abgesehen von chronischen Erkrankungen, die Mehrheit der schwer Sehbehinderten mindestens eine oder mehrere zusätzliche Behinderung haben. Von den 1.391.000 schwer Sehbehinderten sind nach dem HIS ungefähr 826.000 oder 59 % mehrfachbehindert im Vergleich zu 565.000, die nur eine Behinderung aufweisen.

In den USA spielt auch die Rehabilitation erwachsener Sehgeschädigter eine besondere Rolle. Dabei ist zu unterscheiden zwischen Rehabilitationsmaßnahmen in allgemeinen Einrichtungen und in besonderen Einrichtungen, wobei wiederum zu differenzieren ist zwischen der Rehabilitation von Sehgeschädigten (Bl.) und Sehbehinderten. Interessant ist, daß eine beachtliche Anzahl, die als nicht rehabilitiert entlassen wurden, dennoch eine Anstellung fanden, besonders dann, wenn sie Probanden oder Rehabilitanden allgemeiner Einrichtungen waren. Entweder haben sie trotz ihrer Bezeichnung als nicht Rehabilitierte Sehfähigkeit erlangt oder waren doch leichter in einem Beruf unterzubringen als die entsprechende Gruppe, die im Rahmen spezialisierter Einrichtungen für Bl. rehabilitiert wurden.

Tabelle 6: Mehrfachbehinderungen bei Blinden und Sehbehinderten außerhalb von Heimen

Zusammentreffen von schwerer Sehbehinderung mit anderen Behinderungen als	Anzahl der Sehbehinderten mit zusätzlicher Behinderung	Prozentuale Verteilung der Mehrfachbehinderten[1] (Basis = 826.000)
Sensorische Behinderung/Sprache		
Schwerhörigkeit	533.200	65 %
Taubheit	4.500	–
Sprachbehinderung	38.800	5
andere sensorische Behinderungen	11.000	1
Lernbehinderung/geistig behindert		
Lernbehinderung und geistige Retardation	17.600	2 %
Körperbehindert/ andere Behinderungen		
Fehlen von Gliedmaßen	75.300	9 %
Fehlen anderer Körperteile	35.400	4
Paralysis, Lähmung ganz oder teiweise	109.700	13
Nichtgelähmte andere orthopädische Behind. oder Deformation	384.000	46
andere Behinderungen	19.900	2
Insgesamt:	1.229.400	

[1] Die Prozentzahlen addieren sich zu mehr als 100, da manche Menschen verschiedene Mehrfachbehinderungen aufweisen.

Quelle: JVIB 1980 (74), S. 42.

Vereinigte Staaten von Amerika

Tabelle 7: Dienste, die Blinden und Sehbehinderten in den Vereinigten Staaten zur Verfügung stehen. Verfügbare Dienstleistungen nach allgemeinen Kategorien

Allgemeine Kategorien und spezielle Dienstleistungen	A Agenturen für allgemeine Dienste in %	B Anteil an allen Agenturen in %
I. Klientenberatung	(Basis = 152)	(Basis = 184)
soziale Auswertung	77	64
psychologische Tests und Auswertung	66	54
Beratung: individuell	91	75
Gruppe	64	53
Familie	65	53
Unterbringung: Schule	41	34
Ausbildung	50	41
Anstalt	12	10
gemeindegestützte Dienste	58	48
II. Rehabilitation	(Basis = 145)	(Basis = 184)
Lebenspraktische Fähigkeiten	91	72
Punktschrift (Braille)	85	67
Gestik	37	30
Handschrift	77	61
Hören	63	49
Optacon	50	39
Schreibmaschinenschreiben	79	62
Video-Vergrößerungen	48	38
elektronische Mobility-Hilfen	34	27
Haushaltsführung	75	59
Orientierung/Mobilität	89	70
Rehabilitationsunterricht im Hause des Klienten	57	45
Hilfsmittel-Erziehung	49	38
Übung der Sinne	58	45
III. Lesen	(Basis = 132)	(Basis = 184)
Plattenspieler + Kassetten-Rekorder	52	38
Tonbänder + Kassetten	45	32
Punktschriftbände	46	33
Großdruckbücher	45	32
Punktschriftmagazine	43	31
auf Tonband aufgen. Zeitschriften	38	27
Informationen	71	51
spezielle Sammlungen	17	12
Übertragung in Punktschrift	42	30
übersetzt aus Punktschrift in andere Sprachen	12	9
Tonbandaufnahmen auf Anfrage	39	28
IV. Erholung	(Basis = 131)	(Basis = 184)
Programme nach der Schule	35	25
Kunsthandwerk	69	49
Hobby-Gruppen	42	30
Sommerlager: Übernachtung	16	11
nur tagsüber	18	13
Spezialprogramme für Ältere	42	30
Sport: Fechten	4	3
Bowling	53	38
Schwimmen	50	36
Wandern	21	15
Ringen	20	14
andere	35	25

Quelle: JVIB 1980 (74), S. 242.

Vereinigte Staaten von Amerika

Nach Abschluß der Rehabilitation sind bestimmte Kriterien und Faktoren des Arbeitslebens für Sehgeschädigte von besonderem Interesse, wie zum Beispiel Arbeitszeit, berufliche Stellung, Einkommen und zeitlicher Beschäftigungsumfang (Über- oder Unterbeschäftigung). Die Tabelle 10 zeigt die Anzahl der Wochen, die von Sehgeschädigten 1975 gearbeitet wurden. Die Statistik beruht auf einer Anzahl von 4.000 Sehgeschädigten

Tabelle 7a: Prozent der Agenturen, die einen oder mehrere Dienste innerhalb der allgemeinen Kategorien anbieten
(Ausgangspunkt: Daten von Tabelle 7)

	(Basis = 184)
Beratung, Sozialarbeit	83
Rehabilitation	79
Lesen	72
Erholung	71
Anstellung	69
Gesundheit	64
Erziehung	43
Wohnmöglichkeiten	37

Die Modalitäten: soziale, psychologische, vorberufliche und ärztliche Evaluierung sind sehr verbreitet und werden viel angeboten. Die individuelle Beratung wird von 75 % aller Einrichtungen angeboten und durchgeführt. Gruppen- und Familienberatung werden zu je 53 % angeboten. Unterbringung in Einrichtungen rd. 10 %, Gemeindedienste 48 %. Es ist erstaunlich, daß nur ein kleiner Prozentsatz der Bl. Punktschrift als Lesehilfe benutzt.

Quelle: JVIB 1980 (74), S. 242.

Tabelle 8: Auswirkungen staatlicher Einrichtungen auf dem Gebiet der beruflichen Rehabilitation Blinder und Sehbehinderter

	Art der staatlichen Einrichtung					
	Generelle Einrichtung			Besondere Einrichtung		
	Gesetzlich Bl.	Andere Sehbehinderte	Gesamt	Gesetzlich Bl.	Andere Sehbehinderte	Gesamt
A. Antragsteller	15 %	85 %	20.849	48 %	52 %	14.446
B. Aufgenommene und Betreute	16 %	84 %	13.643	54 %	46 %	9.539

Die Tabelle 8 zeigt, daß gesetzlich bl. Antragsteller sowohl von den allgemeinen als auch von den speziellen Einrichtungen in gleicher Weise aufgenommen wurden.

Quelle: JVIB 1982 (76), S. 73.

Tabelle 9: Ergebnis des berufsmäßigen Rehabilitationsprozesses bei Blinden und anderen Sehgeschädigten nach der Kategorie der Rehabilitationseinrichtung (in %)

Phasen und Rehabilitationsergebnis Maßnahmen	Gesetzlich Bl.		Andere Sehgeschädigte	
	Allgemeine Einrichtungen	Besondere Einrichtungen	Allgemeine Einrichtungen	Besondere Einrichtungen
Phase I				
Aufnahme als Proband	74	77	67	61
Ia. Zugelassene Probanden in % (Basis N – alle Antragsteller)	(2.942)	(6.682)	(17.111)	(7.262)
Phase II				
Stellung bei Abschluß des Verfahrens				
IIa. Erfolgreich Rehabilitierte	77	83	84	90
IIb. Rehabilitierte Bl.	57	51	85	70
Phase III				
Ein Jahr nach Abschluß der Maßnahme				
IIIa. Im Beruf untergebrachte Rehabilitanden	40	38	68	50
(Basis N = erfolgreich Rehabilitierte)	(1.684)	(4.297)	(9.656)	(3.969)
IIIb. Zahl der rehabilitierten Angestellten oder im Beruf Befindlichen	18	17	51	35
IIIc. Langzeit-Rehabilitierungseffekt (IIIa minus IIIb)	22	21	17	15

Quelle: JVIB 1982 (76), S. 74.

Vereinigte Staaten von Amerika

(wovon sich 1.500 im arbeitsfähigen Alter befinden). Es besteht ein signifikanter Unterschied zwischen Sehgeschädigten und nicht geschädigten Arbeitnehmern: 37 % der Sehgeschädigten arbeiten 50 bis 52 Wochen, während 53 % der nicht Behinderten die gleiche Wochenzahl jährlich arbeiten. Krankheitsurlaub und sonstige Vergünstigungen erhalten regelmäßig nur Arbeitnehmer, die ganzjährig beschäftigt sind. Bei den Sehgeschädigten geben 51 % (gegenüber 12 % bei nicht geschädigten Personen) an, daß sie aus Gesundheitsgründen nicht mehr

Tabelle 10: Arbeitszeit

	Sehgeschädigte Arbeiter	Nichtbehinderte Arbeiter in den USA
Zahl der Wochen, die 1975 gearbeitet wurden	%	%
1–25 Wochen	39	28
26–49 Wochen	24	19
50–52 Wochen	37	53
Gesamt:	100 %	100 %
Geschätzte Basis	(354.000)	(112.194.000)

Quelle: JVIB 1980 (74), S. 203.

Tabelle 10a: Beschäftigungsstatus in bezug auf das Ausbildungsniveau

	Ausbildungsniveau			
	College-Stufe oder höher		Hochschul-Graduierte	
Berufsstatus	Sehbehinderte Arbeiter	Nichtbehinderte Arbeiter	Sehbehinderte Arbeiter	Nichtbehinderte Arbeiter
	in Prozent			
Angestellte	62	75	27	35
I. Höhere Berufe, Technische Berufe u. Manager	40	49	12	11
II. Büro und Verkauf	22	26	15	24
Arbeiter	37	25	73	65
III. Handwerker und Facharbeiter	20	12	35	37
IV. Arbeiter und Dienstleistungsarbeiter (keine Farm-A.)	16	11	33	24
V. Farmer (Manager u. Arbeiter)	1	2	5	4
Insgesamt	99 %	100 %	100 %	100 %
Basis-Nr.	(89.000)	(37.120.000)	(350.000)	(67.780.000)

Quelle: JVIB 1980 (74), S. 203.

Tabelle 10b: Jährliche Einkünfte 1975 und Einkommenskluft in bezug auf Ausbildung und Berufsstatus

				Art der Ausbildung					
	Gesamt			Besuch eines College oder bessere Qualifikation			High-School-Abschluß oder geringere Qualifikation		
Berufsstatus	Sehbehinderte Arbeiter	Andere US-Arbeiter	proportionale Einkommenskluft	Sehbehinderte Arbeiter	Andere US-Arbeiter	proport. Einkommenskluft	Sehbehinderte Arbeiter	Andere US-Arbeiter	prop. Einkommenskluft
	(insg.)	(insg.)	(in %)	(insg.)	(insg.)	(in %)	(insg.)	(insg.)	(in %)
I. Gehobene Berufe, Technik u. Management	$9.600	$13.800	44	$9.800	$13.300	36	$4.400	$10.500	138
II. Büroberufe u. Verkauf	$6.500	$ 7.300	12	$4.100	$ 6.700	63	$3.900	$ 5.200	33
III. Facharbeiter u. Handwerker	$6.400	$ 9.300	45	$2.700	$ 8.400	211	$3.600	$ 7.700	114
IV. Arbeiter u. Dienstleistungsarbeiter	$3.500	$ 5.200	48	$3.500	$ 4.500	28	$2.000	$ 3.700	85
V. Farmer (Manager) und Arbeiter	$1.500	$ 6.300	320	$1.100	$ 6.500	491	$1.000	$ 4.900	390
Gesamt:	$6.200	$ 9.300	50	$5.900	$ 9.900	68	$3.100	$ 6.300	103
Geschätzte Basis	(202.000)	(82.905.000)		(89.000)	(37.240.000)		(350.000)	(67.780.000)	

Quelle: JVIB 1980 (74), S. 204.

Vereinigte Staaten von Amerika

arbeiten können. 64 % der Sehgeschädigten arbeiten regelmäßig 35 Stunden oder mehr pro Woche, im Verhältnis zu 70 % nicht geschädigter amerikanischer Arbeitnehmer. Auf Stunden umgerechnet ergibt sich ein Verhältnis von 1.130 Arbeitsstunden bei Sehgeschädigten gegenüber 1.380 bei nicht Geschädigten (Differenz 2 Arbeitsmonate).

Die weitere Frage, ob die sehgeschädigten Arbeitnehmer ihren Ausbildungsabschlüssen entsprechend adäquate Berufspositionen haben, wird von Tabelle 10a beantwortet. 43 % der Sehgeschädigten haben sogenannte white collar-Berufe im Verhältnis zu 75 % nicht Geschädigter mit gleichen Examensabschlüssen. Ohne College-Abschluß liegt das Zahlenverhältnis bei 27 % (Sehgeschädigte) zu 35 % (nicht Sehgeschädigte). Von weiterer Bedeutung ist der Vergleich der Einkommensverhältnisse, wie sie durch Tabelle 10b gezeigt wird.

Die Einkommenskluft war am größten (2,2) als Einkommensgrundlage in V (Farmer) und war am geringsten in II (Büroarbeit und Verkauf). In anderen Kolonnen ist die Einkommenskluft fast genau so groß, auch wenn man Berufslevel außer acht läßt (44–48 bzw. 50 %). In bezug auf die Ausbildung gab es einen Einkommensgewinn aufgrund besserer Erziehung bei Sehbehinderten, wie auch bei nichtbehinderten Arbeitern. Immerhin wird in den Kolonnen II, III und V erkennbar, daß Sehbehinderte mit Collegebesuch eine größere Einkommenskluft in bezug auf sehende Arbeitnehmer aufweisen. Umgekehrt war in Kolonne I (höhere Berufe) und in Kolonne IV (Arbeiter und Dienstleistungen) die Kluft wiederum geringer.

Von besonderer Bedeutung ist die Entwicklung des Sozialhilferechts in den USA, das, wie auch in vielen anderen Ländern, wegen der wirtschaftlichen Rezession größere Eingriffe hinnehmen mußte. Tabelle 11 zeigt die Trends in der jüngsten Sozialhilfepolitik für Bl. seit 1975 und 1980. Es werden hier 2 Sozialhilfeprogramme verglichen, und zwar das Programm des Social Security Act of Disability Insurance (SSDI) und das Programm des Supplemental Security Income (SSI). Beide Programme haben verschiedene Vorschriften für Bl. im Verhältnis zu anderen Behinderten. Das Schema zeigt Trends in der Anwendung von SSDI und SSI, um die Wirkungen der neuen Sozialpolitik festzustellen. Die bl. Begünstigten sind nur eine kleine Komponente beider Programme. Sie werden von anderen Behindertengruppen übertroffen im Verhältnis 26:1 in SSDI und 28:1 in SSI 1980. Die Sozialpolitik wird sich also nicht an den Bl. oder Sehbehinderten, sondern an den dominanten Gruppen ausrichten. Während die Leistungsempfänger in den übrigen Behindertengruppen von 1975 bis 1980 (17 % bezügl. SSI und 38 % bezügl. SSDI). Die Zahl der Bl. SSDI-Begünstigten ist unerheblich (−8 % und +4 %).

Tabelle 11a zeigt die Unterschiede zwischen Bl. und anderen Sozialempfängern in bezug auf die beiden Programme SSDI und SSI. Die beiden Programme beziehen sich auf die Jahre 1975 und 1980, so daß eine bestimmte Trendentwicklung sichtbar wird. Die Tabelle

Tabelle 11: Trends in der jüngsten Sozialhilfepolitik für Blinde

	Dez. 1975		Juni 80		Änderung in Prozent Dez. 75 bis Juni 80	
	Blinde	Andere Behinderte	Blinde	Andere Behinderte	Blinde	Andere Behinderte
SSDI						
Zahl der Begünstigten	118.000	2.400.000	108.000	2.800.000	− 8 %	+ 17 %
Monatliche Kosten (in Mill. Dollar)	22,9	539	30,6	1.029	+ 34 %	+ 91 %
Durchschnittszahlungen pro Monat	$ 194	$ 234	$ 283	$ 368	+ 46 %	+ 57 %
SSI						
Zahl der Begünstigten	74.600	1.600.000	77.300	2.200.000	+ 4 %	+ 38 %
Anfangszuwendung	468	36.374	535	24.909	+ 10 %	− 32 %
Monatliche Kosten (in Mill. Dollar)	10,6	233	16,6	444	+ 57 %	+ 91 %
Durchschnittszahlungen pro Monat	$ 142	$ 144	$ 214	$ 198	+ 51 %	+ 38 %

Quelle: JVIB 1981 (75), S. 382.

Vereinigte Staaten von Amerika

zeigt, daß die bl. Begünstigten nach SSDI sich vor allem in den jüngeren Altersgruppen finden (unter 40 Jahren), andere SSDI-Empfänger dagegen in den höheren Altersgruppen (50–64 Jahren). Das widerspricht der allgemeinen Erfahrung, daß das Vorkommen von Blindheit gerade im Alter entscheidend anwächst. Ein Teil der Erklärung liegt darin, daß Personen über 85 nicht mehr in diesem Programm registriert werden. Die Tabelle 11a zeigt, daß mehr Bl. als andere Behinderte im SSI-Programm über 65 Jahre sind.

Adressen: American Association of Workers for the Blind, 206 North Washington Street, Alexandria, Virginia 22314; American Council of the Blind, 1211 Connecticut Avenue NW, Suite 506, Washington DC 20036; American Foundation for the Blind, 15 West 16th Street, New York, New York 10011; American Printing House for the Blind, 1839 Frankfort Avenue, Louisville, Kentucky 40206; Hadley School for the Blind, 700 Elm Street, Winnetka, Illinois 60093; Helen Keller International, 15 West 16th Street, New York, New York 10011; Howe Press of Perkins School for the Blind, 175 North Beacon Street, Watertown, Massachusetts 02172; International Agency for the Prevention of Blindness, National Eye Institute, Building 39, Room 6A03, Bethesda, Maryland 20205; National Association for Visually Handicapped, 305 East 24th Street, New York, New York 10010; National Braille Association, 1290 University Avenue, Rochester, New York 14607; National Library Service for the Blind and Physically Handicapped, Library of Congress, 1291 Taylor Street NW, Washington DC 20542; National Braille Press, 88 St Stephen Street, Boston, Massachusetts 02115.

Persönlichkeiten: → Allen, → Anagnos, → Campbell, → Capps, → Chapin, → Crosby, → Exner, → Ferry, → Gore, → Hawkes, → Howe, → Irwin, → Jernigan, → Keller, → Kinney, → Prescott, → Short, → Sumner, → ten Broek.

Lit.: S. Al-Doory: „Communication for the Blind": Part I – Right to Read for Blind and Physically Handicapped and Part II – New Think: Communication is for Everyone, Washington D.C. (Library of Congress, Division for the Blind and Physically Handicapped) 1972; American Foundation for the Blind: „Directory of Agencies Serving the Visually Handicapped in the U.S.", 21st ed. New York 1981; American Rehabilitation Foundation, Institute for Interdisciplinary Studies: Information and Referral Centers: „A Functional Analysis", prepared by Nicholas Long et al., Minneapolis, Minnesota 1971; Lillias Burns and Pamela L.

Tabelle 11a: Altersverteilung hinsichtlich SSI und SSDI bei Blinden und anderen Behinderten als Sozialempfängern, 1975/76 und 1979/80

I. SSDI (s. Tab. 11)				
Alter	Blinde		Andere Behinderte	
	Dez. 1975	Juni 1980	Dez. 1975	Dez. 1979
unter 30 Jahre	43	21	2	4
30–39 Jahre	20	42	6	9
40–49 Jahre	12	13	15	14
50–59 Jahre	16	16	41	39
60–64 Jahre	8	8	3	34
Gesamt	99 %	100 %	99 %	100 %
(Basis)	(113.418)	(96.941)	(2.375.582)	(2.870.590)
II. SSI (s. Tab. 11)				
Alter	Blinde		Andere Behinderte	
	Dez. 1976	Sept. 1980	Dez. 1976	Sept. 1980
unter 21 Jahre	9	11	11	13
22–29 Jahre	12	12	11	11
30–39 Jahre	9	9	10	11
40–49 Jahre	11	10	13	12
50–59 Jahre	18	16	25	22
60–64 Jahre	12	10	18	15
65 Jahre und mehr	29	32	11	16
Gesamt	100 %	100 %	99 %	100 %
(Basis)	(76.366)	(77.250)	(2.011.876)	(2.200.609)

Quelle: JVIB 1981 (75), S. 383.

Vereinte Nationen

Reese: „The Talking Library", Catholic Library World 52 (1980) S. 164–166; Thomas D. Cutsforth: „The Blind in School and Society"; „Directory of National Information Sources on Handicapping Conditions and Related Services", Detroit 1981; Carlton Eldridge: „Braille Literacy and Higher Education", Education of the Visually Handicapped 11 (1979) S. 8–12; Gabriel Farrell: „The Story of Blindness"; Richard Slayton French: „From Homer to Helen Keller"; Louis Harvey Goldish: „Braille in the United States: Its Production, Distribution and Use"; Glorya Hale (ed.): „The Source Book for the Disabled; An Illustrated Guide to Easier and More Independent Living for Physically Disabled People, Their Families and Friends", Philadelphia and New York 1979; Daphne J. Kennard: „Musik Services for Handicapped People", Fontes Artis Musicae 27: 77–84 (1980); Corinne Kirchner und C. Lowman: „Sources of Variation in the Estimated Prevalence of Visual Loss", JVIB 1978 (72), S. 329–333; C. Kirchner und Richard Peterson: „Multiple Impairments among Non-Institutionalized Blind and Visually Impaired Persons", JVIB 1980 (74), S. 42–44; C. Kirchner und R. Peterson: „Men, Women and Blindness: A Demographic View", JVIB 1981 (75), S. 26 ff.; B. Krolick: „Dictionary of Braille Music Signs", Washington D.C. (Library of Congress, National Library Service for the Blind and Physically Handicapped) 1979; Joseph P. Lash: „Helen and Teacher: The Story of Helen Keller and Anne Sullivan Macy", JVIB 1980 (74), S. 244; S. Levitan und R. Taggart: „Jobs for the Disabled", Baltimore 1977; Berthold Lowenfeld: „Our Blind Children", 3rd Edition 1971; Jane McCarroll: „Innovative Technology: Improving Access to Information for Disabled Persons", Drexel Library Quarterly 1980; Louis W. Rodenburg: „The Story of Embossed Books for the Blind"; Myra Rodrigues und Sally Rogow: „Perspectives and Prospects in the Education of the World's Blind Children", Toronto, Ontario (Ministry of Community and Social Services, Mental Retardation Residential and Consulting Services Branch) 1979, JVIB 1981 (75), S. 186; James L. Thomas und Carol Thomas (eds.): „Academic Library Facilities and Services for the Handicapped", Phoenix, Ariz. 1981; Monique Truquet: „The Blind, from Braille to the Present", Impact of Science on Society 30 (1980) S. 133–141; Fran Alexander Weisse und Mimi Winer: „Coping with Sight Loss, The Vision Recource Book", Vision Foundation, Inc., Newton, Massachusetts 1980, JVIB 1981 (75), S. 309. Alle Materialien des Journal of Visual Impairment & Blindness (JVIB) wurden mit freundlicher Genehmigung der American Foundation for the Blind abgedruckt. Alle Rechte an den Jahrgängen 1975, 1980, 1981 und 1982 sind insbesondere an © 1975, Vol. 74 No. 1, © 1980, Vol. 75 No. 2, Vol. 69 No. 6, © 1981, Vol. 75, No. 4, © 1982, Vol. 76 No. 1 liegen bei der American Foundation for the Blind, 15 West 16 Street, New York, New York 10011, USA.

Vereinte Nationen (United Nations). Die Vereinten Nationen (UN) erklärten das Jahr 1981 zum Internationalen Jahr der Behinderten (IYDP = „International Year of Disabled Persons"). Mit der Resolution der Generalversammlung der UN vom 3.12.1982 wurde der Zeitraum von 1983 bis 1992 zur Dekade der Behinderten erklärt und ein Langzeitprogramm für Behinderte aufgestellt. Im Juni 1983 nahm die → ILO auf ihrer 69. Sitzung in Genf die Empfehlungen für Behinderte auf. Zu Zielen machte man sich eine bessere Ausbildung des Hilfspersonals, Informationsarbeit, öffentliche Erziehung, Forschung und Erschließung von finanziellen Quellen. 10% des nationalen Haushaltes sollte nach diesem Programm für Präventivmaßnahmen und die Rehabilitation Behinderter von den Mitgliedsländern bereitgestellt werden. Das Programm ist zusammen mit dem Programm „International Labour Organisation Convention and Recommendation Concerning Vocational Rehabilitation and Employment (Disabled Persons)", 1983 vom „Rehabilitation Training and Employment Committee" der → WBU veröffentlicht worden. In der Veröffentlichung findet sich ein Vorwort der ehemaligen Präsidentin des → WCWB, Dorina de → Gouvea Nowill. Die Einleitung stammt aus der Feder von Vijay M. Merchant, Präsident der National Association for the Blind in Indien und von H.J.M. → Desai, Bombay. Die Dokumentation enthält ferner: International Labour Organisation's Convention and Recommendation Concerning Vocational Rehabilitation and Employment (Disabled Persons), 1983; Das Internationale Jahr der Jugend 1986; Die Erklärung der Rechte geistig Behinderter; Die Erklärung der Rechte Behinderter; Die Sundberg-Erklärung sowie Ein Programm für behinderte Frauen.

Vermont Association for the Blind/ USA, gegr. 1926, zuständig für Vermont. Bietet Rehabilitationsprogramme, Sprechdienst, Beratung, finanzielle Hilfe und Ausbildungsprogramme an

Vestlandske Blindforbund – Blindenverband in Bergen → Norwegen

Viata Nona (dt.: Das neue Leben) – Verbandszeitschrift des Rumänischen Blindenvereins → Rumänien

Vidal, geb. 1832 in Nîmes (Frankreich), †1892. Im Alter von 22 Jahren erbl. Trotz der Blindheit wurde er Bildhauer. *M.*

Viehweger, *1769 in Mehringen. Im Alter von sieben Jahren erbl. Musiker. *M.*

Vietnam → Indochina (Regionalbericht)

Viktorov, Vladimir, †27.6.1893 im Bezirk Kostroma, UdSSR. Im Alter von 22 Jahren während des Krieges erbl. Nach einem

Vidal

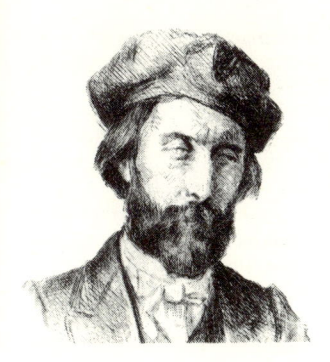

Aufenthalt im Petersburger Bl.-Inst. setzte er sich für den ersten Workshop für Bl. ein, organisierte einen Bl.-Chor und war Herausgeber einer Bl.-Zeitschrift. 1925 wurde er zum Vorsitzenden des zentralen russ. Bl.-Verbandes gewählt. Während seiner Amtszeit bis 1943 setzte er sich für die Sozialisation und Integration der Bl. ein.

Lit.: „Slepye na socialističeskoj strojke" (dt.: Teilnahme von Bl. an einem Bauvorhaben des Sozialismus), 1931, Nr. 1, S. 5–7; A. Moissev: „Splav usilij i iniciativy ..." (dt.: Gemeinsame Bemühungen und Initiativen ...), in: „Naša žizņj", 1974, Nr. 8.

Villey, Pierre, *1879 in Caën, †24.10.1933 in Cherbourg. Im Alter von vier Jahren erbl. Absolvent der „Ecole Normale Supérieure". Er promovierte in Literatur und wurde Prof. für französische Literatur, zuerst an der Universität in Clermont-Ferrand, dann in Caën. Er veröffentlichte mehrere Arbeiten auf dem Gebiet der Literatur des 16. Jh. und zahlreiche Schriften über die Bl.-Fürsorge, wie z.B.: „La Pédagogie des Aveugles", Paris 1922, „L'Aveugle dans le Monde des Voyants", Paris 1927, und „Le Monde des Aveugles", Paris 1914. Villey war Generalsekretär der → „Association Valentin Haüy pour le Bien des Aveugles" und Vorstandsmitglied der → INjA in Paris. 1900 wurde er Mitbegründer der „Association Internationale des Etudiants Aveugles"; 1929 Mitglied des geschäftsführenden Ausschusses in Wien zur Vorbereitung der internationalen Bl.-Kongresse.

Lit.: Beiträge, 1933, S. 96.

Virginia School of Hampton/USA, gegr. 1906, zuständig für Virginia, durch öffentliche Mittel finanziert. Bietet Vorschul-, Primär- und Sekundärschulausbildung für bl. und mehrfachbehinderte bl. Kinder an. Führt Berufs- und Rehabilitationsprogramme sowie Orientierungs- und Mobility-Training durch, Beratung, psychologische Tests, Hilfsmittel und Freizeitprogramme.

Vitali, Luigi, *21.12.1836 in Bellano am Comersee. Weltpriester, Rektor des Bl.-Inst. in Mailand. Der Ruf, ein Liberaler zu sein, verschloß ihm alle Beförderungen in der kirchlichen Hierarchie, obwohl man seine ausgezeichneten Geistesgaben, seinen Eifer in der Seelsorge und die musterhafte Lebensführung anerkannte. Diese Eigenschaften veranlaßten seine Wahl zum Rektor des Bl.-Inst. 1878 nahm V. am internationalen Bl.-Lehrer-Kongreß in Paris teil, 1879 am Wohltätigkeits-Kongreß in Neapel. V. erfand eine besondere Schreibmasse für Bl., die er V.-Tinte nannte. 1883 eröffnete er eine Werkstätte für arme, erwachsene Bl.

Werke u. a.: zum Blindenwesen: „Cenni sull' Istituto di Milano" und „La Vita dei Ciechi", 2. Aufl. Mailand 1892; außerdem schrieb er „Virtù e fede", Mailand 1884, „Religione e Gioventù", Mailand 1898; „Cuor Gentile", Mailand 1891; „La Famiglia Cattolica", Mailand 1895. *M.*

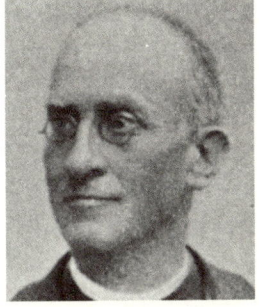

Luigi Vitali

Vituškin, Anatolij, Prof., *1931 in Moskau. Im Alter von 15 Jahren erbl. Ausbildung an der Militärschule, danach studierte er an der Moskauer Univ. Mathematik. Schon als Student machte er wissenschaftliche Untersuchungen. 1959 Doktorat in Physik und Mathematik. Seit 1965 arbeitet er als Wissenschaftler im Steklovschen Mathematischen Inst. und ist Autor von 40 wissenschaftlichen Werken.

Vizváry, Jozef, *12.7.1936 in Čáry (ČSSR). Während des WK II erbl. Ausbildung an der Bl.-Schule in Levoča. Nach dem Studium an der Pädagogischen Hochschule arbeitete V. als Lehrer an der Bl.-Schule in Levoča. 1974 war V. maßgebend an der Eröffnung des Reha-Zentrums für Bl. in Levoča beteiligt. 1977 wurde er dessen Dir. Seit 1969 bekleidet V. führende Positionen im Slowakischen Bl.-Verband. Themen seiner Veröffentlichungen sind die Probleme und neuen Methoden der Rehabilitation und der Berufsausbildung der Bl. Für seine Verdienste wurde er mehrmals ausgezeichnet.

Vogel, Franz Walter, *9.11.1875 in Chemnitz, †23.5.1927 in Hamburg. Im Alter von zwölf Jahren erbl. V. wurde durch seinen außergewöhnlichen Fleiß Inhaber des Sonnenschein-Verlages. In diesem Betrieb wurden überwiegend Bl.-Schrifttexte und Noten gedruckt. Bei der Verlagsarbeit wirkten mehrere Bl. mit. V. gehörte zu den drei Gründungsmitgliedern des „Blindenvereins für Hamburg und Umgebung e. V.", der am 4.1.1909 ins Leben gerufen wurde. Als Mitglied der Deutsch-Nationalen Fraktion gehörte V. von 1921 bis zu seinem Tode der Hamburger Bürgerschaft an. Er wirkte in zahlreichen Ausschüssen mit, beteiligte sich vornehmlich an der Erörterung wirtschaftlicher Fragen und galt als Vertreter der Grundeigentümer.

Vogt, Susanna, lebte Ende des 18. Jh. in Gießen. Ein bl. Mädchen, das bedeutende Kenntnisse der Religion besaß. Sie führte angeblich mit großem Geschick die Geschäfte ihrer Eltern. *M.*

Vorderer Orient

(auch Vorderasien genannt).
Hierzu gehört der dem mittelmeerischen Kulturkreis zugewandte südwestliche Teil Asiens zwischen Mittelmeer, Kaspischem, Schwarzem und Rotem Meer sowie dem Persischen Golf. Der Vordere Orient umfaßt Kleinasien und Armenien, die arabische Halbinsel mit den Ländern des östlichen Mittelmeeres (Syrien, Libanon, Israel, Jordanien) sowie Irak, Iran, Afghanistan, Turkestan. Der Vordere Orient wird gleichbedeutend mit Orient aus Nordafrika gebraucht. Bl.-politisch wird auch häufig Ägypten dazu gezählt.
Diese im wesentlichen – außer Libanon und Israel – vorwiegend islamischen Länder wurden vom Koran mit seiner Stellung zu Bl. geprägt. So lautet eine positive Korrektur von Vorurteilen, die zunächst auch Mohammed aufwies, wie folgt:
„Er (der Prophet) runzelte die Stirn und wandte sich ab, weil ein bl. Mann zu ihm kam. Was aber läßt er dich wissen? Vielleicht wünscht er, sich zu reinigen oder er möchte der Lehre lauschen und die Lehre soll ihm nützlich sein."
Diese fünf Verse stammen aus einer Sure, offenbar in Mekka vor der Hidschra (Pilgerfahrt). Der Titel dieser Sure ist „Abasa". Anlaß zu dieser Sure ist die Begegnung des Propheten Mohammed mit „Ibn Um Maktum", dem Bl. Alle Überlieferungen und alle islamischen glaubwürdigen Koranforscher haben diese Episode bestätigt und kommentiert. Das war an einem Tag, als der Prophet Mohammed sich mit einem einflußreichen Koraschiten unterhielt. Der Prophet versuchte, den Koraschiten in einer lebhaften Unterredung zum Eintritt in den Islam zu bewegen. Da tauchte der bl. Ibn Um Maktum auf, der bereits überzeugter Muslim war, und stellte dem Propheten eine wichtige theologische Frage. Da der Bl. keine Antwort auf seine Frage bekommen hatte, fragte er immer wieder, bis der Prophet seine Stirn runzelte und sich abwandte. Unmittelbar danach kam die Sura „Abasa". Abasa bedeutet im Arabischen, die Stirn über jemanden oder etwas zu runzeln, als Ausdruck der Mißbilligung. Folgende Sura beweisen deutlich, daß Allah das Verhalten des Propheten dem Bl. wie auch Gläubigen gegenüber nicht richtig fand.
Die arabische Geschichte im Mittelalter ist durch die rasche Ausweitung des Arabertums unter dem Zeichen des Islams geprägt. Die gewaltige geistige Macht des Arabertums zwischen Islamabad und Cordoba, zwischen Khartum und Skopje ist immer noch spürbar. Die islamische Gesellschaft hat dem Bl. die Gelegenheit gegeben, seine Talente und Fähigkeiten weiter zu entwickeln. Sie hat ihm die Möglichkeit gegeben, schöpferisch zu werden, und er hat sie nicht enttäuscht. Die bl. Araber haben seinen Namen in der arabischen Literatur reichlich ver-

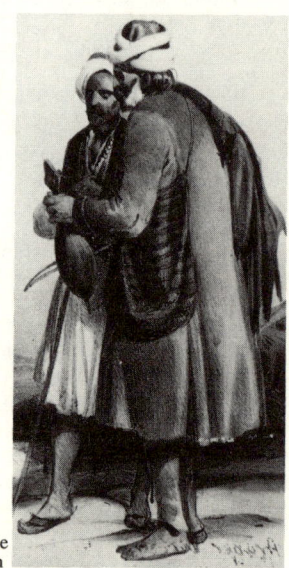

Blinde orientalische Straßenmusikanten

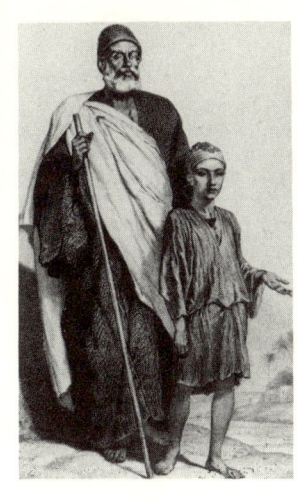

Blinder Araber wird von einem Knaben geführt

ewigt. Sie haben sich vor allem als Dichter, Rhetoriker und glaubwürdige Überlieferer bewährt. Sie haben hohe Würden und Ämter getragen.

Beispiele dafür sind: → „Abu-Al-Ala-Almaarri", → „Baschar ibnu Burd", „Hassan Ibnu Thabit", „Abulabbas Alaama", „Alhasan Annahruni", „Mohammed-Ibnu-Chilsa" der Grammatiker und Dichter und viele andere. Das beste Beispiel im 20. Jahrhundert ist der ägyptische Dichter und Kritiker → „Taha Hussein". Er hat zuerst, wie viele seiner Zeitgenossen, an der → „Ashar", der blühenden Moschee, in Kairo und später in Montpellier/Frankreich studiert. 1919 kehrte er nach Ägypten zurück, wo er Geschichte unterrichtete. 1925 wurde er auf einen Lehrstuhl für arabische Literatur an der philosophischen Fakultät in Kairo berufen. Seine Laufbahn wurde ein paar Jahre danach mit seinem Amt als Erziehungs- und Kultusminister gekrönt.

Es war Tradition, daß jeder Beduine die großen Oden und Epen seiner Stammesdichter auswendig kannte. Die Dichtwerke sowie die Überlieferungen vom Leben und Wirken Mohammeds wurden von Mund zu Mund weitergegeben. Viele bl. arabische Dichter haben sich auf dieses Gebiet spezialisiert.

Hugo von Hoffmannsthal hat in seinem Kommentar zu „Tausendundeiner Nacht" vom Urklang des Wortes gesprochen, der von den bl. arabischen Dichtern besonders gut getroffen wurde.

Bl. Araber beherrschen auch die Kunst des Koranvortrages, viele Koran-Rezitatoren sind bis heute bl. Bl. Araber waren auch sehr begabte Musiker. In der Biographie von „Ibn Sakkar Allaama" – der bl. Musiker – wurde folgende Anekdote erwähnt: „Eines Tages sang Alawaih ein schönes Lied in der Anwesenheit meines Vaters. Vor lauter Begeisterung schrie mein Vater: ‚Dieses Lied erinnert mich an die Welt der Blinden, der Text ist von Baschar, dem Blinden, die Musik ist von Ibn Sakkar, dem Blinden, und die Stimme macht mich selber blind.'"

„El Ashar" (die blühende Moschee) wurde Anfang des 10. Jahrhunderts von Džohar, dem Heeresführer von Sultan Muize, gegr. Schon 988 unter dem Kalifen Aziz Biláh wurde hier die berühmteste islamische Univ. gegr. Es wird vor allem Koran, arabische Literatur, Sprachwissenschaft und „Hadith" (Forschung aus Mohammeds Leben) gelehrt. Früher kamen noch die Rechtswissenschaften hinzu. Die Sprache wird als das bedeutendste Gut der Religion betrachtet. Vielleicht ist dies der Grund, warum es so viele bl. Professoren an der Univ. gibt. Sie werden als die besten Koranausleger und Rhetoriker betrachtet. Neben der Lehrtätigkeit an der Universität werden die Absolventen als Regierungsberater für Religionsangelegenheiten berufen.

Lit.: Béji/Scholler: Blinde Dichter und Denker der arabischen Kultur, in horus 1983/4, S. 14–16.

Blindheitsursachen: Trachom und akute Ophthalmie (Augenentzündung) sind die Krankheiten, die unter der Bevölkerung in Nordafrika und im Nahen Osten einen hohen Prozentsatz an Erbl.-Fällen verursachen. Beide Krankheiten sind seit ältester Zeit bekannt. Die erste Erwähnung derselben findet sich auf einem Papyrus aus der Zeit der 8. Pharaodynastie (etwa 1550 vor Christi), d.h. 1.000 Jahre vor Hippokrates. Die akute Augenentzündung tritt zweimal im Jahr, und zwar im April/Mai und im September/Oktober auf. Begünstigt bzw. verursacht wird die Ausbreitung dieser Krankheit durch drei Faktoren: erstens durch die Fülle von Keimträgern, die sich in den entzündeten und angesteckten Organen befinden; zweitens durch das Klima, durch Hitze und Feuchtigkeit, die das Leben dieser Organismen begünstigen; drittens durch die starke Vermehrung der Fliegen während der regelmäßigen Brutzeiten, die genau mit dem Aufkommen solcher Seuchen zusammenfallen. Während jeder dieser Seuchenperioden wird eine große Zahl von Personen angesteckt, vorwiegend Kinder und Kleinkinder. Eine überstandene Augenkrankheit hat keine

Vorderer Orient

Immunität zur Folge. Als weitere augenentzündende Faktoren kann man Staub, Schmutz und Sonnenblendung nennen. Durch die Verwendung von Antibiotika und verbesserten Hygienevorkehrungen sowie bessere Vorsorge und medizinische Fürsorge ist die Zahl der Erkrankungen in den letzten 50 Jahren zurückgegangen.

Institute und Einrichtungen des Blindenwesens: Nach dem 2. Weltkrieg ging vom Vorderen Orient, vor allem von Saudiarabien, eine interessante Entwicklung aus. Im Bericht über Middle East Affairs zum → WCWB-Kongreß in Sao Paulo konnte im Vorderen Orient Saudiarabien bereits berichten, daß 8 Institute mit 138 Klassen und zusätzlich 22 berufsausbildenden Werkstätten zur Verfügung standen. Die Schülerzahl von 981 männlichen und weiblichen Schülern zerfiel in 394 im Alter von 6 bis 8 Jahren und 587 im Alter von 19 bis 40 Jahren, die letzteren besuchten die berufsausbildenden Klassen. Über 322 Erzieher, Lehrer und Spezialisten arbeiteten in diesen Instituten. Andere Dienste, wie Gesundheitsfürsorge, Ausstattung mit Hilfsmitteln, wurden angeboten.

Neben diesen 8 Einrichtungen in Saudi Arabien wurde in Riad das Middle East Committee for the Affaires of the Blind gegründet. Ausgangspunkt war die Weltkonferenz des WCWB in Neu-Delhi 1969. Folgende Ziele hat sich das Kommitee gestellt: 1. Zusammenarbeit mit WCWB auf allen Gebieten des Blindenwesens, 2. Informationsaustausch mit dem WCWB, vor allem im Hinblick auf statistische Angaben, 3. Informationssammlung hinsichtlich der neuesten Ergebnisse der pädagogischen Forschung und der Hilfsmitteltechniken für Blinde. Auf Initiative des Erziehungsministers wurde in Riad im April 1971 eine Konferenz der Staaten des Vorderen Orients einberufen. Folgende Länder nahmen – außer Saudi Arabien – daran noch teil: Qatar, Kuwait, Bahrein, Syrien, Ägypten, Iran, Türkei, Libanon, Jordanien.

Folgende Ziele wurden festgelegt: 1. Bekämpfung und Erforschung der Blindheitsursachen, 2. Definition der Blindheit und statistische Erhebungen, 3. Vereinheitlichung der Unterrichtsmethoden in Bezug auf Braille-Schrift und Braille-Kurzschrift, 4. Entwicklung der Unterrichtsmethoden für Mathematikunterricht für Blinde, 5. Vorschulausbildung, Berufsausbildung, 6. Anpassung der Blindenausbildung an die Bedürfnisse des Vorderen Orients.

Es folgte die Gründung des Regionalbüros als Exekutivorgan des Middle East Committee for the Blind. Die zweite Konferenz des Middle East Committee for the Blind im Juli 1983 in Riad gab dem Regionalbüro klare Empfehlungen: Danach sollte eine Punktschriftdruckerei errichtet werden, entsprechende Textbücher in Punktschrift übertragen und der Koran sowie eine monatliche Zeitschrift gedruckt werden. Die Kosten für das Regionalbüro wurden zwischen den verschiedenen Ländern wie folgt aufgeteilt:

Saudi-Arabien	45 %	S.R.	1.860.845
Vereinigte Arabische Emirate	25 %	S.R.	1.033.803
Kuwait	15 %	S.R.	620.281
Qatar	10 %	S.R.	413.521
Bahrain	5 %	S.R.	206.760

Gleichzeitig wurden Lehrerausbildungskurse für Lehrkräfte an den Blindenschulen beschlossen. Das in Bahrain errichtete Blindeninstitut sollte auch von den Golfstaaten Studenten aufnehmen, und zwar nach folgender Aufteilung: Oman 60 Schüler, Vereinigte Emirate 40 Schüler, Bahrain 30 Schüler, Qatar 20 Schüler. Sheikh Abdullah Mohammad Al-Ghanim wurde Vorsitzender des Regionalbüros.

Über die Arbeit des Bahrain-Institute for the Blind und die Lehrerausbildung dort gibt ein Bericht des Middle East Affairs Committee Auskunft. (Report on Middle East Affairs, Submitted to the fifth World Assembly of the World Council for the Welfare of the Blind, Sao Paulo, 1974, Seite 34 ff.)

1988 konnte das Middle East Committee for the Affairs of the Blind folgende Ergebnisse berichten: Ausgabe einer Blind Card zur Benutzung der Saudia Airlines zu 50 % des normalen Flugpreises, Druck von 200 Exemplaren des World Blind Bulletin, Übertragung von Braille-Textbüchern für Vorbereitungs- und Sekundarstufe in 4 Ländern, nämlich Jordanien, Nord-Jemen, Bahrain und Vereinigte Arabische Emirate.

Auch Examensarbeiten und Forschungsunterlagen sowie das „University Weekly Magazine" werden von dem Institut in Punktschrift für Studenten gedruckt.

Prince Salman Ibn Abdul-Aziz Governor of Riad eröffnete das neue Gebäude des Regionalbüros im Januar 1987 (Herstellungskosten ca. 5 Millionen US-Dollar). Seit 1980 wurden 8 Camps für blinde Jugendliche in arabischen Ländern abgehalten, die durchschnittlich von 200 Teilnehmern besucht

wurden, welche aus 25 Ländern des mittleren Ostens und Afrikas kamen.
Das Stipendienprogramm wurde fortgesetzt; 176 Ausgaben von Al-Fajr und eine Monatszeitschrift in Punktschrift wurden veröffentlicht und an 1.200 Abonnenten in 30 arabischen, afrikanischen und europäischen Ländern abgegeben. Der Druck des Koran wurde vom Regionalbüro abgeschlossen, es wurden verschiedene Buchausstellungen durchgeführt. Verschiedene Lehrerbildungskurse wurden am Al-Noor-Institute for the Blind in Bahrain abgehalten, die durchschnittlich 9 Monate Kursdauer hatten. In Zusammenarbeit mit ICEVH und UNESCO wurden verschiedene Programme durchgeführt, um die Kompetenz der Lehrer zu verbessern. Zudem hat das Regionalbüro sich der Prävention und der Bekämpfung von Blindheit zugewandt.
(Bericht von Ajlan Ali Al-Ajlan, Chairman of WBU Middle East Committee for the Affairs of the Blind, 1988.)

Vserossijskoje Obschestvo Sljepych (VOS) (dt.: Allrussischer Bl.-Verband) → UdSSR

VZW Anna Temmerman voor Auditiefvisueel Gehandicapte. Das Hauptaugenmerk der Gesellschaft ist die Wahrung der Interessen der taubbl. Kinder und Erwachsenen im flämischen Teil des Landes. Die Gesellschaft informiert die Familien der betroffenen Kinder, die Gemeinden und betreffenden Verbände über Neuentwicklungen und Forschungsstudien, die auf diesem Gebiet entstanden sind. Außerdem veranstaltet sie Tagungen und Zusammentreffen zwischen interessierten Personen und Fachkräften.
Adresse: VZW Anna Temmerman voor Auditiefvisueel Gehandicapte, Snaggaardstraat 9, B-8000 Brugge, Belgien.

W

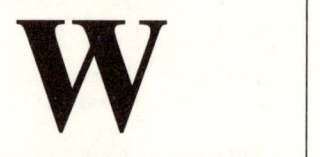

Wagner, Edwin, *1899 in Polen. Studierte an der Univ. Warschau. Unterbrach sein Studium, um in der polnischen Legion am WK I teilzunehmen. Erhielt den Rang eines Majors. Kriegsgefangenschaft in Rußland. Kehrte bl. in seine Heimat zurück. Trat in die Schule für Kriegsbl. ein; studierte später in Paris. Ab 1930 Mitglied des polnischen Parlaments. Setzte sich für die Kriegsbl. ein.

Wait, William Bell, *25.3.1839 in Amsterdam. Leiter der „New-York Institution for the Blind" (1863). W. konstruierte die Maschinen „Kleidograph" und „Stereograph" zum Schreiben bzw. Punzieren der Platten für den Druck. Er war auch in mehreren Kuratorien für die Bl.-Fürsorge.
Werke u. a.: „The New-York System of Tangible Musical Notation and Point Writing for the Use of the Blind", New York 1873; „Origine of the New-York Institution for the Blind", New York 1892. *M.*

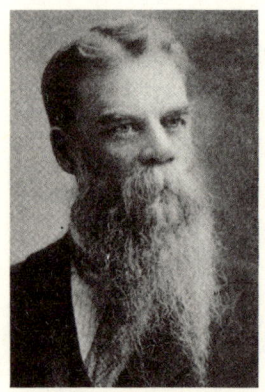

William Bell Wait

Walcha, Helmut, *27.10.1907 in Leipzig. Bl. geboren. Studierte von 1922–27 Orgel bei Ramin am Leipziger Konservatorium. Er debütierte 1924 in Leipzig und wurde in der Folgezeit ein überregional bekannter Organist. W. bekam Einladungen für Rezitative und Orgelabende. Seine Gesamteinspielung der Orgelwerke Bachs begründete seine Stellung als einer der weltweit besten Bach-Interpreten. Seine Blindheit stellt für ihn keine Behinderung dar, sondern ermöglicht es ihm, eine nach innen gekehrte Haltung der Musik gegenüber anzunehmen. W. ist Träger des Bundes-Verdienstkreuzes I. Klasse.

Lit.: Stanley Sadie (Hrsg.): „The New GROVE Dictionary of Music and Musicians", London 1980.

Waldkirch, Esther Elisabeth von, *1660 in Genf. Als Kind erbl., war sehr sprachbegabt. Sie konnte die ganze Hl. Schrift auswendig. Damit sie schreiben lernte, ließ sie ihr Vater von Jacob Bernouilli unterrichten. Ihre Korrespondenz führte sie in drei Sprachen. Sie spielte mehrere Instrumente. *M.*

Wanecek, Ottokar, Dr. Hofrat, *29.9.1891 in Wien, †1.12.1978 in Wien. Nestor der österreichischen Sehgeschädigtenpädagogik, international anerkannter Fachmann des Bl.-Wesens. Als Sohn armer Eltern, früh Halbwaise, konnte er die Lehrerausbildung nicht einschlagen und begann eine Lehre. Gönner finanzierten den Besuch der Staatslehrerbildungsanstalt. Ab 1911 war er an der Niederösterreichischen Landes-Blinden-Anstalt in Purkersdorf bei Wien Lehrer mit Erzieherdienstverpflichtung. Dir. Karl Bürklin entdeckte die Begabung des Junglehrers. Von Purkersdorf aus gründete er 1923 die Sehbehindertenschule in Wien. Nach Auflösung der Schule in Purkersdorf Studium der Philosophie, Pädagogik und Urgeschichte an der Univ. Wien, 1935 Promotion zum Dr. phil. „Summa cum laude" über das Thema „Die Sehschwäche als pädagogisches Problem". 1934 von der Landesregierung in das Schulreferat versetzt. Während dieser Zeit entstanden Arbeiten über die Themen „Raumerleben Blinder" und „Denkerleben Blinder"; am 26.10.1951 Berufung als Dir. in das Wiener Blinden-Institut. Organisierte in den folgenden Jahren den Wiederaufbau des Inst. Beim Eintritt in den Ruhestand (Ende 1957) wurde er vom österr. Bundeskanzler mit dem Titel „Hofrat" ausgezeichnet. 1969 erschien als Alterswerk die Arbeit „Geschichte der Blindenpädagogik". Es entstanden auch zwei Romane, die östlich von Wien in der Landschaft am Neusiedlersee spielen.
Lit.: Friedrich Benesch: Zeitschrift für das Blinden- und Sehbehindertenbildungswesen, 1978/Nr. 5/6

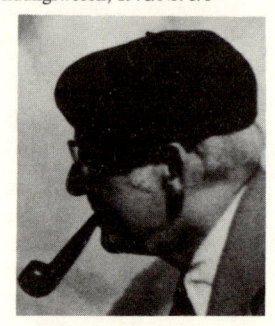

Ottokar Wanecek

Washington Regional Library for the Blind and Physically Handicapped, gegr. 1919, zuständig für Washington und Alaska, durch öffentliche Mittel finanziert. Sie ist eine regionale Bibliothek, die Punktschriftgroßdruck und Hörbücher sowie Kassettenrecorder ausleiht. Sie bietet Übertragungsdienst von Fachbüchern in die Punktschrift für Studenten.

Washington State School for the Blind, gegr. 1886, zuständig für Washington und spezielle Fälle außerhalb des Staates Washington, durch öffentliche Mittel finanziert. Bietet Vorschul-, Primär- und Sekundärschulausbildung für bl. und mehrfachbehinderte bl. Kinder an. Spezielle Unterrichtsprogramme für taubbl. Kinder sowie Beratungsprogramme. (→ USA).

Watson, James, lebte in Dundee/Schottland. Bl. Musiker, der herausfand, wie man gleichzeitig Violine und Violoncello spielen kann. *M.*

Weilenbeck, Josef, *1820 in Fiume. Schauspieler, der erbl. Blieb seinem Beruf treu, spielte seine früheren Rollen und studierte sogar neue ein. *M.*

Weissenburg, R., *1756 in Mannheim. Im Alter von fünf Jahren erbl. Er wurde von Christian Niesen unterrichtet, es wurden für ihn verschiedene Lehrmittel und Lehrbehelfe erfunden und angewandt. W. brachte es sehr weit in Mathematik, ferner wurde er als Schachspieler gerühmt. Mehrere Beschreibungen seiner Fertigkeiten und Kenntnisse wurden veröffentlicht. *M.*

Welt-Blinden-Union (World Blind Union). Ende Oktober 1984 fand unter der Schirmherrschaft des Mittelostbüros des Weltrates für die Blindenwohlfahrt in Riyahd, Saudi-Arabien, die Gründung der World Blind Union (WBU) statt, an der Vertreter aus 69 Ländern teilnahmen. Als der Weltrat für die Blindenwohlfahrt → WCWB auf seiner Generalversammlung 1964 in New York die Forderung zurückwies, daß 50% der Mitglieder der nationalen Delegationen Vertreter von Organisationen der Bl. sein sollten und die Internationale Föderation der Blinden (→ IFB) eigens als Interessenvertreter dieser Organisationen gegründet wurde, teilte sich die internationale Arbeit zur weiteren Förderung des Wohles der Bl. auf diese beiden Weltorganisationen – WCWB und IFB – auf. Zwar sicherte diese Duplizität, daß die Bl. und ihre Organisationen eine angemessene Stimme in eigener Sache bekamen, doch stellten sich Nachteile aufgrund der zweigleisigen Bemühungen und der Mehrkosten bei der Leitung zweier Organisationen heraus. Im Laufe der Jahre erfolgte jedoch nach und nach eine stärkere Annäherung der beiden internationalen Organisationen sowohl auf regionaler Ebene als auch im Weltmaßstab. Viele Länder gehörten beiden Organisationen an, oftmals handelte es sich dabei um ein- und dieselben Vertreter dieser Länder. Die Hoffnung auf Vereinigung erlitt einen zeitweiligen Rückschlag, als 1979 in Antwerpen der Plan der Zusammenführung von WCWB und IFB abgelehnt wurde. Durch die gemeinsamen Konferenzen in Singapur, Nairobi und Sao Paulo und durch die Gründung der → Europäischen Blindenunion in Norwegen im August 1984 hatte die Vereinigungsbewegung in den letzten Jahren einen immer stärkeren Auftrieb erhalten.

In der historischen Sitzung vom 26./27. Oktober 1984 beschlossen die Vertreter der Organisationen der Bl. und für die Bl. von 69 Ländern einstimmig, eine neue internationale Organisation unter dem Namen Weltblindenorganisation (WBU) zu gründen. Auf der Grundlage einer neuen Verfassung, die einstimmig verabschiedet wurde und das geheiligte Prinzip der Parität verbürgt, daß nämlich die nationalen Delegationen zumindest zu 50% aus Vertretern der Bl. bestehen müssen, wird von nun an diese einheitliche Organisation weltweit die gesamte Arbeit übernehmen, die bisher von WCWB und IFB geleistet worden ist (→ Watson). Eine weitere entscheidende Neuerung der Verfassung liegt darin, daß ein größeres Gewicht auf die Regionen gelegt wurde, von denen nunmehr sieben bestehen: Afrika, Asien, Europa, Mittlerer Osten, Nordamerika, Südamerika, Ferner Osten/Ozeanien. In diesen Regionen wurden Organisationen, wie z.B. die → EBU in Europa, geschaffen oder, wo sie noch nicht bestehen, werden aus den Regionen ein Präsident gewählt und 2 weitere Mitglieder, die dann in der WBU im Exekutiv-Komitee Sitz und Stimme haben. Somit sind die sieben Weltregionen durch 21 Mitglieder im Exekutiv-Komitee vertreten, das damit eine Gesamtzahl von 28 Mitgliedern hat. Eine weitere Neuerung findet sich bei der Mitgliedschaft: Es gibt nun neben den ordentlichen, den assoziierten und den internationalen Mitgliedern auch zwei neue Mitgliedschaftsformen, nämlich die Gruppenmitgliedschaft für kleinere Länder, die sich zusammenschließen, und die Sondermitglieschaft. Letztere gilt dort, wo sich in einem Land keine Selbsthilfeverbände der Bl. konstituiert haben. Das Hauptanliegen der Neugründung, das seit zwei Jahrzehnten von der → IFB vorgetragen worden war, lag natürlich darin, daß die Selbsthilfeverbände der Bl. eine stärkere Mitsprache und Repräsentanz in der Weltvereinigung haben sollten. Dies wurde dadurch erreicht, daß die Verfassung nun vorschreibt, daß alle Länder, die je nach ihrer Bevölkerung zwei, vier oder sechs Delegierte aufstellen, mindestens die Hälfte ihrer Delegierten aus Organisationen der Bl.-Selbsthilfe entsenden müssen.

Nach den Auflösungsbeschlüssen der beiden bisher bestehenden Organisationen, des WCWB und der IFB, und nach Beendigung der Diskussion über die neue Verfassung der WBU und ihrer Annahme, wurde dann Sheikh Abdullah M. → Al-Ghanim, Riyahd, einstimmig zum neuen Präsidenten der 1. einheitlichen Weltorganisation der Bl. gewählt. Zum Vizepräsidenten wurde mit knappem Vorsprung vor → Ahuja (Indien) Boris → Zimin (UdSSR), der schon zwischen 1974 und 1979 als Präsident des WCWB fungiert hatte, gewählt. Generalsekretär blieb → Arnör (Schweden), Schatzmeister wurde de Wulf (Belgien). Aus der europäischen Region, aus der EBU (Europäische Blinden-Union) zogen Kervin und nach erfolgter Wahl in Riyahd noch 3 weitere Mitglieder, und zwar → Watson (Uk), Husweg (Norwegen) und Kardef (Bulgarien) in das Exekutiv-Komitee ein. Die internationalen Mitglieder, wie → CBM oder → RCSB, erhielten ebenfalls einen Sitz im Exekutiv-Komitee, während das → ICEVH über keinen Sitz im Exekutiv-Komitee mehr verfügt. Der Vorgänger der WBU, der World Council of the Welfare of the Blind (WCWB) unterhielt amtliche Verbindungen mit der → WHO und ihren Repräsentanten und spielte von Anfang an eine wichtige Rolle bei den Beratungskomitees, welche die weltweiten Programme der WHO durch Orientierungsrichtlinien dirigieren sollte. Auch in den sechs verschiedenen Weltregionen der WHO hat der WCWB zusammen mit der IFB eine wichtige Rolle gespielt, da sie sechs Delegierte in das Exekutivkomitee der → IAPB entsandt haben. Sie nahmen unter den Delegierten von mehr als 60 Ländern führende Positionen ein, was bei der zweiten Generalversammlung der IAPB in Washington 1982 deutlich hervortrat. Drei sog. internationale Mitglieder des WCWB: → CBM, → HKI und RCSB haben weltweite Bedeutung im Programm der → WHO, die über 30 Mill. Dollar jährlich aus Nicht-Regierungsmitteln disponiert.

Wichtige Akivitäten der WBU 1984 bis 1988: Einsetzung eines ad hoc-Komitees in Bahrain, April 1985, zur Überarbeitung der Empfehlungen der WBU-Gründungsversammlung. Die WBU erhält den Status der Kategorie II des UN Economic and Social Council und den sog. consultative status innerhalb der UNICEF.

Die WBU hat den Status der Kategorie B bei der UNESCO und steht auf der Spezialliste der ILO für nichtregierungsabhängige Organisationen. Auch mit der WHO und der FAO wurden die Beziehungen intensiviert. Beobachterstatus erhielt die WBU von der World Intellectual Property Organization (WIPO) und Verbindungsstatus der Kategorie A mit der International Federation of Library Association and Institutions. Die WBU ist auch Mitglied des International Council on Disability. Auch mit den anderen internationalen NGOS, wie ICEVH, IBSA, RI und IAPB wurden die Beziehungen vertieft.

Die WBU erreichte 1983 96 Mitgliedsstaaten und 4 internationale Mitglieder, sowie 63 assoziierte Mitglieder in 24 Ländern.

Die Zeitschrift The World Blind erscheint vierteljährlich in neuer Aufmachung.

Die WBU war durch ihren Präsidenten im November 1985 in Mar del Plata (Argentinien), aus Anlaß der Gründung der Latin American Blind Union, vertreten.

Im Januar 1986 wurde durch den Präsidenten das erste Treffen des Exekutivkomitees Asian Blind Union in New Delhi, Indien, eröffnet. Weitere intensive Zusammenarbeit mit ONCE führte zur Erarbeitung von Entwicklungsprojekten für Lateinamerika. In Kooperation mit Per Hagermalm, dem Vorsitzenden der ONCE und Enrique Elissalde, Präsident der Latin American Union of the Blind, kam es zu einer Intensivierung der Zusammenarbeit zwischen Spanien, Südamerika und der WBU.

47 Entwicklungsprojekte aus 15 lateinamerikanischen Staaten wurden abgewickelt. Die Punktschriftproduktionswerkstätten in Uruguay und Argentinien wurden ebenfalls finanziell unterstützt. Brasilien erhielt eine Unterstützung von 80.000,– US-Dollar, Venezuela eine Unterstützung von 12.000,– US-Dollar. Werkstätten für Blinde wurden mit finanziellen Unterstützungen in Bolivien,

Chile, Kolumbien und Argentinien eingerichtet.
Von den WBU-Komitees sind die Treffen des Forschungskomitees in New Delhi 1986 und des Komitees für soziale Entwicklung in Veitshöchheim/Bundesrepublik Deutschland 1987 zu erwähnen.
Die Gründung der African Union of the Blind in Tunis im April/Mai 1987 ist besonders hervorzuheben. Von Bedeutung waren ferner die Internationale Konferenz für Gesetzgebung und Rechte der Blinden im Rahmen der UNESCO, Paris 1987, sowie die First East Asia Pacific Regional Assembly of WBU im November 1987. Letztere, wie auch die First National Conference for the Welfare of the Visually Impaired, Manila 1988, wurden vom WBU-Präsidenten maßgeblich mitgestaltet.
Anläßlich der Tagung in Manila wurde die Philippine Blind Union (PBU) als Dachverband gegründet. Auf dem Gebiet der Blindheitsverhütung und -bekämpfung hat die WBU folgende Aktivitäten unternommen: In Zusammenarbeit mit der saudiarabischen ophthalmologischen Gesellschaft wurde ein Programm zur Bekämpfung des Trachoms in Saudiarabien ausgearbeitet. Eine Zusammenarbeit auf dem sonderpädagogischen Gebiet fand vor allem mit der UNESCO und ICEVH statt. In Zusammenarbeit mit der Rehabilitation International (RI) wurde die erste „Regional Conference of RI Member Organizations of the Arab Region" in Amman/Jordanien im April 1988 durchgeführt.
Die WBU, in welcher die ERC des WCWB und die EAC des IFB sich im August 1984 vereinigten, hielt bis 1988 wichtige Konferenzen ab, so zum Beispiel über Blindenkurzschrift der deutschsprachigen Länder Österreich, Schweiz und Bundesrepublik. In Österreich 1984 eine internationale Dolmetscherkonferenz, in der Tschechoslowakei im März 1985 die Konferenz Sehbehinderter, eine Konferenz in den Niederlanden im Mai 1986, eine Konferenz über technische Hilfe, Dänemark 1986. Die erste europäische Konferenz zur Mobilität in Italien 1986 sowie die Jugendkonferenz Norwegen 1987 und die Konferenz über soziale Gesetzgebung und Rechte der Blinden, Paris 1987.
Wichtig war auch die Konferenz für Blinde und Sehbehinderte Europas in den Entwicklungsländern, Norwegen 1988.
Die Generalversammlung der WBU wählte in Varna/Bulgarien 1987 folgende Mitglieder: Arne Husveg, Norwegen, Präsident; Rodolfo Cattani, Italien, Vizepräsident; Janaki Gradev, Bulgarien, Generalsekretär; Horst Stolper, Bundesrepublik, Schatzmeister.
Unter den Programmpunkten steht auch eine grundsätzliche radikale Erhöhung der Hilfestellung der WBU für Entwicklungsländer besonders in Afrika. 2 Veröffentlichungsprogramme werden herausgegeben: Die Umschau des europäischen Blindenwesens (4sprachig) und ein vierteljährliches Bulletin.
Die WBU verfügt über folgende Kommissionen: Kommission für Taubblinde, für Mehrfachbehinderte Blinde, Kommission für Zusammenarbeit mit Sehbehinderten in den Entwicklungsländern, die kulturelle Kommission, die Kommission für Beruf und soziale Rechte, die Kommission zur EEC, die Rehabilitationskommission und die Kommissionen für technische Hilfe und Jugend (siehe den Bericht Arne Husveg, Madrid).
Auf der zweiten Generalversammlung 1988 in Madrid wurde Duncan Watson (Uk) zum neuen Präsidenten der WBU gewählt; Vizepräsident: Elisalde (Uruguay), Generalsekretär: Pedro Zurita (Spanien). Der Sitz der WBU ist 58, Avenue Bosquet, 75007 Paris. Über die Tätigkeit der WBU informiert auch eine Zeitschrift: „The World Blind/les aveugles dans le monde".

Lit.: Al-Ghanim: „The World Blind/les aveugles dans le monde", 1985; H. Scholler: „Zeitschrift für Sozialhilfe und Sozialgesetzbuch", 1985, S. 145; Watson: „Umschau des europäischen Blindenwesens", 1985, Nr. 2, S. 3.

Wendt, Franz, lebte 2. Hälfte des 18. Jh. in Berlin. Als Säugling erbl. W. war Instrumentenbauer und ein begabter Musiker. Er erfand eine fühlbare Tonschrift für Bl., die sogenannten „Hakennoten", die als Vorläufer der Brailleschrift dienten. → Baczko erwähnt W. Erfindung: „... hat 1798 eine Janitscharenmusik, die er einzig zu exekutieren im Stande ist, ein harmonisches Geläute von großen und kleinen Glocken, und auch Noten für Bl. erfunden." *Mo., Kü., B.*

Westermayer, Ambros, *21.7.1833 in Korneuburg/Niederösterreich. Im Alter von drei Jahren erbl. 1840 in das k. u. k. Blinden-Erziehungs-Institut in Wien. Dort ab 1883 als Musiklehrer tätig. *M.*

Western Pennsylvania School for Blind Children/USA, gegr. 1890. Zuständig für 33 Kreise in Pennsylvania. Bietet Ausbildung von der Vorschule bis zur Sekundarstufe für bl. und mehrfachbehinderte

Westindien

Kinder, Mobility- und Orientierungs-Training, Hauswirtschaftskurse und augenärztlichen Service an.

Westindien (Regionalbericht)
Die Region W. hat trotz ihrer schwierigen sozialen und politischen Situation ein relativ weit entwickeltes Sehgeschädigtenwesen. Nachfolgend soll das Sehgeschädigtenwesen in alphabetischer Reihenfolge dargestellt werden:
Auf *Anguilla* (assoziierter Staat Großbritanniens, 96 km^2, 7.000 Einwohner) befindet sich die „Anguilla Society of and for the Blind", die über die Valley Secondary School in Anguilla zu erreichen ist.
Auf den Inseln *Antigua* und *Barbuda,* die zu den Kleinen Antillen gehören (ein Teil der früheren britisch-westindischen Besitzungen, 442 km^2 und 80.000 Einwohner) befindet sich die „Antigua and Barbuda Society of and for the Blind". Daneben besteht das „Caribbean Council for the Blind". Diese Einrichtung betreibt folgende Tätigkeiten: Kontrolle der Arbeiten im Rahmen des Sehgeschädigtenwesens; Unterstützung von Programmen zur Blindheitsverhütung, Durchführung von Programmen zur Erziehung und sozialen und beruflichen Integration von Bl. in der karibischen Region sowie Zusammenarbeit mit Organisationen privater und öffentlicher Natur zur Wohlfahrt der Sehgeschädigten. Es besteht ferner die „Industrial School for the Blind".
Auf der Insel *Aruba,* einer ursprünglich niederländisch-westindischen Insel (193 km^2, 67.000 Einwohner), befindet sich die „Aruba Foundation for the Visually Handicapped".
Auf den *Bahamas,* den ehemalig britischen Inseln zwischen Haiti und Florida (29 größere bewohnte Inseln, 13.935 km^2, 233.000 Einwohner), besteht das „Salvation Army Institute for the Blind" (Nassau). Diese Einrichtung umfaßt eine Grundschule für Kinder zwischen 5 und 15 Jahren und Klassen für herangewachsene Kinder. Unterrichtsgegenstände: Punktschrift, Mobilität, Schreibmaschine. Es besteht ein „Bahama Society for the Blind Forum", das sich um Berufstherapie und Berufsunterbringung für erwachsene Bl. bemüht.
Auf *Barbados,* einer ehemaligen britischen Kolonie mit Selbstverwaltung (431 km^2, 255.000 Einwohner), besteht die „Barbados Association for the Blind".
In *Belize* (bis 1973 Britisch Honduras, 22.965 km^2, 175.000 Einwohner) besteht das „Belize Council for the Visually Impaired". Diese Einrichtung beschäftigt sich mit einer auf das ganze Land ausgedehnten Aktion, um Kinder und Erwachsene mit Sehbehinderungen zu erfassen, Augenuntersuchungen in Grundschulen und Glaukomvorbeugeuntersuchungen durchzuführen, öffentliche medizinische Aufklärung zu betreiben und Punktschriftklassen zu organisieren. Gleichzeitig wird Rehabilitationstraining durchgeführt. Der Staat gewährt Sehgeschädigten finanzielle Beihilfe zum Aufbau von Kleingewerbe und Geschäften. Er betreibt Zentren zur Unterstützung von Angehörigen Sehgeschädigter. Er unterhält die „Stella Maris School" für Körperbehinderte. In dieser Schule wird neben Mobilitätslehrgängen auch Sport, Tanz und allgemeinbildender Unterricht angeboten. Es besteht auch ein Kursus in Holzbearbeitung.
Auf den *Bermuda-Inseln* – ehemalige britische Kolonie und nun assoziierter Staat Großbritanniens – (53,3 km^2, 56.200 Einwohner) besteht die „Bermuda Society for the Blind".
Auf den British *Virgin Islands* (153 km^2, 12.000 Einwohner) besteht die „British Virgin Islands Friends of the Blind Association". Sie unterhält eine Hörbücherei, sammelt Geld zur Durchführung von augenärztlichen Eingriffen und stellt Hilfsmittel zur Verfügung. Sie führt Untersuchungen in allen Schulen durch.
Auf den von Jamaika verwalteten britischen *Cayman-Inseln* (259 km^2, 19.350 Einwohner) besteht „The National Council of Social Service", das sich auch der Sehgeschädigten annimmt.
Zur Region gehört auch die größte der westindischen Inseln, die Insel *Kuba*. Die Republik → Kuba (114.524 km^2, 10.292.000. Einwohner) verfügt über 2 Einrichtungen des Bl.-Wesens: die „Asociación Nacional del Ciego" und die „Fundación Cultural para Ciegos Varonal Suares", beide in Havanna.
Auf *Curaçao*, eine ursprünglich niederländische Besitzung auf den Antillen (444 km^2, 164.000 Einwohner), ist die „Sociedad National pa Siegunan" tätig.
Auf der ehemaligen britischen Kolonie *Dominica,* jetzt assoziierter Staat Großbritanniens (751 km^2, 77.000 Einwohner), besteht ein „Workshop for the Blind" sowie die „Commonwealth of Dominica Society for the Blind".
In der *Dominikanischen Republik,* die auf der Ostseite der Insel Hispanola liegt (48.734

km², 6.570.000 Einwohner), befinden sich 2 Einrichtungen: eine Bl.-Schule, die „Escuela Nacional de Ciegos", und ein Wohlfahrtskomitee für Bl., das „Patronato Nacional de Ciegos". Beide sind in Santo Domingo.

Grenada, ein assoziierter Staat Großbritanniens (344 km², 114.000 Einwohner), eine Insel der ehemalig britischen Kleinen Antillen, verfügt über 2 Einrichtungen: „Grenada Blind Welfare Association" und „Grenada Society of Friends of the Blind".

In der kooperativen Republik *Guyana* (214.969 km², 952.000 Einwohner) besteht folgende Einrichtung: „Guyana Society of the Blind". Das Programm besteht aus Punktschriftunterricht, Ausbildung in handwerklichen Fertigkeiten, wie Herstellung von Matten, Körben, Stühlen, Schuhen und Skulpturenbearbeitung.

In der Republik *Haiti* (27.750 km², 5.803.000 Einwohner) besteht eine Schule: „Ecole St. Vincent pour les Enfants Handicapés" und die „Haitian Society for the Aid of the Blind". Die Schule gibt eine Elementarrehabilitationsausbildung, augenärztliche Dienste und Beratungsdienste für die Rehabilitation Späterbl.

In *Jamaika* (10.991 km², 2.317.000 Einwohner) bestehen 2 Einrichtungen: „Jamaika Society for the Blind" und die „Salvation Army School for Blind and Visually Handicapped Children". Die erste arbeitet vor allem auf dem Gebiet der Bl.-Verhütung, der Förderung der sozialen und beruflichen Integration und unterstützt die Rehabilitationsprogramme. Gleichzeitig werden statistische Erhebungen durchgeführt und der Hilfsmittelbezug organisiert und mitfinanziert. Die Gesellschaft organisiert auch freiwillige Helfer. Die zweite Einrichtung bietet Vorschulunterricht, Primär- und Sekundarstufenunterricht für Sehgeschädigte und Taubbl. an.

Auf der zu Frankreich gehörenden Inselgruppe der Kleinen Antillen *Martinique* (1.102 km², 329.000 Einwohner) besteht die „Union des Aveugles Martinique". Diese Einrichtung unterhält eine Werkstätte, die sich für Arbeitsbeschaffung und Erholungsmöglichkeiten einsetzt. Punktschriftunterricht und der Zugang zur Tonbandbücherei werden angeboten.

Auf der Insel *Nevis* (129 km², 14.636 Einwohner), einem assoziierten Staat Großbritanniens, ist die „Society of Friends of the Blind". Diese setzt sich für die soziale und berufliche Integration Sehgeschädigter ein. Sie betreibt auch eine Werkstätte für Bl.

Auch auf *St. Kitts, St. Lucia und St. Vincent* bestehen Hilfseinrichtungen, und zwar „St. Kitts/Nevis National Society for the Blind", „St. Lucia Blind Welfare Association" und „St. Vincent's Society of the Blind". Die Schüler werden in die „St. Cruz-School for the Blind" in Trinidad geschickt. Eine bescheidene finanzielle Unterstützung erhält diese Einrichtung von der Regierung. Eine Zusammenarbeit dieser Einrichtungen mit der Regierung auf dem Gebiet der Blindheitsverhütung und Blindheitsbekämpfung besteht.

Trinidad und Tobago (5.128 km², 1.179.000 Einwohner). Hier bestehen 3 Einrichtungen: „Trinidad and Tobago Blind Welfare Association", „Trinidad and Tobago Congress of the Blind" und „Trinidad and Tobago Sunshine group of the Blind". Diese Einrichtungen finanzieren die Heimsonderschulen für Sehgeschädigte und unterstützen die berufliche Integration durch 3 Rehabilitationszentren sowie arbeitsplatzbezogene Trainingsprogramme für den freien Markt. An erster Stelle steht jedoch die Blindheitsverhütung und die Sorge um das allgemeine Wohl der Sehgeschädigten.

Adressen: Salvation Army School for the Blind, PO Box 205, Nassau NP, Bahamas; Stella Maris School, PO Box 180, Belize City, Belize; Salvation Army School for the Blind, Slipe Pen Road, Kingston, Jamaica; School for Blind, Santa Cruz, Trinidad; Anguilla Society of and for the Blind, c/o Valley Secondary School, The Valley, Anguilla; Antigua and Barbuda Society of and for the Blind, Industrial Workshop, All Saints Road, Antigua; Caribbean Council for the Blind, Newgate House, Newgate Street, St. John's, Antigua; Industrial School for the Blind, All Saints Road, St. John's, Antigua; Aruba Foundation for the Visually Handicapped, Siero Biento 17-A, Aruba, West Indies; Belize Council for the Visually Impaired, Belize Red Cross, 1 Gabourel Lane, PO Box 413, Belize City, Belize; Bermuda Society for the Blind, Beacon House, Dundonald Street West, Hamilton, Bermuda; National Council of Social Services, PO Box 1140, Grand Cayman, Cayman Islands; Trinidad and Tobago Congress of the Blind, c/o Personnel Department, Training Division, 40–42 Henry Street, Port of Spain, Trinidad; Trinidad and Tobago Blind Welfare Association, 118 Duke Street, Port of Spain, Trinidad and Tobago, West Indies; Trinidad and Tobago Sunshine Group of the Blind, c/o

West Virginia School

TTBWA Administrative Office, 118 Duke Street, Port of Spain, Trinidad; Santa Cruz School for the Blind, Pax Vale, Santa Cruz, Trinidad; Ecole St. Vincent pour Enfants Handicappés, Rue Paul 6, PO Box 1319, Port-au-Prince, Haiti; School for the Blind, Pinelands, St. Michael, Barbados; The Salvation Army, Erin Harrison Gilmour Home and Learning Centre for Blind Children, Blue Hill Road, PO Box N-1980, Nassau, Bahamas; Stella Maris School for the Handicapped, Belize City, Belize.
(Die WHO-Statistik für Westindien wurde dem Regionalbericht Nordamerika zugeordnet.)

West Virginia School for the Deaf and the Blind/USA, gegr. 1870, zuständig für West Virginia, durch öffentliche Mittel finanziert. Bietet Vorschul- und Schulausbildung, Berufsrehabilitation, Freizeitprogramme, Sprecherausbildung und psychologische Tests an.

Whitfield, Ernest Albert, BSc, PhD, 1. Baron Kenswood, *15.9.1887 in London, †21.4.1962 in London. 1916 erbl. 1913 gab er sein Debut als Geiger. 1917–1919 Orchesterleiter in Wyndham's Theatre in London. Studierte später Wirtschaft, Politik und Philosophie in London, wo er auch den Doktortitel erwarb. Während des WK II beteiligte er sich an verschiedenen musikwissenschaftlichen Forschungsprojekten in den USA und Kanada. 1946–1950 als Vorsitzender der BBC tätig. Er schrieb Beiträge für verschiedene Zeitschriften und auch für die „Columbia Encyclopaedia of Political Science". 1951 wurde er in den Adelsstand erhoben. W.

Whyte, Hendry Andrew, *1862 in Schottland, †25.4.1918 in Australien. Im Alter von elf Jahren erbl. 1870 mit seinen Eltern nach Australien ausgewandert. Sah die geringen Berufsmöglichkeiten für Bl. und beschloß deshalb, über den Kontakt mit einflußreichen Persönlichkeiten Südaustraliens seinen Beitrag zur Gründung des „Institute for the Blind" in Südaustralien zu leisten, dem er 30 Jahre lang als Dir. vorstand.

Wiesinger, Hans Siegfried, *26.1.1930 in Paoking/Hunan, †1.2.1989 in Bensheim/Bergstraße. Geschäftsführer und Leiter der → Christoffel-Blindenmission 1961–1989. Zweites Kind des China-Missionars Karl W. und seiner Ehefrau Margarete, geb. Zwanzger. Auf der Station Sinning verlebte er die ersten sieben Lebensjahre; doch starb am 3. Juni 1931 – kurz nach der Geburt ihres dritten Sohnes – seine Mutter an Typhus. Zum Weihnachtsfest 1933 bekamen die Jungen in Elisabeth, geb. Gaedke, eine zweite Mutter. Familie W. kehrte im März 1937 nach Deutschland zurück, wo die Kinder erstmals ihre Heimat kennenlernten. Sie wohnten zunächst in Potsdam und später in Werder, Mark Brandenburg. W. machte nach der Mittleren Reife eine kaufmännische Lehre in Nürnberg. Er fand Anschluß in Jugendbund und Gemeinschaft. Hier begegnete ihm Jesus Christus als Heiland und Herr seines Lebens. 1950 bewarb er sich um Aufnahme in ein Seminar der → CBM. Zu seiner Ausbildung gehörten Praktika in Ulm und Bad Kreuznach. Im Frühjahr 1955 wurde er zum Dienst als Prediger im Berlin-Brandenburgischen Verband nach Berlin-Lichterfelde entsandt, dem sich 1956 der Einsatz in Berlin-Borsigwalde bis Ende Januar 1961 anschloß. Im Jahr 1956 schloß er mit Magdalena, geb. Hintz, den Lebensbund; den Eheleuten wurden zwei Töchter geschenkt.
Zum 1. Februar 1961 wurde W. zur Mitarbeit als Geschäftsführer in die damals noch kleine Christoffel-Blinden-Mission berufen, die 1908 von Pastor Ernst J. Christoffel gegründet worden war. Die CBM wurde zur Lebensaufgabe W. und seiner Frau.
Liebenzeller Mission

Williams, Anna, *1706 in Wales, England. 1730 erbl. Sie übersetzte aus dem Französischen und schrieb Prosa und Gedichte. M.

Wilson, Henry Josiah, *1.3.1844 in Lydstep (Wales), †23.2.1931 in Burley (England), Hampshire. Als junger Mann schon sehbehindert. Erbl. bei einem Unfall in Argentinien. 1880 kehrte W. nach England zurück. 1882 wurde er von 400 Bewerbern zum 1. Generalsekretär des „Gardner's Trust for the Blind" gewählt. 1887 gab er das erste „Directory of Agencies for the Blind in the British Isles and Overseas" und 1898 eine Bl.-Zeitschrift heraus. 1907 war er Mitbegründer des Bl.-Lehrervereins, dessen Vorsitzender er bis 1921 blieb. Auch für die Entwicklung der Kirchenschulen und Hochschulen setzte sich W. sehr ein. Für seine Leistungen für Erziehung und Beschäftigung Bl. erhielt er mehrere Auszeichnungen. W.

Wilson, John Foster, Sir, CBE, MA, *20.1.1919 in England. Im Alter von zwölf Jahren bei einem Unfall erbl. Nach dem Besuch des → „Worcester College for the Blind" studierte er an der Oxford University. 1950 wurde er zum Dir. der → „Royal Commonwealth Society for the Blind" gewählt, an deren Gründung er beteiligt gewesen war. Weiter wirkte er bei der Gründung der „National Federation of the Blind of the United Kingdom" mit. 1955 wurde er deren Präsident. Für seine Tätigkeit im Bl.-Wesen wurde er mehrmals mit hohen Orden ausgezeichnet.

Werke u.a.: „Blindness in African and Middle East Territories", „Ghana's Handicapped Citizens" und „Travelling Blind", weiter war er Herausgeber von „World Blindness and it's Prevention". *W.*

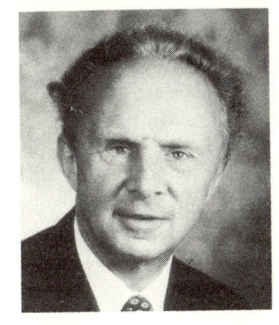

Sir John Foster Wilson

Winandy-Scheibe, Hertha, *30.4.1889 in Hamburg, †21.10.1980. In den letzten Lebensjahren erbl. Zeichnete sich aus durch eine nie erlahmende Hilfsbereitschaft gegenüber allen notleidenden und behinderten Mitmenschen. Auch finanziell unterstützte sie die Behinderten. 1968 übertrug sie ihr Landgut in Luxemburg an die Luxemburger Bl.-Vereinigung.

Winkler, Jean Jaques. Ein Bl. aus Zürich, der als Rechenkünstler um 1859 bekannt wurde. W. behauptete, ein System zu besitzen, welches ihm ermöglichte, eine unendliche Reihe von Ziffern im Gedächtnis festzuhalten. *M.*

Winkler, Matthias, *1768 in Kapling (Zillertal). Von Geburt an bl. Er war Bote. Die ihm aufgetragenen Geschäfte führte er stets pünktlich und genau aus (vergl. Wiener Zeitschrift für Kunst und Literatur, 1828, Nr. 153). Ein unbekannter Künstler malte im Jahre 1828 ein Bild mit dem Titel „Matthias Winkler, der blinde Bothe im Zillerthale in Tyrol". Bildbesprechung von Dr. M. Jaedikke in Umschau des europäischen Blindenwesens 1981/3.

Winter, Johnny, *23.2.1944 in Beaumont/Texas. Fast vollständig bl. W. ist einer der führenden weißen Blues-Gitarristen.

Lit.: Siegfried Schmidt-Joos, Barry Graves (Hrsg.): „Rock-Lexikon", Reinbek b. Hamburg 1977.

Wisconsin School for the Visually Handicapped/USA, gegr. 1848, durch öffentliche Mittel finanziert. Bietet Vorschul- und Schulausbildung für bl. und mehrfachbehinderte bl. Kinder an. Für erwachsene Bl. stehen verschiedene Berufs- und Rehabilitationssommerprogramme sowie Beratungsservice zur Verfügung.

Wissenschaftliche Blätter zu Problemen des Blinden- und Sehschwachenwesens → DDR

Wistinghausen, Jenny von, *26.8.1828 in Estland auf Schloß Leal. Sie war Lehrerin, bis ihr die Leitung der Bl.-Anst. in Reval anvertraut wurde. *M.*

Wittig, Anton Johann, *19.1.1857 in Bargen, Kreis Franstadt. Leiter der Provinzial-Blinden-Anstalt in Bromberg. Nach einer Lehrerausbildung trat er 1877 bei der Provinzial-Blinden-Anstalt Bromberg als Proband ein. 1879 Beförderung zum ordentlichen Bl.-Lehrer, 1884 übernahm er die Leitung des Inst. Er führte neue Unterrichtsfächer ein, wie z.B. das Orgelspiel, Klavierstimmen, Modellieren in Wachs und Ton usw. Er rief einen gutorganisierten Förderverein ins Leben, der ein Bl.-Heim gründete. *M.*

Wladimir-Filatow-Schule → DDR

Wolff, André, Pater, *23.2.1907 in Kayl/Luxemburg, †21.3.1980. 1934 zum Priester geweiht, 1945 Generalsekretär des Katholischen Caritas-Verbandes. Aufgrund seiner Initiative wurde von der Caritas das „Katholische Blindenwerk" (→ Deutsche und Internationale Katholische Blindenorganisationen) gegr. Er gab die Bl.-Zeitschrift „Licht auf dem Wege" heraus.

Wolff, Ulrich, *23.9.1834 in Augsburg,

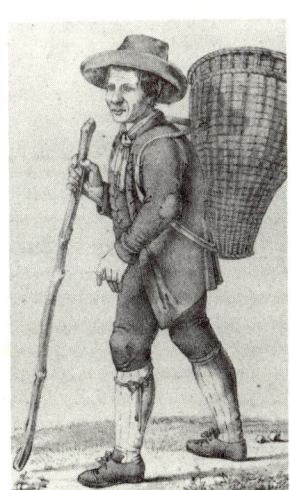

Matthias Winkler

†25.9.1887. 1858 zum Priester geweiht. Wurde Diakon an der St. Michaelskirche in München. 1874 wurde er als Stiftsvikar an das Kollegiatsstift St. Cajetan berufen, wo er mit der Funktion eines Inspektors und 1. Lehrers am Bl.-Inst. betraut wurde. Dank seiner Initiative wurde eine Vorbereitungsschule, ein Fortbildungskurs und eine Beschäftigungsabteilung eingeführt. *M.*

Wolsay Hall in Oxford → Großbritannien

Wonder, Stevie, *13.3.1950 in Saginaw, Michigan/USA. Bl. geb. Trat bereits mit zwölf Jahren als Wunderkind der Soul-Musik auf. Der erste Mitschnitt eines Konzertes von ihm, im Harlemer Apollo-Theatre, kam, als Schallplatte veröffentlicht, 1963 auf Anhieb unter die zehn meistverkauften Schallplatten in Amerika. Von da an bekam er einen festen Schallplattenvertrag und nahm viele Welthits auf, u. a. „Up-tight", „For once in my life". Der Zenit seiner Karriere als Pop-Star ist bis heute nicht abzusehen. Er bekam zahlreiche goldene Schallplatten und Grammys.

Lit.: Siegfried Schmidt-Joos, Barry Graves (Hrsg.): „Rock-Lexikon", Reinbek b. Hamburg 1977.

Wood, David Duffle, *2.3.1838. Bl. Organist und Musiklehrer des Pennsylvania Inst. in Philadelphia. Im Alter von wenigen Monaten erbl. In der Bl.-Anst. von Philadelphia wurde er zum Musiker ausgebildet. 1870 erhielt er eine Stellung als Chormeister an der Episkopalkirche in Philadelphia. Seit 1879 Mitglied der Musikakademie in Philadelphia und Orgellehrer an deren Schule. Auch als Komponist trat er an die Öffentlichkeit. *M.*

Wood-Legh, Kathleen Louise, MA, BLitt, PhD, LittD, *1900 in Ontario, Kanada, †26.10.1981 in Cambridge. Seit Geburt bl. Ihr Spezialfach war Kirchengeschichte. In Cambridge, wo sie zum Doktor promovierte, war sie von 1935–1971 Leiterin der Abteilung für Geschichte. Sie schrieb mehrere Werke, z. B. „Church Life under Edward III" und „Principal Chantries in Britain". *W.*

Worcestershire College for the Blind → Großbritannien

World Blind Union (WBU) → **Welt-Blinden-Union**

World Council for the Blind – WCWB (dt.: Weltrat für Blindenfürsorge) → WBU

World Health Organisation (WHO). Weltgesundheitsorganisation mit Sitz in Genf, gegr. 1946, seit 1948 als Sonderorganisation der UN aktiv, 150 Mitgliedsstaaten.

Allgemeines, Aufgaben: Ihre Hauptaufgabe ist es, die Verbesserung der Gesundheitssituation in der Welt zu fördern. Die bisherigen Ergebnisse zeichnen sich aufgrund der 5. Jahresversammlung der Beratungskommission der WHO in Manila (März 1983) deutlich ab. Vor dieser Konferenz haben regelmäßig andere Nebenorganisationen der UN über ihre Arbeit auf dem gleichen Gebiet berichtet, so z. B. → United Nations Development Program (UNDP), → International Labour Organisation (ILO), → United Nations Children's Fund (UNICEF). Die Arbeit in den fünf verschiedenen Regionen (Afrika, Amerika, östliches Mittelmeer, Südostasien, Westpazifik) stellt sich gegenwärtig wie folgt dar:

Afrika: Die Arbeit bestand vor allem in der Unterstützung der nationalen Präventionsprogramme gegen die Krankheiten Trachom, Onchocerciasis und Vitamin-A-Mangel. Beraten wurden 1982 in der afrikanischen Region fünf Länder. Ein Seminar über Blindheitsverhütung wurde in Ghana organisiert. In Zusammenarbeit mit Malawi wurde eine Fortbildungsmaßnahme für Augenarzthelfer durchgeführt. Verschiedene Stipendien zur Weiterbildung von Augenärzten in den USA und London wurden gewährt. Darüber hinaus wurden in 12 afrikanischen Ländern statistische Erhebungen über Blindheit und Blindheitsursachen angestellt. 10 der Staaten haben nationale Komitees zur Blindheitsverhütung errichtet. Weitere fünf afrikanische Staaten haben Verhütungsprogramme beschlossen und bereits in Funktion gesetzt (Stand 1982).

Südamerika: 1979 wurde eine regionale Beratungskommission zur Blindheitsverhütung gegründet. Seitdem fanden verschiedene Treffen (1980 und 1982) statt. Hauptaktivitäten: Eine statistische Erfassung von Blindheitsursachen erfolgte in Argentinien. Die Beratungen fanden in Bolivien statt. Darüber hinaus erfolgte eine Zusammenarbeit mit der Einrichtung einer Blindheitsverhütung in Peru und in ostkaribischen Ländern. Neben der Epidemiologie stehen die Erforschung von Operationsstrategien, der Informationsaustausch, die Fortbildung von Augenärzten und die Ausbildung von augenärztlichem Hilfspersonal.

Mittelmeer und Vorderer Orient: In Libyen besteht bereits ein Komitee zur Blindheitsverhütung; die Trachom-Beseitigung hat dort einen sehr hohen Grad erreicht. Das Trachom-Bekämpfungsprogramm zeigte sich deshalb als erfolgreich, insbesondere weil es zusammen mit anderen Programmen als „Community-Program" durchgeführt wurde. 1982 wurden auch Erhebungen in den beiden jemenitischen Staaten durchgeführt. Sowohl in Tunesien als auch in Somalia haben die Verhütungsprogramme größeren Umfang angenommen, wobei auf die Einbeziehung in die sog. „Primary Health Care" besonderes Gewicht gelegt wurde. Ein Augen-Lepra-Programm wurde zusammen mit der ägyptischen Regierung durchgeführt. Das Blindheitsverhütungsprogramm in Pakistan wurde überprüft. Handbücher, die das Testen des Sehvermögens von Schülern durch Lehrer ermöglichen, waren 1983 bereits in Vorbereitung. Auch der Zugang zu preisgünstigen Kontaktlinsen und billigen optischen Untersuchungsmethoden wurde erleichtert.

Südostasien: Auch in dieser Region wurde Wert darauf gelegt, daß augenärztliche Betreuung in die „Primary Health Care" eingeschlossen wurde. Die Ausbildung des ärztlichen Personals und Hilfspersonals sowie die Herstellung preisgünstiger Brillen war ebenfalls ein Hauptpunkt der Arbeit. Die augenärztliche Betreuung wurde vor allem in folgenden Staaten durchgeführt: Bangladesch, Burma, Indien, Nepal, Sri Lanka und Thailand. Die Regionalbüros in Südostasien haben folgende Maßnahmen ergriffen: Glaukomuntersuchungen in Burma, Indien, Nepal und Thailand; Unterstützung der Verhütungsprogramme in Nepal; Überprüfung der Programme in Indonesien, Sri Lanka und Thailand.

Westpazifik: In Manila fand 1983 eine Konferenz mit folgenden Schwerpunkten statt: Erzielung exakter Angaben über Bl. und Blindheitsursachen; Überwachungssysteme; augenmedizinische Hilfe durch ärztliches Hilfspersonal. Die Volksrepublik China hat das erste lokalorientierte Programm (community-based-program) durchgeführt; in Vietnam hat ein nationales Verhütungsprogramm vorgelegen, das die WHO unterstützt (Stand 1983).

Globalprogramme: Die WHO arbeitet mit Nationalkomitees zur Blindheitsverhütung in mehr als 23 Ländern zusammen. Ziel ist es, 1989 60 nationale Verhütungskomitees als Mitarbeiter der WHO zu haben. Besonderer Wert wird auf die Zusammenarbeit mit anderen UN-Organisationen gelegt, wie UNDP, World Bank, WHO Special Program for Research and Training in Tropical Diseases. Wichtig sind auch das „Arab Gulf Programme" der arabischen Emirate am Golf sowie die Hilfe → Saudi-Arabiens. Zuwendungen kommen auch von → Neuseeland und von → Norwegen. Die Programme für 1983–84 konzentrieren sich auf die Erarbeitung der Mechanismen der verschiedenen Verhütungsprogramme sowie auf die Prophylaxe und Behandlung von Ophthalmia neonatorum. In der Regel hören die beratenden Versammlungen der WHO auch Berichte von anderen staatlichen und nichtstaatlichen Zentren (ca. 10–15 Einrichtungen) zur Blindheitsverhütung an.

Regionen: Die Regionalvertretungen befinden sich an folgenden Orten: *Afrikanische Region:* Institut d'Ophtalmologie Tropicale de l'Afrique, Bamako, Mali. *Amerikanische Region:* Servico de Oftalmologica Sanitaria, Sao Paulo, Brasilien; Dr. Rodolfo Robles V Ear & Eye Hospital, Guatemala City, Guatemala, Central America; Hospital Santo Toribio de Mogrovejo, Centro Oftalmologico „Luciano Barrere", Lima, Peru; International Center for Epidemiologic and Preventive Ophthalmology, The Wilmer Institute and John Hopkins School for Hygiene and Public Health, Baltimore, Maryland, USA; National Eye Institute, National Institutes of Health, Bethesda, Maryland, USA; Francis I. Proctor Foundation for Research in Ophthalmology, University of California, San Francisco, California, USA. *Europäische Region:* Department of Preventive Ophthalmology, Institute of Ophthalmology, London, UK; Department of Viral and Allergic Eye Diseases, Helmholtz Research Institue of Ophthalmology, Moskau, UdSSR. *Südostasiatische Region:* Dr. Rajendra Prasad Centre for Ophthalmic Sciences, All-India Institute for Medical Sciences, New Delhi, Indien. *Westpazifik-Region:* Department of Ophthalmology, Juntendo University School of Medicine, Tokyo, Japan.

Zusammenarbeit mit anderen Einrichtungen: Die → IAPB (International Agency for the Prevention of Blindness) arbeitet ebenfalls seit 1979 mit der WHO zusammen. Diese Organisation umfaßt 56 Nationalkomitees. Auf der Grundlage der zweiten Generalversammlung von IAPB 1982 werden folgende Aufgaben und Programme durchgeführt: Aufstellung aller staatlichen und nichtstaatlichen Blindheitsverhütungsprogramme; Öffentlichkeitsarbeit für die Maßnahmen zur Blindheitsverhütung; Vermittlung und Erfassung der notwendigen Mittel zur Programmdurchführung.

World Health Organisation

Auch die IUNS (International Union of Nutritional Sciences) bekämpft die Blindheitsursachen, wie Vitamin-A-Mangel. Die meisten Mitglieder dieser Einrichtung sind gleichzeitig Mitglieder der Beratungsgruppe IVACG („International Vitamin A Consultative Group"). Auch der → WCWB, der Ende 1984 zusammen mit der → IFB in die → WBU übergegangen ist, hatte sich mit Fragen der Blindheitsverhütung und sozialen Problemen beschäftigt. Erziehung und Rehabilitation sind Aufgaben von Komitees gewesen, die nunmehr im gleichen Umfange von der WBU und ihren Komitees seit 1.1.1985 wahrgenommen werden. WCWB wie → WBU haben nicht selbst Projekte durchgeführt, sondern ihre Mitgliedsstaaten beraten und bei der Projektführung unterstützt. → WCWB hat mit 3 anderen Weltorganisationen auf dem Gebiet der Blindheitsverhütung eng zusammengearbeitet, und zwar mit der → „Royal Commonwealth Society for the Blind", der → „Christoffel Blindenmission" und → „The Swedish Federation of the Blind". Ein besonderes Arbeitsfeld für die WCWB war die präventive und kurative Augenheilkunde in Papua New Guinea. Die WHO arbeitet auch mit der → Helen Keller International (HKI) zusammen. Seit 1975 war die HKI in mehr als 80 Ländern aktiv. Ihre Aufgaben sind: Punktschriftdruck, Erziehungsmaßnahmen, Rehabilitation und Blindheitsverhütung. Gegenwärtig konzentriert sich die HKI auf ein integriertes, lokalorientiertes Programm der Einbeziehung aller augenmedizinischen Bemühungen in die „Primary Health Care". Z.Zt. werden von der HKI in folgenden Ländern Programme durchgeführt: Bangladesch, Fidji, Haiti, Indien, Indonesien, Peru, Philippinen, Sri Lanka und Tansania (→ Länderberichte).

Die „International Eye Foundation" (IEF) ist auf freiwilliger Basis organisiert und stellt eine nichtstaatliche Einheit dar, die auf Anforderung von Regierungen ihre Dienste zur Verfügung stellt. Folgende Dienstleistungen werden angeboten: Erfassung der geographischen Verteilung der Blindheitsursachen und der Behandlungsmöglichkeiten; Erstellung nationaler Verhütungs- und Blindheitsbekämpfungsprogramme auf der Grundlage der nationalen Ressourcen; Feststellung finanzieller und arbeitskraftbezogener Ressourcen zur Durchführung der Programme und kurativer Dienste. Die IEF führt in folgenden Ländern Programme durch: Dominikanische Republik, Ägypten, Guinea, Honduras, Kenia, Malawi und Saint Lucia. Weitere Programme werden in anderen Staaten beratend durchgeführt. Die IEF arbeitet mit folgenden Einrichtungen zusammen: der WHO, dem International Center of Epidemiology and Preventive Ophthalmology in Baltimore und dem Institute of Ophthalmology/International Centre.

Die CBM, eine christliche, nichtstaatliche Einrichtung, die sich Bl. und anderen Behindertengruppen in der ganzen Welt widmet, arbeitet ebenfalls mit der WHO zusammen. Der Gründer war Pastor → Christoffel (1880 bis 1955); bahnbrechend war seine Arbeit in der Türkei und im Iran. Die CBM arbeitet in über 90 Ländern der Welt. Die Blindheitsverhütungsprojekte umfassen auch die Ausbildung der medizinischen Mitarbeiter, die Unterhaltung mobiler Augenkrankenhäuser (Mobile Eye Units). 1982 haben Ärzte der → CBM ca. 68.000 erfolgreiche Augenoperationen durchgeführt. In Afrika wird von der CBM der „flying eye doctor service" unterstützt.

Seit 1950 arbeitet die → „Royal Commonwealth Society for the Blind" (RCSB) auf dem Gebiet der Blindheitsverhütung mit der WHO und anderen UN-Organisationen intensiv zusammen. Eine Kooperation besteht auch mit den nationalen Komitees zur Blindheitsverhütung in 40 Commonwealth-Ländern. In den ersten 8 Jahren ihres Bestehens hat diese Organisation auch die IAPB getragen und unterstützt nunmehr das sogenannte „Impact-Programm". Die RCSB gibt ⅔ ihres Budgets für Maßnahmen der Blindheitsverhütung aus, wobei das Hauptaugenmerk auf Maßnahmen in ländlichen Gebieten gelegt wird. Die Hauptgebiete sind Zentral- und Ostafrika sowie Südostasien und Teile des asiatischen Subkontinents. Weitere Projekte bestehen in Westafrika und in der karibischen Inselwelt. Leadership-Seminare, wie z.B. das in Malawi, werden zur Stärkung der nationalen Führungsgremien zentral durchgeführt. Beispiele für die Arbeit der RCSB sind: Das „Bangladesh-eye-camp" mit 31.000 Katarakt-Operationen 1982. In den „eye-camps" wurden 1 Mill. Untersuchungen, 800.000 Behandlungen und 125.000 Operationen durchgeführt. Über ganz Indien hinweg wurde eine Kampagne gegen Xerophthalmia erfolgreich durchgeführt, die 60.000 Kindern das Augenlicht erhalten hat.

Kenia: In Zusammenarbeit mit anderen Trägern und der „Kenya Society for the Blind" und mit Unterstützung von 17 mobilen Augenkliniken (Mobile Eye Units) wurde die Ausbildung von augenärztlichem Fachpersonal auf verschiedenen Ausbildungsstufen durchgeführt.

Das neue, von der UN ins Leben gerufene „Impact-Program" hat zum Ziel, daß möglichst alle vermeidbaren oder behebbaren Behinderungen durch entsprechende präventive Maßnahmen überwunden werden. Von den ca. 40 Mill. Bl. könnten durch entsprechende präventive und kurative Maßnahmen ⅔, bei relativ geringen Kosten, geheilt werden. So könnte z. B. die Erblindung durch Trachom, die momentan häufigste Erbl.-Ursache, zur Zeit durch Aufwendungen von weniger als 1 US-Dollar pro Erkrankung verhindert werden. Die Kosten der Wiederherstellung des Sehvermögens durch Kataraktoperationen (Grauer Star) liegen bei 8 US-Dollar.

Das neue Programm: Das neue Gesundheitsprogramm der WHO, hinsichtlich der Blindheitsverhütung, wurde 1979 durch das Exekutivkomitee formuliert. Danach ist bis zum Jahre 2000 geplant, daß über die ganze Welt, gestützt auf Gemeinden und örtliche Gemeinschaften, allgemeiner Zugang zur augenärztlichen Betreuung eröffnet wird, in deren Rahmen einfache, aber grundlegende Hilfsmaßnahmen verfügbar gemacht werden. Diese sogenannte „Primary Health Care" soll ein integraler Bestandteil aller nationalen Gesundheitssysteme werden. Die augenärztliche Betreuung soll als „Primary Health Care" wesentlicher Bestandteil der medizinischen Erstbetreuung und zu einem kontinuierlichen Betreuungsprozeß ausgebaut werden. Auf nationaler Ebene sollen die Regierungen Pläne und Aktionsprogramme zur Durchführung des Gesundheitsprogrammes entwickeln, das dann von der WHO unterstützt wird. Trotz der Verschiedenheiten in vielen Ländern gibt es bestimmte Gemeinsamkeiten auf diesem Weg: a) die Entwicklung nationaler Gesundheitsprogramme einschließlich der augenmedizinischen Betreuung hinsichtlich der Zielvorgaben; b) Umsetzung der Gesundheitsprogramme in konkrete Strategien; c) Aufstellung der Budgets zur Verwirklichung der gesundheitsstrategischen Maßnahmen; d) Umsetzung der Aktionsprogramme in Detailprogramme, in denen die verfügbaren personellen Kräfte usw. zum Einsatz gelangen; e) Umsetzung der detaillierten Einzelprogramme; f) Bewertung der Umsetzung und Verwirklichung der Programme, um Verbesserungen bei weiteren Programmen zu erreichen.

Im „World Organisation Program for Prevention of Blindness" (WOPPB) wird ausgeführt, daß die WHO den nationalen Regierungen und ihren Verhütungskomitees Hilfe zur Verhütung oder Behandlung folgender Blindheitsursachen anbietet: Trachom, Xerophthalmia, Onchocerciasis, Katarakt, Glaukom und Okulartrauma. Dabei wird entscheidendes Gewicht darauf gelegt, daß die Maßnahmen auf Gemeindeebene durchgeführt werden, und daß die augenmedizinische Versorgung ein Teil der sogenannten „Primary Health Care" wird. Die Hauptursachen der Blindheit werden wie folgt beschrieben: Nicht behandelte Kataraktfälle (17 Mill.), Trachom (6 bis 9 Mill.) und Onchocerciasis (Flußblindheit), von der 20 Mill. Menschen betroffen sind, wovon 1 Mill. erbl. ist. Diese Krankheit ist vor allem in 7 Staaten des Voltabeckens in Afrika aufgetreten, aber bereits erfolgreich in Zusammenarbeit mit der WHO bekämpft worden. Die betroffene Fläche ist 700.000 km^2 groß. Weitere Vorsichts- und Verhütungsmaßnahmen dürften noch 20 Jahre andauern, um die Krankheit völlig unter Kontrolle zu bringen. Der Vitamin-A-Mangel, der 200.000 bis 250.000 Kindern jährlich das Augenlicht kostet, wird intensiv durch vitaminorientierte Ernährungsprogramme bekämpft. Beispiele für Gesundheitsprogramme, die mit Unterstützung der WHO durchgeführt wurden, sind aus den Landesberichten Mali, Malawi, Bolivien, Brasilien, Pakistan, Ghana, Tunesien, Thailand, Fidji, Samoa, Papua, Neu-Guinea, Bangladesch und Indien zu entnehmen. 1987 wurde von der WHO eine neue Blindheits-Statistik veröffentlicht, auf welche in den Regionalberichten Bezug genommen wird.

Lit.: „WHO-Report März 1983", Genf 1983; „Journal of Hygiene, Epidemiology, Microbiology and Immunology", 1983, No. 4; „World Health, The Magazine of the WHO", 1983; siehe auch die folgenden Publikationen: „One in Ten" und „Strategies for Blindness Prevention in National Programmes".

Wulff, Joh. Fr. Alfred, *1850 in Aarhus, Dänemark. Von Geburt an sehschwach. Kam 1868 in die Kopenhagener Bl.-Anst. Nach dem Schulaustritt lernte er noch das Klavierstimmen und etablierte sich dann als Korbmacher und Klavierstimmer in Friedrichshaven. Hier begann er die Konstruktion einer Punktschriftmaschine. Seine Maschine hat er mehrmals verbessert und 1891

Wulff

auf dem Kieler Kongreß vorgezeigt. Später erfand er eine Tafel zur interlinearen Punktschrift. Auch das dänische Kurzschriftsystem für Bl. wurde vorwiegend von W. zusammengestellt und ausgearbeitet. *M.*

Wulff, Karl, *28.9.1828 in Mecklenburg, †26.12.1897. 1864 wurde er als Leiter an die neu gegr. Mecklenburgische Blindenanstalt in Neukloster berufen. W. Tätigkeit veranlaßte seine Berufung 1883 zum Dir. der Königlichen Blindenanstalt in Steglitz. Neben der Reorganisation der Anst. wandte er sich der Fürsorge der Entlassenen zu und gründete 1886 einen Verein zur Förderung der wirtschaftlichen Selbständigkeit der Bl. *M.*

Wurzer, August, *18.8.1921 in Grades/Kärnten/Österreich. Von Geburt an bl. W. arbeitete zunächst in der Rüstungsindustrie, dann bei der Wohnungsbeschaffung für Bombengeschädigte und schließlich nach dem Krieg beim Landesarbeitsamt in Klagenfurt. Seit 1947 arbeitet W. hauptamtlich für die Landesgruppe des Bl.-Verb. in verschiedenen Funktionen. Als Vizepräsident errang er sich besondere Verdienste um das Blindenbeihilfe-Gesetz.

XYZ

Xenarchus, griech. Philosoph. Lehrer in Alexandrien, Athen und Rom. Verlor erst in hohem Alter sein Augenlicht. *M.*

Xenocritus, griechischer Dichter aus dem italienischen Lokri, der sein Leben lang bl. gewesen sein soll. Er und Xenodanus waren die bedeutendsten Reformatoren der Musik in Sparta. Sie schufen die dichterisch-musikalische Begleitung mit Tänzen. *M.*

Yamamura → Japan

Yoshimoto, Tadasu, *1878 in Japan, †1973 in England. Sehschwach geb. durch Congenital Pigmentosa, später vollbl. Im Jahre 1900 nach einem Studienaufenthalt in England Dozent an der Waseda-Universität. 1906 Mitbegründer von verschiedenen Bl.-Einrichtungen in Japan. 1908 ging er nach England, wo er bis zu seinem Tode lebte. Er arbeitete als Kaufmann und war aktiv beteiligt im internationaln Bl.-Wesen. Er wird als Vater des Bl.-Wesens in Japan betrachtet.
Werke: „The Blind in Japan and England", „Real England" und „With the Cross as my shield"; „A peasant sage of Japan", translated from Hŏ to kuki by Tadasu Yoshi-moto, London, New York 1912. Herausgeber von Zeitschriften: „Faith" und „Friend of Blind Women".

Yuri Saito → Japan

Zaïre, Republik (République du Zaïre). *Fläche:* 2.345.409 km². *Einwohner:* 33.442.00.
Es besteht in Kinshasa eine Schule mit dem Namen „Institut pour Aveugles Mama Mobutu". Außerdem besteht eine Vereinigung mit dem Namen: „Association Nationale des Aveugles du Zaire", die dem Institut angeschlossen ist und die sich um die Belange der Bl. kümmert.

Zaklad Wychowawczy dla Dzieci Niedowidzacyeh (Erziehungsanstalt für sehschwache Kinder in Warschau) → Polen

Zakreis, Thomas, *7.11.1816 in Reindorf bei Wien, †1870. Im dritten Lebensmonat erbl. 1826 Bl.-Inst. in Wien, 1832 Eintritt in die Versorgungs- und Beschäftigungs-Anstalt daselbst. 1847 gründete er eine nur aus Bl. bestehende Musikkapelle. Nur unter großen Schwierigkeiten bekam er die Spielkonzession. Bald hatte seine Kapelle großen Erfolg. 1850 unternahm er eine Konzertreise. Später wurde er am Bl.-Inst. in Wien als Musiklehrer angestellt. Z. komponierte selbst. Seine Kompositionen wurden zwar von seiner Kapelle gespielt, sind aber nie im Druck erschienen. *M.*

Zambian Council for the Blind → Afrika (Regionalbericht)

Zangger, Johannes, *14.1.1858 in Berneck (Schweiz). 1874 in das Lehrerseminar in Rorschach. 1877–79 als Lehrer, dann im Alter von 24 Jahren erbl. In der Bl.-Anst. Zürich erlernte Z. die Bl.-Schrift und ein Handwerk. Als ausgebildeter Lehrer fand er aber auch in der Zürich'schen Bl.-Anst. eine entsprechende Stellung. Z. wurde der Leiter. *M.*

Zapater, Baldomero, *1.3.1883 in Caudiel, Spanien. Im Alter von fünf Jahren erbl. Er war ein namhafter Musiker der ersten Hälfte des 20. Jh. 10 Jahre verbrachte er in der Bl.-Anst. in Barcelona, wo er bei dem großen Gitarrenvirtuosen Nogués ausgebildet wurde. Nach weiterem Musiktheorie- und Literaturstudium übersiedelte er nach Köln, wo er eine lebhafte Konzert- und Lehrtätigkeit entfaltete. *Mo.*

Zeitbank → Argentinien

Zeman, Josef, *14.10.1867 in Smiřice (ČSSR), †1961. In seiner Amtszeit als Inspektor des Schulministeriums in den Jahren 1919 bis 1930 erwarb Z. große Verdienste in den Organisationen für Erziehung der Behinderten, in der Sonderpädagogik und bei der Verbesserung des Punktschriftdruckes. Er war Gründer und Redakteur der Zeitschrift „Úchylná mládež" (Abweichende Jugend). Außerdem publizierte er Schriften, die die Problematik der Pädopathologie, der Behindertenpsychologie und der Geschichte der Bl.-Fürsorge behandelten.

Zemtsova, Maria, Prof., *1903. Schon als 17jährige begann sie ihre Arbeit als Lehrerin, danach war sie in der Organisation für Bl.-Beschäftigung tätig. Sie schrieb mehrere Werke über die Berufsausbildung der Bl.

Zeune, August, *12.5.1778 in Wittenberg, †14.11.1853. Prof. in Berlin, erwarb sich um das Bl.-Wesen hervorragende Verdienste. Er lernte Valentin Haüy kennen, der ihn an Wilhelm III. empfahl. 1806 gründete Z. auf Anordnung des Kaisers die Blinden-Anstalt in Berlin. Auf Reisen in Europa erlernte er die Führung solcher Anst. Z. wollte allen Bl. helfen und ließ kein Mittel unversucht, um die Bl. den Sehenden nahezubringen. Neben seiner Tätigkeit an der Berliner Univ., wo er 1810 zum Ordinarius für Geographie, später zum Dozenten für Germanistik berufen wurde, beschäftigte er sich wissenschaftlich mit dem Problem der Blindheitsursachen und der Häufigkeit der Erbl. 1808 veröffentlichte Z. den Teil I seiner Schrift: „Belisar, über den Unterricht der Blinden". In seiner pädagogischen Tätigkeit strebte Z. eine allseitige und gleichwertige Ausbildung seiner Schüler in der Bl.-Anst. in Handarbeiten, Musik und in den Wissenschaften an.

Werke: „Belisar, über den Unterricht der Blinden", Berlin 1808; „Über Blinde und Blindenanstalten", Berlin 1817; „Belisar oder über Blinde und Blinden-Anstalten", Berlin 1846.

Lit.: Ludwig Fränkel: „Zeune: Johann August", in: Allgemeine Deutsche Biographie, Bd. XLV, Leipzig 1899; Franz Jurczek und Elisabeth Hoffmann-Halbach: „Johann August Zeune". Der Blindenfreund 73. Jg., 1953, S. 164–171; Ottokar Wanecek: „Geschichte der Blindenpädagogik", Berlin-Charlottenburg 1969; „175 Jahre Blindenbildung in Deutschland 1806–1981 Rückblick und Ausblick", Festschrift zum 175jährigen Jubiläum der Johann-August-Zeune-Schule für Blinde in Berlin-Steglitz; Wissenschaftliche Blätter zu Problemen des Blinden- und Sehschwachenwesens 2/1981. M.

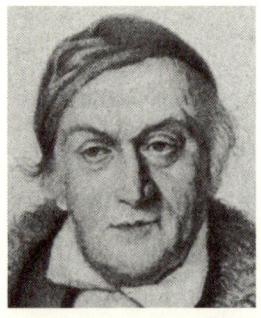

August Zeune

Zeyringer, Rupert, *8.11.1836 in Eisenerz (Österreich). Priester der Seckauer Diözese. 1869 als Kaplan in Graz. Als sich 1880 der → Odilien-Verein in Graz konstituierte, unternahm Z. eine Reise nach Linz, um die Organisation des dortigen Bl.-Inst. kennenzulernen. 1881 trat er in den Dienst des Odilien-Vereins und übernahm die Leitung der eben eröffneten Bl.-Anst. M.

Ziegenhorn, * um 1750 in Eisleben. Im Alter von fünf Jahren erbl. Er war ein sehr guter Pianist und Harfenist. M.

Zimin, Boris, *1911 in Tiflis, UdSSR. Ab 1937 stellvertretender Dir. der Technischen Schule. Im WK II stellvertretender Kommandant. Nach der Erbl. 1943 trat er in den Allrussischen Blindenverband ein. 1947 wurde er dessen Vizepräsident, 1958 dessen Präsident. In internationalen Bl.-Organisationen bekleidete er wichtige Positionen. So wurde er 1974 von der Generalversammlung des → WCWB in Sao Paulo zum Präsidenten der Weltorganisation gewählt. Er erhielt zusammen mit Mermod die Louis-Braille-Medaille des Europäischen Regionalkomitees in Genf 1976 und zusammen mit A. → Nicolle von der DDR den „Stern der Völkerfreundschaft".

Lit.: Umschau des Europäischen Blindenwesens 15 (1977) 1.

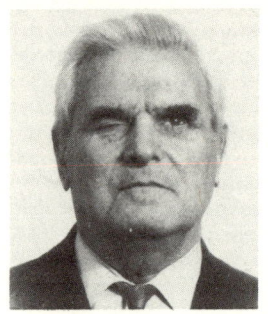

Boris Zimin

Žirkovič, Kirill, *1917 in Kronstadt. Als Kind erbl. Nach der Absolvierung des Konservatoriums wurde er Mitglied der Stalingrad'schen Philharmonie. Er gab Soloviolinkonzerte und nahm Schallplatten auf. Seit 1947 ist er Solist in der Moskauer Vereinigung bl. Musiker.

Lit.: „Slepoj skripač Kirill Žirkovič" (dt.: Der Blinde Geiger K. Ž.); T. Glinka, „Roždenie radosti" (dt.: Geburt der Freude),in: „Žizň slepych", 1965,Nr. 3.

Žižka, Johannes, von Tročnov, * um 1350, unter Kaiser Karl IV., †11.10.1424 in Böhmen. Berühmter tschechischer Feldherr und Freund von Jan Hus, mit dem zusammen er die hussitische Bewegung leitete. Als Kind einäugig geworden, verlor er bei der Belagerung der Burg Raby auch das zweite Auge. Trotzdem setzte er seine Feldherrentätigkeit erfolgreich fort. Er führte neue Kampftaktiken ein. Mit nur 400 Kämpfern gewann er mehrmals Schlachten in den Hussitenkriegen. → Baczko berichtet in seinen „Nachrichten von einigen merkwürdigen Blinden" folgendes: „... verlor bei der Belagerung des Schlosses Raby durch einen Pfeilschuß auch das zweite Auge, behielt dennoch das Commando, begleitete das Heer in einem etwas erhöhten Wagen und theilte nach den Berichten der Sehenden seine Befehle aus; blieb den Feinden furchtbar und starb an der Pest 1428. Er wurde zu Königsgrätz, in der Folge zu Czaslau beerdigt und seine eiserne

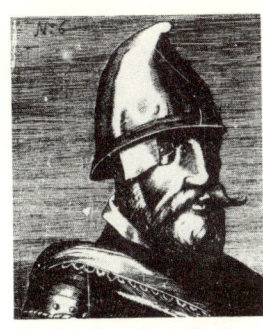

*Jan Žižka
von Trocnov*

Keule über dem Grabe aufgehängt. Er soll vor seinem Tode verordnet haben, daß seine abgezogene Haut über eine Trommel gespannt werden sollte, deren Rührung in den Schlachten die Feinden mit Schrecken, die Seinen mit Muth erfüllen würde."
Lit.: „Ottův naučný slovník" (dt.: Otto's Enzyklopädisches Lexikon), Prag 1908; J. Pekař: „Žižka und seine Zeit" (tschechisch), Prag 1927–33. *M., W., B.*

Zora (Zeitschrift) → Tschechoslowakei

Zotov, Alexander, *15.5.1914 in Taškent. 1941 erbl. Nach seinem Architekturstudium arbeitete Z. als Chefarchitekt am Uzbek'schen Inst. für Design. Im Jahre 1941, während des WK II, wurde er verwundet, erbl. und verlor seine rechte Hand. Trotzdem arbeitete er weiter als Architekt und Designer und veröffentlichte zahlreiche Bücher über die Problematik des Urbanismus. Für seine Verdienste wurde er mit mehreren Orden ausgezeichnet.
Lit.: „Počta architektora Zotova", in: „Soc. Jakutiji", 1956 (dt.: Briefe des Architekten Zotov); A. Babachanov: „Dostiženija architektury i stroitelstva sovětskogo Uzbekistana" (dt.: Die Errungenschaften der Architektur und des Bauwesens im sowjetischen Usbekistan); S. Moisseva, Z. Eskin: „Čelověk udivitelnoj, geroičeskoj i tvorčeskoj sudby" (dt.: Ein Mensch mit einem erstaunlichen, heldenhaften und schöpferischen Schicksal), in: „Architektura SSSR", 1970, Nr. 5.

Zypern, Republik
(Kypriaki Dimokratía/Kirbis Cumhuriyeti).
Fläche: 9.251 km². *Einwohner:* 666.000.
Allgemeines, Definition: Die Blindheitsdefinition stimmt mit der international anerkannten Definition überein, d.h. als bl. gelten Personen, deren Sehschärfe $^6\!/_{60}$ Snellen nicht übersteigt, eine Sehschärfe, die nicht ausreicht, eine Tätigkeit auszuüben, für die das Augenlicht notwendig ist. Blindheitsursachen sind: Katarakt, Glaukom, altersbedingte Veränderungen der Retina, Augenverletzungen, angeborene und erbliche Augenschäden. Die ungefähre Zahl der Bl. auf Z. beträgt (nach einer Zählung von 1960) 1.209 (männlich 606, weiblich 603). Gliederung nach Lebensjahren: unter 6 Jahren: 19, zwischen 6 und 18: 60, zwischen 18 und 40: 120, zwischen 40 und 60: 190, über 60 Jahre: 820.

Geschichte des Blindenwesens auf Zypern: Während der 400jährigen türkischen Herrschaft waren die Bl. zum Betteln verurteilt. Die ersten Anfänge einer Bl.-Bildung fallen in das Jahr 1929, als die Frau des Gouverneurs mit vier bl. Knaben die St. Barnabas School ins Leben rief. Die Schule war eine von den vier Gemeinden unterstützte private Institution. 1931 wurden zwölf, 1947 neun Jungen unterrichtet. Ab 1947 wurden auch Mädchen aufgenommen. Die Direktorin besuchte selbst die Dörfer der näheren und weiteren Umgebung und suchte die Kinder aus, die für die Schule in Frage kamen. 1957 wurde die Schule vom Staat übernommen. Aber erst 1960, als Z. selbständig wurde, begann die Regierung, sich ernsthaft um die Bl. des Landes zu kümmern. Die bestehende Schule reichte nicht mehr aus, und die Regierung investierte hohe Summen, um auf einem weiten Gelände eine moderne Schule zu bauen, die zugleich Wohnheime mit Gemeinschaftsräumen, Speisesaal, Musikzimmer, Krankenstation und eine Hauswirtschaftsunterrichtszentrale umfaßt. Die Schule hat eine Lehrwerkstatt, einen Verwaltungstrakt mit Schulbücherei und Konferenzzimmer, eine Aula (zugleich Turnhalle), ein Schwimmbad und ein besonderes Haus für den Direktor. Im Juni 1963 wurde vom Präsidenten der Republik der Grundstein gelegt. An Ostern 1964 wurde der Betrieb in dem neuen Gebäude aufgenommen.

Blindenbildungswesen: In Z. gibt es nur eine Bl.-Schule, die schon erwähnte „St. Barnabas School for the Blind" in Nicosia. Die bl. Kinder werden im Alter von 5 Jahren in die Elementarstufe aufgenommen. Die Unterrichtssprache ist zuerst geteilt: griechisch bzw. türkisch, später für alle griechisch. Der Lehrplan der Oberstufe entspricht weitgehend dem der höheren Schulen für Sehende auf Z., d.h. dem türkischen Lyzeum und dem griechischen Gymnasium. Die St. Barnabas School ist eingeteilt in die Unterstufe (Junior School) 5. bis 11. Lebensjahr, die Oberstufe (Senior School) 12. bis 15. Lebensjahr, die kaufmännische und gewerbliche Berufs- und Berufsfachschule (Technical School) 16. bis 19. Lebensjahr. Die Unterstufe wird von allen Schülern durchlaufen. Die Befähigten besuchen anschließend die

Zypern

Oberstufe, die weniger Begabten und die mehrfach Geschädigten die gewerbliche Abteilung zur industriellen Vorschulung mit Teilnahme an einigen Unterrichtsfächern der Oberstufe wie Religion, Musik, Leibesübungen, Gemeinschaftskunde, Punktschrift, Maschinenschreiben, Orientierungs- und Anpassungsübungen. Die meisten Absolventen der Oberstufe besuchen noch die Berufsfachschulabteilung, in der folgende Fächer unterrichtet werden: Stenografie, Telefonie, Phonotypie, Klavierstimmen, Musik, Dolmetschen, Berufe der Leichtindustrie. Wer sich für keinen dieser Kurse interessiert, kann sich in der Abteilung für industrielle Vorschulung weiter spezialisieren und ein Handwerk erlernen, das es ihm ermöglicht, seinen Lebensunterhalt in der Industrie, in Bl.-Werkstätten oder zu Hause zu verdienen. Für überdurchschnittlich begabte Absolventen der Oberstufe besteht die Möglichkeit, eine der höheren Schule für Sehende in der Stadt zu besuchen, dort das Abschlußzeugnis zu erlangen und in einem College oder auf der Universität Pädagogik, Theologie, Sprach- oder Rechtswissenschaften zu studieren. Sie können weiterhin im Schulinternat wohnen, wo ihnen alle Sonderhilfe zuteil wird, um erfolgreich mitarbeiten zu können. Während der Freizeit bieten sich den Schülern viele Möglichkeiten des Spiels und der Unterhaltung: Schach, Orchester, Chorsingen, Schwimmen, Roller- und Radfahren sowie Pfadfinderspiele. Die Schule hat eine Telefonanlage mit 2 Amts- und 6 Nebenleitungen; diese wird abwechselnd von den Schülern der Telefonistenkurse bedient. Ab dem 11. Lebensjahr lernen die Kinder Maschinenschreiben. So können die begabten ohne weiteres am Unterricht der normalen höheren Schulen und später an Universitätskursen teilnehmen. Für die anderen bedeutet das Maschinenschreiben eine Möglichkeit, mit Sehenden zu korrespondieren bzw. für künftige Stenotypisten, eine Vorschulung für die Berufsausbildung zu erhalten. Die Anschaffung des Optacon hat für die Bl. neue Perspektiven eröffnet. Alle Schüler sind im schuleigenen Internat untergebracht.

Rehabilitation. Es gibt kein gesondertes Zentrum für Späterbl. Sie werden auch in der „St. Barnabas School" ausgebildet, wohnen jedoch in einem eigenen Schulheim.

Blindenlehrerausbildung: Die Lehrer der „St. Barnabas School" werden zunächst auf der Pädagogischen Hochschule Z. ausgebildet und erhalten eine Bl.-Lehrerausbildung an der „St. Barnabas School", z.T. auch im Ausland (England und andernorts).

Blindenberufe: Die meisten Bl. arbeiten als Telefonisten, Stenotypisten, Handwerker und Industriearbeiter. Einige sind Musiker oder Musiklehrer.

Punktschriftdruckerei und -bücherei: Seit 20 Jahren ist der Schule eine Punktschriftdruckerei und -bücherei angegliedert, wo die nötigen Bücher und die Schulzeitschrift erscheinen.

Recht: Die Bl. haben die gleichen Rechte wie die sehenden Mitbürger. 1963 wurde vom Ministerrat beschlossen, daß 2% aller in Regierungsämtern Beschäftigten Schwerbeschädigte sein sollen. Ämter, die weniger als 100 Personen beschäftigen, sollen wenigstens einen Schwerbeschädigten einstellen. Ein Sozialversicherungsgesetz garantiert allen berufstätigen Bl. Unterstützung und Vergünstigungen bei Erkrankungen, bei Arbeitsunfähigkeit und bei Unfällen.

Blindenorganisationen: Die „Pancyprian Union of Blind Employees" ist die einzige Bl.-Selbsthilfeorganisation. Die Fürsorgeorganisation „The Cyprus Blind Welfare Committee" ist in die 1979 gegr. „Pancyprian Organisation of the Blind" übergegangen. Sie ist Mitglied der → IFB. Ihre Hauptaufgabe ist die Zusammenarbeit mit anderen lokalen und internationalen Organisationen. Sie beschäftigt sich mit dem Problem der Blindheitsursachen und mit den Lebensbedingungen der Bl. Sie bildet freiwillige Mitarbeiter aus und zählt 400 Mitglieder. Eine enge Mitarbeit besteht mit der 2. Wohlfahrtsgesellschaft, der „Pancyprian Association for the Welfare of the Blind", die 1972 in Nicosia gegründet wurde. Ihr Programm beinhaltet die Fürsorge für Bl., die Blindheitsverhütung, das Informieren über die Bl.-Problematik u. a. Gesichtspunkte.

Adressen: Pancyprian Association for the Welfare of the Blind, PO Box 3511, Nicosia; St. Barnabas School for the Blind, PO Box 3511, Nicosia; Pancyprian Organisation of the Blind, PO Box 3511, Nicosia.